3판

청능재활의 기초

Foundations of **AURAL** REHABILITATION
Children, Adults, and Their Family Members
Third Edition

아동, 성인 및 그들의 가족 구성원

Nancy Tye-Murray | 지음

장현숙 · 조수진 · 김유경 · 최재희 | 옮김

CENGAGE 박학사

Andover · Melbourne · Mexico City · Stamford, CT · Toronto · Hong Kong · New Delhi · Seoul · Singapore · Tokyo

CENGAGE

***Foundations of Aural Rehabilitation: Children, Adults, and Their Family Members*, 3rd Edition**

Nancy Tye-Murray

Original edition © 2009 Delmar, a part of Cengage Learning.
Foundations of Aural Rehabilitation: Children, Adults, and Their Family Members, 3rd Edition by Nancy Tye-Murray
ISBN: 9781428312159

This edition is translated by license from Delmar, a part of Cengage Learning, for sale in Korea only.

ISBN-13: 978-89-98521-15-8

Cengage Learning Korea Ltd.
14F YTN Newsquare 76 Sangamsan-ro
Mapo-gu Seoul 03926 Korea
Tel: (82) 2 330 7000
Fax: (82) 2 330 7001

Cengage Learning is a leading provider of customized learning solutions with office locations around the globe, including Singapore, the United Kingdom, Australia, Mexico, Brazil, and Japan.
Locate your local office at: **www.cengage.com**

Cengage Learning products are represented in Canada by Nelson Education, Ltd.

To learn more about Cengage Learning Solutions, visit **www.cengageasia.com**

Printed in Korea
Print Number: 01 Print Year: 2018

역자 서문

청각장애의 조기진단, 청각기기 기술의 급속한 발전, 고령화 사회 진입 등의 변화로 청능재활에 대한 요구는 날로 증가하고 있는 추세이다. 전통적으로 청능재활은 청각장애인의 의사소통 이해와 표현을 촉진시키는 과정으로 정의되고 이에 중점을 둔 서비스가 이루어져 왔으나, 최근에는 청각손실로 인한 의사소통 어려움과 더불어 대인관계, 심리사회적, 교육적 및 직업적 기능에 미치는 부정적인 영향을 최소화하거나 예방하기 위해 청각장애인의 능력을 촉진하는 과정으로 그 범위가 확대되고 있다. 이러한 측면에서 '청능재활의 기초: 아동, 성인 및 그들의 가족 구성원(Foundation of Aural Rehabilitation: Children, Adults, and Their Family Members)'은 청능재활을 담당하는 전문가가 생애전주기에 걸쳐 청각장애인에게 제공하여야 하는 청능재활의 범위와 내용을 정리하고 안내해주는 지침서로서, 이 책의 저자도 언급하였듯이 청각학 이외 언어병리학과 청각장애교육 등을 전공하는 이들에게도 유용할 것이다.

'청능재활의 기초'는 현재까지 제4판이 출간되었으며 제1판 이래로 대학교 및 대학원 수준의 강의 교재와 임상 현장에서의 지침서로 널리 사용되고 있다. 이 책은 청능재활의 범위를 평가, 청각기기, 의사소통훈련, 상담 및 심리사회학적 지원 등으로 정하고 각각의 구성 요소를 세분화하여 구체적으로 다루며, 이러한 구성 요소들이 영유아, 아동, 성인 및 노인에 이르기까지 생애전주기별 특성에 따라 어떻게 적용될 수 있는지에 대한 실질적인 정보를 제공해 준다. 이 책을 국내 환경에 적용할 경우 문화적 또는 언어적인 차이를 고려해야 함을 밝히면서 독자의 몫으로 남기지만, 청능재활의 범위와 적용에 관한 최상의 교재임을 확신하며, 한국어 번역에 참여할 수 있었던 기회를 기쁘게 생각한다. 본 역서에서 미흡한 부분은 추후 개정판에서 보완할 것임을 약속드린다.

이 책의 번역은 네 명의 청각학 전공자에 의해서 진행되었다. 제 1, 2, 3, 10, 14장은 조수진이, 제 4, 5, 6, 7, 15장은 장현숙이, 제 8, 9, 11, 12, 13장은 김유경이 나누어 실시하였으며, 전반적인 교정 작업은 최재희가 담당하였다. 이 번역본이 완성되기까지 도움을 주신 많은 분들께 감사를 드린다. 특히 청각장애 아동 교육 부분을 감수해 주신 강남대학교 강창욱교수님께 깊은 감사를 드린다. 또한 번역과 출판 과정에서 인내하며 진행해주신 박학사 여러분께 감사를 드린다.

저자 서문

PREFACE

청능재활/청각재활이란 정확히 무엇인가? 이 질문에 대한 답변에 청각학의 거의 모든 분야, 농 및 난청 아동 교육, 언어병리학의 많은 부분들이 포함된다고 할 수 있다. 청능재활의 범위는 청력손실과 청각관련 의사소통 어려움의 확인 및 진단, 환자 및 가족 상담, 보장구의 선택 및 적합, 처방된 보장구의 사후 관리, 의사소통전략 훈련, 문해능력 증진, 말-언어치료, 교실 관리, 부모 교육, 수화 지도, 독화 및 청능 훈련 등의 주제들을 포함한다. 보청기나 인공와우를 제공하거나 컴퓨터화된 검사 및 훈련 활동을 실시하는 청능재활 서비스 모델에서 기술이 점점 더 중요한 역할을 맡고 있음에는 논쟁의 여지가 없다. 그렇기는 하지만 청능재활은 청력손실이 있는 환자의 요구를 이해하고 다루는 것과 환자들이 일상생활 환경에서 최대한의 의사소통 성공을 이루도록 하는 것을 강조하며 이러한 기치 아래 갖가지 기술들이 다양한 서비스 속에 녹아들고 통합되는 것이다.

어떤 독자에게는 '청능재활의 기초: 아동, 성인 및 그들의 가족 구성원(Foundation of Aural Rehabilitation: Children, Adults, and Their Family Members)'이 청능/청각 재활의 모든 것을 공부하기 위한 유일한 교재일 것이다. 이런 종류의 책은 열거된 서비스들을 학생들에게 소개하는 자료뿐만 아니라 전문적 임상에서 필요로 하는 이해수준으로 이끌어 주는 보다 앞선 자료를 포함해야 한다. 제3판에서는 소개 자료의 구성을 개선하고 보다 앞선 연구 결과와 더 많은 참고문헌을 포함하도록 비상한 노력을 기울였다. 청능재활의 개론서로서 그리고 전문적 임상에 들어선 학생들이 다시 펼쳐 볼 수 있는 참고도서로서의 역할을 하는 것이 이 책의 목적이다.

대화 유창성은 이 책의 중심 주제이다. 거의 모든 장에서 암묵적으로, 또는 명시적으로 청력손실이 대화 유창성에 미치는 영향을 다루고 있다. 일상생활 속 대화에서 독화에 얼마나 의존하는지, 그리고 의사소통전략이 얼마나 영향을 미칠 수 있는지에 대해 독자가 친숙해지게끔 하는 목적으로 몇몇 장이나 단락에 포함시켰다. 예를 들어, 5장은 독화 과정에 대한 심도있는 검토를 제공하고, 7장은 청력손실이 어떻게 대화와 대화 행동에 영향을 미치는지를 살펴본다. 필자는 개인적인 경험과 언어와 청각 방면의 일류 전문가들에 대한 관찰을 통해서 효과적인 중재 계획들은 대화 역동성에 대한 심도 있는 이해를 기반으로 하고 있음을 알게 되었다.

이 책은 읽기에도 흥미롭고 오늘날의 세계를 반영하도록 의도되었다. 많은 사례 연구들이 포함되었으며 일반적인 인구학, 의학 및 대중문화 트렌드들이 청능재활의 발달에 발맞추어 고려되었다. 본문에 환자, 전문가 및 가족 구성원들에 의한 인용, "토론사항", 역사적 기록 등 생동감 있는 보충자료 및 삽입문이 추가되었다.

새로운 특성

제3판인 이번 교재는 이전 판들과는 다르게 구성되어 있다. 이전 판들과는 반대로 평가와 청각기기를 검토하는 내용이 대화와 의사소통 행동보다 앞에 온다. 이런 재구성은 이 책을 교재로 사용하는 교수들의 권고에 따른 것이다. 각 장의 마지막 부분에 있던 객관식 문제풀이에 더하여 용어와 개념 목록을 포함하였다. 모든 장은 문헌에서 인용된 사례연구와 요점 정리로 마무리된다. 참고자료와 부록 또한 대부분의 장에 수록된다. 제2판에 친숙한 독자들은 14장에서 청각장애 영유아를 더욱 공들여 다룬 것과 10장에서 정보전달 상담에 관한 내용이 늘어났음을 알 수 있을 것이다. 성인(12장), 노인(13장), 학령기 아동(15장)을 위한 중재 모델들 역시 발견할 수 있을 것이다. 보다 알기를 원하는 독자들을 위해 고급의 참고문헌들이 더 많이 포함되었다. 마지막으로 최신 그래프를 제공하여 이전 판보다 시각적으로 좀 더 흥미롭도록 하였다.

구성

1장은 청능재활의 개요를 제공하고, 세계보건기구와 이 기구의 참여 제한 및 장애에 대한 정의, 그리고 실무-기반 임상(evidence-based practice)에 대하여 독자에게 소개한다. 나머지 장들은 두 부분으로 나누어진다. 전반부는 일차적으로 청능재활의 구성요소를 포함하는 반면, 나머지 반은 환자에 대한 고려와 중재 계획을 실행하는 과정을 포함한다. 이 두 부분은 다시 각각 두 개의 파트로 나누어져 총 네 개의 파트가 책을 구성한다. 첫 번째 파트는 말인지 즉, 말인지를 평가하는 법, 기술을 사용하여 말소리 듣기를 극대화하는 법, 듣기와 독화 기술을 개발하는 법을 포함한다. 두 번째 파트는 대화와 의사소통 단절을 다루는데, 청력 손실이 대화에 어떤 영향을 미치는지에 대한 검토로 시작해서 상담 기술에 대한 검토로 마무리된다. 세 번째 파트는 청각장애 성인을 다루는 반면 네 번째 파트는 청각장애 아동을 다룬다. 청능재활 계획을 수립하기 위한 틀이 중재의 예와 함께 검토된다.

대상

책의 내용은 일차적으로 대학교 3, 4학년의 학부생이나 대학원 프로그램 1년차인 대학원생에게 맞추었다. 이 책은 청각학, 언어병리학, 농 및 난청 아동 교육 분야의 기본 도서로 적절하다. 특수교육, 의학, 간호학, 작업 치료, 직업적 재활 상담 분야에서의 훈련 프로그램을 위한 보조교재로 제공할 수도 있을 것이다.

저자 소개

ABOUT THE AUTHOR

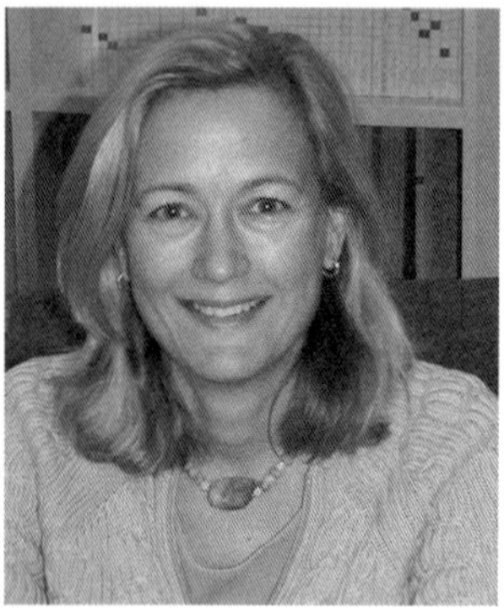

Nancy Tye-Murray

Nancy Tye-Murray는 Missouri주 St. Louis에 있는 Washington University School of Medicine의 연구 교수이며, National Institute of Health에서 의뢰 받은 두 개의 RO1 연구과제의 책임연구원이고 다른 한 연구의 공동연구원이다. Tye-Murray의 관심 연구 영역들은 말지각에 대한 노화의 영향, 대화 유창성, 청능재활의 효과, 청각장애 아동의 말지각 및 산출이다. Tye-Murray는 Iowa 대학병원에서 성인 인공와우 사용자를 위한 청능재활 프로그램과 아동의 말과 언어 프로젝트를 만들고 운영하였다. 그녀는 Central Institute for the Deaf에 있을 때, Washington University에서 대학원 수준의 청능재활 교과목을 가르쳤고, 성인 인공와우 사용자를 위한 심리사회적 치료 프로그램 평가를 도왔으며, 6년 동안 Center for the Biology of Hearing and Deafness와 the Center of Childhood Deafness and Adult Aural Rehabilitation으로 이루어진 연구프로그램의 과장을 역임하였다. 그녀는 Let's Converse! A How-To Guide to Expand the Conversational Skills of Children and Teenagers Who Have Hearing Loss와 Cochlear Implants and Children: A Handbook for Parents, Teachers, and Speech and Hearing Professionals (Alexander Graham Bell Association Publishing) 등을 포함한 6권의 책들을 저술하였다. Tye-Murray는 동료 평가가 이루어지는 학술지인 Ear and Hearing, Journal of Speech Language-Hearing, Journal of the Acoustical Society of America와 Journal of the Academy of American Audiology에 많은 논문을 발표하였다. CD-ROM 청능재활 시리즈인 Conversation Made Easy: Speechreading and Communication Training (Central Institute for the Deaf 출판)을 개발하였다. Academy of Rehabilitation Audiology의 회장 및 Volta Review의 편집장으로 활동하였다.

감사의 말

ACKNOWLEDGMENTS

지난 몇 년 동안 부정확하거나 불완전한 부분 또는 다르게 제시하면 더욱 효과적일 수 있는 부분을 이메일로 알려 준 학생들과 교수 모두에게 감사를 드린다. 그들의 조언이 이번 판에 엄청난 영향을 주었다. 또한 청능재활 과목을 가르치며 조언과 제안을 해 준 Kentucky Louisville의 Jill Premminger와 그의 동료들, Washington University School of Medicine의 Maureen Valente, Lisa Davidson과 Cathy Schroy, Delamar 출판사의 네 명의 감수자들에게 감사를 드린다. 사진과 기타 도움을 제공해 준 MED-EL사의 Geoff Plant와 Oticon의 Don Schum에게 감사를 드린다. Delmar Cengage Learning 스태프들의 지지에 또한 깊은 감사를 드린다. 마지막으로 *Foundation of Aural Rehabilitation: Children, Adults, and Their Family Members*에 실린 *Electronic Classroom Manager*에 나온 교수자 검사 질문들을 작성해 준 Washington University School of Medicine의 Elisabeth Mauzé에게 감사를 드린다.

향후 새로운 판을 위해 독자들로부터의 어떤 코멘트나 제안이라도 환영하며 murrayn@ent.wustl.edu로 연락 주길 바란다. 청능재활 분야에서 여러분의 노력에 좋은 결과 있길 바란다.

감수자

우리는 이 교재의 집필 과정 동안 전문성을 가지고 소중한 피드백을 준 아래 감수자들께 감사를 드린다.

Lou Echols-Chambers, M.S., CCC-A

University of Illinois at Urbana-Champaign
Champaign, IL

Colleen McAleer, PhD, CCC-SLP/A
Clarion University
Clarion, PA

Susan Naidu, PhD, CCC-A
University of Utah
Deer Mountain, UT

Keith S. Wolgemuth, PhD, CCC-A, F-AAA
University of Redlands
Redlands, CA

차례
CONTENTS

CHAPTER 1

서론
Introduction

개요

- 세계보건기구 그리고 청력관련 기능장애
- 청능재활 계획에 포함되는 서비스
- 청능재활은 어디서 이루어지는가?
- 청능재활은 누가 제공하는가?
- 청력손실
- 서비스 요구
- 비용-효율성과 비용
- 증거-기반 실무
- 사례연구: 증거-기반 실무에 따른 의사결정
- 최종 의견
- 요점 정리
- 용어 및 개념
- 문제 풀이
- 부록 1-1
- 부록 1-2
- 부록 1-3

> "미국의 Better Hearing Institute에서는 미국에서 미처리된 청력손실 비용이 매년 총 560억 달러에 달한다고 추정하고 있다. 이는 매년 미국인 1인당 216달러에 해당하는 정도이다."
> *(Hear-it Organization, 2003)*

청력손실은 종종 "눈에 보이지 않는 장애"라고 불리지만, 단지 그 영향력이 눈에 보이지 않을 뿐이다. 청력손실의 결과는 광범위한 개인의 삶에 명백히 나타난다. 예를 들어, 청력손실로 인해 어떤 사람들은 부단한 노력 없이는 일상적인 의사소통이 어려워지고, 불가능해지기도 한다. 일반적으로 성인은 가정, 직장 및 사회에서 청력손실로 인한 결과를 느끼게 되며, 어린 아동은 일상적인 의사소통상황에서 성인과 비슷한 어려움을 겪게 되고 말, 언어, 학업성취 및 사회발달 영역에서도 지체를 자주 경험하게 된다.

청력손실의 가장 부정적인 영향 중 하나는 일상생활에서 다른 사람들과의 의사소통능력이 손상되는 것이다. 즉 청력손실이 있는 사람들은 평범한 대화, 친교나 우정을 쌓을 수 있는 대화 및 삶의 목표를 촉진시키거나 중요한 정보를 전달하는 대화를 놓치기 쉽다. 또한 청력이 정상인 사람들이 당연하게 생각하는 전화 사용이나 상점 직원과의 대화 등 일상적인 활동들이 청력손실이 있는 사람들에게는 힘겹고 좌절감을 느끼게 한다. 만약 청력손실이 있는 사람이 아동이라면, 그 어려움은 구어 메시지를 듣는 것뿐만 아니라, 제한된 말과 언어기술의 관점에서 메시지를 명확하게 말하고 표현하는 것과도 관련이 있다. 성공적인 청능재활 계획의 결과로 청력손실이 있는 사람이 가정, 직장, 학교 및 사회 환경에서 사람들과 보다 효과적으로 대화할 수 있게 되면서 의사소통을 위한 노력의 결실을 거두는 일이 자주 있다.

청능재활(aural rehabilitation)은 청력손실과 관련된 의사소통의 어려움을 최소화하고 완화시키고자 하는 중재법이다.

청능재활(aural rehabilitation)은 환자의 참여 활동을 청력손실로 인해 제한받기 이전으로 회복시키거나 또는 최적화하고, 청력손실이 있는 사람들과 함께 활동에 참여하는 의사소통 파트너를 돕는 것이 목적이다(Gagné, 2000). 청능재활의 목표는 다음과 같다.

- 청력손실과 관련된 어려움을 완화함
- 청력손실의 결과를 최소화함

이러한 목표를 달성함으로써 나타나는 분명한 결과는 대화 유창성이 향상되고, 청력관련 기능장애가 감소하는 것이다.

대화 유창성(conversational fluency)은 대화가 얼마나 부드럽게 전개되는지와 관련 있다.

대화 유창성(conversational fluency)은 대화가 얼마나 부드럽게 진행되는지와 관련 있다(7장). 청력손실이 있는 사람들은 의사소통 파트너의 구어 메시지를 이해하기 어렵기 때문에 대화 유창성의 감소를 자주 경험한다. 청력손실이 있는 아동들 역시 메시지를 표현하거나 말하는 데 어려움을 경험할 수도 있다(15장).

청력관련 기능장애(hearing-related disability)는 청력손실로 인한 기능의 손실이며, 이 용어는 다차원적인 현상을 나타낸다.

청력관련 기능장애(hearing-related disability)는 청력손실로 인해 발생하는 기능의 손실로, 다차원적인 현상이다. 기능장애 자체는 개인만의 문제가 아니며, 복잡한 실제 생활환경에서 발생하는 것이다. 효과적인 청능재활 이

후에 환자는 대화 유창성이 향상되고, 청력관련 기능장애가 감소되는 것을 경험하게 될 것이다.

> **청능재활 서비스를 제공받는 대상**
>
> 청능재활 서비스를 받는 아동들은 특히 교육환경에서 종종 *학생*으로 언급된다. 청능재활 서비스를 받고 있는 성인들을 지칭하는 용어는 환자, 의뢰인, 소비자 등으로 조금 더 다양하다. Hernandez & Amlani(2004)는 무작위 추출 표본으로 선정된 미국청각학회(America Academy of Audiology) 회원들에게 설문지 1,428부를 발송하여 그 중 32%를 회수하였다. 그 결과에 따르면, 응답자의 대부분(90%)이 이 책에서 사용하는 용어인 *환자*라는 단어를 선호하였다.

이 장에서는 청능재활 중재계획을 수립하면서 청력관련 기능장애모델에 대해서 살펴볼 것이다. 그리고 청능재활이나 청력손실과 관련된 일반적인 문제와 용어, 청능재활이 이루어지는 장소, 청능재활을 제공하는 사람 및 청력손실의 정도와 연령의 측면에서 청능재활을 제공받는 사람도 살펴볼 것이다. 마지막으로 언어 및 청각 전문가들이 어떻게 적절한 청능재활 서비스를 선정하는지에 관한 토의 내용으로 마무리할 것이다.

세계보건기구 그리고 청력관련 기능장애

몇 년 전 세계보건기구(WHO)에서는 청력손실이 있는 사람들은 기능장애(disability)를 가지고 있고, 장애(handicap)와 관련 있다고 간주하였다. 원래 용어에서 기능장애는, 예를 들어, 회의실에서 이루어지는 대화를 이해할 수 없는 것과 같은 청각 시스템의 **손상(impairment)**에 의해 발생하는 기능적인 손실을 의미한다. **장애(handicap)**는 기능장애의 사회적 혹은 직업적인 결과로, 예를 들어, 더 이상 필수적인 책임을 수행할 수 없기 때문에 직업을 바꾸어야 할 경우에 해당한다.

손상(impairment)은 청각 시스템의 구조적 혹은 기능적인 손실을 의미한다.

장애(handicap)는 기능적인 손상으로 인한 심리사회적인 불이익으로 구성된다. 세계보건기구(WHO)는 이 용어의 사용을 자제하도록 권고하고 있다.

현재 WHO(2001)는 장애라는 용어가 때때로 경멸스럽거나 오명을 씌우는 의미이고, 기능장애는 다차원적인 현상으로 나타나며 개인의 청력손상, 육체적 그리고 사회적인 환경 및 인격이나 지능과 같은 개인적인 특성 등에 의해서 발생한다고 한다. 또한 WHO는 청력손실이 있는 사람들을 **활동제한(activity limitations)**과 **참여제한(participation restrictions)**의 측면에서 고려해야 한다고 권고하고 있다. 활동제한은 집단적인 대화에 참여하기 어려운 환자 수준에서의 변화를 의미하고, 참여제한은 이런 활동제한으로 인

활동제한(activity limitations)은 신체구조(예: 와우 유모세포의 손상)와 기능(예: 음의 고저를 변별하는 능력의 손상)의 손상에 의해 유발되는 개인 수준의 변화를 의미한다. 예를 들어, 환자는 더 이상 일상적인 대화에 쉽게 참여하지 않게 될지도 모른다.

참여제한(participation restrictions)은 활동제한의 영향으로 환자의 다양한 삶의 영역에 변화가 나타나는 것을 의미한다. 예를 들어, 환자는 사회적인 모임을 피하게 될지도 모른다.

해 환자들이 집단적인 상호작용을 피하고자 하는 경향 등 생활의 광범위한 영역에 걸쳐 나타나는 결과를 의미한다. 그러한 고려사항은 기능의 특성이나 범위가 어느 정도 제한적인지를 나타내고, 사람들이 생활하는 신체적, 사회적 및 개인적인 환경을 참고한다.

그림 1-1은 WHO의 정의에 근거한 청력관련 기능장애의 모델을 제시한 것이다. 이 그림에서 실선은 악화를 나타내고 점선은 완화를 나타낸다. 다음 네 가지 요소(의사소통활동 제한, 생활방식, 빈번한 의사소통 파트너 및 심리사회적 요인)가 개인의 참여제한에 대한 직접적인 원인이 된다.

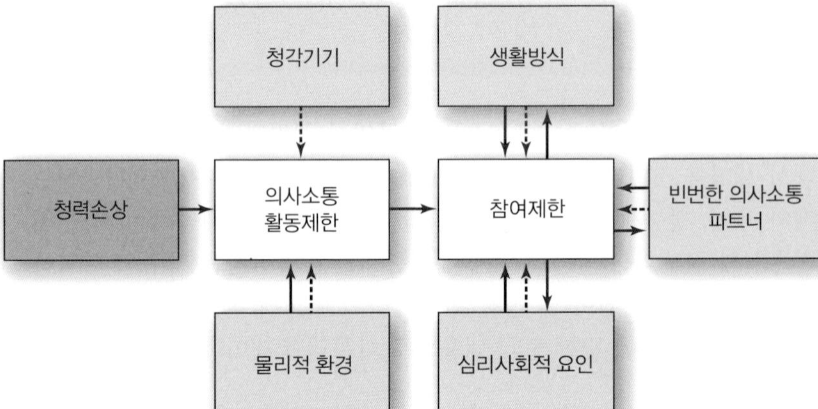

그림 1-1. 청력관련 기능장애의 모델

청력손상은 의사소통활동의 제한에 직접적인 영향을 미친다. 청능재활 계획의 목적 중 하나는 보청기나 인공와우 같은 적절한 청각기기와 청각보조기기를 제공함으로써 청력손실의 영향을 최소화하는 것이다.

의사소통활동의 제한 역시 주변 환경이 시끄럽거나 혹은 방음 처리가 되었을 때와 같은 물리적 환경에 의해서 부정적 또는 긍정적으로 영향을 받는다. 청능재활 계획의 또 다른 목적은 환자와 의사소통 파트너가 성공적인 대화를 극대화할 수 있게 듣기상황을 조절하도록 돕고, 기능장애를 완화시킬 수 있는 다른 전략을 사용하도록 하는 것이다.

생활방식은 참여제한에 중요한 영향을 미칠 수 있다. 예를 들어, 남성 컴퓨터 프로그래머나 판매원이 청각적으로 같은 정도의 청력손실이 있다고 하더라도, 두 사람의 결과는 아마 다르게 나타날 것이다. 컴퓨터 모니터 앞에서 혼자 일하는 프로그래머는 청력손실로 인한 대화의 어려움을 거의 경험하지 않을 것이다. 그의 일상적인 업무는 책상에서 책을 읽거나 문제를 해결하고, 키보드 앞에서 일을 하는 데 초점이 맞춰져 있다. 그에 반해서 판매원은 하루 종일 손님을 상대하면서 청력손실로 인해 망연자실하기도 한다. 또한 그는 종종 주문을 잘못 이해하거나 전화를 잘 사용할 수 없고, 그룹 회의에서 의사소통의 어려움을 조절하는 데 속수무책일 수도 있다. 그래서 청능재활 계획의 목표는 환자의 의사소통장애가 생활방식에 미치는 영향을 확인하고, 장애를 극복할 수 있도록 효과적인 방법을 제공하는 것이다. 참여제한을 극복할 수 없는 경우에는 그림 1-1의 참여제한에서부터 생활방식에 이르는 역방향의 실선에서 나타나는 바와 같이 생활방식이 부정적인 영향을 미치게 될지도 모른다. 만약 개인이 경험하게 되는 참여제한이 크다면, 그 이전에는 보람되고 즐거웠던 생활 활동들을 더 이상 할 수 없게 될지도 모른다.

빈번한 의사소통 파트너(frequent communication partners) 환자가 가정, 직장, 학교 및 사회 활동 중에 가장 자주 상호작용하는 파트너의 행동과 태도 역시 참여제한과 기능장애의 정도에 영향을 미친다. 예를 들어, 빈번한 의사소통 파트너가 환자의 청력손실을 원망하거나 중얼거리듯 말하고, 청력손실로 인해 양질의 삶을 뺏겼다고 느끼거나 부담감을 갖는다면 청력손실의 결과를 더 악화시키게 될지도 모른다. 이러한 관계는 상호적인 것이다. 즉 자주 발생하는 환자의 참여제한은 빈번한 의사소통 파트너가 경험하는 삶의 질에 부정적인 영향을 미친다. 예를 들어, 청력손실로 인해 모임이나 다른 사회생활에 참여하기를 거부하는 남편이 집에 있기만을 고집하기 때문에 부인의 사회생활을 제한하게 될지도 모른다. 그러므로 청능재활 계획의 또 다른 목표는 환자와 의사소통 파트너 간의 의사소통의 효율성을 향상시키고, 빈번한 의사소통 파트너를 위해 청력손실의 결과를 완화하는 것이다.

빈번한 의사소통 파트너(frequent communication partners)는 가족 구성원처럼 대화를 자주 나누는 사람이다.

심리학적 요인(psychological factors)에는 장애에 대한 환자의 태도(예: 어떤 사람들은 청력손실을 수치스럽게 생각하는 반면에, 다른 사람들은 청력손실을 삶의 다른 문제와 비교했을 때 하찮은 것으로 생각하는 태도), 환자의 자아상, 청능재활에 참여하는 환자의 동기 및 주장 등이 포함된다. 예를 들어, 7장에서도 언급하겠지만 적극적인 사람은 의사소통전략을 효과적으로 사용하는 반면에, 수동적인 사람은 그렇지 않고 각자 다양한 의사소통장애를 경험하게 된다. **사회적 요인(social factors**; 또는 cultural factors)은 환자가 그 안에서 생활하고 움직이는 사회의 보편적인 견해라고 할 수 있다. 만약 청력손실이 청년지향적인 사회에서 노화의 지표가 되거나, 직장에서 업무를 수행할 때 부적절한 징후로 나타나는 것과 같이 이러한 보편적인 견해로 인해 때때로 청력손실을 부정적으로 판단하게 된다면, 동시에 의사

심리학적 요인(psychological factors)은 개인의 태도, 자아상, 동기 및 적극성에 관한 것이다.

사회적 요인(social factors)은 한 사회의 만연된 견해를 의미한다.

소통장애는 증가하게 된다. 그래서 심리사회적 요인과 참여제한 간의 관계는 서로 상호적이다. 예를 들어, 개인의 자아상이 참여제한에 영향을 미치는 것(예: "나는 강한 사람이다. 그래서 나는 청력손실의 문제를 다룰 수 있다.")과 마찬가지로 참여제한 역시 자아상에 영향을 미칠 수 있다(예: "나는 과거에 내가 좋아했던 선생님이나 친구들과 더 이상 대화할 수 없기 때문에 내 아이들에게도 소중한 존재가 아니다."). 효과적인 청능재활 계획은 환자의 심리사회적 문제와 빈번한 의사소통 파트너에게 초점을 맞추는 것이다.

참여제한: 베토벤의 편지

Ludwig Van Beethoven은 스물여덟 살 때, 이 편지를 두 남동생인 Carl과 Johann에게 보냈다. 베토벤은 작곡가로서 큰 성공을 거두었음에도 불구하고, 여전히 심한 청력손실로 인한 참여제한으로 고통받았다.

> "본디 열정적이고 활달한 성향이었기에 여전히 사회의 동향에도 촉각을 곤두세웠던 나는 머지않아 홀로 고립되어 살아야 했다. 내 나쁜 귀에 대해 잊으려 할 때면, 그 같은 경험에 대한 슬픔이 배로 사무치는구나. 그러나 나는 사람들에게 '더 크게 말해주십시오, 외쳐주십시오. 저는 농입니다'라고 말하기가 불가능했단다. 한때 내가 나의 전문영역에서도 단지 몇 명만이 느껴볼 수 있는 최고의 경지에 이르렀던 감각, 즉 다른 사람보다 더 완벽해야만 하는 감각에 생긴 장애를 어떻게 내가 인정할 수 있었겠니… 오, 나는 인정할 수 없었어. 너희들과 잘 어울리지 못해도, 용서해주길 바란다. 나는 친구들과 편히 지낼 수 없고 깊은 대화도 나눌 수도 없고 서로 의견도 교환할 수 없다는 오해를 받기 쉽기 때문에 내 불행은 나에게 두 배로 고통스럽단다. 나는 추방된 사람처럼 혼자 살아야만 한다. 나는 꼭 필요한 사회적 요구가 있을 때만 어울릴 수 있어. 사람들에게 다가갈 때 난 극심한 공포심에 사로잡히고, 나의 청력손실을 알아챌까 봐 두려워진다."

(retrieved 8-107, *http://www.mumbai-central.com/nukkad/aug2001/msg00001.html*)

청능재활 계획에 포함되는 서비스

표 1-1은 청능재활 계획에 자주 포함되는 여러 가지 서비스들의 구성요소와 간단한 설명을 보여준다. 이러한 서비스들은 청력손실과 청력관련 기능장애를 완화하는 데 도움을 주며, 이 책의 나머지 장에서 보다 충분하게 설명할 것이다.

표 1-1. 대표적인 청능재활 프로그램의 구성요소

구성요소	설명
청력손실의 진단과 정량화	청력손실과 어음인지 기술에 대한 평가
적절한 청각기기 제공	보청기 혹은 촉각장치를 제공하거나, 인공와우와 사후관리 서비스를 결정하는 그룹에 참여
적절한 청각보조기기 제공	보청기를 대신하거나 보충하고, 청력과 관련된 의사소통장애를 완화시킬 수 있는 장치의 보급과 설명
청능 훈련	구조화 및 비구조화된 듣기 연습
의사소통전략 훈련	의사소통을 강화시키고, 의사소통의 어려움을 최소화하는 전략에 대한 교육(촉진 전략, 수정 전략, 환경관리)
정보전달/교육상담	정상 청력, 청력손실, 청각기기의 기술, 말 지각 및 유용한 서비스에 대한 교육
개인적응 상담	청력손실과 의사소통장애에 대한 수용 및 대처능력을 향상시키기 위한 중재법
심리사회적 지원	청각장애인, 그들의 가족 및 친구들에게 청력손실의 심리적이고 사회적인 영향에 대한 교육(스트레스 관리와 기분전환 방법 포함)
빈번한 의사소통 파트너 훈련	배우자, 파트너, 가족, 친구 및 회사동료를 위한 의사소통 훈련
독화	청각과 시각 경로를 통한 어음인지훈련
언어 치료	주로 아동을 위해, 아동 자신의 말 산출을 감시하기 위한 전략과 단어, 구문, 화용론 개발을 강조한 훈련
연수 교육	공교육 시스템 내의 교사나 노인센터 관리자와 같은 다른 전문가를 위한 세분화된 훈련

Adapted from Prendergast, S. G., and Kelley, L. A.(2002). Aural rehab services: Survey reports who offers which ones and how often. *The hearing Journal*, 55, 30-35.

대표적인 청능재활 계획에는 청력손실의 정도를 확인 및 진단하고, 적절한 청각기기를 제공하는 것이 포함된다. 더불어 성인을 위한 청능재활인 경우 의사소통전략 훈련, 청력손실과 관련된 상담, 주장 훈련, 심리치료와 가족 구성원, 동료 및 양육자를 위한 상담 및 교육이 포함된다. 성인을 위한 청능재활 프로그램에는 드물게 청능 훈련이나 독화훈련이 포함되기도 한다. 아동의 경우에는 말, 언어 및 학업성취와 관련된 중재법뿐만 아니라, 진단이나 적절한 증폭과 의사소통을 위한 기기 제공 및 독화와 같은 의사소통전략 훈련 등이 청능재활에 포함된다. 또한 아동의 가족 구성원들이나 교사들 역시 청능재활 계획하에 서비스를 제공받는다.

청능자활(aural habilitation)은 듣기, 말 및 언어기술이 발달되지 않은 사람들을 위한 중재법이다.

청각재활(audiologic rehabilitation)은 청능재활이나 청능자활의 동의어로서 종종 사용되는 용어로, 청각기기의 제공 및 사후관리에 더 강조점을 두는 반면, 의사소통전략과 독화 훈련은 비교적 덜 강조한다.

청능재활과 관련된 다른 용어들

청능자활(aural habilitation)이나 청각재활(audiologic rehabilitation)과 같은 용어는 청력손실과 관련 있는 문제들을 완화시키기 위한 서비스를 제공할 때 종종 사용된다. 청능재활을 대신한 **청능자활**이라는 용어는 서비스를 제공받는 사람이 성인보다는 아동일 경우에 주로 사용된다. 그 이유는 엄격한 의미에서 재활(rehabilitation)의 개념이 손실된 무엇인가를 회복하는 의미이기 때문이다. 청각장애 아동에게 청능 훈련이나 언어치료를 제공했을 때, 우리는 손실된 기능을 회복하는 데 목적을 두기보다는 이전에는 존재하지 않았던 기능의 개발에 중점을 두고 있다. 이런 점이 자활과 재활이라는 용어 간의 적절한 차이라고 하더라도, 이 책에서는 간결하게 하기 위해서 이 두 가지 용어를 같은 뜻으로 사용할 것이다.

청각재활이라는 용어는 청능재활과 매우 유사하지만, 조금 더 좁은 영역의 서비스를 포함한다. **청각재활**은 청력손실의 진단과 청각기기의 제공을 더 강조하며, 의사소통전략 훈련과 같은 사후관리 서비스에 대해서는 비교적 덜 강조한다.

청능재활은 어디서 이루어지는가?

청능재활은 다양한 장소에서 이루어질 수 있다. 예를 들면, 다음과 같다.

- 대학부설 언어청각 클리닉
- 개인 청각 센터
- 개인 보청기 판매 전문점
- 종합병원 언어청각 클리닉
- 복지관 또는 양로원
- 학교(그림 1-2)
- 이비인후과 병원
- 말-언어치료 센터
- 소비자단체 모임
- 컴퓨터 기기가 설치된 가정

청능재활은 누가 제공하는가?

청능재활은 청각장애인 혹은 농아인들을 위해서 청능사, 언어치료사 및 교사가 제공한다. 일반적으로 청능사는 개인의 청능재활 계획을 개발하고, 다른 전문가들에 의해 제공되는 서비스를 조정하는 주도적인 역할을 책임지고 있다. 특히 성인들을 위한 청력손실관리 분야의 중요한 보건 전문가이기도 하다.

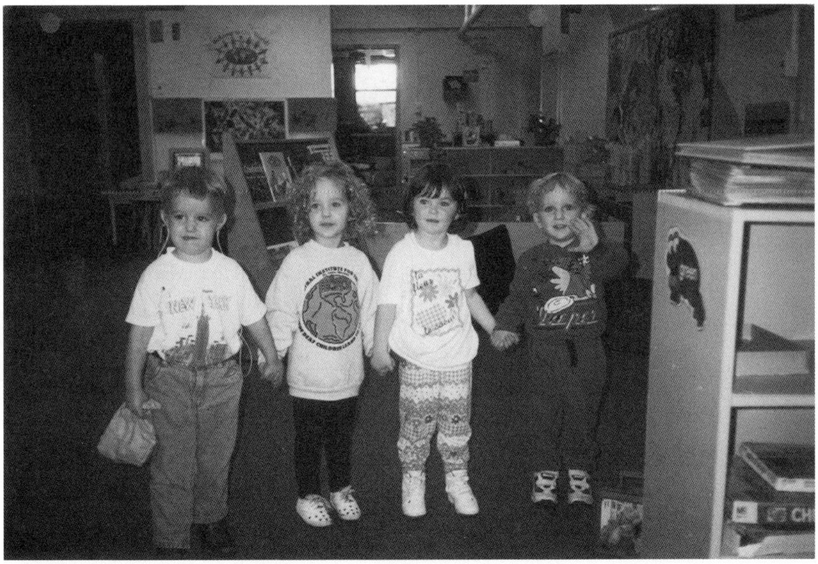

그림 1-2. 교육환경에서의 청능재활. *Photograph by Julia Rottjakob, courtesy of the Central Institute for the deaf.*

그러나 특히 학교환경에서는 언어치료사가 아동들을 위한 주도적인 역할을 담당하기도 한다. 예를 들어, 언어치료사는 주로 말-언어치료를 제공하고 종종 청능 및 독화 훈련을 제공하는 전문가이다. 즉 청능사는 아동의 보청기를 점검하고 조절하며 교실에 적합한 청각보조기기를 설치하는 전문가인 반면에, 언어치료사는 아동과 1대 1로 접촉할 기회를 넓혀서 아동을 잘 알게 되는 전문가이다. 미국말언어청각협회(ASHA)에서는 청능재활을 담당할 실무진을 위촉하였다(ASHA, 2002). 그들의 임무는 청능사와 언어치료사가 청능재활을 제공할 때, 업무상 습득해야 할 지식과 기술을 요약하는 것이었다. 이 개요들은 부록 1-1(청능사)과 부록 1-2(언어치료사)에 제시되어 있다.

청능사는 기본적인 의사소통과정에 대한 일반적인 지식 외에 청능재활을 제공하는 청각시스템의 기능과 질환, 발달상태, 인지 및 감각인지, 청각 평가절차, 말과 언어 평가절차, 청각기기의 측정과 관리, 기능적인 의사소통에 대한 청력손실의 영향, 학제 간의 협력과 공적 지원, 청력보존과 음향 환경 등을 이해해야 한다.

언어치료사는 기본적인 의사소통과정에 대한 일반적인 지식 외에 청각시스템의 기능과 질환에 대한 지식, 발달상태, 인지 및 감각인지, 청각 평가절차, 의사소통 수행력의 평가, 청각기기, 심리사회적·교육적 및 직업기능에 대한 청력손실의 영향, 관리, 학제 간의 협력과 공적지원, 음향 환경 등을 이해해야 한다.

청력손실

청력손실이 있는 사람들은 이질적인 그룹으로, 그들의 청력손실의 본질은 매우 다양하다(그림 1-3). 일반적으로 청력손실의 특성은 청능재활의 중재 계획 설계에 영향을 미친다.

청력손실은 청력손실의 정도, 발병 시기, 원인 및 시간경과 등의 네 가지 측면에 따라 분류되며, 청력손실의 정도는 용어적인 의미에서 경도, 중도, 중고도, 고도 및 심도로 나뉜다(2장).

순음역치평균(pure tone threshold average, PTA)은 500, 1,000, 2,000 Hz에서 청력역치의 평균이다.

형태(configuration)는 각 주파수에서의 청력손실 정도를 나타내고, 전반적인 청력손실을 묘사한다.

청력손실의 정도는 종종 헤드폰으로 측정한 500, 1,000, 2,000 Hz의 개인 **순음역치평균(pure tone threshold average, PTA)**으로 나타내며, 그 정도를 나타낼 때는 청력손실의 **형태(configuration)**를 고려해야 한다. 청력손실의 형태는 청력검사상 각 주파수(청력도는 250, 500, 1,000, 2,000, 4,000, 8,000 Hz 주파수에서 청력민감도를 측정함)의 청력손실 정도를 반영하고, 전반적인 청각민감도의 상태를 제공한다. 예를 들어, 250~2,000 Hz의 주파수 대역에서 정상 청력을 보이고 4,000~8,000 Hz의 주파수 대역에서 민감도가 떨어지는 경우를 "고주파수형 청력손실"이라고 한다. 청력검사의 전 주파수 대역에서 같은 민감도를 가진 경우를 "수평형 청력손실"로 나타낸다(그림 1-4 참조). 다음은 청력손실의 정도와 관련된 다른 용어들이다.

비대칭성(asymmetrical) 청력손실은 한쪽 귀의 청력손실의 정도와 형태가 반대쪽 귀와 다른 청력손실이다.

- **양측성** *vs* **편측성**: 양측성 청력손실은 양쪽 귀의 청력민감도가 감소하는 것을 의미하는 반면에, 편측성 청력손실은 한쪽 귀만 영향을 받는 것을 의미한다.
- **대칭성** *vs* **비대칭성**: 대칭성 청력손실은 청력손실의 정도와 형태가 양쪽 귀에서 비슷한 반면에, 비대칭성은 두 귀에서 서로 다른 것을 의미한다.

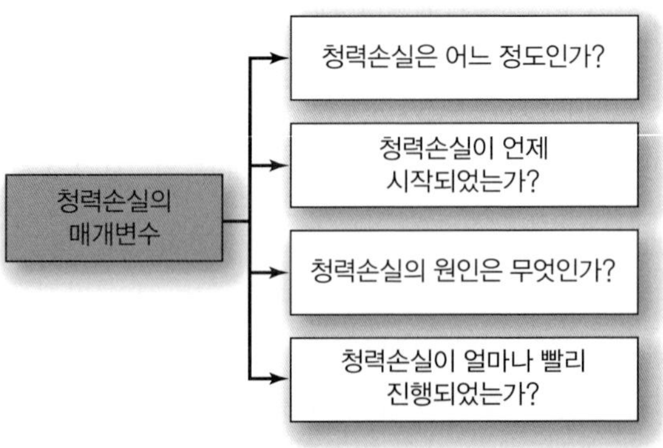

그림 1-3. 네 가지 차원에 따른 청력손실의 변수: 청력손실의 정도, 발병 시기, 원인 및 시간경과

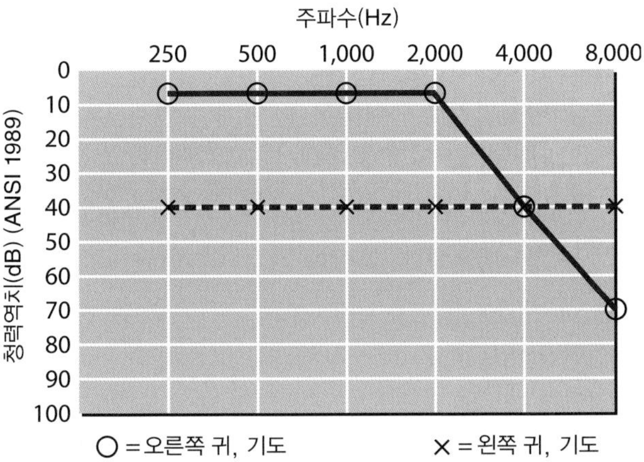

그림 1-4. 비대칭성 청력손실을 나타내는 청력도. 왼쪽 귀는 "수평형" 청력손실, 오른쪽 귀는 "고주파수형" 청력손실을 나타내고 있다.

- **변동성** *vs* **안정성**: 때때로 사람들의 청력민감도는 변동적이지만(예를 들어, 아동의 한쪽 귀에 중이염이 있다면), 다른 경우에는 민감도가 안정적으로 유지된다.

경도, 중도 혹은 중고도 청력손실을 가진 사람(26~70 dB HL 청력손실)을 종종 **난청(hard-of-hearing)**이라고 한다. 가끔 *청력손상(hearing-impaired)*이 청력손실이라는 용어 대신에 사용되기도 한다. 비록 많은 청각장애인들이 일상생활을 효과적으로 잘 하고 있다고 하더라도, 청력손실이라는 용어는 정확하게 손상을 받았다는 것을 의미하기 때문에 사용하기 싫어한다. 한편 고도나 심도의 청력손실(70 dB HL 이상)이 있는 사람들을 **농(deaf)**이라고 부른다. 선천성 농으로 태어나거나, 농인 가족 구성원들과 함께 성장하며 농 사회에 속하는 사람들은 자신을 *농인(Deaf)*이라고 생각한다. 대문자 'D'는 농문화의 구성원을 의미한다. 11장에서 언급한 바와 같이, 농문화의 구성원들은 종종 비슷한 수화, 문화 그리고 교육 경험들을 공유한다.

난청(hard-of-hearing)은 청력손실을 뜻하는 용어로, 일반적으로 심도의 청력손실에는 사용하지 않는다.

농(deaf)은 최소한의 청력을 가지거나 혹은 청력이 없는 상태를 의미한다.

발병 시기의 측면에서 청력손실은 언어습득 전, 언어습득 중, 언어습득 후로 나누어 설명할 수 있다. **언어습득 전(prelingual)** 청력손실이 있는 사람들은 구어를 습득하기 전에 청력손실이 발생한 경우이다. 언어습득 전 시기가 언제 끝나는지 그 분기 시간에 대해서 모두 다 동의하기는 어렵지만, 보통 2세 이전에 청력손실이 발생했을 때 언어습득 전 청력손실이 발생했다고 한다. **선천성(congenital)** 청력손실은 출생 시부터 발생하거나, 혹은 출생 과정과 관련 있는 것이다. **후천성(acquired)** 청력손실은 출생 시에는 나타나지 않다가, 아동이나 성인이 되어서 발생하는 청력손실을 의미한다. 구어를 완전하게 습득하지는 않았지만, 어느 정도 습득한 후에 청력을 손실한 아동은

언어습득 전(prelingual)은 구어를 습득하기 전에 발생된 청력손실과 관련 있다.

선천성(congenital)은 출생 시부터 청력손실이 나타나는 것을 의미한다.

후천성(acquired)은 출생 이후에 청력손실이 발생한 것을 의미한다.

언어습득 중(perlingual)은 구어 습득단계 동안에 발생한 청력손실과 관련 있다.

언어습득 후(posrlingual)는 구어를 습득한 후에 발생한 청력손실과 관련 있다.

언어습득 중(perlingual) 청력손실을 가지고 있다고 말한다. 마지막으로 **언어습득 후(postrlingual)** 청력손실은 말이나 언어를 습득한 후에 발생하는 것을 의미한다. 마찬가지로 언어습득 중 단계가 언제 끝나고 언어습득 후 단계가 언제 시작되는지 그 연령에 대해서 모두 동의할 수는 없지만, 일반적으로 5세경이 그 기준이 된다. 특히 언어습득 후 청력손실을 네 가지 영역으로 더 나눌 수 있는데, 다음과 같다.

- 취업 전(5~17세경)
- 초기 취업연령(18~44세)
- 후기 취업연령(45~64세)
- 은퇴연령(65세 혹은 그 이후)

집단 내에서 환자의 지위나 상황에 따라서 청능재활의 요구는 다양해진다. 예를 들어, 취업 전 단계에 있는 사람들은 교실에서 유용한 특수증폭 시스템기기를 착용함으로써 도움을 얻게 되고, 아동의 가족들은 의사소통전략 훈련을 통해서 도움을 받게 된다. 또한 청력손실이 있기 전에는 모든 면에서 유능했던 후기 취업연령에 있는 사람은 자신의 능력 변화를 받아들이기 위해서 개인적응 상담과 심리사회적 지원이 필요하다.

청력손실을 매개변수화하는 데 사용되는 세 번째 측면은 청력손실의 원인이다. 청력손실은 전음성, 감각신경성 혹은 그 두 가지가 결합된 혼합성 청력손실로 나뉘며, 청력손상의 원인이 어디에서 나타나는가에 따라 그 유형이 결정된다.

전음성 청력손실(conductive loss)은 외이나 중이 내의 폐쇄로 인해 발생한다.

소이증(microtia)은 선천적으로 작은 외이를 의미한다.

외이도의 선천적인 폐쇄를 **외이도 폐쇄증(atresia)**이라고 한다.

귀지(cerumen)는 이구 또는 귀지(ear wax)라고 한다.

중이염(otitis media)은 중이강 내의 액체 축척에 의해 종종 수반되는 중이의 염증이다.

전음성 청력손실(conductive hearing loss)은 소리가 내이의 감각신경성 구조물에 전달하는 것을 방해하는 외이 혹은 중이의 폐쇄로부터 발생한다. 폐쇄는 **소이증(microtia)** 혹은 **외이도 폐쇄증(atresia)**과 같은 선천적이거나, 외이도 내의 **귀지(cerumen)** 축적이나 혹은 중이 내의 **중이염(otitis media)**과 같은 후천적인 것이다. 대부분의 전음성 청력손실은 의학적 치료나 시간 경과를 통해서 해결된다. 예를 들어, 청력손실이 남아 있을 때는 효과적인 증폭을 통해서 듣기 어려움을 최소화할 수 있다. 하지만 전음성 청력손실은 말소리의 감쇠를 초래한다. 만약 말소리를 충분히 크게 증폭시킨다면, 환자는 매우 쉽게 인지할 수 있다. 일반적으로 소리의 강도가 50 또는 60 dB SPL 이상으로 증가하면 골전도에 의해 내이로 직접 전달되므로 전음성 청력손실의 정도는 제한적이다.

감각신경성 청력손실(sensorineural hearing loss)은 와우나 후미로성의 원인을 가진 청력손실이다.

감각신경성 청력손실(sensorineural hearing loss)은 내이, 청신경, 뇌간, 중뇌 혹은 청각피질의 장애로 인해 발생하며, 일반적으로 영구적이다. 언어습득 전 감각신경성 청력손실은 유전학적 특성, 모성감염 혹은 **뇌수막염**

(meningitis)이나 **뇌염(encephalitis)** 등과 같은 출생 후 감염 등을 포함하는 수많은 요인에 의해 발생한다. 언어습득 후 감각신경성 청력손실은 소음 노출, **이독성 약물(ototoxic drugs)** 섭취 혹은 노화와 관련이 있다. 감각신경성 청력손실이 있는 사람들은 소리를 뇌로 전달하는 신경 용량이 감소하거나 제거되기 때문에 비록 적절한 증폭기기를 사용하더라도 말인지 능력이 감소하는 것을 자주 경험한다.

가끔 전음성과 감각신경성 청력손실이 함께 발생할 수 있다. 예를 들어, 선천성 감각신경성 청력손실이 있는 아동이 일시적인 중이염으로 고생한다면, **혼합성 청력손실(mixed hearing loss)**이 발생할 수도 있다.

마지막으로 청력손실은 진행성 혹은 돌발성으로도 분류된다. 수개월 혹은 여러 해 동안에 걸쳐 발생한 청력손실을 가진 사람들은 **진행성 청력손실(progressive hearing loss)**을, 머리 외상 등의 결과로 인해 청력을 갑자기 잃어버린 사람들은 **돌발성 청력손실(sudden hearing loss)**을 가진 것이다.

뇌수막염(meningitis)은 아동기 감각신경성 청력손실의 일반적인 원인으로 뇌수막의 박테리아성이나 세균성 염증이 원인이다. 뇌수막은 뇌와 척수 사이의 얇은 막층이다.

뇌염(encephalitis)은 뇌의 염증이다.

이독성 약물(ototoxic drugs)은 내이와 청신경 구조물에 해롭다.

전음성과 감각신경성 요소를 모두 가지고 있는 청력손실을 **혼합성 청력손실(mixed hearing loss)**이라고 한다.

진행성 청력손실(progressive hearing loss)은 시간이 지남에 따라 발생되는 청력손실을 의미한다.

돌발성 청력손실(sudden hearing loss)은 청력손실이 급성이며 빠르게 시작된다.

서비스 요구

통계는 청각장애인의 인구수가 생각 이상임을 보여준다. 미국 인구 중 3,150만 명은 청력민감도가 어느 정도 떨어져 있다. 2050년쯤에는 그 인구가 4천만 명에 이를 것이며(Kochkin, 2005), 그중 80% 정도는 회복 불가능한 청력손실을 가지게 될 것이다. 덴마크, 핀란드, 노르웨이 등 스칸디나비아 반도의 나라들과 영국 역시 청력손실의 발병률이 높은 편이다. 예를 들어, 성인 인구를 대상으로 한 통계조사 발표에서 Maki-Torkko et al.(2001)은 청력손실의 발병률은 나이에 따라 증가하며, 청력손실이 있는 65세 이상의 인구는 연령 그룹과 청력손실의 정도를 어떻게 정의하느냐에 따라 발병률이 대략 15~60% 정도에 해당된다고 했다.

많은 청각장애인들은 서비스를 전혀 제공받지 못하거나, 충분히 제공받지 못하고 있다. **서비스가 제공되지 않는 그룹(unserved)**은 정책, 업무 및 환경적인 장벽으로 인해서 서비스를 받지 못하고 있는 반면, **서비스가 충분히 제공되지 않는 그룹(undeserved)**은 다음과 같은 이유 때문에 불충분한 서비스를 받고 있는 사람들이다.

- 신속하고 광범위한 지원 서비스 및 봉사활동의 부족
- 서비스를 제공하는 사람들의 태도
- 청능재활에 대한 배상정책의 부재
- 의사소통장애 혹은 환경장애

"청력손실이 있는 사람들은 그들이 다른 사람들과 다르거나 희귀한 장애(3,150만 명이 청력의 어려움을 호소하고 있고, 그 숫자는 미국 인구의 약 10% 정도에 해당함)를 가졌다고 생각하기 때문에 종종 당황해 한다. 그래서 만약 당신이 청력손실을 가지고 있다면, 혼자가 아니라는 것을 알기 바란다."

Sergei Kochkin, Better Hearing Institute의 사무국장(retrieved 8-1-107, http://www.org/hearing-loss/prevalence)

서비스가 제공되지 않는 그룹(unserved)은 청능재활 서비스를 필요로 하지만, 받지 못하고 있는 사람들이다.

서비스가 충분히 제공되지 않는 그룹(underserved)은 이상적이지 못한 서비스를 받고 있는 사람들이다.

청력손실이 있는 사람들과 그 가족들은 청각장애인들과 농아인들에게 조금 더 많은 서비스가 제공되도록 입법자들과 정책을 수립하는 사람들에게 압력행사를 하고 있다. 그러므로 이러한 서비스를 제공할 수 있는 청능재활 전문가들의 도움이 필요할 것이다. 환자는 유아에서부터 노인에 이르기까지 분포되어 있다(그림 1-5).

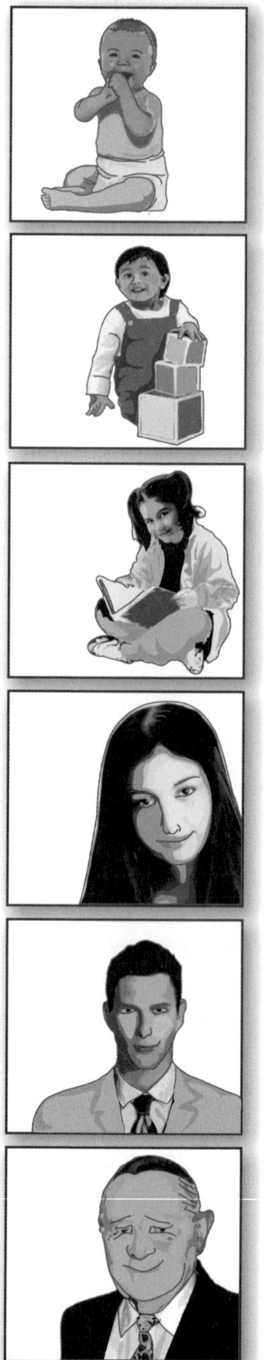

그림 1-5. 생애주기에 걸친 청능재활의 요구

유소아

신생아학과 응급의학의 발전으로 인해 고위험군 신생아의 생존율이 향상되었다. 과거에는 사망했을지도 모르는 신생아들도 현재는 청력손실을 포함하는 수많은 의학적 상태를 지닌 채 살아가고 있다. 청각장애 아동의 가족들은 아동이 성장하고 잠재력을 최대한 성취할 수 있도록 지원과 도움을 원하며 기대하고 있다. 공공정책은 그러한 경향을 반영하고 있다. 현재는 PL 105-17의 기조 아래 어린 청각장애 아동들을 위한 조기확인 및 서비스 제공을 더욱 강조하고 있는 실정이다(14장).

학령기 아동

일단 아동이 학령기에 접어들게 되면, 독서법을 배우고 학습 자료를 공부해야 하는 도전과제에 직면한다. 또한 가정에서 벗어나 새로운 독립을 경험하게 되고, 친구들을 점점 더 중요하게 생각한다. 그래서 친구들과 효과적으로 대화하는 방법을 우선적으로 배우게 된다. 아동들과 십대 청소년들을 위한 청능재활 서비스에는 교육 계획, 교실 좌석배치, 보조기기의 사용 및 초등학교에서 중학교나 고등학교로 진학 시 제공되는 지원 등이 포함된다(15장).

성인

생애주기 중심에 있는 성인들 역시 청능재활 서비스를 원하고 있다. 그들은 적절한 지원으로 직장과 사회에 많은 기여를 할 수 있다는 것을 알게 되었다. 이러한 인식은 장애를 가진 모든 사람들을 위해 동등한 권리를 요구하는 법률지표인 미국 장애인법(Americans with Disabilities Act, ADA; 1990년에 통과)을 통과시킬 때 도움이 되었다(12장).

노인

"베이비붐" 세대의 노화현상으로 인해 노화와 관련된 청력손실은 국민들에게 많은 영향을 미치게 되었다(그림 1-6). 노인들은 주변 사람들과 의사소통을 할 수 없기 때문에 삶에 있어서 방관자로 남거나, 그렇게 생각되기를 원

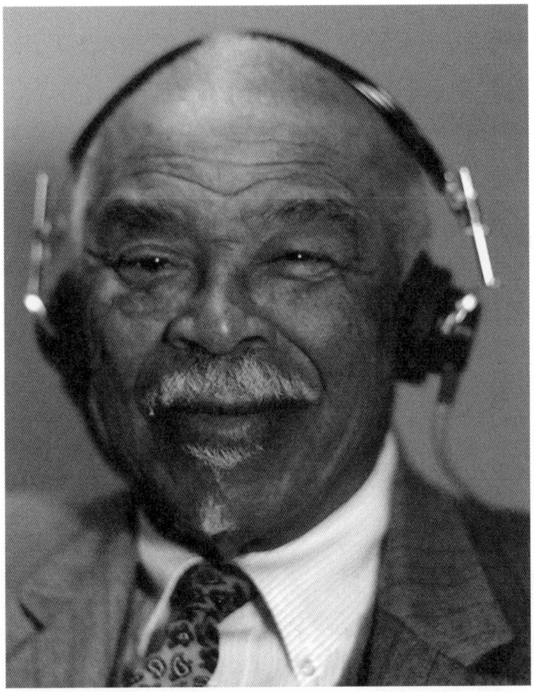

그림 1-6. 청능재활과 노인.
Photograph by Marcus Kosa, courtesy of the Central Institute for the Deaf.

하지 않는다. 또한 그들은 가족 및 친구들과 의사소통을 하고 공동체 활동이나 자원봉사 활동에 참여하며, 여러 전달매체기술을 통해서 세상과 접촉할 수 있는 능력을 향상시킬 수 있는 서비스들을 원한다. 어떤 사람들은 전문적인 직업을 계속 유지한 채, 은퇴를 미루고 싶어 한다. 그리고 예방의학에 대한 인식의 증가와 의학업무의 전문화가 발전함에 따라서 노인들은 더 오래 살게 되었고, 대다수 노인들은 일상적인 기능을 제한하는 청력손실 이외의 다른 건강 문제는 거의 가지고 있지 않다(13장).

> "사회활동을 하고 있는 대부분의 성인과 노인들은 청능재활 서비스를 거의 받지 못하고 있다. 정보사회에서 필요로 하는 청력, 의사소통 및 언어능력에 대한 도전의 증가와 손상된 청력에 대한 부정적인 심리-사회적인 영향에 자주 직면한다. 노인들을 대상으로 하는 예방적인 사업들은 독립적인 삶의 범위를 확대하고, 양질의 삶을 촉진할 수 있다."
> *(Huttunen, 2001, p.89)*

가족 그리고 빈번한 의사소통 파트너

청능재활 계획의 중요한 목적은 청력손실이 있는 사람과 그의 가족 및 빈번한 의사소통 파트너 간의 의사소통을 강화하고 발전시키는 것이다. 이러한 목적은 함축적으로 청능재활 계획이 청각장애인뿐만 아니라, 매일의 일상생활 중에 상호작용하는 사람들 역시 청능재활의 대상으로 상정해야 한다는 것을 제시하고 있다. 성인 환자의 경우 청능재활은 가정, 사회/여가 활동 및 직장에 있는 사람들을 포함해야 한다. 그림 1-7은 의사소통 파트너들이 직장과 사회 환경에서 다른 사람과 상호작용하기 때문에 서로 교차하는 의사소통영역을 보여준다. 아동의 경우 청능재활 계획은 학교 시스템, 사회 및

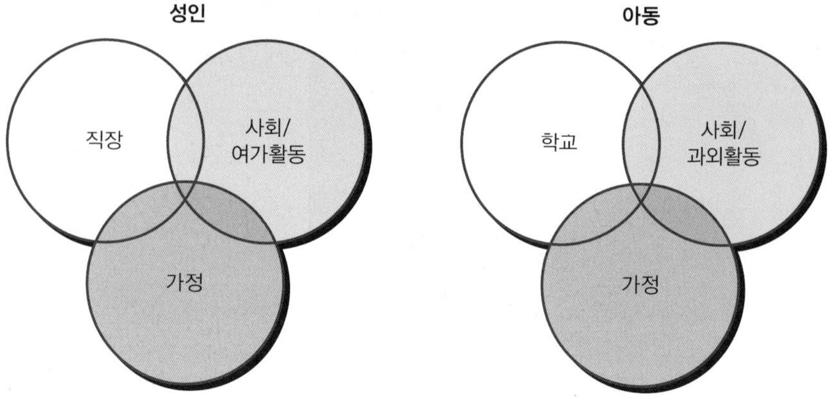

그림 1-7. 청능재활 계획과 개인의 의사소통영역

"저는 전문가들이 청각장애인 가족을 위한 업무에 능숙하고 유능한 인재가 되도록 그들을 교육하는 것이 중요하다고 생각합니다. 이것은 모든 훈련 프로그램의 일부분이 될 필요가 있습니다."
Warren Estabrooks, Director of the Learning to Listen Foundation
(Scarola, 2005, p. 38)

과외활동 그리고 가정에서 상호작용하는 빈번한 의사소통 파트너를 목표로 해야 한다.

청력손실이 있는 사람들의 의사소통 파트너는 최상의 의사소통을 하기 위한 기술을 습득할 수 있다. 예를 들어, 청력손실이 있는 배우자의 발성을 보다 잘 독화할 수 있도록 명확하게 천천히 말하는 방법을 배우게 될 것이며(9장), 아버지는 아들과의 대화를 자극하는 기술들을 개발할 것이다(14장). 그리고 때때로 의사소통 파트너는 청능재활 전문가의 부가적인 지원을 필요로 한다. 즉 부모는 자녀의 청력손실을 수용할 수 있는 개인적응 상담을 원하며, 남편은 인공와우를 이식받은 아내의 달라진 청력상태에 적응할 수 있는 도움을 필요로 한다(10장).

비용-효율성과 비용

비용-효율성(cost-effectiveness)은 사용한 비용과 그에 따른 이득 간의 관계를 의미한다.

비용-효율성(cost-effectiveness)은 청능재활의 타당성과 관련이 있는 반면에 제공되는 서비스의 비용은 건강관리 비용이 계속 증가하고 있는 환경과 관련이 있으며, 서비스는 경제적인 이유로 축소되고 있는 실정이다.

청능재활은 개인의 삶의 질을 향상시킬 수 있고 가정, 직장 및 지역사회에서 대화 유창성을 증가시킬 수 있다. 마찬가지로 아동의 경우 적절한 청능재활은 학교에서의 성공을 촉진시킬 수 있다. 예를 들어, 인공와우 이식술과 풍부한 청능재활, 특히 청각적 언어자극을 받은 아동들은 그러한 사후관리 지원을 받지 못한 아동들보다 언어, 말 그리고 읽기 및 쓰기 발달에 있어서 더 많은 이득을 얻게 된다(Geers, Nicholas & Seedy, 2003). 여러 연구에서 성인들은 상담 및 사후관리 프로그램을 제공받지 않았을 때보다 제공받았을 때 청능사들에게 보청기를 더 적게 반품하였고(Northern & Beyer, 1999),

청능재활 프로그램의 이득 측면에서 볼 때 비용이 적당하다고 생각하였다 (Abrams, Chisolm, & McArdle, 2002).

아마도 청능재활의 제공을 가로막는 주된 장애는 서비스 제공의 단기 비용과 관계가 있을 것이다. 청능재활은 다음 두 가지 이유로 비용이 많이 들 수 있는데, 청각기기에 많은 비용이 들고 의사소통전략 훈련과 같은 서비스 제공이 노동 집약적이기 때문이다. 그리고 이런 종류의 비용은 보험회사가 보장해주지 않기 때문에 개인이 부담해야 하는 경우가 많다.

보장정책은 개인[예: 미국 건강관리조직(health maintenance organizations, HMOs)], 주[예: 비영리적 건강보험조합(Blue Cross and Blue Shield)], 연방[예: **미국 고령자의료보험제도(Medicare)**] 혹은 주와 연방의 조합[예: **미국 의료보조제도(Medicaid)**] 등으로 나눌 수 있다. 보험계약은 비용 측면에서 무엇을 보장할 것인가에 따라 다양하다. 예를 들어, 개인보험은 개별적인 계약조건에 의해서 결정된다. 때때로 보험이 보청기 착용 후 서비스에 대한 보장을 제공할 때는 청능사보다 언어치료사에 의해서 제공되는 서비스에만 해당되기도 한다. 만약 보청기나 인공와우에 대한 보장이 이루어진다면, 사후관리 서비스는 포함되지 않는다. 이런 경우 보통 청능사가 청능재활 비용을 청각기기 가격에 포함시키기도 한다. 미국 의료보조제도는 프로그램을 시행함에 있어 각 주마다 융통성을 허용하기도 하지만, 일반적으로 보청기가 환자에게 의학적으로 반드시 필요하다고 판단되고 환자가 의료보조제도의 기준에 적합하다면 보장이 이루어진다. 몇몇 주에서는 대출자금으로 구입할 수 있는 일반적인 기기 중 하나인 보청기를 사용하는 사람들에게 저이자의 대출을 제공하기도 한다(Hager, 2007).

미국 고령자의료보험제도(Medicare)는 병원과 의사들이 적정요건을 갖춘 65세 이상 노인들에게 제공한 의료 관리에 대해 상환해주는 미국사회보장국 산하 프로그램이다.

미국 의료보조제도(Medicaid)는 미국 사회보장법 표제 XIX에 의해 인증된 프로그램으로, 연방정부와 주정부가 공동으로 재정 지원하여 저소득층 대상자들에게 건강관리를 제공하기 위해서 병원과 의사들에게 지불하는 프로그램이다.

증거-기반 실무

이제부터는 청능재활 계획에 포함될 수 있는 서비스들과 그러한 서비스들을 어떻게 성인 및 아동에게 맞게 제공할 것인가를 살펴볼 것이다. 그리고 가능한 범위 내에서 **증거-기반 실무(evidence-based practice, EBP)** 접근법에 기반을 둔 서비스에도 초점을 맞출 것이다. 이 장은 그 개요에 해당하는 부분으로 증거-기반 실무를 간략히 살펴보고, 언어 및 청각 전문가들의 일상적인 실무에 어떻게 적용할 지를 살펴보면서 마무리할 것이다.

증거-기반 실무(evidence-based practice, EBP)는 진단 또는 치료 대안의 이득과 비용에 관한 과학적인 증거와 현재 및 과거 임상에 대한 비평적인 조사를 기반으로 하는 임상 결정법이다.

환자에게 일상적으로 제공되는 청능재활 서비스와 이를 위한 기법들에 대해서는 많은 연구가 이루어졌고, 실무에 적용되기도 하였다. 그러나 몇몇의 경우 그러한 서비스들이나 기법들이 과학적 증거가 아닌 전통이나 전문가의 의견에 근거하고 있는 경우가 많았다. 지금까지 잘 통제된 실험이 거의 없었던 이유는 다음과 같다.

- 환자들의 이질성으로 인해 연구결과의 일반화에 문제가 있었고, 때때로 연구결과가 특정 환자군에만 한정되기도 하였다.
- 임상가의 능력이 실험결과를 측정할 때 중요한 역할을 차지하였다.
- 연구자들과 임상가들 사이에 **결과 측정(outcome measure)**에 대한 의견이 일치되지 않았다.
- 임상적으로 중요하지 않은 연구들은 논문으로 출간되지 않는 경향이 있었다(Elman, 2006).

결과 측정(outcome measure)은 한 번의 치료나 일련의 치료에 대해 개인 또는 그룹에 의해 경험된 이득의 정도나 유형, 그리고 반응을 가리킨다.

그럼에도 불구하고 관리의료제도와 책임의 시대에, 청능재활 계획에 포함된 서비스들이 경험적인 증거에 의해 뒷받침되어야 할 필요성이 증가하고 있다. 현재 미국말언어청각협회(ASHA)에서는 가능할 때마다 이런 서비스들이 증거-기반 실무 접근법에 기초하도록 권고하고 있다(ASHA, 2005). 증거-기반 실무는 "임상적 전문성 및 환자의 가치에 기반을 둔 최상의 연구 증거들을 통합한 것이다"(Sackett et al., 2000, p. 1). 이러한 접근법에서 언어 및 청각 전문가들은 현명하게도 환자에 따른 특정한 선호, 환경, 수요, 문화 및 가치에 대한 자기 자신의 임상적 경험 및 지식과 함께, 과학적 증거들을 의료적 판단에 활용하고 있다(ASHA, 2004)(그림 1-8). (청능재활) 서비스들은 단지 "우리가 늘 해왔던 것" 혹은 "이것이 우리가 항상 해왔던 방식"이라는 이유만으로 제공되어서는 안 된다. 오히려 청능재활 서비스의 선정은 임상 중심의 연구로부터 획득된 관련 있고 타당한 자료에 근거해야 한다

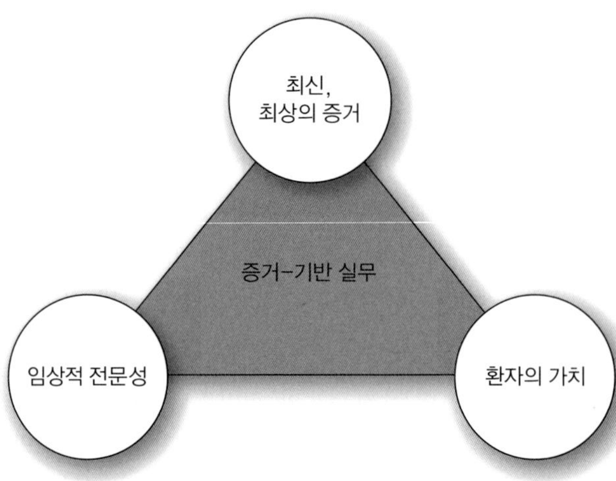

그림 1-8. 연구증거, 임상경험 및 환자의 가치와 요구 등을 고려하는 증거-기반 실무 접근법
Modeled after ASHA, 2004.

(Johnson, 2006).

(청능재활) 서비스 선정에 있어 가장 중요한 증거는 종종 "1단계"로 지칭되며, 한 번 이상의 무작위 통제 실험들을 메타분석(meta-analysis)함으로써 도출된다. **무작위 통제 실험(randomized controlled trial)**은 시험적 치료를 받도록 무작위로 선정된 참가자들과 치료를 받지 않는 참가자들을 비교하는 것이다(그림 1-9). 이때 **종속변수(dependent variable)**가 측정되는데, 이는 치료 또는 실험에 있어 조작되거나 영향력을 가진 요소들, 즉 **독립변수(independent variable)**에 따르는 변수이다. 하나의 연구가 하나의 과학적 질문에 대한 확실한 답을 주지 않기 때문에, 기존의 여러 연구 결과들을 종합하는 메타분석은 치료법의 선택에 대한 최적의 기초를 제공한다. 이러한 유형의 증거는 항상 이용할 수 있는 것이 아니기 때문에 다른 수준의 증거로 만족해야 할 경우도 있다. 표 1-2는 증거-기반 실무 서비스를 뒷받침할 수 있는 여러 수준의 증거를 질과 신뢰성의 측면에서 최상에서 최저의 순서로 나타낸 것이다.

무작위 통제 실험(randomized controlled trial)에서는 연구 참가자를 무작위로 치료그룹과 통제그룹으로 선정한 후, 그 결과를 비교한다. 우연선정(chance assignment)은 두 그룹 간에 이미 존재하는 차이점에서 발생할 수 있는 차이의 가능성을 감소시킨다.

종속변수(dependent variable)는 실험에서 측정되는 요인이나 항목이다.

독립변수(independent variable)는 조작되거나 영향을 미치는 실험 요인이다.

증거-기반 실무와 관련하여, 많은 임상가들은 다음에 제시된 5단계 접근법을 따르고 있다(adapted from Canadian Cochrane Network/Centre Affiliate Representatives, 2003, p. 5):

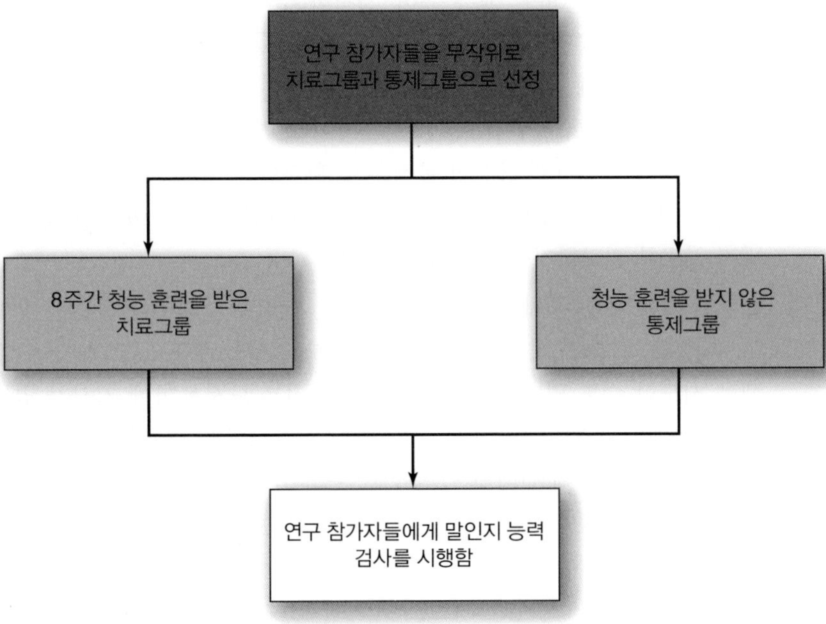

그림 1-9. 청능 훈련의 이득을 측정하기 위해 고안된 무작위 통제 실험. 독립변수는 8주간의 청능 훈련이고, 종속변수는 참가자들의 어음인지 능력이다.

표 1-2. 증거-기반 실무 치료 중재법을 뒷받침하는 증거의 수준. 가장 높은 신뢰도(Ia)부터 가장 낮은 신뢰도(IV)의 순서로 배열되어 있다(adapted from ASHA, 2004, p. 2).

수준	설명
Ia	*하나 이상의 무작위 통제 실험들로 구성된 체계적인 메타분석(systematic meta- analysis).* 메타분석은 일련의 연구에 대한 중요한 결과들을 합성한 것이다.
Ib	*잘 설계된 무작위 통제 실험들(well-designed randomized controlled trials).* 무작위 통제 실험에서, 참가자들은 무작위로 치료를 받거나 통제그룹에 속하게 된다. 조사자가 무작위 실험을 하지 않게 되는 이유 중 하나는 윤리적 문제와 관련되는 실험일 경우이다.
IIa	*무작위는 아니지만 잘 설계된 통제 실험들(well-designed controlled trials without randomizes).* 참가자의 의식이 개입할 수 있기 때문에 무작위 실험보다 신뢰성이 떨어진다.
IIb	*잘 설계된 실험 유사연구[well-designed quasi-experimental studies; 예: 집단연구(cohort study)].* 집단연구는 특정 치료를 받은 환자 그룹을 시간이 흐른 후, 치료를 받지 않은 사람들과 비교하는 연구이다. 이러한 연구는 두 그룹이 이질적일 수 있기 때문에 무작위 통제 실험보다 신뢰성이 떨어진다.
III	*잘 설계된 비실험적 연구[well-designed nonexperimental studies; 예: 상관관계 연구 및 사례 연구(correlation and case studies)].* 상관관계 연구는 변수들 간의 관계를 밝히지만 그 임의적인 해석이 용이하지는 않다. 사례 연구는 특정 개인 또는 몇몇 개인에 대한 통제되지 않은 연구로서 치료의 결과를 관찰하기 위한 것이다. 통제 그룹은 존재하지 않는다.
IV	*전문가위원회 보고서, 협의회 및 전문가 의견(expert committee report, consensus conference and expert opinion).* 위원회 보고서는 과학적 데이터 혹은 전문가 의견에 기초하여 필요한 절차 및 실무 방법을 규정할 수 있다. 합의는 특정 이슈에 대한 전문가들의 동의를 일컫는다. 반면에, 전문가 의견은 해당 분야의 저명한 권위자의 학문적 지식 및 임상 경험을 반영하는 것이다.

"좋은 의사(임상가)는 개별적인 임상 전문지식과 접근 가능한 최고의 외부증거를 모두 사용하며, 그 중 한 가지만으로는 충분하지 않다. 임상적인 전문지식이 없다면 각 환자에게 우수한 외부증거를 적용할 수 없거나 심지어 그 증거가 적절하지 않는 등, 임상 위험이 기승을 부릴 수 있다. 최신, 최상의 증거가 없다면 유효기간을 급속히 넘긴 임상 위험이 환자에게 피해를 입힐 수 있다.

(Sackett, Rosenberg, Gray, Haynes, & Richardson, 1996, p. 71)

1. 단도직입적으로 물어라. 예를 들어, 적절한 증폭기기를 착용했음에도 불구하고, 의사소통에 어려움을 겪고 있는 사무직 간부를 위한 청능재활 계획을 수립할 때, 당신은 다음과 같은 질문을 할 수 있다. "청력손실을 가진 성인에게 그룹 의사소통전략 훈련이 개별 훈련에 비해 더 좋은 결과를 나타낼 것인가?" 당신의 목적은 이 환자에게 집단 의사소통전략 훈련을 권고할지, 아니면 개별화된 훈련을 권고할지 또는 아무런 훈련을 받지 않도록 권고할지를 결정하는 것이다.
2. 질문에 답할 수 있는 최상의 증거를 찾아라. 당신은 저널이나 서적을 찾아볼 수 있고, 전자 도서목록 데이터베이스를 검색할 수도 있으며, 인용 검색을 시도할 수도 있다. 이를 통해 당신은 리뷰 도서목록에 기사가 있는지를 확인할 수 있다(이 장의 끝에 있는 부록 1-3을 참조하라). 그리고 특정 단어를 활용해 인터넷 검색을 할 수도 있다(예를 들어, 위의 예에서 "의사소통전략 훈련"과 "청력손실"이란 용어를 가지고 검색을 할 수 있다). 혹은 미국말언어청각협회(ASHA)나 미국청각학회(AAA)와 같은 전문가 조직, 또는 미국국립보건원(NIH)과 미국 국립농·의사소통장애연구소(NIDCD)와 같은 정부기관에 문의할 수도 있다.

3. **증거를 비판적으로 평가하고, 그 결과가 환자에게 적합한지를 판단하라.** 표 1-2를 참조하여 증거-기반 실무를 위한 증거수준을 판단할 수 있다. 또한 당신은 특정 중재법의 이득과 효과가 어느 정도인지, 그리고 이러한 효과가 임상적 유의성(clinical signficance)을 갖는지 알고 싶을 수 있다. 예를 들어, 치료환자 그룹에 중요한 효과를 나타낸 치료법도 일상적인 의사소통에는 중요하지 않거나 서비스를 제공할 때 소요되는 시간과 노력만큼의 효과를 얻지 못할 수도 있다.
4. **임상적 판단과 환자의 가치 및 요구를 증거와 통합하라.** 청능재활 계획의 적용과 실행 가능성을 고려할 때, 환자 및 환자 가족과 가능한 선택사항에 대해 대화할 수 있고, 각각의 잠재적인 장단점을 비교할 수도 있다. 예를 들어, 개별화된 의사소통전략 훈련을 감당할 경제적 능력을 가지고 있고, 이에 필요한 시간을 평일에 낼 수 있는가? 등이다.
5. **계획을 실행한 후 그 성과를 평가하라.** 진행상황을 모니터할 수 있는 측정 방법을 선택해야 하고, 원하는 결과에 도달하지 못했다면 당신의 결정을 조정해야 한다.

청능재활 계획에 포함시킬 요소를 선정하는 것은 단순하지 않을 수 있으며, 많은 변수들이 의사결정 과정에 영향을 미치게 된다. 이러한 변수들에는 환자의 요구와 바람, 서비스의 제공 가능성 및 주변 생활환경, 치료의 비용 효과 등이 포함된다. 증거-기반 실무 접근법은 청능재활 계획에 포함된 서비스를 통해 원하고 기대하는 결과를 얻을 수 있도록 보장하는 방법이다.

사례연구

증거-기반 실무에 따른 의사결정

Cox(2005)는 고정 수입을 가진 75세 독신 여성에 대해 설명하고 있다. 그 여성은 중도의 양측성 감각신경성 청력손실을 가지고 있으며, 사람들과 자주 어울리지는 않지만 일요일에 점심식사를 하기 위해서 손자들을 종종 방문하곤 한다. 하지만 그녀는 식사할 때 나누는 대화를 이해하기 어려워 한다. 그녀의 딸이 오늘 병원 진료예약에 함께 왔는데, 자신의 어머니에게 성능이 좋은 "디지털" 보청기를 사주고 싶어 한다. 다음의 다섯 단계는 청능사가 증거-기반 실무를 시행함에 있어 적용할 수 있는 절차이다.

1단계: 질문하라. "중도의 양측성 청력손실이 있는 노인 여성이 아날로그 보청기보다 디지털 보청기를 사용했을 때, 소음상황에서 말을 더 잘 이해할 수 있을까?" (p. 422). 이 질문에 있어 핵심 요소는 당사자(즉, 약간의 사회적 접촉을 가진 노인 여성), 문제점(사회적 교류 상황에서 말을 알아듣기 어려움), 제안된 치료법(디지털 보청기), 비교 대상인 처치법(아날로그 보청기), 결과측정(그녀는 배경소음 상황에서 보청기를 사용하여 다른 사람의 말을 얼마나 이해할 수 있을 것인가?) 등이라는 사실에 주목해야 한다.

(계속)

사례연구

증거-기반 실무에 따른 의사결정 (*계속*)

2단계: 최상의 증거를 찾아라. 청능사는 인터넷을 통해 온라인 데이터베이스를 검색한 후, 검색창에 다음과 같은 용어를 입력한다: "보청기 AND 디지털 AND 아날로그" (p. 423). 청능사가 사용하는 데이터베이스는 PubMed(부록 1-3 참조)이며, 검색 범위를 1995년부터 현재까지로 제한할 수 있게 해준다. 검색 결과 13개의 영어 논문이 표시된다. 논문의 초록을 빠르게 검토하여 1단계의 질문과 무관한 5개의 초록을 제외한다.

3단계: 증거를 평가하라. 청능사는 나머지 8개 논문을 가장 최근의 논문부터 역순으로 주의 깊게 검토하고, 각 증거의 장단점을 평가한다.

4단계: 환자에게 권고하라. 청능사는 자신의 환자와, 방금 읽은 연구의 참가자들 사이에 있는 유사점과 차이점을 고려한다(예컨대 나이, 건강, 성별, 교육수준 등). 이를 통해 그 증거가 자신의 환자에게 어느 정도 관련성을 가질 것인가를 판단한다. 그리고 이 정보를 자신의 임상적 판단 및 자신이 환자에 대해 알고 있는 것들과 종합하여 적절한 조치를 결정한다. 자신이 추천하는 사항을 환자 및 환자의 딸에게 알려 준 후, 환자를 위해 보청기를 주문한다.

5단계: 사후관리를 시행하라. 환자가 새로운 보청기를 착용한 후, 권장사항이 성공적이지 못해 이를 수정할 필요가 있는 경우에는 청능사가 추후 방문 일정을 잡는다.

최종 의견

다음 장들에서는 청능재활의 전통적인 임상기법부터 최신의 기법까지 모두 살펴볼 것이다. 이 교재의 전반부(1부와 2부)에서는 의사소통전략 훈련, 진단 및 평가, 청각기기의 제공, 청능 훈련 및 독화 훈련 등을 포함한 청능재활 서비스의 전달 모델에 대한 구성요소를 살펴볼 것이다. 후반부(3부와 4부)에서는 특정 인구집단과 재활계획이 개별 환자들의 요구를 충족시키기 위해서 어떻게 설정되는지를 살펴볼 것이다.

많은 종류의 저널들이 청능재활에 대해서 다루고 있다. 관련된 저널 목록은 이 장 끝부분에 있는 부록 1-3에 기재되어 있다. 그 저널들은 관심 있는 독자들에게 이 책에서 다루는 주제에 관한 추가적이고 적절한 정보를 제공할 수 있을 것이며, 또한 증거-기반 실무의 참고자료이기도 하다.

요점 정리

- 청력손상은 의사소통능력과 일상적인 활동에 대한 참여를 제한할 수도 있다.
- 청력손실이 개인에 미치는 영향은 청각기기의 사용, 개인의 물리적인 환경, 생활방식, 빈번한 의사소통 파트너 및 성격과 같은 개인의 특성에 의해서 조정될 수 있다.

- 성인을 위한 청능재활에는 청력손실의 진단 및 정도 파악, 적절한 청각기기의 제공, 의사소통전략 훈련, 청력손실과 관련된 상담, 직업상담, 소음보호 및 가족 구성원을 위한 상담과 교육이 포함된다. 청능 훈련과 독화 훈련은 포함되거나 포함되지 않을 수 있다.
- 아동을 위한 청능재활에는 진단, 적절한 증폭, 청능 훈련 및 독화 훈련, 의사소통전략 훈련, 가족 훈련 그리고 말, 언어 및 학습 발달과 관련된 중재가 제공된다.
- 청능재활은 대학부설 언어청각 클리닉과 개인 청각 센터 등을 포함한 다양한 장소에서 이루어진다.
- 청능재활은 청능사, 언어치료사 및 교사에 의해서 제공된다.
- 청력손실은 청력손실의 정도, 발병 시기, 원인 및 시간경과에 의해서 분류된다.
- 청능재활 계획은 청력손실이 있는 사람들의 의사소통 영역을 포함한다.
- 청능재활은 인구통계와 비용-효율성 등의 두 가지 일반적인 전제와 관련 있다.
- 증거-기반 실무 접근법은 최상의 연구증거, 임상적 전문지식 및 환자의 가치를 반영한다.
- 증거-기반 실무 접근법을 적용할 때, 임상가는 질문을 하게 되고 그 질문에 대한 답을 하기 위해서 증거를 찾게 된다. 그리고 증거를 평가하여 자신의 판단과 환자의 가치를 증거와 통합한 후, 그 성과를 평가한다.

용어 및 개념

대화 유창성(conversational fluency)
청력관련 기능장애(hearing-related disability)
청능재활의 생태학적 해석(ecological interpretation of aural rehabilitation)
의사소통활동 제한(communication activity limitations)
참여제한(participation restriction)
청력손실의 변수(parameterization of hearing loss)
서비스가 제공되지 않는(unserved)과 서비스가 충분히 제공되지 않는(underserved)
증거-기반 실무(evidence-based practice, EBP)
증거 수준(level of evidence)
증거-기반 실무의 5단계 접근법(EBP five-step approach)
임상적 유의성(clinical significance)

문제 풀이

1. 세계보건기구(WHO)에서 명명한 기능장애의 정의는 다음 중 무엇인가?
   a. 신체 기능이나 구조의 이상
   b. 청력손실의 심리사회적 결과
   c. 손상의 기능적 결과
   d. 불이익

2. 어떤 사람이 사냥하는 동안 총소리에 노출되어 오른쪽 귀의 청력을 잃었다. 이 사람을 가장 적절히 표현한 것은 다음 중 무엇인가?
   a. 농
   b. 수평형 청력손실
   c. 청력손상
   d. 편측성 청력손실

3. 교사와 언어치료사가 6세 아동을 위한 청능재활 계획을 수립할 때, 관련 정보를 수집하기 위해 다음과 같은 청각적 기록을 할 것이다. 그들이 확인해야 하는 청각적 기록은 무엇인가?
   a. 청력손실의 정도, 발병 시기, 원인 및 진행상황
   b. 청력형태, 장애 및 기능
   c. 활동, 참여 및 내용
   d. 기능장애, 손상 및 장애

4. 만약 어떤 사람이 당신에게 "청능재활 계획은 환자의 의사소통영역에 초점을 맞출 것이다"라고 말한다면, 이 말의 의미는 무엇인가?
   a. 청능재활 계획은 보청기, 청각보조기기 및 다른 기기들을 제공하여 직장에서 의사소통을 극대화해야 한다.
   b. 가족 및 환자의 빈번한 의사소통 파트너를 의사소통 계획에 포함시킬 것이다.
   c. 환자는 의사소통전략 훈련, 청능 훈련 및 독화 훈련 그리고 심리치료에 참여할 것이다.
   d. 가족 구성원들에게 상담을 제공할 것이다.

5. 청력손실을 가진 환자가 신문에서 본 가격이 저렴한 보청기로 맞춰달라고 청능사에게 요청하였다. 청능사는 문헌고찰을 한 후, 그 보청기가 조금 더 비싼 보청기보다 효과적이지 못하다는 것을 나타내는 세

가지 무작위 통제실험에 대해 알게 되었다. 청능사가 증거-기반 실무 접근법을 바탕으로 실시할 수 있는 일련의 행동은 무엇인가?

a. 청능사는 환자가 소비자이고, 가격이 저렴한 보청기는 환자의 선택이기 때문에 그러한 보청기를 맞춰준다.
b. 청능사는 청력손실의 정도와 양상이 비슷한 환자에게 일반적으로 권하는 다른 종류의 보청기(저렴하거나 비싸지도 않는 보청기)를 추천하며, 추천한 이유를 환자에게 설명한다.
c. 청능사는 환자에게 최상의 듣기환경을 제공하기 위해서 비싸고, 조금 더 효과적인 보청기를 선택한다.
d. 청능사는 환자의 수행력, 과학적인 증거 및 과거의 임상적 경험을 다양한 보청기에 적용하여 추천한다.

6. 수준 III 증거의 예시는 다음 중 무엇인가?

a. 청능 훈련에 관한 미국말언어청각협회(ASHA) 지침서
b. 편측성 청력손실을 가진 사람들과 편측성 청력손실이 없는 사람들을 포함하는 동년배 집단 연구
c. 돌발성 청력손실을 경험한 두 사람에 대한 사례 연구
d. 청능 훈련을 받은 사람들과 청능 훈련을 받지 않은 사람들을 포함하는 무작위 통제실험

부록 1-1

기본 분야의 지식과 기술

청능재활 서비스를 제공하는 청능사는 의사소통과학과 장애의 근간이 되는 기본 영역에 대한 지식을 가지고 있어야 한다. 기본 지식은 다음과 같다.

청능재활 서비스를 제공하는 청능사가 갖추어야 할 지식과 기술들
(From ASHA, Supplement No. 22, April 16, 2002, pp. 90-92. Copyright © by the American Speech Language Hearing Association. Reprinted with permission.)

I. 일반지식

A. 일반 심리학; 인간의 성장과 발달; 심리사회적 행동; 문화적, 언어적인 다양성; 생물학, 물리학, 사회학; 수학; 양적/질적 연구 방법론

II. 기본적인 의사소통 처리과정

A. 말, 언어, 듣기의 정상적인 발달과 사용에 관련된 해부 및 생리학적 기초(말과 언어, 청각 메커니즘의 해부학, 신경학, 생리학 등을 포함)

B. 말과 듣기의 산출과 지각에 관한 물리학적인 기초와 과정(소리의

음향학 또는 물리학, 음운학, 생리학, 음향음성학, 감각지각과정, 심리음향학 포함)

C. 말, 언어, 듣기의 정상적인 발달과 사용에 관련된 언어학적 및 심리언어학적인 변수들[언어학(역사언어학, 기술언어학, 사회언어학, 수화, 제2의 언어 사용), 언어심리학, 심리언어학, 말 및 언어 습득, 구어 습득과 발달, 몸짓을 통한 의사소통]

D. 대인관계 기술의 역동성, 의사소통의 효율성, 그룹 이론

특정 분야의 지식과 기술

청능재활을 제공하는 청능사는 다음의 특정 분야에 대한 지식이 있어야 하고, 이런 분야에 있어 세분화된 필수 기술들을 가지고 있어야 한다.

III. 청각 시스템의 기능과 장애

A. 다양한 청각기능 장애의 확인, 기술 및 변별(외이, 중이, 내이, 전정기관, 청신경, 관련된 신경 및 중추청각경로와 처리과정의 장애를 포함)

IV. 인지와 감각지각의 발달적 상태

A. 환자가 선호하는 의사소통방식으로 평가를 시행

B. 의사소통에 적절한 시력을 가지고 있는지 확인

C. 인지, 감각지각, 운동기술, 발달지체, 학업성취 및 읽기/쓰기 평가 필요성 확인

D. 적절한 서비스를 받도록 의학 전문가 및 기타 전문가에게 의뢰 필요성을 결정

E. 발달 경과에 따른 지속적인 평가 실시

V. 청각학적 평가 절차

A. 인터뷰의 실행 및 병력조사

B. 이경 검사를 수행하고, 외이도에 귀지를 포함한 이물질로 인한 막힘이 없는지 확인

C. 말초 및 중추청각 시스템의 행동학적, 생리학적, 전기생리학적 평가 및 판독

D. 청각처리장애의 평가 및 판독

E. 청각기능의 장애로 인한 의사소통의 어려움, 심리사회적 및 행동적 적응에 대한 표준화된 자가측정의 실행 및 판독

F. 적절한 전문적인 서비스를 위해 의학 분야나 다른 분야 전문가에

게 의뢰 필요성을 확인

VI. 말과 언어 평가 절차

A. 말과 언어에 미치는 청력손상의 영향에 대해 언어 선별 검사의 필요성 확인 및 수행

B. 의사소통의 이해와 산출에 있어 의미론적, 구문론적, 화용론적, 음운론적 양상에 미치는 청력손상의 영향을 기술

C. 말과 음성 산출에 대한 적절한 측정을 제공

D. 언어 이해와 산출의 기술에 대한 적절한 측정을 제공

E. 청각, 시각, 청-시각, 촉각 양식을 통한 의사소통 기술에 대한 적절한 측정의 실행 및 해석

VII. 청각장애인을 위한 기기와 기술에 대한 평가와 관리(보청기, 인공와우, 중이 이식기, 이식형 보청기, 청각보조기기, 다른 감각 보조기기)

A. 청각기기의 전기 음향학적 특성을 측정하고 해석

B. 청각기기의 성능에 대한 행동학적, 심리생리학적 측정을 설명, 수행 및 해석

C. 청각기기의 적절한 적합 및 적응

D. 편리성, 안전성, 성능을 확인하기 위하여 보조기기의 적합과 적응을 모니터

E. 환자의 증폭기와 감각 장치의 일반적인 기능이상에 대해 문제를 해결하기 위하여 정기적인 시각적 점검, 듣기 점검, 전기음향학적인 점검을 수행

F. 청각기기의 사용이 의사소통과 심리사회적 기능에 미치는 영향에 대해 평가하고 설명

G. 청각기기에 대한 오리엔테이션 프로그램을 계획하고 실행

H. 최적의 의사소통 기능을 위하여 증폭기의 효율적인 사용과 적응에 대한 정기적인 평가

I. 전문가적인 책임을 다하기 위하여 결과를 모니터

VIII. 기능적 의사소통에 대한 청력손상의 영향

A. 개개인의 상황별 표현 및 수용적 의사소통 필요를 확인

B. 개개인의 표현 및 수용적 의사소통 수행능력을 평가

C. 개개인의 상황별 의사소통 필요와 수행능력에 영향을 미치는 환경적 요소를 확인

D. 의사소통 기능에 미치는 대인관계의 영향을 확인

IX. 청력손상이 심리사회적, 교육적, 직업적 기능에 미치는 영향

A. 청력손실이 심리사회적 발달과 기능에 미치는 영향을 기술
B. 교육 프로그램 체계와 방법(예: 통합, 기숙제)을 기술하고 적절한 교육상황을 선택하도록 촉진
C. 청력손실이 직업적 지위와 수행에 미치는 영향을 기술하고 평가
D. 듣기 어려움이 결혼관계, 가족관계 및 다른 사람 간의 의사소통 기능에 미치는 영향을 확인
E. 청력손상에 따르는 의사소통 어려움과 연관된 심리사회적, 교육적, 직업적 상담의 필요를 확인하고 상담을 제공
F. 의사소통 어려움에 대한 가족 구성원의 인식과 반응을 평가

X. 청능재활 사례 관리

A. 청각장애인과 그들의 가족과 인터뷰하고 상호작용하는 데 효율적인 대인관계 의사소통을 사용
B. 청능재활을 하는 데 있어서 환자 중심적, 행동적, 인지적 및 통합적 이론과 상담법으로 기술
C. 청각장애인과 그들의 가족을 위해 청력손실에 관련된 적절한 개인 및 집단 적응 상담 제공
D. 수용적 의사소통을 향상시키기 위하여 청각, 시각, 청-시각 의사소통 훈련(예: 독화, 청능 훈련, 듣기 훈련) 제공
E. 청각장애인, 가족구성원 및 그 외 연관된 개인을 위한 효율적인 의사소통전략 훈련 제공
F. 적절한 표현적 의사소통 훈련 제공
G. 이명에 대한 적응을 돕도록 적절한 기술적이고 상담적인 중재를 제공
H. 전정기능장애 관리를 위한 적절한 중재를 제공
I. 개개인의 상황적/환경적 의사소통 필요 및 수행력과 이와 관련된 적응 어려움에 근거한 중재 계획의 개발 및 실행
J. 중재의 결과와 적절성 및 효율성을 측정하고 모니터하는 시스템을 개발하고 실행

XI. 다른 전문가와의 협력 및 공적 지원

A. 여러 전문가들로 구성된 팀의 일원으로서 효율적으로 협력하고 관련 전문가들 및 다른 관련자와 관련 정보에 대하여 교류
B. 여러 전문가와 관심 있는 사람들을 위한 대중적 정보 프로그램과 서비스의 계획 및 실행
C. 청각장애의 관리와 부수적인 의사소통 문제에 관련하여 부모 교육

프로그램의 계획과 실행

D. 교육적, 직업적 및 공적 상황에서 법령 제정을 옹호

E. 소비자를 기반으로 한 기관에 적절한 의뢰를 제공

XII. 음향학적 환경

A. 해로운 소음에 노출된 개인을 확인하고 평가하여 그들의 의사소통 능력과 청력을 정기적으로 모니터하는 청력손실 예방 프로그램을 계획하고 실행

B. 적절한 청력보호장구와 소음경감 절차의 필요성을 확인하고 제공

C. 환경적 영향, 증폭기, 손상의 요인이 잔존청력 기능에 미치는 영향을 모니터

D. 환경적 음향학적 조건과 이와 관련하여 의사소통 수행과 청력보호에 미치는 영향을 측정하고 평가

부록 1-2

기본 분야의 지식과 기술

청능재활 서비스를 제공하는 언어치료사가 갖추어야 할 지식과 기술들

(From ASHA, Supplement No. 22, April 16, 2002, pp. 92-95. Copyright © by the American Speech Language Hearing Association. Reprinted with permission.)

청능재활 서비스를 제공하는 언어치료사는 의사소통과학과 장애의 근간이 되는 기본 영역에 대한 지식을 실제로 행해야 한다. 기본 지식은 다음과 같다.

I. 일반지식

A. 일반 심리학; 인간의 성장과 발달; 심리사회적 행동; 문화적, 언어적인 다양성; 생물학, 물리학, 사회학; 수학; 양적/질적 연구 방법론

II. 기본적인 의사소통 처리과정

A. 말, 언어, 듣기의 정상 발달의 해부 및 생리학적 기초(말과 언어, 청각 메커니즘의 해부학, 신경학, 생리학 포함)

B. 말, 듣기 산출 및 지각에 대한 물리학적인 기초와 과정(소리의 음향학 또는 물리학, 음성학, 생리학, 음향음성학, 감각 지각 과정, 심리음향학 포함)

C. 말, 언어, 듣기의 정상적인 발달과 사용에 관련된 언어학적 및 심리언어학적인 변수들[언어학(역사언어학, 기술언어학, 사회언어학, 수화, 제2의 언어 사용), 언어심리학, 심리언어학, 말 및 언어 습득, 구어 습득과 발달, 몸짓을 통한 의사소통]

D. 대인관계 기술의 역동성, 의사소통의 효율성, 그룹 이론

특정 분야의 지식과 기술

청능재활을 담당하는 언어치료사는 다음의 특정 분야에 대한 지식이 있어야 하고, 이런 분야에 있어 세분화된 필수 기술들을 가지고 있어야 한다.

III. 청각 시스템의 기능과 장애

- **A.** 의사소통에 영향을 미치는 다양한 청각기능 장애의 설명(외이, 중이, 내이, 청신경, 연관된 신경 및 중추청각경로와 처리과정의 장애를 포함)

IV. 인지와 감각지각의 발달적 상태

- **A.** 환자가 선호하는 의사소통방식으로 평가 시행
- **B.** 의사소통하에 적절한 시력을 가지고 있는지 확인
- **C.** 인지, 감각지각, 운동기술, 발달지체, 학업성취 및 읽기/쓰기 평가 필요성 확인
- **D.** 적절한 서비스를 받도록 의학 전문가 및 그 외 전문가에게 의뢰할 필요를 결정
- **E.** 발달 경과에 따른 지속적인 평가 실시

V. 청각학적 평가 절차

- **A.** 초기 확인과 의뢰 목적으로 청력선별 검사를 수행
- **B.** 청각검사 결과 상의 청력손실의 유형과 정도를 설명(순음청력검사, 이미턴스 검사, 어음청각검사 포함)
- **C.** 다양한 청각진단절차(행동적, 생리적, 전기적 검사)의 수행과 해석을 청능사에게 의뢰하거나 상의

VI. 의사소통 수행능력 평가

- **A.** 환자가 선호하는 의사소통방식으로 평가 실행
- **B.** 말, 언어, 청각, 청각처리장애, 읽기, 학업 성취 문제의 선별검사를 확인하고 실행
- **C.** 구화, 수화, 문어 또는 다른 대체 방식으로 말과 언어의 이해 및 산출을 확인하고 진단 평가
- **D.** 청각, 시각, 청-시각 및 촉각 양식으로 말지각에 대한 진단적 평가 실시
- **E.** 말지각, 의사소통능력, 청취기술, 독화, 의사소통 전략, 적응에 미치는 청력손실의 영향을 확인
- **F.** 청각장애 적응 정도와 의사소통 어려움에 대한 자기평가 제공

G. 의사소통 능력에 관련된 발달 경과를 모니터

VII. 청력손실을 가진 개인을 위한 청각기기와 기술들(보청기, 인공와우, 중이 이식기, 이식형 보청기, 청각보조기기, 다른 감각보조기기)

A. 증폭기와 감각보조기기(예: 보청기, 인공와우)의 대상자 선정기준을 설명

B. 환자에게 처방된 개인용 또는 그룹용 증폭시스템 사용에 대한 모니터

C. 감각보조기기 및 전화 등의 선택과 적용을 설명

D. 개인용/그룹용 증폭장치와 감각보조기기의 평가 및 조절의 필요성을 알고 청능사에게 의뢰

E. 청능사와 상의하에 증폭기의 최적사용을 위하여 절차에 따라 조정

F. 환자의 증폭기와 감각보조기기의 일반적인 기능이상에 대한 문제 해결하기 위하여 정기적인 시각적 점검 및 듣기 점검을 수행

G. 환자의 개인용/그룹용 증폭기나 감각보조기기가 청능사가 설정한 대로 인지와 제조사의 기준에 맞는지를 확인하기 위하여 종합적 평가를 정기적으로 의뢰

H. 보장구의 사용이 의사소통 기능에 미치는 영향 설명

I. 환경적인 요인들이 의사소통 기능에 미치는 영향을 모니터하고 설명

VIII. 청력손실이 심리사회적, 교육적, 직업적 기능에 미치는 영향

A. 청력손실이 심리사회적 발달에 미치는 영향을 기술

B. 청력손실이 학습과 읽기/쓰기에 미치는 영향을 기술

C. 교육 프로그램 체계와 방법(예: 통합, 기숙제)을 기술하고 적절한 교육상황을 선택하도록 촉진

D. 심리적, 사회적, 교육적, 직업 상담의 필요성을 확인하고 상담 제공

E. 청각장애인이 직면하는 부가적인 감정적 문제를 확인하고 적절한 계획 수립

F. 부모 모임이나 적절한 조직들에 관한 정보

IX. 중재 및 사례 관리

A. 청각장애인과 그 가족의 의사소통 기술과 필요를 근거로 한 재활 중재 프로그램의 개발 및 계획

B. 환자가 선호하는 의사소통방식으로 의사소통 중재 및 상담 제공

C. 환자가 선호하는 의사소통방식으로 표현과 수용 능력을 개발

D. 말, 언어, 청각 중재의 제공(음질과 음성의 조절, 공명, 음성학적 음운론적인 과정, 구강 운동 기술, 조음, 발성, 음도, 구문론/형태론,

의미론, 화용론 포함)

E. 환자와 가족에게 다양한 의사소통방식을 사용하도록 촉진(청각, 시각, 촉각, 독화, 구화, 큐드 스피치, 동시적 의사소통법, 종합적 의사소통법, 의사소통 기술)

F. 청각장애아 및 그 가족들과 인터뷰 및 효과적인 상호작용

G. 중재효과 및 효능을 평가하고 모니터하기 위한 시스템을 개발하고 실행

X. 다른 전문가와의 협력 및 공적 지원

A. 여러 전문가들로 구성된 팀의 일원으로서 효율적으로 협력하고 관련 전문가들 및 다른 관련자와 관련 정보에 대하여 교류

B. 여러 전문가와 관심 있는 사람들을 위한 대중적 정보 프로그램과 서비스의 계획 및 실행

C. 청각장애의 관리와 부수적인 의사소통 문제에 관련하여 부모-교육 프로그램의 계획과 실행

D. 협력 전문가들과 함께 다학문 간 서비스 프로그램의 계획과 실행

E. 교육적, 직업적 및 공적 상황에서 법령 제정을 옹호

XI. 음향학적 환경

A. 효과적인 의사소통을 위한 적절한 음향학적 환경 제공

B. 환경적 영향, 증폭기, 손상의 요인이 잔존청력 기능에 미치는 영향을 설명

C. 해로운 소음에 노출된 개인에 대한 정기적인 청각선별검사를 제공

부록 1-3

증거-기반 실무에 참고할 수 있는 전문저널

Advance for Audiologists

Advance for Speech-Language Pathologists and Audiologists

American Annals of the Deaf

American Journal of Audiology : A Journal of Clinical Practice

American Journal of Speech-Language Pathology : A Journal of Clinical Practice

ASHA (American Speech-Language Hearing Association)

Audiology and Neuro-otology)
Australian and New Zealand Journal of Audiology
Contact
Deafness and Education
Ear and Hearing
Educational Audiology
Hearing Journal
Hearing Review
International Journal of Audiology (formerly Audiology, British Journal of Audiology, & Scandinavian Audiology)
International Tinnitus Journal
Journal of the Academy of Rehabilitative Audiology
Journal of the American Academy of Audiology
Journal of Child Language
Journal of Communication Disorders
Journal of Deaf Studies and Deaf Education
Journal of Speech, Language and Hearing Research
Language and Speech
Language, Speech, and Hearing Services in the School
Noise and Health
Noise Regulation Report
Seminars in Hearing
Seminars in Speech and Language
Speech Communication
Tinnitus Today
Topics in Language Disorders
Trends in Amplification
Volta Review
Volta Voices

증거-기반 실무에 참고할 수 있는 전자 데이터베이스

Medline, described at *http://www.ncbi.hlm.gov/,* spotlights medical and health related research.

PsychINFO, described at *http://apa.org/psycinfo/,* spotlights the psychological literature.

Educational Resource Information Center (ERIC) described at *http://www.eric.ed.gov/,* spotlights educational research.

ComDisDome, described at *http://www.comdisdome.com/,* lists dissertations and monographs that are peer-reviewed.

CINAHL, described at *http://www.cinahl.com/,* lists trade journals.

증거-기반 실무에 참고할 수 있는 인용색인

Science Citation Index (SCI)
Social Science Citation Index (SSCI)

PART 1

어음인지와 청각장애인

Speech Recognition and Persons Who Have Hearing Loss

CHAPTER 2

청력 및 어음인지 평가
Assessing Hearing Acuity and Speech Recognition

개요

- 청력검사와 청력도
- 어음인지검사의 목적
- 환자 변인
- 자극 단위
- 검사 절차
- 어음인지 평가와 관련된 어려움
- 다문화적인 이슈
- 사례연구: 검사도구 접근법을 시행해야 하는 이유
- 최종 의견
- 요점 정리
- 용어 및 개념
- 문제 풀이
- 참고 자료

어음인지(speech recognition)는 청각과 때때로 시각적인 정보를 사용하여 구어 메시지를 지각하고, 그것의 어휘적 구성요소에 대해 결정하는 능력이다.

어음인지검사(speech recognition testing)는 개인이 어음 단위를 얼마나 잘 인지할 수 있는지를 알아보기 위해서 시행된다.

대화 유창성의 향상과 청력관련 기능장애의 감소에 있어 중요한 요소는 어음을 인지하기 위해 개인의 능력을 최대한으로 활용하는 것이다. 대화 유창성이 종종 저하되는 이유는 청각장애인이 의사소통 파트너의 구어 메시지를 인지할 수 없기 때문이다. 어음지각이라고도 불리는 **어음인지(speech recognition)**는 사람들이 구어 메시지를 이해하기 위하여 청각과 시각 정보를 얼마나 잘 이용하는가를 반영한다. **어음인지검사(speech recognition testing)**는 사람들이 음소, 단어 및 문장과 같은 말소리 단위들을 얼마나 잘 인지할 수 있는지에 대한 평가를 포함한다. 대부분의 청능재활 계획 중 첫 번째 단계는 환자의 청력을 평가하고, 어음을 얼마나 잘 인지할 수 있는지를 평가하는 것이다. 사람들은 청력의 상태와 의사소통의 필요성에 따라 보청기나 인공와우 같은 청각보조기기를 사용하게 되고, 청능훈련이나 독화 훈련 혹은 두 가지 훈련에 모두 참여하게 된다. 그러므로 어음인지력을 향상시키면 대화의 유창성이 좋아지고 동시에 청력관련 기능장애도 감소할 것이다.

청력도는 개인의 청력손실 정도에 대한 일반적인 설명을 제공한다. 그러나 개인이 경험하는 의사소통의 문제와 청능재활에 대한 필요성을 항상 적절히 반영하는 것은 아니다. 어음인지측정은 청력손실이 개인의 삶과 의사소통의 상호작용에 얼마나 영향을 미치는가에 대한 평가에 있어 중요한 요소이다.

이번 장에서는 어음인지 평가에서 중요한 네 가지 고려사항에 대해서 집중적으로 설명할 것이다. 그리고 주로 3세 이상의 아동과 성인에게 초점을 맞출 것이며, 매우 어린 유소아에 대한 평가 방법은 14장에서 다룰 것이다. 네 가지 고려사항은 다음과 같다(그림 2-1).

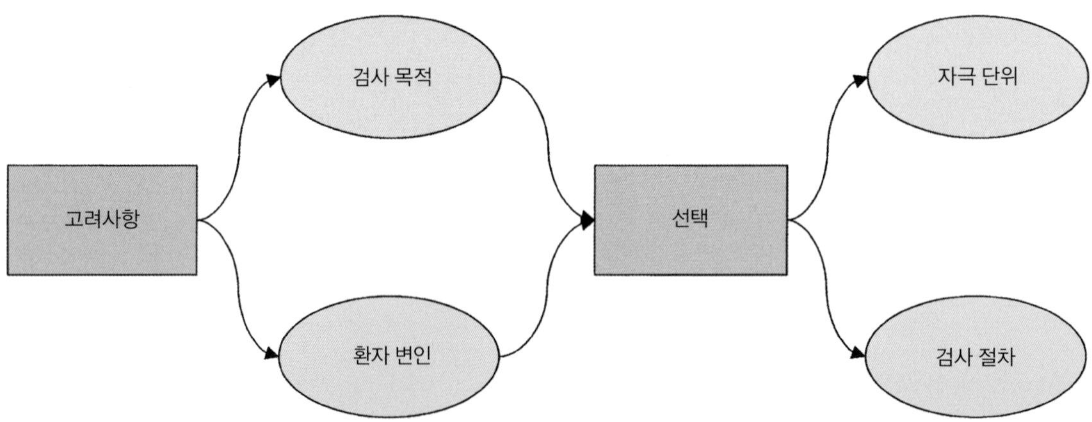

그림 2-1. 어음인지검사 시 고려해야 할 네 가지 변인

- 검사 목적
- 환자 변인
- 자극 단위
- 검사 절차

이 주제를 다루기 전에 우선 청력도와 청력검사의 다른 구성요소에 대해서 간단히 살펴볼 것이다.

청력검사와 청력도

대표적인 청력 평가에는 **청력도(audiogram)**, 어음청취역치의 결정 및 어음인지 평가가 포함된다. 때때로 어음에 대한 쾌적음량수준과 불쾌음량수준에 대한 검사가 포함되기도 한다.

청력도(audiogram)는 자극 주파수에 따른 청력역치를 나타낸 그래프이다.

순음청력검사

청력도는 소리를 탐지할 수 있는 개인의 능력에 대한 정량적인 평가를 제공한다. 일반적으로 순음청력검사는 청능사가 **청력검사기(audiometer)**를 이용하여 시행한다. 청력검사기에서 음이 제시되면, 피검자는 그 음을 듣고 반응한다. 검사의 목적은 음을 탐지할 수 있는 가장 약한 소리수준인 역치를 결정하는 것이며, **역치(threshold)**는 제시한 자극음의 50% 정도를 탐지할 수 있는 가장 약한 소리수준으로 정의된다.

청력검사기(audiometer)는 주파수 영역에 대한 청력민감도를 측정하는 기기이다.

제시한 자극음의 50% 정도만 감지할 수 있는 수준을 **역치(threshold)**라고 한다.

Bell의 다른 발명품

청력손실이 심한 여성과 결혼한 Alexander Graham Bell(15장)은 1879년 한 쌍의 유도코일과 수화기로 구성된 청력검사기를 최초로 발명하였다. 개인의 청력을 측정하기 위하여 보정된 주파수와 강도를 제시할 수 있었다. Bell의 청력검사기는 "이전에 전농(totally deaf)으로 분류되었던 많은 사람들이 뜻밖에도 잔존청력을 가지고 있음을 밝혀냈다. 아주 적은 양의 잔존청력도 조음과 독화능력을 개발하는 데 유용하다는 것을 알게 되었다. 또한 청력검사기는 지적장애와 주의집중장애라고 여겨져 왔던 공립학교의 많은 아동들이 실은 청력손실이 있었다는 것을 밝혀냈다. Bell은 1885년 미국 국립과학학회(National Academy of Science)에서 청력검사기를 전시하였고, 그의 제자(Watson)와 함께 청력검사기를 이용하여 700명의 학생들을 검사한 결과, 그 중 10% 이상이 청각장애를 가지고 있었음을 보고하였다"(p. 394, Bruce, 1978).

"Mr. Watson, come here, I want you."

1876년 3월 10일, 전화기 발명가인 Alxander Graham Bell이 그의 제자와 성공적으로 통화를 하면서 첫 번째로 나누었던 말이다.

(Kricos & McCarthy, 2007)

삽입형 이어폰(insert earphone)은 외이도에 삽입할 수 있는, 수화기가 있는 이어폰이다.

기도(air conduction)는 공기를 통해서 전달된 소리가 외이도로 들어가 중이, 내이를 거쳐 뇌까지 전달되는 경로에 관한 것이다.

골도(bone conduction)는 신체의 뼈, 특히 두개골을 통한 소리의 전달경로를 의미한다.

기도골도차(air-bone gap)는 기도역치와 골도역치 간의 차이를 말하는 것이다. 이 차이는 청력손실에서 전음적인 요소를 나타낸다.

주파수(frequency)는 주어진 시간 단위에서 주기적으로 반복되는 행위의 빈도수로, 일반적으로 초당 주기로 측정되고, 헤르츠(Hz)로 나타낸다.

음량수준(sound level)은 데시벨로 표현되는 소리의 강도이다.

검사음은 **삽입형 이어폰(insert earphone**, 또는 헤드폰) 혹은 음장에 의한 **기도(air conduction)**나 측두골의 귀 뒷부분에 장착한 진동기에 의한 **골도(bone conduction)**를 통해서 제시된다. 기도검사 결과는 전음성 청력손실(외이나 중이를 포함)이나 감각신경성 청력손실(내이, 청신경, 뇌간, 중뇌 또는 청각피질 등을 포함) 등을 나타낸다. 골도검사 결과는 감각신경성 부분만을 반영한다. 기도와 골도 검사 결과를 비교해봄으로써, 임상가는 청력손실이 외이나 중이의 문제로 인해 발생하는지를 확인할 수 있다. 이 두 검사의 역치차이를 **기도골도차(air-bone gap)**라고 한다.

청력역치는 X축이 **주파수(frequency**, pitch, 고저)를 나타내고 Y축이 **음량수준(sound level**, loudness, 강약)을 나타내는 청력도에 기입한다. 그림 2-2에서 나타난 바와 같이, 기도를 통해서 검사 신호가 전달될 때 청력도에서 "X"는 왼쪽 귀의 역치를, "O"는 오른쪽 귀의 역치를 나타낸다. "<"는 차폐되지 않은 오른쪽 귀의 골도 역치를, "["는 차폐된 오른쪽 귀의 골도 역치를 나타낸다. 그리고 ">"는 차폐되지 않은 왼쪽 귀의 골도 역치를, "]"는 차폐된 왼쪽 귀의 골도 역치를 나타낸다. "*A*"는 보청기를 사용한 상태에서 환자가 어느 정도 들을 수 있는지 혹은 착용상태의 역치를 의미하는데 "A_R"은 오른쪽 보청기를 착용한 상태에서, "A_L"은 왼쪽 보청기를 착용한 상태에서 측정한 역치를 나타낼 때 사용된다. "*C*"는 환자가 인공와우를 사용하였을 때의 역치를 나타낸다. 그림 2-2에서 환자의 청력도는 250 Hz의 역치가 오른쪽 귀에서 15 dB HL, 왼쪽 귀에서 55 dB HL를 나타내고 있다. 순음역치평균

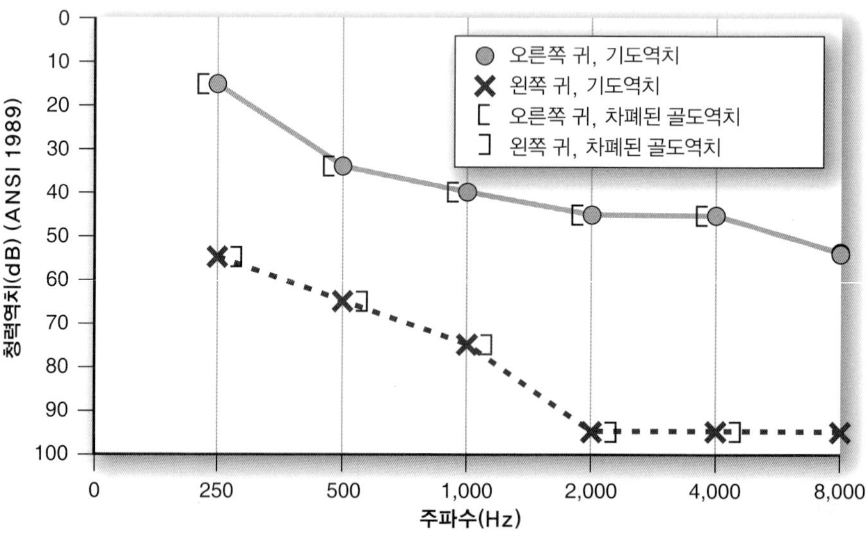

그림 2-2. 오른쪽 귀는 35 dB HL(경도의 청력손실)과 왼쪽 귀는 73 dB HL(고도의 청력손실)의 순음역치평균을 보이는 청력도

(pure tone treshold average, PTA)은 개인의 청력상태를 요약할 수 있는 방법 중 한 가지이다. 1장에서 설명했듯이, 순음역치평균은 500, 1,000, 2,000 Hz 에 대한 청력역치의 평균이다(그림 2-2).

순음역치평균은 청력손실의 정도를 나타내는 명칭을 정할 때 종종 사용되며, 다음에 기술되는 용어들은 청력손실의 정도를 표시할 때 사용된다.

- **정상(normal)**: 순음역치평균이 성인의 경우 25 dB HL 이하, 아동의 경우 20 dB HL 이하
- **경도(mild)**: 순음역치평균이 26~40 dB HL
- **중도(moderate)**: 순음역치평균이 41~55 dB HL
- **중고도(moderate-to-severe)**: 순음역치평균이 56~70 dB HL
- **고도(severe)**: 순음역치평균이 71~90 dB HL
- **심도(profound)**: 순음역치평균이 90 dB HL 이상

표 2-1은 앞에서 간단히 설명했던 용어에 따른 청력손실의 정도와 어음인지 간의 관계를 나타낸 것이다. 환자의 청력도를 결정하는 또 다른 분류 용어는 청력손실의 형태이다. 수평형, 고주파수형, 저주파수형 그리고 접시형의 청력손실을 각각 설명하는 그림 2-3, 그림 2-4, 그림 2-5 및 그림 2-6에는 네

표 2-1. 청력손실이 어음인지에 미치는 영향의 정도(Flexer, 1999)

청력손실	단어인지에 미치는 영향
경도 (PTA = 26~40 dB HL)	조용한 환경에서는 어음인지에 전혀 영향이 없을 것이다. 소음환경에서 순음역치평균이 40 dB HL이라면, 단어정답률이 50%로 감소하게 된다. 특히 청력손실이 주로 고주파수 대역과 관련 있다면, 자음을 거의 대부분 놓치게 될 것이다.
중도 (PTA = 41~55 dB HL)	조용한 환경에서 일대일로 어음신호가 제시되거나 대화의 주제가 친숙하고 사용되는 어휘가 제한적이라면, 환자는 어음신호의 대부분을 이해할 것이다. 보청기를 사용하지 않는 상태에서는 순음역치평균이 40 dB HL이라면, 구어 메시지의 50~75% 정도를 놓치게 되고, 순음역치평균이 50 dB HL이라면 구어 메시지의 80~100%를 놓치게 될 것이다.
중고도 (PTA = 56~70 dB HL)	보청기를 사용하지 않는다면, 일대일 상황에서도 구어 메시지의 거의 대부분을 놓칠 것이다. 특히 집단적인 상황의 대화에서는 더 큰 어려움을 경험하게 될 것이다.
고도 (PTA = 71~90 dB HL)	어음이 크지 않다면, 환자는 상대방의 목소리를 거의 들을 수 없다. 증폭을 사용하지 않는다면, 청각단서만 제시되는 조건에서 어음을 전혀 인지할 수 없을 것이다. 증폭을 사용한다면, 어느 정도의 어음과 환경음은 탐지할 것이다.
심도 (PTA = 90 dB HL 이상)	환자는 소리를 진동으로 감지할 것이다. 어음인지를 위한 주된 감각으로 시각에 의존할 것이다. 증폭을 사용하지 않는다면, 어음이 크더라도 탐지할 수 없을 것이다.

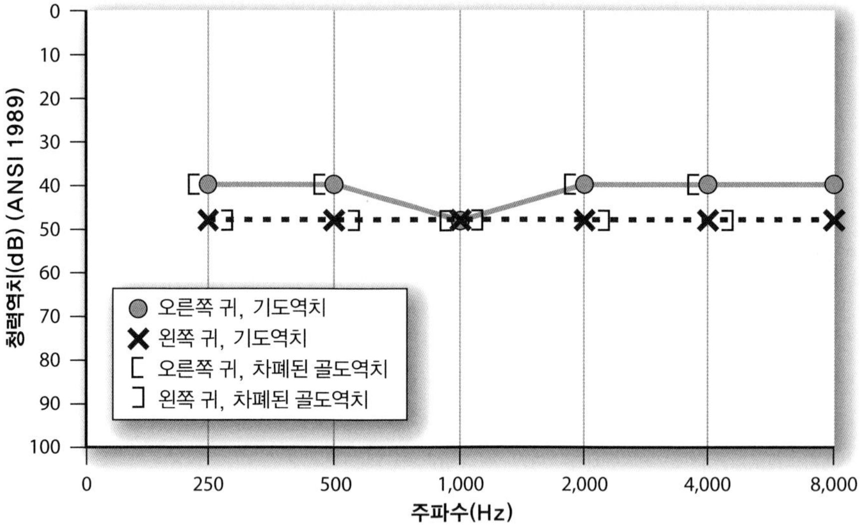

그림 2-3. 수평형 청력손실을 보이는 청력도

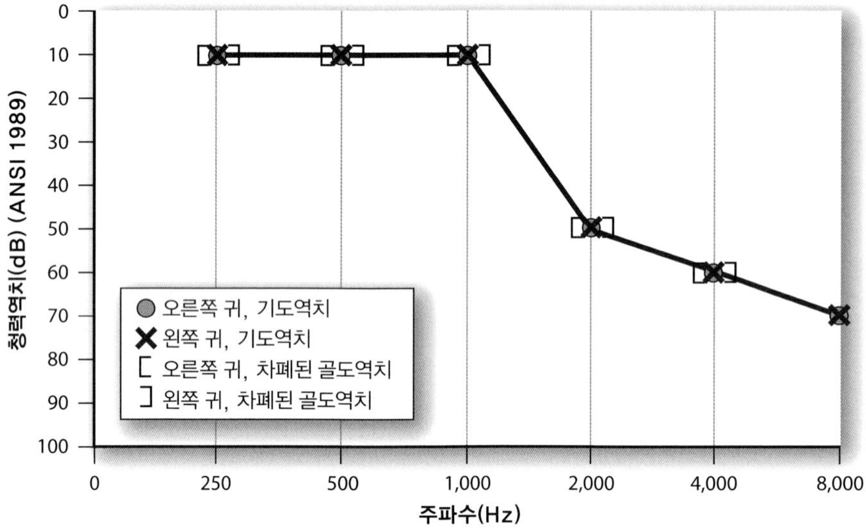

그림 2-4. 고주파수형 청력손실을 보이는 청력도

가지 일반적인 종류의 청력손실 형태가 제시되어 있다. 이런 형태는 다음과 같이 정의내릴 수 있다.

- **수평형(flat)**: 역치가 전주파수 대역에 걸쳐 각각 20 dB 범위 내에 있다.
- **고주파수형(high-frequency)**: 역치가 저주파수와 중주파수 대역에서는 정상 범위 내에 있지만, 고주파수 대역에서는 상승한다. 고주파수 대역

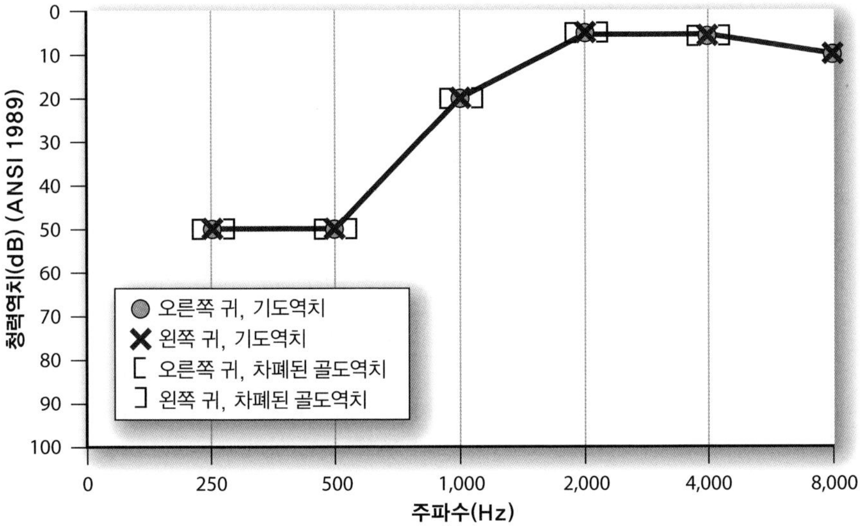

그림 2-5. 저주파수형 청력손실을 보이는 청력도

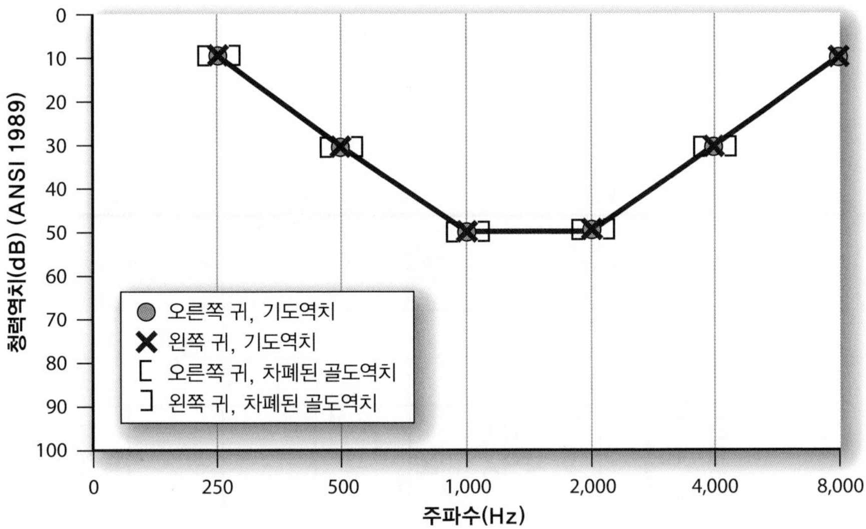

그림 2-6. 접시형 청력손실을 보이는 청력도

에서 각 주파수별 청력손실이 적어도 20 dB 이상씩 떨어지는 경우를 급경사형(*precipitous*)이라고 하며, 20 dB 미만으로 떨어지는 경우를 경사형(*sloping*)이라고 한다.

- **저주파수형(low-frequency)**: 저주파수 대역에서는 역치가 상승하지만, 중주파수와 고주파수 대역에서는 역치가 정상 범위 내에 있다.

- **접시형(saucer-shaped)**: 청력손실이 중주파수 대역에 한정된 경우이다.

청력손실의 정도뿐만 아니라, 그 형태 역시 환자가 어음을 얼마나 잘 인지하는지에 영향을 준다. 어음인지에 영향을 주는 대부분의 음향정보는 그림 2-7에 나타난 바와 같이 어음의 대략적인 강도와 주파수를 나타내는 1,000~3,000 Hz 사이의 주파수 대역 내에 있다. 이러한 이유 때문에 비록 비슷한 순음역치평균을 가지고 있다 하더라도, 저주파수형 청력손실이 있는 사람들(그림 2-5)은 고주파수형 청력손실이 있는 사람들(그림 2-4)보다 어음정보를 더 많이 받아들이고 잘 인지하게 된다. 그림 2-4에 나타난 청력도를 가진 사람은 일상적인 대화를 듣는 동안 [s, ʃ, t, p, k, f]와 같은 고주파수의 자음은 잘 듣지 못하고, [d, b, g, v, ʒ, l, r, w]와 같은 자음을 서로 변별하는 데 필요한 정보를 충분히 얻지 못할 수도 있다.

어음청각검사

일반적으로 청력검사에는 청력도와 함께 어음검사가 포함된다. 어음청각검사의 결과는 청력손실이 환자가 어음을 탐지하고 인지하는 능력에 얼마나 영향을 미치는지와 쾌적한 듣기수준을 나타낸다.

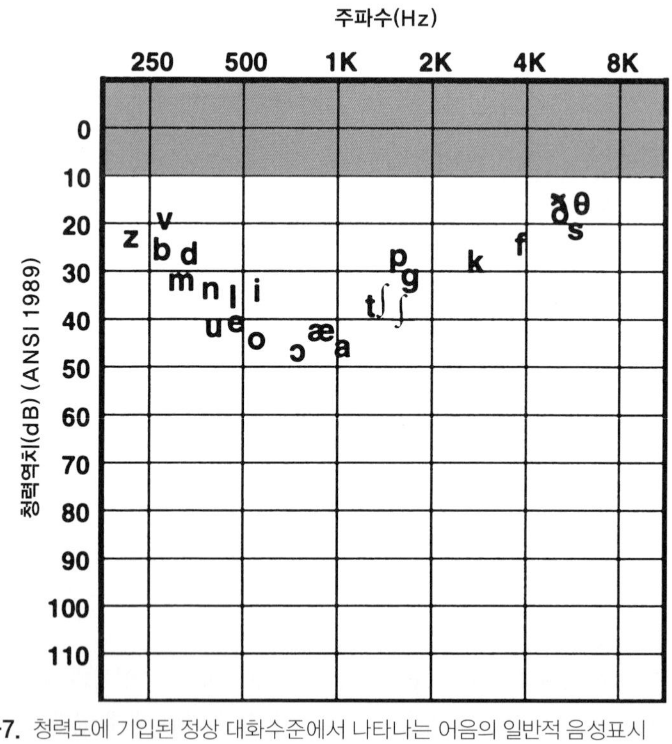

그림 2-7. 청력도에 기입된 정상 대화수준에서 나타나는 어음의 일반적 음성표시

어음청취역치(speech reception threshold, SRT)를 측정할 때, 청능사는 환자가 간단한 단어를 이해할 수 있는 가장 약한 수준을 결정한다. 그 첫 번째 과정은 환자에게 **양양격 단어(spondee)**를 따라 말하도록 하는 것이다. 양양격 단어는 "*baseball, ice cream, hotdog, sidewalk*"와 같이 양음절에 동일한 강세를 가지는 이음절 단어이다. 그 단어들은 청력검사기를 통해서 제시되고, 그중 환자가 정확하게 50%를 겨우 따라할 수 있을 때까지 소리 강도를 변화시키는데, 이 수준을 어음청취역치로 기록하게 된다.

어음청취역치(speech reception threshold, SRT)는 양양격 이음절 단어들을 50% 정확히 확인할 수 있는 최소의 제시수준이다.

양양격 단어(spondee)는 각각의 음절에 동일한 강세를 가지는 이음절 단어이다.

일반적으로 청력검사에는 청력도 및 어음청취역치검사와 더불어 어음인지검사까지 포함된다. 예를 들어, 청능사는 쾌적청취수준에서 단음절 단어를 제시하고, 환자에게 각 단어를 따라하도록 한다. 임상환경에서 단어인지점수를 언급할 때는 종종 **어음변별력점수(speech discrimination score)**라고 부른다. 이 책에서는 청능훈련의 내용 중 하나의 자극을 다른 자극과 구별하는 것을 의미하는 변별(*discrimination*)이라는 용어와의 혼란을 피하기 위해서 어음인지(*speech recognition*)라는 용어를 더 선호한다.

어음변별력점수(speech discrimination score)는 쾌적청취수준에서 제시된 단음절 단어들을 정확하게 따라할 수 있는 비율로 흔히 쓰이지 않는 용어이다.

때때로 청능사들은 어음이 가장 편안하게 들리는 청력수준과 너무 크게 들리는 수준을 확인하고자 한다. 일반적으로 **쾌적음량수준(most comfortable loudness level, MCL)**은 개개인에게 연속적인 어음을 들려주면서 결정하게 되는데, 첫 자극음의 제시수준을 어음청취역치의 바로 위 단계로 설정한 다음, 단계적으로 증가시킨다. 사람들은 편한 소리, 매우 작은 소리 그리고 매우 큰 소리가 언제인지를 가리킨다. 때때로 불쾌역치라고도 불리는, **불쾌음량수준(uncomfortable loudness level, UCL)**은 어음이 편안한 크기에서 불편할 정도의 큰 소리로 변하는 지점의 역치수준이다. 어음의 **역동범위(dynamic range)**는 환자의 불쾌음량수준에서 어음청취역치를 뺀 수치로 계산하는데 청각기기를 선택하고 프로그램하거나, 청능훈련을 계획하는 데 영향을 미친다.

쾌적음량수준(most comfortable loudness, MCL)은 청자에게 소리가 가장 편안하게 들리는 수준이다.

불쾌음량수준(uncomfortable loudness level, UCL)은 청자에게 소리가 불편할 정도로 크다고 판단하는 수준이다.

역동범위(dynamic range)는 소리에 대한 개인의 역치와 불쾌역치 간의 데시벨 차이이다.

음장검사

어음인지검사는 종종 헤드폰을 사용하지 않고 음장에서 실시되기도 한다. 만약 환자가 평소에 보청기를 착용하고 있다면, 검사를 위해서도 종종 보청기를 착용하고 검사를 받는다. 음장검사의 결과를 청력도에 기록할 때, 청능사는 일반적으로 **스피커의 방위각(loudspeaker azimuth)**을 표시한다. 이것은 수평면에서 각도로 측정한 환자에 대한 **스피커(loudspeaker)**의 방향을

(계속)

스피커 방위각(loudspeaker azimuth)은 수평면에서 각도로 측정된 청자의 기준으로부터 스피커의 위치이다.

스피커(loudspeaker)는 전기 에너지를 소리 에너지로 변환시킨다.

나타낸다. 만약 스피커가 환자의 정면에 위치하게 되면 방위각은 0도이고, 환자의 뒤에 위치하면 방위각은 180도이다. 대체적으로, 음장검사 결과는 청력도에서 S로 표시한다. Newby & Popelka(1992)는 음장검사를 시행하는 이유를 다음과 같이 설명하였다.

"스피커로 시행하는 검사는 소리가 이어폰 내에 한정되는 것이 아니라, 환자가 있는 공간 내에서 순환되기 때문에 **음장검사(sound-field testing)**라고 부른다. 전화로 이야기하거나 혹은 어떤 이유 때문에 이어폰을 통해서 듣지 않는다면, 일상생활을 통한 모든 청취환경은 음장과 같은 유형이다. 그러므로 일반적인 음장청취 상황에서 환자가 얼마나 잘 듣는지를 판단하는 것이 스피커를 이용해서 어음검사를 시행하는 주된 이유이다"(pp. 182-183).

음장검사(sound-field testing)는 스피커를 통해 음장에 제시되는 자극을 사용하여 청력민감도나 어음인지능력을 결정하는 것이다.

검사 환경

이상적으로 청력검사는 환자의 최고 수행력을 측정하기 위해서 방음처리가 된 방에서 시행한다. 방음처리가 된 방은 콘크리트 같은 물질, 절연체(예: 섬유유리), **정체공간(dead air spaces),** 방음이 잘 되는 문 등을 사용해서 건물의 다른 구역과 음향학적으로 분리되어 있다. 때때로 학교나 산업현장에서는 이상적인 환경에서 검사를 시행할 수 없다. 이러한 경우, 검사는 조용한 방 안에서 진행되는데 특별히 고안된 밀봉형 이어폰이나 삽입형 이어폰을 사용한다. 그리고 이상적이지 않은 검사 환경에 대한 설명을 청력도에 기입하여 그에 맞게 검사 결과를 해석할 수 있도록 한다. 때때로 청능사는 주변 소음(환기 시스템 소음과 같은)이 검사음을 차폐하기 때문에 250 Hz에 대한 검사를 시행하지 않는 경향이 있다. 만약 배경소음이 문제라면, 청능사는 30 dB HL을 넘지 않는 수준으로 증가된 역치를 청력의 저하가 아닌 소음상황에 대한 결과로 추정할 수 있을 것이다.

정체공간(dead air spaces)은 환기가 되지 않는 공간이다.

어음인지검사의 목적

특정 환자를 위한 청능재활 계획을 세울 때, 언어 및 청각 전문가는 전통적인 청각학적인 검사를 통해서 제공되는 정보보다 환자의 어음인지기술에 대한 정보를 언제나 더 많이 원할 것이다. 자세한 어음인지 평가결과를 여러 가지 방법으로 사용할 수 있는데, 그 내용은 다음과 같다.

- **증폭의 필요성 결정하기.** 만약 어떤 사람의 어음인지능력이 저하되었다면, 증폭을 고려해야 할 것이다.
- **청각기기 착용 유무에 따른 듣기 수행력 비교와 환자의 신뢰감 형성하**

기. 청각기기의 착용 유무에 따른 어음인지능력을 측정함으로써 듣기 수행력을 비교할 수 있다. 그리고 그 결과를 공유함으로써 환자에게 청각기기 착용에 대한 동기를 부여할 수 있고, 일상적인 듣기과제에 대한 자신감을 향상시킬 수 있다.

- **다른 청각기기와 비교하기.** 최상의 수행력을 제공할 수 있는 청각기기를 결정하기 위해서 한 가지 청각기기에 대한 검사를 시행한 후, 다른 청각기기로도 검사해 본다. 어음인지검사는 둘 혹은 세 개 정도의 청각기기로 비교했을 때는 적당하지만, 너무 많은 종류로 비교한다면 문제가 발생할 것이다. 실제로 최근에는 청각기기를 선택할 목적으로 어음인지검사를 이전보다 덜 사용하고 있다(Mueller, 2001).
- **환자에게 어음인지능력이 저하되었음을 설명하기.** 상담을 진행하는 동안, 어음검사를 통해서 수집된 정보는 어음이해능력이 정상 청력을 가진 사람들에 비해서 얼마나 손상되었는지 나타낼 수 있다.
- **시각적인 어음정보의 장점 설명하기.** 청각단서만 제시되는 조건에서 검사를 시행한 다음 청각과 시각단서가 모두 제시되는 조건에서 검사를 시행함으로써 언어 및 청각 전문가들은 환자가 시각적인 어음정보와 독화의 중요성을 깨닫고, 화자의 얼굴 움직임에 집중하는 데 도움을 줄 수 있는 정보를 얻을 수 있다.
- **환경과 관련된 듣기 문제를 설명할 수 있는 정보 수집하기.** 소음상황에서 실시한 어음검사 결과와 조용한 상황에서 검사한 결과를 비교해봄으로써, 청능사는 특정한 상황의 듣기 문제에 대한 상담에 이용할 수 있는 정보를 수집할 수 있다. 예를 들어, 배경소음은 다른 사람들보다도 특정한 사람들, 즉 노인들에게 더 문제가 될 수 있을 것이다.
- **종단적으로 수행력 평가하기.** 언어 및 청각 전문가들은 시간 경과에 따른 어음인지능력을 모니터하고, "환자들의 청력감소가 청각기기의 사용 때문인가?" 혹은 "청능훈련의 결과로 인해 말인지가 변했는가?"와 같은 질문에 대한 대답을 원하는 경우가 있다. 그러므로 반복 사용으로 인한 검사 자료의 학습 효과와 특히 아동의 경우 언어발달이나 인지능력의 성숙에 영향을 받지 않도록 주의를 기울여야 한다.
- **청능훈련이나 독화 훈련의 필요성 결정하기.** 만약 적절한 증폭을 사용하고도 어려움을 겪었다면, 청능훈련이나 독화 훈련 대상자가 된다.
- **훈련 교육과정 내 배치 결정하기.** 모든 사람들이 같은 수준에서 독화나 청능훈련 프로그램을 시작하지는 않는다. 그들은 서로 다른 기술수준의 훈련에 참여하고, 훈련목표는 그 수준에 맞게 선정될 필요가 있다.
- **교육적인 배치환경의 적절성 평가하기.** 어음인지검사는 좋은 청취기술을 필요로 하는 학교 환경에서 아동이 얼마나 잘 수행하는지에 관한 하나의

> "수시로… 우리는 보청기를 착용한 상태의 수행력[어음인지]에 흥미를 가질 뿐만 아니라, 보청기를 착용한 상태의 수행력이 보청기를 착용하지 않은 상태에 비해서 얼마나 변했는지에 관심을 가진다. 또한 일반적으로 이것을 수행력보다는 이득의 측정이라고 부른다."
>
> Larry Humes 교수, Indiana University
>
> *(Humes, 2004, p. 12)*

지표를 제공하기도 한다. 검사 점수는 아동이 정규반에 입학할 수 있는 준비가 되었는지 또는 수화 통역사가 필요한지를 결정하는 데 영향을 미칠 수 있다.

- **기대이득의 성취여부 결정하기.** 청각기기나 청능훈련을 제공하는 목적 중 한 가지는 어음인지능력을 향상시키는 것이다. 언어 및 청각 전문가들은 비슷한 청력손실을 가지고 있거나 비슷한 중재를 받고 있는 집단의 수행력을 비교해봄으로써 사람들이 기대이득을 성취했는지 평가할 것이다.

목적에 따라 검사가 달라질 수 있다. 예를 들어, 청능사는 청능훈련 과정의 배치를 결정하기 위하여 한 가지 종류의 검사를 사용하고, 보청기의 이득을 평가하기 위하여 또 다른 종류의 검사를 사용할 수 있다.

환자 변인

단어인지 평가를 위한 적절한 검사 자료를 선택할 때, 인지/언어수준 및 청력과 같은 변인들을 고려하는 것이 중요하다. 그 이유는 이러한 변인들이 특정 검사에 대한 개인의 수행력에 어느 정도 영향을 미치기 때문이다. 환자 변인에 대한 고려사항들은 언어 및 청각 전문가들이 검사 자극, 반응 양식, 검사 조건 및 육성이나 녹음 자극을 사용할지를 결정할 때 도움이 될 것이다.

환자는 검사를 받을 수 있을 정도의 성숙도와 인지기술을 가지고 있어야 한다. 예를 들어, 3세 아동에게 7개 단어로 구성된 문장을 따라 말하도록 기대하는 것은 치매가 있는 노인에게 그렇게 하도록 기대하는 것과 같기 때문에 적절하지 않다(그림 2-8). 만약 어린 아동이 보기가 주어지는 폐쇄형 검사(closed-set test)를 받는다면, 철자법을 읽을 수 없기 때문에 그림으로 나타낸 반응항목들이 필요할지도 모른다. 그리고 아동의 짧은 주의집중시간과 협조정도가 수행력에 영향을 미칠 수 있다.

마찬가지로 개인의 언어능력에 맞는 항목들을 제시해야 한다. 만약 그렇게 하지 않으면, 환자의 저조한 검사 수행력이 단어나 문법구조를 모르기 때문인지 아니면 청력의 한계 때문인지 구별하기 쉽지 않다. 예를 들어, 아동에게 "*A man ate an artichoke for dinner.*"라는 문장을 반복해서 따라하도록 했다. 만약 아동이 "*artichoke*"란 단어를 알지 못하고 특히 심한 청력손실이 있다면, 어음인지검사를 시행하는 동안 그 단어를 반복해서 따라하지 못할 것이다.

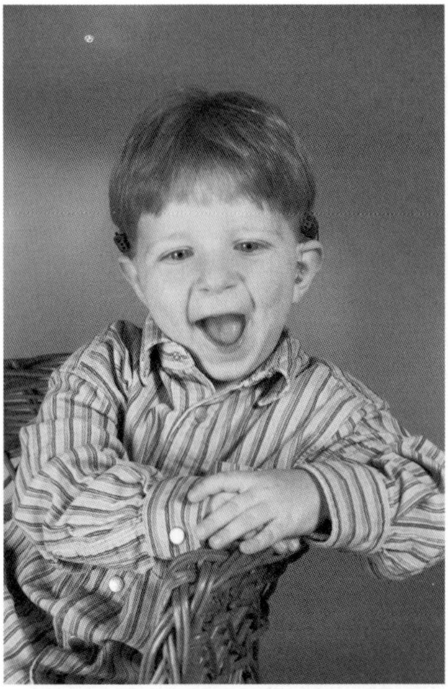

그림 2-8 자극의 선택. 어음인지검사를 위해 선택된 자극은 환자의 성숙도와 인지 및 언어발달 정도에 적합해야 한다. *Photograph courtesy of MED-EL Corp.*

그리고 청력손실의 정도와 청각기기에 대한 경험도 검사 선택에 영향을 미칠 것이다. 예를 들어, 만약 성인이 인공와우 이식을 받은 지 얼마 지나지 않았다면, 검사에서 "저조한(floor)" 결과가 나올 수 있기 때문에 청각단서만 제시되는 조건에서 단음절로 된 단어검사를 시행하는 것은 바람직하지 않다.

때때로 **의사소통방식(communication mode)**과 다른 장애를 고려할 필요가 있다. 예를 들어, 아동이 수화를 사용하고 있다면, 검사에 대한 설명을 수화로 해야 하고 아동의 여러 가지 반응을 기록하기 위한 준비를 해야 한다(즉 아동이 수화로 반응한다면, 누군가가 수화를 통역해야 한다). 아동이 청력손실뿐만 아니라 말명료도도 감소했다면, 반응을 기록해야 할지도 모른다.

의사소통방식(communication mode)은 송신자와 수신자 간의 정보를 공유하기 위해서 사용되는 방법으로 말, 수화, 쓰기, 손짓 혹은 다른 공유상징체계 등을 포함한다.

자극 단위

일단 검사의 목적을 확인하고 환자 변인에 대한 고찰이 이루어지고 나면, 검사를 선택할 수 있다. 어음인지 평가에 일반적으로 사용되는 검사 자극이 표 2-2에 요약되어 있고, 그림 2-9에도 나타나 있다. 이 목록에는 아동과 성인을 위한 검사의 예와 자극 종류의 장·단점이 함께 제시되어 있다.

표 2-2. 아동과 성인을 위한 음소, 단어 및 문장을 사용한 단어인지검사의 예. 이 검사는 일반적으로 청각단서만 제시되는 조건에서 시행된다.

검사	저자	자극 유형	자극 단위	반응 체제	목표 집단
Speech Pattern Contrast Test (SPAC)	Boothroyd, 1994	음소(단어강세와 같은 초분절적 대조검사를 포함)	단어 & 구	폐쇄형(closed set)	10세 이상의 아동
Audiovisual Feature test	Tyler, Fryauf-Bertschy, & Kelsey, 1991	음소	*b, c, d, key, me, knee* 등을 포함한 압운 단어	폐쇄형 (10-choice)	아동
Iowa Consonant Confusion Test	Tyler, Preece, & Tye-Murray, 1986	음소	*eemee, eesee, eedee, eebee* 등을 포함한 무의미 이음절어	폐쇄형 (13-choice)	성인
Iowa Vowel Confusion Test	Tyler, Preece, & Tye-Murray, 1986	음소	*heed, who'd, had, head* 포함한 [hVd] 형태의 단음절어	폐쇄형 (9-choice)	성인
Nonsense Syllable Test (NST)	Edgerton & Danhauer, 1979	음소	무의미 이음절어	개방형(open set)	아동 & 성인
Minimal Pairs Test	Robbins, Renshaw, Miyamoto, Osberger, & Pope, 1988	음소	단음절 단어쌍(예: *pair* vs. *bear*)	폐쇄형 (2-choice)	4세 이상의 아동
Auditory Numbers Test (ANT)	Erber, 1980	단어	숫자	폐쇄형 (5-choice)	아동
Consonant-Nucleus-Consonant (CNC) Words	Peterson & Lehiste, 1962	단어	자음, 모음이나 이중모음, 자음으로 구성된 음성학적으로 균형을 이룬 50개 단어 목록	개방형	성인
Northwestern University Children's Perception of Speech (NU-CHIPS)	Elliott & Katz, 1980	단어	*fork, dog*와 같이 영어에서 가장 자주 출현하는 음소로 구성된 단음절어	폐쇄형 (4-choice)	2세 6개월 혹은 그 이상의 수용언어 능력을 가진 아동
Word Intelligibility by Picture Identification (WIPI)	Ross & Lerman, 1971	단어	*bear, pear, stair, chair, ear, hair*와 같은 단음절 단어	폐쇄형 (6-choice)	중도 청력손실이 있는 5~6세의 아동; 고도 청력손실이 있는 7~8세의 아동
Phonetically Balanced Kindergarten (PBK)	Haskins, 1949	단어	단음절 단어	개방형	6세 이상의 아동
Northwestern University Auditory Test No.6 (NU-6)	Tillman & Carhart, 1966	단어	단음절 단어	개방형	성인
Central Institute for the Deaf (CID) Auditory Test W-22	Hirsh et al., 1952	단어	음성적으로 균형을 이룬 단음절 단어 목록	개방형	성인

(*계속*)

표 2-2. 아동과 성인을 위한 음소, 단어 및 문장을 사용한 단어인지검사의 예. 이 검사는 일반적으로 청각단서만 제시되는 조건에서 시행된다.(계속)

검사	저자	자극 유형	자극 단위	반응 체제	목표 집단
Early-Speech Perception Test (ESP)	Moog & Geers, 1990	단어	음절의 수가 다양한 단어	폐쇄형	6세 이상의 아동(2세 정도의 어린 아동에게 유용한 버전이 있음)
Lexical Neighborhood Test (LNT)	Kirk, Pisoni, & Osberger, 1995	단어	어휘적으로 약간 '쉬운' 단어와 약간 '어려운' 단어, 음소적으로 비슷한 다른 단어를 거의 갖지 않은 쉬운 단어(예: *thought, live*)와 비슷한 단어를 많이 가진 어려운 단어(예: *mole, wed*)	개방형	아동
Bamford-Kowal-Bench Sentences (BKB)	Bench & Bamford, 1979	문장	8~16세의 청각장애 아동에게 친숙한 어휘로 구성된 문장	개방형	청소년과 성인
Central Institute for the Deaf (CID) Everyday Speech Sentences	Davis & Silverman, 1978	문장	길이와 구조가 다양한 문장	개방형	청소년과 성인
Revised Speech Perception in Noise (SPIN)	Bilger et al., 1984	문장	문장의 마지막 단어에 고문맥 또는 저문맥을 가진 문장들	개방형, 어음 배경소음 제시	성인
CUNY Sentences	Boothroyd, Hanin, & Hnath, 1985	문장	관련 없는 문장	개방형	성인
Hearing in Noise Test (HINT)	Nilsson, Soli, & Sullivan, 1994	문장	관련 없는 문장	개방형, 배경소음 제시	13세 이상 (6~12세 사이의 아동을 위한 유용한 버전이 있음)
The Connected Speech Test (CST)	Cox, Alexander, & Gilmore, 1987	문장	익숙한 주제에 적합한 관련된 10개 문장 세트	개방형	성인
The Synthetic Sentence Test (SSI)	Jerger, Speaks, & Trammell, 1968; Speaks & Jerger, 1965	문장	최소의 문맥상 단서와 잉여성을 가진 종합적인 문장	폐쇄형	성인
Quick Speech in Noise Test (QuickSIN)	Etymotic Research, 2001	문장	관련 없는 6개의 문장 세트	개방형, 배경소음 제시	성인
Speech Sound Pattern Discrimination (SSPDT)	Bochner, Garrison, Palmer, MacKenzie, & Braveman, 1997	문장	세 개의 문장 세트, 하나의 기준과 두 개의 비교(예: 기준–*Free books are available*; 비교–*Three books are available*	폐쇄형, 같거나 다른 판단 요구	성인
Speech in Noise (SIN)	Killion & Vilchur, 1993	문장	다양한 신호대잡음비(SNR)에서 녹음된 문장	개방형, 4명 화자소음을 다양한 수준에서 제시	성인, 특히 보청기 신규 사용자

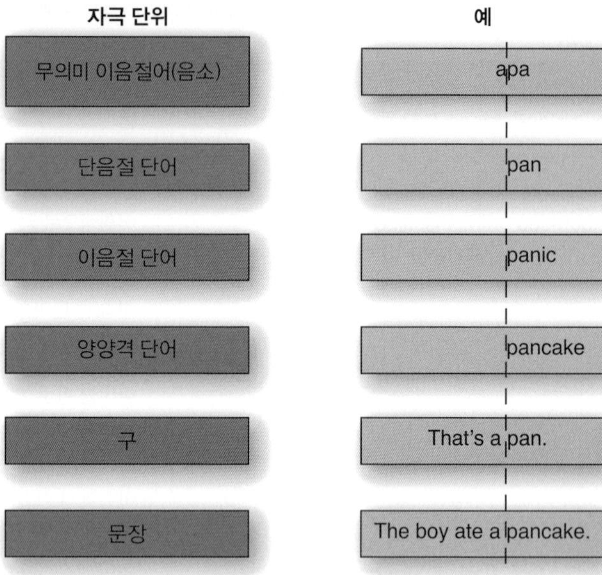

그림 2-9. 어음인지검사에서 사용되는 자극 단위

음소와 음소대조

음소(phoneme)는 언어에서 어음의 가장 작은 단위이다.

무의미 음절(nonsense syllable)은 의미가 없는 말소리 음절이다.

어음 자질(speech feature)은 음소의 범주적 속성이다. 음소는 어음 자질을 묶음으로써 기술될 수 있다.

음소 검사는 음성적 오류를 검사하기 위해서 실시한다. 검사 항목은 자음이나 모음인지를 평가하기 위하여 만들어진다. 비록 음소 검사로 불리지만, 실제로 검사 자극들은 **무의미 음절(nonsense syllable)**들이다.

검사 결과는 어음을 인지하는 동안 사용된 **어음 자질(speech feature)**의 종류를 나타낸다. 예를 들어, 어떤 환자는 "*eemee, eenee, eesee, eebee, eepee, eetee*"와 같은 폐쇄형 검사에서 높은 점수를 받지 못했다. 각 문항에 대한 정반응률은 저조하지만 전반적인 유성성 자질은 일관성 있게 사용하는 패턴을 보였다. 예를 들어, "*eepee*"가 무성음 요소들을 포함한 "*eetee*" 또는 "*eesee*"로 들렸을지 모르지만, 유성음 요소만을 포함한 "*eebee*" 또는 "*eenee*"로는 결코 들리지 않았을 것이다. 그러므로 청능훈련의 목적을 계획하는 과정에서 언어 및 청각 전문가들은 유성성 자질을 이용할 수 있는 능력을 향상시키는 데 목표를 두게 될 것이다.

정보전이 분석(informational transmission analysis)은 말소리 특성의 존재와 부재를 기반으로 그룹화된 검사 자극 간의 혼돈을 점수화하여 말소리 특성의 전이를 분석하는 통계학적 방법이다. 예를 들어, 음소 /p/와 /t/는 '무성음' 자질을 공유한다. 만약 환자가 "eetee"와 "eepee"를 혼동할 경우 환자는 "조음 위치(place)" 자질 보다 "유성성(voicing)" 자질을 정확하게 사용하는 것으로 여겨진다.

언어 및 청각 전문가들이 개인의 오류를 주관적으로 평가하고 오류혼란을 질적으로 분석할 수 있다 하더라도, 객관적 통계와 수학적 분석이 결과에 반영될 수 있다. 이런 분석은 말을 하는 동안 개인이 사용하는 정보의 종류를 양적인 지표로 제공하는데, **정보전이 분석(information transmission**

analysis)(Miller & Nicely, 1955), **다차원적 척도법(multidimensional scaling)** 및 **군집 분석(cluster analysis)**이 포함된다.

자음의 오류혼동에 대한 자질분석은 탐지 및 사용되는 어음신호의 요소들을 나타낸다. 일반적으로 이런 종류의 분석에 포함되는 자질에는 비음성, 유성성, 지속성, 마찰성, 조음 위치 및 엔벨롭(envelope)이 포함된다. 공통적으로 사용되는 자음의 분류체계는 표 2-3에 나타나 있다.

자음 /m/과 /n/은 비음성 자질로 인해 비음으로 분류된다. 비음성 자질을 들을 수 있는 사람들은 300 Hz 이하와 그 주변 주파수 대역에서 반응할 것이다. 사실상 비주기적인 자음(/p, t, k, f, s, ʅ/)은 유성성 자질로 함께 분류되지만, 상대적으로 지속시간이 긴 자음은 지속성 자질(/z, s, ʅ/)로 함께 분류된다. 유성성과 지속성 자질들은 시간적 단서나 음성의 고저와 관계가 있다. 안정적인 와류(turbulence)를 생성하는 자음들(/v, f, z, s, ʅ/)은 일반적으로 마찰성 자질로 함께 분류된다. 이 자질은 고주파수성 와류와 관련 있다. 성도의 앞, 중간, 뒤에서 생성되는지에 따라 분류되는 조음 위치 자질은 특히 두 번째 모음 포먼트 영역에서 시간 경과에 따른 스펙트럼 혹은 주파수의 변화가 단서가 된다(4장 참조). 마지막으로 엔벨롭 자질은 음향신호에서 시간-강도의 변화를 반영한다. 단어를 인지하기 위해서 사람들은 신호

다차원적 척도법(multidimensional scaling)은 유사성/비유사성 값을 이용하여 개체들을 2차원 공간상에 점으로 표현하는 통계분석법이다. 예를 들어, 환자에게 유사하게 들리는 2개의 음소들은 서로 근접하게 표현될 것이고 유사하게 들리지 않는 2개의 음소들은 서로 멀리 떨어지게 표현될 것이다.

군집 분석(cluster analysis)은 어떤 검사 점수가 그룹이나 집단으로 구분되는지를 결정하는 데 목적을 둔 자료정보에 대한 통계적인 접근법이다. 예를 들어, /b, d, g/ 음소는 심각한 청력손실이 있는 사람들에게는 종종 비슷하게 들리기 때문에 같은 집단으로 분류하는 것은 흔하다.

표 2-3. 자질분석을 위한 자음의 분류에 사용되는 자음분류체계의 예. 숫자들은 임의적인 것이며, 자질 내에 속한 음의 그룹을 나타낼 때만 도움이 된다.

자음	유성성	조음 위치	비음성	지속성	마찰성	엔벨롭
b	1	0	0	0	0	1
d	1	1	0	0	0	1
g	1	3	0	0	0	1
p	0	0	0	0	0	0
t	0	1	0	0	0	0
k	0	3	0	0	0	0
v	1	0	0	0	1	1
f	0	0	0	0	1	2
z	1	1	0	1	1	1
s	0	1	0	1	1	2
ʅ	0	2	0	1	1	2
m	1	0	1	0	0	3
n	1	1	1	0	0	3

무의미 음절의 장점

- 수행력이 환자의 어휘 수준에 영향을 받지 않는다.
- 자질분석을 자주 시행할 수 있다.

무의미 음절의 단점

- 일부 아동들에게는 부적합하다.
- 표면타당도가 낮다.

에서 최소한의 이런 자질들을 탐지하고 활용해야 한다. 자질분석은 여러 자질들 중 환자가 이런 단서들을 얼마나 잘 구별할 수 있는지를 보여준다. 청능 및 독화 훈련의 목표 설계를 고려할 때 자질분석을 다시 살펴볼 것이다(4장과 6장 참조).

음소 자극을 사용하는 검사의 장점은 검사의 수행력이 개인의 어휘수준과는 상대적으로 독립적이라는 것이다. 개인이 검사 자극에 친숙한 것은 실제로 중요하지 않으며, 더하여 자극이 종종 *"eesee"*와 *"eeteee"*와 같은 **무의미 음절***(nonsense syllable)*이라는 점이다. 이와 같은 장점은 알고 있는 단어로 검사를 받아야 하는 어린 아동을 대상으로 하는 경우에 단점이 될 수 있다.

음소 자극을 사용하는 검사의 단점은 표면타당도가 낮다는 것이다. 일반적으로 사람들은 이러한 종류의 자극으로 의사소통을 하지 않으며, 음소 자극으로 의사소통을 하더라도 어음인지력이 대화음의 이해 정도를 잘 반영하지는 않는다. 예를 들어, 정보의 흐름을 언어학적인 의미 단위로 체계화시키거나 언어 정보를 말속도와 동일하게 처리하기 위해서 무의미 음절을 사용하지는 않는다.

단어

음성학적으로 균형(phonetically balanced, PB)을 이룬 단어 목록은 일상대화에서와 동일한 발생빈도를 가지는 말소리들을 포함하는 단어들을 제시한다.

음향학적 어휘 근접어(acoustic lexical neighborhood)는 음향학적으로 유사하고, 발생빈도가 거의 같은 단어 목록으로 구성된다.

발생빈도(frequency of occurrence)는 일상적인 어음이나 일반적인 언어의 사용 중에 발생하는 단어 빈도수를 나타낸다.

밀집근접어/고빈도 근접어(dense neighborhood)에는 단어들이 많이 있다.

희박근접어/저빈도 근접어(sparse neighborhood)에는 단어들이 거의 없다.

단어인지 평가를 위해서 가장 흔하게 사용하는 자극음은 단음절 단어이다. 단어가 구어 영어에서 동일한 비율로 출현하는 음소를 포함하고 있다는 의미에서 **음성학적으로 균형(phonetically balanced)**을 이룬 많은 단어 목록들이 개발되었다. Haskins(1949)가 개발한 *Phonetically Balanced Kindergarten* 단어 목록(PB-K)은 아동의 구어 단어인지를 평가하기 위해 자주 사용되었다. 최근에는, *Lexical Neighborhood Test (LNT)*와 *Multisyllabic Lexical Neighborhood Test (MLNT)*와 같이 **음향학적 어휘 근접어(acoustic lexical neighborhood)**(Luce, 1986; Luce & Pisoni, 1998)의 원리에 검사 목적을 두고 있는 목록도 있다(Kirk, 1998; Kirk et al., 1995). **발생빈도(frequency of occurrence**; 일상적인 언어를 사용하는 동안 단어가 어느 정도 자주 출현하는지)가 유사하고, 비슷한 음향-음소적인 특징을 공유한 단어들은 같은 그룹에 속한다. **밀집근접어(dense neighborhood)**에 속한 단어(*cat, mat, sat, fat, pat, bat* 등과 같이 많은 단어가 비슷함)는 **희박근접어(sparse neighborhood)**에 속한 단어(비슷한 단어가 거의 없음; *thumb, tea* 및 *lost*의 단어들은 희박한 그룹에 속함)보다 인지하기가 조금 더 어렵다. 대부분의 단어 목록은 자음-모음-자음의 음소 구조를 갖는 단음절로 구성되어 있다. 이와 같은 단어 자극은 일반적으로 구나 간단한 문장보다 인지하기가 더 어렵다.

실제로 단어를 사용하는 검사의 장점 중 한 가지는 음소 인지력을 평가하기 위해서 고안된 무의미 음절보다 더 높은 표면타당도를 가진다는 것이다. 사람들은 평상시 대화에서 단어로 의사소통을 한다. 단어검사는 단음절 단어, 이음절 단어 및 양양격 단어로 구성되어 있다. 또한 이들 검사는 기록하기 쉽고, 넓은 범위의 기술수준을 평가할 수 있도록 되어 있다. 단어검사에서 반응은 반복된 축어적 단어의 백분율이나, 음소의 정확성에 대한 백분율로 기록할 수 있다(예: 만약 검사 단어가 "*bat*"인데 피검자가 "*pat*"로 대답한다면, 세 개의 음소 중 두 개는 맞다고 기록함). 가끔씩 백분율을 이용한 음소기록을 컴퓨터로 처리하는 이유는 개인의 미세한 수행력을 파악할 수 있고, 검사 결과를 비교하기 위한 다양한 방법을 제공하기 때문이다. 예를 들어, 두 사람이 동일한 검사에서 다음과 같은 점수를 나타내었다고 하자.

사람 1: 30% 단어 정답률과 40%의 음소 정답률
사람 2: 30% 단어 정답률과 65%의 음소 정답률

참가자들이 단어를 반복했을 때 동일한 수의 오류를 보이더라도 두 번째 사람의 오류반응이 첫 번째 사람보다 더 적으므로 두 번째 사람의 청취 능력이 더 좋을 것이다.

사람들은 일반적으로 연결된 담화를 듣기 때문에 단어자극은 음소자극과 마찬가지로 일상적인 청취상황에서 개인의 수행정도를 충분히 반영하지 못한다. 예를 들어, 단어는 대화하는 동안에 빠르게 제시된다. 사람들은 일반적으로 단어인지검사를 받을 때와는 달리 구어에서는 각각의 단어를 일일이 확인하지 않는다. 정상적인 대화를 나누는 동안 사람들은 1분당 140~180개 정도의 어음을 수용한다(Miller et al., 1984). 빠른 처리가 요구되지 않는 단어검사에서 두 사람이 비슷한 수행력을 보인다 하더라도 일상 회화에서는 다른 수행력을 보일 가능성이 있다. 또한 단어검사의 수행력이 어휘의 영향을 받기 때문에 만약 검사 화자가 언어발달지체를 가지고 있다면, 단어를 검사 자극으로 사용할 때는 또 다른 문제점이 발생할 수 있다. 제한된 어휘를 가진 아동들은 검사 단어에 친숙하지 않기 때문에 수행력이 저조할 수 있다. 단어검사의 예로, *Lexical Neighborhood Test* (Kirk et al., 1995)를 참고 자료에서 다시 재인용하였다.

구와 문장

어음인지검사는 관련이 없는 연속된 구나 문장으로 이루어져 있다. 예를 들어, "요리사가 사과를 자른다."라는 문장으로 시작되고, 그 다음은 첫 번째 문장과 문맥상 관련이 없는 "소년과 소녀가 걸어서 학교에 갔다."로 이어지기도 한다. 또 다른 언어인지 검사에서는 공통된 주제의 문장들을 제시할 수

청력손실이 있는지를 알 수 있는 간단한 질문들:

- 전화 사용이 가능합니까?
- 사람들이 당신에게 TV 볼륨을 너무 크게 한다고 말합니까?
- 사람들에게 자주 반복해서 말해 달라고 요청합니까?
- 소음이 있는 방에서 듣기가 어렵습니까?
- 사람들이 말소리가 웅얼거리는 것 같습니까?
- 여성과 아동의 말소리가 듣기에 특히 더 어렵습니까?

단어 자극의 장점

- 무의미 음절보다 조금 더 높은 표면타당도를 가진다.
- 기록하기가 쉽다.
- 미세한 부분까지 기록할 수 있다.

단어 자극의 단점

- 일상적인 청취 수행력을 나타내지 못할 수 있다.
- 제한된 어휘를 가진 환자들에게 적합하지 않을 수 있다.

있다. 예를 들어, 검사를 시작하기 전에 "환자분께서 들으실 문장은 호수에서 할 수 있는 활동들에 관한 것입니다."라고 환자에게 알려준다. 첫 번째 문장은 "우리는 카누에서 물장난을 쳤다."이며, 두 번째 문장은 "우리는 오늘 아침에 수영하러 갔다." 등으로 진행된다. 주제와 관련 있는 문장의 수행력이 관련이 없는 문장보다 더 높을 것이다.

사람들은 일반적으로 구, 문장 및 단락으로 의사소통을 하기 때문에 문장 자극은 표면타당도가 높다. 마찬가지로 문장검사에 대한 수행력은 음소나 고립된 단어에 대한 수행력보다 사람들이 실제 생활에서 얼마나 잘 인지하는지를 반영한다. 문장은 다음과 같이 일상적인 어음 특징을 가지고 있다.

문장 자극의 장점

- 높은 표면타당도를 가진다.
- 실제 단어수행을 반영하기가 쉽다.

문장 자극의 단점

- 수행력은 언어적 지식에 의해 영향을 받을 수있다.
- 수행력은 화제에 대한 친숙성에 의해 영향을 받을 수 있다.

- **운율 단서(prosodic cues)**: 사람들이 어음을 청취할 때는 개별적인 소리뿐만 아니라 어조 속도 및 지속시간 단서에도 집중하게 되는데, 이런 요소들은 단어를 확인하고 의미를 이해하는 데 도움을 준다. 예를 들어, 어떤 사람에게 완전한 문장을 제시했다 하더라도, 청력손실 때문에 "*mmm mm-mm mmm*?"로만 듣게 될지도 모른다. 비록 대략적인 메시지만을 들었다 하더라도 질문 형태인 것을 알 수 있으며, 네 음절로 이루어진 세 단어를 포함하고 있다는 것을 충분히 알 수 있다.
- **문맥 정보(contextual information)**: 문장 속의 단어는 문맥적 잉여성을 제공한다. 몇몇 단어에 대한 인지는 다른 단어에 대한 인지를 촉진시킨다. 예를 들어, 만약 "*Mary closed the*__________"라는 문장을 듣게 되면, 문법적 정황에 근거해서 마지막 단어가 명사라는 것을 추론할 수 있으며, 의미론적 단서에 근거해서 그 단어가 "*door*"라는 것을 알 수 있을 것이다.
- **동시조음(coarticulation)**: 문장에서처럼 단어를 연속적으로 말했을 때 앞과 뒤에 오는 단어에 따라 그 단어들이 함께 섞이기도 하고, 변하기도 한다. 예를 들어, "*the*"라는 단어에서 액센트가 없는 모음은 "*green*"이라는 단어가 올 때보다 "*blue*"라는 단어가 뒤이어 온다면, 소리가 다르게 조음될 것이다. 이런 동시조음 효과는 단어인지에 풍부한 단서를 제공한다.

문장은 이러한 일상적인 대화의 특징을 포함하고 있지만, 마찬가지로 검사를 시행할 때는 몇 가지 단점을 가지고 있다. 문장 자극을 사용하는 검사의 단점 중 한 가지는 수행력이 언어 지식과 주제에 대한 친숙성에 의해 영향을 받을 수 있다는 점이다. 예를 들어, 제한된 문법지식을 가진 어린 아동은 비록 비슷한 지각기술을 가지고 있다 하더라도 우수한 언어기술을 가진 더 나이 든 아동과 같은 정도의 수행력을 나타내지는 않을 것이다. 기억력 역시 결과에 영향을 미친다. 만약 청능사가 10개 단어로 이루어진 문장을 5세 아동에게 제시한다면, 아동은 문장의 끝부분을 제시할 때쯤이면 문장의 첫 부분을 잊어버릴 수 있다.

문장검사는 때때로 음소의 정답률이나 선택된 핵심어만을 평가하지만, 일반적으로 단어의 정답률을 계산해서 평가하기 때문에 환자는 단어를 그대로 따라 말해야 한다. 만약 "*The girls walked to school.*"이라는 문장을 "The girl walked to school."로 대답했다면, 그 문장은 5개 단어 중 4개가 정답으로 기록되며, "*girls*"라는 단어의 /s/가 생략된 것은 반복이 틀렸음을 나타낸다. 문장검사의 예와 마찬가지로 *CID Everyday Sentence Test* (Silverman & Hirsh, 1955)가 참고 자료에 재인용되어 있다.

검사 자극의 선택

어떤 검사 자극을 사용할지를 결정할 때 명확한 지침원리는 없지만, 그 중 한 가지는 선택한 검사가 자연스러운 상황에서 사람들의 수행력을 평가할 수 있어야 하며, 어휘나 문법적 지식, 언어능력 및 기억력과 같은 혼란스러운 요인들에 의존적이지 않아야 한다는 것이다. 대부분의 임상가들은 다양한 종류의 어음 자극을 제공하기 위해서 한 가지 검사보다는 여러 가지 검사를 함께 사용하는 검사도구 접근법을 활용하는 경향이 있다.

검사 절차

일단 검사가 선택되면, 검사를 시행하기 위한 계획안을 수립해야 한다. 단어인지검사를 시행할 때 고려할 사항들에는 검사 조건, 반응 양식의 종류 그리고 육성 혹은 녹음된 검사인지가 포함된다.

검사 조건

단어인지검사는 다음 세 가지 조건 중 한 가지로 시행될 수 있다(그림 2-10).

- 청각단서만 제시되는 조건(audition-only): 정상 혹은 중간 정도의 대화 수준에서 청각단서만 제시한다.
- 시각단서만 제시되는 조건(vision-only): 검사 화자의 머리와 목을 보여주며, 시각단서만 제시한다(독순의 조건).
- 청각과 시각단서가 모두 제시되는 조건(audition-plus-vision): 청각과 시각단서를 모두 제시한다(독화의 조건).

청각단서만 제시되는 조건

청각단서만 제시되는 조건은 청각적인 능력에 가장 직접적으로 관련이 있기 때문에 단어인지검사에 가장 많이 사용된다. 신호는 조용하거나 혹은 소음 상황에서 제시된다.

> "(배경소음과 함께 제시되는 문장검사는) 실생활에서의 듣기를 반영한다. 그리고 소음 어음검사는 좋은 표면타당도와 적당한 길이 때문에 현실적인 기대감을 바탕으로 재활을 추천할 수 있고, 최상의 보청기를 선택할 수 있게 하는 훌륭한 도구이다."
>
> *(Taylor, 2004, p.24)*

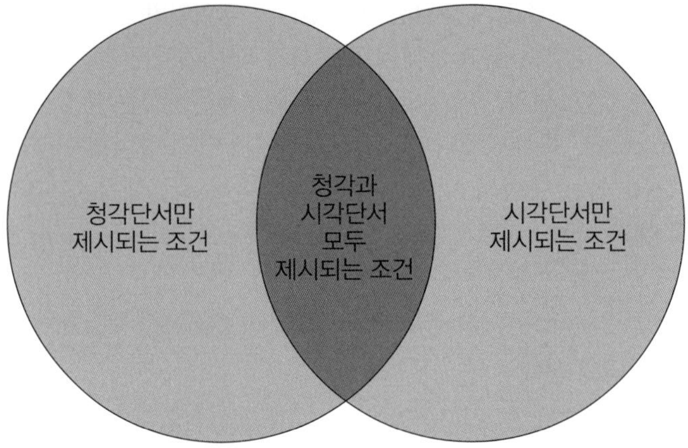

그림 2-10. 어음인지검사에 사용되는 검사 조건

감각수준(sensation level, SL)은 개인역치 위의 소리수준(dB)이다.

어음 자극을 제시하기 위한 소리크기는 종종 정상 혹은 중간 정도의 대화 수준(60~70 dB SPL)이다. 대체로 이 정도의 크기는 환자의 어음청취역치보다 30~40 dB 높게 설정되며, 후자의 크기로 선택했을 때를 30~40 dB **감각수준(sensation level, SL)**이라고 한다. 감각수준을 사용하는 목적은 환자 간의 기능적인 청취수준을 비교하기 위한 것이다.

백색소음(white noise)은 모든 주파수에서 동일한 에너지를 가진 광대역소음이다.

소음은 듣기과제의 어려움을 증가시키거나, 사람들의 실제 생활에서의 수행력을 더 잘 이해할 수 있게 해 준다. 소음신호에는 다화자잡음(예: 6명의 사람들이 동시에 책 읽는 말소리를 녹음한 후, 단일 소음원을 만들기 위하여 그 말소리들을 중첩시킴), **백색소음(white noise**; 라디오 주파수가 잘 맞지 않는 상태와 같은 소리), 어음소음, 식당소음 등이 있다. 이 중 어음소음은 말을 할 때처럼 각각의 주파수에서 비슷한 정도의 에너지를 포함하는 반면에 식당소음은 식당에서 녹음한 후 여러 번 겹쳐서 다시 녹음한 것이다. 때때로 경쟁적 소음신호는 한 명의 화자가 단락을 읽는 것처럼 의미를 내포한다. 의미 있는 경쟁신호는 노인이 혼란스러운 경쟁신호를 얼마나 잘 무시할 수 있는지를 확인할 때 사용하기도 한다.

신호대소음비(signal-to-noise ratio, SNR)는 배경소음에 대한 신호음의 수준이다.

소음상황에서 어음인지검사를 시행했을 때, 청능사는 신호음의 강도와 소음의 강도 간의 차이를 나타내는 **신호대소음비(signal-to-noise ratio, SNR)**를 기록하게 된다. 그래서 만약 신호가 40 dB HL에서 제시되고 소음이 30 dB HL에서 제시된다면, SNR은 +10이 되는 것이다. 소음 속 문장검사의 예인 *QuickSIN* (Etymotic Research, 2001)이 참고 자료에 제시되어 있다.

시각단서만 제시되는 조건

때때로 단어인지검사는 시각단서만 제시되는 조건에서 시행된다. 일반적으로 시각단서는 화자의 머리와 어깨가 되며, 화자는 환자 정면으로 향해야 한다. 화자의 얼굴은 그림자 없이 충분히 보일 수 있도록 밝아야 하고 화자는 산만하지 않고, 탁 트인 배경 앞에 위치해야 한다.

청각과 시각단서가 모두 제시되는 조건

청각과 시각단서가 모두 제시되는 조건은 최상의 수행력을 원하거나, 청각단서가 독순을 위한 보조적인 단서로만 사용될 정도로, 청력이 나쁠 때 적합하다.

시각단서만 제시되는 조건과 청각과 시각단서가 모두 제시되는 조건 모두 독화의 향상 정도를 평가하거나, 독화 훈련의 목표를 결정할 때 사용된다. **독화 향상력(speechreading enhancement**; 때때로 **청각 향상력**이라고도 함)은 시각단서만 제시되는 조건의 단어인지점수를 청각과 시각단서가 모두 제시되는 조건의 단어인지점수와 비교해서 계산하는 것이다. 이것은 환자를 보게만 했을 때와 듣고 보게 했을 때를 비교해서 얼마나 말을 더 잘 인지할 수 있는지를 나타내고, 청력손실이 심한 사람이 청각보조기기를 사용하여 일대일로 의사소통을 할 때 얼마나 많은 이득을 얻을 수 있는지를 나타내는 좋은 지표로 종종 사용되기도 한다. 독화 향상력 점수는 두 가지 다른 계산법으로 산출된다. 첫 번째, 단순 차이점수(difference score)는 청각과 시각단서가 모두 제시되는 조건(AV)하에 측정한 정답률에서 시각단서만 제시되는 조건(V)하에 측정한 정답률을 차감하여 계산한다(AV% 정답률 − V% 정답률). 이 두 점수 간의 차이가 클수록 청각단서에 의해 제공되는 향상 정도가 크다는 것이다.

독화 향상력(speechreading enhancement)은 청각단서만 제시되는 조건과 청각과 시각단서가 모두를 제시되는 조건에서의 어음인지능력 간 차이나 비율이다.

두 번째, 정규비율점수로 계산하는 것이다. 이 계산법은 우선 시각단서만 제시되는 조건에서 어느 정도 향상되었는지를 계산한 다음, 청각단서만 제시되는 조건을 추가해서 얻은 향상정도를 참고해서 구할 수 있다. 이 계산법의 수식은 (AV% 정답률 − V% 정답률) ÷ (100% − V% 정답률)이다. 표 2-4에 이 두 가지 계산 방법이 제시되어 있다. 이 표에서 Sam J.는 시각단서만 제시된 조건에서 검사를 시행했을 때 50%의 단어인지 정답률을, 청각신호가 추가되었을 때는 75%의 단어인지 정답률을 나타내었다. Max H.는 두 가지 조건에서 각각 10%와 55%의 정답률을 나타내었다. 단순 차이점수를 사용했을 때는 Max H.가 Sam J.보다 독화가 더 많이 향상된 반면에, 정규차이점수를 적용했을 때는 청각단서의 추가에 대하여 동일한 이득을 나타내었다.

시각적 언어검사의 간략한 역사

시각적 검사의 역사는 영화 산업 이전까지 거슬러 올라간다. 시각적 어음인지검사는 1913년 독순술 교사인 Edward Nitchie에 의해(6장 참고) 처음 자료로 제작되었다. 검사문항은 세 가지 속담으로 이루어져 있는데, 그 문항은 다음과 같다. '*Love makes the world go around(사랑이 세상을 돌아가게 한다)*', '*Spare the rod and spoil the child(매를 아끼면 자식을 망친다)*', '*Find feathers make fine birds(옷이 날개다)*'. 하지만 그 검사에는 명백한 단점이 있었다. 속담은 그 당시 사람들에게 잘 알려져 있기 때문에 속담의 몇 개 단어만 들어도 나머지 단어들을 추측해 내기가 쉬웠다. 게다가 세 가지 검사 문항에 대한 수행력의 결과는 일반적인 단어인지능력을 충분히 반영할 수 없었다. 그럼에도 불구하고, 이 검사는 초창기의 대표적인 검사였다. 1940년대 Utley(1946)가 개발한, '*How Well Do You Read Lips?*' 라고 불리는 성인용 검사는 1980년대 초까지 시각단서만 제시되는 조건과 청각과 시각단서가 모두 제시되는 조건을 이용한 언어인지검사로 널리 사용되었으며 단어 검사, 문장 검사 및 이야기 검사가 포함되었다.

1980년대 인공와우의 출현과 함께 몇몇 새로운 검사가 개발되었으며(MacLeod & Summerfield, 1987; Boothroyd et al., 1985; Tyler, Preece, & Tye-Murray, 1987; Walden et al., 1981), 컴퓨터 기술의 발전으로 광범위하게 사용되었다. 처음 연구자들과 임상가들은 인공와우 그 자체를 보청기와 마찬가지로 독순을 위한 보조기기로 인식하여 전기적인 어음신호가 시각단서만을 제시하는 조건에서 어음인지를 얼마나 잘 향상시킬 수 있는지를 평가하기 위한 검사를 필요로 하였다. 새로운 컴퓨터 기술로 인해 시각자료를 디지털로 저장하게 되어 영사기와 스크린으로 구성된 검사 장비의 설치에 대한 수고를 덜게 되었다. 컴퓨터 기술로 인해 더 이상 느린 응답자를 위해 일정한 간격을 두고 검사 문항을 녹음하지 않아도 될 만큼 빠른 검사가 가능해졌다. 컴퓨터로 조절하는 검사는 환자의 수행력에 따라 검사 문항이 제시되며, 온라인상에서 채점하도록 되어 있다.

독화와 독화 향상력을 측정할 수 있는 아동을 위한 검사에는 *Craig Sentences*, Craig Words (Craig, 1964), *Children's Audiovisual Enhancement Test (CAVET)*(Tye-Murray & Geers, 2002) 등이 포함된다. 그리고 성인을 위한 검사에는 *Iowa Sentence Test* (Tyler et al., 1986)와 *City University of New York (CUNY) sentences*가 있다(Boothroyd et al., 1985). 독화 검사인 *CAVET*의 예제가 참고 자료에 제시되어 있다. *CAVET*의 각 목록에는 시각단서만 제시되는 조건에서 구별하기 쉽게 보이거나 또는 어렵게 보이는 단어들이 포함되어 있어서 피검자들이 최고나 최저의 수행력 수준을 좀처럼 달성하기가 어렵다.

표 2-4. 독화의 향상정도를 계산하기 위해 두 가지 공식이 사용된다. 이번 예에서, Sam J.는 차이점수 공식으로 계산했을 때는 25%, 정규차이 공식으로 계산했을 때는 50%의 향상 점수를 획득하였다. Max H.는 차이점수 공식으로 계산했을 때 45%, 정규차이 공식으로 계산했을 때 50%의 향상 점수를 획득하였다.

환자	시각조건 점수	청시각조건 점수	차이점수 계산법 (AV − V)	정규차이점수 계산법 (AV − V) ÷ (100 − V)
Sam J.	50% 정답률	75% 정답률	75 − 50 = 25	(75 − 50) ÷ (100 − 50) = 50
Max H.	10% 정답률	55% 정답률	55 − 10 = 45	(55 − 10) ÷ (100 − 10) = 50

반응 양식

어음인지검사에서 고려할 또 다른 중요한 문제는 반응을 유도하기 위해 사용하는 반응 양식의 종류가 무엇인가 하는 것이다. 표준화된 많은 검사들은 반응을 유도하기 위해 보기와 문맥적 단서를 제공하지 않는 **개방형(open-set)** 검사를 사용하고 있다. 그러므로 검사 자료는 환자에게 친숙하지 않고 훈련기간 동안 한 번도 연습되지 않는다.

개방형(open-set) 과제 혹은 검사는 선택의 범위를 제공하지 않는다.

능숙한 독화자의 경우 청력손실을 발견하기가 어렵다

때때로 아동들은 아주 능숙한 독화자이기 때문에 아동들의 경도 혹은 중도 심지어 고도의 청력손실을 발견하기가 쉽지 않다. 어떤 아동들이 몇몇 소리나 단어를 잘못 발음하더라도 부모와 교사들은 아동의 조음문제를 청력손실과 쉽게 연관시키지 못한다. Jeffers & Barley(1971)는 다음과 같은 사건을 관련지어 설명하였다.

> 5세의 Richard는 '청력손실이 발견되지 않았던' 아동이었다. 부모는 어린 남동생에게 청력손실이 있을 것이라고 의심했지만, Richard 역시 비슷한 상황이라고는 생각하지 못했다. Richard의 말은 나이에 비해서 훌륭했으며, 단어를 기억하고 이해하는 능력 또한 평균 이상이었다. Richard의 청력손실은 남동생과 함께 검사를 받게 되어 알게 되었다. Richard는 42 dB (500, 1,000, 2,000 Hz의 순음역치평균) 정도의 양측성 청력손실과 함께 자음의 중요한 영역에서 고도의 청력손실(60 dB 혹은 그 이상)을 가진 것으로 나타났다. 1년 후, Richard는 초등학교에 입학하였고, 담임 교사는 Richard의 청력손실을 완전히 믿을 수 없어서 부모에게 오진이었을 것이라고 말하기도 하였다. Richard는 독화 없이 정상적인 대화수준에서 시행한 어음명료도 검사에서 48%의 점수를 나타내어 이해력에 있어 상당한 어려움을 보였다. 하지만 독화를 이용했을 때에는 84%로 이해력이 우수한 것으로 나타났다(p. 10).

폐쇄형(closed-set)은 환자에게 알려진 고정된 문항수의 자극 또는 반응 양식이다.

폐쇄형(closed-set) 검사는 주로 인공와우 사용자들과 아동들에게 사용된다. 이 검사는 반응을 유도하기 위해 제한적인 범위의 조건을 제공하고, 검사 항목은 문자 자극, 그림 및 실물로 제시되며 개방형 검사보다 더 쉽다. 반응 양식의 구성 내용과 수는 어음인지의 특성을 검사하고 검사 난이도를 다양하게 하기 위해서 선택될 수 있다. 예를 들어, 만약 교사가 인공와우 신규 사용자가 초분절적인 단서들을 이용하는지를 확인하고자 한다면, "*ball*"이라는 단어를 검사할 때 반응의 선택을 위한 지속시간과 강세패턴이 다양한 *ball*, *ice cream* 및 *tricycle*과 같은 단어를 제시하게 될 것이다. 이와는 달리 만약 교사가 기존의 인공와우 사용자를 검사한다면, 반응의 선택 범위는 아동이 좀 더 미세한 분절적 단서에 집중하도록 *ball*, *bill*, *bowl* 및 *bell*이 될 것이다. 이러한 과제는 반응의 선택 범위가 세 가지에서 네 가지로 많아질 때, 조금 더 어려워질 것이다.

육성 자료 대 녹음 자료

육성 검사(live-voice testing)를 하는 동안 화자는 실시간으로 자극을 제시한다.

녹음 자극(recorded stimuli)은 컴퓨터, 녹음기, CD 플레이어 및 DVD 플레이어를 통해서 제시된다.

어음인지검사 도구를 선택할 때 고려해야 할 다음 문제는 검사를 **육성(live-voice)**으로 시행할지, **녹음 자극(recorded stimuli)**으로 시행할지의 여부이다. 용어가 함축하는 바와 같이, 검사 항목들은 실제 화자의 육성 혹은 녹음기나 CD 플레이어와 같은 재생 시스템을 통해서 제시될 수 있다. 육성을 사용했을 때의 장점은 재생 장치가 필요 없고, 검사의 필요에 맞게 자극제시 속도를 화자가 조절할 수 있다는 점이다. 대부분의 어린 아동들에게는 녹음된 자극보다는 육성 자극이 더 편리하다.

이러한 장점에도 불구하고, 녹음 자극보다 육성 자극을 사용했을 때의 단점이 더 많다. 육성 화자들은 한 검사 회기에서 다음 검사 회기까지, 그리고 한 검사 장소에서 다른 검사 장소에 이르기까지 다양한 변화를 나타낼 수 있다. 즉 검사 화자의 말하는 방식이 다양하다. 예를 들어, 검사 화자의 말하는 방식은 다음과 같은 변인에 따라 변할 수 있다.

- **음성 주파수(voicing frequency)**: 일반적으로 높은 음도를 가진 여성 검사 화자는 말소리의 낮은 음도가 특징적인 남성 검사 화자보다 이해하기가 더 어렵다. 대부분의 사람들은 중주파수와 고주파수보다 저주파수에서 청력이 더 좋은 편이다.
- **억양(intonation)**: 표현이 풍부하고 적절한 억양의 구어 문장은 단조롭거나 부적절한 억양의 구어 문장보다 이해하기가 더 쉽다. 그러므로 검사 문장을 제시하는 동안 억양의 변화가 많은 검사 화자는 억양의 변화가 적은 검사 화자보다 이해하기에 더 쉬울 것이다.
- **말 속도(speech rate)**: 빠른 말소리는 적당히 느린 말소리보다 인지하기

가 더 어렵다. 어떤 검사 화자는 천천히 말하는 반면에 다른 검사 화자는 조금 더 빨리 말할 수 있다.

- **조음 명료도(clarity of articulation)**: 분명하게 발음한 말소리는 대화하거나 중얼거리는 말소리보다 인지하기가 더 쉽다. 검사 화자들은 명료하게 말하는 능력이 다양하다.
- **신체적 특징(physical characteristics)**: 청각과 시각단서를 모두 제시하는 조건 또는 시각단서만 제시하는 조건에서 입술과 턱의 움직임이나 수염의 제거 및 풍부한 얼굴 표정은 독화나 독순을 비교적 더 쉽게 할 것이다.

화자의 특징들이 검사 결과를 혼란시키지 않도록 하는 것은 중요하다. 만약 그렇지 않으면, 임상가는 시간 경과에 따른 개인의 수행력을 확인할 수 없거나, 그것을 다른 기관에서 검사를 받은 사람들과 비교할 수 없을 것이다. 오늘날 미국의 대부분 청각 임상기관과 청각관련 환경에서는 단어인지도를 측정할 수 있는 녹음된 자료에 전적으로 의존하고 있으며, 육성 검사는 거의 사용되지 않는다.

합성된 말소리와 변경된 말소리

대부분 녹음된 검사 자료는 가능한 한 명료하게 말할 수 있는 성인 화자에 의해 제시된다. 그러나 단어인지를 평가하기 위해서 두 가지 다른 종류의 녹음된 자료가 사용되는데, 그것이 합성된 말소리와 변경된 말소리이다.

합성된 말소리(synthesized speech)는 사람의 성도에 의해서 생성된 것이 아니라, 컴퓨터나 다른 기술 장치로 만들어진 것이다. 만약 검사자가 환자가 단어인지를 위해 특정 단서를 어떻게 활용하는지를 알고자 한다면, 합성어음을 사용하면 된다. 예를 들어, "*bat*"이라는 단어에서 /b/에 대한 성대진동 개시시간(voice onset time)에 체계적인 변화를 주기 위하여 일련의 음향적인 파형 샘플들을 만든다. 그 후 검사자는 환자가 연속선상의 어떤 단계에서 단어 "*bat*"과 "*pat*"을 듣는지를 확인할 수 있다.

변경된 말소리(altered speech)는 녹음된 사람의 말소리를 컴퓨터 소프트웨어를 사용하여 몇 가지 방법으로 변경시킨 것이다. 이러한 말소리는 시간이 압축되거나, 확장되거나 혹은 여과된 것이다. **시간압축된 말소리(time compressed speech)**는 연속적인 신호파형의 작은 구획을 주기적으로 삭제하도록 처리된다. 시간압축된 말소리를 재생하면, 빠른 속도로 자연스럽게 말하는 것처럼 들린다. 반대로 **확장된 말소리(expanded speech)**는 마치 말소리가 느린 속도로 재생되는 것처럼 들리게 하기 위해 신호의 작은 구획들을 복제해서 만든다. **여과된 말소리(filtered speech)**는 여과기에 어음신호를 통과시켜 만든다. **저주파수 여과된 말소리(low pass filtered speech)**는 고주파

합성된 말소리(synthesized speech)는 사람의 성도가 아니라 컴퓨터로 생성된다.

변경된 말소리(altered speech)는 녹음된 다음 여러 가지 방법으로 변경된 사람의 말소리이다.

시간압축된 말소리(time compressed speech)는 주파수 성분에는 변화 없이 말소리 파형의 구획을 제거하고 남은 구획들을 함께 압축하여 빨라진 말소리이다.

확장된 말소리(expanded speech)는 말소리가 느리게 발화된 것처럼 만들기 위해서 신호의 작은 분절들을 복사하여 변경시킨 녹음된 말소리이다.

여과된 말소리(filtered speech)는 신호의 주파수 대역을 제거하거나 증폭할 목적으로 여과기에 통과시킨 것이다

저주파수 여과된 말소리(lowpass filtered speech)는 여과기에서 고주파수 대역이 아닌, 저주파수 대역만 남도록 통과시킨 것이다.

고주파수 여과된 말소리(high-pass filtered speech)는 여과기에 저주파수 대역이 아닌, 고주파수 대역만 남도록 통과시킨 것이다.

수 대역이 아니라 저주파수 대역을, 반면에 **고주파수 여과된 말소리(high-pass filtered speech)**는 저주파수가 아니라 고주파수 대역을 포함한다. 변경된 말소리는 검사자가 환자의 청각시스템이 도전을 받는 상황에서 말소리를 얼마나 잘 인지하는지를 알아보기 위해서 사용한다.

요약하면 합성 및 변경된 말소리는 어음인지에 대한 특정한 청각단서의 영향을 조사하거나, 어려운 어음청취조건을 만들 때 자주 사용된다. 이런 자극들은 다음과 같은 질문들을 할 때도 사용된다.

- 사람들은 /t/와 /s/음을 구별할 때 파열음 단서를 활용하는가?
- 노인이 젊은 사람과 비슷한 청력을 가지고 있다 하더라도, 조금 더 어려운 듣기과제인 시간압축된 말소리를 이해하기 어려워하는가?

어음인지 평가와 관련된 어려움

어음인지 및 어음인지도에 대한 훈련의 영향을 평가할 때, 고려해야 할 여러 가지 문제가 있다. 그중 보다 중요한 세 가지 이슈는 다음과 같다.

- 학습 효과(learning effects)
- 검사–재검사 변이성(test-retest variability)
- 임상적 유의성(clinical significance)

학습 효과

학습 효과(learning effects)는 능력에서의 변화 때문이 아니라, 검사절차와 항목과의 친숙도에 따라서 검사 수행력이 향상될 때 발생한다.

때때로 환자들은 한 번 이상의 검사를 수행할 때, 심지어 검사 기간이 몇 주에 걸쳐 떨어져 있더라도 검사 문항을 학습하게 된다. 그래서 청능훈련과 같은 청능재활 중재보다도 다른 이유, 즉 **학습 효과(learning effects)** 때문에 수행력이 향상된다는 것이다. 예를 들어, 독화 검사를 "*The boy and girl walking to school.*"이라는 문장을 제시하였고, 그중 "*The boy* ____ ____ ____ *walking* ____ ____."라는 단어를 인지했다고 가정해 보자. 그리고 만약 3개월 후에 환자에게 같은 검사를 반복해서 실시한다면, 환자는 문장의 일부분을 기억해 내고 문장의 다른 나머지 부분을 확인하기 위해서 문맥 단서와 같은 정보를 사용하기 때문에 단어의 대부분을 인지하게 될 것이다. 심지어 문장의 리듬과 음절의 양상까지도 인지할지 모른다. 어떤 사람이 대화를 오랫동안 기억한다는 것은 믿기 어려울 수 있지만, 초등학교 때 배운 노래가사를 오랜 시간 동안 접하지 않아도 처음 시작되는 몇 단어만 들어도 기억할 수 있다는 점을 생각해야 한다.

등가목록(equivalent lists)은 인지하기에 동일한 난이도로 구성된 항목들을 포함한다.

학습 효과의 문제를 해결할 수 있는 한 가지 방법은 동일한 난이도로 구성된 문장세트, 즉 **등가 목록(equivalent lists)**을 사용하는 것이다. 일반적으로 등가성은 큰 참여집단을 대상으로 분리된 검사를 시행함으로써 확립된다. 만약 대상자들이 각 목록에서 평균적으로 동일한 수의 단어를 인지한다면, 그 목록들은 등가적이라고 말할 수 있다.

이 방법의 문제점은 어떤 청각기기를 사용했을 때는 목록이 등가적이지만, 다른 청각기기를 사용했을 때는 아닐 수 있다는 점이다. 예를 들어, 청각기기 사용자 그룹은 검사 항목 중 두 개의 목록에서 비슷한 수행력을 보인 반면에, 인공와우 사용자 그룹은 그렇지 않을 수 있다. 비슷한 의미로 등가성은 청력손실의 형태에 따라 다양한데, 예를 들어, 경사형의 경중도 청력손실을 가진 사람들은 수평형의 고도 청력손실을 가진 그룹과 수행력이 비슷하지 않을 것이다. 또한 목록의 등가성은 검사 조건에 따라 다양할 것이다. 예를 들어, 두 개의 목록이 시각단서만 제시되는 조건에서는 등가적이지만, 청각과 시각단서가 모두 제시되는 조건에서는 그렇지 않을 수 있다.

몇몇 연구자들은 100개 혹은 그 이상의 문장으로 구성된 수많은 항목의 검사를 제작함으로써 학습 효과를 최소화하고자 노력하였다(Tyler, Preece, & Tye-Murray, 1986). 환자들은 수많은 검사 문항 때문에 반복검사를 시행하더라도 거의 기억하지 못할 것이다. 그러나 이러한 가설을 지지할 수 있는 유용한 경험적 증거자료가 거의 없다. 또 다른 방법은 보기가 주어지는 폐쇄형 양식을 사용하는 것이다(예: Gagné et al., 2006; Tye-Murray, Sommers, & Spehar, 2006). 폐쇄형 세트는 자음 문장구조나 사지선다형 구조의 맥락에서 제시된다. 검사를 시행하기 전에 환자에게 여러 가지 연습문항을 제시한다. 폐쇄형 반응 세트는 조건 내 혹은 조건 간(예: 시각단서만 제시되는 조건과 청각단서만 제시되는 조건) 모두 목록의 등가성을 유지한다. 반복검사와 관련된 학습 효과는 환자가 검사 전 연습시간을 통해서 핵심단어에 친숙해지고, 동일한 문장이 한 번 이상 제시될 필요가 없기 때문에 최소화된다. 표 2-5는 행렬검사에 대한 반응 화면을 제시하고 있다. 이 예에서 가능한 모든 문장은 같은 구조를 가지고 있고(즉 *The __ and the __ watched the __ and the __*), 반응행렬에서 선택된 4개의 핵심단어를 포함하고 있다. 예를 들어, 한 검사 문장이 "*The saint and the wife watched the mice and the mole.*"이고, 다른 문장이 "*The bird and the boys watched the mole and the cop.*"이다. 만약 녹음된 문장이 충분하다면, 아무리 환자가 수없이 많은 검사를 받더라도 같은 문장을 두 번 반복해서 듣게 되지는 않을 것이다. 예를 들어, 표 2-5에 나타난 행렬에서는 863,040개의 서로 다른 문장이 가능하다. 비록 이런 양식이 목록의 등가성을 부여하고 학습 효과를 최소화시키더라도, 제한된 수의 단어만 평가가 가능하고 듣기능력이나 독화능력이 좋은 환자들에게는 너무 쉬울 수 있다.

표 2-5. 행렬검사 양식의 예. 이 예에서 행렬은 문장의 4개 위치에 대해 32개의 교환이 가능한 핵심 단어를 포함하며, 각 단어는 한 문장 안에서 오직 한 번만 사용될 수 있다(Tye-Murray et al., 2006; Tye-Murray et al., in press에서 인용). 검사를 시행하는 동안, 행렬은 컴퓨터 표시화면에 나타나고 환자는 4번 연속적인 선택을 누르면서 반응한다. 검사는 청각단서만 제시되는 조건, 시각단서만 제시되는 조건 및 청각과 시각단서가 모두 제시되는 조건에서 각각 시행한다.

The ____ and the____ watched the ____ and the ____.

Please choose from the following words:

Beer	Cat	Deer	Fawn	Men	Saint	Team	Whale
Bird	Cook	Dog	Fish	Mice	Seal	Toad	Wife
Boys	Cop	Dove	Fox	Mole	Snail	Tribe	Wolf
Bug	Cow	Duck	Frog	Moose	Son	Troop	Worm

검사-재검사 변이성

검사-재검사 변이성(test-retest variability)은 검사를 시행한 후, 다음 시행할 때까지의 검사 일관성에 대한 측정이다.

독화 수행력의 평가와 관련된 또 다른 문제는 환자, 특히 아동들의 수행력이 매일 변한다는 것이다. 그래서 환자는 같은 검사임에도 불구하고, 다른 날에 다시 검사하면 다른 점수를 받게 될지도 모른다. **검사-재검사 변이성(test-retest variability)**에 영향을 주는 여러 가지 요인들이 있다. 첫 번째 이유는 피검자와 관련 있다. 예를 들어, 어떤 날에는 아동이 검사를 잘 받을 정도로 의욕이 넘치는 반면에, 다른 날에는 불안해하고 검사에 흥미를 잃기도 한다. 마찬가지로 검사 점수는 훈련의 결과가 아니라 피로, 흥미 및 기분의 결과 때문에 향상되거나 감소하기도 한다.

검사의 특성 역시 검사-재검사 변이성에 영향을 준다. 대부분의 검사는 검사의 모든 요소를 동일하게 유지하더라도, 단순히 검사를 두 번 시행하는 것 자체가 다소 다른 결과를 나타낼 수 있기 때문에 본질적으로 가변적이다. 만약 폐쇄형 반응 양식을 제시한다면, 환자는 다른 날보다 우연히 어느 날 검사의 수행력이 더 좋게 나타날지도 모른다.

마지막으로 검사조건 역시 검사-재검사 변이성에 영향을 미칠 수 있다. 다음과 같은 변인들의 변화가 검사 점수를 바꿀 수 있다.

- **제시 방법(mode of presentation)**: 예를 들어, 육성 자극에서 녹음된 자극으로 바꾼다면 검사 점수가 떨어질지도 모른다.
- **위치(location)**: 예를 들어, 방음실에서 사무실로 옮겨 검사를 시행하게 되면, 검사의 수행력이 저하될지도 모른다.
- **화자(talker)**: 예를 들어, 일반적으로 친숙하지 않은 사람보다 친숙한 사람, 그리고 여성보다 남성인 경우가 말소리를 이해하기가 더 쉽다.
- **항목이 반복 제시된 횟수(number of times an item is repeated)**: 예를

검사-재검사 신뢰도와 타당도

변이성과 밀접하게 관련된 문제가 검사의 **신뢰도(reliability)**이다. 검사의 신뢰도는 검사의 반복 정도와 관련이 있으며, 신뢰도 수준은 측정표준오차라는 용어로 표현된다. Mendel & Danhauer(1997)는 다음과 같이 신뢰도를 정의하고 있다.

> "신뢰도는 다른 특성의 검사를 동일한 사람이 반복 측정하거나, 혹은 간섭오차 없이 동일한 특성의 검사를 다른 사람이 측정하는 정도에 관한 것이다(Bilger, 1984). 신뢰도는 측정표준오차라는 용어로 나타낼 수 있다. 만약 청자에게 같은 검사를 여러 번 시행한다면, 검사 점수의 평균으로부터 구한 점수는 어떤 수치(참 점수)에 점점 더 근접하게 된다. 한 번의 검사 점수가 참 점수에 어느 정도 근접하는지가 검사의 신뢰도를 결정한다"(pp. 10~11).

신뢰도뿐만 아니라, 어음인지검사는 검사의 전체 항목이 관심 영역과 지표를 대표적으로 표본조사하고, 어음인지능력에 대한 만족스러운 평가를 제공한다는 의미의 좋은 **타당도(validity)**를 가지고 있어야 한다. Martin & Clark(2006)은 어음인지검사의 타당도를 평가하기 위한 세 가지 기준을 제시하였다.

1. 검사가 측정하고자 하는 것을 얼마나 잘 측정하는지(말소리를 이해하는 개인의 어려움)
2. 검사가 다른 유사한 방법들과 얼마나 적절하게 비교되는지
3. 검사가 특정한 방법으로 다른 어음검사에 영향을 미치는 것으로 알려진 신호의 변경(소음의 제시 및 왜곡과 같은)에 얼마나 잘 견디는지(p. 127)

신뢰도(reliability)는 검사 대상자 그룹이 반복적으로 시행되는 검사를 통해 비슷한 점수를 성취하는 정도이다.

타당도(validity)는 어떤 검사가 측정하기로 한 것을 측정하는 정도이다.

들어, 검사 문항을 두 번 반복해서 제시하거나, 피검자가 요구할 때마다 자주 제시하는 경우는 한 번만 제시할 때보다 수행력이 더 나을 것이다.

임상적 유의성

단어인지 평가와 관련된 또 다른 문제는 임상적 유의성에 관한 것이다. 때때로 수행력의 작은 변화가 임상적으로 중요한지를 결정하는 것은 어렵다. 예를 들어, 어떤 사람이 독화 훈련을 받기 전 문장검사에서 30% 정도의 단어를 인지하였다. 그 후 그 사람은 36% 정도의 단어를 인지하게 되었다. 이러한 경우 임상가는 의미 있는 방향으로 독화가 향상되었는지를 결정해야 한다.

개체 내(within-subject) 통계방법은 훈련 전후의 수행력을 비교하고, 그 변화가 통계적으로 유의한지를 확인하기 위해서 사용되어 왔다. 훈련 전·후 각 문장에서 단어의 정반응률을 비교할 수 있다. 대응표본 *t*-검정(paired-test)은

목록의 모든 문장을 사용해서 계산할 수 있다. 통계적 유의성이 임상적 유의성과 반드시 같다고는 볼 수 없지만, 변화가 의미 있는지 정도는 나타낸다.

다문화적인 이슈

단일언어 사용자(monolingual)는 한 가지 언어만을 말하는 사람을 지칭하는 용어이다.

이중언어 사용자(bilingual)는 두 가지 언어를 말하는 사람을 지칭하는 용어이다.

미국의 인구의 다양성이 증가함에 따라, 다중언어검사가 청능재활에서 하나의 이슈로 그 중요성이 부각되고 있다. 다중언어검사를 고려할 때, 환자가 **단일언어 사용자(monolingual**; 한 개 언어만 말함)인지, 이중언어 사용자인지를 확인하는 것이 중요하다. **이중언어 사용자(bilingual)**는 모국어를 사용하는 그 나라 출신인 화자와 비교할 정도의 능숙함을 나타낸다는 의미에서, 예를 들어, 원어민 스페인어 화자와 같은 원어민 화자로 묘사되기도 한다. 단어인지검사에 대한 수행력은 환자가 단일언어 사용자인지 혹은 이중언어 사용자인지, 그리고 언어에 대한 이해력(예: 언제부터 영어를 배우기 시작했는지? 어떤 언어를 먼저 습득했는지?) 및 능통성(예: 언어에 있어 개인의 능숙함)과 같은 언어의 변인들에 의존적이기 때문에 환자마다 다를 수 있다. 단일언어 혹은 이중언어 사용자들은 단어인지검사에서 수행력이 서로 다르고, 스페인 이중언어 사용자는 단어인지에 대한 스페인어 검사가 영어 검사보다 수행력이 더 높다는 증거가 있다(Von Hapsburg & Pena, 2002,

이중언어의 사용

"이중언어 사용에 대한 포괄적인 정의는 두 개의 언어를 알고 있는 사람들까지 포함하는 것이다(Baker, 1993). 그러나 이러한 정의는 개인이 각각의 언어를 알고 있는 정도가 여러 가지 상황에 의존적이기 때문에 너무 광범위해서 유용하지 않다. 언제 언어를 습득했는지, 어떻게 언어를 습득했는지, 어떤 언어기술(읽기, 쓰기, 말하기, 듣기)을 습득했는지 그리고 일상생활에서 언어가 어떻게 사용되는지와 같은 요인들이 사람들의 이중언어 사용에 영향을 미친다. 어떤 사람들은 균형적인 이중언어 사용자(balanced bilingual) 혹은 양쪽언어 사용자(ambilingual)라고 알려진, 두 개의 언어를 비슷한 정도로 유창하게 말하는 사람만을 이중언어 사용자로 생각한다. 이중언어 사용의 기능적인 혹은 전체적인 관점은 사람들이 다른 목적과 다른 의사소통상황에서 그들의 언어를 각각 습득하고, 사용한다는 점을 고려한다. 그러므로 이중언어 사용의 기능적인 견해는 이중언어의 사용이 어떤 의사소통상황에서는 하나의 언어가 조금 더 유리하고, 다른 상황에서는 다른 언어가 더 유리하다는 점을 인정하는 것이다. 이런 기능적 관점에서부터 언어를 왜 습득했는지, 어떻게 습득했는지, 언제 습득했는지, 그리고 어떻게 사용했는지를 질문하는 것이 중요하게 되었다"(Von Hapsburg & Pena, 2002, p. 203).

for a review 참조). 그 외 몇몇 증거들은 배경소음이 영어 청취자보다 스페인어-영어의 이중언어 청취자에게 더 불리한 영향을 미치는 것을 보여 주었다(Von Hapsburg, Champlin, & Shetty, 2004).

영어를 구사하지 못하거나 영어를 제2외국어로 사용하는 환자들에게 적합한 단어인지검사 자료에 대한 요구가 있었다. 불행히도 아직 자료가 충분히 제작되지 않아 이러한 요구를 충족시킬 수 없다. 스페인어를 말하는 환자를 위해 개발된 몇몇 검사의 예로 *Spanish Bisyllables* (Weisleder & Hodgson, 1989), 개방형 반응양식으로 제시된 이음절 자음-모음-자음-모음 스페인 단어 50개 목록(50-word lists of bisyllabic consonant-vowel-consonant-vowel Spanish words) 그리고 **합성문장(Synthetic Sentence)** *Identification* (SSI) 검사 등이 포함된다(Benitez & Speaks, 1968).

합성문장(synthetic sentence)은 일반적으로 명사, 동사 및 목적어를 포함하는, 문법적으로는 맞지만 의미가 없는 문장이다.

영어가 모국어가 아닌 사람들을 평가하는 데 있어 한 가지 어려운 점은 환자들의 언어를 이해하지 못하기 때문에 검사 자료에 대한 반응을 점수화하기 힘들다는 것이다. 적어도 한 가지 검사, 즉 *Spanish Picture-Identification Test* (McCullough, Wilson, Birck, & Anderson, 1995)는 이런 문제를 해결하기 위해 수정되었다(McCullough & Wilson, 2001). 이 검사는 50개의 단어로 구성된 2개의 목록으로 구성되어 있다. 검사 단어(유도구 문맥에서 언급된)는 쉽게 그림으로 그릴 수 있는 평범한 이음절 명사와 동사이다. 검사 문항들은 목표 단어와 같은 운을 가진 사지선다형의 폐쇄형으로 제시된다. 선택사항은 컴퓨터 모니터를 통해서 환자에게 그림의 형태로 제시된다. 그림을 기반으로 하는 폐쇄형 검사의 장점은 임상가가 환자를 검사하는 데 스페인어를 이해할 필요가 없다는 것이다. 또한 폐쇄형 검사의 결과가 개방형 방식으로 시행된 검사 결과와 유사하다는 것이다. 스페인 언어검사의 단어 목록들이 참고 자료에 제시되어 있다.

사례연구

검사도구 접근법을 시행해야 하는 이유

청능사인 Lindsey Mooreland는 3명의 남성 노인 환자들의 청취기술을 비교하고자 하였다. 우선 *Children's Audiovisual Enhancement Test (CAVET)*라는 단어검사만을 시행하기로 하였다. 그러나 시간적인 여유가 있었기 때문에 자음검사(*Iowa Consonant Test*)와 문장검사(*Iowa Sentence Test*)도 함께 시행하였다. 3명의 실제 환자들에 대한 결과가 표 2-6에 제시되어 있다.

(계속)

사례연구

검사도구 접근법을 시행해야 하는 이유 (*계속*)

표 2-6. 청각단서만 제시되는 조건에서 실시한 세 가지 검사의 결과

검사 및 자극의 종류	환자의 백분율 점수(%)		
	Al	Tom	Bob
Iowa Consonant Test (Consonants)	55	61	87
CAVET (Words)	45	45	30
Iowa Sentence Test (Sentences)	58	38	48

만약 청능사가 단어검사만 실시했다면, 3명의 남성은 청취기술이 비슷하게 나타났을지도 모른다. 검사 점수는 단어 정반응률이 30%(Bob)에서 45%(Al & Tom) 사이의 범위였다.

검사도구 접근법은 조금 더 복합적인 양상을 나타내고 있는데, 만약 단어검사만 실시했다면, 환자가 최상의 청취기술을 가지고 있다고 단정지을 수는 없을 것이다. 자음인지검사에서 Bob은 3명 중 가장 높은 점수(87% 자음 정답률)를 나타낸 반면에, Al은 가장 낮은 점수(55% 정답률)를 기록하였다. 문장인지검사의 경우, Al이 가장 높은 점수(58% 단어 정답률)를, Tom이 가장 낮은 점수(38%)를 각각 기록하였다.

검사 시간과 평가 목적은 어떤 검사가 시행되었고, 얼마나 많은 검사가 시행되었는지를 좌우한다. 그러나 한 가지 검사만을 시행한다면, 검사 결과가 특정 환자의 어음인지능력에 대한 전체적인 정보를 제공해주지 못한다는 것을 깨닫는 것이 중요하다.

최종 의견

이번 장에서는 개인의 어음인지능력을 평가하기 위한 일반적인 검사를 살펴보았다. 특정 검사에 대해서만 초점을 맞추지 않았고, 오히려 특정 개인을 위한 검사를 선택할 때 고려해야 할 사항에 초점을 맞추었다. 어음인지검사의 결과는 청능훈련 계획을 수립할 때 매우 중요하다.

요점 정리

- 일반적인 청각학적 평가는 청력도, 어음청취역치의 결정, 어음명료/인지도 등의 검사를 포함한다. 그리고 청력도 자체만으로는 환자의 의사소통장애 정도를 항상 충분하게 반영하지 못한다.
- 최적의 검사 환경은 방음실에서 시행하는 경우이다.
- 언어 및 청각 전문가들은 여러 가지 이유로 어음인지능력을 평가한다. 예를 들어, 청능사는 증폭에 대한 환자의 필요성을 평가하거나, 시간경과에 따른 환자의 수행력을 측정하는 데 관심을 가질 수 있다.

- 검사 화자의 인지/언어적 기술과 같은 환자 변인들은 검사 자료의 선택에 영향을 미친다. 예를 들어, 청능사는 3세 아동을 평가하기 위해서 문장 검사를 선택하지는 않을 것이다.
- 검사 자극은 음소, 단어, 구, 관련이 없는 문장 및 주제 관련 문장 등이 포함된다. 그리고 각각의 자극 종류는 장점과 단점을 가지고 있다.
- 일단 검사 자료를 선택했다면, 검사 절차에 관한 결정을 할 수 있다. 예를 들어, 청능사는 녹음된 자료와 배경소음을 이용하여 청각조건에서 자극을 제시하는 경향이 있다.
- 환자들은 반복검사로 인해 검사 항목을 학습할 수 있다.
- 검사는 높은 신뢰도과 타당도를 가져야 한다.
- 검사–재검사 변이성은 때때로 중요한 문제이다. 특히 아동들은 매일 수행력이 변할 수도 있다.
- 다문화적인 검사가 보편적이지만, 영어를 제외한 언어의 어음인지검사에 대한 수요는 현재 이루어지고 있는 검사의 공급을 넘어선다.
- 이중언어 사용자는 제2외국어로 검사를 시행했을 때보다 모국어로 검사를 시행했을 때 수행력이 더 좋다.

용어 및 개념

청력도(audiogram)
청력손실 정도(degree of hearing loss)
단어인지에 대한 청력손실의 영향(effects of hearing loss on word recognition)
검사 선택(test selection)
어음 자질(speech features)
정보전이 분석(information transmission analysis)
독화 향상력(speechreading enhancement)
폐쇄형과 개방형(closed and open sets)
신뢰도와 타당도(reliability and validity)
이중언어 사용자(bilingual)

문제 풀이

1. Mills 여사는 화자가 작게 이야기하더라도 문제없이 말소리를 들을 수 있지만, 잘 이해할 수는 없다고 호소하였다. 그녀의 청력손실 형태는 무엇인가?
   a. 저주파수형
   b. 수평형

c. 고주파수형
d. 접시형

2. 고도의 청력손실이 있으며, 보청기를 사용하지 않는 아동에 대한 설명은 무엇인가?
   a. 조용한 상황에서는 말소리를 명확하게 잘 인지하지만, 소음상황에서는 단어의 50% 정도만 인지할 것이다.
   b. 화자가 크게 말하지 않는다면, 음성을 거의 들을 수 없을 것이다.
   c. 말소리를 진동으로 인지할 것이다.
   d. 집단상황에서 대화를 나누지 않는다면, 메시지의 대부분을 들을 것이다.

3. 어음인지검사의 목적은?
   a. 어떤 검사를 선택해야 하는지 알려준다.
   b. 다양하지만, 항상 음성학적으로 균형을 이룬 단어 목록을 제시하는 것이다.
   c. 청각기기를 비교하는 것이다.
   d. 환자의 모국어로 결정된다.

4. "*eepee*"와 "*eesee*"와 같은 자극은 환자의 어떤 능력을 평가하기 위해 사용하는가?
   a. 단어인지
   b. 자질 활용
   c. 비언어적 소리인지
   d. 청각 예민함

5. 어음검사에서 근접어(neighborhood)란 무엇인가?
   a. 비슷한 음향-음소적 특징을 가진 단어의 그룹
   b. 특정한 목적을 위해 시행되는 일련의 검사
   c. 특정 검사에 포함되는 검사 자극
   d. 자질분석에서 함께 밀집되어 있는 한 무리의 음소

6. 스페인어 이중언어 사용 환자에 해당하는 설명은 무엇인가?
   a. *The Iowa Sentence Test*에서 영어 단일언어 사용자와 같은 정도의 수행력을 보일 것이다.
   b. 스페인어를 구사하는 임상가의 검사를 받아야 한다.
   c. 단어 혹은 문장인지검사를 받을 수 없다.
   d. 원어민과 같은 정도로 언어를 구사한다면, 원어민 이중언어 사용자

로 고려된다.

7. 시각에 청각을 더해서 얻을 수 있는 이점은 무엇인가?
   a. 독화력 향상
   b. 독화술
   c. 청시각 어음인지
   d. 정규화 비율

8. 어음인지검사를 시행할 때 바르지 않은 것은?
   a. 폐쇄형 반응 양식이 적용된다.
   b. 검사 자극은 육성으로 제시된다.
   c. 여성 화자가 자극을 제시한다.
   d. 자극은 고립단어이다.

9. 등가목록은 다음 중 어떤 문제를 해결하기 위해서 사용하는가?
   a. 검사-재검사 변이성
   b. 검사 신뢰도
   c. 학습 효과
   d. 환자 변이성

10. 한 청능사가 배경소음이 있는 상황에서 어음인지검사를 시작하려고 한다. 그 청능사는 붐비는 회의장을 가장 잘 모방한 소음원을 선택하였다. 그 소음은 무엇인가?
    a. 백색소음
    b. 분홍소음
    c. 경쟁 화자
    d. 어음소음

11. 연구자들이 새로운 어음인지검사에 대한 타당도를 확인하고자 하였다. 다음 중 이 검사가 낮은 타당성을 보인 이유는 무엇인가?
    a. 중도의 청력손실을 가지고 있는 사람들뿐만 아니라, 고도의 청력손실을 가진 사람들도 검사를 받기 때문이다.
    b. 검사 대상자들이 조용한 상황에서보다 백색소음이 있는 상황에서 수행력이 더 낮았다.
    c. 많은 단어를 이미 알고 있는 대상자일수록 *Lexical Neighborhood Test* 에서 더 많은 단어를 인지하였다.
    d. 검사를 받은 다음날 재검사에서 대상자들의 점수가 극적으로 향상되었다.

참고 자료

The Lexical Neighborhood Test

(Kirk, Pisoni, & Osberger, 1995)

List 1

Easy words: juice, good, drive, time, hard, gray, foot, orange, count, brown, home, old, watch, need, food, dance, live, stand, six, cold, push, stop, girl, hurt, cow.

Hard word: thumb, pie, wet, fight, toe, cut, pink, hi, song, fun, use, mine, ball, kick, tea, book, bone, work, dad, game, lost, cook, gum, cap, meat.

List 2

Easy words: down, truck, mouth, pig, give, school, boy, put, three, farm, fish, green, catch, break, house, sit, friend, jump, bird, swim, hold, want, snake, more, white.

Hard word: ear, hand, dry, zoo, goat, toy, call, sing, cut, wrong, bed, fat, man, run, hot, read, grow, bag, cake, seat, nine, sun, bath, ten, ride.

CID Everyday Sentence

(Silverman & Hirsh, 1955)

List A

1. Walking's my favorite exercise.
2. Here's a nice quiet place to rest.
3. Our janitor sweeps the floors every night.
4. It would be much easier if everyone would help.
5. Good morning.
6. Open your window before you go to bed!

7. Do you think that she should stay out so late?

8. How do you feel about changing the time when we begin work?

9. Here we go.

10. Move out of the way!

List B

1. The water's too cold for swimming.

2. Why should I get up so early in the morning?

3. Here are your shoes.

4. It's raining.

5. Where are you going?

6. Come here when I call you!

7. Don't try to get out of it this time!

8. Should we let little children go to the movies by themselves?

9. There isn't enough paint to finish the room.

10. Do you want an egg for breakfast?

List C

1. Everybody should brush his teeth after meals.

2. Everything's all right.

3. Don't use up all the paper when you write your letter.

4. That's right.

5. People ought to see a doctor once a year.

6. Those windows are so dirty I can't see anything outside.

7. Pass the bread and butter please.

8. Don't forget to pay your bill before the first of the month.

9. Don't let the dog out of the house.

10. There's a good ball game this afternoon.

List D

1. It's time to go.
2. If you don't want these old magazines, throw them out.
3. Do you want to wash up?
4. It's real dark night so watch your driving.
5. I'll carry the package for you.
6. Did you forget to shut off the water?
7. Fishing in a mountain stream is my idea of a good time.
8. Fathers spend more time with their children than they used to.
9. Be careful not to break your glasses.
10. I'm sorry.

List E

1. You can catch the bus across the street.
2. Call her on the phone and tell her the news.
3. I'll catch up with you later.
4. I'll think it over.
5. I don't want to go to the movies tonight.
6. If your tooth hurts that much you ought to see a dentist.
7. Put the cookie back in the box!
8. Stop fooling around!
9. Time's up.
10. How do your spell your name?

List F

1. Music always cheers me up.

2. My brother's in town for a short while on business.
3. We live a few miles from the main road.
4. This suit needs to go to the cleaners.
5. They ate enough green apples to make them sick for a week.
6. Where have you been all this time?
7. Have you been working hard lately?
8. There's not enough room in the kitchen for a new table.
9. Where is he?
10. Look out!

List G

1. I'll see you right after lunch.
2. See you later.
3. White shoes are awful to keep clean.
4. Stand there and don't move until I tell you.
5. There's a big piece of cake left over from dinner.
6. Wait for me at the corner in front of the drugstore.
7. It's no trouble at all.
8. Hurry up!
9. The morning paper didn't say anything about rain this afternoon or to-night.
10. The phone call's for you.

List H

1. Believe me!
2. Let's get a cup of coffee.
3. Let's get out of here before it's too late.
4. I hate driving at night.

5. There was water in the cellar after that heavy rain yesterday.
6. She'll only be a few minutes.
7. How do you know?
8. Children like candy.
9. If we don't get rain soon, we'll have no grass.
10. They're not listed in the new phone book.

List I

1. Where can I find a place to work?
2. I like those big red apples we always get in the fall.
3. You'll get fat eating candy.
4. The show's over.
5. Why don't they paint their walls some other color?
6. What's new?
7. What are you hiding under your coat?
8. How come I should always be the one to go first?
9. I'll take sugar and cream in my coffee.
10. Wait just a minute!

List J

1. Breakfast is ready.
2. I don't know what's wrong with the car, but it won't start.
3. It sure takes a sharp knife to cut this meat.
4. I haven't read a newspaper since we bought a television set.
5. Weeds are spoiling the yard.
6. Call me a little later!
7. Do you have change for a $5 bill?

8. How are you?
9. I'd like some ice cream with my pie.
10. I don't think I'll have any dessert.

The Children's Audiovisual Enhancement Test (CAVET)

(Tye-Murray & Geers, 2002)

List A

Easy to identify, vision-only:	*Difficult to identify, vision-only:*
1. telephone	11. ten
2. elephant	12. hug
3. mouth	13. rock
4. fish	14. talk
5. newspaper	15. sit
6. hamburger	16. cat
7. warm	17. full
8. thumb	18. sing
9. chair	19. birthday cake
10. ship	20. map

List B

Easy to identify, vision-only:	*Difficult to identify, vision-only:*
1. family	11. line
2. remember	12. neck
3. basketball	13. kill

4. bath
5. beautiful
6. ice cream cone
7. look
8. shoe
9. light
10. cheese
14. kiss
15. dinosaur
16. sock
17. juice
18. foot
19. math
20. Mickey Mouse

List C

Easy to identify, vision-only:

1. grandfather
2. fall
3. policeman
4. farm
5. ball
6. butterfly
7. push
8. love
9. hear
10. chocolate

Difficult to identify, vision-only:

11. down
12. plate
13. six
14. good
15. hill
16. tall
17. sun
18. car
19. pull
20. vegetable

The Quick Sin Test

(Erymotic Research, 2001)

(주: 문장들은 소음 수준 증가에 따라 제시된다. 여섯 번째 문장이 0 dB SNR, 각 문장마다 5 dB씩 증가하는 소음 수준의 증가를 나타내어 첫 번째 문장은 25 SNR을 나타내고 있다. 검사는 각 목록 당 6개의 문장씩 18개 목록으로 구성되어 있다.)

A sample list

1. A white silk jacket goes with any shoes.

2. The child crawled into the dense grass.

3. Footprints showed the path he took up the beach.

5. A vent near the edge brought in fresh air.

6. It is a band of steel three inches wide.

7. The weight of the package was seen on the high scale.

Word Comprising the Spanish Picture-Identification Task

(McCullough & Wilson, 2001)

List 1	List 1 (continued)	List 2	List 2 (continued)
Balón (ballon)	Mono (monkey)	Ala (wing)	Mesa (table)
Barba (bread)	Niña (girl)	Balcón (balcony)	Moto (motorcycle)
Barca (boat)	Ojo (eye)	Barra (bar)	Nota (note)
Besa (kiss)	Oso (bear)	Bastón (cane)	Ocho (eight)
Boca (mouth)	Pala (shovel)	Bata (robe)	Oro (gold)
Bola (ball)	Papa (potato)	Beso (kiss)	Peso (money)
Bota (boot)	Pico (sting)	Bola (ball)	Pino (pine tree)
Caja (box)	Pito (whistle)	Bolsa (purse)	Piña (pineapple)
Canta (sing)	Prisa (hurry)	Cabra (goat)	Piso (floor)
Capa (cape)	Queso (cheese)	Cama (bed)	Plaza (plaza)
Cara (face)	Rama (twig)	Caña (cane)	Riña (fight)
Carne (meat)	Ratón (rat)	Carga (load)	Risa (laugh)
Cárcel (jail)	Reza (pray)	Carta (letter)	Roca (rock)
Coger (catch)	Roja (red)	Casa (house)	Ronca (snore)
Cono (cone)	Ropa (rope)	Coca (Coke)	Rosa (rose)
Corer (run)	Rota (broken f.)	Comer (eat)	Roto (broken m.)
Foto (photo)	Sala (living room)	Coser (sew)	Saco (sack)

List 1	List 1 (continued)	List 2	List 2 (continued)
Gorro (cap)	Salto (jump)	Dama (lady)	Sapo (frog)
Hueso (bone)	Santo (Saint m.)	Fresa (strawberry)	Santa (Saint m.)
Jota (J)	Talon (heel)	Halcón (hawk)	Tapa (lid)
Ladrón (robber)	Tasa (cup)	Jamón (ham)	Tisa (chalk)
Llama (Knock)	Toca (knock)	Llanta (tire)	Tono (note)
Manta (blanket)	Toro (bull)	Lloro (cry)	Trono (throne)
Masa (dough)	Viña (vine)	Mala (sick-f)	Vota (vote)
Misa (mass)	Voto (vote)	Mapa (map)	Zorro (fox)

CHAPTER 3

청각기기와 관련 기술
Listening Devices and Related Technology

개요

- 보청기
- 인공와우
- 청각보조기기
- 사례연구: 음악청취
- 최종 의견
- 요점 정리
- 용어 및 개념
- 문제 풀이
- 부록 3-1

환자는 포괄적인 청력평가를 받고 청능훈련이나 독화훈련을 받기 전에, 적절한 청각기기를 선택하고 자신에 맞게 조절받게 된다. 이러한 청각기기는 보청기, 인공와우, 청각보조기기(assistive listening devices, ALD) 등이 포함된다. 적절한 청각기기의 제공은 환자가 성인이든지 혹은 아동이든지 간에 청능재활의 계획에서 필수적인 요소이다. 이러한 기기들은 의사소통의 문제를 최소로 하고, 일상적인 기능을 위한 잔존청력의 사용을 최대로 할 수 있다.

사람들에게 청각기기를 제공하는 중요한 목적에는 다음과 같은 두 가지 측면이 있다.

1. 왜곡이나 불편함 없이 말소리를 듣게 하기 위해서
2. 음량경험의 범위를 회복시키기 위해서

위에서 언급한 두 가지 목적을 달성하기 위하여 이번 장에서 다룰 세 가지 종류의 청각기기를 최적의 상황에서 선택하고 조절할 수 있다.

이번 장에서는 청각기기에 친숙하지 않은 독자를 위하여 청각기기의 개요를, 그리고 청각기기에 친숙한 사람들을 위하여 청각기기의 주요 요점에 관한 내용을 제시할 것이다. 또한 청각기기와 관련된 기술과 그 종류에 대해서도 살펴볼 것이다.

보청기

20세기 이전에는 청각장애인들이 더 잘 들을 수 있도록 (1) 크게 말하기, (2) 귀에 손을 대고 말하기, (3) 귀뿔(ear horn), 담화관(speaking tube), 나팔(trumpet) 혹은 비슷한 기기들을 제공하기와 같은 세 가지 방법을 주로 사용하였다. 그 후 보청기의 출현으로 청각장애인이 더 잘 들을 수 있는 방법에 혁명이 일어났다. 1847년 이후 비교적 빠르게 발전하게 된 보청기 기술을 제대로 인식하기 위하여 표 3-1을 재검토하는 것은 상당히 가치 있는 일이다. 이 표에는 보청기 설계과정에서 발생한 몇몇 지표들이 강조되어 있다.

최신 보청기 디자인에는 두 가지 중요한 경향인 소형화와 신호처리의 강화가 명백히 나타났다. 시간이 경과하면서 보청기는 점차 소형화되었다. 초창기 보청기는 크고 불편하며, 휴대하기가 어려웠다. 탁상용 전기 보청기의 경우 교사와 학생들이 책상 주위에 둘러앉아 있는 교육환경에서만 자주 사용되었고, 초기 휴대용 보청기는 탁상용 기기에 비해 많이 개선되지는 않았다. 즉 휴대용 보청기는 손이나 몸에 휴대할 수 있는 큰 상자에 보관되었으며, 진공관으로 작동되었다. 그 후 진공관은 머리에 보청기 착용을 가능하게 했

표 3-1 보청기 기술과 마케팅의 역사에서 지표가 되는 몇몇 사건들. Siemens, Oticon, Telex, Belton, Maico, Dahlberg, Miracle-Ear, Widex, Starkey, Argosy, Microtronic, Philips & Danavox 등은 보청기 제조회사이다[BTE = behind-the-ear hearing aid(귀걸이형 보청기); ITE = in-the-ear hearing aid(귓속형 보청기); ITC = in-the-canal hearing aid(외이도형 보청기)].

1847년	Siemens는 Werner von Siemens에 의해 독일에서 설립되었고 전보, 전화 및 전기 전송시스템에 많은 발전을 이루었다.
1890년	National Carbon Company가 설립되었고, 그 이후에 이 회사는 Eveready Battery사가 된다.
1904년	Hans Demant는 미국에서 개발된 보청기를 덴마크로 수입하기 위해서 Oticon의 전신이 되는 회사를 설립하였다.
1910년	Siemens는 종업원들을 위해서 처음 보청기를 제작하였고, 1912년이 되어서야 일반 대중들에게 보청기를 공급하였다. 초창기 보청기는 손에 들고 다니는 휴대용이었다.
1914년	Siemens는 동물의 세포막을 통해서 전달된 소리를 외이도 가까이에 적합할 수 있는 작은 보청기 수신기를 소개하였다.
1919년	Siemens는 최초의 상업용 청력검사기를 생산하였다.
1924년	Siemens는 포켓용 보청기에 사용할 목적으로 소형 탄소 송화기의 특허권을 최초로 획득하였다.
1929년	Siemens는 반응과 음량이 향상되고, 착용이 가능한 진공관 증폭기를 최초로 생산하였다.
1940년	Maico는 소형 진공관이 통합되고 착용이 가능한 보청기(세 부분으로 구성된)를 최초로 소개하였다.
1944년	Beltone은 최초로 Mono-Pac과 같은 모든 부품이 내장된 보청기를 소개하였다.
1953년	Maico는 최초로 트랜지스터 보청기를 판매하였다.
1955년	Dahlberg는 귀에 착용하도록 고안된 최초의 전기 보청기인 Miracle-Ear를 소개하였다. 같은 해에 Dahlberg는 혁신적인 귀걸이형과 안경형 보청기를 소개하였고, Sears Roebuck사에 개인용 보청기(private-level hearing aids)를 공급하기 시작하였다. Siemens는 최초로 트랜지스터 보청기에 텔레코일을 도입하였다.
1961년	Siemens는 전방에서 소리를 집음할 수 있는 최초의 귀걸이형 보청기인 Auriculina를 소개하였다.
1962년	Miracle-Ear IV는 집적회로를 사용한 최초의 보청기였다.
1967년	Siemens는 push-pull 증폭기를 내장한 보청기를 개발하고, Fonator 말/청각 훈련기를 소개하였다. Widex는 바람소음을 줄이기 위한 소리 후크를 소개하였다.
1971년	Maico는 방향성 듣기가 가능한 탈위상 송화기의 특허권을 획득하였다.
1972년	Starkey는 맞춤형 귓속형(full-concha) 보청기에 대한 반품정책 권리를 제정하였다.
1976년	Danavox는 직접음향입력(DAI) 시스템을 출시한 최초의 보청기 제조회사이다. Siemens는 입력압축이 가능한 귀걸이형 보청기를 소개하였다.
1979년	Oticon은 전방향성과 방향성 송화기를 선택할 수 있는 사용자 조절 스위치가 내장된 최초의 보청기인 E24V를 소개하였다.
1982년	Argosy Electronics사는 귓속형 보청기 산업분야에서 최초로 성공한 제품인 CCA를 출시하였다.
1986년	Beltone의 새로운 보청기인 Suprimo는 3개의 맞춤형 직접회로와 8개의 조절기를 제공하며, 이는 완전 프로그램 장치를 향한 큰 업적이었다.
1988년	Philips는 적외선 원격–조절 귓속형 보청기와 외이도형 보청기를 소개하였다.
1989년	Maico는 최초로 프로그램식 보청기(programmable HA)를 제공하였다.
1991년	Philips는 외이도에 매우 깊게 삽입할 수 있는 보청기인 XP Peritympanic을 최초로 소개하였다.
1992년	Danavox는 피드백을 제거하기 위한 디지털 시스템인 DFS Genius를 소개하였다.
1995년	Oticon은 최초로 100% 디지털 귀걸이형 보청기인 DigiFocus를 발표하였다. Maico는 최초의 프로그램 고막형 보청기를 공급하였다.
1996년	Telex는 연질형(soft type) 보청기 외형(shell)인 SoftWear를 소개하였다.

(계속)

표 3-1 보청기 기술과 마케팅의 역사에서 지표가 되는 몇몇 사건들. Siemens, Oticon, Telex, Belton, Maico, Dahlberg, Miracle-Ear, Widex, Starkey, Argosy, Microtronic, Philips & Danavox 등은 보청기 제조회사이다. (*계속*)

1997년	Argosy사는 보청기 내에 4개의 분리된 신호처리기를 제공할 수 있는 독점적인 마이크로칩인 Quadrasound를 소개하였다. Widex는 고막형 모델에 최초의 디지털 신호처리장치를 도입하였다. Telex는 신호의 강도에 근거해서 입력된 신호를 두 개의 채널로 분리하는 최초의 보청기인 AcuSound를 소개하였다.
2000년	Songbird Medical사는 사용기간이 40일이고, 가격이 40달러 정도인 일회용 보청기를 소개하였다.
2001년	Oticon사가 개방형 귀 음향학을 소개하였는데, 이는 개방형 보청기를 적합할 때 폐쇄효과를 제거하기 위하여 활성 피드백 소거(active feedback cancellation)를 사용하도록 고안된 시스템이다.
2002년	많은 환자들에게 폐쇄효과를 충분히 줄여줄 수 있는 환기기능이 고려된 활성 피드백 소거가 보청기에 도입되었다.
2003년	보청기의 미관을 개선하기 위하여 얇은 음도관(tube)이 내장된 소형 귀걸이형(Mini-BTE) 보청기가 출시되었다.
2005년	개방형 보청기(receiver-in-the-ear, RITE)가 출시되었다.
2007년	보청기 시장의 점유율이 50%에 달하는 귀걸이형 보청기는 몇 년 후, 그 점유율이 20%까지 떨어졌다.

Adapted from "A timeline of the hearing industry"(1991). *The Hearing Journal*, *50*, 54-70. Updated with input from Donald Schum, personal communication, [March], 2007.

던 트랜지스터로 대체되었고, 지난 수십 년 동안 트랜지스터는 빠르게 소형화되었다. 그래서 현재는 누군가가 귓속을 직접 들여다보지 않는 한, 보청기는 완전히 보이지 않게 되었다. 아마도 소형화에 대한 이런 경향을 자극하는 주된 요인은 일부 사용자의 미용적 관심일 것이다.

신호처리(signal processing)는 신호의 다양한 매개변수를 조작하는 것과 관련 있다.

어떤 보청기는 하나 이상의 방식으로 음성신호를 처리하는 **다중기억(multiple memories)** 특성을 가지고 있다.

다중기억 보청기(multiple memory hearing aids)는 사용자가 청취환경에 따라 처리전략을 선택하도록 한다.

소음감소(noise reduction)는 서로 다른 두 지점에서 측정된 소음의 음압수준(sound pressure level, SPL) 간의 차이이다.

음향피드백 소거(acoustic feedback cancellation)는 송화기가 보청기를 통해서 증폭된 소리를 다시 포착하여 재증폭시켰을 때, 보청기에서 발생하는 불쾌한 소리를 제거하는 것이다.

보청기에서 **프로그램화(programmability)**는 보청기의 이득과 같은 몇몇 변수들을 컴퓨터로 조정할 수 있는 보청기의 특징을 의미한다.

보청기 디자인에서 소형화와 함께 또 다른 뚜렷한 경향은 실시간 **신호처리(signal-processing)** 능력(처리 알고리즘에 따라 여러가지 방법으로 신호를 바꿀 수 있는 능력)의 정교함 향상이다. 몇 가지 개선된 내용은 다음과 같은 내용을 포함한 신호처리의 발전과 관련되어 있다.

- **다중기억(multiple memories)**은 소리의 음질과 어음청취를 최대로 하기 위하여 조용한 상황에서 청취할 때와 소음상황에서 청취할 때 각각 다른 방법으로 보청기를 조절하도록 되어 있다. 이와 같이 여러 가지 증폭 특성들을 이용할 수 있는 보청기를 **다중기억 보청기(multiple memories hearing aid)**라고 한다.
- 정교한 **소음감소(noise reduction)** 회로는 보청기가 어음은 증폭하고, 원하지 않는 배경소음은 증폭하지 않도록 하는 것이다(Yuen, Kam & Lau, 2006 참조).
- **음향피드백 소거(acoustic feedback cancellation)**는 수화기에서 소리가 새어 나왔을 때, 보청기에서 휘파람 소리 같은 잡음이 나지 않도록 하는 것이다.
- **프로그램화(programmability)**는 청능사들이 보청기의 이득, 주파수반응 및 다른 전기음향학적 특징들을 설정하도록 하는 것이다. 만약 보청기 사용자가 진행성 청력손실을 경험한 적이 있다면 이러한 특징들은 상당

히 유용할 것이며, 시간이 경과함에 따라 변화하는 듣기 상황에 적응하도록 보청기를 조절해 주어야 한다.

- **디지털 처리(digital processing)**는 신호를 아날로그에서 디지털로 변환하여 목표신호에 도달시키기 위해 처리한 다음, 다시 아날로그 신호로 변환시키는 것이다.
- 신호처리방식인 **다채널(multiple channels)**은 일부 주파수 대역(일반적으로 고주파수 대역 혹은 어음정보를 전달하는 대역)이 다른 주파수 대역(저주파수 대역 혹은 높은 강도의 소음을 포함한 대역)보다 더 많은 이득이나 증폭을 갖도록 신호음을 주파수 대역별로 여과시킨다.

디지털 처리(digital processing)를 사용하는 보청기는 신호를 아날로그에서 디지털로 변환하여 목표신호에 도달시키기 위하여 신호를 처리한 다음, 다시 아날로그 신호로 변환하는 것이다.

다채널(multiple channel)을 사용하는 보청기는 일부 주파수 대역(일반적으로 고주파수 대역)이 다른 주파수 대역보다 더 많은 이득을 갖도록 신호음을 주파수 대역으로 여과시킨다.

이상 언급한 경향들이 보청기 설계 및 개발의 지표가 됨에도 불구하고, 보청기의 종류나 특정한 기능이 무엇이든지 간에 보청기의 구성요소에는 몇 가지 불변성이 있다.

보청기 구성요소

그림 3-1은 일반적인 보청기의 도식을 나타낸다. **송화기(microphone)**는 주위환경으로부터 음향신호를 집음한 후, 그 음향신호를 전기신호로 변환시킨다. 변환된 음향신호는 소리가 선택적으로 증폭되는 **증폭기(amplifier)**를 통과하게 되는데, 신호의 고주파수 성분만 증폭되기도 한다. 증폭기에서 처리된 전기신호는 수화기에서 다시 음향신호로 변환되어 이어몰드(earmold)와 음도관을 통해서 전달된다.

송화기(microphone)는 음향신호를 전기신호로 전환시키는 변환기이다.

증폭기(amplifier)는 소리의 강도를 증가시킨다.

또한 보청기는 작동을 위한 전력을 공급해 주는 **건전지(battery)**를 내장하고 있으며 적어도 네 가지 종류가 있다(용량이 크고 사용시간이 긴 것에서부터 용량이 작고 사용시간이 짧은 순으로 다음과 같은 부호로 표시된다: 675, 13, 312, 10). 비록 건전지 수명은 건전지의 종류, 사용되는 보청기의 종류 및 볼륨조절기의 선택 등과 같은 여러 가지 요인에 따라 달라지는데, 아연 건전지의 경우, 1주에서 4주까지 사용할 수 있다.

건전지(battery)는 전력을 공급하는 전지이다.

송화기

송화기는 소리의 왜곡이나 외부소음 없이 반응하도록 설계되어 음향신호를 전기신호로 변환시킨다. 최신 송화기의 내부용적은 얇은 중합체의 진동판에 의해 두 부분으로 나뉜다. 한쪽 면은 진동판이 전기를 잘 전달할 수 있도록 얇은 금속으로 코팅되었으며, 진동판과 평행한 부분이 전기적으로 코팅된 금속등판이다. 이 코팅된 등판은 안정적인 전기 충전량을 영구적으로 저장할 수 있고, 이로 인해 진동판과 등판 사이에는 강한 전기장이 발생하게 된다. 즉 정지된 상태에서 진동판이 움직였을 때, 진동판과 등판 사이에서 소량의 전압이 발생하는 것이다. 그래서 송화기가 작동했을 때 소리가 앞쪽의

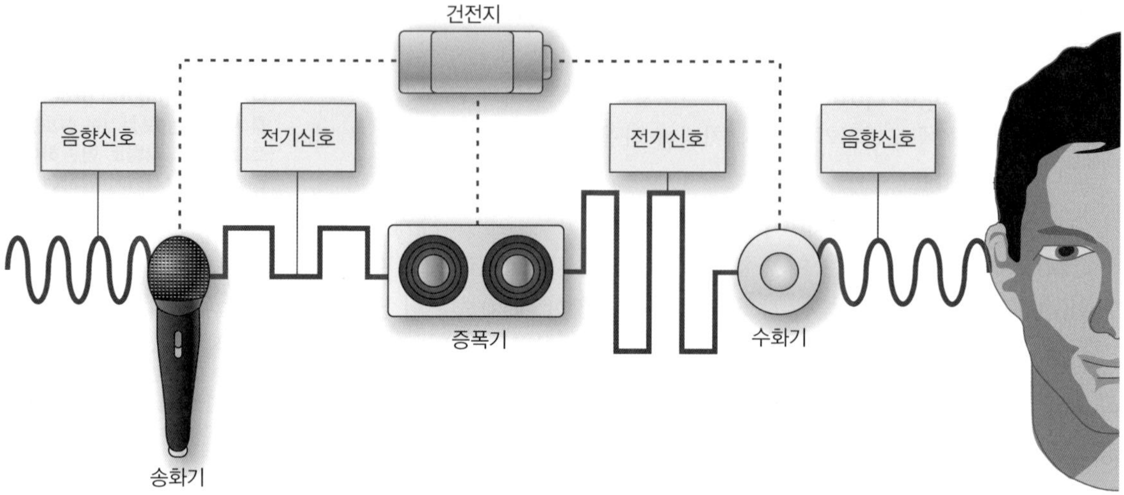

그림 3-1. 보청기 도식

볼륨조절기 안으로 전달되어 진동판의 움직임을 발생시키고, 이런 발진기(oscillator)는 진동판과 등판 전도체 사이의 진동 전압신호를 만들어 내는데 이것이 증폭기로 전달되는 신호이다.

방향성 송화기(directional microphone)는 사용자의 후면보다 정면에서 발생하는 소리에 조금 더 민감하다.

전방향성 송화기(omnidirectional microphone)는 모든 방향에서 발생하는 소리에 민감하다.

자동방향성 송화기(automatic directional microphone, ADM)는 환경적인 조건에 따라 전방향성과 방향성 모드 사이를 자동적으로 선택한다.

일반적인 송화기의 두 가지 형태는 방향성과 전방향성이다. **방향성 송화기(directional microphone)**는 사용자의 후면이 아니라 정면에서 발생하는 소리에 주로 반응하도록 설계되었다. **전방향성 송화기(omnidirectional microphone)**는 모든 방향에서 발생하는 소리에 반응하며, 사용자를 위하여 신호대잡음비를 향상시킨다. 예를 들어, 방향성 송화기는 사용자의 정면에 서 있는 화자의 말소리는 잘 집음하지만, 방의 뒤쪽에서 대화하고 있는 두 사람의 말소리는 집음하지 못할 것이다. 이와 같이 방향성 송화기를 자주 사용하게 되면, 소음이 있는 상황에서 듣기가 더 유리해진다. 어떤 보청기는 신호대잡음비나 소리의 강도와 같은 요인들에 따라서 조용한 환경에서는 전방향성 송화기 모드로, 소음환경에서는 방향성 송화기 모드로 자동적으로 조절할 수 있는 선택 알고리즘(switching algorithm)이 내장된 자동방향성 시스템을 포함하기도 한다. 특히 이런 **자동방향성 송화기(automatic directional microphone, ADM)**는 지속적으로 변하는 환경 속에서 신호대잡음비를 최적화하기 위하여 방향성 반응패턴을 변경하기도 한다. 여러 연구에서 방향성과 자동방향성 송화기를 사용한 환자들이 전방향성 송화기를 사용한 환자들보다 소음상황에서 수행력이 좋다는 자료를 제시하였다(예: Bentler, 2005; Bentler, Palmer, & Mueller, 2006; Blamey, Fiket, & Steele, 2006; Yuen et al., 2006; Ricketts, Galster, & Tharpe, 2007).

증폭기

증폭기 역시 모든 보청기에 내장되는 구성요소 중 하나로 신호의 강도를 증폭시킨다. 이때 **이득(gain)**은 증폭기에 의해 제공되는 증폭의 양으로 보청기의 입력과 출력 간의 차이로 정의된다. 예를 들어, 입력신호가 30 dB SPL이고 출력신호가 60 dB SPL인 경우, 보청기의 이득은 30 dB가 된다.

보청기의 **이득(gain)**은 음향신호의 입력수준과 출력수준 간의 데시벨 차이이다.

보청기에서 신호는 선택적으로 처리되고 증폭되는데, 대부분 세 가지 증폭 단계를 통해서 전달된다. **전증폭기 단계(preamplifier stage)**에서는 송화기로부터 전달받은 신호를 증폭시키고, **신호처리 단계(signal processing stage)**에서는 환자를 위해 소리의 음질이 향상되도록 신호를 조작한다. 어떤 증폭기는 배경소음이 아닌 말소리를 더 증폭하도록 고안된 디지털 소음감소(digital noise reduction, DNR) 시스템을 포함하기도 한다. 마지막 **출력 단계(output stage)**에서는 처리된 신호를 증폭한 다음, 다시 수화기로 전달한다.

전증폭기 단계(preamplifier stage)에서는 송화기에서 입력된 신호를 증폭시킨다.

신호처리 단계(signal processing stage)에서는 구성정보를 강화하거나 발췌하기 위해서 신호를 조작하는 단계이다.

출력 단계(output stage)에서는 처리된 소리가 증폭된다.

아날로그와 디지털 보청기의 증폭기는 신호를 다르게 처리한다. 아날로그 보청기는 시간 경과에 따라 지속적이고 다양한 강도로 신호를 증폭한다. 반면에 디지털 보청기는 소리가 아날로그 신호에서 디지털 신호로 변환되며, 처리과정은 컴퓨터의 언어버전으로 실행된다. 그리고 처리된 신호는 다시 아날로그 신호로 변환된다.

증폭기는 정점-절단(peak-clipping)과 압축(compression)의 두 가지 종류 중 하나로 분류되기도 한다. 이런 용어는 소음성 난청일 가능성이 있는 사용자에게 소리가 불편할 정도로 크게 들리지 않도록 신호의 출력을 제한하는 방식에 관한 것이다. 정점-절단이나 압축의 목적은 매우 큰 입력신호에 대한 보청기의 **최대출력(maximum power output, MPO)**을 제한하는 것이다.

최대출력(maximum power output, MPO)은 보청기가 산출할 수 있는 최대수준의 강도이다.

정점-절단 회로를 가진 증폭기는 입력되는 모든 수준의 신호에 대해 일정하거나 혹은 선형적인 이득의 양을 제공한다. 소리가 **포화수준(saturation level)**에 도달할 때까지 일정한 양으로 증폭되도록 입력과 출력 간에 일대일의 관계가 성립하며, 포화수준에서는 증폭기로 들어온 소리가 너무 크기 때문에 증폭기가 신호의 정점을 절단된다. 하지만 음향신호의 수준을 효과적으로 제한하더라도 소리의 음질은 떨어질 수 있다. 그림 3-2에서는 정점-절단 시스템에서 보청기의 입력과 출력수준 간의 관계에 대한 예를 나타내고 있다.

정점-절단(peak-clipping)은 입력수준이 증폭기가 신호의 정점을 "자르기" 시작하는 포화수준에 이를 때까지 전 범위에 일정하거나 혹은 선형적인 이득을 제공하는 보청기의 출력을 제한하는 방법이다.

포화수준(saturation level)은 증폭기가 입력음에 비해 출력음을 더 이상 증가시키지 않는 지점이다.

비선형 증폭시스템은 일반적으로 **압축(compression)** 회로의 기능을 사용한다. 압축은 세 가지 목적으로 사용된다. 첫 번째, 소리가 너무 커서 사용자

압축(compression)은 입력이득에 따른 출력이득을 결정하고 제한하는 데 사용되는 비선형증폭기의 이득방식이다.

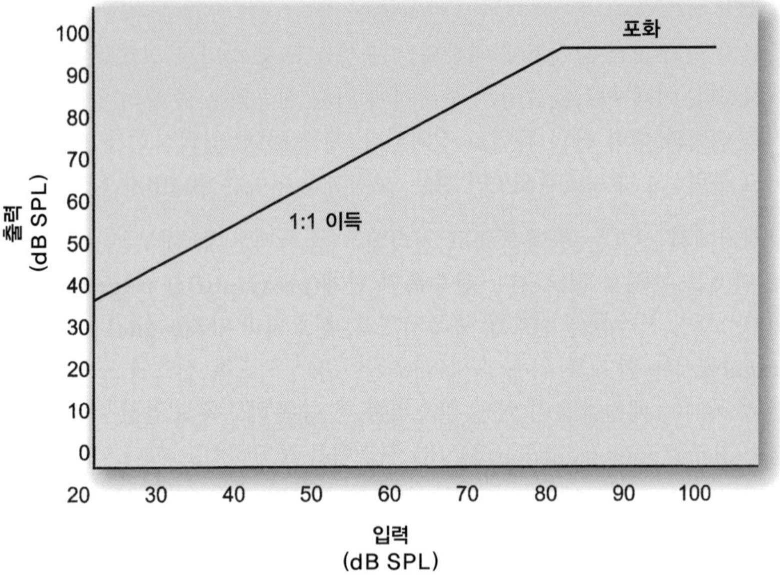

그림 3-2. 출력을 제한하기 위해서 정점-절단을 사용하는 보청기의 입출력음량 기능곡선

가 불편감을 느끼지 않도록 보청기의 최대출력을 제한하기 위해서이다.

두 번째, 사용자의 역동범위 내에서 소리의 범위를 제공하기 위해서이다. 역동범위는 소리에 대한 개인의 역치와 불편감을 일으킬 정도의 소리수준 간의 차이로 정의된다. 청력손실이 심한 사람들의 경우 대략 역동범위가 40 dB 이하로 감소하게 된다.

압축회로의 세 번째 목적은 입력되는 신호의 수준에 따라 어음신호에 대한 이득의 양을 다양하게 제공하기 위해서 작은 소리를 큰 소리보다 더 많이 증폭하는 것이다.

압축역치(kneepoint)는 압축이 적용되는 보청기 입출력기능의 지점이다.

압축비율(compression ratio)은 보청기 증폭에 대한 음향입력과 음향출력 간의 데시벨 비율이다.

압축시간(attack time)은 신호가 안정된 수치로 증폭하기 시작할 때 그 사이의 시간이다.

소리는 압축회로 내에서 압축기능을 일으킬 정도의 입력수준에 도달할 때까지는 선형적으로 증폭된다. 그 후 **압축역치(kneepoint)**에 도달하게 되면 증폭량이 줄어들게 되고, 미리 설정된 수준을 넘어서게 되면 증폭되지 않는다. 이런 종류의 출력제한은 최근 대부분의 보청기에 공통적으로 사용되고 있다. 그림 3-3은 압축회로와 압축역치가 장착된 보청기의 입출력관계를 보여주고 있다. 입력과 출력 간의 관계를 **압축비율(compression ratio)** 혹은 입력 음압과 출력 음압 간의 변화의 비율이라고도 한다. 예를 들어, 20 dB 정도 소리가 증폭기로 들어가서 10 dB로 변환되어 나가면, 압축비율은 2:1이 된다. 압축 증폭기가 큰 소리에 반응하여 압축하는 데 걸리는 시간을 **압축시간(attack time)**이라고 한다. 예를 들어, 만약 120 dB의 소리가 90 dB

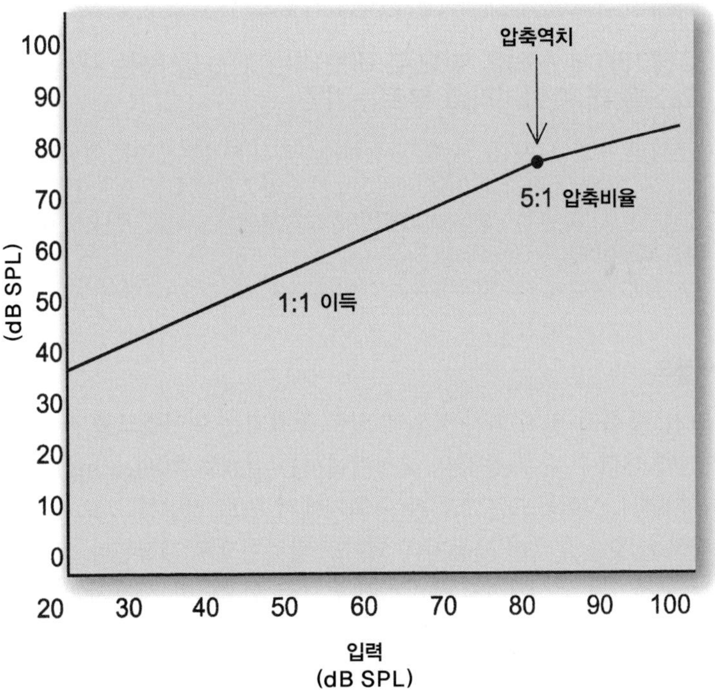

그림 3-3. 출력을 제한하기 위해서 압축회로를 사용하는 보청기의 입출력음량 기능곡선

로 압축되는 데 걸리는 시간이 50 ms라면, 압축시간은 50 ms이다. 이와 비슷하게, **해제시간(release time)**은 큰 소리가 끝난 후, 압축 증폭기가 다시 이득을 증가시키는 데 걸리는 시간을 의미한다. 다른 종류의 압축회로가 있는데, 예를 들어 K-AMP 회로는 낮은 강도의 입력음에서는 저주파수보다 고주파수에서 이득을 더 많이 제공하지만, 높은 강도의 입력음에서는 그렇지 않다. **다중대역 압축방식(multiband compression)**은 신호의 음량증가를 조절하고 어음인지를 최대로 하기 위하여 서로 다른 주파수 대역의 입력 신호에 대한 압축과 출력제한을 다르게 할 수 있다.

해제시간(release time)은 큰 소리가 끝난 후, 증폭기가 안정된 상태로 되돌아가는 데 걸리는 시간이다.

다중대역 압축방식(multiband compression)은 주파수별 압축 정도와 출력제한을 서로 다르게 적용하여 청자가 말소리를 최대한 인지하도록 신호의 음량증가를 조절해주는 방법이다.

수화기

처리된 전기신호는 보청기의 다른 에너지 변환기인 수화기로 들어가서 다시 음향에너지로 변환된다. 어떤 면에서 수화기는 소형 스피커 또는 송화기의 반대 개념이다(수화기는 전기신호를 음향신호로 변환시키는 반면에, 송화기는 음향신호를 전기신호로 바꾼다).

보청기에서 소리를 밖으로 내보내는 기능을 하는 구성 요소를 왜 수화기라고 부르는가?

보청기의 소형 스피커를 "수화기(receiver)"라고 부르는 관례는 전화기 산업으로 거슬러 올라간다. 이 용어는 전화기 손잡이 안에 있는 스피커로부터 유래하는데, 즉 손잡이의 수화기 말단부가 전화에서부터 전기신호를 수신하기 때문이다.

이어몰드

송화기, 증폭기 및 수화기 이외에 일부 보청기는 이어몰드를 사용해야 한다[반면에 대다수 다른 종류의 보청기에서는 실제로 외피(casing)가 이어몰드를 대체함]. 이어몰드는 소리를 수화기에서 귀로 전달하고 보청기의 위치를 고정하는 것을 도우며 사용자의 외이도 맞춤형으로 제작된다. 그리고 이어몰드는 보청기의 수신기까지 플라스틱 튜브로 연결되며, 사용자의 필요에 따라 다양한 형태로 제작될 수 있다. 예를 들어, 어떤 이어몰드는 귀의 외이 전체를 채우는 반면에, 다른 이어몰드는 외이 안에 고정시키는 반고리형(half-ring)만으로 구성되기도 한다. 전자의 이어몰드 형태는 고도 혹은 심도의 청각장애인에게 사용되고, 후자는 중도의 청각장애인에게 주로 사용된다.

보청기의 다른 기능들

앞의 그림 3-1에서 나타낸 구성요소 외에 일부 보청기는 추가기능을 가지고 있는데, 전원조절기, 볼륨조절기, 텔레코일 및 원격조절기 등이 포함된다.

전원조절기

전원조절기(on-off control)는 사보청기를 사용하지 않을 때는 끄고, 필요할 때는 켤 수 있도록 앞뒤로 움직이는 작은 스위치이다. 볼륨조절기의 핸들이나 건전지 문에 통합되기도 한다.

전원조절기(on-off control)는 보청기를 사용할 때는 켜놓고, 사용하지 않을 때는 꺼놓을 수 있도록 앞뒤로 움직이는 아주 작은 스위치이다. 또한 전원조절기는 볼륨조절기 핸들과 통합될 수 있다. 만약 보청기에 전원조절기가 없으면 건전지를 넣어 작동시킨다.

음향입력장치

음향부트(audio boot)는 직접음향 입력 코드에 연결하기 위해서 귀걸이형 보청기에 사용하는 장치이다.

대부분의 귀걸이형 보청기에는 음원으로부터 음향신호가 직접 입력되도록 하는 음향입력장치(audio input)가 있다. 이렇게 소리를 직접 입력함으로써 주위환경으로부터 왜곡현상을 제거할 수 있는데, 보청기를 텔레비전이나 라디오에 직접 연결하는 전선을 사용하는 것이 그 예이다. 음향입력장치는 플러그나 **음향부트(audio boot)**가 설비된 전기 접촉점으로 구성되어 있으며,

송화기와 분리된 전증폭기를 내장하고 있다.

텔레코일

텔레코일(telecoil; 가끔 *t-coil* 혹은 *audiocoil*로 불림)은 전화 의사소통을 향상시킬 수 있는 일종의 유도코일(inductive coil)이다. 전화 수화기는 텔레코일에 의해 입력되는 전자기 신호를 출력하므로 보청기의 송화기를 우회한다. 텔레코일에 의해 입력된 신호는 증폭된 후 다시 음향신호로 변환되어 귀에 전달된다. 만약 보청기에 전원조절기가 있다면, 그것은 **텔레코일**의 *T*위치와 **송화기**의 *M*위치를 포함하는 것이며, 사용자가 전화기를 사용하기 전에 텔레코일을 작동시킬 수 있다. 보청기 전원스위치에 있는 *MT* 옵션은 텔레코일과 송화기의 동시 사용을 가능하게 한다. 어떤 보청기는 전화기에 근접했을 때, 보청기의 송화기가 자동적으로 전화모드로 전환되는 "자동 텔레코일"을 포함하기도 한다. 텔레코일의 사용으로 음향학적인 피드백 문제를 최소화하고, 주변 환경소음의 전달을 미리 제거할 수 있다. 이 장의 후반부에서도 언급하겠지만, 텔레코일은 청각보조기기의 일종으로 신호를 집음하기 위해서도 사용될 수 있다. 그러나 고막형 보청기처럼 작은 보청기의 경우 그 크기가 작아 텔레코일을 내장할 수 없다.

텔레코일(telecoil)은 전화나 유도 증폭 시스템으로부터 전자기 신호를 받아들이는 보청기의 유도코일이다.

볼륨조절기

볼륨조절기(volume control)는 사용자가 증폭의 정도를 조절할 수 있도록 하며, 일반적으로 회전하는 핸들의 형태이다.

보청기의 **볼륨조절기(volume control)**는 출력음을 조절하기 위해서 사용된다(수동 혹은 자동).

원격조절기

원격조절기(remote control)는 휴대용 장치로서 다음 두 가지 목적으로 사용할 수 있다(그림 3-4). 첫 번째, 원격조절기는 보청기의 전기음향학적 특징을 프로그램화하는 데 사용할 수 있다. 두 번째, 원격조절기는 보청기의 채널을 변경할 때, 또는 볼륨조절기를 조절하고 전원을 켜거나 끌 때 사용할 수 있다.

원격조절기(remote control)는 음량을 조절하거나 프로그램 보청기의 프로그램을 변경하도록 하는 휴대용 장치이다.

보청기 종류

지금까지는 보청기의 기본적인 구성요소에 대해 살펴보았고, 이제부터는 그 기능에 따라 분류하는 방법에 대해서 살펴보기로 하자. 보청기의 종류에는 신체형(body aids), 귀걸이형(BTE), 귓속형(ITE), 외이도형(ITC) 그리고 고막형(CIC) 보청기 등의 다섯 가지가 있다. 대부분의 보청기 제조사들은 자사 홈페이지를 통해 제품들을 종류별로 소개하고 있다. 보청기 제조사의 목록과 연락정보를 부록 3-1에 제시하였다.

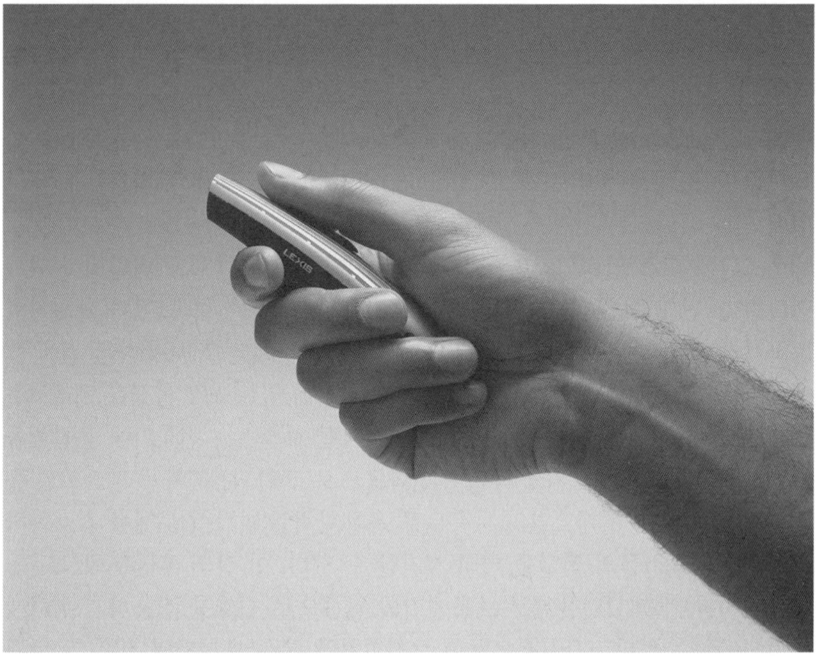

그림 3-4. 보청기의 원격조절기. *Photograph courtesy of Oticon.*

신체형 보청기

신체형 보청기(body hearing aid)는 몸에 착용하는 박스형 본체와 귀에 있는 수화기에 연결하는 코드로 구성된다.

신체형 보청기(body hearing aid)의 케이스는 대략 카드 한 벌 정도의 크기로 가슴에 착용하며, 긴 선으로 이어몰드와 연결된다. 또한 신체형 케이스에는 송화기, 증폭기 및 수화기가 내장되어 있다. 신체형 보청기는 강력한 증폭량을 제공하기 때문에 고심도의 청력손실에 유용하다. 또한 손 감각이 떨어진 사람들도 사용할 수 있는 큰 조절기를 내장하고 있다. 그리고 신체형 보청기는 내구성이 좋으며, 보청기를 잃어버리거나 손상을 입을 가능성이 적기 때문에 어린 아동들도 손쉽게 사용할 수 있다.

골전도 보청기(bone-conduction hearing aid)는 중이를 우회하여 유양돌기 위에 장착한 골진동기를 통해서 증폭된 소리를 직접 내이로 전달되는 보청기이다.

골전도기(bone-conductor)는 두개골을 진동하여 와우로 소리를 전달하는 데 사용되는 진동체이다.

이런 장점에도 불구하고, 신체형 보청기는 오늘날 미국이나 유럽에서 거의 사용되지 않지만 개발도상국가에서는 저렴한 가격 때문에 인기가 많다. 또한 신체형 보청기는 비교적 부피가 크고 눈에 많이 띄며, 가슴 위에 장착한 송화기로 인해 소리의 방향성을 구분하기가 쉽지 않다. 때때로 신체형 보청기는 귀걸이형 보청기를 지탱할 수 없는 이개를 가진 어린 아동들과 외이도 폐쇄증, 소이증 및 만성 중이염을 앓고 있는 아동들이 사용하기도 한다. 후자의 경우, 신체형 보청기는 두개골을 통해 소리를 **골전도 보청기(bone-conduction hearing aid)**로 전달하는 **골전도기(bone-conductor)**에 부착되기도 한다. 이때 소리는 이개 뒤나 유양돌기 위에 장착하는 골진동기를 통해서 내이로 전달되는데, 이 진동은 중이를 우회하여 두개골을 통해서 직접 내이로 향한다.

귀걸이형 보청기

귀걸이형 보청기(behind-the-ear hearing aids, BTE)의 구성요소는 이개 뒤에 착용하는 작은 외형 안에 내장되어 있다(그림 3-5). 일반적으로 귀걸이형 보청기의 케이스는 작은 플라스틱 튜브로 이어몰드에 연결된다. 개방형 적합을 위한 귀걸이형 보청기에는 이어몰드가 없고, 작은 플라스틱 튜브만 있다. 귀걸이형 보청기는 강력한 텔레코일 회로와 같이 다양하게 이용할 수 있는 선택사항들이 있기 때문에 가장 다루기 쉬운 종류의 보청기일 것이다. 게다가 이어몰드는 사용자의 편의성을 위한 방향으로 제작할 수 있다. 예를 들어, 만약 아동이 만성 중이염으로 고통받는다면, 귓속형 보청기와 같이 외이도를 막는 기기를 사용할 수 없을 것이다. 그리고 아동들이 계속 성장하여 귀가 더 자라면 이어몰드를 다시 제작하면 된다. 하지만 귓속형 보청기와 같이 작은 크기의 보청기일수록, 그 크기가 너무 작아서 계속 성장하는 아동의 두개골과 잘 맞지 않을 수 있기 때문에 새로운 보청기를 다시 제작해야 한다. 그 외 귀걸이형 보청기의 다른 장점은 다음과 같다.

귀걸이형 보청기(behind-the-ear, BTE)는 이개에 장착하고, 귀본으로 외이도에 연결하는 보청기이다.

- 부드러운 연질형 이어몰드(soft earmold)를 사용할 때, 귀걸이형 보청기는

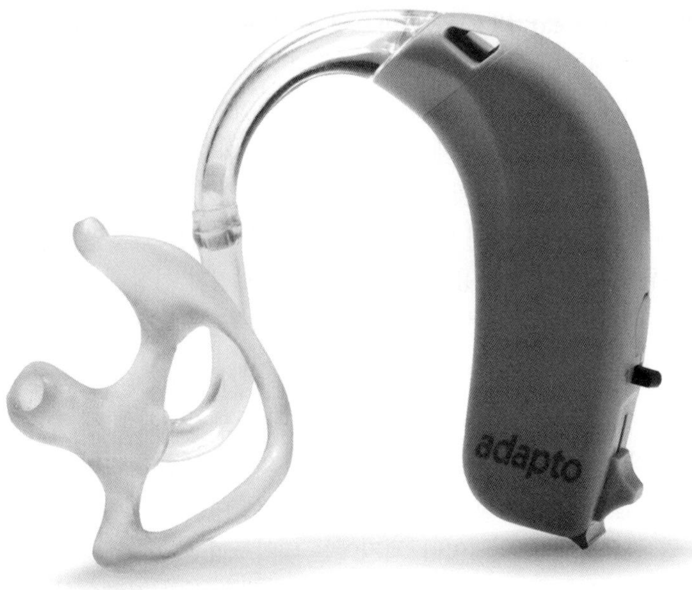

그림 3-5. 귀걸이형 보청기와 "골격형" 이어몰드. *Photograph courtesy of Oticon.*

대부분의 귓속형 보청기보다 안전하다. 이런 점은 체육시간에 공에 맞아 귀를 다칠 위험이 높은 아동들에게 특히 중요하다.

- 귀걸이형 보청기는 직접음향입력의 기능이 있어서 청각보조기기와 전선으로 연결할 수 있다.
- 귀걸이형 보청기는 음향피드백 문제가 더 적다.
- 귀걸이형 보청기는 다른 종류의 보청기보다 수리 문제가 더 적다.
- 귀걸이형 보청기는 이어몰드를 분리해서 씻을 수 있기 때문에 비교적 청소하기가 더 쉽다. 이런 측면은 땀이 많은 사람들과 귀지가 많거나 만성 중이염이 있는 사람들에게 중요하다.
- 귀걸이형 보청기는 만성 중이염이 있거나, 외이도를 막으면 안 되는 이유를 가진 사람들에게 비폐쇄형 이어몰드(nonoccluding earmold)를 사용할 수 있다는 점에서 매우 중요하다.

귀걸이형 보청기는 미용에 관심이 많은 환자라면, 외관상 긴머리로 가리지 않는다면 매력적이지 않을 수 있다. 그러므로 보청기 설계자들은 미용적으로 만족스럽고, 유행에 뒤처지지 않는 보청기를 개발하는 데 관심을 두고 있다(Schestok, 2006)(그림 3-6). 이러한 디자인의 목적은 보청기를 촌스러운 의학용 기기 대신, 아이팟(iPods)이나 블루투스(blue-tooth)처럼 환자들에게 좀 더 호감이 가는 기기로 자리매김하려는 것이다.

"왜 보청기 기술은 주류 브랜드(예: iPod, MP3, 핸드폰)처럼 매력적이거나 간결하며 직관적이지 못한 것일까?"(p. 32)

London's Victoria and Albert Museum에서 개최된 미래형 청각기기 전시회의 공동주최자 Suzanne Livingston

"이번 전시는 '보청기의 단점'을 없앨 수 있도록 하는 하나의 단계입니다. 청각기기를 패션감각이 있고 호감 있게 만드는 것에 절대적인 지지를 보냅니다. '이런 디자인과 발상들'은 곧 실현될 것입니다. 단지 시간의 문제일 뿐입니다."(pp. 34)

Starkey 보청기 유럽본부 부사장인 Michael Nolan은 영국 전시회에서 이와 같이 설명하였다.

(Schestok, 2006)

"이것은 선글라스를 구매하는 것과 같다."

49세의 Amy Arra는 청능사에게 가장 매력적인 보청기를 추천받으면서 이렇게 말했다.

(Rosenbloom 2007, p.E6)

귓속형 보청기(in-the-ear, ITE hearing aid)는 귀의 이개강에 맞도록 제작된 보청기이다.

외이도형 보청기(in-the-canal, ITC hearing aid)는 이개강의 일부분만을 채우면서 외이도에 꼭 맞도록 제작된 보청기이다.

귓속형 보청기와 외이도형 보청기

귓속형 보청기(in-the ear, ITE)와 **외이도형 보청기(in-the-canal, ITC)**는 외이도에 딱 맞게 제작된다. 이들 보청기의 주된 차이점은 외이도형 보청기가 귓속형 보청기에 비해서 이개강을 덜 채운다는 점이다. 하지만 이 두 종류는 사용자의 귀에 맞춤형으로 제작되며, 청능사는 환자의 귓본을 떠서 보청기 제조회사에 보내게 된다. 귓속형과 외이도형 보청기의 케이스 안에 보청기 구성장치가 모두 내장되어 있기 때문에 튜브나 이어몰드는 필요 없다. 이 두 가지 종류의 보청기는 미용상의 이유로 현재 보청기 시장에서 점유율이 가장 높은 편이다. 그림 3-7은 귓속형 보청기를 착용한 모습이다.

외이도형 보청기는 귀걸이형 보청기에 비해 최소 두 가지 이상의 장점이 있다. 외이도형 보청기의 송화기는 그 위치상 귀걸이형 보청기에 비해 상대적으로 고주파수의 소리를 더 증폭시킬 수 있는데, 외이도형 보청기의 수신기가 고막에 더 근접해 있다는 것은 동일한 청력손실에 대한 이득이 귀걸이형 보청기보다 덜 필요하다는 의미이다. 과거에는 외이도형 보청기에 텔레코일이 없었지만, 최근 모델에는 포함되어 있다. 이전 모델은 심한 청력손실에 대한 적합한 이득을 제공하지 못한 반면에, 최근 모델은 가능하다. 또한 외이

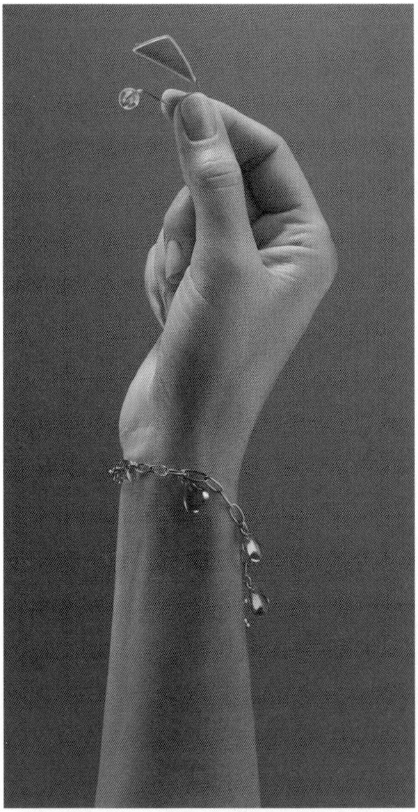

그림 3-6. 보청기가 환자의 미용적 관심에 부합되도록 디자인되었다. 이러한 세련된 삼각형 모양의 보청기는 와인색, 빨간색, 녹색, 보라색, 오렌지색 등 17가지 다양한 색상이 가능하다. 심지어 동물의 모피 모양을 본뜨거나 체크 무늬도 출시되고 있다. 또한 이러한 종류의 보청기는 이어몰드가 없으며, 대중적인 인기가 높아지고 있는 개방형 적합(open-fit) 보청기의 한 종류로 소리를 얇은 튜브를 통해서 전달한다. 이러한 형태는 음향피드백 현상을 방지해 주고, 텔레코일을 장착할 수는 없지만 상업적으로 꽤 매력적이다. *Photograph courtesy of Oticon.*

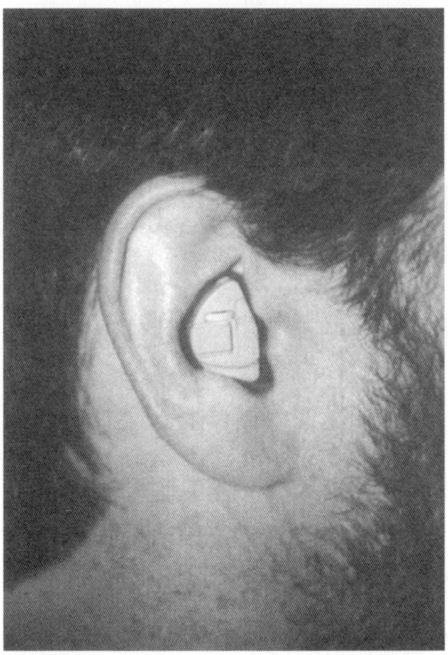

그림 3-7. 귓속형 보청기. *Photograph courtesy of the Central Institute for the Deaf.*

도형 보청기는 귀걸이형 보청기에 비해 바람에 민감하지 않고 미용상 이점이 있지만, 몇 가지 단점도 있다. 외이도형 보청기는 고도 이상의 청력손실에서만 적당하며, 어떤 외이도형 보청기는 텔레코일을 내장할 수 없는 경우도 있다. 미국에서는 귓속형과 외이도형 보청기가 가장 대중적인 보청기이다. 하지만 유럽에서는 미국만큼 대중적이지 못하고, 귀걸이형 보청기가 시장의 대부분을 점유하고 있다(Vonlanthern, 2000).

고막형 보청기

고막형 보청기(completely-in-the-canal, CIC aid)는 외이도 내에 완전히 삽입된다.

고막형 보청기(completely-in-the-canal, CIC)는 외이도 안쪽에 완전히 장착되지만, 이개강을 막지는 않는다. 그리고 보청기 케이스에 부착된 짧고 투명한 선으로 외이도에 깊이 넣었다가 뺄 수 있다. 그러나 너무 작아서 전원조절기, 볼륨조절기 및 텔레코일과 같은 선택사항들을 적용하지 못한다. 하지만 디지털 기술을 사용할 수 있는 몇몇 새로운 고막형 보청기는 이득과 프로그램 선택을 조절할 수 있는 원격조절기를 내장하고 있다. 그 외에 고막형 보청기는 많은 장점을 제공한다. 즉 귀걸이형 보청기에 사용되는 이어몰드를 장착하는 것보다 고막형 보청기를 장착하는 것이 조금 더 쉽다. 그리고 고막형 보청기를 사용한 결과 **폐쇄효과(occlusion effect)**가 발생하지 않거나, 일부만 발생하기 때문에 다른 종류의 보청기보다 음질이 더 좋게 느껴진다고 한다. 이러한 폐쇄효과는 다른 종류의 보청기에서 대부분 발생하는 것으로 외이도를 막음으로써 발생하기 때문에 "통 안에서 듣는 것"처럼 말소리가 들릴 것이다. 고막형 보청기의 장점을 요약하면 다음과 같다.

폐쇄효과(occlusion effect)의 경우 외이도 폐쇄의 결과로 인해 골도로 전달되는 신호 중에서 저주파수 소리가 증가된다.

- 조작하기 쉬움
- 폐쇄효과의 감소
- 음향피드백의 감소
- 소리 방향성 개선
- 보청기의 끝부분과 고막 사이의 용적을 최소화하여 전기적 이득의 필요성을 줄임
- 바람소음의 제거
- 추가적인 청각보조기기 없이 전화사용 개선
- 보청기를 삽입했을 때 거의 보이지 않음
- 고주파수 이득이 늘어남

이런 장점에도 불구하고, 고막형 보청기는 세심한 관리가 필요한 기기(high-maintenance device)이다. 즉 귀지 때문에 보청기를 자주 청소해야 하고, 최신 모델이더라도 그 크기 때문에 방향성 송화기를 내장할 수 없다.

인공중이

인공중이(middle ear implants)는 주위 환경으로부터 소리를 모아 증폭시킨 뒤 직접 고막으로 전달하는 장치로 기존의 보청기와는 달리 음향신호를 미세기계진동(micromechanical vibration)으로 전환하여 이소골로 직접 전달한다. 이소골은 추골, 침골 및 등골로 구성되었으며, 고막에서 와우의 난원창까지 중이강 내에 걸쳐 있다.

인공중이는 내부 구성요소와 외부 구성요소로 이루어져 있다. 외부 구성요소는 전원공급(건전지), 송화기 및 음향신호를 전기신호로 변환시키는 전기적인 구성요소를 포함한다. 내부 구성요소는 수화기, 전선 및 이소골에 미세기계진동을 전달하는 진동기 등을 포함한다.

인공중이는 아직 널리 사용되지 않고 있다. 일부의 경도 청각장애인 역시 인공중이의 대상자가 될 수는 있지만, 대부분 중고도에서 고도의 청각장애인들에게만 적합하다고 알려져 있다(Miller & Fredrickson, 2000). 인공중이는 음향피드백, 폐쇄효과 및 귀지 생성의 문제 등 기존 보청기의 단점을 극

양이 vs 단이 적합(Binaural vs Monaural Fitting)

때때로 청능사들은 만약 환자의 청력손실이 중도 또는 고도에 해당된다면, 한쪽 귀보다는 양쪽 귀에 보청기를 추천할 것이다(Dillon, 2001). 비록 양쪽 보청기가 한쪽 보청기보다 더 비싸고 지속적인 관리가 필요하더라도, 양이 착용에 대한 적합은 단이 착용에 비해 다음과 같은 내용을 포함한 많은 이점을 제공한다.

- **두영효과**의 제거(elimination of **head shadow effect**): 한쪽 귀에 보청기를 착용하면, 보청기를 착용하지 않은 쪽 귀에서 입력되는 소리, 특히 고주파수 소리가 12~16 dB 정도 감소할 것이다. 하지만 양쪽 귀에 보청기를 착용하면, 머리의 양쪽에서 소리가 입력될 것이다.
- **음량합산(loudness summation)**: 양쪽 귀로 소리가 전해질 때 두 신호가 합산되는 결과가 발생하여 역치가 한쪽 귀의 역치에 비해서 3 dB 혹은 그 이상 향상될 것이다.
- **양이소음억제(binaural squelch)**: 소음상황에서의 듣기 수행력은 한쪽 귀에 보청기를 착용했을 때보다 양쪽 귀에 보청기를 착용했을 때 더 좋을 것이며, 2~3 dB 정도의 신호대잡음비가 향상된다.
- **방향성(localization)**: 건청인은 소리 강도와 위상의 이간차이(interaural difference)에 더 민감하여 음원의 위치와 방향을 인지할 수 있고, 다른 음원으로부터 원하는 음원을 분리할 수 있다. 그러므로 단이 착용은 이러한 단서들을 방해하는 반면에, 양이 착용은 위치측정 능력을 보존하는 데 도움이 된다.

귀와 음원 사이에 머리의 존재로 한쪽 귀로 전달되는 소리의 감소 현상을 **두영효과(head shadow effect)**라고 한다.

음량 합산(loudness summation) 은 각각의 귀에 전달된 신호의 합으로 양이(binaural) 착용이 단이(monaural) 착용에 비해 약 3 dB 정도의 이득을 더 보인다.

양이소음억제(binaural squelch)는 한쪽 귀보다는 두 귀로 들을 때, 신호대소음비가 2~3 dB 향상되므로 소음상황에서 더 잘 들리는 현상이다.

방향성(localization)은 소리의 위상과 강도의 이간차이에 대한 정상 귀의 민감도로 공간 내에서 음원의 위치를 측정할 수 있는 능력이다.

복하고자 하는 취지에서 개발되었다. 또한 재발성 외이도염과 만성 화농성 중이염으로 고통받고, 외이도에 보청기 착용이 불가능하게 된 사람들에게 특히 도움이 될 수 있다. 하지만 높은 가격과 이식 수술과정에서 마취해야 한다는 단점이 있다.

보청기 선택

보청기의 종류를 결정할 때 고려해야 할 사항들을 파악하기 위하여 다음과 같은 질문을 한다. "특정 개인에게 추천할 보청기의 종류를 어떻게 결정할 것인가?" 이 질문에 대한 정확히 맞는 대답은 없지만, 보청기 종류에 대한 선택은 종종 청력손실의 정도, 환자의 선호도, 기기의 가격, 대상자의 나이, 생활수준 및 신체적 상태에 따라서 달라질 수 있다.

청력손실의 정도

청능사들은 보청기 평가의 일부분으로 청력을 측정하며, 측정된 개개인의 청력손실의 정도와 유형은 보청기의 종류를 결정할 때 많은 도움이 된다.

표 3-2는 청력손실의 정도에 따른 최상의 보청기 선택을 제시하고 있다. 예를 들어 환자가 심도의 청력손실을 가지고 있다면, 고막형 보청기는 환자에게 충분한 증폭량을 제공하지 못할 것이기 때문에 적당하지 않다.

표 3-2에 제시된 추천사항이 일반적이지만, 때때로 청능사들은 사용자의 선호도와 같은 다른 고려사항들 때문에 청력손실에 맞는 최상의 보청기를 선택하지 않는 경우가 있다.

표 3-2. 보청기 종류에 대한 추천사항

종류	사용하기 적당한 난청	사용하기는 적당하지만, 최상은 아닌 난청	사용이 제한되거나, 불가능한 신체적 요인
신체형	일반적으로 고도와 심도 난청에 사용되지만, 모든 난청에 사용		
귀걸이형	모든 난청에 사용		외이 기형
귓속형	경도~고도 난청	고심도 난청; 심도 난청에는 추천하지 않음	외이도 입구에 얕은 함몰
외이도형	경도~중고도 난청	중고도 난청; 심도 난청에는 추천하지 않음	좁거나 혹은 기형의 외이도; 귀지 축적의 병력; 손의 민첩성이 감소함
고막형	경도 난청	중도 난청; 심도 난청에는 추천하지 않음	좁거나 혹은 기형의 외이도; 손의 민첩성이 감소함
인공중이	경도~고도 난청	심도 난청	

사용자의 선호도

보청기의 종류를 선택할 때 청력손실의 정도와 양상 만큼이나 중요한 것이 사용자의 선호도이다. 청능사는 환자와 대화를 나누며, 신중하게 사용자의 선호도와 보청기 종류에 대한 선입견을 고려해야 한다. 만약 사용자의 선호도를 고려하지 않는다면, 환자는 보청기를 사용하지 않을 수도 있다. 예를 들어, 청능사가 환자에게 귀걸이형 보청기를 추천했지만 환자의 자의식이 너무 강한 탓에 보청기 착용을 거부한다면, 청능사의 입장에서는 귀걸이형 보청기가 부적합한 선택이 된 것이다.

비용

선호도 문제와 밀접하게 관련된 것이 비용이다. 고막형 보청기와 디지털 보청기는 가장 비싼 보청기이다. 보청기의 선택 과정에서 특정 보청기를 구입하기 위해서는 개인의 재정사항을 확인하는 것이 매우 중요하다. 사용자가 너무 비싸다고 생각하는 종류의 보청기는 더 이상 고려대상이 될 수 없다.

생활방식

생활방식 역시 보청기 선택과정에서 고려해야 할 중요한 요소이다. 예를 들어, 청진기를 자주 사용하거나 증폭기가 내장된 청진기의 사용을 원치 않는 내과의사나 간호사에게는 고막형 보청기는 청진기와 함께 사용할 수 있기 때문에 가장 적절하다. 또한 근무시간의 대부분을 전화 사용에 할애하는 사람들은 강력한 텔레코일 회로가 내장된 귀걸이형 보청기를 선택할 것이다.

신체적 상태

신체적 상태는 보청기를 선택할 때 고려해야 할 중요 사항 중 하나이다. 신체적 상태에는 개개인의 손 민첩성과 귀 상태가 포함된다. 즉 개개인의 전반적이고 미세한 운동능력과 손, 손가락 및 팔을 얼마나 잘 움직일 수 있는지를 평가하는 것이 중요하다. 미세하고 전반적인 운동능력은 보청기를 착용하거나, 뺄 때 필요하다. 그리고 미세한 운동조절능력은 조절기를 조작하고 건전지를 교체하며, 보청기를 귀에 넣거나 뺄 때 필요하다. 만약 해당 능력이 떨어지면 귀걸이형 보청기, 신체형 보청기 및 소형증폭기기와 같은 청각보조기기를 고려하는 것이 바람직하다. 13장에서 노인의 문제를 살펴볼 때, (보청기 사용에 있어) 손의 민첩성 문제를 다시 다룰 것이다.

귀를 잘 관찰해 보면, 만성 중이염이나 외이도의 기형이 있는지를 알게 된다. 아동들은 중이염을 자주 앓는데, 만약 귓속형 보청기를 처방한다면 중

출력음압수준(output sound pressure level, OSPL)은 보청기의 최대출력수준을 전기음향학적으로 평가하는 것으로 보청기의 볼륨을 최대로 했을 때 90 dB SPL에서 주파수 반응곡선으로 표현된다.

불쾌음량수준(loudness discomfort level, LDL)은 소리가 불쾌한 음량강도로 지각되는 수준이다.

OSPL90 곡선(OSPL90 curve)은 보청기의 볼륨을 최대로 올리고 90 dB 신호음에 대한 주파수 반응곡선으로 표현되는 보청기의 최대 출력수준의 전기음향학적인 평가방법이다.

보청기 검사박스(hearing-aid test box)는 보청기의 전기음향학적 분석과 탐침 송화기 측정법을 제공하는 검사상자이다. 사람의 외이도와 유사한 2 cc 커플러에 보청기를 연결하여 OSPL90 곡선을 귀 외부에서 측정하는 것이다. 전 주파수에 걸쳐 90 dB SPL의 입력음을 제시하고, 보청기의 출력을 측정한다.

이득/주파수반응(gain/ frequency response)은 전 주파수에 걸쳐 입력신호의 강도와 출력신호의 강도 간의 차이이다.

전기음향학적 특성

보청기 종류의 선택 이외에 보청기의 전기음향학적인 특성에 대해서 확실한 결정을 내려야 한다. 이런 특성들은 보청기가 음향신호를 처리하는 방식에 영향을 주며, 포화음압수준(saturation sound pressure level, SSPL)과 이득/주파수 반응(gain/frequency response)을 포함한다.

- **출력음압수준(output sound pressure level, OSPL)**: 한때 포화음압수준(saturation sound-pressure level, SSPL) 이라고 불렸던 이 용어는 볼륨조절기를 최대로 맞추고, 입력신호가 90 dB SPL일 때 귀에 전달할 수 있는 최대음압수준을 의미한다. 이 수치는 보청기의 최대출력이 사용자의 **불쾌음량수준(loudness discomfort level, LDL)** 또는 불쾌역치(uncomfortable loudness level, UCL)를 초과하지 않도록 결정하는 데 영향을 준다. LDL은 잠시 동안의 노출이라도 소리가 너무 커서 보청기 사용자가 그 소리를 견디지 못하게 되는 역치이다. **OSPL90 곡선(OSPL90 curve)**은 **보청기 검사박스(hearing-aid test box)**라고 불리는 검사상자에서 보청기의 출력을 측정함으로써 구할 수 있다. 그 과정은 사람의 외이도 용적과 유사한 2 cc 커플러에 보청기를 연결한 후, 전 주파수에 걸쳐 90 dB SPL의 입력신호를 제시하여 보청기의 출력을 측정한다.
- **이득/주파수 반응(gain/frequency response)**: 전 주파수에 걸쳐 입력신호의 강도와 출력신호의 강도 간의 차이를 보청기의 이득/주파수 반응이라고 한다. 일반적으로 개인 보청기는 역치가 가장 나쁜 주파수에 최대의 이득을 전달하도록 조절된다.
- **총조화음왜곡(total harmonic distortion, THD)**: 입력되는 정현파의 부가적인 조화음 형태로 소리강도의 왜곡현상이다. 이와 같이 원하지 않는 신호가 보청기에서 발생하는 것으로 일반적으로 500 Hz, 800 Hz 및 1,600 Hz 주파수에서 측정한다.

이염으로 인한 분비물 때문에 보청기가 자주 고장이 날 수 있다. 그러므로 이런 경우에는 귀걸이형 보청기가 더 적합하다. 외이도의 기형 또는 부재는 특정 종류의 보청기 사용을 제한할 수 있다.

귀의 건강과 신체적 기형 이외에 외이도의 굴곡 역시 보청기 종류의 선택에 영향을 미친다. 만약 굴곡이 없는 직선형의 외이도를 가지고 있다면, 고막형 보청기를 사용할 수 있는 적합한 대상자가 될 수 없는데, 그 이유는 보청기가 외이도 내에서 계속 제자리에 머물러 있지 않기 때문이다. 비슷한 의미로 이개강이 얕으면, 귓속형 보청기를 계속 착용하기가 어렵다.

보청기 선택과 이득평가

일반적으로 보청기 선택은 청력손실의 정도와 형태를 나타내는 청력도를 기초로 한다. 때때로 보청기의 이득을 추정하기 위한 공식이 적용되기도 하는데, 이는 각 주파수에서 원하는 증폭량을 계산하기 위하여 사용되는 공식이다. 이런 전략을 **처방법(prescriptive procedures)**이라고 한다.

처방법(prescriptive procedures)은 적정이득과 주파수반응을 산출하는 공식을 사용하여 보청기를 적합시키는 전략이다.

처방법은 특정 제조사에 보청기를 주문할 때 종종 사용된다. 가장 알맞은 전기음향학적 특징들을 환자의 보청기 제작에 이용하는 것이다. 예를 들어 특정 처방법의 목표는 청력역치를 정상으로 회복시키는 것으로, 각 주파수에서 처방된 이득의 양은 청력손실의 정도에 상응한다. 또 다른 종류의 처방법에서는 말소리 가청력을 최대화하기 위하여 저주파수보다 고주파수 대역을 조금 더 증폭시킨다. 대부분의 처방법에서는 불쾌음량수준(LDL)을 적용하기 때문에 보청기에서 불쾌할 정도의 큰 소리를 제시하지 않는다(처방법의 효율성에 대한 증거 기반 검토를 위해 Mueller & Bentler, 2005; Mueller, 2005 등 참조).

보청기의 선택 과정에서 처방법을 사용한다는 것은 처방목표가 적당하며, 특정 환자를 위한 조절이 적합하다는 것을 증명하고 검증하는 것을 의미한다. 이런 **검증(verification)**은 행동기법(behavioral techniques)이나 탐침관 송화기 측정법(probe-tube microphone measurements)을 통해서 이루어질 수 있다.

검증(verification)은 기본 전기음향학, 실이 음향학적 성능 및 편안한 적합 등을 포함하여 보청기가 기준에 적합한지를 결정하는 것을 의미한다.

첫 번째 행동기법은 보청기를 착용한 후 청력도를 측정하고, 어음인지검사를 시행하는 것을 포함한다(2장). 즉 보청기 착용 또 미착용 상태에서는 어음인지검사를 실시한 후 단어 정답률의 향상정도를 평가하는 것이다.

두 번째는 **탐침 송화기** 기법(**probe microphone** technology)과 관련이 있다. 작고 유연성이 있는 튜브를 외이도에 삽입하여 고막 가까이에 위치시키는데, 그 튜브는 외이도의 끝부분에 전달되는 힘의 강도를 측정할 수 있는 송화기에 연결되어 있다. 이 방법은 처음에는 고막 근처에서 소리를 측정하기 때문에 외이도의 자연적인 공명현상에 영향을 받는다. 그다음 환자에게 보청기를 착용시킨 채 반복 검사를 시행하며 이 방법을 **실이측정법(real-ear measures)**이라고 한다. 실이측정법은 보청기를 착용했을 때 개인이 얼마나 잘 들을 수 있는지를 직접 나타내지는 않더라도, 그 결과를 통해서 각 주파수에서 처방된 이득, 즉 **목표이득(target gain)**이 보청기를 통해서 잘 전달되고 있는지 확인할 수는 있다.

탐침 송화기(probe microphone)는 고막 근처에서 소리를 측정할 목적으로 외이도 내에 삽입되는 송화기의 변환기이다.

실이측정법(real-ear measures)은 보청기를 통해서 전달되는 이득과 주파수 반응을 고막 근처에서 측정하기 위하여 탐침송화기를 사용하는 방법이다.

목표이득(target gain)은 보청기 적합에서 실제 보청기 출력과 비교되는 각 주파수에 치방된 이득을 의미한다.

보청기의 이득을 평가하기 위한 주관적인 방법은 설문지나 질문 목록을 사용하는 것이다. 환자들은 보청기를 착용하고 들을 수 있는 것과 들을 수 없는 것에 대한 항목을 완성하여 보청기 만족도를 검사하게 된다. Cox(2003)는 자기보고 형식의 결과자료를 일곱 가지 범주로 분류하였다. 보청기 이득 평가에 관심이 있는 청능사는 일곱 가지 범주에 기반을 두고 자기평가 척도를 선택한다.

1. **이득(benefit)**: 증폭기기의 사용으로 인해 발생하는 청력관련 기능장애의 변화
2. **만족(satisfaction)**: 증폭기기의 사용으로 인해 발생하는 신체적, 사회적, 심리적 그리고 재정적인 변화들의 개요
3. **사용시간(use time)**: 사용시간은 청력손실의 심각성 및 문맥상 요인과 종종 관련 있음
4. **잔여 활동제한(residual activity limitations)**: 증폭기기의 사용에도 불구하고 환자가 계속해서 경험하게 되는 청력과 관련된 어려움
5. **잔여 참여제한(residual participation limitation)**: 사람들이 각자의 역할을 잘 수행하지 못하도록 하는 제한
6. **다른 사람에의 영향(impact on others)**: 빈번한 의사소통 파트너에 의해 결정됨(이런 목적으로 많은 장치들이 이용되지 않음)
7. **삶의 질(quality of life)**: 사회생활과 정신건강의 향상을 포함함

성인을 위한 청능재활 계획을 고려할 때 활동제한과 참여제한뿐만 아니라, 보청기의 이득, 사용시간 및 만족도의 주제에 대해서는 12장에서 다시 살펴볼 것이다.

표 3-3에서는 보청기의 우수성을 평가하기 위하여 사용되는 여러 가지의 자기평가 척도를 요약하였다. 이 척도들은 보청기를 착용한 다음 그 결과를 측정하고, 확인하기 위하여 개발되었다. 어떤 척도는 보청기 이익을 측정하는 데 적합한 반면에[예: *Profile of Aided Loudness* (*PAL*); Mueller & Palmer, 1998], 또 다른 척도는 보청기의 만족도를 평가하는 데 더 적합하다[예: *Satisfaction with Amplification in Daily Life* (*SADL*); Cox & Alexander, 1999].

표 3-3. 보청기 사용으로 인한 효과를 평가하기 위해서 개발된 자기보고 측정법의 예

검사	목적	참고문헌
Glascow Hearing Aid Benefit Profile (GHABP) *예시된 설문지 항목은 각 6개 질문으로 구성된 네 가지의 듣기 상황을 제시함	다양하고 어려운 듣기상황에서 환자의 관심과 기대를 평가하기 위함 예: *이런 상황(집단적으로 여러 사람과 대화할 때)에서 보청기를 착용하는 데 할애하는 시간은 어느 정도입니까? (5점 척도: 1 = 결코/전혀 없다; 5 = 항상)*	Gatehouse(1999)
Hearing Aid Performance Inventory (HAPI) *64개 항목, 12개의 상반된 특징을 기초로 함(예: 시각신호의 존재/부재)	다양한 듣기상황에서 증폭의 이득을 평가하기 위함 예: *당신은 집에서 혼자 친구와 전화통화를 하고 있다. (5점 척도: 1 = 매우 도움이 된다; 5 = 일에 방해가 된다)*	Walden, Demorest, & Helper(1984)
Hearing Aid Users Questionnaire *보청기 사용, 이득 및 관련된 문제와 만족도를 평가하는 11개 항목의 설문지	환자의 보청기 사용능력과 이득을 얻는 데 영향을 주는 문제를 알기 위함 예: *보청기를 사용함에 있어서 만족도를 어떻게 표현하시겠습니까? (4점 척도: 1 = 매우 만족한다; 4 = 매우 불만스럽다)*	Dillon, Birtles, & Lovegrove(1999)
Hearing Problem Inventory *청력손실로 인한 감정적 반응에 대한 50개 항목의 설문지; 일상 활동들에 대한 청력손실의 영향; 신호와 환경적인 영향; 시각신호의 사용; 보청기의 사용, 조절, 그리고 관리	보청기 사용의 이득을 평가하고, 보청기 사용과 환자들의 문제를 지각하는 데 영향을 주는 것을 확인하기 위함 예: *보청기로 전화하는 것이 좋습니다. (5점 척도: 1 = 거의 항상; 5 = 거의 아니다)*	Hutton(1980)
Profile of Aided Loudness (PAL) *작고, 보통 그리고 큰 소리 크기 범주에 대한 12개 항목의 설문지	증폭을 통해 음량크기의 회복이 가능한지를 확인하기 위함 예: *당신은 부드러운 음식을 씹고 있습니다. 소리 크기의 등급을 정한다(0~7점: 0 = 들을 수 없다; 7 = 불쾌할 정도의 소리).* *만족도의 등급을 정한다(5~1점:5 = 정말 좋다; 1 = 전혀 좋지 않다).*	Muller & Palmer (1998); Palmer, Muller, & Moriarty(1999)
Profile of Hearing Aid Benefit (PHAB) *다음과 같은 내용을 평가하기 위해서 고안된 7개의 하위항목을 포함한 총 66개 항목의 설문지: 친숙한 화자, 의사소통의 용이함, 반향음, 감소된 단서, 배경 소음, 소리의 대한 회피, 그리고 소리의 왜곡	보청기를 착용했을 때와 착용하지 않았을 때의 상황에 대한 차이를 계산한 보청기 이득을 측정하기 위함 예: *(보청기를 착용했을 때 그리고 착용하지 않았을 때 대답한다) 여성들의 목소리가 날카롭다(7점 척도: A = 항상, G = 결코 아니다).*	Cox, Gilmore, & Alexander(1991);Cox & Rivera(1992)
Abbreviated Profile of Hearing Aid Benefit (APHAB) *PHAB의 66개 항목 중에서 24개 항목을 사용함	임상적으로 알맞은 시간 내에서 보청기의 이득을 측정하기 위함 예: *위를 참고*	Cox & Alexander (1995)
Profile of Hearing Aid Performance (PHAP) *보청기를 착용했을 때 일상적이고 다양한 일과상황에서 어음에 대한 의사소통, 음량에 대한 반응, 환경음의 질 등과 같은, 보청기를 착용했을 때의 두 가지 측면에 대한 수행력을 측정하기 위하여 고안된 66개의 항목의 설문지	이득보다는 수행력을 평가하기 위함 예: *조용한 레스토랑에 있을 때, 나는 대화를 이해할 수 있었다(7점 척도: A = 항상; G = 결코 아니다).*	Cox & Gilmore(1990)

(*계속*)

표 3-3. 보청기 사용으로 인한 효과를 평가하기 위해서 개발된 자기보고 측정법의 예 (*계속*)

검사	목적	참고문헌
Satisfaction with Amplification in Daily Life (SADL) *4개 평가척도에 대한 15개 항목의 설문지: – 긍정적인 영향 – 서비스와 비용 – 부정적인 요소 – 개인적 이미지	보청기 만족도를 측정하기 위함 예: *보청기를 착용하는 것이 최선의 방법이라는 것을 확신합니까? (7점 척도 A = 전부는 아니다. G = 엄청난 정도이다)*	Cox & Alexander (1999)
The Speech, Spatial and Qualities of Hearing scale (SSQ) *어음청각에 관련된 14개 항목, 공간청각에 관련된 17개 항목. 그리고 다른 기능에 관련된 18개 항목의 설문지: 보청기 착용 후 청각을 적용할 때는 부가적인 항목이 포함된다.	양이 청력과 관련된 중재법에 중점을 두며, 다양한 경쟁적 문맥에서 어음인지를 측정하기 위함 예: *당신이 소리가 난다고 생각하는 방향에서 소리가 정확하게 들려옵니까? (10점 척도: 0 = 전혀 아니다: 10 = 완전히 맞다)*	Gatehouse & Noble (2004)

보청기 오리엔테이션

보청기 오리엔테이션(hearing-aid orientation, HAO)은 환자(그리고 환자의 가족 구성원)에게 새로운 보청기의 작동, 사용 및 관리하는 방법을 교육하는 과정이다.

일단 청능사가 제조회사로부터 처방된 보청기를 받고 나면, 환자는 보청기를 착용하기 위하여 센터를 다시 방문하게 된다. 이때 보청기 이득을 평가하고, 환자는 **보청기 오리엔테이션(hearing-aid orientation)**을 받게 된다. 보청기 오리엔테이션에는 다음과 같은 서비스들이 포함된다.

- 청능사는 보청기의 각 부분에 대한 기능을 설명하고, 환자가 모든 조절기를 잘 다룰 수 있도록 교육한다.
- 환자는 보청기 착용법과 건전지 빼는 연습을 한다(때때로 거울로 연습함).
- 청능사는 기본적인 보청기 관리법과 청소법, 습기로부터 보청기를 보호하는 방법 및 밤에 보관하는 방법 등을 환자에게 알려준다. 그리고 건전지 수명, 보관방법, 처분 및 새 보청기를 구입하는 방법 등에 대해서 이야기한다.
- 보청기 내에 텔레코일이 있다면, 환자는 텔레코일 스위치를 사용해서 전화 사용법을 연습한다.
- 청능사는 환자에게 현실적인 기대, 증폭의 한계 및 특정 보청기를 선택한 이유 등을 설명한다.
- 환자와 청능사는 처음 몇 주 동안 새 보청기의 적당한 사용패턴을 결정한다.
- 환자는 소리가 약하거나, 들리지 않거나(건전지를 확인하고, 새 건전지로 교체하는 것이 해결책 중 한 가지), 혹은 피드백(귀지 보호대를 청소하는 것이 해결책 중 한 가지)과 같은 일상적인 보청기 문제에 대한 **문제해결법(troubleshoot)**에 대해서 배운다.

문제해결법(troubleshoot)은 청각기기가 작동되지 않을 때 소리가 약한지, 왜곡되는지 혹은 피드백이 발생하는지 등 고장 부위와 원인을 정확히 파악할 목적으로 시행하는 일련의 과정이다.

- 환자는 보청기와 보증기간에 관한 인쇄된 정보를 제공받는다.
- 환자와 청능사는 사후관리 일정표에 대해 의견을 조율하고, 보청기 착용에 따른 수행력을 어떻게 모니터링할지에 대해서 논의한다.

인공와우

모든 청각장애인들이 보청기를 사용해서 이득을 얻을 수 있는 잠재력을 가지고 있는 것은 아니다. 예를 들어, 잔존청력이 거의 없는 사람들은 어음신호가 어떻게 처리되고 어느 정도 증폭되는지에 상관없이 그 어음신호를 거의 인지하지 못할 것이다. 이러한 사람들을 위해서 보청기 이외에 사용할 수 있는 또 다른 중재법은 인공와우로, 35년 전에는 사실상 알지 못했지만 최근에는 상당히 대중화되었다. 현재는 전 세계적으로 10만 명이 넘는 사람들이 인공와우를 사용하고 있다(Summerfield et al., 2006).

대부분의 감각신경성 청력손실은 청신경의 손상이나 중추기능의 장애 때문이 아니라, 와우의 유모세포 결핍이나 결손으로부터 발생된다. 인공와우는 청신경을 직접 자극하고, 손상되거나 결손된 유모세포를 우회함으로써 유모세포의 변환 시스템을 대체하기 때문에 효과적이다. 그리고 인공와우를 통한 신경전류는 마치 자연적인 방법으로 와우를 자극하는 것처럼 뇌로 전달된 후 청신경 경로를 따른다. 인공와우 이식기기는 와우의 **음조체계(tonotopic organization)**와 상호작용하도록 설계되어 있는데, 소리를 일련의 주파수 대역으로 나눈 다음 와우의 가장 적합한 부위로 전달한다. 예를 들어, 고주파수 대역의 소리는 와우의 기저부 말단에 전달되며 저주파수 대역의 소리는 첨단부 말단에 전달된다. 그리고 자극수준은 소리의 강도를 코드화하는 데 작용한다.

> "실험실 평가로 시행된 청각장애에 대한 대부분의 전통적인 연구들은 일반 세상을 정적인 장소로 여기는 경향이 있었다. 하지만 실생활에서 청각세상은 시간이나 공간적인 측면에서 매우 역동적이다. SSQ설문지(*Speech, Spatial and Qualities of Hearing Scale*)는 일반 세상의 정적인 특징뿐만 아니라, 이러한 청각기능의 역동적인 측면까지 고려하기 위해서 개발되었다."
>
> Stuart Gatehouse, SSQ 설문지의 공동개발자이자 영국의 Medical Research Counsel Institute of Hearing Research의 부국장
>
> *(Gatehouse, 2003, p. 2S80)*

말초 및 중추 청각시스템에서 주파수에 따라 영역별로 배열되어 있는 것으로 **음조체계(tonotopic organization)**를 가지고 있다.

간단한 역사

인공와우 이식이 비교적 새로운 개발에 속하지만 과학자들은 전기 자극에 의한 소리감각을 제공하기 위하여 오랜 시간 동안 노력해 왔다. 귀를 전기적으로 자극하기 위한 역사상 첫 번째 시도는 1790년에 Volta가 자신의 양쪽 귀에 각각 금속막대를 삽입했던 일이다. 금속막대는 새로 개발된 30~40개의 전해질 세포에 연결되어 있었다. Volta는 자신에게 대략 50볼트의 전류를 흘렸고, 그 결과는 충격적이었다. 그는 "머리를 강타"한 후 "끈적끈적한 액체를 끓이는 것과 같은 소리"와 비슷한 느낌을 받았다(Luxford & Brackmann, 1985, p. 1). 하지만 그 실험은 되풀이되지 않았다.

인공와우의 최근 역사는 1950년대 프랑스로 거슬러 올라간다. 전기생리학자인 Andre Djourno는 1950년대 중반 운동신경을 자극하기 위한 전기청각기

기를 개발한 뒤, 개구리와 토끼에게 이식하여 도약행동을 유발할 수 있었다. 1957년 2월 이비인후과 의사인 Charles Eyries는 심도의 청력손실을 가진 사람의 청신경을 자극하기 위하여 동일한 기기를 이식하였다(Seitz, 2002). 이식을 받은 환자는 "귀뚜라미 우는 소리" 혹은 "톱니바퀴가 돌아가는 소리"와 같이 들린다고 보고하였다(Luxford & Brackmann, 1985). 이와 같은 초기 이식에 대한 보고는 미국과 호주의 의학단체에 영향을 미쳤고, 그 후 1960년대와 1970년대에 착용 가능한 기기 개발을 목표로 많은 활동들이 이루어졌다. 이러한 연구에 자주 언급된 이름이 California LosAngeles의 의사인 William House와 호주 Melbourne의 의사인 Graham Clarke이었다.

1980년대에는 성인들 사이에 인공와우가 널리 보급되었고, 아동들의 인공와우 사용은 연구 중에 있었다. 1990년에 FDA(미국식품의약국)는 아동을 위한 다채널 인공와우를 승인하였다. 현재 인공와우는 심도의 청각장애 성인과 아동 모두를 위한 치료의 선택사항으로 고려되고 있고, 고도의 청각장애인 역시 인공와우이식 대상자가 되었다.

미래의 인공와우는 내부장치로만 구성된 **완전이식형 인공와우(completely implantable cochlear implant, CICI)**가 될 것이다.

인공와우에서 **내부장치(internal components)**는 두개골 내에 이식된다.

개요

조만간 인공와우 제조사들이 외부장치가 전혀 보이지 않는 **완전이식형 인공와우(completely implantable cochlear implant, CICI)**를 공급하게 될지도 모르지만, 일반적으로 인공와우는 내부장치와 외부장치로 구성되어 있다(그림 3-8). **내부장치(internal components)**는 내이에 매우 근접한 두개

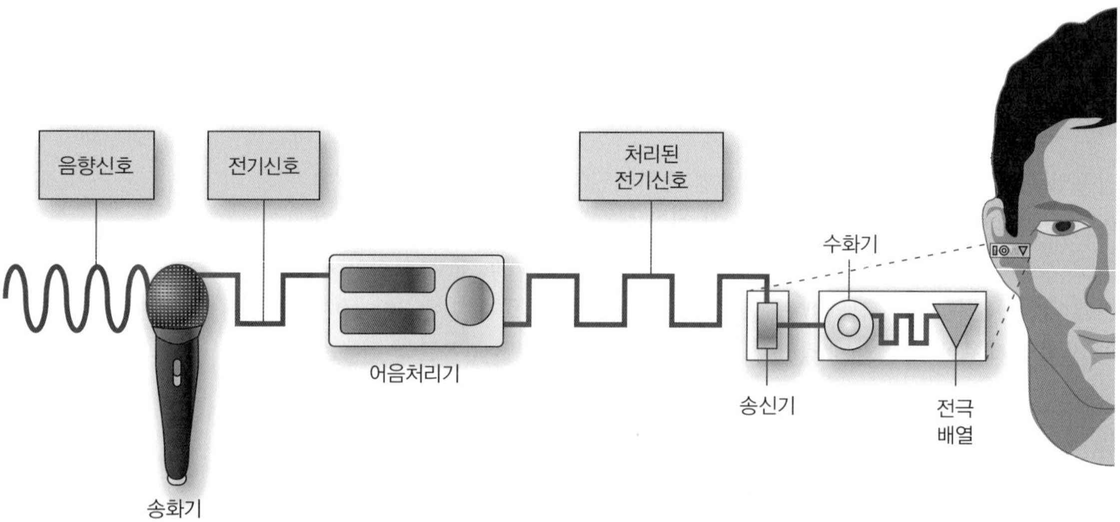

그림 3-8. 인공와우의 도식

골에 이식되며, 유양돌기에 위치한 내부 수화기와 와우로 삽입되는 전극배열로 이루어져 있다. 이식 후 내부장치는 보이지 않고 피부와 머리카락으로 가려진다. 그리고 이개 뒤에 작은 절개흉터와 경미하고 볼록한 융기가 생기기도 한다.

외부장치(external components)에는 송화기, 연결전선, 어음처리기 및 송신기 등이 포함된다. 송화기와 송신기는 일반적으로 귀 뒤에 착용한다. 이전 모델의 어음처리기는 신체형 보청기처럼 가슴에 착용하였지만, 현재 사용되고 있는 어음처리기는 귀걸이형 보청기처럼 귀 뒤에 착용할 수 있다. 그림 3-9는 최근에 인공와우를 이식받은 어린 아동의 모습을 보여주고 있다. 그림 3-10은 최신형의 인공와우인데, 여기서 볼 수 있듯이 어음처리기는 귀걸이형 보청기의 크기 정도이다.

외부장치(external components)는 몸의 외부에 장착된다.

인공와우의 송화기는 주위환경으로부터 소리를 집음하여 전기신호로 변환시킨 후, 연결선을 통해 어음처리기로 전달한다. **어음처리기(speech processor)**는 이름이 의미하는 바와 같이 신호를 처리하는 장치이다. 각각의 인공와우는 신호를 어떻게 처리할지를 결정하는 어음처리전략 또는 알고리즘을 사용한다. 즉 입력된 신호를 전극배열 내에서 다른 전극으로 전달하기 위해 디지털화하고 여과한 후, 분리한다.

어음처리기(speech processor)는 입력신호를 전극 배열의 해당 전극에 제시되도록 변환시키는 인공와우의 구성 요소이다.

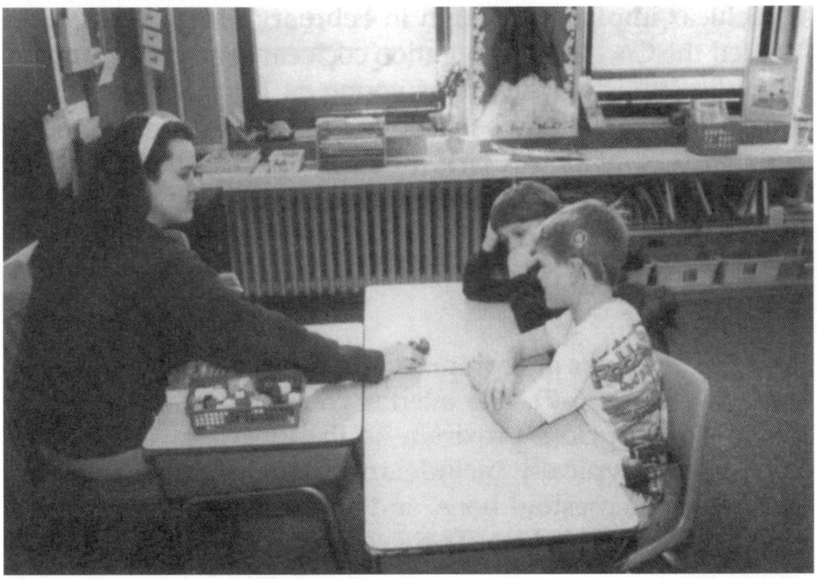

그림 3-9. 인공와우를 착용한 어린 소년. 송화기는 귀걸이형 보청기처럼 귀 뒤에 착용하였고, 외부송신기는 전자기 유도에 의해 머리에 부착되어 있다. 이 아동은 어음처리기를 착용한 지가 얼마 안되어 두개골 기저부 근처에 수술에 의한 흉터가 여전히 보인다. *Photography by Kim Readmond, courtesy of the Central Institute for the Deaf.*

"인공와우 수술을 받은 지 9년이 지난 지금, 저는 소리라는 선물에 매일 감탄하고 있습니다. 그리고 이러한 놀랄 만한 기술에 관련된 모든 사람들에게 감사하고 있습니다."

Donna Sorkin, Self-Help for hard-of-hearning (SHHH)의 전 사무국장이자 인공와우 착용자

(Sorkin, Hearing Loss, July/AUGUST 2002, p.17)

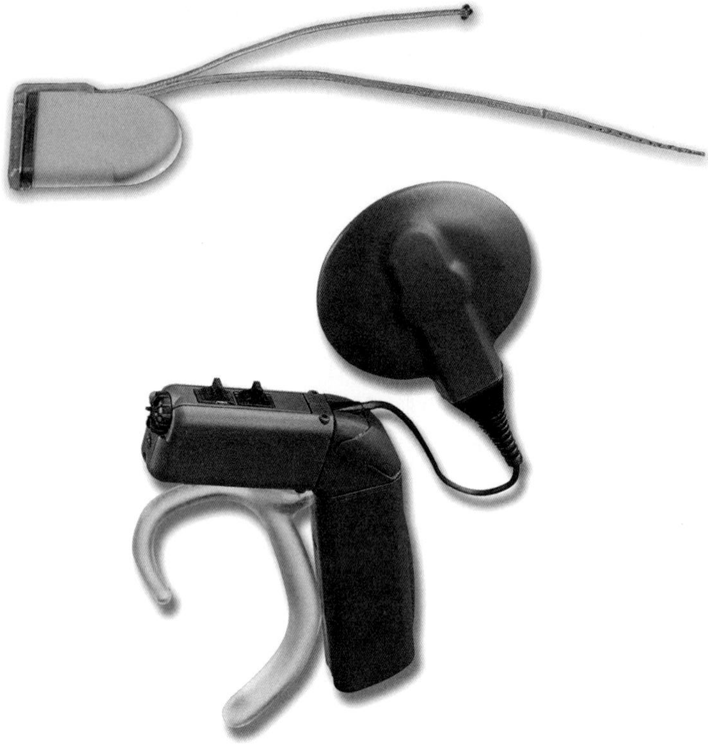

그림 3-10. 인공와우. 위 사진은 수화기와 전극배열을 포함한 내부장치를 나타낸다. 아래 사진은 송화기와 어음처리기를 포함한 외부장치를 보여준다. *Photograph courtesy of Med-El Corp.*

처리된 전기신호는 어음처리기로 전달되고, 송신기와 내부 수화기를 통해서 전극배열로 다시 전달된다. 송신기는 종종 머리 바깥쪽에 착용하게 되는데, 내부 수화기로 신호를 전달하고 자석에 의해 고정되어 있다. 일반적으로 전기신호는 전자기 유도나 라디오 주파수 전달 방법을 통해 피부를 거쳐서 전달된다. 이후 전기신호는 내부 수화기로부터 전극배열로 전달된다.

전극배열(electrode array)은 와우로 삽입되며, 인공와우의 전극 쌍을 전달하는 전선이다.

정원창(round window)은 중이강과 내이의 와우 고실계 사이에 막으로 덮인 입구이다.

전극배열(electrode array)은 일반적으로 **정원창(round window)**을 통해서 와우로 삽입되는 작은 전선으로 전극 쌍을 운반한다. 전선 위의 작은 공 모양이나 고리 모양인 전극 쌍은 전류가 흐르는 양극성의 접점으로 이루어져 있으며, 이 전류는 청신경 섬유를 자극하게 된다.

인공와우 기기가 **다채널(multichannel)**이라면, 하나 이상의 정보 채널을 가지게 된다. 이 용어는 종종 와우의 서로 다른 부위에 다른 정보 채널을 제공하는 인공와우를 기술하는 데 사용된다.

오늘날 미국에서 사용 중인 인공와우 대부분은 **다채널(multichannel)** 기기이다. 이것은 전극배열의 전극 쌍이 와우의 서로 다른 부위에 다른 정보를 전달함을 의미하는데, 예를 들어 정상 귀에서 서로 다른 주파수의 음향신호가 와우의 각각 다른 신경들을 자극한다는 것이다. 다채널 방식의 목적은 정상적인 와우를 자극하고, 와우의 기저부 말단에는 고주파수 신호를, 그리고 첨단부 말단에는 저주파수 신호를 전달하는 것이다.

다양한 종류의 인공와우에 사용되는 처리방식에는 변화가 생겼지만, 현재 많은 종류의 인공와우는 **구형파 자극방식(interleaved pulsatile stimulation)** 알고리즘을 사용하고 있다. 이 디자인에서는 전극배열의 전극 쌍이 서로 다른 주파수 대역을 담당하도록 고안되었다. 즉 음향신호는 고주파수에서 저주파수로 혹은 저주파수에서 고주파수로 전극을 가로질러 비동시적인 처리방식으로 전기파형의 형태로 전달된다.

구형파 자극방식(interleaved pulsatile stimulation)은 펄스자극이 비동시적인 처리방법으로 배열된 전극을 통해서 전달되는 인공와우의 처리전략이다.

인공와우는 일회용 건전지 혹은 충전식 건전지를 사용한다. 인공와우는 일회용 건전지의 경우 수명이 3~5일 정도이며, 충전식 건전지는 9~17시간 정도이다.

대부분의 인공와우는 청각보조기기와 함께 사용된다. 직접음향입력을 사용하여 인공와우를 CD 플레이어, 보조 송화기 및 다른 휴대용 플레이어에 연결할 수 있다. 그리고 어떤 인공와우는 통합된 텔레코일을 내장하고 있으며, 외부 텔레코일에 직접 연결할 수도 있다.

미국에서는 세 개의 제조사(Cochlear Corporation, Med-El, Advanced Bionics)가 대부분의 이식기기를 공급한다. 각 회사들은 어음처리기법들을 계속 개발하고 있으며 이전에 사용되었던 처리기법에는 특징 추출(feature extraction), 지속적 상호배치 샘플링(continuous interleaved sampling), 아날로그 기법 등이 있다. Cochlear Corporation사는 최초로 다채널 인공와우인 Nucleus를 개발하여 미국식품의약국(FDA)의 승인을 받았다. Nucleus 인공와우의 초기 모델은 첫 번째와 두 번째 포먼트를 부호화했기 때문에 특징 추출기법을 이용한 기기였다(이 부분은 4장에서 살펴볼 것이며, 포먼트는 모음공명에 관한 것이다). 현재 최신 모델은 조금 더 복잡하고 정교한 어음처리기법이 가능하도록 되어 있다. 예를 들어, Cochlear사에서 개발한 SPEAK 처리방법은 입력되는 신호를 20개의 주파수 대역으로 구분하여 한 회기당 평균 6개의 전극을 자극하면서 처리하도록 되어 있다(입력되는 신호에서 대부분의 에너지가 존재하는 주파수와 일치한다). 또한 SPEAK 방법은 continuous interleaved sampling (CIS) 기법의 한 종류이며 CIS 기법은 삽입되는 펄스자극을 제공한다. ACE (advanced combination encoder) 기법은 SPEAK와 비슷한 방법으로 자극하지만 SPEAK보다 더 높은 자극빈도를 사용한다. Nucleus 인공와우의 어음처리기는 두 가지 디자인을 이용할 수 있는데, 하나는 몸에 부착할 수 있는 형태이며, 다른 하나는 귀 뒤에 착용하는 형태이다. Advanced Bionics Corporation사의 Clarion 기기는 입력

혼합형 장치(hybrid devices)는 인공와우 시스템과 보청기 기술을 접목시킨 듣기 장치이다.

인공와우 디자인에 대한 전망은 무엇인가?

현재 **혼합형 인공와우(hybrid cochlear implant)**를 평가하기 위한 실험이 진행 중이다. 이 기기는 기존의 인공와우보다 더 짧은 전극배열을 가지며(그래서 와우의 안쪽까지 깊이 삽입하지 않음), 환자는 소리를 전기적인 자극과 전통적인 음향적 증폭의 조합을 통해서 듣게 된다. 혼합형 인공와우 기기의 목적은 저주파수와 중주파수 대역에 어느 정도의 잔존청력이 있는 청각장애인을 위해서 청력을 보존하는 것이다. 이 기기는 저주파수 대역에는 증폭된 소리를, 고주파수 대역에는 전기 자극을 전달한다. 최소한 1년 이상 혼합형 인공와우를 사용하고 있는 12명의 환자를 대상으로 배경소음 속 단어인지검사를 실시한 결과, 인공와우 이식 전 보청기만 착용하고 단어인지검사를 측정했을 때보다 높은 단어인지점수를 나타내었다. 특히 기존 인공와우 사용자들에게는 나타나지 않았던 장점인 음악지각이 상대적으로 좋아졌다(Turner, Gantz, Lowder, & Gfeller, 2005).

되는 신호를 여과시켜 유사한 전극을 동시에 자극하는 동시적 아날로그 자극기법(simultaneous analog stimulation, SAS)을 사용하고 있다. 인공와우 제조회사의 목록과 정보는 부록 3-1에 나와 있다.

인공와우 대상자

인공와우 이식 대상자의 중요한 조건으로는 비가역적인 고도 혹은 심도의 청력손실이 있어야 하고, 전반적인 건강에 이상이 없어야 한다. 이식연령의 상한선은 없으며, 85세 이상의 노인들도 인공와우를 이식받는다. 비록 미국과 호주 및 오스트리아와 같은 나라에서 6개월 정도의 어린 아동들도 인공와우를 이식받고 있지만, 일반적인 인공와우 기기에 대한 이식연령의 하한선은 약 12개월 정도이다(Watltzman, 2005 참조). 즉 출생 후에 와우는 이미 성인의 크기에 도달하기 때문에 해부학적인 근거에 의해 유아에 대한 이식이 실현 가능한 것이다.

표 3-4에서는 아동과 성인들을 위한 인공와우 이식술의 대상자 자격조건을 제시하고 있다. 아동의 경우는 보청기를 착용한 후에도 효과가 없는 경우에 한한다. 이런 경우 일반적으로 3~6개월 정도의 보청기 시험착용 기간 동안 듣기활동을 촉진할 수 있는 적절한 청능재활 중재를 받도록 규정하고 있다. 현재 18개월 미만의 인공와우 대상 아동들은 심도의 청력손실 이상이어야 하고, 고도의 청력손실을 가진 18개월 이상 아동들도 인공와우 대상자가 될 수 있다.

표 3-4. 인공와우 대상자의 자격조건

아동(12~18개월)	아동(19개월에서 17세 11개월)	성인
양측의 심도 청력손실	양측의 고도에서 심도 청력손실	양측의 고도에서 심도 청력손실
청각기능의 발달 지연이나 결핍과 보청기 사용으로부터 최소의 이득을 얻음(청력검사와 부모 설문지로 측정함)	청각기능의 발달지연과 보청기 사용으로부터 최소의 이득을 얻음(단어인지점수에서 30% 이하의 단어 정답률)	보청기 사용으로부터 최소의 이득을 얻음(단어인지점수에서 50% 이하의 단어 정답률)
의학적인 금기사항이 없음	의학적인 금기사항이 없음	의학적인 금기사항이 없음
청취기술의 발달을 강조한 청능재활 중재가 필요함	청취기술의 발달을 강조한 청능재활 중재가 필요함	

성인 대상자의 자격조건은 인공와우 이식술의 규칙성(regularity)이 향상되어 시행되기 시작한 1980년대 중반부터 바뀌었다. 초기에 성인은 심도의 언어습득 후 청력손실을 가지고, 보청기로 측정할 수 있을 정도의 충분한 이득을 얻지 못한 상태여야 했다. 예를 들어, 만약 누군가가 보청기를 착용하고 실시한 단음절 단어검사에서 10% 혹은 20% 이상의 단어를 인지한다면, 그 사람은 대상자가 되지 못했다. 그러나 오늘날의 기준은 어음처리기법의 발전으로 인하여 심도의 청력손실을 가진 사람들에게 조금 더 많은 이득을 제공하고 보청기를 착용했을 때보다 단어인지가 수월해졌기 때문에 오늘날의 기준은 부분적으로 완화되었다. 또한 환자의 수행력에 대한 많은 임상적인 연구를 인공와우의 대상자 추천에 사용할 수 있기 때문에 기준이 완화되었다. 만약 환자가 고도 혹은 심도의 청력손실과 중간 정도의 단어인지도(즉 환자가 보기가 없는 문장검사에서 40% 이상의 단어와 단음절 단어검사에서 30% 이상의 단어를 인지할 수 없음)를 보인다면, 인공와우 대상자가 될 수 있다. 비록 대부분의 성인 인공와우 수혜자는 언어습득 후 청력손실을 가지고 있지만 더 이상 언어습득 전 농인을 인공와우 대상자로서 배제하지는 않는다(Dowell, 2005; UK Cochlear Implant Study Group, 2004 참조).

두 개 vs 한 개

대략 4,600명 정도의 사람들이 양쪽 귀에 인공와우를 이식받고, 각각의 귀에 인공와우를 착용하고 있다. 양쪽 귀에 두 개의 인공와우를 착용하게 되면, 한쪽 귀에만 인공와우를 착용했을 때보다, 특히 배경소음 상황에서의 어음인지능력이 상당히 증가한다는 몇 가지 증거가 있다. 또한 양쪽 귀에 인공와우를 착용하게 되면, 음에 대한 위치측정 능력을 향상시킬 수 있다(Litovsky, Parkinson, Arcaroli, & Sammeth, 2006; Wackym, Runge-Samyuelson, Firszt, Alkar, & Burg, 2007).

(계속)

하지만 그 외 많은 인공와우 사용자들은 수술하지 않은 반대쪽 귀에 보청기를 계속 사용한다(Kirk, Firszt, Hood & Holt, 2006). 환자가 양쪽 귀에 보청기를 착용하다가 한쪽 귀만 인공와우 시술을 받았을 때, 일반적으로 환자는 인공와우와 보청기를 모두 사용하도록 시도할 것이다. 어떤 환자는 인공와우의 전기적인 신호와 보청기로 증폭된 음향적인 신호를 동시에 듣는 것이 오히려 더 혼란스럽다는 것을 알게 되어 인공와우만 사용하려는 경향이 있다. 또 다른 환자는 이와 같은 동시적인 신호가 소음상황에서 자신의 듣기 능력과 소리에 대한 방향성 능력을 향상시킨다는 것을 알게 되어 이 두 기기를 모두 사용하려는 경향이 있다.

진행 과정

인공와우의 착용은 여러 단계의 과정을 필요로 한다. 만약 환자가 수술 전에 적합한 증폭기기를 사용한 적이 없거나(특히 매우 어린 아동의 경우) 시험 착용한 적이 없다면, 종종 종합적인 청력검사부터 시작한다. 일단 환자가 인공와우 대상자로 적합하다고 판단되면, 수술 과정을 통해 이개 뒤의 피부 아래에 내부장치를 이식하게 된다. 수술 후 4~6주가 지나면 환자는 병원을 다시 방문하여 외부장치를 장착하게 된다. 청능사는 어음인지를 최대화하기 위한 **매핑(mapping)** 과정에서 어음처리기의 자극 매개변수를 조절한다. 그 후 환자는 자신의 새로운 듣기능력을 향상시키기 위하여 종합적인 청능재활 프로그램에 참여하게 되고, 사후관리를 위해 인공와우센터를 정기적으로 방문함으로써 긴밀한 관계를 유지한다.

매핑(mapping)은 인공와우의 어음처리기 프로그램 과정을 설명하기 위하여 사용되는 용어이다.

매핑하는 방법

대부분의 인공와우는 다음과 같은 매개변수를 프로그램하면서 완성된다.

- 역동범위(dynamic range): 어음처리기를 조절하는 과정에서 전극배열의 각 전극은 자극역치와 최대쾌적수준에 따라서 프로그램되며, 이 두 전류 간의 차이를 역동범위로 정의한다. **전기자극역치(electrical threshold, T-level)**는 인공와우 사용자가 겨우 소리를 인식하도록 하기 위하여 전극을 통해서 전달되는 전류의 양이다. **최대쾌적수준(maximum comfort level, C-level or M-level)**은 환자가 불편하다고 느끼기 전까지의 최대 전류량이다. 역치와 최대쾌적수준은 청신경의 신경생존률에 따라 전극과 환자마다 다양하다.
- 음량평형(loudness balancing): **음량평형(loudness balancing)**의 과정을 통해서 전극마다 자극이 어음신호의 음량형태를 따르도록 어음

전기자극역치(electrical level, T-level)는 인공와우 사용자가 겨우 소리를 인식하도록 하기 위하여 전극을 통해서 전달되는 전류의 양이다.

최대쾌적수준(maximum comfort level)은 오랜 시간 동안 편안하게 들을 수 있는 최대 전류량이다.

음량평형(loudness balancing)은 자극이 입력되는 어음신호의 음량형태를 따르도록 어음처리기를 프로그램하는것이다.

(계속)

처리기를 프로그래밍한다. 환자는 인공와우의 전극배열에서 전극마다 제시되는 상대적인 신호의 음량크기를 판단해야 한다. 만약 전극이 균형을 이루고 있지 않다면, 환자는 가끔씩 소리가 튀는 것을 경험하게 되고 어떤 말소리 정보는 듣지 못할 수 있다.

- 음조와 음조정렬(pitch and pitch ranking): 와우의 기저부 근처에 위치한 전극은 고주파수를, 첨단부 근처에 위치한 전극은 저주파수를 나타내도록 프로그램된다. 이런 배열은 와우의 음조체계(tonotopic organization)와 상응한다. **음조정렬(pitch ranking)**은 인공와우의 기저부에서 첨단부에 이르는 전극의 자극으로부터 주파수를 변별하는 능력을 결정하는 것으로 음조정렬을 진행하는 동안 2개의 전극이 동시에 교대로 자극된다. 환자의 과제는 자극펄스가 좀 더 높거나 낮은 음조가 어떤 것인지를 골라내는 것이다.

음조정렬(pitch ranking)은 인공와우의 기저부에서 첨단부에 이르는 전극의 자극으로부터 주파수를 변별하는 능력을 결정하는 것이다.

청각보조기기

보청기와 인공와우는 거의 모든 근무시간과 의사소통환경에서 사용되는 청각기기이다. 일반적으로 청각보조기기(assistive listening devices, ALD)는 다른 청각기기가 의사소통을 원활히 하는 데 적합하지 않거나 혹은 환자의 마음에 들지 않을 때, 넓은 사무실에서 듣거나 식당에서 대화를 나누는 것과 같은 특별한 상황에서 사용된다. 청능사는 청각보조기기를 선택할 때 가정, 직장, 사회, 여가 및 학교 환경에서 개인의 의사소통에 대한 요구를 고려해야 한다. 표 3-5는 청각보조기기의 사용이 적합한 각 환경에서의 상황을 나타내고 있다. 부록 3-1에서는 청각보조기기에 대한 자료 출처목록을 제시하고 있다.

청각보조기기는 음향신호가 비교적 먼 거리에서 제시되거나 청취조건이 이상적이지 못할 때 특히 유용하다. 그런 조건에서 개인의 청취 잠재력을 최대화하기 위해서는 보청기나 인공와우로만 충분하지 않을 수 있다. 보청기

표 3-5. 청각보조기기의 사용이 적합한 상황

가정	지역사회	직장	여행과 여가	학교
일대일 대화	의학치료(의사, 치과의사, 병원 방문)	사무실 대화	일대일 대화(차에서)	선생님과의 대화
그룹 대화	자원봉사활동	강연	텔레비전 수신	반 친구들과의 대화
텔레비전 수신	종교서비스	전화대화	공공장소	말-언어치료
라디오 수신	우체국이나 다른 지역 서비스 센터	회의와 그룹 미팅	음식점	
현관 벨과 같은 환경신호 수신		일대일 회의	호텔방	

의 송화기나 인공와우는 개인의 귀에 착용하기 때문에 멀리 있는 음원에서 방사되는 소리를 감지하지 못하거나, 원하는 음향신호뿐만 아니라 경쟁적인 배경소음까지도 청자에게 전달할 수 있다.

청각보조기기가 특히 도움이 되는 장소를 포함한 청취환경의 조건은 다음과 같다.

- **주변소음(ambient noise)**: 빈방에 존재하는 소음. 이 소음은 열린 창문, 공기처리 시스템, 딱딱한 나무 바닥, 컴퓨터, 형광시스템 혹은 건물에 유선으로 전달되는 음악 등으로부터 방사된다.
- **반향(reverberation)**: 벽, 바닥 및 천정과 같은 표면에 의해 반사되는 소리. 높은 천정, 딱딱한 나무 바닥과 석고를 칠한 벽 등이 있는 방은 반향이 높은 경향이 있는 반면에, 카펫과 두꺼운 커튼이 있는 방은 반향이 낮은 편이다.
- **배경소음(background noise)**: 배경소음은 관심 있는 음향신호를 차폐하는 원하지 않는 소음을 말한다. 예를 들어, 교실에서 교사의 음성은 목표신호가 될 수 있고, 종이 소리와 바닥 끄는 소리는 원치 않는 배경소음이 되기도 한다.

이론상으로, 청각보조기기는 음원으로부터 소리를 모아서 사용자의 귀로 전달하는 장치이다. 이때 음향신호는 최소한의 주변소음으로 잔향효과와 배경소음이 거의 없는 가청수준에서 유리한 신호대잡음비로 전달된다. 청각보조기기는 무선과 유선의 두 가지 종류로 분류된다(그림 3-11).

무선 시스템

이름에서 의미하는 바와 같이, 무선 시스템은 송화기와 사용자의 귀에 신호를 전달하는 장치 간에 전선을 사용하지 않는다. 소리는 음원에서부터 라디오 전파 혹은 적외선 신호를 통해 개인에게 전달된다. 이런 종류의 무선 시스템은 종교의식이나 연극공연에 참석할 때, 교사가 말을 하고 학생들이 경청하는 상황처럼 여러 사람들이 화자에게 집중해야 할 때 등 개인이 음원으로부터 멀리 떨어져 있을 때 사용된다. 무선 시스템은 음원 가까이에 위치한 송화기나 직접 전기 플러그에 접속해서 음향신호를 모은다. 그 후 음향신호는 변환기에 의해 전기신호로 변환되고, 공기나 라디오 전파 및 적외선(보이지 않는 빛)을 통해서 환자가 착용하고 있는 수화기로 전달된다. 그리고 신호는 이어폰이나 개인용 보청기를 통해서 귀에 전달되기도 한다. 이러한 무선시스템은 주파수변조, 적외선, 유도코일 혹은 단순증폭 등으로 좀 더 세분화된다.

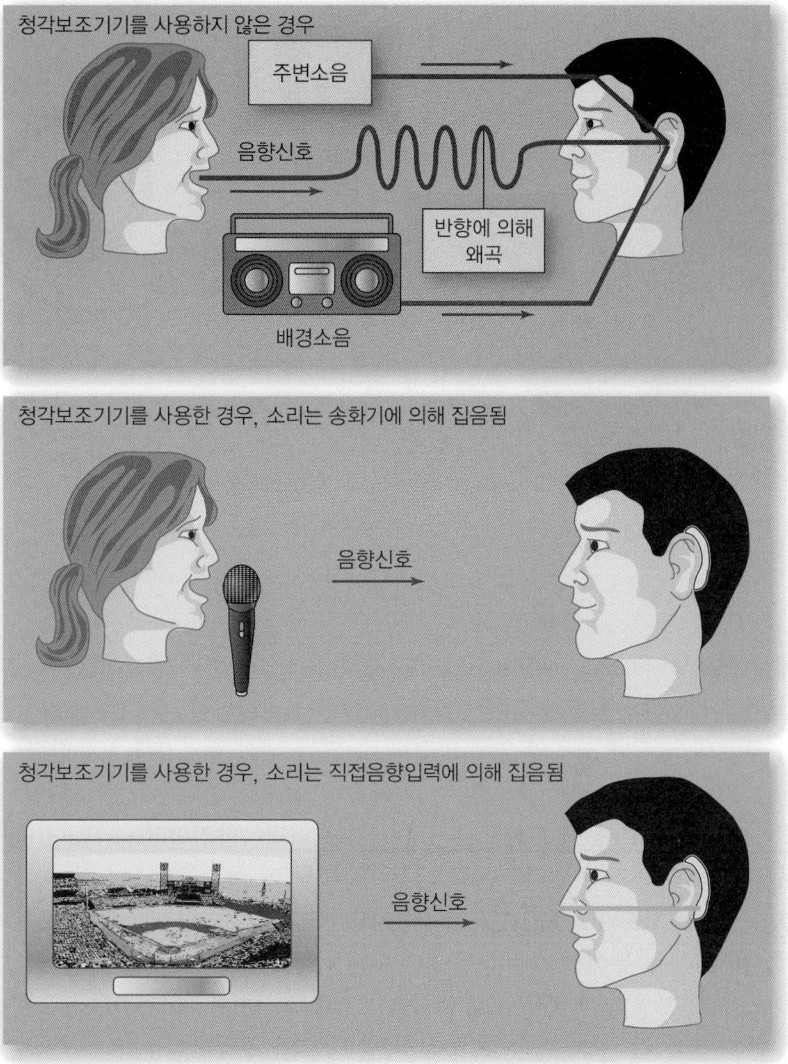

그림 3-11. 청각보조기기의 도식. 첫 번째 그림에서는 청각보조기기를 사용하지 않고 있으며, 신호는 반향에 의해 왜곡되고 배경소음에 의해 차폐된다. 가운데와 아래 그림에서 소리는 음원에서부터 청각보조기기를 통해서 청자에게 전달된다. 가운데 그림에서 소리는 송화기를 통해서 모아지며, 아래 그림에서 소리는 직접음향입력에 의해서 집음된다.

주파수변조 시스템

주파수변조 시스템(frequency modulation systems, FM system)은 소리를 음원에서부터 사용자에게 전달하기 위하여 라디오 전파를 이용한다. FM 시스템을 조절하는 미국의 연방통신위원회(Federal Communications Commission, FCC)는 청각장애인들이 독점적으로 사용할 수 있도록 주파수 대역 범위를 할당하였다(72 MHz와 216 MHz 부근). FM 시스템은 교실환경

주파수변조(frequency modulation, FM)는 반송파의 주파수를 사인신호로 변화시켜 복합신호를 생성하는 과정이다.

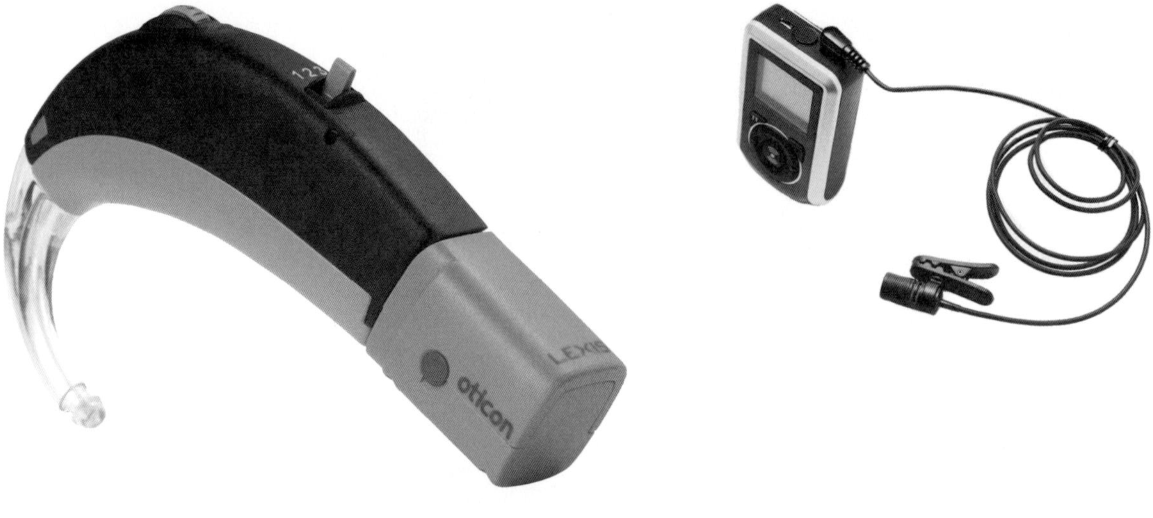

그림 3-12. 개인용 FM 수신기. 왼쪽은 음향 부트가 보청기의 아랫부분에 연결된 귀걸이형 보청기를 나타낸다. 오른쪽은 옷깃 송화기와 송신기이다. *Photographs courtesy of Oticon.*

개인용 FM 훈련기(personal FM trainer)는 화자가 무선 송화기를 착용하고, 라디오 전파로 주파수 변조된 말소리를 수신기를 착용하고 있는 청자에게 방 전체로 전달하는 청각기기이다.

직접음향입력(direct audio input, DAI)은 음원에서부터 보청기나 다른 청각기기에 직접 이르게 하는 유선연결이다.

FM 부트(FM boot)는 FM 수신기를 내장하고 있는 장화모양의 장치로 귀걸이형 보청기의 아랫부분에 연결된다.

넥루프(neckloop)는 수화기에서부터 코드로 구성된 FM 보조기기 시스템의 일부분으로 목 주위에 착용하는 변환기; 신호를 자기장 유도를 통하여 사용자의 보청기에 있는 텔레코일로 전달한다.

음장 FM 시스템(sound-field FM system)은 소리를 송화기에서 방 전체에 위치한 스피커로 전달하는 FM 훈련기와 유사한 청각시스템이다.

에서 주로 사용되고, 개인용 FM 훈련기와 음장 FM 시스템으로 나눠진다(그림 3-12). **개인용 FM 훈련기(personal FM trainer)**를 사용할 때 교사는 목 주위의 코드나 셔츠의 위에 고정할 수 있는 무선 송화기를 착용한다(그림 3-13). 말소리는 라디오 주파수의 반송파 형태로 주파수가 변조되어 수신기를 착용한 아동에게 전달된다. 수신기는 **직접음향입력(direct anditary input, DAI)**과 음향 부트를 통해 아동의 보청기에 연결되거나, 보청기 아랫부분에 **FM 부트(FM boot)**를 장착하기도 한다. 어떤 FM 시스템은 보청기의 텔레코일을 통해서 보청기에 전달하는 **넥루프(neckloop)**를 사용하기도 한다. 귀에 착용할 수 있는 FM 수신기와 FM 수신기가 내장되어 있는 보청기도 사용할 수 있다. 만약 교실에 한 명 이상의 청각장애 아동이 있다면, 아동들은 각자 수신기를 착용하고 교사의 신호를 수신하게 된다.

음장 FM 시스템(sound-field FM system)은 개인용 FM 훈련기와 유사하게 작동하지만, 일반적으로 방 뒤쪽에 두 개의 스피커와 앞쪽에 한 개의 스피커 등 방 도처에 위치한 스피커로 소리가 전달되기 때문에 개인용 시스템과는 차이가 있다. 음장 FM 시스템에서 신호는 음향신호로 전환되어, 표준확성장치를 통해서 전파된다. 아동의 개인용 FM 훈련기가 좋은 신호대잡음비를 제공하지만, 음장 FM 시스템은 정상 청력 아동, 변동성 전음성 청각장애 아동, 인공와우착용 아동, 편측성 청각장애 아동 등 학급의 모든 학생들에게 적합하기 때문에 더 유용하다. 또한 음장 FM 시스템의 경우 청각장애 아동들이 따로 FM 수신기를 착용하지 않아도 되기 때문에 기기를 덜 착용

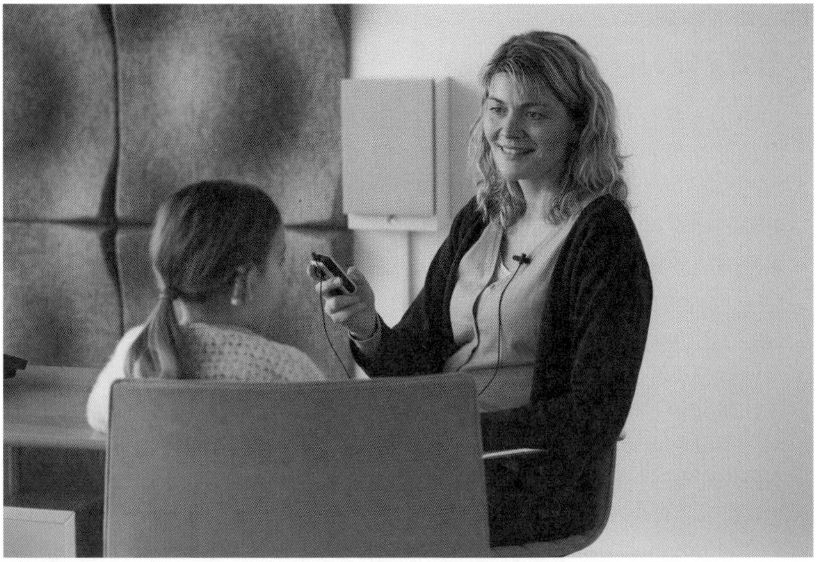

그림 3-13. 개인 FM 수신기 사용. 옷에 고정한 개인용 FM 훈련 송화기를 잡고 있는 청능사. 어린 소녀는 귀걸이형 보청기에 전선으로 연결된 FM 수신기를 착용하고 있다. *Photograph courtesy of Oticon.*

"학교의 의사결정자에게 학교에 음장증폭시스템을 설치하게 되면 다음과 같은 일을 할 수 있다고 설득하세요.

- 시험성적을 향상시킬 수 있음.
- 청각장애 아동을 일반학교에 통합시킬 수 있음.
- 경비를 절약할 수 있음.
- 음성피로를 줄일 수 있음.
- 청시각적인 교수방법을 향상시킬 수 있음."

(Jougensen, 2005, p. 28)

하게 되는 것이다.

교실환경 외에 FM 시스템이 사용되는 또 다른 환경은 그룹강의, 종교의식, 극장 및 일대일 대화상황 등이 있다. 교회나 극장과 같은 넓은 청취환경에서는 때때로 FM 송신기를 공공 시스템 혹은 넓은 지역의 방송 시스템에 통합하기도 한다. 그때 청자는 특별한 공연이나 전시를 위해 수신기를 점검해야 한다. 일대일 대화 상황에서 청각장애인들은 FM 수신기를 자신의 보청기에 연결하고, 작은 FM 송신기를 화자 쪽으로 향하게 한다. 그 후 화자는 작은 손잡이 형태 또는 탁상부착형 FM 송신기에 대고 이야기한다.

적외선 시스템

적외선 시스템(infrared systems)은 적외선 파장을 통해서 음원으로부터 수신기/증폭기로 전달시키는 청각보조기기이다.

적외선 시스템(infrared systems)은 FM 장비와 비슷하게 작동하지만, 소리를 전달하는 적외선 신호를 사용한다. 송신기/방사기는 적외선 파형으로 부호화된 신호를 광검출기 다이오드가 있는 무선 수신기로 전달한다. 광검출기 다이오드는 적외선 신호를 집음하여 이전의 음향신호로 변환한다. 사람들은 각자 귀에 직접 정보를 입력할 수 있는 적외선 수신기를 장착하거나, 직접음향입력나 보청기 텔레코일의 스위치를 작동시켜서 신호를 수신하게 된다. 적외선 시스템이 사용되는 일반적인 환경은 TV를 시청하거나 영화를 관람할 때이다. 적외선 시스템은 햇빛의 전송을 간섭하는 야외환경에서는 적합하지 않고 벽을 통과할 수 없으며, 신호를 수신하기 위해서는 송수신 직

질의응답 시간

10년 넘게 음장 FM 증폭시스템을 연구한 Carol Flexor는 음장증폭과 관련된 일련의 질문에 대해 잘 설명해 주었다. 다음은 몇 가지의 질문과 그녀의 답변이다(Flexor, C. [1997]. Sound-field FM systems: Questions most often asked about classroom amplification. *Hearsay*, 11, 5-13).

질문: 음장 FM 증폭이란 정확히 무엇입니까?

답변: "음장 FM 기술은 교실에서 음향환경을 조절하도록 하는 흥미로운 교육도구로 이것을 통해서 교실의 모든 학생들에게 교사의 설명에 대한 음향적인 접근성이 용이하도록 하는 것입니다. 특별히 FM 음장증폭 시스템은 교실에 완비된 작고 충실도가 높은 무선 확성장치 시스템과 비슷합니다. 교사는 작고 눈에 잘 띄지 않는 무선 송화기를 착용하기 때문에 교사의 이동성은 제한적이지 않습니다. 교사의 음성은 송화기에서 수신기로 전달되는 반송파로 주파수가 변조되고, 수신기에서는 변조된 교사의 말소리가 복조로 변환되어 한 겹에서 다섯 겹으로 이루어진 벽이나 천정에 설치된 스피커를 통해서 학생들에게 전달되는 것입니다."

질문: 음장 FM 증폭의 목적은 무엇입니까?

답변: "음장 FM 증폭의 목적은 교사의 음성을 교실 전체로 증폭하여 학생들과 교사가 어디에 위치해 있든지 간에 분명하고 일정한 신호를 교실의 모든 학생들에게 제공하는 것입니다. 교사의 입이나 다른 음원 근처에 위치한 원격 송화기는 유리한 신호대잡음비를 생성하게 됩니다."

질문: 음장 증폭이 있는 교실에서 수업할 때 이득을 얻을 수 있는 아동들은 누구입니까?

답변: "주로 귀의 염증이나 귀지로 인한 변동적인 전음성 청각장애 아동들…편측성 청각장애 아동들…경도의 영구적 청력손실(15~25 dB HL)을 가진 아동들…정상적인 청력을 가지고 있지만 언어, 학습, 주의 혹은 행동 문제 때문에 특수학급에 있는 아동들…보청기를 착용한 경도에서 중도의 청각장애 아동들…정상적인 청력을 가지고 있지만 수업을 이해하기 힘들어 하고, 수업에 참여하기가 어려운 아동들입니다."

결선(line of sight)이 필요하다.

유도루프 시스템

유도루프 시스템(induction loops systems)은 증폭기로부터 전기에너지를 전달하고 자기장을 형성하는 방이나 탁자 주변을 감싸는 배선이다. 유도루프의 전류는 사용자에게 증폭된 소리를 제공하기 위해서 보청기의 텔레코일을 유도한다.

세 번째 무선 시스템은 **유도루프 시스템(induction loops systems)**이다. 유도루프 시스템을 작동시키기 위해서는 방 주변에 기기를 설치해야 한다. 소리는 송화기 혹은 직접입력장치(direct input; 예: TV직접 연결)를 통해서 수신된다. 전자기 에너지가 방 전체로 퍼져 텔레코일이 작동했을 때 보청기를 통해서 수신된다. 청자는 전선의 루프 옆이나 안쪽에 앉아야 한다. 몇몇 종교시설, 교실 및 극장에는 영구적인 유도루프 시스템이 설치되어 있고, 의사소통에 적합하도록 휴대형의 유도루프 시스템이 설치된 곳도 있다. 넓은 지역에서 사용되는 유도 시스템이 변형된 것이 목에 착용할 수 있는 **넥루프**이다. 유도시스템은 대부분 개인용 보청기의 텔레코일만 활성화하면 되는 사용자에게 편리하기 때문에 대중적으로 인기가 있다. 특히 영국, 스칸디나비아 및 그 밖의 유럽 국가는 은행, 우체국, 노인시민센터, 대합실 및 여행 안내센터 등에 유도루프 시스템 설치가 대중화되어 있다.

청각장애인과 자막의 이용

예전에 심도의 청각장애인들은 TV나 영화를 보기 위해서 앞자리에 앉아야 했고, 대화나 다른 중요한 청각신호를 이해하기 위해서 고분 분투해야만 했다. 하지만 이러한 사실은 폐쇄형 자막 덕분에 읽기가 가능한 사람들에게는 더 이상 해당되지 않는다.

1993년 이래 미국장애인법(ADA)에서는 미국에서 판매되는 13인치 이상의 TV에 **폐쇄형 자막 디코더(closed-caption decoder)**를 내장하도록 규정하고 있다. 폐쇄형 자막 디코더는 화면 위에 대화를 수직으로 비추고, 비교적 동시에 전화소리나 알람소리와 같은 관련된 소리에 대한 설명뿐만 아니라 구어 메시지도 나타낸다. 종종 코딩작업은 TV의 원격조절기로 활성화시킬 수 있다.

또한 몇몇 영화 극장에서도 개방형 혹은 폐쇄형 시스템을 사용하여 폐쇄형 자막을 제공한다. 개방형 자막에서 부제는 외국 영화에서처럼 화면 위에 표시되고 모든 관객들이 볼 수 있다. 폐쇄형 자막[가끔씩 이창 캡션(rear window caption)이라고도 불림]에서는 좌석에 있는 선명한 아크릴 반사경을 사용하는 사람만 자막을 이용할 수 있다. 발광 디스플레이(light-emitting display, LED)를 통해 반전 자막을 나타내는 이창 캡션은 극장 뒤편에 설치되어 있다. 이것은 반사경 위로 자막을 나타낸다. 그 결과 관객들은 자막을 영화 화상 위나 아래로 겹쳐서 보게 된다.

웹-기반 비디오 역시 폐쇄형 자막이 가능하다. 웹-기반 자막은 QuickTime (*http://www.apple.com/quicktime/*), RealOne Player (*http://rea.com/*), Media player (*http://www.microsoft.com/downloads*) 같은 기술로 접근이 가능하다.

TV나 가전제품에서 **폐쇄형 자막 디코더(closed-caption decoder)**는 수신된 비디오 신호로부터 이전에 코딩된 폐쇄자막 자료를 추출해 낸 후 화면에 나타낸다.

"1927년, 첫 음성 영화인 〈*The Jazz Singer*〉가 상영된 이후로 청각장애인들은 영화의 사회적, 문화적, 정서적 경험들로부터 소외되어 왔다."

(Santon, 2005, P.14)

단순증폭

단순증폭시스템(simple amplification system)은 청각장애인들이 더 잘 들을 수 있도록 단순히 음향신호를 증폭하는 것이다. 단순증폭시스템의 가장 흔한 장치는 전화기 속에 내장되어 있다. **전화증폭기(telephone amplifiers)**는 전화 헤드셋을 대신하거나, 기존의 헤드셋에 고정된다. 대체된 헤드셋은 신호가 사용자의 귀에 도달하기 전에 증폭시키기 위하여 내장 증폭기를 가

단순증폭시스템(simple amplification system)은 청력손실을 가진 사람이 더 잘 들을 수 있도록 청각신호를 단순히 증폭시키는 시스템이다.

전화증폭기(telephone amplifiers)는 전화 수신기로부터 소리를 증폭시킨다.

지고 있다. 종종 이런 종류의 헤드셋은 음량 조절기를 가지고 있어 정상 청력을 가진 사람도 사용할 수 있다.

유선 시스템

유선 청각보조기기(hardwired assistive listening devices)는 전선으로 직접 연결된 장치이다.

청각보조기기의 또 다른 종류는 유선 시스템이다. **유선 청각보조기기(hardwired assistive listening devices)**는 전선으로 청자와 음원을 직접 연결한다. 송화기가 음향신호를 집음하거나(그림 3-14), 직접음향입력이 텔레비전과 같은 장비의 일부분에 연결되기도 한다. 그 후 음향신호는 전기신호

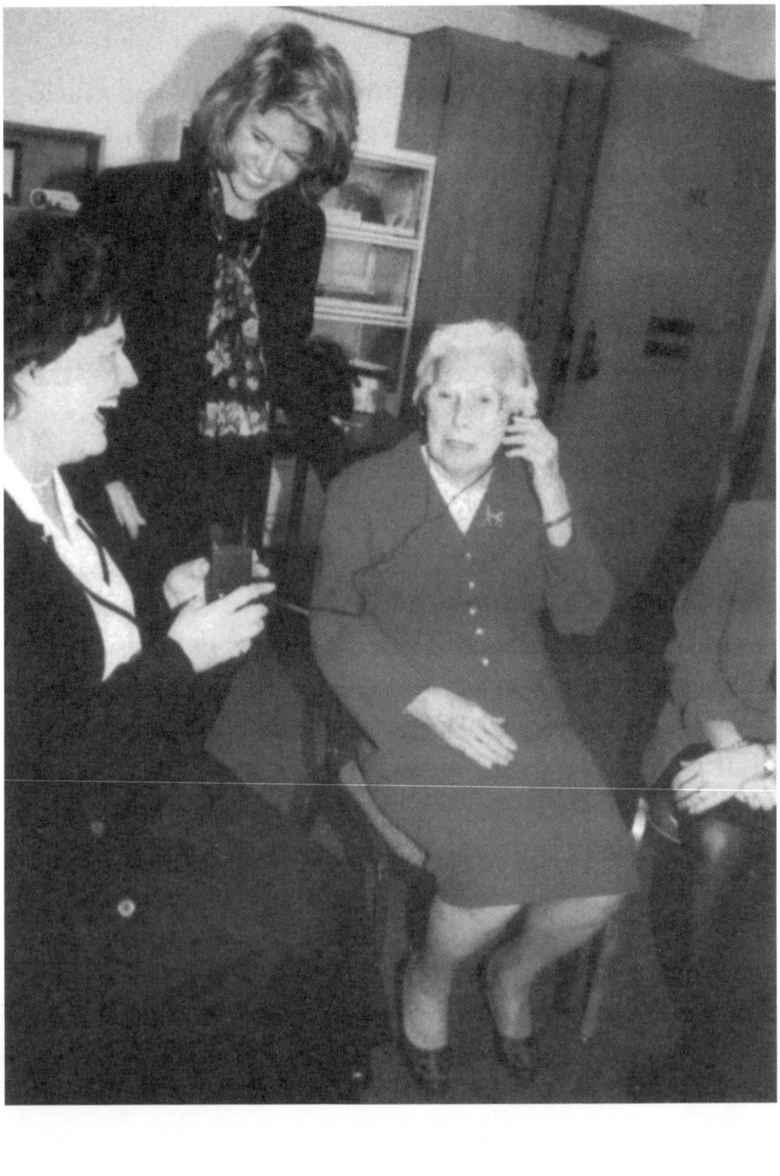

그림 3-14. 유선 청각보조기기. 한 여성과 그녀의 딸이 유선 청각보조기기의 사용법을 배우고 있으며, 청능사(서 있는 사람)는 격려하고 있는 모습이다. 딸이 송화기로 말하고, 그 여성은 헤드폰을 통해서 듣고 있다. 이런 종류의 청각보조기기는 레스토랑에서 자주 사용된다. *Photograph courtesy of the Central Institute for the Deaf.*

로 전환되는데, 그 신호는 연결된 전선을 통해서 사용자의 보청기, 헤드폰 및 넥루프로 전달된다. 이 시스템은 사용자에게 유리한 신호대잡음비, 신호 증폭 및 적당한 신호의 증폭량을 제공하며 텔레비전, 라디오 혹은 음악을 청취할 때 가장 자주 사용된다. 그러나 사용자의 청각기기가 음원에 연결되어 있어야 하기 때문에 널리 사용되지는 않는다.

다른 종류의 청각보조기기들

다른 청각보조기기들은 그 자체만으로 무선 혹은 유선 청각보조기기로 분류될 수 없다. **청각보조기술(hearing assistive technology, HAT)**이라는 용어는 조금 전에 언급했던 기기뿐만 아니라, 진동촉각적 혹은 시각적 자극과 같은 다른 종류의 자극에 의해 말소리를 포함한 다양한 청각정보를 수신할 수 있는 장치를 포함한다. 이런 종류의 청각보조기기의 한 예가 바로 **진동호출기(vibratory pager)**로, 음향신호를 내는 대신 사용자에게 호출신호를 진동으로 전달한다. 이 외에 다음과 같은 종류들이 있다.

청각보조기술(hearing assistive technology, HAT)은 청각정보에 대한 접근을 촉진하는 기술이다.

진동호출기(vibratory pager)는 음향 발신음을 내는 대신 신호를 내기 위하여 호출기가 진동한다.

- 진동 경보시계(vibrating alarm clocks): 사용자의 베개 아래에 진동기를 둔다.
- 섬광 경보시계(flashing alarm clocks): 섬광램프 혹은 스트로브 빛이 경보신호가 된다.
- 램프에 현관 벨 신호가 결합된 것: 벨이 울리면 빛이 발산된다.
- 연기 탐지기: 연기가 감지될 때 빛이 신호를 발산한다.
- 아기울음 경보 시스템: 부모들은 다른 방에서 아기가 울 때 신호를 감지할 수 있다.
- 빛을 발산할 수 있는 전화기 모양의 신호기
- 핸드폰을 이용한 문자전송이나 다른 문자전송 시스템

전화를 걸어야 해요

수많은 청각장애인들은 원거리 의사소통을 위해서 인터넷에 의존하고 있지만, 대부분의 사람들은 여전히 전화를 사용한다. 또한 청각장애인들은 전화 증폭기 사용 외에 전화 사용에 도움이 되는 항목에 대한 선택권이 있다.

텍스트 전화(text telephones, TT): 전화단말기는 전화, 키보드 및 메시지 표시화면으로 구성되어 있다. 그 중 전화 헤드셋은 단말기의 수화기대에 맞도록 되어 있다. 사람들은 서로에게 메시지를 타이핑하면서 의사소통을 하고, 그러한 메시지는 메시지 표시화면에 나타나게 된다. 텍스트 전화는 때때로 난청인을 위한 전화의사소통장치(telecommunication devices for the Deaf, TDD)라고 불린다. 최근 시스템에는 자동전화걸

(계속)

기, 자주 사용하는 단어와 구 저장하기 그리고 개인용 사전 등과 같은 기능들이 포함되어 있다.

중계 시스템(relay system)은 고심도 청각장애인들이 전화사용을 위해 이용하는 시스템이다. 텔레타이프나 음성으로 전화를 건 사람과 전화를 받는 사람 간의 메시지를 전달해주는 중계 교환원과 연결한다.

중계 시스템(relay systems): 미국의 모든 주에서는 청각장애인 거주자를 위한 서비스로 중계 시스템을 제공하고 있다. 능숙한 작동자는 전화를 이용한 대화에서 중계자의 역할을 담당한다. 청각장애인들은 텍스트 전화(가능하다면 음성으로)를 통해서 중개자와 의사소통을 나누는 반면에, 정상인들은 음성으로 중계자와 의사소통을 한다. 전화를 신청하기 위해서 첫 번째 사람은 차례로 수신자의 전화를 연결하는 중계자와 교신한다.

사례연구

음악청취

「*Newsweek Magazine*」(2002년 6월 14일)은 인공와우에 관한 기사를 대서특필했고, 음악 중에서 특히 오페라 듣기를 열망하는 한 여성에 관한 사례를 함께 소개했다. 덧붙여 이 기사에는 음악인지와 음악훈련을 뒷받침해 주는 참고문헌도 포함되어 있다.

Iowa의 Des Moines에 살고 있는 전직 음악교사인 Sally Anderson은 남편인 David와 함께 오페라 관람을 가서 서정시와 음악을 감상했다. 만약 그들이 파티에 참석했다면, David는 아내에게 통역자로서 그룹 대화에서 나눴던 모든 말을 반복해서 아내에게 이야기했을 것이다. 또한 영국여행을 갔더라면, 박물관과 성당을 방문하는 동안 관광 가이드처럼 반복해서 설명했을 것이다.

Sally는 고모와 마찬가지로 20대 말에 청력을 잃기 시작하여 두 번째 임신 후에 청력이 더 많이 손상됐다. 그 후 15년 동안, Sally는 출력이 상당히 강한 보청기까지 사용하게 되었다. 그녀가 농에 대해 깨닫기 시작한 것은, 어느 날 저녁 신문을 읽는 동안 전화기 바로 옆에 앉아 있을 때였다. "전화 받으세요"라고 그녀의 딸이 말하며, 그녀의 어깨를 쳤다. Sally는 전화가 울리는 것을 듣지 못했던 것이다.

1년 전, 그녀의 남편은 신문에 소개된 인공와우 기사를 읽고, 그녀에게 인공와우센터에 연락해 볼 것을 권유했다. Sally의 청력검사 결과 심도의 양측성 청력손실이 발견되었고, 건강상태가 양호한지 그리고 와우 기형이 없는지를 확인하기 위하여 심층적인 의학적 검사를 받은 후, 인공와우 수술에 서명하였다. "이 수술은 제가 놓칠 수 없는 기회입니다. 의료진들은 제가 아주 훌륭한 인공와우 대상자라고 말했습니다. 왜냐하면 저는 성인이 될 때까지는 들을 수 있었고 (그 후) 아주 오랜 시간 동안 전혀 듣지 못한 것은 아니었으니까요. 그리고 저는 소리를 듣기 위해서 매우 의욕적이었습니다." 그녀는 청능사에게 새가 노래하거나 라디오 소리를 듣기 위해서 더 이상 기다릴 수 없다고 말했다. (인공와우의) 가격은 수술비용만 $50,000 정도로 수술 후 청능재활에 대한 비용은 포함되지 않았지만, 인공와우센터의 임상 코디네이터는 보험회사에서 보험금을 받을 수 있도록 Sally를 도왔다.

Sally는 인공와우를 작동시키자마자 바로 바닥에 긁히는 의자소리, 문이 닫히는 소리 및 전화벨이 울리는 소리 등을 인지하였다. 청능사는 청각적 단서만 제시되는 조건에서 문장검사를 시행하였고, 그녀는 단어의 20% 정도를 인지하였으며, 인공와우를 사용한 첫 해 동안 문장검사 점수가 정답률 60%로 향상되었다. 그녀의 청능사는 몇몇 연구자들이 소음이 있는 배경상황에서 들을 때 보청기가 부가적인 이득을 보여준다는 사실을 인지하고, Sally에게 수술을 받지 않은 반대쪽 귀에 사용해 왔던 보청기를 계속 사용하도록 권유하였다(Ching, Incerti, & Hill, 2004).

(*계속*)

사례연구

음악청취 (*계속*)

Sally는 보청기로 들었던 아주 약한 소리로 인해 인공와우로 듣기가 더 혼란스럽다고 말하며, 결국 반대쪽 귀에 오랫동안 착용했던 보청기의 사용을 중지하였다(Mak, Grayden, Dowell, & Lanrence, 2006 참조). 일 년 후 그녀는 전화기 사용자가 되었고, 다이얼 소리까지도 들을 수 있게 되었다(Anderson, Baumgartner, Boheim, Nahler, Arnolder & D'Haese, 2006; Cray, Allen, Stuart, Hudson, Layman & Givens, 2004). 또한 그녀는 필요에 따라 FM 시스템을 지속해서 사용하기도 하였다(Schafer & Thibodeau, 2004).

인공와우로 인한 첫 번째 실망은 음악에 관련된 것이었다. 음악 소리는 그녀가 기억했던 것과 달랐기 때문이다(Gfeller, Knutson, Witt & Mehr, 2003; Gfeller et al., 2005). 그녀는 인공와우를 착용한 지 2주 후에 남편에게 교향곡 연주회에 데려다 달라고 말했다. 그 경험으로 인해 그녀는 더 혼란스럽게 되었고, 연주회 중간에 인공와우를 꺼버리고 말았다.

Sally는 음악을 기반으로 한 청능재활 프로그램에 등록하였다(Gfeller, Mehr, & Witt, 2001). 인공와우 사용자를 치료한 경험이 있는 음악치료사는 Sally에게 "반짝반짝 작은 별"과 "생일축하 노래"와 같이 녹음된 익숙한 노래를 들려주는 간단한 프로그램부터 시작하였다. 연주는 간단한 관현악과 남성 독창자의 노래로 구성되었다. Sally는 쉽게 멜로디를 확인하였고, 이런 성공은 그녀가 계속해서 훈련을 받도록 자극했다. 몇 달이 지나는 동안, 그녀는 익숙한 노래에서부터 전원풍의 음악, 서양 음악(많은 인공와우 사용자들에게는 리듬성이 있고 반복적이기 때문에 더 만족스러움) 및 익숙한 심포니 음악까지 섭렵하게 되었다.

지난 주에 David Anderson은 아내를 연극 〈*South Pacific*〉 공연장에 데려갔다. Sally는 청능재활 음악치료사의 조언에 따라 배경음악에 심취하였다. 두 부부는 Sally가 조심스럽게 악보를 따라가며 들을 수 있는 2층 좌석에 앉았다. 그 순간 그녀는 기쁨의 눈물을 흘리며 관람석에 앉아 있었다. Sally는 모든 음색과 가사를 인지할 수 있다고 말했다.

최종 의견

이 장에서는 청능재활에 가장 널리 사용되는 기본적인 기술인 보청기, 인공와우 및 청각보조기기에 대해서 살펴보았다. 보청기나 인공와우를 사용할 수 없는 사람들과 청각보조기기의 도움을 제대로 받지 못하는 사람들에게 유용한 또 다른 종류의 청각기기는 바로 촉각 보청기이다.

촉각 보청기(tactile aid)는 진동촉각적인 감각을 사용자의 피부로 전달하여 소리를 지각하도록 한다. 대부분의 촉각 보청기는 신체형 보청기와 유사하게 보이지만, 이어몰드에 이르는 긴 전선을 대신하는 진동촉각적 혹은 전기촉각적 배열로 연결되는 코드가 있다.

촉각 보청기(tactile aid)는 총체적인 소리인식과 소리확인을 목적으로 소리를 진동으로 변환시켜 피부에 전달하는 보청기이다.

촉각 보청기는 가슴에 장착하거나 손목에 맬 수 있다. 주변에서 소리가 발생할 때 송화기가 신호를 모아서 전기신호로 변환시킨 후, 진동촉각적 혹은 전기촉각적 배열로 전달하여 피부를 자극한다. 좀 더 복잡한 촉각 보청기들은 피부에 스펙트럼 화면을 표시하여 신호의 스펙트럼 특징에 관한 정보를 제공하기도 한다. 이 장치는 주로 독순의 대체물로 사용되며 사용자는 시각적 신호 없이는 말소리를 거의 인지하지 못할 것이다. 하지만 오늘날에는 인공와우의 도입으로 많은 사람들이 촉각 보청기를 거의 사용하지 않는다.

요점 정리

- 사람들에게 청각기기를 제공하는 목적은 왜곡이나 불편함 없이 말소리를 듣게 하고, 음량경험의 범위를 회복하도록 하는 것이다.
- 보청기, 인공와우 및 청각보조기기는 청각장애인에게 유용한 청각기기이다. 촉각 보청기는 흔히 사용하는 대부분의 청각기기로부터 이득을 얻을 수 없는 소수의 사람들이 주로 사용한다.
- 최근 보청기 디자인의 두 가지 중요한 경향은 소형화와 신호처리를 향상시키는 것이다.
- 보청기는 기본적으로 송화기, 증폭기 그리고 수화기의 세 가지 구성요소로 이루어져 있다. 보청기는 전기 공급원을 가지고 있다. 송화기의 종류는 방향성 혹은 전방향성이다. 증폭기는 출력을 제한하기 위해서 정점-절단 혹은 압축을 사용한다.
- 보청기의 종류는 일반적으로 다섯 가지이다. 보청기 종류의 선택은 청력손실의 정도, 사용자의 선호도, 가격, 환자의 생활방식 및 신체상태 등에 의존적이다.
- 보청기의 이득은 행동특성/관찰법, 탐침 송화기 기술 및 자가측정법 등으로 평가될 수 있다.
- 인공와우는 청신경을 직접 자극하여 소리를 인지하도록 한다. 인공와우 대상자의 자격요건에는 비가역적인 감각신경성 청력손실과 양호한 건강상태 등이 포함된다.
- 사용 중인 대부분의 인공와우는 다채널 장치이며, 구형파 자극처리방식(interleaved pulsatile stimulation algorithm)을 사용한다.
- 청각보조기기는 일대일 의사소통상황, 방송과 다른 전자매체 및 전화사용과 관련된 의사소통의 요구를 해결하는 데 사용된다. 일반적인 청각보조기기의 종류에는 무선 시스템과 유선 시스템이 있다.
- 청각보조기술은 말소리가 아닌 청각정보의 수신을 촉진하는 청각보조기기 외에 다른 증폭시스템을 통해 청각정보를 제공하는 장치도 포함한다.

용어 및 개념

소형화(miniaturization)
신호처리(signal processing)
소음감소(noise reduction)
보청기 구성요소(hearing aid components)
전방향성 송화기(omnidirectional microphone)
이득(gain)

텔레코일(telecoil)
보청기 종류(hearing aid styles)
양이적합(binaural fitting)
처방법(prescription procedures)
검증(validation)
음조체계(tonotopic organization)
인공와우 구성요소(cochlear implant components)
인공와우 대상자(cochlear implant candidacy)
절충된 듣기환경(compromised listening environments)
무선 시스템(wireless system)
FM 음장 시스템(FM sound-field system)
유도루프(induction loop)

문제 풀이

1. 청취조건이나 어음자극에 따라 소리처리 방법을 조절할 수 있는 보청기의 특성은 무엇인가?

a. 복잡한 소음감소회로
b. 다중기억
c. 디지털 처리
d. 다채널

2. Cantor 씨는 은행에서 대출업무를 담당하고 있다. 그녀는 은행의 사무실 중앙에 놓인 여러 개의 책상 중 한 곳에서 일을 하는데, 사무실이 시끄럽더라도 손님과 일대일로 말할 수 있게 되기를 원한다. 청능사가 그녀의 보청기에 사용하도록 추천한 것은 무엇인가?

a. 전방향성 송화기
b. 정점-절단 회로
c. 볼륨조절기
d. 방향성 송화기

3. 압축회로에서 입력 SPL과 출력 SPL을 비교한 것은 무엇인가?

a. 압축시간
b. 압축비율
c. 압축역치
d. 정점-절단비

4. 보청기의 수화기에 대한 설명이 바른 것은?
   a. 소형 스피커의 역할을 하고, 소리를 고막으로 전달한다.
   b. 주변 환경으로부터 신호를 받아들인다.
   c. 전증폭기 단계를 포함한다.
   d. 송화기로도 알려져 있다.

5. 미국에서 판매되는 보청기 종류 중 가장 대중적이지 않은 것은 무엇인가?
   a. 귓속형 보청기
   b. 귀걸이형 보청기
   c. 신체형 보청기
   d. 고막형 보청기

6. 다음 중 설명이 맞는 것은 어떤 것인가?
   a. 어린 아동에게 가장 적당한 보청기의 종류는 귓속형이다.
   b. 만약 중이염을 앓고 있다면, 개방형 이어몰드를 사용하는 귀걸이형 보청기가 가장 적합하다.
   c. 대부분의 고막형 보청기는 음향조절기를 가지고 있다.
   d. 고막형 보청기는 폐쇄효과를 발생시킨다.

7. 양이 증폭의 이점은 무엇인가?
   a. 저주파수 소리에 대한 인지력 향상
   b. 배경소음 감소
   c. 양이소음 억제
   d. 두영효과 제거

8. 인공중이에 대한 설명이 맞는 것은 어떤 것인가?
   a. 청신경을 직접 자극한다.
   b. 모든 구성요소들이 내부에 장착되기 때문에 보이지 않는다.
   c. 미세기계진동(micromechanical vibration)을 전달한다.
   d. 비교적 가격이 저렴하다.

9. Howard 씨는 보청기 착용 대상자로 적합하다고 판명되었다. 처방할 보청기의 종류를 고려할 때, 청능사가 가장 먼저 하는 일은 무엇인가?
   a. 환자에게 선호하는 보청기 종류를 질문한다.
   b. 탐침 측정을 시행한다.
   c. 추천할 보청기의 종류를 보여주고, 그 이유를 설명한다.
   d. 환자의 불쾌음량수준을 확인한다.

10. Jennifer Martin은 12개월 된 아기로 2주 전에 청력검사를 받았다. 청능사는 아기가 양측의 감각신경성 청력손실임을 확인했다. 청능사가 권고할 내용으로 적절한 것은 무엇인가?

a. Jennifer에게 인공와우 수술을 하기로 예약한다.
b. Jennifer에게 귓속형 보청기를 착용시킨다.
c. Jennifer에게 3개월 동안 보청기를 시험착용시킨 후 인공와우 수술의 대상자로 고려할 것이다.
d. Jennifer에게 보청기를 착용시킨 다음, 인공와우 수술을 위해 적어도 2년 동안 평가를 받게 한다.

11. 음향신호를 변경하고 주파수 대역으로 분리하는 인공와우의 구성요소는 무엇인가?

a. 어음처리기
b. 전극배열
c. 수신기
d. 변환기

12. 인공와우 영역에서 가장 오래된 기술은 다음 중 어느 것인가?

a. 구형파 자극처리 방식(interleaved pulsatile stimulation)
b. CICI
c. 특징추출과정(feature extraction processing)
d. 보청기혼합형 장치(hybrid devices)

13. 방이 비었더라도 그곳에 존재하는 소음을 무엇이라고 하는가?

a. 배경소음(background)
b. 반향(reverberation)
c. 수신기 소음(static)
d. 대기소음(ambient noise)

14. 청각보조기기 중 무선시스템의 예는 다음 중 어느 것인가?

a. 직접음향입력(DAIs)
b. 넥루프
c. 유도루프
d. 헤드폰

15. 보험대리인과 전화통화를 원하는 심도의 청각장애인이 이용할 수 있는 가장 적절한 방법은 무엇인가?(최상의 보기를 선택하라.)

a. 중계 시스템
b. 텍스트 전화
c. 전화 증폭기
d. 텔레코일

16. 한 환자가 청능사에게 휴가차 London으로 가기 위해 California의 Pasadena에 있는 그녀의 집을 곧 떠날 것이라고 말한다. 청능사는 다음 중 어떤 주제에 대해서 그녀와 대화할 것인가?

a. 인플루엔자 바이러스와 청력손실과의 관계
b. 보청기 텔레코일과 유도루프 기술
c. 유럽에 기반을 둔 인공와우 제조사들
d. 미국과 영국 간의 건전지 차이

부록 3-1

청각기기와 관련 기술에 대한 정보 출처

보청기 제조사와 연락처. 대부분의 회사 홈페이지에는 소비자 상담전화와 제품들이 소개되어 있다(adapted from Home of the Stars [2005], *Hearing Health*, 21, p.18).

COMPANY	TELEPHONE NUMBER	WEB SITE
Bernafon	888-941-4203	http://bernafon.com
GNResound	800-248-4327	www.gnresound.com
Interton	800-243-4741	www.Interton-usa.com
Micro-Tech	800-745-4327	www.hearing aid.com
Oticon	800-526-3921	www.oticonus.com
Phonak	800-679-4871	www.phonak-us.com
Unitron	800-888-8882	www.unitronhearing-us.com
Rexton	800-876-1141	www.rexton.com
Siemens	800-766-4500	www.usa.siemens.com/hearing

(계속)

(계속)

COMPANY	TELEPHONE NUMBER	WEB SITE
Sonic Innovations	888-678-4327	http://sonici.com
Starkey	800-328-8602	www.starkey.com
Widex	718-392-6020	http://widexusa.com

인공와우 제조사와 연락처. 대부분의 회사 홈페이지에는 소비자 상담 전화와 제품들이 소개되어 있다.

COMPANY	WEB SITE
Advanced Bionics (manufacturer of the Clarion device and the HiResolution Bionic Ear System)	www.bionicear.com
Cochlear Americans (manufacturer of the Nucleus device and the Freedom Cochlear Implant System with Smartsound)	www.cochlear.com
Med-El (manufacturer of the Combi 40+ device and the PUL-SAR)	www.medel.com

청각보조기기 공급회사와 연락처(adapted from Campbell-Angah, 2005, p.34).

COMPANY	WEB SITE
Adco Hearing Products, Inc.	www.adcochlear.com
Assisted Access Inc./NFSS Communications	http://nfss.com
AssistiveAudio	www.assistiveaudio.com
Associated Dispensing Service	www.aaiaudiology.com/ads.html
Audex	www.audex.com
Audiologydepot	www.audiologydepot.com
Auditory Instrument Distributors	www.auditoryinstruments.com
Center for the Deaf and Hard of Hearing	www.cdhh.org
Centrum Sound Systems	http://centrumsound.com
Comtek Communications Technology Inc.	www.comtek.com
Devilbliss Development Co., Ltd.	www.deafmall.net/devilbliss
Duartek Inc.	http://synergy-em,usic.com/duartek.html
Effective Communications Solutions Inc.	www.beyondhearingaids.com
Etymotic Research	www.etymotic.com

(계속)

(계속)

COMPANY	WEB SITE
Gerferal Technologies	www.devices4less.com
Global Assistive Devices	www.globalassistive.com
HAC of America/HARC Mercantile Ltd.	www.hacofamerican.com
Hal-Hen Co., Inc.	www.hallen.com
Hear More Inc.	www.hearmore.com
Hearing and Communication Technology	www.audiolofyshop.com
The Hearing Loss Help Co.	www.hearing-loss-help-co.com
Hearing Products International, Ltd.	www.hear4you.com
HITEC Group International	www.hitec.com
Lifeline Amplification Systems	www.lifelineamp.com
Listen Technologies Corp.	www.listentech.com
Nady Systems Inc.	www.nady.com
Oval Window Audio	www.ovalwindowaudio.com
Phone-TTY Inc.	www.phone-tty.com
Phonic Ear	www.phonicear.com
Potomac Technaology	www.potomactech.com
Premovation Audio	www.premotivation.com
PureDirect Sound	www.purdirectsound.com
Radio Shack	www.radioshack.com
Sennheiser	www.sennheiserusa.com
silent Call Corp.	www.silencall.com
Sonic Alert Inc.	www.sonicalert.com
Sound Associates Inc.	www.soundassociates.com
TV Ears Inc.	www.tvears.com
Weststone Laboratories	www.westone.com
Williams Sound	www.williamssound.com

CHAPTER 4

청능 훈련
Auditory Training

개요

청력손실이 있는 사람들을 위한 청능 훈련의 목적은 청각신호를 이용하여 말을 인지하고 청각 경험을 해석하는 능력을 발달시키는 것이다. 청능 훈련은 청각장애인이 잔존 청력을 최대로 활용하도록 돕는다. 청능 훈련을 하는 동안, 치료사들은 말할 때 입을 가리거나 자리 각도를 조절하는 등 청력손실이 있는 사람이 치료사의 입 움직임을 볼 수 없도록 한다(그림 4-1).

청력손실이 있는 사람들은 청능 훈련 프로그램을 시작하기 전에 적절한 증폭기를 착용해야 한다. 보청기(또는 인공와우)는 말소리들이 더 잘 들리게 해준다. 청능 훈련은 청력을 변화시키는 것이 아니라 이용 가능한 소리들을 활용하는 능력을 향상시키는 것이다. 청능사는 청각장애인이 가능한 최적의 증폭 시스템을 사용하도록 하고, 훈련에 필요한 자료들을 모아 훈련으로부터 이득을 얻을 수 있도록 그들의 잠재력을 향상시킨다.

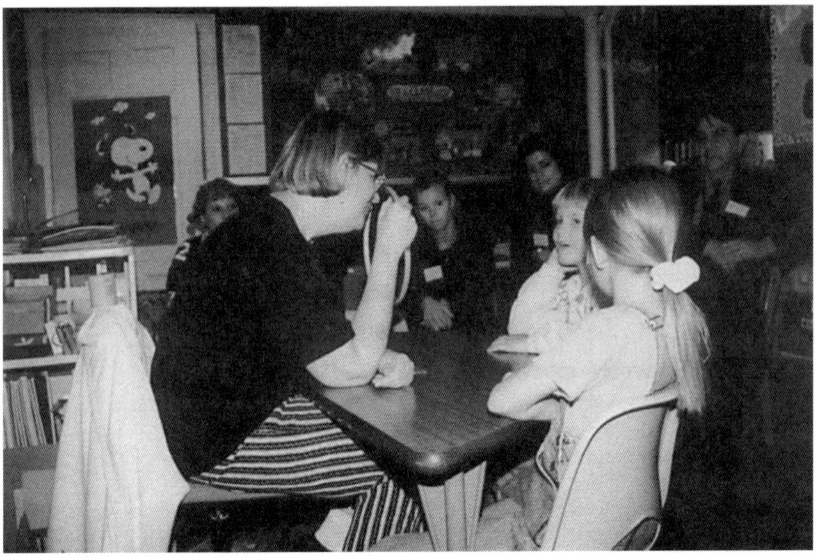

그림 4-1. 형식적 청능 훈련. 청능 훈련을 하는 동안 교사는 자수틀 안에 끼워진 그물망으로 자신의 입을 가린다. *Photography by Kim Readmond, courtesy of the Central Institute for the Deaf.*

청능 훈련의 역사

언어 및 청각 전문가들이 청능 훈련을 제공하기 위해 사용하는 절차와 기술들은 점진적으로 발달해 왔다. Pollack(1970)은 잔존 청력 사용의 가치가 오래전부터 인식되어 왔음을 지적하였다. 1세기의 Archigene과 6세기의 Alexander는 모두 말소리를 크게 들으려고 귀에 나팔을 대고 들은 것으로 알려져 있다. 분석적 훈련 연습에 대한 보고는 1791년 초반까지 거슬러 올라가는데, Emaud는 그의 농 제자들을 위해 분석적 연습을 고안하였다. 1805년 파리 농 연구소의 Jean Marc Gaspard Itard는 아동들에게 그들의 잔존 청력만을 사용하여 다른 소리들로부터 구어를 변별하는 훈련을 제공하였다. Toynbee는 1860년에 농인들이 말 산출을 조절할 목적으로 그들의 목소리에 집중하는 것을 배울 수 있다고 하였다.

> "현대 청각기기들의 눈부신 기술에도 불구하고 아무도 그것에 관해 이야기하지 않는 것은 근본적인 문제가 있다. 나쁜 시력을 완벽하게 보상하기 위하여 즉시 안경을 착용하는 사람들과는 달리, 청력손실이 있는 사람들은 보청기로부터 완전한 이익을 얻는 방법을 다시 배워야 한다."
> Harald Seidler, 의학 박사, 고심도 청각장애인이며, 청각장애인을 위한 독일 협회의 전 이사장
> *(Siemens Audiology Group, 2000, p.2)*

북미에서 처음으로 청능 훈련을 장려한 두 학교는 New York의 Currier와 Nebraska의 Gillespie였다(Urbantschitsch, 1895). 미국의 청능 훈련 역사에서 중요한 한 사건은 1893년 Max Goldstein 박사가 고향인 St. Louis를 떠나 Vienna로 가서 이과학자인 Adam Politzer 박사와 Vienna 이과 클리닉의 원장인 Victor Urbantschitsch 교수와 2년간 공부했을 때 일어난 일이다. Goldstein 박사는 심한 청력손실이 있는 아동들이 말하기와 듣기를 배울 수 있다는 확신을 갖고 St. Louis로 돌아와 Central Institute for the Deaf를 설립하여 국내외적으로 농 아동들을 위한 청능 및 말 훈련의 도입을 장려하였다.

20세기 기술의 급속한 진보는 잔존 청력의 잠재적 중요성을 증대시켰다. 제2차 세계 대전 후로 개인용 보청기는 하루 종일 착용할 수 있을 정도로 효율성과 휴대성이 크게 향상되었다. 그 당시에 청능 훈련은 다수의 난청인과 농인들을 위한 청능 재활에서 중요한 구성요소였다. Clarence Hudgins는 Northampton에 있는 농학교 Clarke School for the Deaf에서 아동들을 가르쳤으며, 그곳에서 수행한 연구를 통해 증폭기를 착용한 아동의 말 인지가 청능 훈련을 통해 향상될 수 있음을 명백하게 보여주었다(Erber, 1982). Northwestern 대학의 교수 Raymond Carhart는 제2차 세계 대전에서 무기 사용으로 소음성 청력손실이 발생한 많은 재향군인들을 위한 청능 훈련 절차를 개발하였다(Kricos & McCarthy, 2007).

20세기 후반에 인공와우가 출현하면서 청능 훈련 자료와 방법에 폭발적인 발전이 있었다. 컴퓨터와 소리 이론을 기반으로 한 훈련 패키지는 청능 훈련의 양상을 변화시켰다.

청능 훈련 대상

청능 훈련은 보통 언어습득 전후로 청력손실을 입은 아동들에게 제공된다. 언어습득 전에 심도 난청을 가진 아동들은 말소리에 대한 기억이 없고 언어

기술과 세상 지식이 제한되어 있다. 따라서 그들은 말이 어떻게 들리는지에 대한 기억이 없고 불완전한 청각신호를 해석하기 위해 세상에 관한 지식을 활용할 수도 없다. 이런 아동들은 청능 훈련에서 우선 말 신호에 집중하는 법을 배워야 하고, 종국에는 청각 신호를 그들의 어휘와 연관 짓는 것을 배워야만 한다.

청력손실의 정도가 낮거나 언어습득 후에 청력손실을 입은 아동들은 종종 어휘력이 더 좋고, 문법에 더 친숙하며, 청각 말 신호로부터 의미를 추론하는 능력이 더 좋다. 특히 중간 또는 고주파수에 잔존 청력이 많은 아동은 청각 기술을 발달시키는 일에 상당한 진전을 보일 것이다. 이러한 아동들은 아마도 청능 훈련에서 언어습득 전 심도 난청을 가진 아동들에 비해 더욱 어려운 과제부터 시작할 수 있다.

보통 청능 훈련을 받는 성인들은 최근에 청력 상태의 변화를 경험한 사람들이다. 예를 들면, 인공와우를 이식받은 사람은 처음 몇 개월 동안 일어나는 학습과정을 가속시키기 위해 청능 훈련을 받을 수 있다(그림 4-2). 외상이나 이독성 약물로 청력손실을 입은 사람들은 급격하게 변화된 듣기 상태에 적응하기 위해 훈련을 받을 수도 있다. 청각기기를 통해 듣는 말은 그들이 기억하는 소리와 다를 수 있기 때문에 반드시 들은 것을 해석하는 법을 배워야 한다.

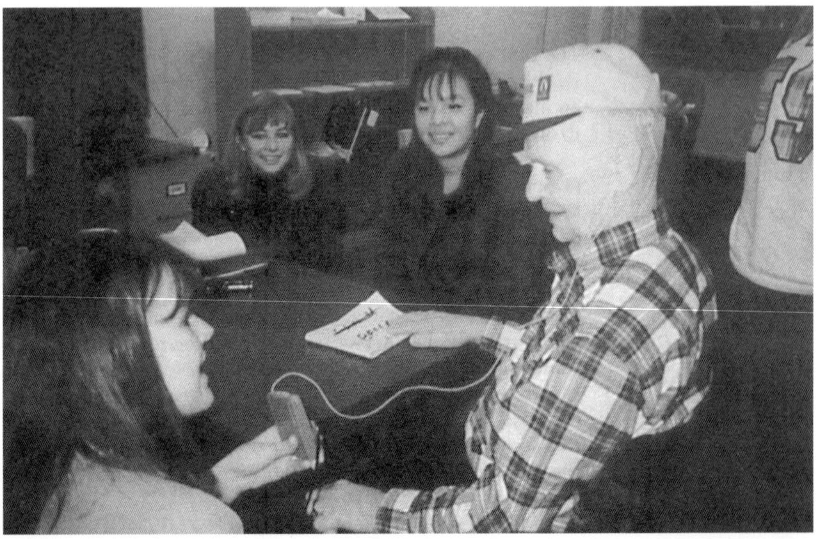

그림 4-2. 성인을 위한 청능 훈련. 청능 훈련에서 이득을 얻을 수 있는 성인들은 최근에 인공와우를 이식받은 대상자들이다. *Photograph by Kim Readmond, courtesy of the Central Institute for the Deaf.*

청능 훈련 계획의 네 가지 원칙

대부분의 청능 훈련 커리큘럼은 네 가지 계획 원칙에 따라 구성된다(표 4-1).

표 4-1. 청능 훈련 커리큘럼에서 활동들을 개발하고 구성하는 네 가지 계획 원칙

A. 청각 기술 • 소리 인식 • 소리 변별 • 확인 • 이해 *B. 자극* • 음소 수준 • 문장 수준 *C. 활동 유형* • 형식적 • 비형식적	*D. 난이도* • 반응 세트 폐쇄형 제한형 개방형 • 자극 단위 단어 구 문장 • 자극 유사성 • 맥락적 지원 • 과제 구조 매우 구조화된 자발적인 • 듣기 환경

청각 기술 수준

청능 훈련 커리큘럼을 계획하는 데 있어 첫 번째 고려사항은 듣기 능력과 관련된다. 청각적 평가 결과를 통해 훈련 대상자가 네 가지 청각 기술 중 어느 수준에 속하는지 확인하게 된다(Erber, 1982).

- 소리 인식
- 소리 변별
- 확인
- 이해

그림 4-3과 같이 각 수준들은 청각 발달상 서로 분리된 것이 아니라 오히려 연속선상에 있는 기술들임을 보여준다. 어떤 사람은 소리 변별과 관련된 활동들을 수행하면서 소리 확인과 관련된 활동들도 함께 수행할 수 있다. 여기서는 하나의 사례 연구를 통해 네 가지 수준들의 의미를 살펴볼 것이다. 표 4-2는 각 단계에 적절한 청능 훈련 활동들을 제시한다.

Elizabeth Jenkins는 생후 13개월에 양측성 심도 난청으로 진단 받았으며, 진단 후 1개월 내에 양쪽 귀에 보청기를 착용하였다. 보청기를 사용한 지 5개월 후에 청능사는 아동이 보청기로부터 이득을 얻지 못하고 있다는 판단을 내렸다. Elizabeth는 2세가 되기 바로 전에 인공와우 수술을 받았다.

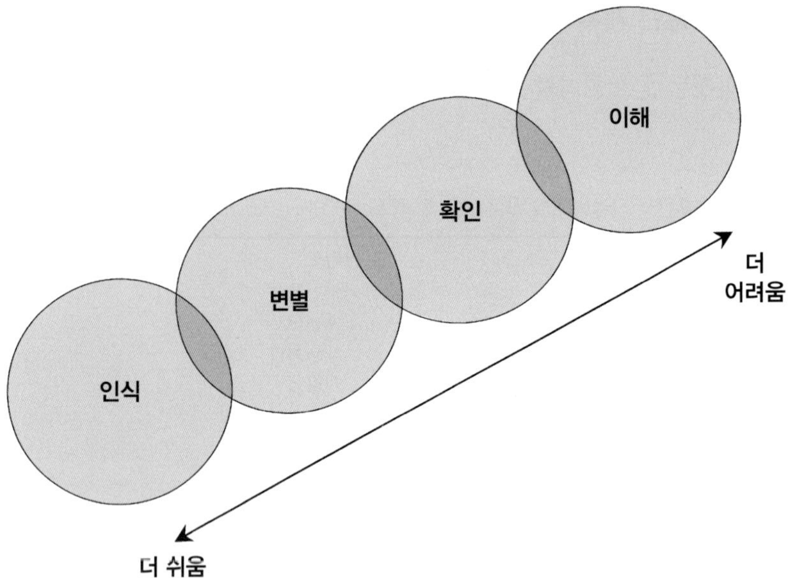

그림 4-3. 청각 기술 발달의 네 가지 수준들. 청각 기술 수준들은 서로 분리되지 않은 연속선 상에 있다.

부모는 아동이 청능 훈련을 받을 수 있도록 언어청각 클리닉에 1주일에 3번씩 방문하였다.

기기를 사용하는 처음 몇 주 동안 Elizabeth는 소리에 자발적인 반응을 보이지 않았다. 예를 들어, 어느 날 저녁에 아버지가 Elizabeth가 놀고 있던 방 근처에서 큰 플라스틱 접시를 떨어뜨렸지만 Elizabeth는 무슨 일이 일어났는지 알아보기 위해 주위를 돌아보지 않았다. 몇 분 후 전화벨이 울렸을 때도 Elizabeth는 소리가 나는 곳을 쳐다보지 않고 계속해서 놀고 있었다.

소리 인식(sound awareness)은 소리가 있고 없고를 인식하는 가장 기초적인 청각 기술 수준이다.

몇 주가 지난 후, Elizabeth는 소리가 있고 없고를 알아채는 **소리 인식(sound awareness)**을 지속적으로 보였다. 아동은 눈과 고개를 돌려 소리를 찾거나 소리에 대한 반응으로 활동을 멈추었고, 때때로 조용해지거나 놀랐다. Elizabeth는 소리에 의미가 있으며 행동에 소리가 따른다는 것을 깨달았을 때 소리에 대한 자발적인 반응이 일어나기 시작하였다.

소리 변별(sound discrimination)은 청자가 두 개의 소리가 같은지 다른지를 말할 수 있는 기초 청각 기술 수준이다.

Elizabeth는 인공와우를 사용한 지 약 6개월쯤에 다음 수준의 청각 기술인 **소리 변별(sound discrimination)**을 시작하였다. Elizabeth는 비록 두 소리들의 의미를 연관시키거나 이름을 알지 못했지만 두 소리가 같은 때와 다른 때를 인지할 수 있었다. 예를 들어, 아동은 교사가 "Eeeeeeeeee"라고 말하는 소리를 "Eh" 소리와 변별할 수 있었다. 아동은 엄마를 언급하는 2음절 "Mama"가 아빠를 언급하는 1음절 "Dad"와 음절 수가 다름을 구별할 수

표 4-2. 아동들을 위한 청각 기술 발달의 각 단계에서 적절한 청능 훈련 활동들

소리 인식
까꿍놀이
뮤지컬 의자 놀이
드럼 두드리기
치료사가 "부릉"이라고 말할 때마다 장난감 차 밀기
소리 변별
장난감 동물로 게임하기(소가 "음매" 하고 울고, 양은 "매-" 하고 운다.)
명령에 반응하기("크레용 줘", "그려")
같다/다르다 놀이하기("boy boy", "toy boy")
들은 대로 따라 말하기("마마마마", "파파파파")
확인
Candyland 놀이와 색의 이름 듣고 말하기
그림카드나 스티커로 놀기("고양이 보여줘")
Go Fish 카드 놀이("나에게 7번이 쓰인 카드를 줘", "나에게 2번을 줘")
이해
낭독하는 이야기 듣기
I SPY 놀이하기
스무고개 놀이하기

있었다. 후자의 능력은 **패턴 지각(pattern perception)**이라고 한다.

패턴 지각(pattern perception)은 변별의 한 유형으로 청자가 단어나 구에서 음절 수를 구별하는 능력이다.

인공와우를 사용한 지 약 10개월 후, Elizabeth는 청각 기술 발달의 **확인(identification)** 수준에 도달하여 몇몇 청각 자극을 명명하기 시작했다. 엄마가 파란색 크레용을 요청했을 때 아동은 서로 다른 네 가지 크레용이 든 통에서 파란색 크레용을 집을 수 있었다. 이러한 기술은 물체가 이름을 가지고 있으며, 이름은 청각적인 표상을 가지고 있음을 인식하는 것과 관련된다. 아동은 엄마의 말 속도, 강도, 음조, 강세의 변화 등 말의 초분절적 뉘앙스에 대해서도 인식하게 되었다. 예를 들면, 아동은 엄마가 "Elizabeth?"와 "Elizabeth!"라고 말할 때의 차이를 인지할 수 있었다. 또한 문맥에서 한두 개의 핵심 단어를 인지할 수도 있었다.

확인(identification)은 청자가 몇몇 청각 자극을 명명할 수 있는 기초 청각 기술 수준이다.

거의 1년 반이 경과한 후에 Elizabeth는 청각 기술 발달에서 구어 메시지의 의미를 이해하는 **이해(comprehension)** 수준과 관련된 듣기 행동을 보이기 시작했다. 이 단계는 진보된 청각 기술뿐만 아니라 어휘와 문법에 대한 지식을 요구한다. 이 시기에 Elizabeth의 엄마는 얼굴을 보이지 않고 질문할 수 있었고, 특히 언어적이고 환경적인 맥락에서 이루어지는 질문에 아동이 적절하게 답할 것을 기대할 수 있었다. Elizabeth는 "손뼉 쳐 볼래"와 같은 간단한 지시를 따르고 "It's all gone."과 같은 친숙한 표현을 인지할 수 있었다. 그 후 아동의 기술은 연속된 지시들과 연결된 이야기들을 이해할 수 있는 수준까지 발달하게 되었다.

이해(comprehension)는 청자가 구어 메시지의 의미를 이해할 수 있는 상위의 청능 기술 발달 수준이다.

잔존청력이 어느 정도 남아 있는 아동이나 청력손실이 발생하기 전에 정상 청력이었던 성인은 Elizabeth의 경우처럼 청각 기술 발달의 네 가지 단계를 거치면서 진행하지 않을 수도 있다. 예를 들어, 인공와우 성인은 기기가 처음 켜졌을 때 소리 유무에 대해 인식할 것이고, 몇몇 소리 변별 기술을 갖게 될 것이다. 약간의 잔존 청력이 있는 아동이나 진행성 청력손실을 가지는 아동은 좀 더 상위의 듣기 기술들을 보일 것이다.

청각 학습의 인식 단계에서는 으레 아동에게 소리의 음원이나 의미가 무엇인지 반응하는지 보고, 아동이 그것에 반응할 때 강화해준다. 예를 들어, 다음과 같이 할 수 있다.

- "큰소리가 들리네. (위를 가리키며) 저기 헬리콥터 봐."
- "물을 틀고 있어. (수도꼭지를 돌리며) 들어봐. 너도 해봐."
- "Janie 목소리가 들려. Janie가 올 거야. 들어봐."

> 소리 인식을 위한 활동
>
> - 교사가 북을 두드리면 아동은 소리 시작을 알린다.
> - 교사가 입을 가리고 "바"를 말하면 아동은 음절이 들림을 알린다.
> - 교사는 아동이 여러 가지 소리나는 장난감과 친숙하게 만들고, 아동은 장난감이 소리를 낼 때와 소리를 멈출 때를 지적한다.
>
> *(Stout & Windle, 1992)*

소리 인식 활동에는 소리 자극이 시작되면 아동이 블록을 통 안에 떨어뜨리도록 하는 활동이 포함되는데, 블록을 하나씩 떨어뜨릴 때마다 교사나 언어 및 청각 전문가가 적극적으로 피드백을 해주는 것이다. 아동이 소리가 제시되지 않을 때나 소리의 부재를 인지하는 것이 중요하다. 이것은 청력 검사나 인공와우와 같은 청각 기기의 프로그램화에 참여하기 위해 필수적인 기술이기 때문이다. 이는 아동이 소리 부재시에 고개를 가로젓는 것이 적절한 반응임을 알고 소리 부재에 그렇게 함을 의미할 수 있다.

청능 훈련 과제의 두 번째 수준인 변별을 위한 활동들은 아동에게 처음 소리와 나중 소리를 변별하도록 요구한다. 예를 들어, 아동에게 길고 짧은(예: "자동차는 *beep*하고 가고, 소는 *mooooooooooo*하고 운다"), 작고 큰(예: "드럼을 강하게 치면 소리가 **크고** 드럼을 약하게 두드리면 소리가 **작다**"), 또는 지속적이고 단속적인(예: "호루라기의 *eeeeee*와 드럼의 *boom-de-boom-de-boom*") 음절들을 변별하도록 요구한다. 그리고 아동은 음절 길이가 다양한 자극들을 변별할 수 있다(예: "개는 *woof*라 울고, 고양이는 *mee-ooow*라 운다"). 마지막으로 아동은 음성적 구성이 다양한 단어들에 주의를 기울일 것이다(예: "저것은 컵이고 이것은 숟가락이다").

확인 과제에서, 아동들은 *Bingo* 게임, *Go Fish* 카드 게임, *Candyland* 보드 게임 등을 할 수 있다. 이해 과제에서 교사는 아동에게 이야기를 읽어 주고 나서 질문을 할 수 있다.

자극 단위

청능 기술 수준을 고려한 두 번째 계획 원칙은 훈련 자극과 관련된다. 대부분의 청능 훈련 커리큘럼은 분석적이고 종합적인 훈련 활동을 모두 포함하지만(그림 4-4), 하나의 프로그램이 둘 중 하나를 다른 것보다 강조할 수 있다.

분석적 훈련(analytic training) 활동에서 학생들은 음절이나 음소와 같은 말 신호의 분절적 요소에 초점을 둔다. 말소리의 유성성 유무를 보여주는 *coat*와 *goat*의 예에서처럼 말소리에서 의미를 얻을 수 있게 해주는 음향학적 단서의 활용이 강조된다. 고립된 분절들을 인지하는 능력은 학생들이 연속 담화를 더 잘 인지하게 해주며 실생활 속 의사소통을 향상시킨다.

분석적 훈련(analytic training)은 개별 말소리나 음절에 대한 인지를 강조한다.

종합적 훈련(synthetic training) 활동에서 학생들은 모든 소리나 단어를 인지하지는 못하더라도 말의 의미를 인지하는 방법을 배운다. 이 활동에서 소리 대 소리, 음절 대 음절과 같은 신호분석을 수행하지는 않는다.

종합적 훈련(synthetic training)은 의미를 이해하는 것을 강조하지만, 말한 모든 단어의 확인 및 이해가 필수적이진 않다.

분석적 훈련과 종합적 훈련은 명백하게 양분되지 않으며 오히려 연속선상에 있는데, 듣기 활동들은 음향학적 단서 인지에 초점을 두는 것부터 메시지의 요지를 이해하는 데 초점을 두는 것까지 포괄한다. 같은 수업에서 학생은 분석적 훈련 활동을 하다가 종합적 활동으로 전환하여 수행할 수 있다.

활동 유형

세 번째 원칙은 훈련 활동이 형식적인지 비형식적인지에 대한 사항과 관련된다(표 4-1). **형식적 훈련(formal training)** 활동은 주로 지정된 날짜와 시간에 치료사와 학생이 일대일이나 소그룹으로 수업을 진행한다. 활동들은 보통 고도로 구조화되며 연습을 포함할 수 있다. 학생들은 과제 수행에 대한 강화를 받을 수 있다. 예를 들면, 치료사는 학생들이 입을 볼 수 없는 상황에서 단어들을 연속적으로 말하면서 학생이 각 단어를 따라 말하도록 한다. 학생이 성공적으로 반응하면 동전을 저금통에 넣게 한다. 이 예시에서 일련의 단어들을 말하는 것은 연습 활동, 동전 모으기는 강화 활동을 나타낸다.

형식적 훈련(formal training)은 연습을 포함한 매우 구조화된 활동들을 제시한다. 이것은 주로 지정된 날짜와 시간에 일대일 수업 형식이나 소그룹으로 이루어진다.

비형식적 훈련(informal training) 활동은 일상생활에서 일어나며 대화나 학습 같은 활동을 포함한다. 예를 들어, 아내는 인공와우 수술을 받은 남편

비형식적 훈련(informal training) 활동은 일상활동 중 하나로서 수행되며 대화나 학교 교육과 같은 다른 활동과 통합되어 나타난다.

그림 4-4. 분석적 훈련과 종합적 훈련. 분석적 활동과 종합적 활동은 하나의 연속체로서 서로 명확히 구별되지 않는다.

에게 경적이 울리거나 새가 노래하는 것을 알려줄 수 있다. 아내는 남편이 소리에 주의를 기울이게 하여 특정한 소리 패턴을 하나씩 이해할 수 있도록 비형식적인 지시를 하는 것이다.

학생들이 아주 어린 경우를 제외한 대부분의 청능재활 프로그램들은 형식적 훈련 활동과 비형식적 훈련 활동을 모두 포함한다. 어린 아동들은 주로 비형식적 훈련을 받지만, 성인들은 비형식적 훈련보다 형식적 훈련을 더 받는 경향이 있다.

난이도 수준

표 4-1에 열거되어 있는 훈련 프로그램의 마지막 계획 원칙은 훈련 활동에 내재하는 난이도 수준과 관련되어 있다. 훈련 난이도를 다양화하면서 학생들이 하나의 기술에서 다음 기술로 진행하도록 하는 방법에는 최소 여섯 가지가 있다(그림 4-5).

첫 번째 방법은 듣기 과제를 위해 사용하는 자극 세트의 크기를 나누는 것이다. 반응 세트의 크기는 폐쇄형 세트부터 제한형 세트, 개방형 세트로 다양하다. 아동에게 폐쇄형 세트에 있는 *1, 2, 3, 4*의 숫자들을 인지할 수 있는지 물어 볼 수 있다. **제한형 세트(limited-set)**는 상황적 신호나 맥락적 신호로 정의할 수 있다. 이 세트는 추석과 관련된 단어들로 구성할 수 있으나, 학생에게 훈련 연습에 사용될 수 있는 구체적인 단어들은 알려주지 않는

자극의 **제한형 세트(limited-set)**는 상황적 단서나 맥락적 단서들로 정의된다.

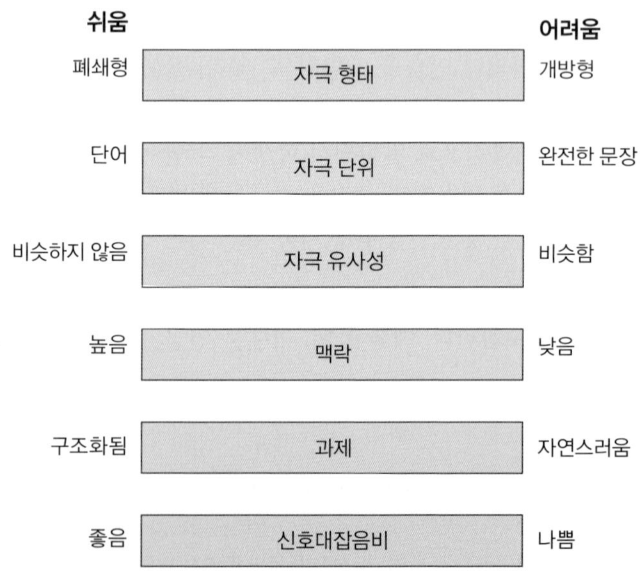

그림 4-5. 훈련 과제의 난이도를 다양하게 하는 방법

다. 개방형 세트(open-set)는 몇 가지 고유한 제한이 있는데, 매우 광범위한 단어들이 선택지가 될 수 있다. 폐쇄형 세트에서 제한된 세트, 개방형 세트로 진행할수록 듣기 과제의 난이도가 상승한다.

난이도를 조절하는 두 번째 방법은 자극 단위를 나누는 것이다. 치료사는 단어나 구 대신 문장을 제시할 수 있다. 학생들은 일반적으로 문장보다 단어나 구를 사용하여 훈련할 때 더 쉽게 수행한다. 예를 들어, 학생은 "저기 고양이 있어, 저기 쥐 있어, 저기 강아지 있어."라는 반응 세트에서 "저기 고양이 있어."라는 문장을 확인하는 것보다 고양이-쥐-강아지라는 반응 세트에서 고양이라는 단어를 확인할 가능성이 더 높다.

세 번째 방법은 반응 유사성과 관련된다. 대부분의 청능 훈련 프로그램들은 음향적으로 서로 다른 자극들로 시작하고 비슷한 자극들을 나중에 제시한다. 예를 들어, 처음에 제시되는 서로 다른 자극 쌍의 항목은 서로 매우 다르다. 치료사는 세 음절 구절의 "How are you?"를 말한 다음에 한 가지 음절을 가진 "Hi"를 말할 수 있다. 학생이 청능 훈련에서 진전을 보이고 듣기 경험을 보다 많이 습득할수록 유사성이 높은 자극 쌍의 항목들이 제시될 것이다. 자극 쌍은 발성 대조(*bee* vs. *pea*)를 나타낼 수 있으며, 모음 대조(*team* vs. *Tim*)나 강세 대조(*MY dog went home* vs. *My dog went HOME*)를 나타낼 수도 있다.

난이도 수준에 영향을 줄 수 있는 네 번째 방법은 맥락을 수반하는 것이다. 언어나 환경적인 맥락으로부터 지원되는 말 자극들은 비교적 쉽게 인지될 수 있다. 예를 들어, "나는 아침으로 시리얼을 먹었어."란 내용은 화자가 사무실에서 말하는 것보다 부엌에서 시리얼 박스를 들고 말할 때 더 쉽게 인지될 수 있다.

다섯 번째 방법은 구조화된 듣기 과제에서 자발적인 과제로 나아가는 것이다. 학생은 구조화된 활동에서 단어를 인지할 수 있는 능력을 습득할 수 있지만, 자발적인 대화 환경에서는 인지하지 못할 수도 있다. 예를 들어, 자기 이름을 들을 준비가 된 아동은 아무것도 모르는 아동보다 반응할 가능성이 더 크다.

마지막으로, 훈련 난이도는 듣기 환경이나 자극 제시 방법에 변화를 줌으로써 조절할 수 있다. 음악이나 화자가 떠드는 소리와 같은 배경소음은 신호대잡음비(signal-to-noise ratio)를 저하시키므로 난이도를 높이기 위해 제시될 수 있다. 말의 강도는 다를 수 있으며 낮은 강도의 말은 더 높은 난이도를 나타낸다.

훈련 난이도 수준은 학생들에게 어려울 수 있으나 좌절감을 주지 않는 정도로 다양화할 수 있다. 경험에 바탕을 둔 일반적인 기준은, 형식적 청능 훈련을 제공할 때, 훈련에서 80% 이상의 정확도를 보이면 난이도 수준을 높이고,

훈련 항목의 50% 이하를 맞추면 난이도 수준을 낮춘다.

분석적 훈련 목표의 개발

청능 훈련 목적(goal)은 훈련이 나아갈 방향의 결과이다; 바라던 목적이나 결과를 말한다.

청능 훈련 목표(objective)는 목적을 성취하여 이정표를 완수, 특정 시간 내 또는 특정 수업 후 기대되는 측정가능한 결과를 말한다.

청능 훈련 프로그램의 시작 단계에서 일반적 커리큘럼은 훈련 목적과 목표의 위계를 구체화하면서 개발 또는 채택이 이루어진다. 만약 학생에게 청각 기술이 거의 없다면, 일반적으로 훈련은 소리 인식을 발달시키는 것부터 시작한다. 표 4-3의 목록에서 보듯 때때로 비구어 자극이 사용될 수도 있다.

소리 인식이 확립되었을 때, 초기 청능 훈련 활동들은 실로폰을 활용하는 다음의 예처럼 음량, 음조, 속도에 대한 총체적인 변별을 포함한다.

- 음량: 실로폰을 부드럽게 치면서 학생에게 소리가 "부드러운지" 또는 "시끄러운지" 물어본다.
- 음조: 옥타브를 높이면서 소리가 "높아지고 있는지" 또는 "낮아지고 있는지" 물어본다.
- 속도: 음들을 빠르게 치면서 패턴이 "느린지" 또는 "빠른지" 물어본다.

이런 유형의 과제에 숙달되면 분석적 및 종합적 훈련 활동을 시작한다.

두 가지 유형의 훈련 목표가 분석적 훈련의 대상이 되는데, 그것이 자음과 모음이다. 모음은 보통 자음보다 강하고, 저주파수에서 에너지를 더 많이 가지고 있어 더 쉽게 감지된다. 이러한 이유로 보통 모음 인지 훈련이 자음 인지 훈련에 앞서 시작된다.

모음 청능 훈련 목표

모음 포먼트(vowel formant)는 성도의 공명으로 몇몇 주파수들이 다른 주파수들에 비해 더 많은 에너지를 갖는다.

일반적으로 모음 청능 훈련의 목표는 다른 포먼트를 가진 모음들을 서로 비교하는 것을 목표로 계획된다. **모음 포먼트(vowel formant)**는 성도에서의 공명으로 인해 특정 주파수가 다른 주파수보다 많은 에너지를 가지게 되어 발생한다. 처음 두 개의 포먼트는 한 모음을 다른 모음과 구별해 준다. 입을 좀 더 크게 벌려 산출한 모음은 입을 작게 벌려 산출한 모음에 비해 높은 제1포먼트를 생성한다. 성도를 뒤로 수축할 때보다 앞으로 끌어서 모음을 생

표 4-3. 소리 인식을 촉진하고, 행위와 소리 간의 관계에 대해 아동에게 알려주는 사물들

• 망치와 못 장난감	• 장난감 드럼
• 피아노	• 진공청소기
• 컴퓨터 게임	• 수도꼭지
• 헤어 드라이기	• 호루라기

성할 때 더 높은 제2포먼트를 생성한다. 표 4-4에는 영어 모음의 제1포먼트와 제2포먼트 값이 제시되어 있다(Peterson & Barney, 1952).

특히 학생이 어린 아동이거나 청각 신호에 대한 경험이 적은 경우에는 모음 인식 발달 훈련부터 시작할 수 있다. 농장 동물 등의 장난감을 사용할 수 있는데, 아동들은 소의 *moooo*, 양의 *baaaach*, 병아리의 *cheeeep* 소리를 들을 수 있다.

학생이 모음 인식을 보이면, 모음 훈련 목표들은 모음 자극들을 변별하고, 그 다음 그것들을 확인하는 것이다. 처음에는 제1포먼트 정보가 상이한 모음을 비교한다. 예를 들면, 학생은 *meat*와 *mat*란 단어가 같은지 다른지를 결정한다. 만약 이것이 너무 어렵다면, 초성 자음과 모음이 다른 단어(예: *beat* vs. *mat*)를 비교한 뒤에 다시 모음의 제1포먼트만 다른 것을 비교한다.

대부분의 청각장애인들은 고주파수보다 저주파수에 잔존 청력을 더 많이 갖고 있다. 따라서 제2포먼트가 상이한 모음들보다 제1포먼트가 상이한 모음들을 지각하는 것이 훨씬 쉽다. 학생은 *bee*와 *boo*같이 제2포먼트 정보가 다른 모음 자극을 변별 및 확인함으로써 훈련을 진행시킨다. 표 4-5는 모음 청능 훈련의 목표를 간단한 위계로 제시하고 있다. 이런 목표는 인공와우를 사용하고 지속적인 소리 인식을 보이는 아동을 위해 개발되었다.

표 4-6은 처음 세 가지 목표를 달성하기 위해 사용될 수 있는 단어 쌍의 예이다. 전형적인 변별 훈련은 처음 세 가지 목표를 달성하기 위해 학생 앞에 2개의 그림, 예를 들면, bat과 boot의 그림을 놓는다. 치료사가 단어 중 한 가지를 말하면 학생은 해당하는 단어를 가리킨다. 만약 학생이 너무 어릴 경우,

표 4-4. 남성 성인 화자가 영어 모음을 발음할 경우 제1포먼트와 제2포먼트 주파수

모음	예	제1포먼트 (Hz)	제2포먼트 (Hz)
/i/	heat	270	2290
/ɪ/	hit	390	1990
/ɛ/	head	530	1840
/æ/	hat	660	1720
/a/	hot	730	1090
/ɔ/	hall	570	840
/ʊ/	hook	440	1020
/u/	who	300	870
/ʌ/	hut	640	1190
/ɚ/	hurt	490	1350

그림 위에 동전이나 시리얼을 올려 놓는다. 이것은 시각적 강화를 제공하며, 과제가 완료되면 학생과 치료사가 강화물이 놓여 있는 개수를 세는 것도 한 방법이다.

표 4-5. 모음 훈련 목표의 위계

학생은:

1. 두 개의 항목에서 제1포먼트가 다른 모음을 변별할 것이다(예: *meat* vs. *mat*).
2. 두 개의 항목에서 제2포먼트가 다른 모음을 변별할 것이다(예: *bee* vs. *boo*).
3. 두 개의 항목에서 제1포먼트와 제2포먼트 정보가 유사한 모음을 변별할 것이다(예: *met* vs. *mit*).
4. 네 개의 항목에서 다른 모음을 가진 단어를 확인할 것이다(예: *beet, boot, bat, bet*).
5. 개방형 어휘에서 다른 모음을 가진 단어를 확인할 것이다.

표 4-6. 모음의 초기 세 가지 분석적 청능 훈련 목적을 달성하기 위해 사용될 수 있는 모음과 단어 쌍

목적 1: 두 개의 반응 구성을 사용하여 제1포먼트가 다른 모음 변별		
모음 쌍의 예:		
/u, i / vs. /a, æ, ʌ, ɔ/		
단어 쌍:		
shoe/shop bee/bat boot/bat cup/key	tube/tub tooth/tap shoe/shut three/thumb	bean/ bun moon/mop knee/nob bead/ball
목적 2: 제2포먼트가 다른 모음 변별		
모음 쌍의 예:		
/i/ vs. /u, ʊ, ʌ, ɔ, a/		/u/ vs. /ɪ, ɛ, æ/
단어 쌍:		
bee/boo soup/sad me/moo knee/knot	seal/soup key/cup sheep/shop beet/boot	feet/foot boot/bit suit/sat pot/bean
목적 3: 제1포먼트와 제2포먼트가 유사한 모음 변별		
모음 쌍의 예:		
/o/ vs. /ɔ/ /aɪ/ vs. /ɪ/ /e/ vs. /ɪ/		/ɛ/ vs. /e/ /a/ vs. /ʌ/ /i/ vs. /ɪ/
단어 쌍:		
pen/pain get/gate ship/sheep tin/teen	hot/hut beat/bit show/shawl wet/wait	ship/sheep fit/feet chip/cheap cake/kit

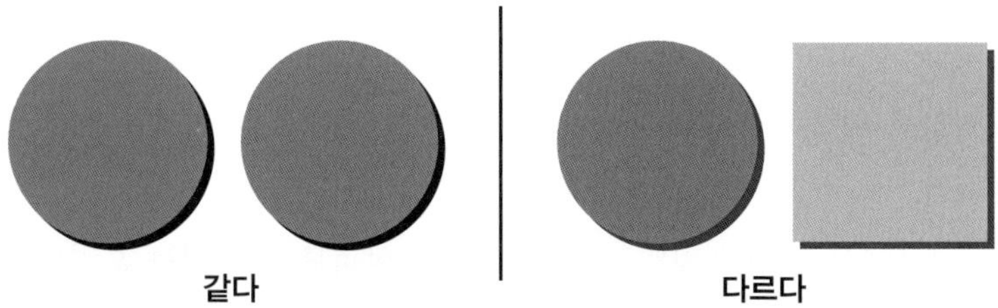

그림 4-6. 청능 훈련 활동에서 "같다/다르다" 반응을 위한 그림판

만약 학생이 자극 쌍의 변별을 어려워하면 해당 항목에 대해 먼저 독화(보고 듣는 것을 함께 사용)로 **같다/다르다** 과제를 연습할 수 있다. 그림 4-6은 간단한 반응 삽화로 **같다**나 **다르다**를 가리킬 수 있는 그림판이다. 치료사가 *That's a pop/That's a peep* 이나 *That's a pop/That's a pop*과 같은 2개의 단어나 구를 말하면 학생은 자극을 듣고, 같다/다르다 그림판을 적절히 가리키거나 그림 위에 동전을 올려 놓을 수 있다.

변별 과제에서는 대조적인 소리를 제외하고 비슷한 단어를 사용하는 것이 이상적이다. 예를 들어, 학생은 2개의 모음이 대조적인 beer와 bat을 구별할지도 모른다. 이런 단어 쌍은 학생이 읽을 수 있고 많은 어휘량을 가지고 있을 때 비교적 만들기 쉽다. 그러나 학생이 읽을 수 없을 때는 단어 표현을 가리키는 반응을 하도록 그림이나 사물을 사용해야 한다. 모음 훈련을 위해 그림으로 나타내어 사용할 수 있는 단음절 단어 목록은 이 장의 마지막 부분인 부록 4-1에 첨부되어 있다.

표 4-5에 열거된 네 번째 목표(**학생은 네 개의 항목에서 다른 모음을 가진 단어를 확인할 것이다**)를 위해 반응 구성을 두 개에서 네 개로 증가시킨다. 예를 들어, 교사가 *beet*라고 하면 학생은 네 개의 그림(beet, boot, bat, bed) 중에 하나를 고른다. 어린 아동들에게는 그림 대신 장난감이나 사물을 사용할 수 있다.

다섯 번째 목표를 위해 학생들은 폐쇄형 반응 세트가 아닌 개방형 세트에서 단어를 확인해야 한다. 연습 동안 학생들은 제2포먼트가 높은 모음의 단어를 확인할 수 있다. 예를 들어, 교사는 단어나 그림을 제공하지 않고 "That's a bat."이라고 말하고 학생에게 따라 말하도록 한다.

자음 청능 훈련 목표

자음 청능 훈련의 목표는 종종 조음의 세 가지 자질인 조음 위치, 유성성 및 조음 방법을 대조하여 계획한다. 표 4-7에 이 자질에 따른 자음 목록이 제시되어 있다.

우리는 2장에서 조음 위치와 유성성 자질을 살펴보았다. 청능 훈련의 목적을 위한 조음 위치 분류는 다음과 같다.

- 양순음: 두 입술이 만나서 산출되는 소리. *man*의 /m/
- 순치음: 아랫입술이 윗니와 닿아서 산출되는 소리. *van*의 /v/
- 설치음: 혀끝이 윗니와 닿아서 산출되는 소리. *thumb*의 /θ/
- 치경음: 혀끝이 입천장에 닿아서 산출되는 소리. *dot*의 /d/
- 구개음: 혀의 중간부분이 입천장과 닿아서 산출되는 소리. *ship*의 /ʃ/
- 연구개음: 혀의 뒤쪽이 입천장에 닿아서 산출되는 소리. *glove*의 /g/

일반적으로 구개음은 종종 훈련 목적을 위해 연구개음들과 한 그룹으로 묶을 수도 있다.

조음 방법(manner of articulation)은 말소리가 구강에서 어떻게 산출되는지의 기능에 따라 분류된다.

조음 방법(manner of articulation)은 특정 소리를 산출하는 데 요구되는 조음 운동 유형에 따라 자음을 분류하는 방법이다. 자음들은 다섯 가지 조음 방법 그룹으로 나뉜다.

- 폐쇄음(/p, d/ 등): 폐쇄음은 성도가 어떤 지점에서 완전 폐쇄하고 공기를 압축하였다가 압력을 빠르게 풀어 공기를 터뜨리면서 생성된다. 폐쇄음은 부드러운 음이고 유성성에 상관없이 생성될 수 있다.
- 비음(/m, n/ 등): 비음은 연구개를 내려서 비강으로 기류를 흐르게 하면

표 4-7. 조음 방법, 유성성 및 조음 위치의 자질에 따른 자음군 목록

A. 조음 방법에 따른 자음 분류
폐쇄음: /p, t, k, b, d, g/
마찰음과 파찰음: /f, v, σ, h, s, ʃ, z, dʒ, tʃ, θ/
비음: /n, m/
활음과 유음: /w, j, r, l/

B. 유성성에 따른 자음 분류
유성음: /b, d, g, v, z, m, n, l, w, j, r, θ, dʒ/
무성음: /p, t, k, tʃ, f, θ, h, s, ʃ/

C. 조음 위치에 따른 자음 분류
양순음: /m, p, b, w/
순치음: /f, v/
설치음: /θ/
치경음: /t, d, s, z, n, l/
연구개음과 구개음: /k, g, ʃ, j, tʃ, h, dʒ/

서 생성된다. 비음은 저주파수에서 많은 에너지를 가지는 경향이 있고 폐쇄음이나 마찰음보다 음량이 더 크다.

- 마찰음(/f, s/ 등): 이 소리는 구강의 통로가 좁아져서 난기류가 생성되고 마찰을 일으키면서 산출된다. 마찰음은 쉬쉬하는 소리(hissing sound)가 나는 경향이 있다. 마찰음은 폐쇄음보다 음량이 더 크고 길이가 더 길며, 유성성의 유무에 상관없이 발생한다.
- 파찰음(/tʃ/ 등): 파찰음은 폐쇄음과 마찰음이 합쳐져서 *chop*과 같은 소리가 생성된다. 훈련의 목적을 위해서 마찰음과 파찰음이 때때로 한 그룹으로 묶인다.
- 활음(/w, j, l/ 등): 활음은 천천히 벌려지는 조음 제스처로 생성된다. 한 단어에서 다음 단어로 옮길 때 자연스럽게 나는 이음소리이다. 예를 들면 '*lot*'이란 단어를 말할 때 '*tot*'란 단어를 말할 때보다 천천히 입을 벌린다. 처음 단어는 활음으로 시작되고 두 번째 단어는 폐쇄음으로 시작된다. 또한 활음은 폐쇄음이나 마찰음보다 음량이 더 크고 항상 유성음으로 발성된다.

청각장애인 대부분이 가장 쉽게 구별하는 자질은 유성성 단서와 자음이 비음일 때와 같은 조음 방법 단서이다. 유성음과 비음은 비교적 음량이 크고, 저주파수에서 에너지를 가지므로 구별하기가 쉽다. 가장 어려운 듣기 단서는 조음 위치 자질과 관련된 것이다. 이러한 단서들은 중주파수와 고주파수 정보에 의해 전달되는데, 청력손실이 있는 대부분의 사람들이 이 주파수에서 가장 많은 청력손실을 보이므로 어려움이 발생한다.

조음 자질에 대한 지식과 그들이 얼마나 쉽게 들리는가는 청능 훈련 목표의 순서를 정해줄 수 있다. 초기에 청능 훈련 연습들은 *tap*과 *map* 같은 유성성과 조음 위치, 조음 방법이 다른 자음을 사용한다. /t/와 /m/ 소리는 조음 방법, 조음 위치, 유성성이 다른 항목이다. 다음 훈련은 학생들에게 조음 위치가 다르지만 유성성과 조음 방법이 동일한 자음들을 확인하도록 요구한다. 예를 들면, *bag, tag, gag*와 같은 단어를 구별하는 것이다. 이런 단어들은 음향 특성이 유사하다. 표 4-8은 인공와우를 사용하는 어린 아동들을 위한 자음 청능 훈련 목표를 위계로 나타낸 것이다.

표 4-9는 처음 네 가지 목표를 달성하기 위해 활용될 수 있는 자음과 단어쌍들의 예이다. 부록 4-2는 글을 읽을 수 없는 매우 어린 아동들을 위해 그림으로 나타낼 수 있는 일반적인 단음절 단어 목록이다.

초성의 위치에서 자음이 완성되면 단어의 종성 위치를 포함하여 훈련할 수 있다. 또한 명사 자극을 나타내기 위해 "*That's a* ____" 같은 유도구(carrier phrase)를 사용할 수도 있다.

표 4-8. 자음 청능 훈련 목표 위계의 예

학생은:

1. 조음 위치가 다른 비음과 비음이 아닌 무성음을 변별할 것이다(예: *mean* vs. *teen*).
2. 조음 위치가 다른 비음과 비음이 아닌 유성음을 변별할 것이다(예: *map* vs. *gap*).
3. 조음 위치가 다른 무성 마찰음과 유성 폐쇄음을 변별할 것이다(예: *son* vs. *gun*).
4. 조음 위치가 다른 무성 마찰음과 무성 폐쇄음을 변별할 것이다(예: *sea* vs. *key*).
5. 조음 방법이 같은 자음을 네 개부터 여섯 개까지의 반응세트에서 확인할 것이다(예: *sat, fat, shot, van*).
6. 유성음/무성음 자음을 네 개부터 여섯 개까지의 반응세트에서 확인할 것이다(예: *cat, pat, tap, sack*).
7. 조음 위치가 같은 자음을 네 개부터 여섯 개까지의 반응세트에서 확인할 것이다(예: *mat, bat, wet, pat*).
8. 친숙한 어휘의 단어를 개방형 상황에서 확인할 것이다.

표 4-9. 초기 네 가지 분석법의 청능 훈련 목적을 위한 자음과 단어 쌍

목적 1: 조음 위치가 다른 비음과 비음이 아닌 무성음 변별

자음 쌍의 예:

/m/ vs. /ʃ, s, t, k, tʃ, h, f/
/n/ vs. /p, k, f, h, ʃ/

단어 쌍:

meat/seat	milk/silk	near/fear
net/pet	news/shoes	no/hose
man/fan	neat/feet	might/fight
may/say	knock/sock	nap/sack

목적 2: 조음 위치가 다른 비음과 비음이 아닌 유성음 변별

자음 쌍의 예:

/m/ vs. /d, g, l, r, θ/
/n/ vs. /b, g, w, θ, r/

단어 쌍:

nail/rail	nine/wine	note/goat
mail/gate	mice/bice	kneel/wheel
make/rake	knot/rock	make/lake
nail/bail	mow/dough	nap/bat

목적 3: 조음 위치가 다른 무성 마찰음과 유성 폐쇄음 변별

자음 쌍의 예:

/f/ vs. /d, g/
/s/ vs. /b, g/
/h/ vs. /b, d/
/ʃ/ vs. /b, d/

(*계속*)

표 4-9. 초기 네 가지 분석법의 청능 훈련 목적을 위한 자음과 단어 쌍 (*계속*)

단어 쌍:		
fun/gun	sell/bell	same/game
shoe/do	heart/dart	shed/bed
she/bee	hay/day	hat/bat
sack/back	song/gone	fall/doll
목적 4: 조음 위치가 다른 무성 마찰음과 무성 폐쇄음 변별		
자음 쌍의 예:		
/f/ vs. /t, k/		
/s/ vs. /k, p/		
/h/ vs. /p, t/		
/ʃ/ vs. /p, t/		
단어 쌍:		
fall/tall	shell/tell	sing/king
fan/tan	sand/can	fat/cat
some/come	show/toe	shine/pine
fin/tin	phone/cone	soil/coil

훈련 목표 계획을 위한 대안 전략들

이번 장에서 설명한 분석적 청능 훈련 목표의 순서는 소리의 유사성 유무에 따라 소리를 비교하는 데 그 기반을 두고 있다. 이 밖에도 청능 훈련 목표를 계획하는 다른 전략들이 제안되어 왔다. 예를 들면, Miller, Watson, Dalby, & Burleson(2005; Miller, 2007)은 *말지각 평가와 훈련 시스템(Speech Perception Assessment and Training System*, SPATS)이라 불리는 컴퓨터 프로그램을 임상검증하였다. 이 프로그램은 분석적 어음 인지 능력을 목표로 하고 있다. 훈련은 /s, t/ 같은 영어에서 가장 일반적으로 사용하는 소리로 듣기 연습을 제공하면서 시작된다. 훈련이 진행되면서 훈련은 어음 이해를 위하여 출현 빈도 자료로부터 추정된 덜 중요한 소리를 사용한다. 따라서 /s/는 고주파수 정보에 의해 전달되기 때문에 청력손실이 있는 대부분의 사람들이 인지하는 데 어려움이 있지만 영어로 발음된 소리를 이해하기 위해서는 꼭 들어야만 하는 가장 중요한 소리 중 하나이다. 이와 비슷한 방식으로 Burk & Humes(2007a)가 개발한 컴퓨터 훈련 프로그램은 단어 빈도수에 기초하고 있다. 그 프로그램은 학생들이 영어 사용 빈도수가 가장 높은 600개 단어 중 400개를 인지하도록 훈련시킨다. 이처럼 학생들은 일상 속 대화에서 사용하는 단어들을 인지하도록 배운다.

종합적 훈련 목표의 개발

초분절적(suprasegmental)은 말소리의 운율적 측면으로 음소와 단어에 겸하는 음조, 속도, 강도 및 길이의 변화를 포함한다.

종합적 훈련 목표는 학생의 기술 수준에 따라 말의 초분절적 측면을 포함하는 간단한 변별 활동들로 시작해야 한다. **초분절적(suprasegmental)** 측면은 때때로 운율적 자질(prosodic features)로 불리며, 억양, 강세, 길이와 강도를 포함한다. 훈련하는 동안 교사는 아동에게 장난감 차를 빠르게 또는 느리게 움직이라고 요청할 때 빠르게 "Go-go-go-go."라고 하거나 느리게 "Gooo-Gooo-Gooo."라고 한다.

이런 과제 유형에 숙달되면, 프로그램은 표 4-10에 열거된 것과 같은 목표들을 다룰 수 있다. 학생들은 '*home*' 같은 하나의 단어로부터 "*I'm going home.*"같이 여러 단어로 이루어진 문장을 구별하고 확인할 수 있다. 이는 구에서 음절수에 대한 정보를 파악할 것이 요구된다. 표 4-11은 표 4-10에 열거된 첫 번째 목표를 성취하기 위해 사용될 수 있는 길고 짧은 훈련 쌍들이 제시되어 있다. 표 4-12는 표 4-10에 열거된 두 번째 목표를 성취하기 위해 사용할 수 있는 이음절 강강격 단어들이 제시되어 있다.

다음 단계는 학생들이 폐쇄형 반응 세트에서 간단한 단어를 확인하는 것이다. 예를 들어, *Tim, John, Don, Tom*의 반응 세트에서 *Tom*을 선택하는 것이다. 이 기술이 향상되면 반응 구성의 크기를 네 개에서 여섯 개로 늘린다.

이해 활동들은 폐쇄형 반응 세트 형태로 시작하여 좀 더 개방형 반응 세트 형태로 옮겨갈 수 있다. 어린 학생들에게 "*Show me your nose, Show me your ears, Show me your mouth, Show me your hair.*"라고 요청할 수 있다. 그 후 무엇을 할지 알려주지 않고 단계적으로 그림을 그리게 한다. 예를 들면, "파란 크레파스를 집어"(학생이 '집다'라는 행위를 이해하는지 확인), "원을 그려"(학생이 원을 그리는 행위를 이해하는지 확인), "원 안에 물고기 그려"(학생이 물고기 그리

표 4-10. 종합적 청능 훈련 위계의 예

학생은:

1. 폐쇄형 반응 세트에서 한 단어 표현과 여러 단어 표현을 변별할 것이다(예: "Hi!"와 "How are you today?" 변별하기). 이후에 학생은 짧은 단어와 긴 단어를 변별하도록 요구받을 수 있다(예: *cat*과 *Halloween* 변별하기).
2. 1음절 단어와 강강격 단어를 변별할 것이다(예: shoe와 ice cream 변별하기). 이후에 2음절 단어와 강강격 단어를 변별할 것을 요구받을 수 있다(예: There's a toothbrush와 There's a pony 변별하기).
3. 같은 음절 수를 가진 단어를 변별할 것이다(예: That's my dog와 That's my cat 변별하기).
4. 한 단어를 네 개 항목, 이후 여섯 개 항목에서 확인할 것이다(예: *cat, dog, elephant, camel* 중에서 *cat* 확인하기).

(*계속*)

표 4-10. 종합적 청능 훈련 위계의 예 (계속)

5. 한 문장을 들려준 후 폐쇄형 세트에서 그에 대한 그림을 선택할 것이다.
6. 폐쇄형 반응 세트에서 간단한 지시를 따르고, 간단한 질문에 대답할 것이다.
7. 두 개의 관련된 문장을 들려주면 그것에 관한 그림을 그릴 것이다(예: "The boy is playing. He has a ball."을 듣고 그림을 그린다).

표 4-11. 표 4-10에 열거된 첫 번째 목표를 성취하기 위해 사용할 수 있는 길고 짧은 훈련 쌍들

한 단어와 여러 단어의 변별	
How are you/Hi	Beat the drum/clap
See you later/Bye	The cat in the hat/dog
Santa Claus/tree	Give me the crayon/draw
Motorcycle/car	A box of cookies/milk

표 4-12. 표 4-10에 열거된 두 번째 목표를 성취하기 위해 사용할 수 있는 강강격 이음절 단어 쌍들

일음절과 이음절의 변별	
Airplane/pop	Snowball/ice
Milkshake/cup	Toothbrush/teeth
Flashlight/cake	Popcorn/bowl
Hotdog/bun	Sandwich/gum
Pancake/plate	

는 행위를 이해하는지 확인) 등이다.

만약 학생이 성인이라면 이해 과제는 녹음된 단락을 듣고, 글로 제시되는 문제에 답하도록 한다. 그 다음, 단락을 다시 들으면서 옮겨 적고, 그것을 읽는다. 두 번째로 들려 주는 것은 추가적인 듣기 연습을 제공하고, 질문의 답이 정확한지 체크하기 위한 것이다.

형식적 및 비형식적 청능 훈련

훈련 목표를 설정하면, 형식적 및 비형식적 교육을 시작할 수 있다.

형식적 청능 훈련

형식적 청능 훈련 실시를 위한 지침들은 표 4-13에 제시되어 있다. 훈련 활

동과 자료들은 학생의 연령, 성별, 언어기술, 일상 경험에 적절한 수준이어야 한다. 예를 들면, 어린 소년은 축구와 관련된 주제에 대해, 성인은 현재 뉴스에 관한 주제에 대해 반응하도록 한다. 청능 훈련은 가능하다면 학생 수가 1~3명을 넘지 않도록 하고 최대한 주의 집중할 수 있도록 조용한 방에서 이루어져야 한다. 학생과 교사의 이상적인 거리는 약 30 cm이다. 표 4-14는 형

표 4-13. 형식적 청능 훈련 실시를 위한 지침들

A. 훈련 자극들은 갈수록 변별이 어려워져야 한다.

청력손실을 가진 대부분의 사람들은 소리가 비음인지 또는 유성음인지는 쉽게 결정하지만, 마찰음인지는 결정하기 어려워한다. 또한 조음 위치를 구별하는 데에도 어려움이 있다. 초기 훈련에서 학생들은 조음 방법과 유성성이 다른 소리를 변별하도록 요구받을 것이다. 후기 훈련에서는 조음 위치만 다른 소리들을 변별하도록 한다.

B. 가능한 다양한 화자들이 훈련 항목들을 말해야 한다.

학생들은 다른 화자에 의해 반복하거나 말할 때, 같은 소리나 같은 단어가 음향적으로 다를 수 있다는 것을 배우다. 이 깨달음은 그들이 훈련에서 배우 것을 다양한 화자로 일반화하는 것을 가능하게 한다. 녹음기, iPOD, CD-ROM, 디지털화된 말 샘플들이 자극을 제시하는 데 사용될 수 있다.

C. 비교적 짧은 시간 내에 훈련 항목들이 많이 제시되어야 한다.

집중 훈련은 학생을 듣는 것에 집중시키고 그들의 흥미를 유지하며 빠른 학습으로 이끈다. 훈련 강화에 대한 지침은 그들이 산만하거나 집중하지 못할 때 훈련 강화를 제공하지 않는 것이다.

D. 환경음 훈련 자극은 언어습득 전 농을 가진 어린 학생들에게만 사용하되, 짧은 기간 동안만 사용해야 한다.

환경음 자극은 두 가지 중요한 개념을 발전시킨다. 첫째로 소리가 의미를 전달한다는 것과 둘째 행위는 보통 소리를 산출한다는 것이다. 아동은 수도꼭지를 틀었다/잠갔다 하거나 손뼉을 칠 수도 있다. 이 지침에서 학생이 음악을 감상하는 능력을 개발하는 데 흥미를 갖는 경우는 예외이다.

E. 청능 훈련 연습은 분석적 및 종합적 수준의 자극들을 모두 포함할 수 있다.

때때로 학생들이 말소리와 한 단어나 구 인지에 초점을 맞추도록 하고 때때로 의미 있는 문맥 안에서 단어 인지에 초점을 맞추도록 한다.

F. 훈련 반응 형태는 폐쇄형 세트에서 개방형 세트로 진행한다.

훈련 초기에 어린 학생은 모양을 빨간색으로 색칠하라는 요청을 받고 빨간색과 파란색 크레파스 사이에서 필요한 것을 선택하여야 한다(폐쇄형). 다음에 학생은 전체 크레파스 상자에서 빨간색 크레파스를 선택하라고 요청받을 수 있다(개방형).

G. 형식적 훈련은 10~15분씩 해야 하며, 가급적 매일 동일한 시간에 하는 것이 좋다.

훈련이 생활의 일부가 되도록 한다.

H. 형식적 훈련 목표들은 일상 속에서도 비형식적인 훈련 목표여야 한다.

대화나 학습지도가 이루어지는 동안에 기회가 생길 때 학생은 형식적 청능 훈련 목표를 강화하는 듣기 과제를 받을 수 있다.

I. 훈련 활동은 집중할 수 있고 흥미로워야 한다.

그렇지 않다면 성인들은 보상 없는 훈련을 그냥 거쳐갈 뿐이며, 아동들은 협조적이지 않을 수 있다.

표 4-14. 형식적 청능 훈련 회기 계획의 예

주제:

뱀과 아이스크림 게임

장기목표:

변별

단기목표:

학생은 조음 위치가 다른 비음과 비음이 아닌 무성음을 변별할 것이다.

준비물:

1. /s/ 소리를 상상하게 하는 뱀의 사진
2. /m/ 소리를 상상하게 하는 아이스크림을 먹는 소년의 사진
3. 강화를 위한 동전 26개

절차:

1. 뱀 그림을 가리키고 "sssssss..."라고 말하고 그 산출을 아동이 모방하도록 요구한다. 비슷하게, 아이스크림 그림을 가리키고 "mmmmm..."이라고 말하고 그 산출을 아동이 모방하도록 요구한다.
2. 얼굴을 보여주고 각각의 소리를 말한다. 각 표현 후에, 아동이 발화된 소리에 대응하는 그림을 가리키도록 요구한다.
3. 각 그림에 동전 13개를 올려둔다. 입을 가리고 무작위로 하나씩 소리를 제시한다. 각 소리가 제시될 때마다 아동은 두 개의 그림 중에 올려져 있는 하나의 동전을 갖는다. 만약 아동이 올바른 반응을 했다면 그림 위에서 동전을 가질 수 있지만 틀렸다면 동전은 그림 위에 다시 놓아야 한다.
4. 모든 동전이 소비될 때까지 계속한다.

식적 청능 훈련 회기를 위한 수업 계획의 예이다.

형식적 청능 훈련에서는 아동을 격려하는 **강화(reinforcement)**가 필수적이다. 아동이 많은 활동을 수행하거나 훈련에서 좋은 점수를 얻었을 때, 스티커나 특별한 혜택 등으로 강화를 준다. 다음은 강화를 선택하고 제공할 때의 일반적 원칙들이다.

강화(reinforcement)는 학생이 훈련활동을 수행하거나 바라는 방식으로 수행한 후에 원하는 것을 학생에게 제공하는 것이다.

A. 아동이 강화 활동을 빠르게 수행할 수 있어야 한다. 훈련시간보다 강화 시간에 많은 시간을 보내서는 안 된다.

B. 강화 활동은 너무 어렵거나 재미있으면 안 된다. 반면에 훈련 과제와 너무 비슷하면 아동이 집중하지 않는다.

C. 활동은 다양해야 한다. 종이 위에 선을 그리는 것은 잠시 동안 아동의 흥미를 끌 수 있으나 금방 흥미를 잃게 될 것이다.

D. 활동은 아동에게 흥미로워야 한다. 예를 들면, 아동이 돈을 갖고 노는 것을 좋아한다면 저금통에 동전 넣기를 할 수 있다.

E. 아동이 훈련 항목에 대해 올바르게 반응하면, 그 즉시 강화 활동을 수행해야 한다.

F. 활동은 아동의 연령과 성별에 적절해야 한다.

강화

강화는 형식적 훈련 활동에 종종 사용된다. 강화는 학생들의 연령과 흥미에 적절해야 한다. 다음 두 개의 목록은 어린 아동과 사춘기 학생에게 적절할 수 있는 강화를 제시하고 있다.

목록 1: 어린 아동

- 스티커 북에 스티커를 모은다.
- Mr. Potato head에 얼굴 조각을 붙인다.
- 퍼즐 판에 퍼즐을 한 조각씩 주어 퍼즐을 완성하게 한다.
- 비눗방울을 분다.
- 카드게임이나 보드게임을 한다.
- 구슬 목걸이에 구슬을 끼운다.

목록 2: 사춘기 학생

- 컴퓨터 게임 같이 아동이 바라는 특권을 누릴 수 있는 이용권을 준다.
- 연필이나 노트 같은 학용품을 살 수 있는 이용권을 준다.
- 패스트푸드 이용권과 같은 교과 과정 이외의 상품을 준다.

비형식적 청능 훈련

비형식적 청능 훈련은 청능 기술을 함양하는 효과적인 수단이다. 왜냐하면 의미 있는 의사소통의 맥락과 상황적 맥락에서 듣는 연습이 이루어지기 때문이다(그림 4-7). 비형식적 청능 훈련을 통해 학생들은 대화를 할 때 자신의 능력에 대한 자신감을 증진시킬 수 있으며, 또한 듣기를 통해 의사소통하고자 하는 동기유발을 증가시킬 수 있다.

비형식적 청능 훈련은 특히 영유아와 아동들에게 적절하다. 그들은 의미 있는 문맥을 들음으로써 듣기 기술뿐만 아니라 말과 언어도 발달시킨다. 말을 듣고 집중하는 것은 자아정체성과 방식의 일부분이 된다. 부모나 양육자들은 역할 놀이로 듣기 훈련을 제공할 수 있다. 부모는 집에서 배경소음을 최소화하고, 아동의 보장구 가까이에서 이야기하고, 때때로 입을 보여주면서

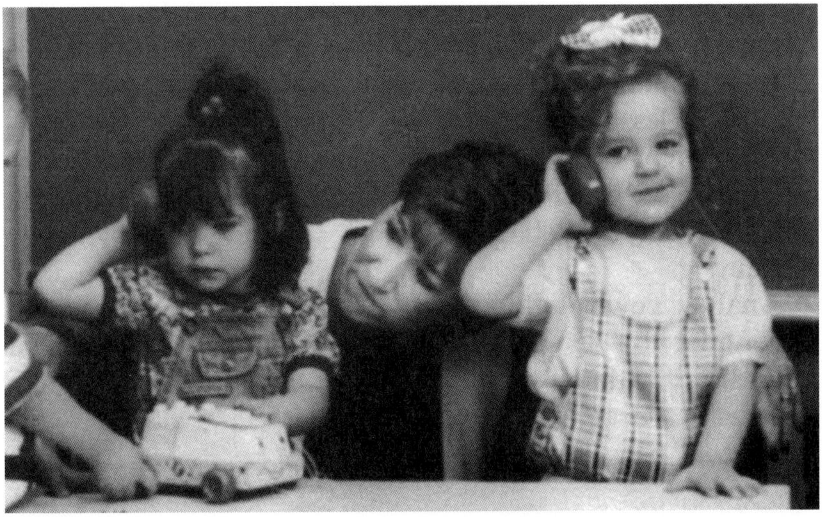

그림 4-7. 아동들을 위한 청능 훈련. 두 명의 아동은 유치원에서 전화 놀이로 청능 훈련 기술을 연습한다. 여기서 아동들은 교사가 단어 "전화"라고 말하는 것을 듣고 있다. *Photograph by Marcus Kosa, courtesy of the Central Institute for the Deaf.*

이야기하고, 반복적이고, 선율적이고 표현력이 풍부하며, 리드미컬한 언어와 말을 사용할 것이 권장된다. 부모는 환경음(예: "전화벨이 울리는 소리가 들리네.")으로 아동의 주의를 끌고 노래와 가벼운 대화(예: "I see you!"나 "저것은 양말이네. 우리 양말 신어볼까?")로 아동을 활동으로 끌어들인다. 학생들이 아동인 경우, 학급교사는 비형식적 청능 훈련을 단어, 구, 문장 선택과 주제, 단위 그리고 교내 활동을 교과 과정에 포함시킬 수 있다. 그것은 청력이 정상인 아동들이 자연스럽게 듣기를 배우는 방법을 모방하기 때문에 주제에 바탕을 둔 학습은 효과적이다. 예를 들어, 아동은 식물 단원 동안 씨, 싹, 잎, 줄기를 구별하게 될 수 있다. 교사는 아동이 달력과 관련된 친밀한 구를 이해하게 되기를 기대할 수도 있다. 교사는 입을 가리고 "오늘은 며칠이니?", "어제는 며칠이었니?" "내일은 며칠이니?"라고 물어본다. 학급교사는 얼굴을 분명하게 보여주면서 "칠판으로 가렴. 내가 1부터 10까지의 숫자를 말할 거야."라고 지시할 수도 있다. 이러한 지도법은 학생이 다음 지시를 인지하기 위한 맥락을 확인하고 칠판과 마주보는 동안, 교사가 "숫자 7을 써 보렴."이라고 말하는 것이다.

청능 훈련과 청능재활의 다른 구성요소와의 연관성

청능 훈련은 가끔 독화 훈련과 결합되어 제공되며, 학생이 아동인 경우는 언어 치료와 함께 제공된다. 언어 및 청각 전문가는 청능 훈련과 독화 훈련을 통합함으로써 말의 청각과 청시각 표상끼리 연결하는 능력을 길러 준다. 보통 훈련 자극은 청각자극에 앞서 시청각자극이 먼저 제시된다. 학생들은 듣기만 할 때보다 시각적으로 화자를 보고 들을 때 더 많은 자극을 인지할 수 있다.

적어도 두 가지 이상의 이유로 말 산출 연습을 청능 훈련에 포함시킨다. 첫 번째, 단어의 구어 표상에 대한 아동의 인식은 청각적으로 단어를 확인하는 능력과 밀접하게 연관된다. 예를 들면, 말 지각과 말 산출을 연결시키는 기본적인 언어 구조가 있는 듯하다. 이 구조는 문법뿐만 아니라 음운론에 대한 아동의 지식을 반영한다(Lachs, Pisoni, & Kirk, 2001). 따라서 아동들은 말소리를 지각하는 능력을 갖추었을 때 단어들의 음운론적 표상들을 인지적으로 개발하고 조정하게 된다. 이 음운론적 표상들은 다음으로 말을 산출하는 아동의 능력에 영향을 미친다. 아동의 말 산출 능력이 향상될 때 단어의 음운론적 표상 또한 발전되고 정교해진다. 이것은 다시 말 지각에 영향을 미치게 된다.

말하기와 듣기 연습을 동시에 해야 하는 두 번째 이유는 아동이 듣기를 배우는 목적 중 하나가 말 산출을 향상시키기 위해 청각적 정보를 활용하는 법을 배우는 것임을 깨달을 수 있다는 것이다. 아동들은 말할 때 자신들의 말을 모니터링하는 습관을 발달시킬 수 있다. 청능 훈련과 언어 치료를 통해 아동은 자신이 산출한 말의 초분절적 특성(예: 내 말이 너무 큰가? 작은가? 내 목소리가 내가 의도하는 의미를 잘 반영하고 있는가?)과 말 산출 명료도에 주의를 기울이는 것을 배울 수 있다.

청능 훈련 프로그램

청능 훈련을 제공하는 언어 및 청각 전문가들이 이 장에서 다룬 일반적인 청능훈련 계획 원칙을 이해하는 것은 중요하지만 모든 학생들과 "처음부터 새롭게 시작"할 필요는 없다. 대신, 계획 원칙들을 일부 또는 모두 포함하는 다수의 청능 훈련 프로그램들을 사용할 수 있으며, 이러한 프로그램들은 청능 훈련 과정에서 보완적인 역할을 하거나 핵심적인 역할을 할 수도 있다. 표 4-15는 청능 훈련 자료의 샘플에 대한 정보를 제공하고 있다.

대부분의 청능 훈련 교육과정(예: Erber, 1982; Moog, Biedenstein, & Davidson, 1995; Vergara & Miskiel, 1994)의 첫 단계는 프로그램에서 학생의 배치를 결정하는 것이다. 예를 들어, *DASL II* (Stout & Windle, 1992)에서는 학생이 지속적인 환경음이 멈춘 때를 확인할 수 있는지를 결정하기 위한 검사가 이루어진다. 만약 학생이 그것을 수행할 수 있으면, 다음으로 학생이 지속적인 음절이나 단어가 멈춘 것을 확인할 수 있는지 검사한다. 만약 할 수 없다면 학생은 환경음 인식 발달에 초점을 둔 청능 훈련을 시작한다.

표 4-15. 청능 훈련 자료의 예. 청능 훈련을 위한 보충적인 자료들은 보청기와 인공와우 제조사를 통해 이용 가능하다.

출처	대상	설명
Anlytika. Available from Med-El http://www.medel.com	아동과 성인	자음, 모음 또는 이중 모음의 단어 대조 쌍의 목록. 목록은 특정 대조 지각 연습을 제공하기 위하여 사용된다. 자신의 청능 훈련 계획이나 연습 개발에 사용할 수 있다.
Contrasts for Auditory and Speech Training (CAST). Acailable from Linguisystems, 3100 4th Avenue, East Moline, IL 61244-9700	3~12세	분석적 청능 훈련 프로그램은 초분절적 대조(예: 음절수가 차이나는 단어), 유사하지 않은 단어, 최소 단어 쌍(예: 초성 자음 위치가 다양한 단어)의 변별 연습을 제공한다. 매뉴얼과 그림 카드를 포함한다. 개별적 치료 회기 동안 사용할 수 있다.
CHATS : The Miami Cochlear Implant, Auditory and Tactile Skills Curriculum. Available from Intelligent Hearing Systems, 6860 SW 81st Street, Miami, FL 33143.	인공와우, 보청기, 촉각보조장치를 사용하는 아동	평가, 목적 및 목표 설정, 활동 선정 등을 포함하는 흐름도를 구성하는 교육과정. 목표에 해당하는 모델 활동이 제공된다. 말지각과 말산출 목표가 계획되면 청능사, 언어치료사, 학급교사, 부모 또는 보호자가 포함된 팀 단위의 접근이 권장된다. 학급 교육 내용과 맞물려 사용할 수 있다.
The Cochlear Implant Auditory Training Guide with CDs (2nd ed.). Available from A. G. Bell Association for the Deaf and Hard of Hearing, 3417 Volta Place, Washington, DC, 20007-2778.	인공와우를 사용하고 듣기 능력이 매우 다양한 5세 이상의 아동	위계적 듣기 목적, 재생산 자료, 그리고 게임보드를 포함하는 교육과정. CD는 배치검사, 회기계획 양식, 단어, 구, 상위 언어 변별 카드 및 듣기 과제 및 활동을 포함한다. 치료 세팅에서 사용할 수 있다.
The Developmental Approach to Successful Listening II (DASL). Available from Cochlear Corporation, 400 Inverness Drive South, Suite 400, Englewood, CO 80112	다양한 정도의 청력손실이 있는 아동과 성인	소리 인식, 음소 듣기, 청각 이해 부분으로 훈련이 구성된 교육과정. 진행은 세 개 부분의 각각에서 동시에 발생되도록 하며, 각 부분은 청각 하위기술의 위계적 목록을 포함한다. 치료실 또는 학급 세팅에서 사용할 수 있다.
Listening and Communication Enhancement (LACE). Available from Neurotone, 2317 Broadway, Suite 250, Redwood City, CA 94063	성인	다화자 잡음 상황에서 어음 제시, 시간 압축된 어음, 빠진 단어가 있는 문장 등 다양한 어음 자극 듣기 연습을 제공하는 웹 서비스. 훈련은 가정에서 자신의 속도로 회기당 30분씩 진행된다.
The Speech Perception Instructional Curriculum and Evaluation (SPICE). Available from Central Institute for the Deaf, 825 South Taylor Avenue, St. Louis, MO 63110.	3~12세	네 가지 청각 기술 단계(탐지, 초분절적 지각, 자음과 모음 지각 및 이야기) 훈련을 위한 교육과정. 프로그램은 장난감과 삽화로 된 그림, 구 카드뿐만 아니라 목적, 목표, 활동을 포함한다. 초기에는 하나의 기술에 초점을 둔 형식적 훈련을 실시하고 후기에는 더 비형식적이고 자연스러운 언어 훈련을 강조한다. 치료실 또는 작은 학급환경에서 사용할 수 있다.
SKI-HI. Resource manual is available from The SKI-HI Institute, 6500 Old Main Hill, Logan, UT 84322-6500	5세 이하	청각학적 서비스 제공 및 가정 중재 프로그램을 실시하는 종합적 발달 프로그램. 청각 자극 훈련 프로그램을 포함한다. 이 프로그램은 집중, 인지, 위치, 어음 변별과 이해를 포함한 네 가지 발달단계와 11개 기술로 구성되어 있다. 전체적 프로그램은 지역구와 같이 큰 지역에 서비스를 제공하고 가정용 중재 자료 매뉴얼을 포함한다.

배치가 결정된 후에 목적을 확인한다. 대다수 프로그램의 목적은 전반적인 말 지각 기술을 제시하고 난이도에 따라 위계적으로 순서화하는 데 있다. 목적은 우리가 이미 다룬 청각 기술의 네 가지 수준과 일치한다. 예를 들어, *SPICE* (Moog, Biedenstein, & Davidson, 1995)의 네 가지 일반적 목적은 탐지, 초분절적 지각, 모음과 자음 그리고 이야기다. *DASL II*도 유사하게 소리 인식, 음소 듣기(변별과 확인 포함) 그리고 청각 이해의 세 가지 목적에 따라 훈련을 조직한다.

목표[어떤 교육과정은 이것을 **목적 내의 목적**(*goal within goal*) 또는 하위 목적(subgoal)이라 한다]와 상응하는 활동은 청능 훈련 목적을 달성하기 위해 단계적으로 순서화된다. 대다수의 교육과정에서 목표는 목적을 달성하기 위하여 측정가능한 수단들로 우리가 초기에 다룬 모음과 자음의 분석적 훈련과 종합적 훈련에 대한 목표들처럼 많은 프로그램에서 유사한 방식으로 순서화된다. *DASL II*의 **음소 듣기**를 위한 처음 네 가지 목표들은 (a) 짧은 스타카토 음과 긴 지속음의 변별, (b) 지속음과 반복되는 음절 변별, (c) 하나의 짧은 음절과 두 개의 짧은 음절 변별, (d) 두 개의 긴 지속 음절과 두 개의 짧은 스타카토 음절 변별이다. 각각의 목표를 달성하는 기준은 다양한 자극에서 50개의 연속적인 정반응이다. 이런 목표들이 작은 증가 단계들로 하나의 수준에서 다음 수준으로 학생을 진행시키는지 주목하라. 표 4-16은 학급 수업에서 계절에 관한 내용을 가르치기 위해 고안된 회기 계획의 예이다. 이 예에서 청능 훈련은 언어 산출 연습과 서로 얽혀 있다. 수업은 목적, 목표, 활동을 포함한다.

학생이 다음 목표로 넘어가기 전에 해당 훈련 목표를 반드시 달성해야 하는 것은 아니다. *CHATS* (Vergara & Miskiel, 1994)는 주기를 사용한다:

주기(cycling)는 강화와 부가적인 학습을 제공하기 위하여 몇몇 성공한 훈련 목표로 되돌아가는 것을 말한다.

> "**주기(cycling)**는 정해진 기간 동안 하나의 기술을 제시하고, 다음 목표로 이동하는 것을 말한다…예를 들어, 2주 동안 하나의 목표에 중점을 둔 후에 교사는 다른 목표로 이동하며 나중에 처음 목표로 되돌아간다…주기는 학생이 새로운 개념을 처리할 기회를 제공한다. 예를 들어, 초기 소개 후 아동들은 특정 과제로 실험할 기회를 제공받고, 두 번째 제시에서 더 높은 수준의 성공을 경험할 수 있다." (p. 58)

주기는 듣기 기술을 구축하는 수단이고 학생이 듣기 수행 정체기를 극복하도록 도와준다.

몇몇 새로운 청능 훈련 교육과정은 컴퓨터 훈련(예: Fu & Galvin, 2007; Sensimetrics, 2006; Tye-Murray, 2002)을 사용한다. 예를 들어, *Listening and Communication Enhancement* 프로그램(LACE; Sweetow, 2006)은 하

표 4-16. 목적, 목표 및 활동을 포함하는 학급 상황을 위한 청능 훈련 수업의 예(adapted from Vergara & Miskiel, 1994, p. 241)

목적:

문장 지각

주제:

계절

목표:

6개 선택 과제에서 구를 인지한다.

준비물:

계절 이야기(계절에 관한 이야기 선택하기), 각 문장판(계절 이야기로부터 선택된 구들이 쓰인)

내용:

(1) 학생과 함께 계절에 대해 공부한다(봄, 여름, 가을, 겨울). (2) 계절에 대한 이야기를 읽고 토의한다. (3) 문장판에 쓰인 선택된 구를 복습한다(예: 더운 여름; 눈은 차갑다; 아름다운 꽃들; 노란 잎들; 재미있는 수영 등). (4) 학생에게 각 구를 가르치고 모방하도록 한다. (5) 구를 반복하고 학생에게 각 구에 관련된 계절의 이름을 묻는다. (6) 독순 없이 이러한 문항들을 반복한다. (7) 아동이 교사가 될 수 있는 기회를 준다. (8) 아동의 반응을 관찰하고 적는다.

팁:

학생이 각 구의 핵심적인 특징들을 귀 기울이도록 상기시킨다. 변별에 도움을 주는 단어의 음절 수를 강조한다.

나의 패키지로 된, 성인을 위한 컴퓨터 청능 훈련 교육 과정이다. 훈련은 다화자 잡음이 있는 상황에서 단어와 문장이 제시되며, 문장 내에서 빠진 단어의 확인을 요구하고, 시간압축된 어음을 인지하며, 단기기억 과제를 수행하고, 경쟁하고 있는 화자에게 경청할 것을 요구한다. 프로그램은 또한 "유용한 조언"의 형태로 의사소통 전략 훈련을 포함한다.

청능 훈련의 이점

청능 훈련의 유효성을 평가하는 일은 어렵다. 많은 연구들은 장기간 결과에 대한 모니터의 실패, 부적절한 표집 크기의 사용, 처치효과의 훈련 파라미터에 대한 일반화의 실패, 훈련 프로그램에 대한 부적절한 설명, 또는 이상의 문제들의 결합 등 방법론적인 결함을 가지고 있다(Sweetow & Palmer, 2005 참조). Blamey & Alcantara(1994)는 몇몇 연구들의 결과가 명백하게 상반됨을 언급하면서, 청능 훈련의 효과 여부는 제공된 연습의 양과 종류, 훈련을 제공하는 치료사의 능력, 평가되는 여러 종류의 듣기 기술 그리고 훈련 프로그램 시작 당시의 학생들의 다양한 수행 수준과 관련된다고 하였다. 이러한 실험 계획 수립의 장애에도 불구하고, 몇몇 연구들은 훈련의 유효성을 지지한다.

"나중에 더 확실한 청능 훈련 연구가 이 논문에 있는 몇몇 판단들을 고치거나 완전히 부인하여도 원인 그 자체에 대한 결과는 아닙니다. 저는 모든 측면으로 주제를 면밀히 검토해 달라고 요청할 뿐입니다…청능 훈련의 일반적인 적용이 수용으로 이어질 것이라는 게 저의 진심어린 신념입니다."

Victor Urbantschitsch (1847~1921), Vienna 이비인후과 클리닉의 이과학 부장으로, St. Louis의 의사인 Max A. Goldstein(Urbantschitsch의 청각훈련 방법을 처음 미국에 소개한 인물)의 멘토

(from Auditory Training for Deaf Mutism and Acquired Deafness by Victor Urbantschitsch, 1895, preface)

성인

Sweetow & Palmer(2005)는 다음의 질문에 답하기 위해 문헌 조사를 실시하였다. 그 질문은 "청각장애 성인이 개인별 청능 훈련을 통해 의사소통 기술이 향상되었다는 증거가 있는가?"이다(p. 494). 213개의 논문 중 여섯 편만이 충분히 상세하게 청능 훈련 이득에 대한 증거 기반 평가가 이루어질 수 있는 엄격한 방법론과 충분한 자료를 제시하는 기준을 만족시켰다. 프로그램들은 전반적으로 유사하게 분석적 그리고/또는 종합적 훈련을 제공하였다. 이 검토된 여섯 편의 연구 중 네 편이 청능 훈련이 청각장애 성인의 듣기 수행력을 향상시킨다는 증거를 제공하였고(Bode & Oyer, 1970; Montgomery, Walden, Schwartz, & Prosek, 1984; Rubinstein & Boothroyd, 1987; Walden et al., 1981), 다른 한 편은 그렇지 않았으며(Kricos, Holmes, & Doyler, 1992), 또 다른 한 편은 혼합된 결과를 보고하였다(Kricos & Holmes, 1996).

이 리뷰가 출간된 이래로, 추가적인 연구들이 청능 훈련의 이점을 보고하였다(예: Sweetow & Sabes, 2007; Woods & Yund, 2007). 예를 들어, Burk, Humes, Amos, & Stauser(2006; Burk & Humes, 2007b와 유사한 연구)는 경도에서 중도의 청력손실이 있는 7명의 노인들(65~75세)의 단어 인지 능력이 청능 훈련 후에 향상되었음을 보고하였다. 훈련을 진행한 화자가 단어들을 말했을 때와, 새로운 여성과 남성 화자가 단어를 말했을 때 모두 단어 검사 결과가 향상된 것으로 나타났다. 실험 종료로부터 6개월 후에 7명의 참가자 중 5명에게 추가 평가를 실시하였다. 참가자들은 이전에 향상된 수준에서 약 절반 정도의 수행력을 유지하고 있었다. 그러나 이후의 검사에서 참가자들은 새로운 화자들에 의해 발화된 목표 훈련 단어나 문장을 포함하는 문장으로 이득이 전이되지 않았음을 밝혀내었다. 또 다른 연구에서 Tobey et al.(2005)은 디암페타민의 영향 아래 있는 동안 청능 훈련을 받은 인공와우 사용자들이 약을 사용하지 않은 비교 그룹에 비해 큰 이득을 받는지를 검사하였다. 참가자들은 매회 1시간씩 16번의 훈련 회기에 참가하였다. 두 그룹 모두 훈련 전의 검사 결과와 훈련 후의 검사 결과를 비교하였을 때 유의한 향상을 보였으며, 검사 그룹은 통제 그룹보다 큰 향상을 보였다. 마지막으로, Sweetow & Sabes(2006)는 가장 종합적인 것으로 평가될 연구에서, 65세 이상의 성인 보청기 사용자에게 컴퓨터 훈련을 제공하였다. 훈련은 하루에 30분씩 일주일에 5번, 총 4주 동안 개인용 컴퓨터로 집에서 실시되었다. 참가자의 반은 사전 검사 회기 직후에 훈련을 받았으며, 나머지 반은 1달 후에 훈련을 받았다. 검사는 두 개의 문장 검사와 질문 검사를 포함하였고, 4주 훈련 프로그램 직후와 다시 4주 후에 한 번 더 실시하였다. 참가자 중 42명의 자료를 보고하였으며, 결과는 4주 훈련 후에 측정한 결과를 제외하면 훈련된 참가자가 모든 경우에서 향상을 보였다.

신경과학과 인공와우 문헌들은 이전에 인용된 연구들에 더하여, 청능 훈련의 잠재적 효과를 지지하고 있다. 성인들은 청각 학습과 관련된 신경 **가소성(placiticity)**을 보유한 것으로 나타났다(Palmer, Nelson, & Lindley, 1998; Tremblay, Piskosz, & Souza, 2003). 예를 들어, 청능 훈련의 결과로 뇌 활동이 변화를 보인 사례가 제시되었다(예: Kraus et al., 1995; Russo, Nicol, Zecker, Hayes, & Kraus, 2005; Tremblay & Kraus, 2002; Tremblay, Kraus, Carrell, & McGee, 1997). 인공와우를 사용하는 몇몇 성인들은 기기를 처음 착용한 후 9개월이나 심지어는 더 긴 기간 동안 듣기 수행력이 지속적으로 향상되었다(Tye-Murray, Tyler, Woodworth, & Gantz, 1992).

가소성(placiticity)은 감각 경험의 결과로 발생하는 중추 신경 시스템의 생리학적 변화를 언급할 때 사용되는 용어이다.

아동

아동의 청능 훈련 이득에 관한 연구는 많지 않다. 성인을 대상으로 한 연구와 마찬가지로 많은 변수들이 훈련 효과에 영향을 미치기 때문에 실행하기가 어렵다. 예를 들어, 학생이 사용하는 보장구의 종류가 결과에 영향을 미칠 수 있다. 현재 인공와우는 많은 사용자들이 어음 신호의 중고주파수의 구성요소를 듣게 해 준다. 인공와우 사용자들은 유사한 청력손실을 가진 보청기 사용자들에 비해 다른 말소리의 파라미터뿐만 아니라 조음 위치와 마찰음에 관한 더 많은 정보를 들을 수 있다. 발달은 학생의 나이, 훈련을 받고자 하는 동기부여, 청력손실 발생 연령, 청력손실 기간, 가족 상황, 학생의 성격에 따라 영향을 받는다. 예를 들면, 출생시부터 청력손실이 있는 10대는 아마도 최근에 청력손실이 발생한 아동보다 청능 훈련의 효과가 적을 것이다. 정상청력 아동들과 종종 교류하는 외향적인 아동은 혼자 활동하기를 좋아하는 내향적 성격의 아동에 비해 듣기 기술을 발전시키려는 내재적 열망이 더 클 수 있다.

몇몇 증거들은 청능 훈련이 아동들에게 유익함을 보여준다. 청각/구화 의사소통법과 메시지 인지를 위해 듣기와 독화에 의존하는 아동들은 종합법 그리고 말과 수화에 의존하는 아동들에 비해 어음인지 검사에서 더 좋은 수행력을 보이는 경향이 있다(Geers & Moog, 1992). 청각/구화 교육 프로그램에 참여하는 아동들은 종합법 프로그램을 사용하는 아동들보다 더 많은 청능 훈련을 받는다. 그러므로 하나의 해석은 청각/구화 아동들은 그들이 받는 청능 훈련량의 증가로 인해 어음인지 검사에서 더 좋은 수행능력을 보인다는 것이다. Hnath-Chisolm(1997)는 4~8세 아동 17명에게 청능 훈련을 제공하였다. 아동들은 총 4주의 훈련 기간 동안 1단계에서는 고립된 단

"우리는 청력손실이 있는 사람들의 말 지각을 향상시키기 위해 고안된 훈련 프로그램의 부활을 내다보고 있다. 이런 부활의 한 이유는 최근에 뇌가소성에 대해 얻은 정보들 때문이다. 훈련을 통하여 신경 반응 패턴을 바꾸는 능력이라는 개념은 도발적이며, 이런 기초 과학의 청각재활로의 전이는 청각장애 환자의 재활에 관심이 있는 우리에게는 명백하다."

Kelly Tremblay, Ph.D, 워싱턴 대학의 부교수이자 전기생리학적 측정 분야에서 국제적으로 잘 알려진 연구자

(Tremblay, 2006, p. 14)

어 자극들을, 2단계에서는 문장 맥락에서 단어를 들었다. 최소 대조 단어 쌍과 문장의 인지에서 유의미한 향상이 있었다. 고립된 단어 자극보다 문장 수준 자극을 사용한 훈련이 더 큰 향상을 보였음을 보고하였다.

사례연구

새로운 인공와우로 듣기

이 코너는 Ertmer, Leonard, & Pauchuilo(2002)가 기술한 인공와우를 착용한 두 아동에 초점이 맞춰져 있다. 이 두 사례는 청능 훈련 프로그램이 어떻게 개인의 특정 필요를 위해 이행되고 적용되었는지를 보여준다. 첫 번째 사례 아동인 Drew는 원래 정상청력이었고, 심도 난청이 발생하기 전에는 활용 가능한 잔존 청력을 수년 동안 가지고 있었다. 수술 전 청력 경험은 이 아동이 전기적인 신호를 말소리에 대한 기억과 빠르게 연관 짓는 것을 가능하게 해주었다. 대조적으로, 두 번째 사례 아동인 Bobby는 아주 어린 나이에 청력손실을 가졌으며 청각 기술이 더 느리게 나타났다.

사례 연구 1 : 언어습득 후 농 아동

Drew는 3세 전까지는 정상청력을 가지고 있었으나 뇌수막염에 걸린 후 우측 귀는 중도의 감각신경성 난청을, 좌측 귀는 고심도 난청을 보였다. Drew는 양이 보청기를 착용하였으며 청각장애 아동을 위한 유치원에 다녔다. 가족과 교사들은 Drew가 구어로만 의사표현을 했음에도 불구하고 종합적 의사소통법(구어와 영어 문법을 갖춘 수화)을 사용하였다.

Drew는 7세경에 청력을 완전히 상실했으며 인공와우 수술을 받았다. Drew는 언어 및 청각 전문가와 1주일에 2회, 회기별 1시간씩 개별화된 중재 회기를 시작하여 20개월 동안 지속하였다.

Drew가 잔존 청력이 남아있을 때 사용한 보청기에 비하면 인공와우를 통한 말소리는 질적으로 달랐다. 그러므로 중재의 일차적인 목적들은 "Drew가 새로운 신호를 잘 이해할 수 있도록 하는 것"과(p. 206) 말과 언어 기술을 향상시키도록 듣기 수행력을 높이는 것이었다. 중재는 청능 훈련과 언어 치료에서의 활동들을 통합하였다.

청능 훈련을 위해 Drew는 분석적 및 종합적 듣기 활동 모두 참여하였다. 분석적 청능 훈련은 Drew가 모음과 자음의 특징을 구별할 수 있는 능력을 향상시킬 수 있도록 말의 부분들에 초점을 두었다. 이 프로그램의 목표들은 이 장에 제시한 표 4-5, 표 4-8과 유사하였다. 말소리 대조는 Drew가 전체적인 것부터 미세한 부분들을 구별하도록 진행하였으며, 그가 듣기 기술에 능숙해질 때마다 응답할 수 있는 선택지의 수가 증가하였다. Drew는 대조(예: /t/ 단어와 /d/ 단어 쌍 구별하기)를 위해 처음 두 번 연속적인 중재 회기 동안 80%의 정확도 기준에 도달해야 했다. 그의 능력이 발달함에 따라 기준 수준은 한 회기에 90%로 올랐다. 그리하여 Drew가 이미 지각적으로 두드러졌던 부분에는 더 적은 시간을 보내고 어려운 대조 쌍에 대부분의 시간을 보내도록 하였다.

Drew의 자음에 관한 분석적 듣기 과제의 진전은 그림 4-8에 나타나 있다. 모음 구별에는 비슷한 진전을 보였다. 어두운 막대는 훈련 전 특정 자음 대조의 평균 점수를 나타내며 밝은 막대는 훈련 후의 수행력을 나타낸다. 대조를 확립하는 데 걸린 회기 수는 막대 위에 괄호로 표시하였다.

Drew의 최초 득점은 단 한 번의 회기 후에 70~90%에 가까운 정확도를 보였다. 그는 80%에 미치지 못했던 항목들에 대해서만 훈련을 받았다. 3, 4회기를 거쳐야 확실히 알 수 있는 몇 가지 대조들에는 다음과 같은 것들이 포함되었다: /e/ vs. /æ/와 폐쇄음 vs. 마찰음.

(계속)

사례연구

새로운 인공와우로 듣기 (계속)

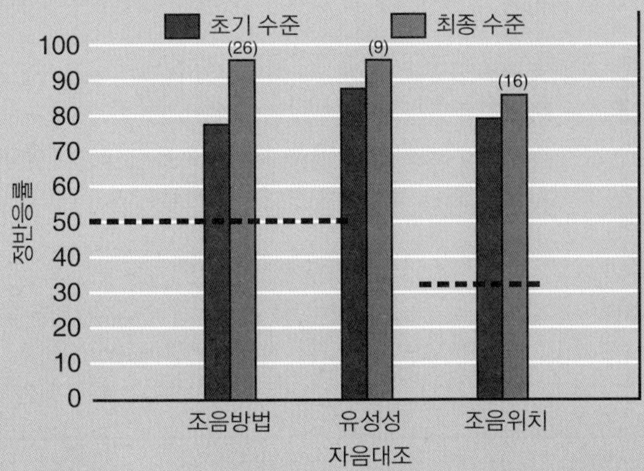

그림 4-8. 각 대조의 청능 훈련 중재 시작과 종결에서의 Drew의 정반응 자음 백분율 점수(점선 = 우연 확률 수준의 수행력; 괄호 안의 숫자 = 대조하는 데 걸린 회기 수). *Modeled after Ertmer, Leonard, & Pachulio(2002, p. 207).*

종합적인 청능 훈련을 위해 의미 있는 말의 이해가 강조되었다. Drew가 문맥과 구문론적 단서를 활용할 수 있도록 훈련 과제들은 반복하기와 문장 완성하기, 그리고 구어자료에 대한 질문에 대답하기로 구성하였다.

사례 연구 2: 언어습득 전 농 아동

Bobby는 생후 5개월 때 척수막염으로 청력을 잃었다. 이 아동은 3세에 인공와우 수술을 받았으며 그 사이에 대략 1년 동안 가족-중심 말·언어 중재를 받았다. 주변 사람들은 수화를 사용해 Bobby와 의사소통을 하였고 Bobby는 몸짓과 손으로 가리키며 자신을 표현하였다. Bobby는 질병 후 몇 주 동안만 보청기를 착용하였다. 그는 수줍어하고 새로운 것들을 시도하길 주저하였다.

수술 후 1년까지는 중재를 실시하지 않았고 중재가 시작되었을 때 Bobby는 약간의 소리에 대한 인식을 보였다. 예를 들어, 전화벨 소리와 물소리에 반응하였지만 의미 있는 반응을 보이지 않았으며 이름을 부르는 소리에도 반응하지 않았다.

초기 청능 훈련의 목표는 Bobby가 드럼소리나 전화벨과 같이 말소리가 아닌 소리들을 확인하도록 가르치는 것이었다. 말자극에 의한 훈련에서 Bobby가 음절수가 다른 단어들을 확인하도록 하고, 자신의 이름, 치료사의 이름, 그리고 친숙한 장난감 이름 등의 흔히 사용하는 단어들을 인지하도록 하였다. 아동은 "Sit down"과 같은 친숙한 구절들의 인지를 연습하였다.

훈련의 분석적 부분에서 Bobby는 초기에 두 가지 선택이 있는 듣기 과제를 수행하지 못하였다. 치료사는 Bobby의 집중을 유지하고 동기를 부여하기 위해 칭찬, 격려, 그리고 강화(퍼즐 조각)를 사용하였다. Bobby가 항목을 잘못 확인하였을 때 치료사는 음소 간 대조를 강화하기 위해 청시각적으로 항목들을 제시한 후 다시 청각적으로만 제시하였다.

음절수가 다른 단어 쌍(*orange* vs. *strawberry*)들이 먼저 제시되었으며 총 22번의 중재 회기중 약 10~15회기 동안 연습되었다. 중재의 마지막 부분에서 아동은 75~81% 정확도로 음절수가 다른 단어들을 확인할 수 있었으며, 이 단계가 완료된 후 같은 음절 수이면서 음소적으로 차이가 있는 단어들의 변별에 초점을 두기 시작하였다(*car* vs. *sheep*).

(계속)

사례연구

새로운 인공와우로 듣기 (*계속*)

Bobby의 청능 훈련 프로그램은 또한 의미 있는 맥락에서 청각 이해를 향상시키는 데 초점을 두었다. 종합적 훈련 활동은 이름, 구, 설명 그리고 질문들을 인지하는 연습을 포함하였다. Bobby는 치료사와 어머니가 간단한 내용의 책을 페이지마다 교대로 읽어 주는 소리를 들었다. 어머니와 치료사의 읽기는 녹음되었으며 Bobby는 집에서도 연습하기 위해 녹음 카세트를 집으로 가지고 갔다.

인공와우 착용 2년 후 Bobby는 간신히 전체적인 음향적 패턴들을 지속적으로 변별하기 시작하였다. 그는 어음과 환경음 인식에 향상을 보였지만, 의미와 말을 연관 짓는 능력은 여전히 시작 단계 수준이었다.

사례 연구에 대한 코멘트

Drew와 Bobby의 사례는 청능 훈련 중재에 대한 서로 다른 도전들을 제시한다. Drew와 같은 아동의 치료사는 빠르게 향상되는 Drew의 듣기 능력을 따라잡기 위한 압박감을 느낄 수 있는 반면에, Bobby 같은 아동은 느리게 진전되기 때문에 치료사는 중재에 동기를 부여하고 관심을 유지하기 위한 새로운 방법들을 개발해야 한다.

인공와우 사용자를 위한 팁

- 청력손실 전에 알고 있던 음악으로 듣기를 연습하세요.
- 큰 밴드 또는 오케스트라에 의한 음악보다, 예를 들면, 솔로나 작은 앙상블 같은 음악부터 시작하세요.
- 음악의 패턴 또는 단어 중복이 많은 노래를 사용하세요(예: 동요).
- 음악의 이해를 돕기 위해 가수의 입술과 피아니스트의 손가락 리듬을 보는 등의 시각적 단서를 사용하세요.
- 가사를 따라 읽으세요.
- 포기하지 마세요! 많은 사람들이 더 많이 들을수록 음악 소리가 더 잘 들린다고 보고하고 있습니다.

Gfeller, 2005, p. 2

종합적 청능 훈련의 절차

Drew를 위한 청능 훈련 프로그램에서 Ertmer, Leonard, & Pachuilo(2002)는 다음의 네 가지 절차를 시행하였다.

그림(어휘)책들은…일상생활에서 쓰는 풍부한 단어들을 포함하고 있고 청능 훈련을 게임처럼 구성할 수 있기 때문에 인공와우 수술 후, 특히 처음 몇 달 동안 유용하였다. 예를 들어 주어진 페이지에 있는 단어를 살펴본 후, Drew와 치료사는 "나는 책상 위에 빨간 모자를 봅니다."라는 문장들을 차례로 만들었고 청자는 해당되는 그림을 찾았다. 처음에는 짧고 간단한 형식의 문장("X가 보여", "X를 찾을 수 있니?")이 반복적으로 사용되었다. Drew의 청각적, 구문론적 그리고 의미론적 기술들이 향상됨에 따라 더 복잡하고 다양한 문장들이 도입되었다.

선택된 주제(예: 농구, 휴가 계획, 학교)에 대한 대화는 청각 이해에 대한 연습을 제공하였다…주제가 선택되면 몇 분간 토의가 이루어졌다. Drew는 말을 이해하지 못하면 추측해도 된다는 격려를 받았다.

'연속적 담화' 추적 절차는…문장 이해와 구문 능력을 향상시키기 위해 매우 흥미로운 이야기들을 사용하였다. 이 활동에서 Drew는 들은 문장을 정확히 반복하도록 요청받았다. 그는 반복이나 설명이 필요하면 질문을 하도록 격려받았다. 이 과제는 Drew에게 친숙하지 않은 이야기일 경우 이따금씩 힘겨웠다. 문장 반복 과제 전에 치료사와 함께 해당 페이지를 읽었을 때, Drew는 가장 성공적인 수행력을 보였다.

중재 2년차에서 수수께끼와 농담은 종합적 청능 훈련을 위한 도전적인 자료를 제공하였다. 치료사가 수수께끼나 농담을 읽어 주면, Drew는 답을 추측하기 전에 그가 들은 것을 반복하였다(p. 208).

최종 의견

청력손실이 있는 개인의 듣기 기술은 보통 자생적으로 발생하지 않는다. 그러므로 듣기 잠재력을 함양하기 위한 계획적이고 체계적인 청능 훈련이 요구된다.

청능 훈련은 말과 훈련 자극으로 한정할 필요가 없다. 어떤 청각장애인들은 음악 인지와 감상을 증진시키는 훈련을 원할 수 있다. 예를 들면, 인공와우 이식을 받은 성인은 청력손실이 있기 전에 즐겼던 음악을 수술 이후 다시 들어 보기를 원한다. 현재 어떤 인공와우 프로그램들은 음악 훈련 프로그램을 개발하고 있으며, 이런 종류의 프로그램이 음악적 즐거움을 향상시키는지에 대한 효과를 평가하고 있다(Gfeller & Witt, 1999; Gfeller, Mehr, & Witt, 2001; Gfeller et al., 2002).

요점 정리

- 청력손실이 심한 아동은 대체로 청능 훈련을 받으며, 성인은 그보다 덜 받는다.
- 대부분의 청능 훈련 교육과정은 학생이 청각 기술의 한 수준에서 다음 수준으로 진행하도록 계획된다. 대부분의 프로그램에서 기초가 되는 네 가지 단계는 소리 인지, 소리 변별, 확인 및 이해이다.
- 많은 청능 훈련 교육 과정은 분석적이고 종합적인 훈련 활동과 형식적이고 비형식적인 활동 모두를 포함한다.
- 훈련의 난이도는 청능 훈련에서 사용하는 자극 세트 수의 다양성, 자극 단위, 자극 유사성, 문맥, 구조화, 청취 환경 등에 의해 조절될 수 있다. 일반적 규칙으로 사람들이 훈련 자극에 80% 이상의 정반응을 보이거나, 또는 50% 이하의 정반응을 보이면 난이도를 변경해야 한다.
- 특정 훈련 목표들의 위계는 일반적으로 학생의 청능 훈련 프로그램 시작 단계에서 수립된다. 이런 목표들은 분석적 및 종합적 훈련 모두 수립하게 된다.
- 분석적 모음 청능 훈련 목표는 종종 다른 포먼트를 가진 모음들이 대조되도록 계획한다. 자음 청능 훈련 목표는 종종 조음 위치, 유성성, 조음 방법 같은 조음의 특성이 대조되도록 계획한다. 분석적 훈련 목표를 계획하는 대안 전략은 특정 소리의 발생 빈도와 단어 빈도에 초점을 맞추어 계획한다.
- 여러 가지 청각 훈련 프로그램들(SPICE, DASL II, LACE, CHAT 등)을 이용할 수 있다.
- 몇몇 연구들은 청능 훈련의 유익함을 보고하였다. 부가적으로 청각 학습의 결과로 뇌 활동이 변화하는 것으로 보인다.
- 학생들의 발달 속도는 그들의 청력 정도, 성격, 청취 환경 등에 따라 매우 다양하다.

용어 및 개념

소리 인식(sound awareness)
소리 변별(sound discrimination)
확인(identification)
이해(comprehension)
분석적 훈련(analytic training)
종합적 훈련(synthetic training)
난이도 수준(difficulty level)
포먼트 및 자질들(formants and features)
목적(goals)
목표(objectives)
형식적 청능 훈련을 위한 지침서(guidelines for formal auditory training)
주제기반학습(theme-based learning)
연관성(interweaving)
뇌 가소성(brain plasticity)

문제 풀이

1. 청능 훈련 활동을 더욱 어렵게 만드는 변경 사항은 무엇인가?
   a. 개방형 반응 세트에서 폐쇄형 반응 세트로 바꾸기
   b. 자연스러운 활동에서 매우 구조화된 활동으로 바꾸기
   c. /d/와 /ʃ/로 시작하는 단어들보다 /m/과 /n/으로 시작하는 단어들의 대조
   d. 아동이 청각적으로 제시된 질문에 대답하는 대신 두 개의 구가 같은지 다른지의 질문에 대해 답하기

2. 다음 중 우리에게 청능 훈련의 효과에 대해 가장 잘 말해주고 있는 것은 무엇인가?
   a. 아동들과 성인들에게 이득을 주지만 몇몇 상반되는 자료들도 있다고 주장하는 다수의 증거가 있다.
   b. 청능 훈련은 아동에게 유익하지만 성인에게는 그렇지 않다.
   c. 청능 훈련은 성인에게는 유익하지만 대부분의 아동에게는 그렇지 않다.
   d. 증거-기반 연구가 존재하지 않는다.

3. Saundra씨가 냄비 뚜껑을 주방 타일 바닥에 떨어뜨리자 주방 옆방에서 놀고 있던 딸이 고개를 돌렸다. 딸의 반응이 가장 잘 묘사된 것은?
   a. 소리 인식
   b. 소리 확인
   c. 소리 변별
   d. 분석적 듣기

4. 학생에게 단어 쌍을 변별하는 것을 묻는 활동을 가장 잘 묘사한 것은?
   a. 도입부
   b. 분석적 훈련
   c. 종합적 훈련
   d. 음소적 훈련

5. 치료사가 청능 훈련 중재 회기 중에 훈련의 난이도 수준을 감소시킬 수 있는 것은?
   a. 신호대잡음비를 감소시키기
   b. 과제 구조화를 감소시키기
   c. 자극의 유사성을 증가시키기
   d. 자극 세트에서 항목 수를 변경하기

6. 다음의 과제 중 청능 훈련 중재에서 초기과제보다 후기과제에 포함되는 것은?
   a. 제1포먼트 정보에서 차이가 있는 모음들을 변별하기
   b. 제2포먼트 정보에서 차이가 있는 모음들을 변별하기
   c. 2음절로부터 1음절을 변별하기
   d. 비슷한 제1, 2포먼트 정보로 이루어진 모음들을 변별하기

7. 청각장애인들이 일반적으로 가장 듣기 어려워하는 자음 특성은 무엇인가?
   a. 조음 방법
   b. 조음 위치
   c. 유성성
   d. 비음

8. 학생이 청능 훈련의 시작단계에 있다면 초기에 수행할 활동은 무엇인가?
a. 비음이 아닌 무성음 자음으로부터 비음 변별하기
b. 위치가 다른 무성음의 파열음로부터 무성음의 마찰음 변별하기
c. 네 개 항목의 반응 세트로부터 유성음 또는 무성음 자음이 있는 단어 확인하기
d. 조음위치가 다양한 단어들 변별하기

9. Ms. Hoffman은 5세 학생을 위해 강화를 준비했다. 아동은 한 단어를 정확하게 인지할 때마다 찰흙으로 동물을 만들 수 있다. 이 활동은 강화 활동이라고 볼 수 있는가?
a. 연령에 맞지 않으므로 최적의 강화 활동이 아니다.
b. 시간을 너무 소모하므로 최적의 강화 활동이 아니다.
c. 도전적이므로 최적의 강화 활동이다.
d. Ms. Hoffman의 입장에서 미리 준비하지 않아도 되기 때문에 최적의 강화 활동이다.

10. 비형식적 청능 훈련에 대한 다음의 설명 중 잘못된 것은 무엇인가?
a. 부모들은 표현적이고 선율적이며 리듬감 있는 목소리로 말하도록 권장된다.
b. 듣기 연습이 의미있는 주제들과 내용들에 통합될 수 있다는 이유로 일반 교실이 비형식적 청능 훈련을 제공하기에 이상적인 장소이다.
c. 아동은 말소리의 내용에 산만해지기 때문에 말소리의 음향학적 특성에 집중을 하지 못함으로써 이득을 충분히 얻지 못할 것이다.
d. 성인들은 임상 환경에서 비형식적 청능 훈련보다 형식적 청능 훈련을 받는 경향이 크다.

11. 0~5세의 아동들에게 사용되는 교육과정은 무엇인가?
a. SKI-HI
b. LACE
c. CHATS
d. DASL II

12. "학생은 비음에서 차이가 있는 최소 쌍의 단어들을 변별할 것이다."는 무엇의 예인가?
a. 목적
b. 활동
c. 목표
d. 기준

부록 4-1

모음 청능 훈련 연습에 사용될 수 있는 그림 표현이 가능한 단어들

/u/		/ u		/i/	
soup	goose	book	hood	beak	geese
boot	tool	hook	wood	wheat	feet
food	moon	foot	pull	sleep	peel
suit	pool	full	shook	seat	sheet
shoe	fool	bull	cook	bean	peas
/i/		/ɛ/		/æ/	
bit	six	net	ten	bat	patch
sit	mitt	bell	men	bag	gas
lid	pill	belt	nest	man	hat
pin	fish	bed	egg	cans	pan
/ʌ/		/a/		/ɚ/	
gun	brush	jar	doll	bird	worm
gum	one	top	sock	shirt	girl
duck	bun	rock	knot	burn	church
bus	gun	pots	mop	pearls	purse
/e/	/o/	/ɔ/			
rake	cake	bow	coat	shawl	lawn
eight	rain	soap	bone	long	fawn
lake	grapes	pole	boat	cross	ball
tape	chain	hose	goat	walk	chalk

부록 4-2

자음 청능 훈련 연습에 사용될 수 있는 그림 표현이 가능한 단어들

/p/		/b/		/t/	
pan	pea	bee	boot	tea	tool
peach	patch	ball	bell	top	toes
pool	pill	bat	boat	tooth	two
pen	pin	beet	bed	tack	toad
/d/		/k/		/g/	
dog	doors	K	clouds	gas	gum
ducks	deer	crown	corn	goose	loves
dots	dice	cake	keys	green	girls
doll	D	cat	clown	gun	goats
/tʃ/		/d/		/f/	
church	cheese	jar	J	frame	farm
chair	chips	jump	jug	foot	feet
chick	chain	jeep	jeans	fan	fox
chin	cheek	jet	juice	fish	face
/v/		/θ/		/l/	
vase	vault	thumb	three	leg	lamp
van	vane	thigh	thick	lake	leaf
veil	vest	thin	thorn	lamb	light
vine	valve	thread	thief	lock	lime
/h/		/s/		/ʃ/	
hose	horse	seal	sail	sheep	shorts
hit	house	stars	socks	shoes	shirt
ham	hip	stairs	school	sheet	shack
heel	hand	seeds	sled	shell	ship
/m/		/n/		/w/	
mouse	moon	nail	net	wheat	web

mitt	mat	knot	nuts	wig	witch
man	mice	knees	nine	wave	wire
mail	match	knife	nose	wine	wood

/r/

red	rope
rain	rose
rake	rice
rat	rock

CHAPTER 5

독화
Speechreading

개요

- 의사소통을 위한 독화
- 독순을 잘하는 사람의 특징
- 독순을 할 때 무슨 일이 일어나는가?
- 독순 과제의 어려움
- 독화를 할 때 무슨 일이 일어나는가?
- 잔존 청력의 중요성
- 독화 과정에 영향을 미치는 요소
- 구화 통역사
- 사례연구: 뛰어난 독순자
- 최종 의견
- 요점 정리
- 용어 및 개념
- 문제 풀이

독순(lipreading)은 시각적 말 신호와 얼굴 표정과 같은 시각적인 단서만을 사용하여 말을 인지하는 과정이다.

독화(speechreading)는 청각적 단서와 시각적 단서를 모두 사용하여 말을 인지하는 과정이다.

독순과 독화 이 두 용어는 거의 동일한 의미로 사용되고 있다. 이 장에서는 Thorn & Thorn(1989), Walden, Prosek, Montgomery, Scherr & Jones(1977), 그리고 Lansing & Helgeson(1995)의 견해에 비추어 서술할 것이다. **독순(lipreading)**은 화자의 얼굴에 나타난 시각적 단서에만 의존하여 말을 인지하는 것을 의미한다(Thorn & Thorn, 1989). **독화(speechreading)**의 경우는 화자의 얼굴표정, 몸짓뿐만 아니라 다른 이용 가능한 단서들, 즉 화자의 청각적 단서와 시각적 단서 모두에 의존하는 것을 의미한다. 이러한 독화 단서들은 대화가 이루어지는 환경이나 이전의 토론내용도 포함한다(Walden et al., 1977).

의사소통을 위한 독화

청력이 정상인 사람들도 일상적으로 독화에 의존한다. 다음의 예들을 살펴보자: 우리는 시끄러운 레스토랑에서 화자의 얼굴을 보면서 이야기를 들으면 더 잘 이해한다(MacLeod & Summerfield, 1987; Sumby & Pollack, 1954). 우리는 우리말로 더빙된 외국 영화를 볼 때, 들리는 단어와 보이는 것이 일치하지 않으면 혼란을 느끼게 된다. “당신은 오늘 일하지 않는군요?”라는 질문과 함께 올라간 눈썹은 부가적인 의미를 부여하게 된다. 여러 연구들에서 청력이 정상인 사람도 메시지를 인지하고 이해하는 데 시각적인 말 정보에 의존하고 있음을 증명하고자 하였다. 만약 이해하기 힘든 철학적 내용인 칸트의 순수이성비판을 소리 내어 읽는 다면, 읽는 사람의 목소리만 듣는 것보다 읽는 사람을 보며 듣는 것이 내용을 이해하는 데 더 도움이 된다(Arnold & Hill, 2001; Reisberg, McLean, & Goldfield, 1987). 만약 읽고 있는 단락을 그대로 “따라” 말하도록 한다면, 즉 발화되는 각각의 단어를 가능한 빠르게 따라 말하도록 할 경우, 독자를 보면서 듣는 경우에 그저 듣기만 하고 말하는 것보다 더 빠른 속도로 따라 말할 것이다(Reisberg et al., 1987). 시각적인 정보가 말 인지에 보편적으로 사용된다는 증거는 비침습적 뇌활동영상인 **fMRI (functional magnetic resonance imaging)** 연구들에서도 살펴볼 수 있다. 말을 인지하고자 할 때 시각적인 단서만 사용해 **청각피질(auditory cortex)**이 활성화된다. 그러나 만약 피검자에게 입을 벌리지 않은 채 턱과 입의 리드미컬한 움직임을 보이는 얼굴을 보여주면 활성은 일어나지 않는다(Campbell, 1998 참조). 심지어 유소아들도 독화를 한다. 만약 생후 5개월 된 영아에게 “eeeeeee” 하는 발성을 들려주면서 같은 목소리의 화자가 한쪽에서 “eeeeeee”를 발음하고 다른쪽에서 “aaahhhh”를 발음하는 화면을 보여준다면, 영아는 주로 음향학적인 신호와 일치하는 시각적인 신호가 있는 쪽을 응시한다(Kuhl & Meltzoff, 1982).

fMRI (functional magnetic resonance imaging)는 뇌활동을 연구하기 위하여 사용되는 영상 기법으로, 컴퓨터화된 영상은 뇌구조들이 특별한 정신활동을 하는 동안 활성화되는 것을 보여준다.

청각피질(auditory cortex)은 청각정보처리를 담당하는 뇌의 영역으로, 대뇌반구의 측두엽에 위치한다.

청각장애인은 말을 인지하기 위해 정상 청력인에 비해 시각적인 단서에 더 많이 의존한다. 대부분의 사람들은 쉽게 전화상으로 대화를 나눌 수 있고 라디오 뉴스를 알아들을 수 있지만, 청각장애인은 청각적인 신호만 제시될 때 말 인지력이 저하될 수 있다. 청력손상의 정도가 클수록, 청각장애인이 의사소통을 위해 시각적인 정보에 의존하는 정도도 커지게 된다.

독순을 잘하는 사람의 특징

많은 연구들은 독순 능력이 예측하기 어려운 것임을 밝히고 있다. 독순 능력은 개인의 지능, 학업성취도, 청력손실 기간(독순과 독화 연습기간), 청력손실이 발생한 연령, 성별이나 사회경제적 지위로 예측할 수 없다(Hygge, Rönnberg, Larsby, & Arlinger, 1992; Jeffers & Barley, 1971; Lyxell & Rönnberg, 1990; Rönnberg, 1995; Rönnberg, Öhngren, & Nilsson, 1982, 1983; Tye-Murray, Sommers, & Spehar, 2007a; 2007b). 심지어 구어능력, 시각기억과 같은 인지 기술과 성격에 관한 부가적인 정보조차도 독순 능력 예측에 도움이 되지 못한다(Summerfield, 1989 참조).

몇몇 연구들은 특별한 인지 기술들이 독순과 관련될 수 있음을 시사한다. 이런 기술들은 시각적 단어 해독력, **작업 기억(working memory)**, 어휘 확인 속도(일련의 글자들로 단어를 만드는 속도), 음운론적인 처리과정(두 단어 간의 음운적 공통점 인지 속도) 및 구어 추리력(문장 속 빠진 단어 완성력)을 포함한다(Andersson, Lyxell, Rönnberg, & Spens, 2001).

작업 기억(working memory)은 기억에서 항목들을 동시적으로 저장하고 조정하는 능력을 말한다.

어떤 변인들로는 다소 예측이 가능하다. 젊은 성인들은 노인들보다 독순을 더 잘 수행한다(Farrimond, 1959; Honnell, Dancer, & Gentry, 1991; Sommers, Tye-Murray, & Spehar, 2005). 그림 5-1은 젊은 성인과 노인들 간 자음, 단어 및 문장의 독순 수행력 차이를 보여준다. 이 실험에 참여한 사람들은 청력이 정상이고 시각적인 장애가 없는 사람들이다. 이 그림에서 볼 수 있듯이, 젊은 성인들은 세 가지 종류의 말 자극에서 전부 노인들보다 독순을 더 잘 할 수 있다. 아동기에서도 연령이 독순 수행력에 영향을 미친다는 증거들이 있다. 어린 아동들은 그보다 연령이 높은 아동들만큼 유도구(carrier phrase)가 동반된 문맥에서 음운론적인 대조쌍이나 단어들을 인지하지 못한다(Hnath-Chisolm, Laipply, & Boothroyd, 1998; Kishon-Rabin & Henkin, 2000; Mauzé, Tye-Murray, & Jerger, 2007). 예를 들어, 5~7세의 아동들은 9~11세의 아동들만큼 종성자음의 산출 위치를 인지하지 못하는 것으로 나타났다. 마지막으로 후천적 청력손실이 있는 사람은 청력이 정상인 사람에 비하여 독순 기술이 월등히 뛰어나지는 않았다(Tye-Murray

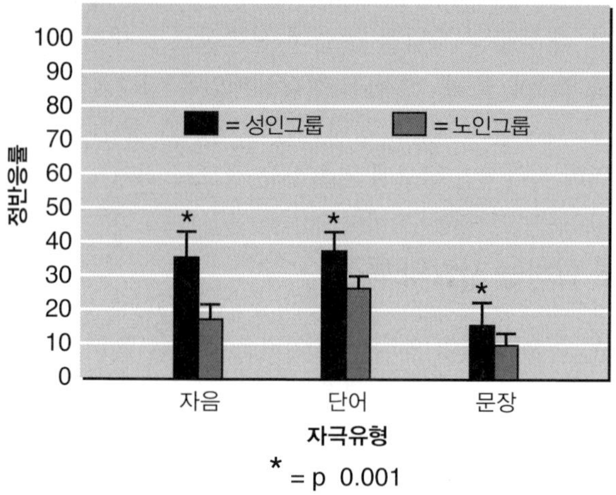

그림 5-1. 45명의 젊은 성인 그룹(18~24세)과 45명의 노인 그룹(65세 이상)의 정반응 독순율. * 표시는 두 그룹 간의 유의미한 차이를 말한다.

et al., 2008). 반면에 선천적 청력손실이 있는 사람은 청력이 정상인 사람보다 독순능력이 더 좋다는 증거들이 있다(Bernstein, Demorest, & Tucker, 2000; Mohammed et al., 2005). Bernstein, Auer, & Tucker(2001; Auer & Bernstein, 2007 참조)는 문장검사를 사용하여 언어습득 전에 농이 된 사람들과 청력이 정상인 사람들 8명을 대상으로 각각 독순 능력을 비교하였다. 두 그룹 간에 단어 정반응률은 차이를 보이지 않았지만, 음소 정반응률은 청력손실이 있는 그룹에서 더 나은 수행력을 보였다.

비록 논쟁의 여지는 있지만, 신경생리학적인 검사들이 독순 수행력과 연관된다는 증거가 있다. 눈에 불빛 자극을 준 후 대뇌피질에서 측정한 전기유발반응의 잠복기는 독순 수행력과 관련되는데(Rönnberg, Arlinger, Lyxell, & Kinnefors, 1989; Shepherd, 1982; Shepherd, DeLavergne, Frueh, & Colbridge, 1977; Samar & Sims, 1983; Summerfield, 1992), 독순을 잘 하는 사람은 짧은 잠복기를 가진다. 짧은 잠복기는 눈에서 뇌까지의 좀 더 빠른 신경자극 전달을 나타내며 개인의 경험, 성격이나 환경에 영향을 받지 않음을 의미한다.

독순 기술의 가능한 예측치들

- 연령
- 언어습득 전의 청력손실
- 특정 인지기술들
- 추리하려는 의지

언어 및 청각 전문가들은 문맥상의 단서를 이용하는 능력, 추측하려는 의지, 정신 상태, 부분적으로 인지한 정보를 해석하려는 의지를 포함하는 특성들이 독화 수행력과 관련될 수 있다고 하였다(예: Jeffers & Barley, 1971; Lyxell & Rönnberg, 1987). 특히 아동기에서 언어와 세상에 관한 지식이 부족하면 독화 수행력이 저하될 수 있다. 제한된 어휘, 제한된 문법 지식 및 제한된 세상에 관한 지식은 독순을 어렵게 한다. 예를 들어, 아동이 제한된 지리학 지식을 가지고 있다면, "미국의 수도는 ________________ 이다."라는 문장을 독순할 때 빠진 단어를 쉽게 채워 넣지 못할 것이다.

독순 수행력 예측하기

독순 수행력은 사람마다 큰 차이가 있다. 시각적인 정보만 제시한 상황(vision only, VO)에서 단어 따라 말하기를 측정하면, 어떤 사람들은 80% 이상의 정반응 단어점수를 보이는 반면, 다른 사람들은 동일한 자극에서 5% 이하의 점수를 나타내기도 한다(Bernstein, Demorest, Coulter, & O'Connell, 1991). 독순의 연습량은 개인차를 설명하지 못한다. 독화훈련을 받은 적이 전혀 없는 정상청력을 가진 대학생들이 시각적 단서만 제시된 문장인지검사에서 후천적으로 청력손실을 갖고 수년 동안 농으로 지낸 성인들(의사소통 목적으로 독화 사용)보다 더 나은 수행력을 보였다(Hanin, 1988).

독순을 할 때 무슨 일이 일어나는가?

화자의 얼굴은 말소리와 문장의 운율 형태를 인지하는 데 핵심적인 단서를 제공한다. 예를 들어, 화자가 /m/ 소리를 낼 때 위쪽과 아랫입술은 꾹 눌리게 된다. 화자가 /u/ 소리를 낼 때에는 입술이 약간 오므려진다. 화자가 의심스러운 질문을 할 때에는 눈썹이 올라간다(예: **당신이 무엇을 했다고?**). 독순을 할 때, 화자가 무엇을 말하는지에 관한 음소적이고 운율적인 단서를 찾기 위해 눈이 화자의 얼굴을 살핀다. 이때 눈은 고정되거나 빠른 속도로 움직이며 회전하기도 한다.

연구자들은 동공의 중심을 추적하는 장치를 이용하여 독순을 하는 동안 나타나는 눈 움직임의 특성을 연구하였다. 한 연구는 독순자들이 찾는 정보의 종류에 따라 얼굴을 관찰하는 부분이 달라진다는 것을 밝혀내었다(Lansing & McConkie, 1999). 이 연구에서는 피검자들에게 음소적인 대조(예: *Ron ran* vs. *We won*)나 의문문과 평서문(예: *Ron ran?* vs. *Ron ran*)을 구별하도록 요구하였다. 일반적으로, 피검자들의 눈은 화자의 눈, 코, 입을 응시하고 때때로 이마, 뺨, 턱으로 시선이 이동하는 경향을 보였다. 의문문과 평서문에 대한 운율적인 정보를 찾을 때, 피검자들은 얼굴의 위쪽에 좀 더 초점을 맞추었고(아마도 이마를 찌푸리는 것, 눈썹을 올리는 것, 눈이 커지는 것 등을 관찰하기 위해) 음소적인 판단을 내릴 때, 얼굴의 아랫부분인 입술과 턱의 움직임에 초점을 맞추었다. 발화가 끝날 때에는 독순 과제와 무관하게 화자의 눈을 응시하는 경향을 보였다.

예술 행위로서의 독화

Evelyn Glennie는 심도의 청력손실이 있는 클래식 타악기 연주자다. 1995년 라디오 인터뷰에서 그녀는 어째서 독화를 그렇게 잘 할 수 있는가 하는 질문을 받았다. Glennie 씨는 청력이 정상인 많은 사람들이 음악에 귀를 기울이는 것과 동일한 방법으로 독화를 다룬다고 대답하였다. 교향악단에서 청중은 매번 불필요한 주의를 기울이는 대신 음악의 구조와 다양한 악기들의 상호작용에 주의를 기울인다. 이와 유사하게 Glennie 씨는 매 단어마다 독화를 하려고 애쓰는 것이 아니라, 화자의 표정, 머리의 끄덕임, 몸동작, 손동작 등과 통합하여 인지한 단어들로 메시지를 이해한다고 설명했다.

독순 과제의 어려움

대부분의 사람들은 독순을 할 때 그들이 본 단어의 20%도 인지하지 못한다(그림 5-1의 문장의 단어 정반응률을 살펴보라). 독순은 어째서 어려운가? 이 질문에 대한 답은 표 5-1에 제시된 변인들과 관련이 있다. 독순을 어렵게 만드는 다섯 가지 변인들은 소리의 가시성, 말의 속도, 동시조음과 강세의 영향, 독화소와 동구이음어 및 화자의 영향이며, 이들을 고찰해 보면 다음과 같다.

소리의 가시성

많은 소리들이 가시적으로 최소한의 입 움직임을 보인다. Woodward & Barber(1960)는 말소리의 60%가 입에서 보이지 않거나 쉽게 볼 수 없음을 보고하였다.

얼굴에서 좀 더 가시적인 단어들은 양순음(/p, b, m, w/), 윗니가 아랫입술을 누르는 양순치조음(/f, v/), 혀가 윗니에 접촉하는 치조음(/θ, ð/)으로 시

표 5-1. 독순 과제의 어려움에 영향을 미치는 요소들

요소	영향
소리의 가시성	많은 소리들은 가시적인 입 움직임과 관련이 없다.
말의 속도	종종 소리는 눈으로 인지하는 것보다 빠르게 연속해서 발생한다.
동시조음과 강세의 영향	단어의 모양은 어떻게 말하느냐에 따라 달라진다.
독화소와 동구이음어	많은 소리와 단어들이 얼굴에서 비슷하게 나타난다.
화자의 영향	화자들은 소리와 단어들을 서로 다른 입 움직임으로 말한다.

작되는 경향이 있다. 제한된 가시성을 가진 자음들은 /k, g, t, n/ 등의 입 속에서 산출되는 소리들이다. 음소의 어떤 특징들은 전혀 보이지 않는다. 예를 들어, 음소가 유성음(/b, d, g/)인지 무성음(/p, t, k/)인지는 가시적으로 알 수 있는 증거가 없다. 그림 5-2는 /h/를 제외한 자음들을 입술과 혀의 위치에 따라 나타낸 것이다. 산출 시 입술이 닫히는 자음들은 그렇지 않은 자음에 비해 좀 더 구별하기 쉽고, 입의 앞쪽으로 혀의 활동을 보이며 산출되는 자음들은 입의 뒤쪽에서 산출되는 자음들보다 구별하기 더 쉽다.

모음은 가시성이 높지 않다. 모음은 입술의 펼쳐짐(예: *beak*와 *book*인 경우, /i/가 /ʊ/보다 입술이 더 많이 펼쳐진다), 혀와 턱의 높이(예: *bit*와 *bought*의 경우, /ɪ/가 /ɔ/보다 혀와 턱의 위치가 더 높다), 입술이 둥글게 되는가 그렇지 않은가(*boot*와 *bet*의 경우, /u/가 /ɛ/에 비해 입술이 더욱 둥글다)에 의해 구별된다(그림 5-2). 비록 모음은 입 움직임으로 구별하기 어렵지만, 청력 손실이 있는 사람들에게는 다행히도 음성학적으로 두드러지는 경향이 있다. 모음은 상대적으로 강도가 크고, 주파수 구성이 느리게 변하고 지속 시간이 길다(그림 5-3).

말의 속도

일상적으로 대화할 때, 화자는 쉬는 부분을 제외하고 분당 150~250 단어 정도 또는 대략 초당 4~7 음절로 말한다. Greenberg(1999)는 대량의 자발화 자료를 분석하여 비록 평균 음절길이가 200 msec (5 Hz)일지라도 감정, 사회적

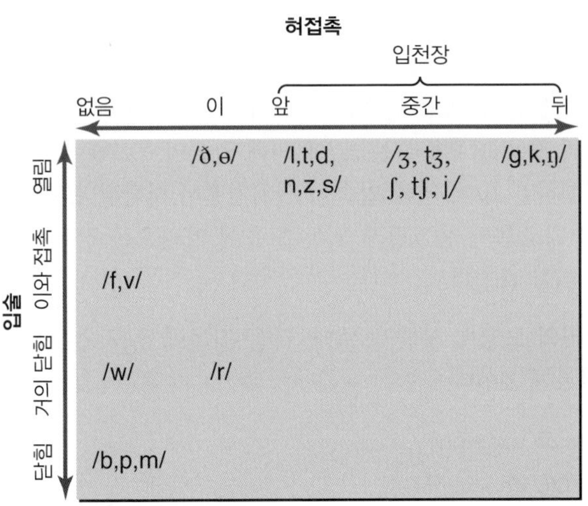

그림 5-2. 혀와 입술 활동에 따른 자음 산출

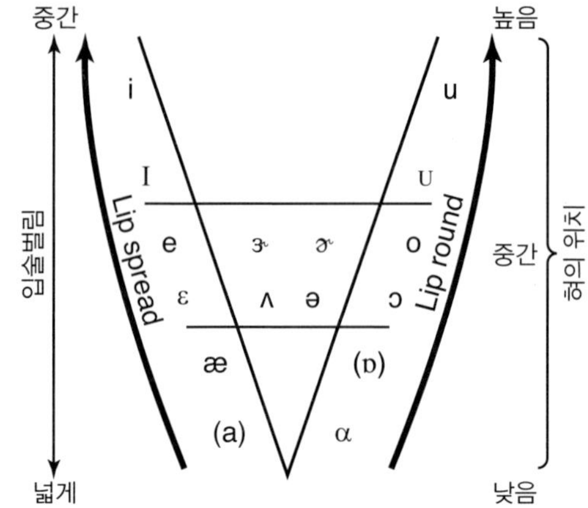

그림 5-3. 입술의 벌어짐, 입술의 펼쳐짐, 혀의 높이에 따른 모음 산출. *Modeled after Berger(1972, p. 78).*

격식, 피로 및 조음 방식에 따라 말 속도가 다양해짐을 보고하였다. 일반적인 화자가 초당 평균 15개의 음소를 산출하는 반면, 사람의 눈은 동일한 시간 간격 동안 9개 또는 10개 정도의 입 움직임만을 받아들일 수 있다. 따라서 독순자(독화자)는 특정 단어를 확인할 시간이 부족하기 마련이고, 심지어 모든 단어를 놓칠 수도 있다. 또한 단어 경계들이 시각적으로 명백하게 분리되지 않으면, 한 단어가 끝나고 다음 단어가 시작될 때를 결정하는 데 어려움을 보일 수도 있다.

동시조음과 강세의 영향

동시조음과 강세의 영향은 음성적이고 언어적인 문맥에 따라 같은 소리도 다르게 보이게 한다. 예를 들어, /b/ 소리는 *boot*와 *beet* 단어에서 다르게 보인다. *boot*의 경우는 후행하는 /u/에 의해 입술이 동그랗게 시작되고, *beet*의 경우는 후행하는 /i/에 의해 입술이 펼쳐지면서 시작된다. 만약 단어 *boot*에서 /u/처럼 치조음에 동그랗게 되는 모음이 따라오는 경우, 동그랗게 된 입술이 혀와 이를 숨긴다.

강세는 단어의 모양에 영향을 준다. 다음 질문에서 *you*는 화자의 강세 형태에 따라 다르게 보인다.

What did ya do yesterday?
What did YOU do yesterday?

독화소와 동구이음어

독화소 그룹에 속하는 소리들과 다수의 동구이음어들은 독순과 독화를 보다 어렵게 만든다. **독화소(visemes)**는 얼굴에서 비슷하게 보이는 말소리 그룹을 일컫는다(Fisher, 1968). /b, m, p/ 음은 하나의 독화소를 구성한다. 이러한 소리들은 목소리 없이 말할 때, *bat, mat, pat*처럼 입 모양으로 구별하기 힘들다. 비록 모든 학자들이 음소의 수보다 독화소의 수가 더 적다는 것에 의견의 일치를 보이지만 하나의 독화소를 구성하는 음들에 대해서는 학자들 사이에 이견이 있다(Binnie, Montgomery, & Jackson, 1974; Erber, 1974; Lesner, Sandridge, & Kricos, 1987). 표 5-2는 두 연구에서 보고한 목록으로, 서로 다른 자음의 독화소에 관한 것이다.

독화소(visemes)는 동일한 입 모양을 보이는 말소리 그룹이다(예: /p, m, b/).

동구이음어(homophones)는 입 모양이 동일하게 보이는 단어들을 말한다. 단어들이 동구이음어인지 아닌지를 늘 직관적으로 알 수는 없다. 예를 들어, 단어 *grade*와 *yes*는 소리가 다르지만 동구이음어들이다. 예를 들어, 화자의 시각적 신호만 제시하였을 때 두 단어를 구분하기가 쉽지 않을 것이다. 단어 *boon*과 *doom*은 소리가 유사하여 소음상황에서 혼동을 줄 수 있지만, 화자의 얼굴이 보인다면 별 문제없이 구별할 수 있을 것이다.

동구이음어(homophenes)는 동일한 입 모양을 보이는 단어들을 말한다.

표 5-3은 동구이음어쌍 목록이다. 환자가 동구이음어를 잘 구분하고 싶어 한다면, 제시된 단어 쌍들을 사용하여 다음과 같이 훈련을 실시할 수 있다(Kaplan et al., 1985, p. 100):

표 5-2. 자음의 독화소 단위

ERBER(1974)	LESNER, SANDRIDGE, & KRICOS (1987)
/p, b, m/	/p, b, m/
/f, v/	/f, v/
/θ, ð/	/θ, ð/
/ʃ, ʒ/	/ð, ʒ, dʒ, tʃ/
/w, r/	/w, r/
/l/	/l/
/n, d, t, s, z/	/t, d, s, z, n, k, g, l/
/k, g/	
/h/	

Adapted from Lesner, K., Sandridge, S., and Kricos, P. (1987). Training influences on visual consonant and sentence recognition. *Ear and Hearing*, 8, 283-287; and Erber, N. P. (1974). Visual perception of speech by deaf children: Recent developments and continuing needs. *Journal of Speech and Hearing Disorders*, 39, 178-185.

표 5-3. 동구이음형 단어 쌍의 예

동구이음형 단어 쌍(동일한 입 모양을 보이는 단어들)	
Rise	Rice
Perch	Merge
Marry	Bury
Mat	Man
Bind	Mite
Aunt	Hand
Van	Fat
Pass	Ban
Down	Bout

- 지금 말하는 단어와 입 모양이 비슷한 단어에 O표 하세요. */rise/*
  a. pies
  b. mine
  c. rice (정답)
  d. lice
- 지금 말하는 단어와 입 모양이 비슷한 단어에 O표 하세요. */merge/*
  a. lunch
  b. perch (정답)
  c. worst
  d. burn

영어 단어의 47~56%가 동구이음형 단어들이다(Auer & Bernstein, 1997). 문법적인 문장 단서와 언어적이고 상황적인 단서들은 단어 확인에서의 혼동을 줄일 수 있다. 또한 어떤 화자는 다른 화자들에 비해 시각적인 신호를 사용하여 단어들을 더 잘 구별할 수 있다. 그럼에도, 동구이음형 단어들은 독순을 더 어렵게 만들곤 한다. 종종 독순자가 고려해야 할 단어 선택지가 너무 많은 경우가 있다. 예를 들어, "Pat sat on a log."의 문장에서 각 단어가 만들어 낼 수 있는 가능한 혼동 모형은 표 5-4와 같다.

표 5-4. "Pat sat on a log." 문장에서 각 단어의 혼동 모형

PAT	SAT	ON	A	LOG.
Matt	set	in		dog(s)
Brad	tanned	hot		sock
Bess	stacked	his		dock
Paul	tracked	its		lock

독순자는 단순한 문장을 독순한 후에 다양한 의미로 해석할 수도 있는데 이러한 문장의 예는 다음과 같다.

- Mat sat by ad.
- Bess stacked hot dogs.
- Brad tanned on a dock.
- Paul set its lock.

화자의 영향

화자의 영향은 독순 활동을 좌절시킬 수도 있다. 왜냐하면 같은 소리도 다른 사람이 말하면 다르게 보일 수 있기 때문이다(예: Lesner & Kricos, 1981; Montgomery, Walden, & Prosek, 1987). 예를 들어, 두 명의 화자가 동일한 "*That is Pat's.*" 문장의 모음을 말할 때 입을 여는 정도가 다를 수 있다. 또한 독순자와 동일한 지역의 억양을 사용하는 화자가 말을 할 때와 다른 억양을 사용하는 사람이 말할 때 차이가 있을 수 있다. 예를 들어, 미국 미네소타 주에서 자란 사람은 텍사스 주에서 강한 억양을 사용하여 말하는 *rice*를 시각적인 단서만으로는 인지하지 못할 수 있다.

아기들도 독순한다

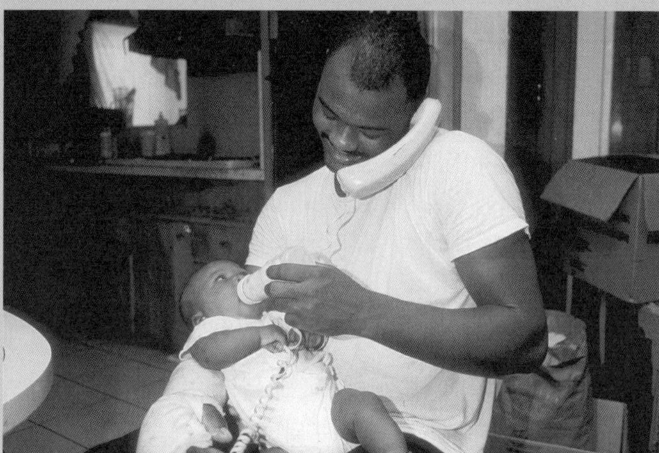

그림 5-4. 유아와 독화. 유아들은 모국어를 배울 때 시각적인 말 신호에 주의를 기울인다.

당신이 아기를 안고서 말하는 동안 아기가 당신의 입을 얼마나 뚫어지게 보는지 주목한 적이 있는가(그림 5-4)? 최근 한 연구에서 아기들이 얼굴에 집중하는 한 가지 이유는 시각적인 말이 지각적인 민감도를 모국어의 음성학적이고 언어학적인 특성에 부합하도록 돕는 결정적인 역할을 할 수도

(계속)

"한 가지 언어만을 배우는 아기들은 자랄수록 시각적으로 언어들을 구별하는 민감도가 떨어지게 됩니다. 그들은 어차피 한 가지 언어만 배우므로 이 능력을 유지할 필요가 없습니다."

Whitney, Weikum, 단일어를 사용하는 아기들은 4개월에서 8개월까지 언어들을 시각적으로 구별하지만 8개월부터는 구별하지 못함을 밝힌 과학자

(Fountain, 2007)

있음을 제안한다. British Columbia에서 수행된 연구에서 연구자들은 시각적 단서만 제시되는 조건에서 아기들에게 녹화된 문장들을 제시하였다(Weibum et al., 2007). 아기가 지루해지거나 관심이 없어질 때까지 영어나 불어로 된 문장들을 제시하였다. 이후, 언어의 변화가 아기의 주의를 끄는지를 보기 위하여 동일한 화자가 같은 문장을 다른 언어로 말하였다. 그 결과, 단일언어 가정에서 자란 아기들은 4~6개월까지 언어적인 변화에 민감함을 보였지만 8개월째에는 더 이상 민감함을 보이지 않은 반면에, 이중언어 가정에서 자란 아기들은 8개월째에도 언어적인 변화에 민감함을 보였다. 저자들은 이중언어 문화에 속한 아기들은 "다양한 언어들을 분리할 때 필요한 차별화 능력을 유리하게 가지고 있다"는 결론을 내렸다(p. 1159).

독화를 할 때 무슨 일이 일어나는가?

"저는 당신의 말을 듣고 입술의 움직임을 볼 수 있습니다. 저는 소리와 시각적 이미지를 합칩니다. 두 신호를 통합시킬 때 단어들을 이해할 수 있습니다."

Marlee Matlin, 심한 청력손실이 있는 아카데미 수상 배우

(Accessed August 1, 2007, http://www.brainyquote.com/quotes/authors/m/marlee_matlin.html)

독화를 하는 사람은 들은 것과 본 것을 통합해야 한다. 예를 들어, 만약 낮은 주파수 소리의 파열음을 듣는 동시에 위아래 입술을 싹 붙였다 떨어뜨리는 모습을 본다면 당신은 쉽게 /b/ 소리를 지각할 수 있을 것이다. 사람의 뇌는 들리는 소리와 보이는 얼굴 움직임을 통합한다.

청시각 통합 모델

청시각 통합은 어떻게 발생하는가? 많은 연구팀들이 이 질문에 대한 답을 찾기 위하여 상당한 노력을 기울여 왔으나 여전히 명확한 답을 제공하지 못하고 있다. 널리 탐구되고 있는 것은 "우리가 어느 단계에서 청각 정보와 시각 정보를 통합하는가"이다. 청각과 시각 신호를 독립적으로 처리하고 그다음 통합하는가? 혹은 이 두 신호를 동시적으로 처리하는가? 예를 들어, 시각과 청각 정보들이 동시에 "음소적 표준(phonetic prototype)"의 형태로 형성될 수 있다. 들리는 것에 대한 판단이 이루어지기도 전에 시각이 청각 신호에 대한 음소적 결정을 내릴 수도 있다(Bernstein, Auer, & Moore, 2004 참조).

우리는 듣는 것이 보는 것에 영향을 미치고, 보는 것은 듣는 것에 영향을 미침을 명백히 알고 있다. 때때로 부분에서부터 전체를 예측하기가 어렵다. 이러한 주장을 설명하는 가장 영향력 있는 실험적 패러다임 중 하나는 "McGurk 효과"인데, McGurk & McDonald(1976)에 의해 보고된 실험에서 발견되었기에 그렇게 명명되었다. McGurk & McDonald는 청력이 정상인 피검자 그룹에게 청각적 말자극과 시각적 자극을 모순되게 보여주었다. 그 자극은 자음-모음의 단음절어였는데, 예를 들어 어떤 사람이 음절 *da*를 말하는 것을 피검자가 보면서 동시에 *ba*를 듣도록 하였다. 자음들의 어떤 조합으

로 인해 피검자는 두 음절과 다른 제3의 자음을 지각하였다. 피검자들은 *ba*를 듣고 *ga*를 볼 때 일반적으로 *da*로 지각하였다. 이러한 결과는 우리가 신호를 해독할 때 모종의 통합이 부지불식간에 이루어지는 것처럼, 우리가 말을 인지할 때도 청각적인 말소리 정보와 시각적인 정보를 통합한다는 것을 시사한다.

많은 연구자들은 **청시각 통합(audiovisual integration)**이 말 인지 처리과정의 특정 단계에서 일어남을 시사하고 있다(예: Grant, Walden, & Seitz, 1998; Massaro, 1998; Ouni, Cohen, Ishak, & Massaro, 2007). 예를 들어, 그림 5-5는 세 가지 단계에 대하여 설명하는데, 이러한 단계들은 청각과 시각 신호를 지각하는 첫 번째 단계, 통합이 일어나는 두 번째 단계와 개별 음소와 어휘 결정이 이루어지는 세 번째 단계를 포함한다. 특정 통합 단계에 대한 견해는 연구자들로 하여금 통합능력이 정량화할 수 있는 기술인지와 중재로 수정 가능한 것인지를 평가하도록 자극하였다. 예를 들어, 통합 능력이 낮은 사람이라면 청능재활과 독화 훈련은 통합 기술을 향상시키는 방향으로 나아가야 할 것이다. 비록 통합을 정량화하기 위한 방법들이 개발되어 왔지만(예: Braida, 1991; Tye-Murray, Sommers, & Spehar, 2007a), 그림 5-5에서 볼 수 있듯이, 하나의 특정 단계가 개개인이 청각과 시각적 말 신호를 어떻게 결합하는지를 개념화하는 가장 정확한 방법인지에 대한 의문들이 제기되었다. 특히 연령은 독화 능력에 부정적인 영향을 미치는 것으로 여겨왔지만 최소한의 이상적인 시각과 듣기 환경에서는 연령이 통합 능력에 미치는 영향이 크지 않다(Cienkowski & Carney, 2002; Sommers, Spehar, & Tye-Murray, 2005). 노화에 따른 청력손실이 있는 노인은 정상청력 노인과 유사한 통합 능력을 보인다(Tye-Murray et al., 2007). 통합의 특정 단계가 없기 때문에 노인과 젊은 성인의 통합 능력에는 약간의 차이만 있으며, 청력이 정상인 사람과 청력손실이 있는 사람 간의 차이는 없다. 청시각 말 인지에 대한 또 다른 견해는 그림 5-6에서 볼 수 있다.

청시각 통합(audiovisual integration)은 청각과 시각 신호가 통일된 개념을 형성하기 위하여 결합될 때 발생한다.

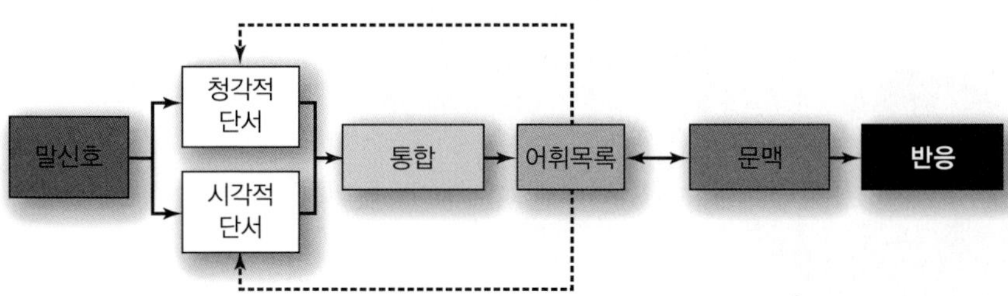

그림 5-5. Grant et al.(1998)에 의해 제안된 것과 유사한 청시각 말 인지 모델. 이 모델은 청각과 시각적 말소리 단서를 지각하기, 두 종류의 단서를 통합하기, 그리고 심적 어휘목록에 접근하기의 구별된 단계를 포함한다. 점선은 어휘목록에서 단어들이 어떤 경우에는 청각과 시각적 단서의 지각에 영향을 미칠 수 있음을 나타낸다.

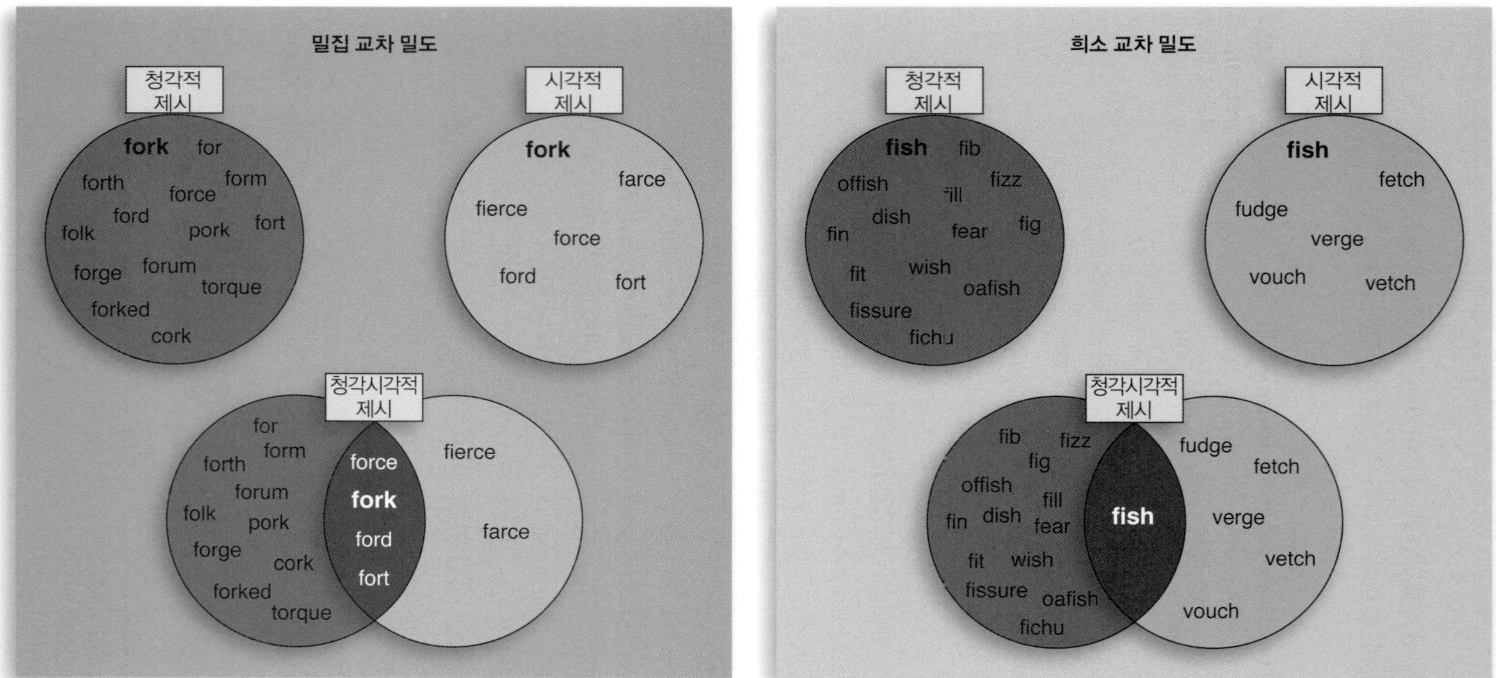

그림 5-6. 청시각 말 인지의 다른 모델. 좌측 그림은 단어 *fork*의 청각과 시각적 어휘 근접성을 보여주는 반면, 우측 그림은 단어 *fish*의 청각과 시각적 어휘 근접성을 보여준다. 그림 윗부분의 절반은 두 단어가 청각과 시각적 근접성에서 유사한 밀도를 가지는 것을 나타낸다. 그러나 그림의 하단부 반은 두 단어들이 다른 교차 밀도를 가지는 것을 보여준다. 덜 이상적인 시각과 듣기 조건에서 환자는 단어 *fork*보다 단어 *fish*를 좀 더 쉽게 인지하는 경향을 보일 것이다. *Adapted from Tye-Murray, Sommers, and Spehar (2008, p. 236).*

그림 5-6에 제시된 청시각 말 인지 모델은 근접활성모델(Neighborhood Activation Model, NAM; Luce & Pisoni, 1998)에 근거를 두고 있다. 이 모델에서는, 하나의 구어 단어 제시가 일련의 후보 어휘들, 또는 근접 어휘들, 즉 들어오는 자극의 짝으로서 "경쟁"하는 단어들을 활성화시킨다. 2장에 언급된 것처럼, 단어들의 음향학적 어휘 근접성은 하나의 음소만 제외하고 비슷하게 소리나는 단어들로 구성된다(예: *kit, can, cab, scat*은 모두 청각적 단어, *cat*의 근접단어들이다). 청각만 제시되는 조건에서 근접 단어들은 단어 발화와 함께 활성화되고, 한 단어만 남을 때까지 후보 단어들이 제거된다.

하향식 정보는 인지에 영향을 미친다. 예를 들어, **고빈도 사용(high frequency of usage)** 단어는 **저빈도 사용(low frequency of usage)** 단어보다 더 활성화될 것이다. 단어들의 근접성은 높은 밀도를 보이거나 희박하게 나타날 수 있다. 근접 밀도가 높은 단어들은(예: *cat*) 동일한 소리가 나는 단어가 많은 반면 근접 밀도가 낮은 단어들은(예: *telepohone*) 동일한 소리가 나는 단어가 거의 없다. *telephone*이라는 단어는 경쟁하는 근접 어휘들을 거의 갖고 있지 않아서 청력손실이 있는 사람에게 *cat*보다 더 쉽게 인지되는 경향이 있다.

단어들은 청각적 어휘 근접성에 속할 뿐만 아니라 **시각적 어휘 근접성(visual lexical neighborhood)**에도 속한다는 증거들이 있다(Mattys, Bernstein, & Auer, 2002; Tye-Murray, Sommers, & Spehar, 2007b). 예를 들어, 독순자는 시각적으로 유사한 단어가 많은 *cheese*보다 시각적으로 유사한 단어가 거의 없는 *elephant*를 훨씬 더 쉽게 인지한다(Tye-Murray & Geers, 2002; Tye-Murray et al., 2008).

시각적 어휘 근접성(visual lexical neighborhood)은 얼굴에서 유사하게 보이는 단어 그룹으로 대략적으로 동일한 발생빈도를 가진다.

그림 5-6은 근접활성모델(NAM)이 청시각 통합에 어떻게 적용되는지 보여준다. 왼쪽 그림은 단어 *fork*에 대한 어휘 근접 도식이다. 도표 윗부분의 첫 번째 원은 청각적 어휘 근접성을 나타내는 반면, 두 번째 원은 시각적 어휘 근접성을 나타낸다. 그림의 아랫부분은 독화를 할 때 무슨 일이 일어나는지 보여준다. 후보 단어들은 청각만 제시되는 조건이나 시각만 제시되는 조건일 때에 비해 수가 적지만 여전히 모호성이 존재한다. 청력손실이 있다면 그 단어를 잘못 지각할 수 있다. 오른쪽 그림은 단어 *fish*에 대한 어휘 근접 도식을 보여준다. 다시 말해서, 첫 번째 원은 청각적 어휘 근접성을 나타내는 반면, 두 번째 원은 시각적 어휘 근접성을 나타낸다. 아래 그림은 단어가 청시각적으로 제시될 때 무슨 일이 일어나는지 보여준다. 교차 지점에서 선택할 수 있는 단어는 오직 하나뿐이다. 이처럼, 단어 *fish*는 청력손실이 있는 사람에게 단어 *fork*보다는 훨씬 쉽게 인지된다. 이런 예의 해석과 일관되게, Tye-Murray et al.(2008)은 겹치는 교차지점의 청각과 시각 조건에서 몇몇 항목만을 가지는 단어들이 많은 항목을 가지는 단어들보다 좀 더 정확

하게 인지된다고 하였다. 이런 발견은 독화 과정에서 청각과 시각 모두 어휘 근접 활성이 동시에 일어난다는 것을 시사한다. 이에 의하면, 말 신호가 제시될 때 청각과 시각적 근접의 교차 지점에서 구성원을 가려내게 된다.

청시각 말 인지는 그림 5-5 또는 그림 5-6에 묘사된 것처럼 결코 간단하지 않다. 이후에 다시 설명하겠지만, 잔존 청력과 수많은 다른 요인들이 처리과정에 영향을 미칠 수 있다.

청시각 통합을 정량화하기

다수의 연구자들은 청각과 시각적 말 신호를 통합하는 능력을 정량화하는 방법의 개발을 시도해 왔다(예: Blamey, Cowan, Alcantara, Whitford, & Clark, 1989; Braida 1991; Massaro & Cohen, 2000). 일반적인 접근법은 청각 단서만 제공되는 조건과 시각 단서만 제공되는 조건에서 말 인지 수행력을 평가하고 이 두 개의 단감각(unimodal) 수행 점수에 의한 예측치와 청각-시각 조건에서의 실제 수행력과 얼마나 차이가 나는지를 비교함으로써 예측된 청시각적 수행력을 도출한다. 만약 청시각 점수가 예측된 점수보다 낮다면 개인은 최적의 통합능력에 못 미치고 있다고 말할 수 있다(Braida, 1991). 이러한 접근법의 제한점은 그들이 청시각 수행을 예측하기 위하여 자음 혼동 배열을 요구하기 때문에 자음 자극(예: *eepee, eemee*)을 활용하는 검사만 사용할 수 있다는 것이다. 더욱이 그들은 안정된 수행 예측을 얻기 위해 광범위한 검사를 요구한다. 예를 들어, *Iowa Consonant Test* (Tyler et al., 1986)에서처럼 자음이 13개의 샘플을 가지고 있다면 환자는 청각 단서만 제시되는 조건, 시각 단서만 제시되는 조건, 청각-시각이 모두 제시되는 조건에서 최소한 각 170개의 항목을 검사받아야 한다.

통합을 측정하는 다른 방법은 통합 향상(integration enhancement, IE)으로, 자음, 단어, 그리고 문장을 포함한 다양한 검사로 환자의 통합 능력을 평가하기 위해 만들어졌다(Tye-Murray et al., 2007a). IE는 간단한 확률(p) 공식을 사용해 청시각 수행력을 예측한다. 환자들은 청각단서만 제시되는 조건(auditory-only, AO), 시각단서만 제시되는 조건(vision-only, VO), 그리고 청각-시각 조건(AV Observed)의 세 가지 조건에서 검사받는다. 예측된 청시각 수행(AV Predicted)은 AO와 VO 조건으로부터 백분율 정반응 점수로 계산하며, 다음의 공식을 사용한다.

$$(p)\text{AV Predicted} = 1 - [(1 - (p)\text{A})(1 - (p)\text{V})].$$

이 계산식에서는 청각적 말 인지와 시각적 말 인지가 독립된 것이며, AO와

VO 모두에서 정확한 음소적 정보를 얻지 못할 때만 환자가 오류를 나타낸 것으로 가정한다. IE는 다음 방정식에 따라 계산된다.

IE = (p)AV Observed – (p)AV Predicted/(1 – (p)AV Predicted)

전형적으로 AV Predicted는 AV Observed보다 점수가 낮다. IE는 AO와 VO 조건에서의 수행력에 의해 측정된 것 이외에 청시각 말 인지에서의 이득 또는 향상을 나타낸다. IE 공식은 환자의 IE 능력을 정량화하는 데 사용될 수 있고, 청시각 말 인지 과제 수행을 이해하는 데 도움이 되므로 유용하다. 예를 들어, 환자는 단감각 수행의 문제(예: 그 사람은 열악한 독순자일 수 있다), 통합의 문제 또는 두 가지 모두의 문제로 인해 어려움을 보일 수 있다.

잔존 청력의 중요성

의사소통을 위해 시각적인 신호에 의존하는 사람들은 대부분이 최소한의 잔존 청력만을 가지고 있다. 그러나 비록 최소한의 청력도 의사소통에 도움이 될 수 있다.

Rosen, Fourcin, & Moore(1981)는 화자에게 /apa/, /ama/, /ada/, /asa/와 같은 다양한 중성 자음을 포함하는 일련의 무의미 자음을 산출하도록 하였으며, Laryngograph를 목 부분에 위치시켜 성대진동을 측정하였다. 이 연구 결과는 시간에 따라 화자의 기본 주파수(목소리 피치)에 변화를 주는 청각적 신호를 개발하는 데 활용되었는데, 말소리 신호가 마치 손으로 입을 막고 말하는 것처럼 들렸다. 청력이 정상인 피검자가 청각 정보 없이 화자가 말하는 것을 보았을 때 44%의 자음을 정확하게 확인하였다. 피검자들이 화자가 말하는 것을 보는 동시에 기본 주파수가 변화되었을 때 자음 정확도가 72%까지 향상되었다. 잘 아는 주제에 대한 회화체 문장을 사용했을 때도 유사한 결과가 나타났다(Boothroyd, Hnath-Chisolm, Hanin, & Kishon-Rabin, 1988).

이러한 두 가지 실험 결과들은 심도의 청력손실이 있는 많은 사람들이 왜 성공적인 의사소통을 위해 그들의 보청기에 의존하는가를 설명해 준다. 비록 최소한의 청각적 정보일지라도 증폭된 신호에 의해서 독화 능력이 향상되는 것이다. 문장과 같이 연결된 말소리 듣기에서 잔존 청력은 구문론(의문문/평서문 등) 및 의미론(강조하여 말하는 단어는 강조 없이 말하는 동일한 단어와는 다른 의미를 가질 수 있다)과 관련된 정보뿐만 아니라 음절구조와 단어 경계에 관한 정보를 전달하는 비분절적 패턴 도출을 도울 수 있다. 또한 불충분한(degraded) 청각적 신호는 소리가 무성음인지 유성음인지와 같은 분절적인 정보 또한 제공할 수 있다.

독화 과정에 영향을 미치는 요소

특정 상황에서 독화를 얼마나 잘 하느냐는 적어도 네 가지 요소에 영향을 받는다. 이러한 요소들은 화자, 메시지, 독화 환경 및 의사소통 상황, 그리고 독화자이며, 표 5-5에 제시되어 있다.

화자

화자는 독화의 어려움을 증가시키거나 감소시킬 수 있다(표 5-6). 예를 들어, 대부분의 청능사들과 언어치료사들은 과장된 입 움직임 없이 정확하게 조음하면서 말하는 법을 배운다. 종종 환자들은 치료사에게 "저는 당신의 말은 잘 독화할 수 있지만 실생활에서 모르는 사람이나 입술을 움직이지 않고 말하는 사람과 대화할 때는 독화하기 어렵습니다."라고 불평한다. 때로 청능재활 계획은 의사소통 파트너에게 분명한 말로 말하기(클리어 스피치)와 적절한 발화 행동을 훈련시키는 것을 포함하여야 한다(Schum, 1997).

분명한 말로 말하는 사람들:

- 초등학교 선생님
- 아나운서
- 항공기의 출발과 도착을 알리는 공항 직원
- 대중 라디오 방송인
- 정치인
- 엘리자베스 여왕

화자의 행동

과장되지 않은 얼굴 표정으로, 중얼거리지 않고 분명하게 말하며, 바디 랭귀지를 적절히 사용하는 화자는 독화가 비교적 용이하다. 다음은 독화를 어렵게 하는 화자의 행동들이다.

- 소리 지르기
- 중얼거리기

표 5-5. 독화에 영향을 미치는 요소들

화자	메시지	환경	독화자
표정	길이	각도	독순 기술
말씨	구문의 복잡함	거리	잔존 청력
몸짓	단어 사용의 빈도	배경 소음	적합한 증폭기의 사용
말 속도	동구이음형	방의 음향조건	스트레스
독화자와의 친숙성	문맥	산만함	경청하는 정도
강세			피로
얼굴 특징			이해하려는 동기
말의 운율(억양, 강세, 리듬)			언어 기술
입이 가려지는 것			

표 5-6. 난청 성인들과의 그룹 토론을 통해 밝혀진 독화를 방해하는 발화 행동 목록

나는 화자가 이렇게 할 때 독화가 어렵습니다.
• 중얼거릴 때
• 나를 보지 않고 말할 때
• 껌을 씹을 때
• 특이한 강세를 가질 때
• 말장애가 있을 때
• 너무 자주 웃을 때
• 이야기를 하면서 주위를 돌아다닐 때
• 얼굴 표정을 사용하지 않을 때
• 소리칠 때
• 고음의 목소리로 말할 때
• 너무 빨리 말할 때
• 길고 복잡한 문장이나 애매한 단어를 사용할 때
• 수염이 있을 때
• 어두운 안경을 썼을 때

- 고개 돌리고 이야기하기
- 빠르게 말하기
- 손으로 입을 가리고 말하기
- 미소 지으며 말하기

청각적으로, **분명한 말(clear speech)**은 회화식의 말보다 좀 더 이해하기가 쉽다(Picheny et al., 1985; Uchanski et al., 1996). 분명한 말은 다소 느리며, 좋은 발음이 특징이다. 몇몇 말소리는 일상적인 길이보다 다소 길거나 전혀 다른 소리처럼 들릴 수 있다. 주요 단어들은 강조되며 절 경계에서 쉬는 부분이 첨가된다. 전반적으로 발화 길이가 좀 더 길어진다(Picheny et al., 1986, 1989; Uchanski et al., 1996). 시각단서만 제시되는 조건(Gagné & Boutin, 1997)과 청각과 시각 단서가 동시에 제시되는 조건(Helfer, 1997)에서 분명한 말로 산출된 발화는 회화식으로 말할 때보다 인지하기가 훨씬 쉬운 경향이 있다. 예를 들어, 문장인지 검사에 참여한 그룹은 청각과 시각 단서가 동시에 제시되는 조건에서 분명한 말로 문장을 말하였을 때 청각단서만 제시된 조건에서보다 34% 더 많은 단어를 인지하였다. 문장의 중간에 위치한 단어에 대해서는 청각 단서만 제시된 조건과 청각과 시각 단서가 동시에 제시된 조건 모두에서 가장 큰 효과가 발생했는데, 이것은 분명한 말이 단어 경계의 분리를 돕는다는 것을 시사한다(Helfer, 1997). 다음은 명료하고 분명하게 말하는 것과 상충되는 회화식 말의 예이다.

분명한 말(clear speech)은 사람의 명료도를 향상시키기 위해 말하는 방식이다. 이것은 느린 속도와 과장되지 않은 좋은 발음으로 단어를 발음하는 것이다.

"의사소통 파트너들은 명확하게 말하고 상대방이 시각적인 말 정보에 접근할 수 있도록 지도되어야 한다."
Karen S. Helfer, University of Massachusetts, Amherst에서 연구
(Helfer, 1997, p.442)

D'yeet yet? — Did you eat yet?
Go-in fishin' 'morrow af'ernoon.— I'm going fishing tomorrow afternoon.
D'yever see 'em?— Did you ever see them?

제스처와 얼굴 표정은 독화 수행력에 영향을 준다. 예를 들어, 화자가 행복한 표정으로 행복한 말을 하면 슬픈 표정으로 말하는 것보다 이해하기가 쉽다. 마찬가지로 화자가 슬픈 표정으로 우울한 말을 하면 행복한 표정으로 말할 때보다 이해하기 쉽다(Ronnberg, 1996). 또한 얼굴 표정은 의문문과 서술문 억양을 구분하는 운율적 단서를 제공해 줄 수도 있다(Srinivasan & Massaro, 2003).

친숙성

청각장애인은 낯선 사람보다는 가족과 같은 친숙한 사람의 말을 더 쉽게 이해한다. 왜냐하면 친숙한 화자의 입 움직임과 말소리 패턴에 익숙해져 있기 때문이다. 또한 두껍거나 움직임이 없는 입술보다는 얇은 입술이 독화하기 더 쉽고, 이질적인 억양은 독화의 어려움을 증가시킨다고 보고되었다(Berger, 1972).

성별

화자의 성별은 독화의 난이도에 영향을 주는데, 여성이 남성보다 독순하기가 더 쉬운 편이다(Bench, Daly, Doyle, & Lind, 1995; Daly, Bench, & Chappell, 1996). 그러나 여성의 말은 시각 단서만 제시되는 조건에서 좀 더 인지할 수 있지만, 청각과 시각 단서가 동시에 제시되는 조건에서 언제나 그렇지는 않을 수 있다. 왜냐하면 난청인들 대부분이 기본 주파수가 낮은 남성 목소리보다, 기본 주파수가 높은 여성 목소리를 보다 듣기 어려워하기 때문이다. 남성의 평균 기본 주파수는 117 Hz이고 여자의 기본 주파수는 217 Hz이다(Fitch & Holbrook, 1970). 또한 수염이 있는 남성 화자의 경우 수염이 입술과 턱의 움직임을 보기 힘들게 하므로 독화에 방해가 된다(Kitano, Siegenthaler, & Stoker, 1985).

어떻게 말하느냐가 독화에 영향을 미칠 것이다

다음의 실험을 시도해 보라. 목소리를 사용하지 말고 "아휴, 등이 아프네." 라고 친구에게 말하라. 당신이 말할 때, 최소한의 얼굴 표정과 몸 움직임을 사용하라. 이제 친구에게 당신이 무엇을 말했는지를 물어보라. 아마 친구의 추측은 틀릴 것이다. 다시 한 번 그 구문을 말할 때 이번에는 아픈 표정을 지으며 손으로 등을 문지르면서 말하도록 하라. 당신의 친구는 이번에는 당신의 말을 재빨리 알아차릴 것이다. 이 실험은 독화에서 하나의 중요한 원칙을 제시한다. 즉 *문맥적 단서는 개인의 독화 능력에 지대한 영향을 미칠 수 있다.*

메시지

독화 수행력에 영향을 미치는 두 번째 요소는 화자가 말하는 메시지이다. 문장구조와 구성 단어가 인지에 영향을 미친다. 예를 들어, 화자가 "The elephant is big."이라고 말한다면, 청력손실이 있는 사람은 그 말을 쉽게 알아들을 것이다. 특히 그것을 말할 때 코끼리 우리 주변에 서 있다면 더 쉬울 것이다. *elephant*라는 단어는 얼굴에서 보기 매우 쉽고, 이 단어와 비슷하게 보이는 다른 단어는 거의 없다. 문장은 짧고 구문적으로 간단하며, 형용사 *big*은 매우 가시적인 음소 /b/로 시작된다. 동물원에서의 상황은 문장을 이해하는 상황적인 단서를 확실하게 제공한다. 한편으로 뜬금없이 누가 "The hen sat on the cart."라고 말한다면, 청력손실이 있는 사람 대부분이 알아듣지 못할 것이다. 이 문장의 구성 단어들은 대부분 가시적인 입 움직임을 수반하지 않는다. 예를 들어, *hen*에서 /h/의 산출이 비가시적이고, *cart*에서 /k/의 산출은 혀의 구부림과 연관되어 보이지 않는다. 또한 단어들은 한 음절이고, 대부분이 얼굴에서 비슷하게 보이며, 음향학적으로도 유사한 다른 단어들을 가지고 있다. 예를 들어, 단어 *cart*와 비슷하게 보이고 소리 나는 단어들은 *kit, heart, cot, hot*을 포함한다. 메시지의 문장구조, 구성 단어들의 사용 빈도, 유사하게 보이는 단어들의 수 및 맥락은 모두 독화 수행력에 영향을 미친다.

구조

어떤 메시지는 다른 메시지에 비해 독화가 더 쉽다. 왜냐하면 길이, 구문적 복잡성, 사용 빈도, 다른 단어와의 유사성, 그리고 언어적 맥락 때문이다. 일반적인 규칙에 따르면 문장이 더 길수록, 구문적 복잡성이 클수록 독화가 어려워진다. 단독으로 말하는 경우, 이음절어들이 단음절어보다 이해하기 쉬운 편이다.

사용 빈도

스웨터와 같은 평범한 단어들은 가디건과 같이 사용 빈도가 낮은 단어에 비해 인지하기가 쉽다. 우리는 일상 대화에서 더 자주 언급되는 스웨터와 같은 단어를 가디건보다 사용 빈도가 높은 단어라고 말한다.

근접성

반응 가능성이 더 적은 단어들이 인지하기 더 쉽다. 예를 들어, *bat*와 같은 단어는 매우 가시적인 입 움직임을 보이지만 시각적으로(*bad, bet, mat, met, pat*) 그리고 음향학적으로(*cap, cat, scat, bad*) 유사한 다수의 단어들로 인해 인지하기가 쉽지 않다. 반면에, *telephone*이라는 단어는 *bat*에 비해 일상적인 단어가 아님에도 인지하기는 더 쉽다. 왜냐하면, *telephone*과 시각적으로나 음향학적으로 유사한 단어들이 많지 않기 때문이다(Kaiser, Kirk, Lachs, & Pisoni, 2003). 앞서 지적했던 것처럼, 어휘적으로 인지하기 쉬운 단어들은 근접어휘들이나 음향학적(시각적)으로 유사한 단어들을 적게 가지고 있다. 반면에 어휘적으로 인지하기 어려운 단어들은 많은 근접어휘들을 가지고 있다(Greenburg & Jenkins, 1964; Kirk, Pisoni, & Osberger, 1995).

언어적 맥락

보통 언어적 맥락에 의해 명시되는 단어는 인지하기가 가장 쉽다(예: Garstecki & O'Neill, 1980; Grant & Seitz, 2000; Lansing & Helgeson, 1995; Marslen-Wilson, Moss, & Van Halen, 1996; Züst & Tschopp, 1993). 예를 들어, *table*이라는 단어는 *"Candace will set the_________ and chairs in the kitchen."* 이라는 문장에서보다 *"Candace will buy the_________."* 라는 문장에서 확인하기가 더 어렵다. 맥락적 단서는 빠진 단어에 대한 단서를 제공한다. *Table*과 *sable*은 음향학적으로 유사한 동구이음어이지만 전자의 문장 맥락에서는 *table*이 더 의미가 통하므로 다른 단어들과 혼동하는 실수가 적을 것이다. 문법적 구조 또한 맥락적 단서를 제공한다. 예를 들어, *"The _________ read the book."*이라는 문장에서는 문장 구조의 문법적인 측면이 빠진 단어가 보통명사임을 구체적으로 명시해 준다.

주제에 대한 단서가 도움이 된다

단지 대화의 주제를 아는 것만으로도 독화자의 수행 능력이 향상될 수 있다. 예를 들어, 청능사가 독화자에게 "*그 여자는 방 3개짜리 아파트로 이사했어요.*"라는 문장을 말하기 전에 집이라는 단어를 접하게 해 준다면 이렇게 주제가 되는 단어가 제시되지 않았을 때보다 더 정확히 독화할 것이다(Hanin, 1988). "*나는 칼에 손을 베었다.*"와 같은 문장을 독화할 때, "*나는 날카로운 칼을 부주의하게 다루었다.*"와 같은 문장이 선행된다면 "*우리는 오늘 저녁 영화를 볼 것이다.*"와 같이 관련 없는 문장이 선행되는 경우보다 독화가 쉬울 것이다(Gagén, Tugby, & Michaud, 1991).

독화 환경과 의사소통 상황

독화 수행력에 영향을 미치는 세 번째 요소는 환경이다. 환자들은 사회적 상황들을 피하곤 하는데, 종종 들을 수 없는 환경들이 있기 때문이다. 이러한 상황에서 환자들은 불평한다. "나는 파티가 싫어요." "조명은 항상 어둡고 음악은 너무 시끄러워요." 다른 사람은 "나는 둥근 식탁을 샀어요. 전에 가지고 있던 직사각형 식탁에 앉으면 다른 사람의 입술을 읽을 수 없었거든요."라고 말한다. 보이는 각도, 화자와의 거리, 방 안의 환경, 그리고 주변 소음의 유무는 주어진 환경이나 의사소통 상황에서 환자의 독화 수행력에 영향을 미친다.

시야각

시야각은 독화자가 말소리 신호를 얼마나 잘 인지하느냐에 영향을 준다(그림 5-7). 많은 연구들은 독화에 가장 좋은 각도는 정면(0도)이며, 중간 각도(30~45도)가 90도보다는 독화에 더 좋다고 보고하였다(예: Erber, 1974; Neely, 1956). 대조적으로 Ijsseldjik(1992)은 0도에서 제시되는 단어, 구, 단순문장에 대한 아동들의 독화 수행 정도가 60도 각도에서와 별 차이를 보이지 않았음을 보고하였다. Bauman & Hambrecht(1995) 역시 한 명의 성인 피험자에게서 동일한 결과를 보고하였다[무의미 음절을 사용하여 성인들의 수행력을 평가한 Jordan & Beven(1997)의 연구와 동일한 방법을 사용함]. 만약 대화가 그룹 상황에서 이루어지면서, 가령 회의가 직사각형 테이블 주위에서 진행되고 토론 중에 서로 다른 사람들이 저마다 발언한다면 독화자는 화자를 모두 볼 수 없으므로 많은 부분을 놓치게 된다. 어느 화자가

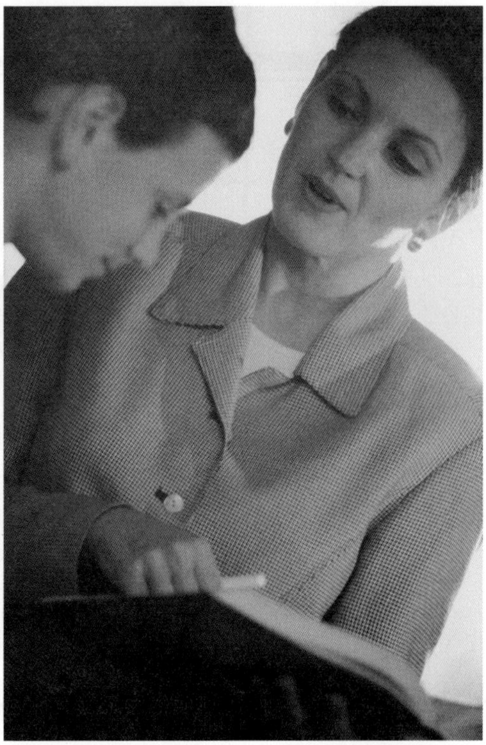

그림 5-7. 시야각. 이 사진에서 화자는 독화자 위로 90도의 각도에 위치하고 있으므로 독화자가 최상의 수행력을 얻을 수 없다.

말할 때마다 다양한 참석자들을 향해 고개를 돌린다면 독화자는 화자에 대한 시야각에서 이익을 얻지 못할 것이다.

화자와의 거리

화자와의 거리는 수행 능력에 영향을 미칠 수 있다. 특히 독화자가 화자의 입 움직임을 보기에 너무 먼 거리에 있다면 더욱 그렇다(그림 5-8). 교실 뒤편에 앉는 아동은 앞쪽, 즉 **선호되는 자리(favoral seating)**에 앉은 아동에 비해 교사의 구어 메시지 대부분을 인지하지 못할 것이다.

독화에 **선호되는 자리(favoral seating)**란 화자의 입술 움직임을 볼 수 있는 충분히 가까운 거리나 화자의 측면보다는 얼굴 전체를 볼 수 있고 조명이 화자의 얼굴을 잘 비추는 경우를 말한다.

화자와의 거리는 독순과 독화에 각기 다른 방식으로 영향을 미친다. Erber(1971)는 육성으로 말하는 두 명의 화자를 통해 거리 범위에 따라 시각적 말소리 신호만 제시하였다. 고심도 난청아동들은 1.5미터 거리에서 일반명사에 대해 75%의 인지도를 보였으나, 30미터 거리에서는 불과 11%의 인지도를 보였다. 최근의 연구(Gagné, Charest, Monday, & Desbiens, 2006)에서도 유사한 결과가 보고되있다. 16명의 성인 그룹은 녹음된 화자의 목소리를 1.8미터의 거리에서 들었을 때 7.3미터의 거리에서보다 16% 더 높은 점수를 보였다. 대조적으로, 청시각 어음인지를 평가한 연구(Jordan & Sergeant, 2000)에서는 청력이 정상인 사람들에게 /bi/와 같은 무

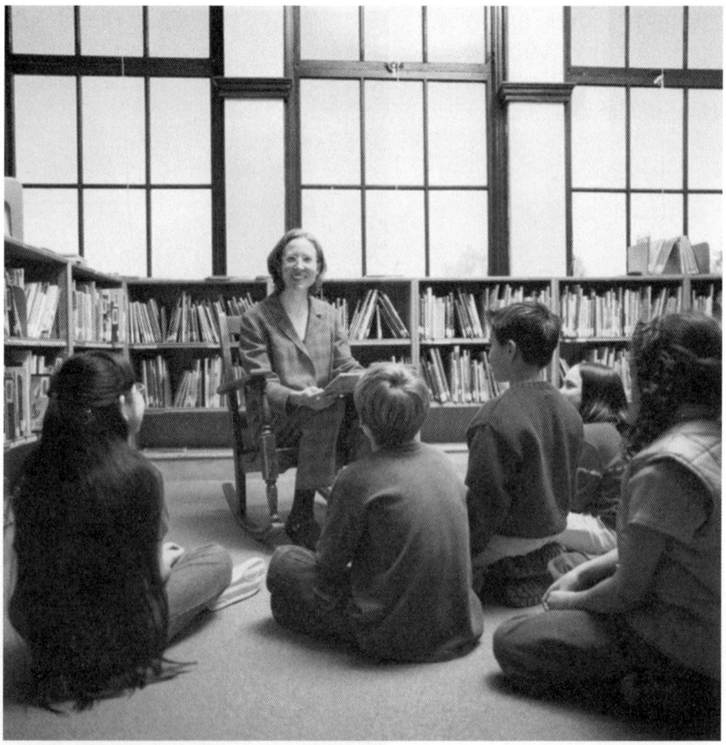

그림 5-8. 거리. 아동은 독화수행력을 극대화하기 위해서 교실에서 선호되는 자리로 배치되어야 한다.

의미 음절을 제시하였다. 녹음된 화자의 목소리를 1미터부터 10미터까지 다양한 거리에서 제시하였을 때 수행력의 저하가 없었다. Small & Infante(1988)는 5.5미터까지의 거리는 독화수행력에 영향이 없음을 보고하였다. 이 두 연구들은 청각적 어음신호가 있을 때에는 비록 시각적 단서가 조악하더라도 독화에서 중요한 역할을 할 수 있음을 시사한다.

방의 조건

화자가 광원 앞에서 말하면, 불충분한 조명으로 얼굴에 그림자가 지면서 독화가 그만큼 어려워질 것이다(그림 5-9). 추가적인 조명이 없는 방에서 밝은 창 앞에 서 있는 사람 역시 마찬가지다. 독화자가 눈이 부시면 수행력이 감소할 수 있다. Erber(1974)는 화자의 얼굴에 반영되는 빛과 화자 뒤의 벽으로부터 반사되는 빛 사이의 대조에 따라 독화 수행력이 달라짐을 보고하였다. 배경 휘도가 높으면 얼굴 밝기(*luminance*)가 그만큼 낮아져 독화 정확

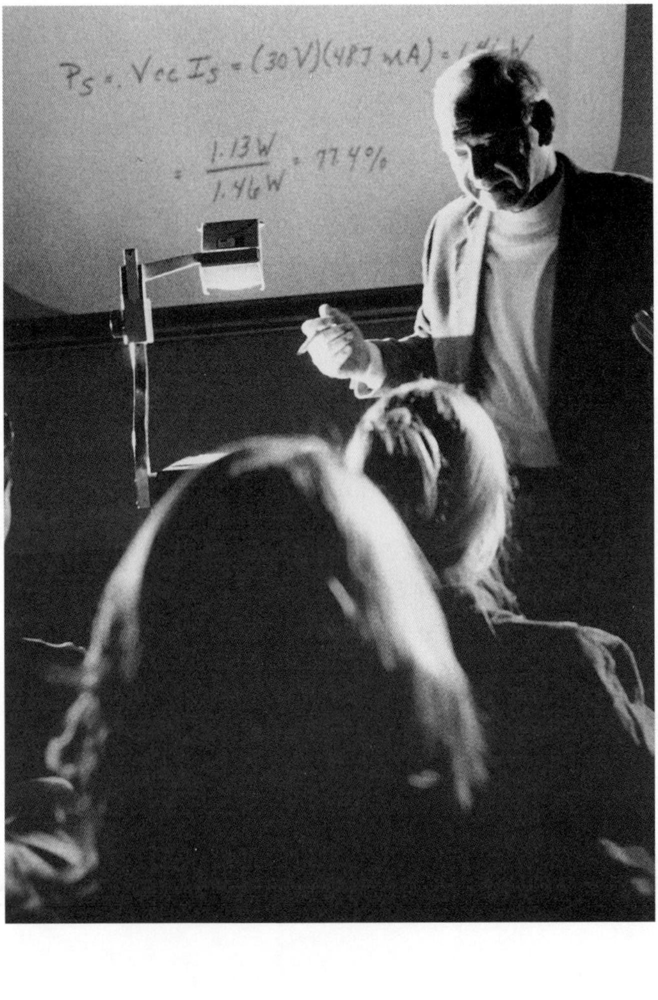

그림 5-9. 밝기. 화자의 얼굴이 어두울 때는 독화가 어렵다.

Baldy와 말하기

Santa Cruz의 California 대학의 심리학 박사 Dominic Massaro는 컴퓨터로 표현된 말하는 얼굴(computerized talking head) 개발의 선두 주자다. 그는 자신이 만든 얼굴이 유명한 대머리 배우인 Yul Brynner를 닮아서 "Baldy"라고 부른다. Baldy의 삼차원적 얼굴은 컴퓨터 스크린에서, 발화내용에 따라 입술이 움직이고 주름이 잡히며, 눈썹은 올라가는 등 뺨과 얼굴 특징이 변한다. Baldy는 거의 살아 있는 마네킹과 같아 Baldy가 말하는 단어들을 독순할 수 있다. 그의 피부 색깔, 인종, 그리고 말하는 원숭이처럼 다른 종으로도 변화시킬 수 있다. 사용자가 단어나 문장을 입력하면 Baldy가 소리내어 읽는다.

Baldy와 같이 합성음으로 말하는 프로그램은 여러 방면으로 사용 가능하다. 그중 한 예가 컴퓨터를 사용하는 독화 연습이다. Baldy 시스템은 청각-시각 말 지각과 청각-시각 통합의 기본 과정을 연구하는 데 사용되었다. 예를 들어, McGurk 효과 실험을 할 때와 같이, Baldy의 입술이 어떤 소리를 말하는 것처럼 보일 때, 다른 소리가 나오게 하는 것이 가능하다. 이것은 미국 Portland의 농아를 위한 구화 학교인 Tucker Maxon Oral School에서 아동들에게 말 산출과 독화를 가르치는 데 활용되기도 했다. 학교에서 활용되는 Baldy 프로그램은 머리의 피부를 제거할 수 있게 하여 정면과 반으로 쪼갠 두개골 측면으로 혀의 움직임을 볼 수 있게 한다. 아동들은 입술, 아래턱, 혀의 움직임을 보면서 말 산출을 위한 조음 위치를 배운다.

도가 크게 감소한다. Gagné, Doucet & Potvin(2006)은 빛의 강도가 작으면 독화 수행력이 감소되며, 화자의 피부가 어두울수록 그 영향이 커진다고 보고 하였다.

듣기 수행력이 배경 소음으로 인해 영향을 받는 것처럼 독화수행력 또한 배경 소음으로 인해 저하될 수 있다. 표 5-7은 독화 과제에 지장을 줄 수 있는 일반적인 방 소음의 근원들에 대한 목록이다. 소음 환경은 말을 차폐하고, 잔존청력으로 인한 독화 향상 효과를 감소시키며, 독화자가 말 인지 과제에 집중하지 못하게 할 수 있다(그림 5-10).

영향을 미치는 다른 요소로 과도한 방의 잔향, 청각보조기기의 이용 가능성, 그리고 방 바닥에서 천장까지 늘어진 빛줄기와 같이 방해되는 것들이 있다. 방 안에 있는 다른 사람들의 움직임이나 창문를 통해 보이는 활동과 같은 시각적인 움직임의 존재 또한 지장을 줄 수 있다.

독화자

마지막으로 개인과 관련된 변인들은 독화 수행력에 영향을 미칠 수 있다.

표 5-7. 다양한 의사소통 상황에서 소음원의 예들

집	레스토랑	직장	교실
부엌 싱크/흐르는 물	접시/은그릇	컴퓨터	아이들 말소리
세척기/드라이기	음악	프린터	종이 넘기는 소리
에어컨	손님들의 말소리	기계	구두 소리
가열기			의자 움직이는 소리
진공 청소기			프로젝터
텔레비전			팬, 통풍기, 가열기, 에어컨
라디오			울리는 소리
가족들의 대화			
창문이나 문 열기(잔디 깎기, 나뭇잎 흔들림, 교통 소음)			
냉장고			

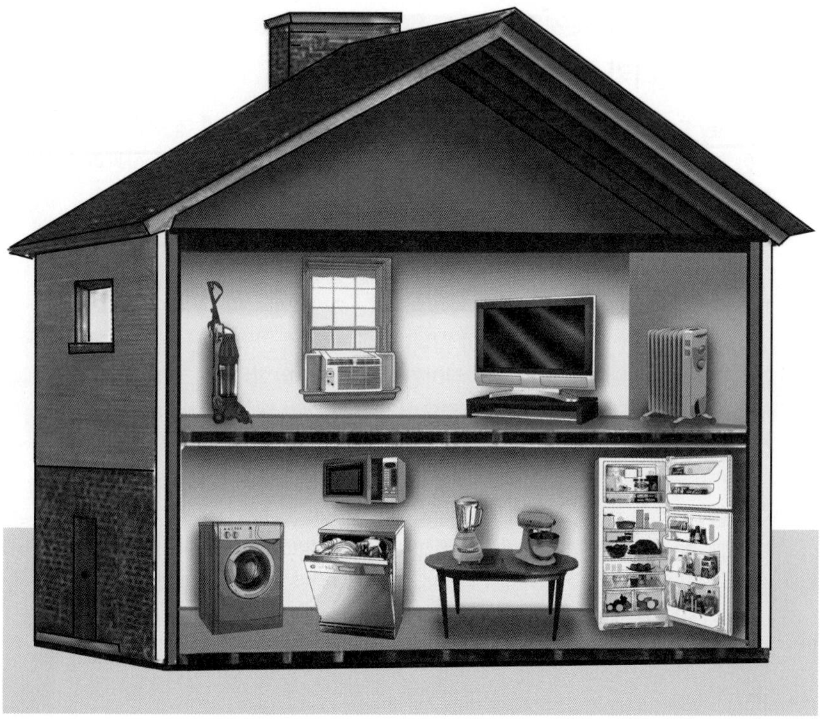

그림 5-10. 가정환경 내 소음원들

타고난 기술과 청력

독화 수행력은 독순 기술과 관련이 있을 뿐만 아니라, 개개인의 청력과 관련이 있다. 일반적으로, 더 좋은 독순 기술과 더 많은 잔존 청력이 있을수록 좋은 독화 수행력을 보인다. 그러나 청력손실의 본질 또한 수행 력에 영향을 준다. 예를 들어, 두 사람이 고도 난청을 가지고 있다고 하자. 만약 한 사람은 전음성 난청이고 다른 사람은 감각신경성 난청일 때 후자는 어음변별력이 더 낮으므로 독화 과제에서도 더 낮은 수행력을 보일 수 있다.

또한 독화 수행력은 개인의 적절한 증폭기 사용과 안경의 사용에도 영향을 받는다. 백내장 등에 의한 시력 감소는 수행력을 감소시킬 것이다.

정서적 및 신체적 상태

개인의 스트레스, 피곤함, 주의력은 수행력에 영향을 줄 수 있다. 예를 들어, 독화자가 취업 면접을 보는 상황이라면, 걱정이 독화 수행력을 감소시킬 수 있다. 사업가라면 하루종일 동료들이 보내는 청각 및 시각적인 신호들에 집중하느라 지친 나머지 집에서는 가족구성원들을 독화하기 힘들 수도 있다.

미스 아메리카

Heather Whitestone은 1994년에 미스 아메리카로 뽑혔는데, 청력손실이 심한 여성으로서는 최초였다. 그녀의 특기는 어렸을 때부터 음악의 진동에 맞추며 배운 발레였다. 그녀는 독화에 대해서 다음과 같이 밝혔다:

독순은 쉽게 혼동을 줄 수 있기 때문에 어렵고 저에게 많은 스트레스를 줍니다. 예를 들어서, 어떤 사람이 *dog*와 *saw*라고 말할 때 입술을 보면 두 단어가 똑같아 보입니다. 제 보청기만 가지고 "s" 소리와 "d" 소리를 듣지 못하기 때문에 저는 일반 상식을 사용해야 합니다. 예를 들어, 만약 어떤 사람이 "저 강아지(dog)는 도로를 가로질러 뛰어가네요."라고 말합니다. 그러면 저는 saw가 도로를 가로질러 뛰어갈 리 없으니 도로를 질러 뛰어간 것은 dog라는 것을 알죠. 대부분의 청력이 정상인 사람들은 저희와 같은 사람들이 대화를 따라가려고 믿을 수 없을 정도로 생각을 빨리 해야 한다는 사실을 잘 이해하지 못합니다 … 독순은 힘들고 지치는 지적 훈련이며 독순자들은 항상 생각하고 상대방이 무엇을 말했는지에 대해 파악하려고 합니다. 제가 단지 듣지 못한다는 이유만으로 제가 멍청하다고 생각하는 사람들은 저를 아주 화나게 합니다. 사실은 제가 얼마 못 가 지쳐서 따라갈 수 없게 된 것일 뿐입니다. 그 시점에서 저는 사람들이 하는 말들을 추측하다가 결국 포기하고 조용히 있게 됩니다.

(Accessed August 1, 2007 *http://www.heatherwhitestone.com/site/content/faqs.shtml*)

구화 통역사가 필요한 상황들:

- 교실
- 회의장
- 회의실
- 한 명이 결석할 경우 전화회담
- 친숙하지 않은 악센트를 가진 사람처럼 독화하기 어려운 사람과의 대화

구화 통역사

이 장에서 고려해야 할 마지막 주제는 구화 통역사이다. 많은 청각장애인들은 시각적인 말 신호에 의존하기 때문에, 구화 통역사가 도움이 되며 심지어 필수적인 상황이 생길 수 있다. 언어 및 청각 전문가들은 때때로 구화 통역사를 찾아달라는 요청을 받기도 한다. **구화 통역사(oral interpreter)** 또는 통역(transliteration)은 청각장애인이 잘 보이는 곳에 앉아서 화자의 메시지를 한두 단어 느리게 따라 말하며 무언이나 작은 목소리로 반복해 주는 사람이다. **구화 통역(oral transliteration)**의 과정을 통해, 구화 통역사는 화자의 기분과 의향 전달을 시도한다. 국가자격증은 통역 자격증(Certificate of Transliterlation, CT)과 구화 통역사 자격증(Oral Interpreter Certificate, OIC)을 포함하고 Registry of Interpreter for the Deaf (RID)를 통해 획득할 수 있다. 자격증을 소지한 통역사들은 전문가로서의 행동에 대하여 기술한 윤리강령(1984)을 따라야만 한다. 이 강령은 다음과 같은 지침을 포함한다.

구화 통역사(oral interpreter)는 청각장애인이 잘 보일 수 있는 곳에서 화자의 메시지를 그대로 조용히 반복한다.

구화 통역(oral transliteration)은 화자보다 한두 단어 느리게 정상 말속도와 좋은 발음으로 단어를 명확하게 말하는 행위이다. 비록 구화 통역은 수화 사용을 수반하지는 않지만, 몸짓 언어, 표현 및 제스처는 단어의 내용을 지원하기 위해 제시된다.

- 구화 통역사들은 통역을 하는 동안 알게 된 정보를 다른 사람과 공유해서는 안 된다.
- 구화 통역사들은 청각장애인을 위하여 통역하는 메시지의 의미를 변경시켜서는 안 된다.
- 구화 통역사들은 메시지에 자신의 견해나 개인적인 코멘트를 첨가해서는 안 된다.

사례연구

뛰어난 독순자

연구들은 무엇이 몇몇 사람들로 하여금 시각적인 말 신호를 해독하는 데 비상히 기능하도록 하는지를 이해하기 위한 노력으로 이례적으로 뛰어난 독순자들에 초점을 맞추어 왔다(예: Andersson & Lidestam, 2005; Lyxell, 1994; Rönnberg et al. 1999). 예를 들어, Lyxell(1994)은 16세에 청력을 잃고 뇌막염을 앓은 SJ라는 56세 여자를 연구했는데, 그녀는 시각 단서만 제시되는 문장 검사에서 단어의 57%를 정확히 맞추었다. 반면, 119명의 대조군(49명의 청각장애, 70명의 정상 청력)의 평균 수행 능력은 24%로 SJ가 맞춘 단어의 절반 정도만을 확인하였다. 흥미롭게도 단어를 변별하는 그녀의 능력, 즉 한 쌍으로 들려준 두 단어가 같은지 다른지를 인지하는 능력(4장)은, 대조군 그룹 평균보다 낮았다. 이것은 그녀의 문장 독순 기술이 단어 변별에까지 전이되지 않는다는 것을 보여준다.

SJ는 독순을 위한 독특한 전략을 개발하였는데, 독순할 때 상대방이 말하는 단어를 최대한 빨리 반복하려 한다고 하였다. 예를 들어, 가능하다면, 화자의 말에 쉼이 있는 동안 단어들을 의미 있는 단위로 요약하려고 시도하며, 의도적으로 정보에서 빠진 부분을 채우고 잘못 지각된 단어들을 새로 바꾸려고 하였다.

인지검사에서 SJ는 읽은 문장을 이해하는 능력과 문맥 형식으로 제공된 연속된 문장들의 마지막 단어들을 회상하는 능력이 평균보다 좋은 것으로 나타났다. 이러한 수행력은 그녀가 복잡한 과제에 대한 우수한 단기 작업

(계속)

사례연구

뛰어난 독순자 (*계속*)

기억을 가지고 있음을 시사한다. 그녀는 컴퓨터 화면에 연속으로 제시되는 숫자들을 따라하도록 하는 더 간단한 과제에서 현저하게 우수한 수행력을 보였다. 또한 인쇄된 단어에서 빠진 부분들을 채우는 데 뛰어난 능력을 보이지는 않았지만 문장에서 빠진 단어를 채우는 데는 탁월한 능력을 보였다.

인지검사 결과는 그녀가 보고한 독순전략과 잘 들어 맞았다. 그녀는 독순할 때 정보를 완충할 수 있는 큰 작업 기억 용량을 가지고 있었다. 그녀는 놓친 것을 알아차리고 잘못 지각된 부분을 수정하는 데 이런 저장 정보를 사용할 수 있었다. 저자는 그녀의 독화 기술은 작업 기억이 독화수행을 예측하는 경향을 보이지 않는 일반 사례와는 다르다는 점에 주목한다. 우리는 13장에서 청력손실이 있는 노인을 다룰 때, 작업 기억의 주제로 다시 돌아갈 것이다.

최종 의견

우리는 직관적으로 말 인지를 청각과 연관 짓는다. 그러나 이 장에서 배운 것처럼, 시각 역시 우리의 일상생활 속 의사소통에서 중요한 요소일 수 있다. 사실, 청각장애인은 구어 메시지를 이해하기 위해 시각에 의존한다. 최근 주목받는 연구 주제는 청시각 통합 능력에 관한 것으로, 즉 우리가 어떻게 화자의 분리된 청각과 시각적 신호를 하나의 통합된 개념으로 결합하는가이다. 이 질문에 대한 답이 말 인지 모델을 위한 중요한 이론적 시사점을 제공해 줄 것이다. 우리가 당면한 목적들은 더욱 효과적인 독화 훈련 절차를 계획하도록 돕는 것이기 때문에 이 흥미로운 질문에 대한 답이 도움 될 것이다.

요점 정리

- 청력이 정상인 사람도 독화에 어느 정도 의존한다.
- 어떤 사람은 다른 사람들보다 뛰어난 독화자이다. 이러한 이유는 정확하지 않다. 수행능력은 독화에 관한 정보나 연습과 같은 요소에 의해 추측될 수 없다.
- 독순할 때, 우리의 눈은 고정되고 빠르게 움직이며 화자의 눈, 코, 입에 초점을 맞춘다.
- 유아는 모국어를 배우기 위해 시각적 말소리 신호에 의존하는 것으로 나타났다.
- 독순은 어렵다. 어떤 요소들은 독순 과제에 혼합될 수 있다. 이런 요소들은 말소리의 부분적 가시성과 비가시성, 언어의 빠르기, 동시 조음, 많은 소리 그룹의 시각적인 유사성, 화자의 특성을 포함한다. 예를 들어, *Bob*과 *Mom*이라는 단어는 입술에서 구별할 수 없다. *Hick*은 최소한의 입 움직임을 요한다.

- 몇몇 청시각 통합 모델들은 통합하는 능력이 청각적으로 말을 인지하는 능력이나 시각적으로 인지하는 능력과 구별됨을 제안한다. 어휘 근접성 개념에 기초한 하나의 대안 모델은 특정 단계가 말 인지 과정의 부분이 아닐 수 있음을 가정한다.
- 적은 양의 잔존 청력이라도 동시에 보고 듣는 상황에서는 언어를 이해하는 능력을 현저히 증가시킬 수 있다.
- 화자, 메시지, 환경, 독화자의 상태는 구어메시지를 얼마나 잘 인지하느냐에 영향을 미친다. 예를 들어, 웅얼거리는 화자는 이해하기 어려울 것이다.
- 화자의 분명한 말 사용은 청각장애인의 독순 및 독화 능력에 극적인 향상을 가져올 수 있다.

용어 및 개념

독화(speechreading)
독순(lipreading)
개인기술수준의 다양성(variability in individual skill levels)
소리 가시성(sound visibility)
동시조음 및 강세 효과(coarticulation and stress effects)
독화소(visemes)
동구이음어(homophenes)
청시각 통합모델(models of audiovisual integration)
근접활성모델 (neighborhood Activation Model, NAM)
교차밀도(intersection density)
수행에 영향을 주는 변인(variables affecting performance)
분명한 말(clear speech)
사용 빈도(frequency of usage)
구화 통역사(oral interpreter)
윤리강령(code of Ethics)

문제 풀이

1. 다음 설명 중 잘못된 것은 무엇인가?
   a. 노인들은 젊은 성인들보다 독순에 능하지 않은 경향이 있다.
   b. 만약 청력이 정상이라면 단지 듣는 것보다 듣고 화자를 볼 수 있다면 더 이해하기 쉬울 것이다.
   c. 지능 점수는 독화 능력과 양의 상관관계가 있다.
   d. 유아들은 독화를 사용하는 것으로 보인다.

2. 누군가 독순을 할 때 그 사람의 눈은?

a. 화자의 입에 고정된다.
b. 리드미컬한 안구운동으로 전체 얼굴을 훑어본다.
c. 주로 입, 코, 눈 부분에 초점을 맞춘다.
d. 음성적 내용을 위해 눈에, 운율적 뉘앙스를 위해 입에 초점을 맞춘다.

3. Simmons 씨가 독순 검사를 받고 있다. 가장 부정확하게 확인될 수 있는 단어는?

a. Hornet
b. Elephant
c. Bathtub
d. Thumb

4. 독순이 어려운 한 가지 이유는 무엇인가?

a. 사람들은 문장들 사이에 쉼을 두지 않는다.
b. 소리는 한 단어의 음소적 맥락에 따라 입에서 차이를 보인다.
c. 잔존 청력은 시각적 신호를 보충해 주지 않는다.
d. 시각 신호는 조음 위치 정보를 전달하지 않는다.

5. 어느 두 개의 소리들이 독화소의 예인가?

a. /l, w/
b. /f, t/
c. /m, n/
d. /p, b/

6. McGurk 효과의 예는?

a. 청시각 통합
b. 독순
c. 독화소 혼돈
d. 독순을 위한 잔존 청력의 이득

7. 독화를 할 때 가장 어려운 사람은 누구인가?

a. 여성
b. 배우자
c. 독특한 억양을 사용하는 가게 점원
d. 언어치료사

8. 일반적으로 사용 빈도가 높은 단어는 사용 빈도가 낮은 단어보다 얼굴에서 확인하기가 더 쉽다. 이런 법칙에서 예외되는 것은 무엇인가?

a. 사용 빈도가 높은 단어는 일음절 이상의 단어이다.
b. 사용 빈도가 낮은 단어는 사용 빈도가 높은 단어보다 더 적은 근접 어휘군을 갖는다.
c. 사용 빈도가 높은 단어는 가시적 소리로 시작된다.
d. 사용 빈도가 낮은 단어는 한 문장 맥락에서 사용된다.

9. 분명한 말(clear speech)로 말하는 사람은?

a. 느린 말 속도와 좋은 발음, 적절한 쉼을 주면서 말한다.
b. 짧은 문장과 간결한 언어로 표현한다.
c. 청각장애인에게 얼굴을 잘 보이게 하고 손이나 다른 것으로 입을 가리지 않고 말한다.
d. 환자가 말을 더 잘 이해할 수 있도록 큰 소리로 말한다.

10. 다음의 어떤 이슈에서 연구가 여러 가지로 해석될 수 있는가?

a. 독화 화자를 위한 최적의 각도
b. 분명한 말과 이것이 말 명료도에 미치는 영향
c. 어휘근접밀도와 이것이 단어인지의 정확도에 미치는 영향
d. McGurk 효과의 존재

11. 구화 통역사는?

a. 메시지를 수화와 말로 전달한다.
b. 청각장애인이 독화를 할 수 있도록 화자의 메시지를 입 모양으로 말하거나 조용하게 따라 말한다.
c. 일반적으로 의사소통 상호작용이 촉진되기를 바라는 청각장애인의 빈번한 의사소통 파트너이다.
d. 수화를 사용하는 선천성 청각장애인과 말로 의사소통하는 후천적 청각장애인 사이를 중재하는 역할을 한다.

CHAPTER 6

독화 훈련
Speechreading Training

개요

- 독화 훈련 대상
- 전통적인 독화 훈련 방법
- 독화 기술 개발
- 분석적 독화 훈련의 목표
- 종합적 독화 훈련의 목표
- 컴퓨터 교수법
- 독화 훈련의 효과
- 사례연구: 표적 훈련
- 최종 의견
- 요점 정리
- 용어 및 개념
- 문제 풀이

20세기 초기만 해도 청각장애인이 의사소통에서 겪는 어려움을 완화시킬 대체 수단이 거의 없었으므로 독화 훈련은 대부분의 청능재활 프로그램에서 주요 구성요소였다. 전문가에게는 환자의 듣기 어려움을 감소시키는 기술(technology)이 없었다. 그 당시, 청각장애인들은 독화 수업에 참여하고 집에서 연습 활동을 실시하곤 하였다.

보청기, 인공와우 및 청각보조기기가 출현하면서 청각장애인들은 잔존 청력을 보다 많이 활용할 수 있게 되었다. 이에 따라 독화 훈련의 인기는 감소하였으며 현재는 청능재활 프로그램에서 단독적으로 구성되지는 않고 있다.

독화 훈련 대상

독화 훈련의 대상은 누구인가? 이 질문에 대한 대답은 누구에게 물었느냐에 따라 달라질 수 있다. 이 교재에서는 일상생활에서 종합적 의사소통을 사용하는 아동들(의사소통을 위하여 말과 수화 부호 영어를 모두 사용하는 아동들)에게 특히 독화 훈련이 이득이 있음을 제안하고 있다. 최근 청력을 잃은 성인들도 독화 훈련의 대상이 될 수 있다. 프로그램에 참여함으로써 독화기술 향상과 더불어 청력손실을 놓고 의미 있는 무언가를 하고 있다는 심리적 이득을 얻을 수 있다.

전통적 독화 훈련 방법

지난 세기 동안 미국에서는 독화 훈련 방법으로 다음 네 가지가 널리 사용되었다(Berger, 1972; Jeffers & Barley, 1971). 이러한 방법들은 각기 Bruhn, Nitchies, Kinzes, Bunger에 의해 주창되었다.

1902년, Martha Emma Bruhn은 독일에서 기원한 방법인 Mueller-Walle 방법을 북아메리카에 소개하였다. 그녀는 3권의 저서를 출판하였으며, 그 중 마지막 저서는 난청을 위한 Mueller-Walle의 독순법(*Mueller-Walle Method of Lip Reading for the Hard of Hearing*) (Boston: Leavis, 1947)이다. 이 프로그램은 *she-ma-flea*와 *she-may-free*와 같이 빠른 음절 훈련을 강조하는 것이 특징이다. 학생들은 동구이음형 단어들 간에 가능한 의미들의 차이를 구별하기 위해서 문장 문맥 단서를 사용하여 인지하는 훈련을 하였다.

> Meuller-Walle 방법
> - 가시적 특성에 따라 분류된 말소리들
> - 소리 움직임이나 집단 움직임에 근거한 교수법
> - 빠르고 리드미컬한 음절 훈련
> - 단순한 문장들

Edward B. Nitchie는 1912년에 그의 첫 번째 저서인 독순 원리와 연습(*Lip-reading Principles and Practice*)을 출판하였는데, 이 책은 음절 훈련을 거의 다루지 않으며 대신, 독화의 심리학적 과정이 중요함을 강조하였다. 연습은 대체로 문장 자료를 활용하였으며 문맥적인 단서를 통하여 동구이음형 단어들을 확인하는 데 중점을 두었다. 때때로 학생들은 거울 앞에서 스스로 독화를 연습하였다. 훈련 자료는 목소리 없이 제시되었으며, 정적인 조음 동작과는 달리 말소리 움직임에 초점을 두도록 강조하였다. Nitchie의 교재는 1940년 그의 부인인 Elizabeth에 의해 재출간되었으며, 이 책은 20세기에 가장 널리 읽힌 독화 교재 중 하나였다.

Cora Kinze는 Bruhn, Nitchie와 함께 연구하였으며 1917년에 자매인 Rose와 함께 독화 훈련을 위한 학교를 설립하였다. 이 자매들은 Nitchie의 종합적 훈련을 중심으로 Bruhn의 분석적 음절 훈련을 결합한 절충 방법을 개발하였으며, 특히 유치원과 초등학교 아동들을 위한 자료를 개발하였다.

Jena 방법은 독일의 도시인 Jena에 살았던 Karl Brauckmann에 의해 개발되었으며 1925년 2권의 간단한 교재로 출간되었다. Jena 방법은 1927년 Anna Bunger에 의해 미국에 소개되었다. Brauckmann 접근법의 특징은 **모방(mimetic)**과 **운동감각적(kinesthetic)** 형태 및 감각, 그리고 말을 산출하는 능력이 그것을 지각하는 능력과 관련된다는 관점에서 인지력을 강조하는 것이었다. 이 방법에서 학생들은 교사가 훈련 자료들을 말할 때의 입 움직임에 주목한다. 훈련 자료들은 반복되는 음절들과 그 음절을 포함하는 단어들을 사용한다.

이런 큰 갈래의 훈련 프로그램들에서 기초가 되는 몇 가지 원리들은 보다 현대적인 훈련 교육과정에서도 눈에 띈다. 학생들은 전형적으로 문장의 요점을 인지(Nitchie의 방식대로)하는 것뿐만 아니라 소리 확인(Mueller-Walle 방법에서처럼)에도 초점을 맞춘다. 최근의 많은 프로그램들은 훈련 항목들

Nitchie Method

- 거울 보며 연습하기
- 종합적 접근법 사용하기
- 전체를 이해하는 일의 중요성
- "정신 훈련"에 영향을 주는 이야기, 재미있는 일화 및 문장 사용

The Jena Method

- 움직임이 입술, 혀, 연구개를 포함하는지에 따라 설명된 소리들
- 음절 훈련
- 학생은 임상가와 동시에 말한다.
- 학생은 자기 자신의 운동감각과 촉각에 집중한다.

모방(mimetic)은 움직임을 모방하거나 따라하는 것을 의미한다.

운동감각적(kinesthetic)은 몸의 움직임, 자세 및 긴장도에 대한 지각과 관련된다.

1942년으로 돌아가 보자

미국 정부 책자는 독순과 독화하는 법에 대한 기본 학습 원리를 논의하면서 다음과 같은 조언을 제공하였다.

> 독순/독화 지도법 시스템에서 학생은 학습하는 소리들이 포함된 음절 및 단음절 단어들을 관찰하고 해석하는 데 많은 시간을 보낸다. 독화 훈련에서 다양한 강조되는 정도가 상이한 다양한 요소들이 있지만, 교사들은 능숙한 독순자가 되기 위하여 정확성, 빠르기, 시각적 기억에 대한 눈 훈련뿐만 아니라 입의 움직임으로 인지할 수 없는 단어들을 맥락을 사용하여 이해하는 훈련도 해야 한다는 데 동의한다. 학생들의 용기, 인내, 그리고 배우기 위한 결심이 강화되어야 한다. 학생은 친구들과 대화하면서, 교회나 강의실에서, 그리고 길에서 낯선 사람을 보면서 끊임없이 새로운 기술을 연습해야 한다.
>
> (U.S. Government Printing Office, 1942, p. 47)

을 제공할 때 청각적 신호와 시각적 신호를 함께 제시하도록 권고하고 있다. 산출 훈련이 지각 수행력을 어느 정도 향상시키는지를 보여주기 위해 시도했던 연구자들에서 보듯(De Filippo, Sims, & Gottermeier, 1995), 자기 자신의 말소리 산출에 대한 운동감각적인 인식과 거울이나 비디오를 통해 자기 자신의 말을 독순하는 개념들이 주목을 받아 왔다(Jena 방법처럼).

독화 기술 개발

의사소통전략 훈련 프로그램의 첫 수업은 종종 독화 과정에 대한 고려사항 등 각종 정보의 제공에 초점이 맞춰진다. 표 6-1과 같은 자료는 성인 환자들 간의 논의를 위해 제공된다. 이 자료는 독화 과정에 영향을 미치는 요인들과 독화 단서를 최대한 활용하는 것의 중요성을 다룬다.

수업 참여자들은 표 6-1에 제시된 원리들을 살펴보면서, 독화 습관과 듣기

표 6-1. 성인의 재활 수업에서 독화 과정에 관한 토론을 위한 자료

독화는 구어 메시지를 인지하기 위해 청각과 시각 정보에 주의를 기울이는 과정이다. 독화는 단지 상대방의 말을 확인하기 위해 입술을 쳐다보는 것만은 아니다. 이것은 최선을 다해 듣고, '최선의 추측'을 위해 가능한 모든 정보를 수집하는 것이다. 독화는 다음의 내용을 포함한다.

1. 독순: 입술, 턱, 혀의 위치를 포함한 화자의 입 움직임을 보라. 모든 단어를 인지하기는 불가능하지만 인지를 돕는 몇몇의 단어들과 소리들을 확인할 수는 있다.
2. 얼굴 표정: 사람들의 얼굴 표정을 통해 상대방의 감정이나 느낌을 인지할 수 있다. 표정에 집중하면 메시지 의미의 미묘한 차이도 볼 수 있다.
3. 몸짓, 자세, 그리고 움직임: 사람들이 무엇을 하는지, 그들이 어떻게 앉는지 등의 몸짓은 무엇을 생각하는지, 무엇을 말할 것인지에 대한 실마리를 제공해 준다.
4. 상황 단서: 상황과 장소 그리고 관계를 통해 상대방이 무엇을 말하려는지를 예상할 수 있다.
5. 주제 알기: 당신이 화자가 말하는 것에 대해 알 때 대화가 쉬워진다. 주제를 파악하는 가장 쉬운 방법은 들은 것을 묻는 것이다. 당신은 "무엇을 이야기하고 있나요?"라고 물을 수 있다.
6. 언어 지식: 기본적인 문장 구조를 통해 놓친 단어를 추측하여 채울 수 있다.
7. 정보 유지: 새로운 정보가 당신의 대화 참여를 도울 것이다. 신문과 잡지를 읽고 TV 뉴스를 시청하라.
8. 감정적인 요소: 동기를 유지하고, 오류를 범하더라도 스스로 자신감을 키워라.
9. 잔존 청력 활용: 비록 청력손실이 있더라도, 메시지 또는 생각을 파악하는 데 도움이 될 소리와 단어를 들을 수도 있다.

지금까지 당신은 이와 같은 단서들을 통해 어느 정도 이득을 얻어 왔다. 이 수업의 한 가지 목표는 보다 의식적으로 단서들을 최대한 활용하게 하는 것이다. 이러한 단서를 활용하면, 메시지를 용이하게 예측할 수 있다. 메시지의 어떤 부분은 예측이 가능하지 않아 어려우므로 당신은 반드시 두 가지 정보, 즉 (a) 당신이 이미 이해한 메시지의 부분, (b) 전체 메시지를 이해하기 위해 부족한 점을 채워 줄 수 있는 추가적인 지식을 활용해야 한다.

Adapted from "Speechreading instruction for adults: Issues and practices," by R. Cherry & A. Rubinstein, 1988, p. 302. *Volta Review*, 289-306.

어려웠던 상황들을 곰곰이 되돌아보도록 요청받을 수 있다. 그들은 표 6-2에 제시되어 있는 독화 시의 규칙들을 검토한다. 예를 들어, "화자의 입술을 본다"라는 첫 번째 규칙은 너무 뻔한 권고사항처럼 보이지만 몇몇 사람들은 화자의 손동작을 보면서 방해를 받게 되거나, 화자의 입 움직임에 집중하는 대신 눈을 아래로 응시하면서 듣는 습관이 있다. 결과적으로 그들의 독화 수행력은 예상에 못 미친다.

마지막으로, 독화를 소개하는 과정에서, 수업 참가자들은 어려운 듣기 상황을 확인하고 그 어려움을 개선하기 위한 문제해결을 위하여 그림 6-1에 제시된 것처럼 차트를 검토할 수 있다. 그들은 어떤 자리배치가 독순 및 독화에 가장 선호되거나 또는 가장 선호되지 않는 조건인지를 알아맞히도록 요구받을 수 있다. 이런 소개 다음에 수업은 형식적인 독화 훈련을 받거나 받지 않을 수도 있다.

오늘날 청능재활 수업에서 참가자가 독순(시각적 단서만 제시되는 말 인지)을 연습하는 경우는 거의 드물다. 오히려, 그들은 청각과 시각적 신호 모두를 사용하는 말 인지를 연습한다. 아동들은 성인들보다 형식적인 독화 훈련을 받는 경향이 있다. 특히 인공와우를 이식받은 아동들은 더욱 그렇다. 형

독화 연습 방법:

- 파트너와 연습하라.
- 실생활에 대해 말하라.
- 화자를 다양한 각도와 거리에서 보면서 연습하라.
- 주어진 주제를 파악하라.
- 각각의 단어보다는 전체적인 내용을 독화하라.
- 빠진 부분들을 채워 넣지 못할 때는 화자에게 단일 단어들보다는 문장 전체를 바꾸어 달라고 요청하라.
- 이해를 못할 경우 문장이 끝날 때까지 기다리면 이해할 수 있으므로 끼어들지 말아라.
- 능력이 어느 정도 있다면 배경소음이 있는 곳에서 연습하라.

(Alexander Graham Bell Association for the Deaf and Hard of Hearing, 1988, p. 1)

표 6-2. 독화할 때 따르는 규칙. 그룹 수업에서 토의할 수 있는 자료

1. **화자의 입술을 본다.**
   이것은 당연해 보이지만 종종 독화자는 같은 공간 안에서 발생하는 다른 사건이나 화자의 손동작에 의해 산만해질 수 있다. 또한 화자의 입보다 눈을 보는 경향이 있다.
2. **화자에게 의사소통하는 방법에 대한 정보를 제공한다.**
   화자에게 평소 대화수준보다 조금 크게, 그리고 명확하게 말해 달라고 요청할 수 있다. 화자는 소리를 지르거나 입술 움직임을 과장되게 하지 말아야 한다. 화자는 말하는 동안 얼굴이 보여야 하고 무언가를 씹거나 손으로 입을 가리지 말아야 한다.
3. **최적의 상황에서 독화할 수 있도록 방을 밝게 하고 자리배치를 고려한다.**
   눈이 부시지 않는 자리를 찾고, 화자의 얼굴에 그림자가 생기지 않도록 조명을 조절해야 한다. 화자의 입과 얼굴 표정을 확실하게 볼 수 있도록 화자와 충분히 가까운 곳에 자리를 잡아라.
4. **배경 소음을 최소화한다.**
   라디오나 텔레비전의 소리를 줄이거나 꺼서 배경소음을 최소화한다. 레스토랑의 주방으로부터 멀리 떨어진 테이블 자리에서 말을 하는 것으로 배경 소음을 최소화한다.
5. **대화의 주제를 파악한다.**
   대화를 하는 동안, 대화의 주제에 대해 묻는다. 만약에 당신이 논의되고 있는 주제를 안다면 메시지를 인지하는 일이 훨씬 용이하다. 특정 주제가 토론될 것을 안다면 사전에 그것을 숙지한다.
6. **문맥적 단서에 주의를 기울인다.**
   대화가 발생한 상황은 무엇을 말하고 있는지에 대한 정보를 제공한다. 화자의 얼굴 표정들과 이전에 토의되던 것 또한 정보가 될 수 있다.
7. **긍정적인 태도를 유지한다.**
   독화로 피곤해질 수 있다. 계속 의욕을 가지고, 걱정과 자기 회의로 신경이 분산되지 않도록 한다.

식적 청능 훈련처럼 독화 훈련의 목표들은 분석적 방법과 종합적 방법의 두 가지 범주로 나누어진다.

분석적 독화 훈련의 목표

분석적 독화 훈련의 목표는 모음 인지와 자음 인지 기술을 발달시키는 것이다. 많은 독화 훈련 커리큘럼에서 기초가 되는 논리는 독화를 하는 동안 음소 대조(phonemic contrasts)를 변별하기 위한 목적으로 청각적 신호에의 의존도를 점진적으로 증가시킨다는 것이다(그림 6-2).

모음 독화 훈련의 목표

만약 말 인지 기술이 발달하지 못한 사람이라면, 초기 독화 훈련의 목표로 /i/, /u/, /a/의 구별에 초점을 둔다. 이러한 소리들은 포먼트 구조와 입모양에서 차이를 보인다. /i/는 입술을 옆으로 넓게 하면서 조금 벌릴 때 산출되며 저주파수의 제1포먼트를, 고주파수의 제2포먼트를 가진다.

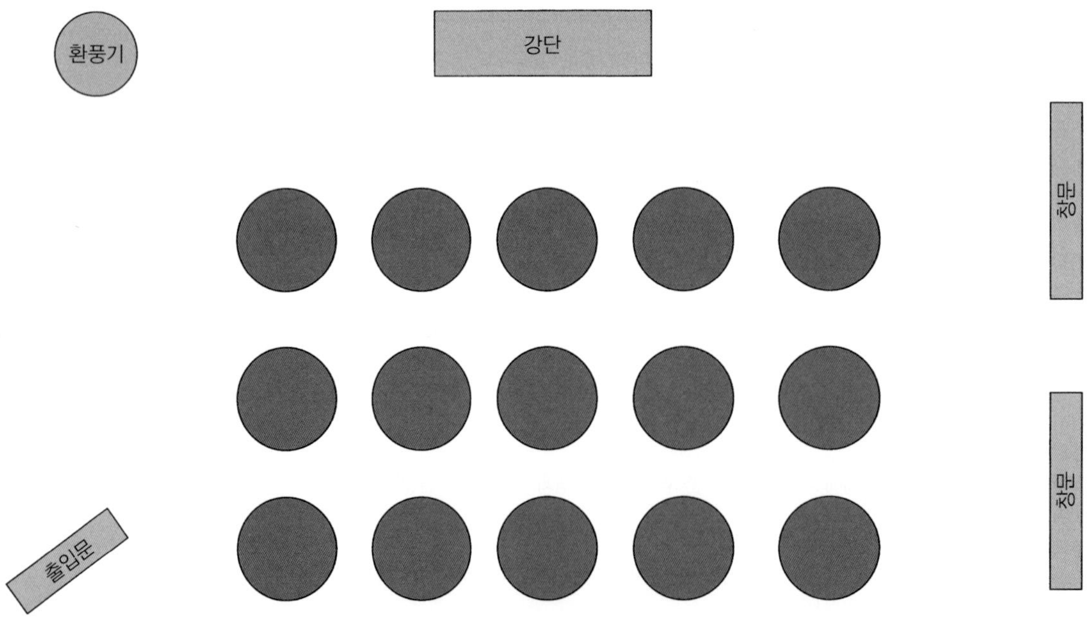

그림 6-1. 독화의 어려움을 최소화하는 듣기 환경과 방법을 논의할 때 사용하는 차트. 학생들은 독화 수행을 극대화하기 위한 자리 배치가 어디인지 밝히도록 요청받는다.

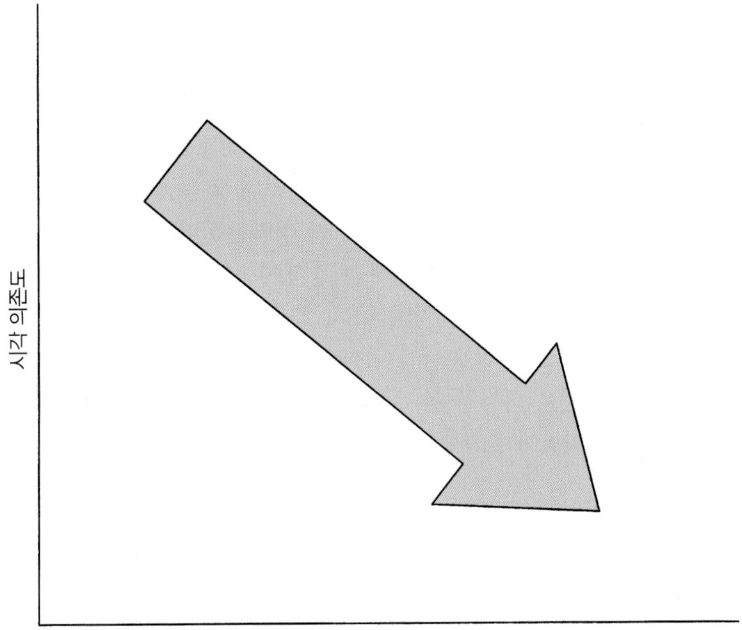

그림 6-2. 말소리 인지를 위한 청각적 신호에의 의존도 증가

일반적으로 화자가 /u/를 발음할 때 입술은 오므려지고 좁게 열리며, 첫 번째와 두 번째 포먼트는 비교적 저주파수이다. /a/는 입술이 중간 정도 벌어지고 편안한 상태를 보이며 포먼트들은 중간 정도의 주파수를 갖는다. 표 6-3은 이렇게 구별되는 모음 유형에 기초하여 분석적 독화 훈련 목표로 삼을 수 있는 위계를 제시한 것이다.

표 6-3. 인공와우 아동을 위해 계획된 모음의 분석적 훈련 목표들. 이러한 목표들은 심한 청력손실이 있는 성인들에게도 적절하다.

학생은

1. /i/와 /u/가 있는 단어를 변별할 것이다(예: *moo vs. me).*
2. /i/와 /a/가 있는 단어를 변별할 것이다(예: *cop vs. keep).*
3. /u/와 /a/가 있는 단어를 변별할 것이다(예: *cop vs. coop).*
4. 4개 항목 세트와, 그 다음 6개 항목 반응 세트에서, /i/, /u/, /a/가 있는 단어를 확인할 것이다(예: *bean, pot, pit, pool* 반응 세트에서 bean 확인). 반응 세트에 있는 모음은 /i, u, a/ 이외의 모음들도 포함할 수 있다.
5. 친숙한 어휘의 개방형 세트에서, /u/, /i/, /a/가 있는 단어를 확인할 것이다.

다른 모음들을 대조하는 다음 훈련은 자음 훈련 활동과 결합하여 실시할 수 있다.

자음 독화 훈련의 목표

2장과 4장에서는 조음 방법, 유성성 및 조음 위치의 세 가지 다른 유형으로 말소리 특성들을 고려하였으며, 자음은 이 세 가지 자질들로 특징 지을 수 있다. 자음 산출과 관련된 시각적 신호가 청각적 신호를 보완해 준다면 이상적일 것이다. 청각장애인에게는 조음 위치 단서보다 조음 방법과 유성성 단서가 더 도움되는 일이 많다. 예를 들어, 심한 청력손실이 있어 증폭기를 사용하는 사람은 단어 *bat*과 *pat*을 변별하는 경향이 있으나, 시각적 신호만 제시된다면 변별하지 못할 것이다. 이와 달리, 조음 위치 단서들은 다소 눈에 보이는 경향이 있음에도 청력손실이 심한 사람이 청각적 정보만으로 알아내기는 어렵다. 난청인은 화자를 볼 수 있다면 *pat*과 *sat*을 변별할 수 있지만, 단지 듣기만으로는 변별이 불가능할 수 있다.

자음 독화 훈련 목표들의 목록은 표 6-4에 제시되어 있다. 첫 번째 자음 독화 훈련의 목표는 조음 방법이나 유성성은 공유하면서 조음 위치만 다른 자음들의 변별을 포함한다(표 6-4). 예를 들어, 학생에게 *say*의 /s/와 *pay*의 /p/를 변별하도록 요청할 수 있다. 치료사가 두 항목을 동일한 강도와 억양으로 제시하면 학생은 두 단어가 **같은지 다른지**를 말한다. 다음의 두 가지 목표들은 학생에게 조음 위치를 공유하면서 신호음의 파라미터에 차이가 있는 자음들을 변별하도록 요청한다(표 6-4의 목표 2와 3).

표 6-4. 인공와우 아동을 위해 계획된 자음의 분석적 훈련 목표들. 이러한 목표들은 심한 청력손실이 있는 성인들에게도 적절하다.

학생은

1. 조음위치는 다르지만 유성성이나 조음방법이 비슷한 자음 쌍을 변별할 것이다(예: *bag vs. tag).*
2. 조음위치는 비슷하지만 유성성이나 조음방법이 다른 자음 쌍을 변별할 것이다(예: *pan vs. man).*
3. 조음위치와 유성성, 조음방법이 비슷한 자음 쌍을 변별할 것이다(예: *park vs bark).*
4. 조음방법이 비슷한 4개 항목, 그리고 6개 항목의 반응 세트에서 자음들을 확인할 것이다(예: *tag, bag, back, gas* 반응 세트에서 *tag* 확인).
5. 유성음이나 무성음으로 된 자음들의 4개 항목, 그리고 6개 반응세트에서 자음들을 확인할 것이다(예: *pop, cop, cap, top*의 반응 세트에서 *pop* 확인).
6. 조음위치가 비슷한 4개 항목, 그리고 6개 반응세트에서 자음들을 확인할 것이다(예: *pan, man, bat, mat*의 반응세트에서 *pan* 확인).
7. 친숙한 어휘의 open-set 단어들을 확인할 것이다.

학생이 처음 세 가지 자음 독화 훈련 목표들을 달성하면, 독화 커리큘럼의 다음 목표(표 6-4의 목표 4와 5)에서는 조음 방법이나 유성성을 공유하는 자음들을 확인하는 데 초점을 맞춘다. 학생은 처음 세 가지 독화 훈련 목표에서와 같이 변별 과제를 수행하는 데서부터 폐쇄형 확인 과제를 수행하는 데까지 나아갈 것이다. 예를 들어, 학생들은 모두 무성음으로 시작하는 단어들인 *cat, pat, pet, kit*의 반응 세트에서 단어 *cat*을 확인할 수 있다. 그 다음에는 폐쇄형 반응 세트를 사용하여 확인 활동을 수행할 것이다. 이런 식으로 훈련하기 위해 치료사는 그림 6-3에서처럼 학생 앞에 5개나 6개의 그림카드를 배치하고 하나의 항목을 말하면 학생이 그 항목을 가리키도록 한다. 이런 과제 유형은 개방형 단어인지의 전 단계 활동이다.

자음 독화 훈련의 다음 목표(표 6-4의 목표 6과 7)들은 조음 위치와 조음 방법, 조음 방법과 유성성, 또는 조음 위치, 조음 방법, 유성성을 공유하는 자음들을 폐쇄형 반응 세트와 그 다음 개방형 반응 세트에서 확인하는 데 초점을 맞춘다. 예를 들어, 학생은 *bowl*을 포함하여 제시된 *pole*의 /p/를 확인하도록 요구받는다. /p/와 /b/ 소리들은 시각적으로나 음향적으로 유사하다.

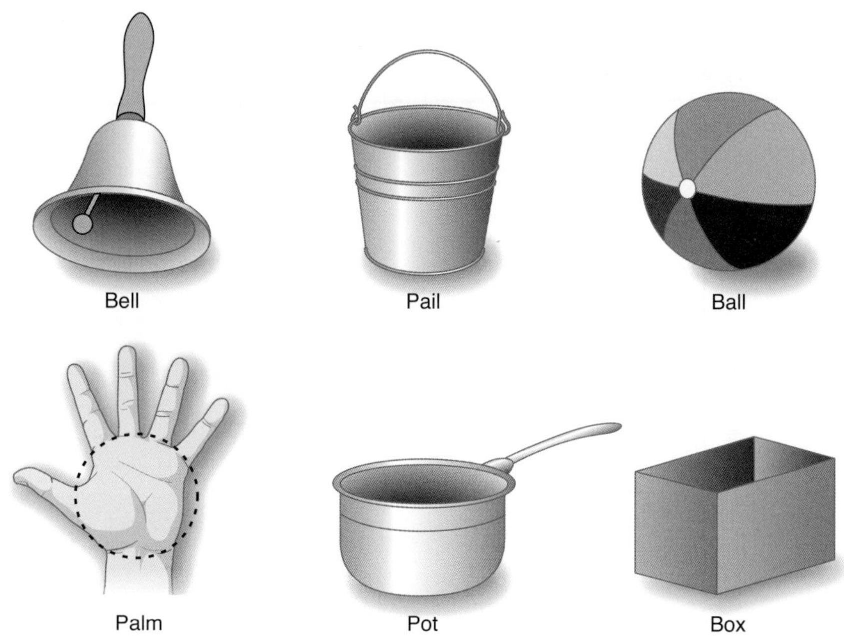

그림 6-3. 목표 음소가 /p/와 /b/인 폐쇄형 확인 과제를 위한 그림(*bell, pail, ball, palm, pot, box*). 치료사는 훈련 회기 동안 각 항목을 5번 이상 제시한다. 아동이 읽을 수 있고 양호한 듣기 기술을 보일 때, 반응 세트를 확장할 수 있고, 반응 선택지를 글자로 제시할 수 있다.

종합적 독화 훈련의 목표

문장 수준의 청능 훈련 목표와 비교할 때, 문장 수준의 독화 훈련 목표는 좀 더 도전적인 과제로 시작할 수 있다(그림 6-4). 왜냐하면 대부분의 사람이 듣기만 할 때보다 보고 들을 때 말소리를 더 잘 인지할 수 있기 때문이다. 예를 들어 학생이 아동이라면, 독화 훈련의 첫 번째 과제는 간단한 지시를 인지하는 것이다. 이런 과제는 청능 훈련 커리큘럼의 후반부에서 실시한다.

표 6-5에서는 종합적 독화 훈련의 간단한 위계를 제시하고 있다. 첫 번째 목표는 폐쇄형으로 제시된 간단한 지시를 따르는 것이다. 처음에는 적은 반응 세트로 시작한다. 예를 들어, 치료사는 파란색과 주황색 크레파스 두 개를 아동 앞에 놓는다. 그리고, 파란색 공을 그리라고 요청한다. 학생이 진전을 보일수록 반응 세트의 수는 증가하고 지시는 복잡해진다. 더 나아가, 치료사는 다음의 지시를 제시할 수 있다.

1. 공을 주황색으로 칠해라.
2. 모래를 노란색으로 칠해라.
3. 삽을 보라색으로 칠해라.
4. 하늘을 파란색으로 칠해라.
5. 물을 파란색으로 칠해라.

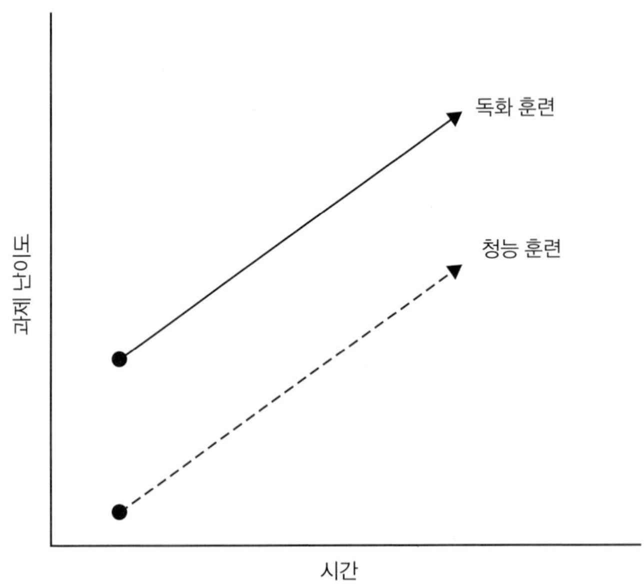

그림 6-4. 과제 난이도. 청능 훈련에 비해 독화 훈련이 시작점에서의 과제 난이도가 더 높다.

표 6-5. 인공와우 아동을 위해 계획된 종합적 독화 훈련의 목표들. 다음의 목표들은 청력손실이 심한 성인의 성숙도와 인지 수준에 따라 변경될 수 있다.

학생은

1. 폐쇄형 반응 세트의 간단한 지시를 따를 것이다.
2. 4개의 유사하지 않은 그림 세트에서 문장 설명을 인지할 것이다.
3. 4개의 유사한 그림 세트에서 문장 설명을 인지할 것이다.
4. 주제와 관련된 문장을 듣고, 따라하거나 그것을 바꾸어 말할 것이다.
5. 두 개의 연관된 문장을 듣고, 그것에 대해 그리거나 바꾸어 말할 것이다.
6. 긴 단락 이야기를 독화하고 그것에 대한 질문에 답할 것이다.

표 6-5에 제시된 두 번째와 세 번째 목표들은 하나의 그림 세트에서 아동이 문장 설명을 확인하도록 하는 것이다. 치료사는 문장 인지 훈련에 사용할 그림 세트를 탁자 위에 놓고 각 그림에 해당하는 문장을 말한다(그림 6-5). 아동의 과제는 독화를 통해 치료사가 설명하는 문장의 그림을 고르는 것이다. 그림 세트를 구성하는 데 엽서, 스냅 사진, 또는 잡지 그림 등이 사용될 수 있으며, 하나의 세트에서 많은 문장이 연습될 수 있도록 각 그림마다 많은 문장들을 개발한다.

종합적 수준 훈련의 네 번째 목표는 학생들이 주제 관련 문장들을 인지하

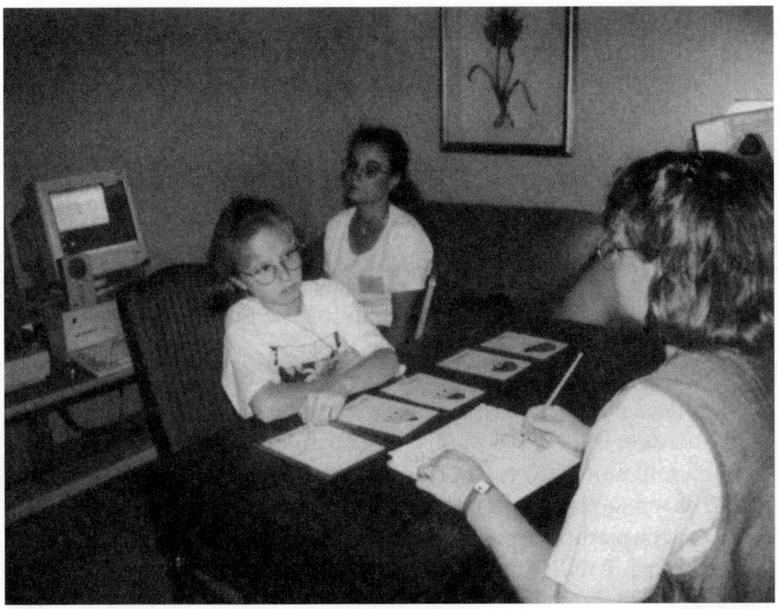

그림 6-5. 인공와우 아동을 위해 계획된 분석적 독화 훈련의 목표들. 이런 목표들은 청력 손실이 심한 성인의 성숙도와 인지 수준에 따라 변경될 수 있다. *Photograph by Kim Readmond, courtesy of the Central Institute for the Deaf.*

는 것이다. 이 문장들은 일반적인 주제로 구성된 문장들이다. 표 6-6은 주제 관련 문장 세트의 한 예이다.

형식적 독화 훈련의 마지막 목표는 한 단락을 독화하도록 학생에게 요구하는 것이다. 치료사는 단락을 인지하는 맥락적 단서들이 포함된 그림을 제시한다. 연속적 담화 추적 과제에서처럼 치료사가 단락에서 문장을 한 번에 하나씩 말하면, 학생은 그것을 독화한 후에 각 문장을 따라 말해야 한다(이 과제에서 그대로 따라 말하지 않고 풀어서 말해도 된다). 종종 독화 훈련 절차에는 확장된 연속적 담화 추적이 포함되는데(예: Alcantara, Cowan, Blamey, & Clark, 1990; Pichora-Fuller & Bengueral, 1991; Pichora-Fuller & Cicchelli, 1986; Plant, 1998), 이는 9장에서 자세히 다룰 것이다.

표 6-6. 종합적 독하 훈련의 네 번째 목표를 달성하기 위하여 활용할 수 있는 주제 관련 문장들의 예: 학생은 주제 관련 문장들을 듣고 반복하거나 다르게 표현할 것이다.

요리에 관련된 문장

1. 밀가루 한 컵을 넣었습니다.
2. 그 빵은 오븐 안에 있습니다.
3. 나에게 계량 컵을 건네주십시오.
4. 나는 설탕이 필요합니다.
5. 그 믹서는 캐비닛 안에 있습니다.
6. 오븐은 300도로 맞춥니다.
7. 그릇을 싱크대에 넣어 주세요.
8. 팬 안에 반죽이 있습니다.
9. 나는 달걀을 깰 것입니다.
10. 우유를 부어주십시오.

독화 훈련을 위한 **총체적 접근법(holistic approach)**은 몇 가지 방법들이 상호작용하며 목표 설정에 아동을 참여시킨다.

아동의 독화 훈련을 위한 총체적 접근법

Yoshinaga-Itano(1988)는 아동에게 독화를 가르치는 데 사용할 수 있는 **총체적 접근법(holistic approach)**을 기술하였다. 이 방법의 훈련 목표는 다음과 같이 요약할 수 있다(Yoshinaga-Itano, 1988):

- 독화 과정에 대한 아동의 지식을 증진시킨다.
- 보다 성공적인 의사소통 촉진 전략을 일반화하도록 아동의 능력을 증진시킨다.

(계속)

- 크게 불만스러울 수 있는 의사소통 상황에 대한 아동의 인내심을 증진시킨다.
- 독화 수행력 향상을 위한 개인 목표들을 설정하도록 아동의 능력을 증진시킨다.
- 독화 능력 향상에 대한 아동의 동기를 증진시킨다.

총체적 접근법을 이행하는 데 있어, Yoshinaga-Itano는 아동들이 목표 설정에 참여하여 그 목표를 이루기 위한 다짐을 해야 한다고 제안한다. 총체적 프로그램은 자기 평가와 임상가 평가를 제공하여야 하며 독화 연습은 실생활과 연습 상황에서 제공되어야 한다.

컴퓨터 교수법

가정용 및 개인용 컴퓨터가 어디에나 있고, 컴퓨터의 용량이 대량의 시청각 말 자료들을 수용하게 되면서 컴퓨터를 활용한 교수법이 가능해졌다. 치료사는 임상 환경에서 개인이나 소그룹 단위로 프로그램을 사용할 수 있으며(그림 6-6), 다른 방법으로 환자가 집, 학교, 직장에서 프로그램을 사용할 수 있다(그림 6-7).

컴퓨터 프로그램의 두 가지 예는 National Technical Institute for the Deaf at the Rochester Institute of Technology에서 개발한 *Dynamic Audio Vi-*

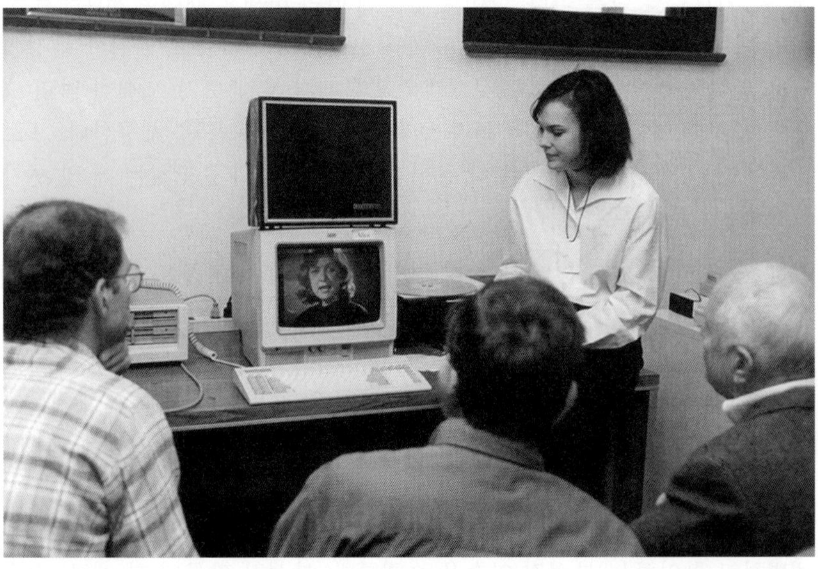

그림 6-6. 컴퓨터 기반 교수법. 치료사는 독화 지도를 위해 컴퓨터 기반 프로그램을 사용하여 소그룹의 성인환자들을 교육하고 있다. *Photography by Kim Readmond, courtesy of the Central Institute for the Deaf.*

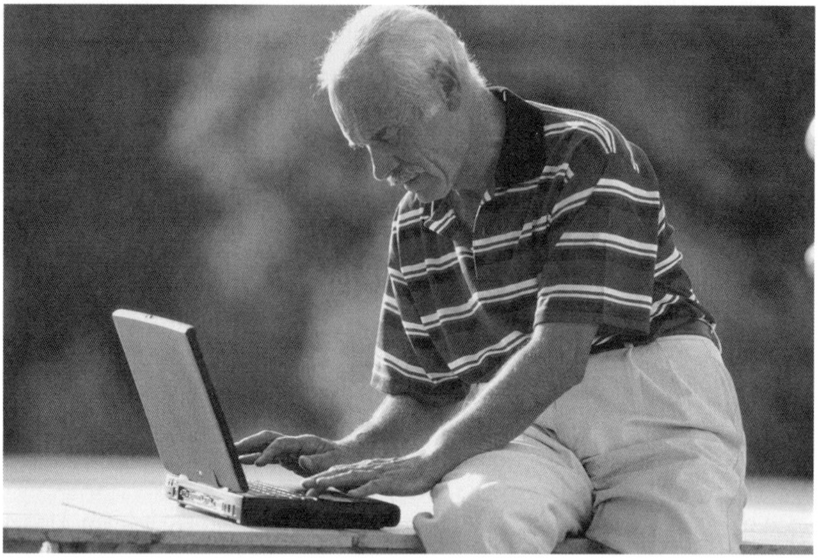

그림 6-7. 개인용 컴퓨터로 집에서 독화 훈련을 할 수 있다.

sion Interactive Device (DAVID) (Sims, Dorn, Clark, Bryant, & Mumford, 2002; Sims & Gottermeier, 2000)와 Iowa University Hospitals에서 만들어진 *Conversation Made Easy*이며 Central Institute for the Deaf in St. Louis (Tye-Murray, 2002b)를 통해 구입할 수 있다. *DAVID*는 쇼핑하기, 은행가기 등과 같은 일상생활 주제를 위주로 한 문장들을 제시한다. 학생은 문장을 본 후, 키보드로 답을 쓴다. 난이도 수준에 따라 학생은 폐쇄형 선택에서 하나의 답을 고르고(쉬운 난이도), 단어를 쓰고(중간 난이도), 완전한 문장의 답을 쓴다(어려운 난이도). 프로그램은 반복해서 문장 보기, 명확한 말의 고립단어 보기, 45도 각도에서 화자 보기 등과 같은 "도움"을 제공한다. 프로그램에 대한 학생의 수행력은 각 문항을 100% 정확하게 맞히는 데 몇 초가 소요되는지로 기록된다.

*Conversation Made Easy*는 세 가지 버전, 즉 성인과 10대들을 위한 버전, 낮은 수준의 언어 능력을 가진 아동들을 위한 버전, 그리고 높은 수준의 언어 능력을 가진 아동들을 위한 버전으로 구성되어 있다. 이 프로그램은 학생들이 글자나 타자 치는 법을 알지 못해도 사용 가능하기 때문에 아동들이나 손 감각에 문제를 보이는 노인들도 사용할 수 있다. 학생들은 컴퓨터 마우스로 그림을 클릭하거나 키보드 키를 치며 반응한다. 각 버전마다 세 가지 유형의 연습이 제공된다. 첫째, 학생들은 소리, 단어, 그리고 간단한 문장을 변별하고 확인하는 분석적 연습을 수행한다. 분석적 활동의 한 예로, 컴퓨터 모니터에서 남성이 단어 *cat*을 말하고, 그 다음에는 여성이 같은 단어를

말한다. 학생의 과제는 이 두 단어가 같은지 또는 다른지를 맞추는 것이다. 남성과 여성이 산출한 단어들은 음향학적으로는 다르지만 음성학적으로는 같다. 이 사실은 훈련이 실생활 맥락 속으로 일반화된다는 점에서 특히 중요하다. 두 번째 유형의 연습에서 학생들은 서로 연관이 없는 문장들을 인지한다. 화자가 모니터에 나타나서 한 문장을 말하면, 그 다음엔 그 문장에 대한 네 개의 그림이 나타나고 학생은 그림을 클릭한다. 답이 맞을 경우 모니터에 문장의 내용이 나오고 화자가 다시 등장하여 해당 문장을 한 번 더 말한다. 답이 틀린 경우에는 해당 문장을 반복하기, 다른 말로 하기, 단순화하기, 정교화하기, 핵심단어(주제 단어) 제공하기의 다섯 가지 수정전략들이 제공된다. 이것은 학생이 맞는 답을 고르거나 다른 방법을 다 쓸 때까지 진행된다. 세 번째 프로그램은 문맥으로 연결된 문장들(예: 아동들을 위한 수학 수업에 관한 연습, 그리고 성인들을 위한 병원 방문에 관한 연습)에 대한 종합적 독화 연습을 제공한다. 자료들은 실제 듣기 환경에 대한 모의 연습을 제공한다. 학생은 이러한 수정전략들을 사용하는 것과 더불어 촉진전략들을 요구할 수 있다. 예를 들어, 교사가 교실 뒤쪽에 있는 것이 녹화가 되었다면 학생은 "교사가 교실 앞쪽으로 움직이기"를 요청할 수 있다. 이것이 선택되면 모니터 화면에 "교사"가 좀 더 가까운 위치에서 다시 나타나 문장을 반복한다.

다른 청능재활 노력들을 보충하기 위한 컴퓨터 교수법 사용의 몇 가지 장점들은 다음과 같다.

- 짧은 시간 내에 많은 항목들을 제시할 수 있다. 예를 들어, *Conversation Made Easy*의 Program 1을 이용하는 성인들은 3일 동안 평균 1,800개의 항목을 연습한 것으로 보고되었다. 집중된 훈련은 빠른 학습으로 이끌고, 학생의 흥미를 유지시킨다.
- 대부분의 사용 가능한 프로그램들에서 컴퓨터는 훈련 중 학생의 응답 기록을 저장하기 때문에 학생이 집에서 훈련하더라도 임상가가 훈련 과정을 모니터할 수 있다.
- 학생은 집이나 치료실을 떠나지 않고도 많은 사람들을 대상으로 독화 연습을 할 수 있다. 예를 들어, *Conversation Made Easy*에서 아동을 위한 두 번째 프로그램은 16명의 서로 다른 사람들이 훈련 문장을 말한다. 세 번째 프로그램은 아동들이 화자로 나오는데, 아동에게는 다른 아동을 독화하는 연습도 필요하기 때문이다.
- 대부분의 프로그램에서 훈련은 상호적으로 이루어지는데, 청시각적으로 녹화된 일반 자료에서는 불가능한 일이다. 이 상호작용에서 어느 훈련 항목에 대한 학생의 응답이 그 다음에 무엇이 일어날지를 결정한다. 응답

여부는 모종의 교수 계획을 수립하는 데에도 중요한 요소이다.

- 이 교수법은 자기주도적이다. 학생들은 선택에 따라 연습을 느리게도 빠르게도 진행할 수 있다.
- 학생이 편리한 곳에서 훈련을 실시할 수 있다. 낮에는 일을 하거나 교통수단이 없는 대부분의 사람들은 독화 훈련을 위해 치료실에 방문하는 수고를 덜 수 있다. 컴퓨터를 활용하는 교육이므로 학생들은 훈련을 받을 시간과 장소를 선택할 수 있다.

언어 및 청각 전문가는 학생이 훈련 활동을 수행하는 동안 자리를 지키지 않아도 된다. 청능재활은 종종 노동 집약적이고 비용이 들기 때문에 컴퓨터 교수법의 사용은 비용에 비해 효과적인 수단일 수 있다. 언어 및 청각 전문가는 훈련 목표와 결과를 학생과 논의할 수 있으며, 함께 역할극 및 몇 가지 훈련 활동을 수행할 수 있다.

독화 훈련의 효과

많은 연구자들은 독순과 독화 능력이 훈련과 연습을 통해 향상될 수 있는지 연구해 왔다. 훈련 효과를 평가하는 연구 결과들이 다양한 연구 참가자(연령, 청력정도, 훈련에 참가하는 동기부여 수준과 같은 요인들), 훈련 자극과 방법의 다양성, 중재 기간의 다양성, 그리고 교사의 재능 등을 포함하는 많은 변인들에 영향을 받을 수 있기 때문에 설계에 어려움이 있다. 예를 들어, 6주 동안 독화 훈련에 참여한 참가자들은 훈련을 받지 않은 통제 그룹의 참가자들에 비해 청시각적 말 인지 훈련 후 검사에서 수행을 잘하려는 동기부여가 되어 있을 것이다. 표 6-7은 지난 30년간 보고된 다수의 연구들을 요약한 것이며, 실험들이 설계와 결과에서 어떻게 다른지를 보여준다.

비교적 다수의 연구들은 훈련이 수행력을 향상시킨다(Bernstein, Auer, & Tucker, 2001; Sims et al., 2002; Walden et al., 1977, 1981)고 보고하는 반면, 다른 연구들은 독화 훈련의 효과가 거의 없거나 또는 미미한 수준임을 보고하고 있다(Lesner et al., 1987). 항상 그런 것은 아니지만, 향상을 보일 경우 그 정도는 보통 수준이다. 몇몇 연구자들은 청각장애 성인들이 훈련 후, 말 자극을 인지하는 능력이 일반적으로 10~15%로 적은 향상률에 그쳤다고 하였다(Alcantara et al., 1990; Gagné, Dinon, & Parsons, 1991; Walden et al., 1981). 비디오테이프 자극으로 집에서 실시하는 자기교수법은, 독화 기술 교육에 효과적이었으며, 컴퓨터 교수법이 어디서든 쉽게 실시할 수 있는 장점이 있음을 보여준다(Lonka, 1995; Dodd, Plant, & Gregory, 1989 참조).

어떤 연구들은 운동감각적 요소를 포함하는 훈련 프로그램이 효과적일 수

표 6-7. 독순과 독화 훈련의 효과에 초점을 두었던 연구들을 연대순으로 정리한 개요(V = 시각 정보만 제시; AV = 청시각 모두 제시; CV = 자음-모음; VC = 모음-자음; AR = 청능재활)

저자	연구 대상	일반 절차	연구 결과
Binnie(1977)	난청 성인 12명(평균 연령 63세)	a) 대상자들은 12주 동안 매주 1시간 30분씩 독화 수업에 참여함.	V 조건의 단음절과 문장 검사에서 수행력 변화가 없었음. 훈련 후 설문검사 결과, 대상자들은 그들의 의사소통 어려움에 좀 더 주장적인 접근을 하였으며 의사소통 기술에 긍정적인 견해를 보였음.
Walden, Prosek, Montgomery, Scherr & Jones(1977)	난청 성인 31명	a) 대상자들 모두 동일한 훈련 받음. b) 대상자들은 V 조건에서 CV와 VC 음절을 인지 훈련하도록 맞춰진 38개의 연습문항을 포함한 14회기의 개별 교육을 받음.	9개의 독화소 그룹 간 군집 반응을 통해 수행력을 평가하였음. 평균적으로 91~99%로 향상되었음.
Walden, Erdman, Montgomery, Schwartz & Prosek(1981)	새로운 보청기 사용 남성 난청 성인 35명(19~68세), 세 그룹: 표준 AR; AR(+) 청각 자음 인지 훈련; 또는 AR(+) 독순 훈련	a) AR(+) 그룹들은 청각 또는 시각적 자음 인지 훈련을 10일 동안 7시간 받음. b) 대상자들은 개별 훈련을 받고 유선 TV를 통해 치료사를 봄. c) 훈련은 변별과 인지를 포함함.	AR(+) 그룹 모두 AV 문장 검사 점수에서 향상(약 23~28% 평균 단어 정답률)을 보였는데, AR 그룹보다 유의하게 높았음. 자음 독화소 인지는 독순 훈련을 받은 그룹만 83~93%로 향상되었음.
Danz & Binnie(1983)	건청 성인 8명, 독화 훈련을 받은 4명과 통제 그룹 4명	a) 대상자들은 14일간 18회기의 개별 훈련을 받음. b) 대상자들은 TV를 통해 소음하 AV 조건에서 화자를 보며 연속적 담화 추적 훈련을 받음. 통제 그룹은 훈련을 받지 않음.	훈련 그룹은 연속적 담화 추적 절차로 실시한 소음하 AV 조건에서 수행력 향상을 보였고 자음 인지 검사에서도 상당한 향상을 보였음. 문장 인지 검사에서는 향상을 보이지 않았음. 통제그룹은 어떤 검사에서도 변화가 없었음.
Montgomery, Walden Schwartz & Prosek(1984)	난청 성인 24명(연령 24~60세)과 건청 성인 10명(통제그룹); 난청 성인 12명은 AR을 받고, 12명은 AR(+)을 받음.	a) 훈련은 Walden et al.(1977)에 의해 제공된 것과 유사하며 이에 긴 문장과 대화 방법에 대한 독화 훈련을 포함함. b) 무의미 음절을 제시함(모음 부분만 들리고 자음 부분은 들리지 않게 함).	두 AR 그룹은 훈련으로 AV 조건에서의 문장 검사에 유의미한 향상을 보였던 반면에 건청 통제그룹은 변화가 없었음.
Lesner, Sandridge & Kricos (1987)	성인 30명; 10명은 피드백과 함께 V 조건에서 비디오 시청을 통한 자음의 분석적 훈련을 받음; 10명은 피드백 없이 위와 동일한 훈련을 받음; 10명은 중재를 받지 않음.	a) 피드백 훈련 그룹은 14시간의 비디오시청 훈련을 받은 반면, 피드백 없이 훈련받은 그룹은 7시간 동안 훈련을 받음. b) 훈련은 같다/다르다 변별 및 확인 과제를 포함함.	3개의 그룹 모두 V 조건의 자음 인지 검사에서 유의한 향상(약 9%와 15%)을 보였음. 두 훈련 그룹은 통제그룹보다 향상을 보였지만 두 집단 간 차이는 없었음. 문장검사에서 향상을 보인 그룹은 없었음.

(계속)

표 6-7. 독순과 독화 훈련의 효과에 초점을 두었던 연구들을 연대순으로 정리한 개요(V = 시각 정보만 제시; AV = 청시각 모두 제시; CV = 자음-모음; VC = 모음-자음; AR = 청능재활) *(계속)*

저자	연구 대상	일반 절차	연구 결과
Small & Infante(1988)	여자 대학생 30명; 15명은 독순 훈련을 받음, 15명은 훈련을 받지 않음.	a) 훈련 그룹은 각 자극 후에 화자의 조음 움직임을 모방하도록 요청 받음. b) 그룹 훈련은 2주 동안 1시간 30분씩 4회기로 나누어 실시됨. c) 화자와 보이는 각도의 거리는 훈련 동안 다양하게 제시됨.	훈련 그룹은 세 가지 거리에서 평가한 문장 검사에서 향상된 수행력을 보였음. 예를 들어, 3~6피트의 거리에서 훈련 후에 평균 6.5개 이상의 단어를 더 인지하였음. 훈련을 받지 않은 그룹에서는 향상을 보이지 않았음.
Dodd, Plant,& Gregory (1989)	45명; 통제그룹에 있는 13명을 제외하고 모두 언어습득 후 난청 발생. 모든 참가자들은 네 그룹으로 나뉨; 훈련을 받지 않은 통제그룹(평균 연령 36세); AR 수업과 가정에서 비디오를 통해 훈련받은 그룹(평균 연령 50세); 가정에서 비디오를 통해 훈련받은 그룹(평균 연령 64세); AR 수업 그룹(평균 연령 64세)	a) '독순 패키지'는 비디오와 요강으로 구성됨. 비디오는 20분간 9회의 독순수업을 포함함. b) 연습은 20명의 화자들이 말한 단어 변별, 문장 인지, 문장 이해의 52개 독순과제를 포함함. c) 훈련은 5주 동안 실시됨.	질문지 검사와 문장에서 단어 인지 검사를 실시함. 3개의 검사 그룹은 훈련에 따라 향상(13~14%)을 보인 반면 통제그룹은 유의미한 변화를 보이지 않았음. 검사 그룹 간 차이가 없었음.
Warren, DancerMonfils & Pittenger(1989)	건청 성인 20명	a) V 조건에서 녹음된 동일한 문장목록이나 다른 목록을 매일 5일간 연속적으로 봄. b) 대상자들은 문장을 보이는 대로 "입 모양"으로 나타내도록 교육받음.	단어 정반응률이 동일한 목록 그룹은 13.6% 향상된 반면 다른 목록 그룹은 9.2% 향상을 보였음.
Gagné, Dinon& Parsons (1991)	건청 성인 8명의 두 그룹; 한 그룹은 독순과 독화 훈련을 받음.	훈련은 CAST 컴퓨터 프로그램(Pichora-Fuller & Cicchelli, 1986) 사용함. a) 활동은 자동화된 연속적 담화 추적 절차를 포함함. b) 대상자들은 10주 동안 8회기 수업을 받음.	두 그룹은 V 조건에서 자음 검사와 문장 검사의 평균 향상 점수에서 차이를 보이지 않았음.
Gesi, Massaro & Cohen (1992)	세 그룹으로 나누어진 건청 대학생 35명; 독순 훈련을 받은 두 그룹과 통제 그룹	a) 훈련 자극은 4명의 다른 화자들이 말한 CV 음절들을 포함함. b) 훈련 그룹은 3일 동안 훈련 받음. 한 그룹은 과제 수행에 관한 정보만을 받은 반면, 다른 그룹은 소리가 산출되는 과정과 소리의 시각적 특성에 대한 수업을 받음.	두 훈련 그룹 모두 CV 음절 확인에서 유의미한 향상을 보였으며 훈련 후 4주 동안 향상을 유지하였음. 그러나 통제그룹보다 단음절 단어 확인에서 더 나은 수행력을 보이지 않았음.

(계속)

표 6-7. 독순과 독화 훈련의 효과에 초점을 두었던 연구들을 연대순으로 정리한 개요(V = 시각 정보만 제시; AV = 청시각 모두 제시; CV = 자음-모음; VC = 모음-자음; AR = 청능재활) (*계속*)

저자	연구 대상	일반 절차	연구 결과
Lonka(1995)	경중도의 난청인 76명; 16~20명씩 네 그룹	a) 그룹들은 각각 치료사와 함께 독화 훈련, 개인 상담 및 청능 훈련을 받음. 치료사에 의한 개별 독화 훈련; 비디오 테이프를 통한 가정에서 독화 훈련; 또는 치료를 받지 않음. b) 훈련은 분석적, 종합적 연습을 포함함.	세 개의 훈련 그룹은 문장 검사에서 유의미한 향상(약 6~14% 단어 정확도)을 보였음. 반면, 통제 그룹은 향상을 보이지 않았음.
De Filippo,Sims & Gottermeier(1995)	언어습득 전 혹은 언어습득 후 심도 난청의 남자 성인 12명(18~34세)으로 이루어진 네 그룹; 자신 혹은 트레이너 비디오 피드백 여부, 산출 후 혹은 산출하는 동안의 피드백 여부에 따라 다양하게 나누어짐.	산출 중에 피드백을 받는 두 그룹은 비디오를 통해서 자신이나 트레이너가 동시에 말하면서 독순함. 산출 후 피드백을 받는 두 그룹은 항목을 먼저 말하고 비디오를 통해 자신이나 트레이너가 말한 것을 봄.	전반적으로, 자음 정확도로 평가된 훈련받은 항목에서 수행력이 향상되었음. 말을 산출한 후 자신의 말을 보았던 그룹은 훈련받지 않은 검사 항목에서도 향상을 보였음.
Bernstein, Auer & Tucker (2001)	건청 성인 8명과 언어습득 전 그리고 가족의 주 의사소통 수단이 영어인 심한 난청 성인 8명(18~40세)	a) 훈련 문항은 남성과 여성이 말한 문장을 포함함. b) 대상자들은 5주 동안 6회기의 독순 훈련을 받음.	두 그룹은 문장 검사의 단어 정확도에서는 수행력 향상을 보이지 않았으나 음소 정확도에서는 약간의 향상을 보였음.

있다고 보고하였다(De Filippo, Sims, & Gottermeier, 1995; Novelli-Olmstead & Ling, 1984; Small & Infante, 1988). 이러한 프로그램들은 학생들에게 교사의 말을 따라하면서 자신의 말소리 제스처를 느낄 수 있게 거울이나 비디오를 통해 자신의 말을 다시 볼 것을 요구한다. 이 절차들은 이 장의 도입부에서 다룬 Nitchie & Brauckmann에 의해 촉진된 방법들을 상기시킨다. 예를 들어, Small & Infante는 참가자들에게 화자의 말과 동시에 또는 직후에 화자의 조음 움직임을 모방하도록 요구하였다. De Filippo, Sims & Gottermeier는 참가자들에게 훈련 항목들을 말하게 한 다음, 비디오 모니터로 자신이나 교사가 말하는 모습을 다시 보도록 하였다. Small & Infante는 훈련에 따른 이득을 보고하였으며, De Filippo et al.도 본인의 말 산출 모습으로 독순을 연습한 사람들에게 이득이 있었다고 하였다(표 6-7 참조).

종종 결과들은 결론에 이르지 못하거나 모순되는 결과를 낳기도 한다. 어떤 사람들은 청시각 말 인지 검사의 수행력에 향상이 없을 수 있다. 그러나 만약 그들에게 독화 훈련으로 이득이 있었는지를 묻는다면, 그들은 훈련을 지지하는 열정적인 추천서를 제공하거나 설문지를 통해 이득을 보고할 것이다(Binnie, 1977).

일부 사람들은 검사를 보다 잘 수행하게 되므로 독화 기술이 향상된 것으로 보이지만 실제로는 그만큼의 향상이 없을 수도 있다. Gagné et al.(1991)은 수정된 연속적 담화 추적 절차(modified continuous discourse tracking procedure)를 사용하여 독화 훈련을 받은 참가자들을 대상으로 컴퓨터 독화 훈련 프로그램의 효과를 평가하였다. 독화 수행력의 변화는 훈련 전의 표준 말 인지 검사 점수와 훈련 후의 점수를 비교하여 측정하였다. 참가자들은 대부분의 검사에서 향상을 보이지 않았지만 연속적 담화 추적 과제 훈련 후에는 훈련 전에 비해 분당 더 많은 단어를 반복할 수 있었다. 연구자들은 향상된 추적률(tracking rates)이 시각적 말 인지 기술의 향상보다는 추적 절차로 훈련하는 25~30시간의 연습과 화자와의 친숙감으로 인한 결과일 수 있음을 지적하였다. Tye-Murray & Tyler(1988)는 검사 절차로서 연속적 담화추적의 사용에 대한 문제점들을 논의하고 있다.

몇몇의 연구자들만이 아동이 훈련에 따라 향상을 보이는지에 대해 조사하였다(Novell-Olmstead & Ling; 1984; Massaro & Light, 2004; Novell-Olmstead & Ling, 1984). 예를 들어, Massaro & Light는 5장의 Baldy라는 컴퓨터 프로그램을 활용하였을 때 아동들이 훈련 후 음소 인지에 향상을 보였다고 하였다. 아동들은 훈련 이득에 대한 잠재적 가능성을 성인들보다 많이 가지고 있다. 비록 이러한 가능성이 충분한 주목을 받지 못할지라도 말이다. 어떤 연구들은 독화 훈련에서 촉각보조기기가 함께 사용될 때 부수적인 이득이 있는지 연구하였으며, 그 결과는 긍정적인 것으로 나타났다(Kishon-Rubin, Heras, & Bergman, 1997; 촉각보조기기 착용 성인들에게 훈련을 제공하였던 Alcantra et al., 1990 참조).

사례연구

표적 훈련(Targeting Training)

Witt(1997)에 의해 제시된 사례연구는 9년 동안 인공와우를 사용한 남성(JT)에 관한 이야기다. JT는 수행력이 뛰어나지도 저조하지도 않은 평범한 성인 인공와우 사용자였다. 이 사례 연구가 특별한 이유는 JT가 6일간의 집중적인 청능재활 프로그램을 통해 대략 40시간의 치료를 받기 전까지 아무런 재활을 받지 않고 9년 동안 인공와우를 사용해 왔다는 사실 때문이다. 보통 성인들은 인공와우 이식 직후에 청능재활에 참여한다.

연구를 할 당시, JT는 51세였다. 그는 5세에 경도 난청으로 진단을 받았으며, 28세가 될 때까지 청력은 더 이상 악화되지 않았다. 그러나 그가 41세가 되었을 때 청력은 완전히 손실되었다.

청능재활 훈련 프로그램은 청능 훈련, 독화 훈련, 주장 훈련, 전화 훈련(어떻게 전화상 대화전략을 효과적으로 사용할 수 있는지)을 포함하였다. 독화 훈련 부분에서 청능사는 JT가 청각적으로 잘 인지하지 못하는 음소들(예: /k,g/)을 확인하였다. 이 음소들은 분석적 독화 훈련의 표적이 되었다. 더하여, 종합적 훈련 자료에서도 이 표적 음소들에 많은 무게를 두었다. JT는 치료사와 컴퓨터 자료 모두를 통해 독화 연습을 하였다(그 당시에 이용 가능했던 레이저비디오디스크 형식은 지금 CD-ROM 형식으로 이용 가능하다; Tye-Murray, 2002c).

(계속)

사례연구

표적 훈련 (*계속*)

훈련 초기에, JT는 메시지의 모든 소리를 인지하려고 하였다. 예를 들어, JT와 그의 임상가의 대화를 살펴보자 (pp. 37~38):

임상가: 저는 "그가 아픕니까?(Is he ill?)"라고 했습니다. 당신은 제가 "그녀는 Gill입니까?(Is she Gill?)"라고 말했다고 생각했군요?

JT : 알아요.

임상가: 네, 아마도 *Gill*은 여성 이름일 수 있어요. 그러나 저는 *Gill*을 남성 이름으로 생각했습니다.

JT : 제가 말했을 때 틀린 줄은 알았어요. 그런데 /s/와 /h/ 소리가 모두 합쳐졌고, 전 제가 들은 대로 말한 것입니다.

임상가: 네. 지금 생각해보면 *Gill*이라는 이름은 조금 특별해요. 제가 만약 "그는 Bob입니까?(Is he Bob?)" 라고 했으면 당신은 "그녀는 Bob입니까?(Is she Bob?)"라고 하지 않았을 것입니다.

JT : 저는 이 연습에서 뜻은 생각하지 않기 때문에 그랬을 수도 있어요.

임상가: 그래요.

JT : 단지 제가 들은 것을 따라 말할 뿐이예요.

임상가: 그래요. 당신은 단지 들은 것을 따라하고 있군요.

JT : 네.

임상가: 네. 당신은 꼭 뜻을 이해하며 말하는 것이 아니군요.

JT : 맞아요.

훈련이 끝날 무렵, JT는 질문에 답하는 종합적 훈련 연습을 하였다. 그는 모든 질문에 정확하게 반응하였고 말을 인지하고 메시지를 이해하였다. 이후, 그는 "듣는 부분보다는 설명하는 것이 어려웠어요. 하지만 연습할수록 편안해지고 흥미로워졌어요."라고 말하였다.

다음의 두 가지 측정은 청각과 시각적 단서가 있는 상황에서 말을 이해하는 JT의 능력이 훈련 결과(독화의 표준 검사는 중재 전 후로 시행되지 않았다)로 향상되었음을 보여준다. 첫째는 JT가 독화를 하면서 수작업(hand task)(*Color-Change Dual Task*)을 동시에 잘 수행하는지를 평가하는 검사였으며, 그 결과는 JT가 훈련 후 말소리를 인지하는 데 많은 노력을 기울일 필요가 없었다는 것을 보여주었다. 그는 훈련 직후 그리고 2개월 후 진행된 동일 검사에서 향상을 보였다. 그는 독화하는 것을 이해하는 것과 적절한 답을 만들어가는 것에 더 많은 정신적 노력을 쏟을 수 있게 된 것이다. 유사하게, 훈련 후 단기 기억 검사에서 향상된 수행력은 그가 독화한 더 많은 정보를 유지하였다는 것을 제시하였다. 그는 정신적 에너지를 정보를 저장하는 데 더 할당하였으며 잔존 청력을 가지고 상대방의 얼굴을 보며 메시지를 인지하려는 데는 덜 주의를 기울였다. 훈련이 끝났을 때, JT는 그의 일기장에 이렇게 기록하였다, "난 아내와 아이들의 말을 들으려고 노력한다 … 나의 자신감은 훨씬 더 높아졌다 … 나는 소리들을 인지할 것이고 인지력이 나에게 유용한 정보를 제공할 것임을 확신한다. 재활 전에는 그런 자신감이 없었다."

이 사례 연구는 독화 훈련의 좀 더 세밀한 이득을 보여준다. 어떤 환자들에게는 환자의 정신적 노력이 메시지 이해에 초점이 맞춰지게 하는 동시에 단어 내 소리에는 덜 신경쓰도록 함으로써 훈련 후 독화 과제가 더 용이해질 수 있다. 어떤 부분에서 이러한 이득은 자신감의 향상을 가져올 수 있고, 또 어떤 부분에서는 시청각적으로 말소리 인지를 증가시킬 수도 있다. 또한 이 연구는 임상가가 환자의 개인적인 요구에 부합하도록 청능재활 프로그램을 어떻게 구성하는지를 보여준다. JT가 선화 사용에 대한 좌절을 표현하였으므로 프로그램에는 전화 훈련이 포함되었다. 그가 특정 말소리를 인지하는 데 어려움이 있었으므로 독화 훈련 프로그램에 해당 소리들을 더 많이 포함하였다.

최종 의견

한때, 많은 성인들이 독화 훈련이 주가 되는 청능재활을 받았다. 하지만 정교한 청각기기의 출현과 의사소통전략 훈련의 증가로 오늘날 성인들은 독화 훈련을 많이 받지 않고 있으며, 다른 청능재활 서비스가 부재한 경우에도 거의 제공되지 않고 있다. 그럼에도 불구하고, 청력손실이 있는 사람들은 어째서 독화를 어려워하는지를 이해하는 일이 중요하다. 독화 훈련은 적절한 환경을 조성하거나 의사소통 파트너의 입장에서 적절한 말과 행동들을 격려하는 방법 등과 마찬가지로 과제의 어려움을 최소화하는 방법일 수 있다.

요점 정리

- 독화 훈련은 20세기 전반부에 인기가 있었다. 보다 정교한 청각기기의 출현과 함께 제기된 훈련 이득에 대한 의문들은 대부분의 청능재활 프로그램에서 독화 훈련을 덜 강조하게 되는 결과를 낳았다.
- 청능 훈련과 마찬가지로, 독화 훈련 프로그램은 전형적으로 분석적이고 종합적인 훈련 목표 모두를 포함한다.
- 많은 독화 커리큘럼의 근저에 있는 논리는 음소의 대조를 인지하기 위해 학생들이 청각적 신호에 의존하는 정도가 점진적으로 증가하고 있다는 것이다.
- 독화 훈련은 종종 연속적 담화 추적 과제를 포함한다.
- 컴퓨터 독화 훈련은 집중적인 연습과 유연성 있는 스케줄 등의 많은 이점이 있다.
- 비교적 많은 연구자들이 다양한 훈련 방법과 검사들을 사용하여 많은 수의 서로 다른 참여자 그룹 간 차이에 초점을 맞추어 독화 훈련의 효과를 평가하고자 하였다.
- 환자의 동기유발과 같은 외적 변인들은 독화 훈련의 효과에 대한 평가를 어렵게 만든다.
- 독화 훈련은 대부분의 환자에게 보통 정도의 이득을 제공한다.
- 운동감각적인 구성요소를 포함하는 몇몇 독화 훈련 프로그램들은 효과적인 것으로 나타났다.

용어 및 개념

20세기 방법들(20th-century methods)
운동감각의(kinesthetic)
수업 자료(class handouts)
보충 신호(complementary signals)

형식적 독화 훈련 목표(formal speechreading training objectives)
총체적 접근법(holistic approach)
컴퓨터 교수법(computerized instruction)
효과(efficacy)

문제 풀이

1. 집중적인 독화 훈련을 위한 대상자라면 다음 중 어떤 사람인가?
   a. 인공와우의 새로운 착용자
   b. 보청기 경험이 있는 사용자
   c. 젊은 성인
   d. 구화 학교의 졸업자

2. 다음의 설명 중 잘못된 것은 무엇인가?
   a. 시각적 말 신호는 청각적 신호를 보완한다.
   b. 시각적 말 신호는 잔존 청력에 의해 제공되는 정보들이 있다면, 불필요하다.
   c. 시각적 신호는 산출 위치에 대한 상당한 정보를 준다.
   d. 시각적 신호는 /u/와 /a/로부터 /i/를 구별해내는 데 도움을 준다.

3. 독화 훈련 커리큘럼에서 어떤 활동이 초기보다 후기에 나타나는 활동인가?
   a. 학생은 조음 위치에서 차이가 있는 자음 쌍들을 변별할 것이다.
   b. 학생은 조음 위치를 공유하지만 유성성과 조음방법이 다른 자음 쌍들을 변별할 것이다.
   c. 학생은 조음 위치를 공유하는 자음들로 시작하는 단어들을 6개 항목 반응 세트에서 확인할 것이다.
   d. 학생은 조음 위치를 공유하지 않는 자음들로 시작하는 단어들을 6개 항목 반응 세트에서 확인할 것이다.

4. 아동에게 미국 지도에서 주를 색칠하도록 요청하는 것(예: *Maine* 주를 빨간색으로 칠해 보렴)은 어떤 훈련 활동의 예인가?
   a. 종합적
   b. 분석적
   c. 합성
   d. 변별

5. 컴퓨터 교수법의 이점은 무엇인가?
   a. 환자들이 화자의 얼굴 움직임에 친숙해질 수 있다.
   b. 환자들이 언어 및 청각 전문가와 상호작용하지 않아도 된다.
   c. 훈련이 임상 환경 밖에서 이루어질 수 있다.
   d. 환자들은 자신의 훈련을 계획할 수 있다.

6. 다음 중 분석적 및 종합적 독화 훈련의 효과에 대한 자료를 가장 잘 묘사하는 것은 무엇인가?
   a. 대부분의 자료들은 지지된다.
   b. 대부분의 자료들은 지지되지 않는다.
   c. 분석적 훈련은 종합적 훈련보다 뛰어나다.
   d. 결과들은 애매모호하다.

7. 운동감각적 요소들을 포함하는 독화 훈련의 많은 연구들은
   a. 화자가 말할 때 화자의 목의 진동을 느끼도록 참가자들에게 요구한다.
   b. 분석적 또는 종합적 훈련보다 더 효과가 있음을 보여준다.
   c. 방법론적으로 결함이 있는 것으로 나타났다.
   d. 독화 수행력 향상에 효과적임을 보여준다.

8. 독화 수업에서 수업 자료에 포함되지 않는 정보는 무엇인가?
   a. 독화를 할 때는 보청기를 착용하세요.
   b. 환자의 얼굴 표정에 집중하세요.
   c. 대화의 주제를 아는 것은 독화에 도움이 되므로 핵심단어를 물어보세요.
   d. 독순을 연습할 수 있도록 소리 없이 입 모양으로 말해 줄 것을 의사소통 파트너에게 요청하세요.

PART 2

대화와 의사소통 행동
Conversation and Communication Behaviors

CHAPTER 7

의사소통전략과 대화 방식
Communication Strategies and Conversational Styles

개요

- 대화
- 의사소통 촉진전략
- 수정전략
- 수정전략과 의사소통 단절 관련 연구
- 대화의 방식과 행동
- 사례연구: 부부의 대화
- 최종 의견
- 요점 정리
- 용어 및 개념
- 문제 풀이

청각장애인의 일상생활에서 성공적인 의사소통은 보장구의 효율성, 독화기술, 잔존청력 등을 포함한 다양한 변인들에 영향을 받는다. 그뿐 아니라, 성공적인 의사소통은 의사소통전략을 얼마나 잘 사용하느냐에 지대한 영향을 받는다. **의사소통전략(communication strategy)**이란, 대화의 상호작용을 촉진하거나 대화 도중 생길 수 있는 문제들을 교정하기 위해 행해지는 일련의 행동 과정을 말한다. **의사소통전략 훈련(communication strategy training)**을 통해서 환자들은 어떻게 효과적으로 상호간의 대화를 이끌 수 있는지 배우게 된다. 대다수의 언어 및 청각 전문가들은 의사소통전략 훈련이 일상생활의 듣기 문제를 해결하는 개인의 능력을 함양시키는 데 결정적 역할을 한다고 보고 있다.

의사소통전략(communication strategy)은 의사소통을 증진시키려고 행해지는 일련의 과정이다.

의사소통전략 훈련(communication strategy training)은 의사소통 잠재력을 극대화하도록 청각장애인에게 제공되는 훈련이다.

이 장에서는 다음 장에서 다룰 대화 유창성과 청력관련 장애 평가, 그리고 대화 전략 훈련에 대한 기초를 다룬다. 우선, 대화와 관련된 일반적인 쟁점들에 대해서 다루고 그 후에는 의사소통전략과 대화 방식을 집중적으로 다룰 것이다. 여기에 실린 대화들은 실제로 있었던 것이며, 그중의 일부는 이 장의 목적과 주제에 맞게 간결하고 명료하게 다듬었다.

대화

대부분의 인간관계는 대화, 즉 무엇을 말하는가, 어떻게 말하는가, 그리고 어떻게 듣는가에 의해 이루어진다. 우리는 다양한 이유로 대화에 참여한다(그림 7-1):

- 의견을 나누기 위해
- 의미를 창출하기 위해
- 경험을 공유하기 위해
- 이야기하기 위해
- 필요를 표현하기 위해
- 결과를 도출하기 위해
- 가르치기 위해
- 영향을 주기 위해
- 친밀감을 나누기 위해
- 이해를 증진시키기 위해

> "일상 속 대화에서는 누구나 다음과 같이 이야기 한다. '오늘 무슨 일이 일어났는지 당신은 상상도 못할 거야.' '나는 …때를 결코 잊을 수 없어' '당신은 …에 대하여 들어 봤니?' 확실치 않거나 미진한 부분에서, 또는 주의가 필요할 때—우리는 많은 방식으로 이야기를 한다."
>
> O. Scott, 뉴욕 타임지의 영화 비평가*(Scott, 2007, p.11)*

사람들이 타인과 대화하는 방식은 암묵적인 **대화 규칙(rules of conversation)**에 대한 지식에 의해 좌우된다. 이는 우리가 대화하는 방식에는 대다수의 사람들이 문화적인 관습을 따른다는 점이 형이상학적으로 반영되어 있는 것이다. 예를 들어, 두 사람 혹은 그 이상의 사람들이 대화를 할 때 그들은

대화 규칙(rules of conversation)은 대화에서 참여자들의 행동을 안내하는 암묵적인 규칙이다.

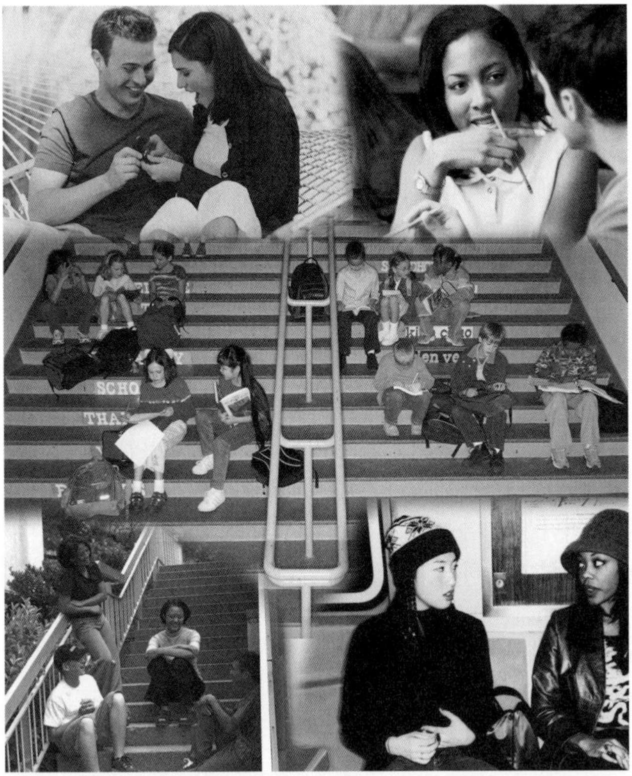

그림 7-1. 대화를 하는 이유: 공유하고, 정보를 주고, 지도하기 위해

- **서로의 관심사에 대해 나누는 것에 암묵적으로 동의한다.** 상호 간에 정신적 자원을 사용하여 의사소통 파트너의 말에 주의를 기울이고 또 상대의 말에 적절히 반응함으로써 논의가 계속되도록 한다.
- **한 사람이 대화를 주도하지 않도록 한다.** 보통, 사람들은 혼자서 대화를 독점하지 않는다. 또한 상대방이 홀로 대화를 이끌어 가야 하는 부담을 맡아야 한다고 생각하지 않는다. 함께 대화에 참여한다. 의사소통 파트너가 "저 남자가 계속 말하는 바람에, 나는 한 마디도 못 했네" 또는 "저 사람은 아무 관심도 없는지, 꿔다 논 보릿자루처럼 그냥 앉아 있기만 하네."라는 생각을 가진 채로 대화가 끝나서는 안 된다.
- **무엇에 대해 대화할지를 선택하고, 대화에 참여하여 그 주제를 발전시킨다.** 일반적으로, 대화를 주도하거나, 무엇을 이야기할지 그리고 그 주제를 어떻게 발전시킬지를 혼자 결정하는 사람은 없다. 모든 참여자는 어떤 이야기를 할지 혹은 대화의 진행 방향을 놓고 저마다 목소리를 냄으로써 자신의 역할을 수행한다.
- **체계화된 방식으로 대화에 참여한다.** 종종, 대화는 순서대로 혹은 겹치는 방식으로 진행된다. 순서대로 진행하는 상호작용 방식에서는 한 사람이

네 가지 대화와 관련된 격언들

- 양에 대한 격언: 말을 아껴라.
- 질에 대한 격언: 진솔하라.
- 관계에 대한 격언: 적절한 말을 하라.
- 방식에 대한 격언: 명료하게 하라(모호하거나 애매하지 않게 순서를 정하여 분명히 말하라).

Paul Grice, 영어 철학자

(Grice, 1975)

다음 사람이 말을 마친 후에 말을 시작하는 것을 말하며, 방해는 거의 발생하지 않는다. 겹치는 방식은, 둘 혹은 그 이상의 사람이 한꺼번에 이야기를 하거나, 다른 사람이 대화를 끝내기 전에 말하는 것이다. 후자의 방식은 더 친밀하고, 자발적이고, 역동적인 대화에서 주로 사용된다.

- **대화의 주제에 맞게 이야기한다(주제와의 일관성).** 예를 들어, 자동차에 대해서 이야기하고 있다고 하자. 그런데 한 사람이 갑자기 옥수수빵 만드는 법에 대해서 이야기를 하기 시작한다면, 대화의 주제를 일관성 있게 유지한다는 암묵적 대화의 규칙을 어기는 우를 범하는 것이다. 내용이 순차적으로 이어져야 한다는 원칙은 대부분의 대화에 적용된다. 말하는 것은 앞의 내용과 관련해서, 또는 그에 대한 응답으로 이루어진다. 대화의 주제를 바꾸는 것도, 전형적인 방식으로 이루어진다. 의사소통 파트너가 "그 말을 들으니, 이런 일이 생각나네요."라고 말하든지, 혹은 연관된 주제에서 벗어나는 이유를 직접적으로나 암묵적으로 이야기할 수 있다.
- **정보를 충분히 제공하되, 장황하게 말하지 않는다.** 사람들은 대화 중에 상대방이 간결하게, 그러면서도 듣는 데 흥미를 유지하도록 이야기해주기를 기대한다.

만약 대화 참여자 중에 청력손실이 있는 사람이 있다면, 일반적인 대화의

손동작

우리들 대부분은 다양한 손동작으로 우리의 말을 보충한다. "넓다"라는 말을 할 때, 손을 넓게 펼치기도 하고, 말을 강조하기 위해 흔들기도 한다. 이러한 손동작들은 청력손실이 있는 사람들이 구어 메시지를 이해할 때 상당히 도움이 된다. 청력손실이 있는 사람이 참여한 대화에서는 평소보다 더 많은 손동작들이 사용된다. 연구자들은 여섯 개의 범주로 손동작을 분류하고 있다(예: Cassell, 2001).

- **상징적 범주:** 문화적으로 특정화된 동작들. 예를 들어, "V" 동작은 영국에 사는 사람들에게는 "승리"를 의미하지만, 미국에서는 "평화"를 의미한다.
- **모양 범주:** 물건, 행동, 어떤 것을 묘사하는 동작들. 예를 들어, 야구 경기에서 있었던 일 중 홈으로 슬라이딩했던 것을 설명하며, 공중에서 손이 미끄러지는 동작을 보여준다.
- **은유적 범주:** 은유를 나타내는 동작들. 예를 들어, 어떤 사람이 "미쳤다"라고 말하는 동시에, 두 번째 손가락을 관자놀이에 대고 시계 방향으로 돌린다.
- **지시적 범주:** 공간에 있는 물건, 장소, 사람을 가리키는 동작들. 예를 들어, 화자가 도시의 서쪽 근교에 사는 사람을 언급하면서 왼쪽 손바닥을 펴고, 동쪽 근교를 언급할 때는 오른쪽 손을 펼친다.

(계속)

- **강조 및 평가적 범주:** 강조 및 평가적 기능을 제시하는 동작들. 예를 들어, 화자는 특정 과제를 수행하는 데 중요하지 않음을 강조할 때 손목을 돌린다.
- **규제 범주:** 대화의 흐름을 안내하도록 돕는 동작들. 예를 들어, 화자는 자신의 이야기 순서를 마치게 될 쯤에는 손을 내린다.

규칙은 수정되거나 보완되어야 한다. 예를 들어, 청력손실이 있는 사람이 잘못 알아들은 내용을 명확하게 하기 위해 자주 물어보면서 대화가 자주 중단될 수 있다. 그리고 다른 참여자들은 그가 대화에 잘 참여하고 있는지 살피는 노력을 해야 한다. 만약 청력손실이 있는 사람이 방금 말한 내용을 잘못 알아들었거나 이해를 못했다면, 그 사람은 지금 대화 내용과는 관계없는 말을 할 수 있다. 이럴 때, 이상적으로 그 개인은 보편적으로 정해진 대화의 규칙에 위배되지 않는 방식으로 의사소통전략을 사용해야만 한다.

청력손실이 심한 사람이 경험하는 대화의 질은 청력이 정상인 사람이 경험하는 것과는 상당히 다르다. 그들은 화자의 운율에 따른 음의 고저나 말소리의 변경이나 숨을 고르는 등의 리듬과 이야기를 듣는 동안 청자가 들을 수 있는 구어의 음악적 요소들을 못 들을 수 있다. 청자가 화자의 목소리 톤이나 어휘의 강조를 알아채지 못한다면, 호의나 비꼼과 같은 감정의 미묘하고 민감한 부분을 놓치게 된다. (높은 음성으로) "나에게 다시는 생일 선물을 안 주겠단 말이지?"라는 말과 (낮은 음성으로) "나에게 다시는 생일 선물을 안 줄 거야"라는 말을 한다고 하자. 첫 번째 것은 논쟁의 시작을 **암시(keyed)**하는 반면에 두 번째 것은 단순한 부정을 나타낸다.

암시하는 것(keying)은 화자의 목소리 톤, 억양, 어휘 강조, 운율과 기타 말하는 특성으로 말에 감정을 이입할 때 나타난다.

대략적 관점에서, 청력손실이 있는 사람이 대화의 참여자로 있다면, 대화의 내용은 제한되거나 그 유창성이 축소될 수 있다. 이런 사람이 참여하는 대화는 다음과 같은 특징을 가질 수 있다.

- **대화 흐름의 지장.** 어떤 사람이 자신의 말을 마칠 즈음에는 종종 말이 느려지거나, 억양의 톤이 떨어진다. 청력손실이 있는 사람은 그런 신호를 듣지 못하고, 제때에 대화를 시작하지 못함으로써 어색한 침묵이 감돌기도 한다. 더욱이 대화의 내용을 잘 이해하지 못해서 적절한 반응을 하지 못함으로써 지체가 발생하면 또 다시 침묵이 이어질 것이다. 대화 중 적절하지 않은 긴 적막은 상대방으로 하여금 "당신은 이야기하고 싶어 하지 않는군요."라든가 "당신은 우호적이지 않아요." 혹은 "당신이 무슨 생각을 하는지 도무지 말하려 들지 않는군요." 심지어는 "당신은 아무 생각도 없군요!"라고 단정 짓게 된다(Tannen, 2000, p. 393).
- **말하고 듣는 방식의 변형.** 의사소통 파트너는 청력손실이 있는 사람을

위해 말을 알아듣기 쉽게 정확한 발음으로 천천히 말하게 된다. 그들은 대화를 나눔에 있어 빈번하고 정교한 손동작이나 과장된 얼굴 표현과 같은 언어 외적 수단에 더욱 의존하게 된다. 청력손실이 있는 청자는 시선 처리를 독특하게 한다. 눈을 덜 맞추고 화자의 입을 응시하는 것이 그 예이다.

- **대화 방식의 변형.** 의사소통 파트너가 여러 사람이 겹쳐서 이야기하는 대화 방식을 피하게 된다. 왜냐하면 청각장애인은 두 사람 이상에서 대화가 진행될 때 둘 혹은 그 이상의 사람을 동시에 독순할 수 없기 때문에 그들의 대화 일부를 놓치게 된다.
- **상상력의 제한.** 의사소통 파트너는 이야기를 한층 다채롭게 하는 세세한 부분을 생략하게 된다. 예를 들어, 화자는 청력이 정상인 사람에게는 자동차를 "바퀴 달린 고철 더미"라고 이야기할 수 있는 반면에, 가장 일반적인 단어 외에는 인지하는 데 어려움을 보이는 청자에게는 "차"로밖에 설명할 수 없다. 이 두 개의 묘사는 상상의 극명한 차이를 보여준다.
- **부적절한 주제 전이.** 청력손실이 있는 사람은 그 전의 대화를 인지하지 못하고 무심코 (부적절하게) 대화의 주제를 바꾸기도 한다.
- **피상적인 내용.** 청력손실이 있는 개인은 담화 인지 능력이 부족한 탓에 대화에 참여하는 사람들은 어떤 대화의 주제나 일상적인 범주에서 벗어나는 어휘의 사용이나 복잡한 문장을 써야 하는 주제를 피하게 된다. 예를 들어, 한 아내는 "오늘 하루 어떻게 보냈어?"라고 질문하는 남편에게 업무상 회의의 복잡성을 일일이 설명하는 일은 "투자할 만한 가치가 없는 일"로 여기고 그냥 "좋았어요." 하는 말로 간단히 대답하고 넘어가게 된다.
- **빈번한 설명.** 모든 대화 참가자들의 청력이 정상이더라도, 대화 중에 오해가 생기는 것은 흔한 일이다. 청력손실이 있는 사람이 있으면 오해가 더 자주 일어날 수 있다. 청력손실이 있는 사람과 그 의사소통 파트너는 대화 도중 주제에서 벗어나는 일이 자주 있으므로 부연설명을 자주 해야 할 필요가 있다.

> " 대화에서 날씨는 마지막 수단[…또는 심한 청력손실이 있는 사람]."
> Ocar Wilde, 19세기 극작가

- **내재된 사회적 규범의 이탈.** 청력손실이 있는 사람은 너무 크게 이야기한다거나, "집중하지 않는 것처럼" 혹은 "말하는 내용에 관심이 없는 것처럼" 보일 수 있다.
- **기반(grounding)의 방해.** 사람들은 대화를 할 때, 정보를 대화의 "공동기반"으로 상호협력하며 만들어 가는 **기반(grounding)** 과정을 가진다. 이러한 정보는 나머지 상호 간의 대화를 예측할 수 있게 한다. 청력손실이 있는 사람은 대화 초반에 중요한 정보를 놓치거나, 알고 있는 척하는 행동으로 공유하는 정보를 이해하고 있는 것처럼 보일 수 있다. 그러므로 후속 내용을 잘못 이해할 수 있다. 만약 언어습득 전 혹은 언어습득 중

기반(grounding)은 지속적인 대화 상호작용을 위해 공통기반을 나눌 때 의사소통 파트너가 정보의 기반을 확립하는 것이다. 이것은 대체로 의사소통 파트너에 의한 정보의 제의가 상대방의 상호적 이해의 확인을 수반한다.

청력손실이 있다면, 대부분의 사람이 자연스러운 듣기를 통해 습득하는 일반적인 세상 지식이 결여될 수 있다. 그는 "공동 기반"을 공유하지 않고 있을 가능성이 크다. 의사소통 파트너는 기반작업에 더욱 신중을 기해야 하며, 난청인에게 추정한 정보를 명확히 언급해 주거나 기반이 되는 정보를 한 번 이상 더 짚어 주어야 한다.

노인과 청각장애인: 대화 공통점

Takeoka & Shimojima(2002, p. 189)는 노인들과의 대화가 느린 속도, 잦은 반복 등으로 의도하지 않게 "지루함"을 준다고 하였다. 의사소통의 문제는 청력손실 뿐만 아니라 노인들의 느린 이해력과 새로운 생각을 받아들이지 않으려는 고집으로 야기될 수 있다. 연구자들은 젊은 사람들이 노인들과 대화를 할 때, 때때로 "어린 아이 다루는 듯한 말 스타일(patronizing speech style)"을 사용한다고 하였다. 이런 말 스타일은 다음과 같다.

- 제한된 주제로 이야기
- 특정적인 언어 사용
- 어린애 다루듯 하는 표현 사용
- 매우 천천히 말하기
- 비구어적 신호들의 과장된 사용
- 자주 바꾸어 말하기
- 문법적 복잡성의 감소
- 몇몇 주제만 이야기

이 목록과 청각장애인이 참여한 대화가 정상인과 어떻게 다른지에 관한 이전 목록과 비교해보고 유사한 점도 살펴보라. 언어 및 청각 전문가들은 몇몇 청각장애 성인들이 대화 중 상대방이 자신들에게 보이는 반응으로 힘들어 한다고 보고하였다.

의사소통 촉진전략

5장에서 독화에 영향을 미치는 네 가지 요소—화자, 메시지, 환경, 그리고 청자—를 살펴보았다. 의사소통전략 훈련 프로그램에서 환자들은 촉진전략의 사용법을 배우게 된다. **촉진전략(facilitative strategies)**은 상기 네 가지 요소들에 영향을 준다. 표 7-1은 의사소통 촉진전략의 네 가지 유형을 요약한 것이며, 각각의 요소들이 서로 영향을 주도록 구성되어 있다. 그림 7-2는 대화 중에 말 인지의 어려움을 경험할 때 당면할 수 있는 과정을 요약한 것이다. 각 개인은 문제의 원인을 확인하고, 촉진전략을 사용하며, 그 문제의

촉진전략(facilitative strategies)은 청자의 의사소통을 증진시키기 위해서 화자에게 지시하거나 듣기환경을 조성하는 것을 포함한다.

표 7-1. 촉진과 수정 전략

촉진전략은 영향을 주기 위해 사용된다.

- **청자의 말 인지 기술**
  적응전략: 청각장애가 있는 개인은 이완 기술을 적용한다.
  예기전략: 미리 대화 내용과 잠재적 듣기 어려움을 예측해 봄으로써 대화 상호작용을 준비한다.
- **의사소통 환경**
  구조전략: 배경 소음을 최소화하고, 화자를 잘 볼 수 있는 자리를 확보함으로써 의사소통 최적화 환경을 조성한다.
- **의사소통 파트너**
  지시전략: 의사소통 파트너에게 자신을 보면서 분명히 말해 달라고 요청함으로써 의사소통 파트너의 말하는 행동에 영향을 준다.
- **메시지**
  메시지구성전략: 의사소통 파트너에게 짧은 문장과 선택형 질문(closed-ended questions)을 사용해 줄 것을 독려한다.
  인식 제스처: 고개를 끄덕이거나 저음으로써 대화상대자에게 피드백을 준다.

해결 여부를 결정하게 된다. 해결되었다면 대화는 계속 이어질 수 있고, 해결되지 않았나면 나른 전략을 사용해야 한다.

화자에게 영향을 미치는 전략

지시전략(instructional strategies)을 실행할 때, 청자는 화자에게 메시지 전달방식의 변경을 요구한다.

청력손실이 있는 사람은 의사소통 파트너의 구어행동에 영향을 주는 **지시전략(instructional strategies)**을 사용한다. 청자는 화자에게 다음 보기와 같이 메시지 전달 방식을 변경해 줄 것을 부탁한다.

- "손으로 입을 가리고 이야기하시면, 독화하기가 어렵네요."
- "제 쪽을 보면서 말해 주시겠어요?"
- "좀 더 천천히 이야기 해주시겠어요? 그러면 제가 더 잘 알아들을 수 있어요."

지시전략을 사용하기 위해서 말을 인지하는 데 방해가 되는 행동들을 살펴보아야 한다. 그럴 때, 의사소통 파트너에게 그 행동을 어떻게 수정할지 지시할 수 있다.

메시지에 영향을 미치는 전략

메시지구성전략(message-tailoring strategies)은 의사소통 파트너가 적절히 반응하도록 개인의 말을 다시 고쳐 말하는 방식이다.

메시지구성전략(message-tailoring strategies)은 대화 내용을 구성하는 방식에 영향을 준다. 가령, "어제 수영하러 갔었나요? 아니면 자전거 타러 갔었나요?"라고 질문할 수 있다. 이러한 질문은 "수영했어요." 혹은 "자전거 탔어요."라는 두 답변 중에 하나로 답하도록 구성한 것이다. 메시지구성전략을 사용하는 대신에 "어제 저녁에 뭐 하셨어요?"라고 물으면 다양한 답변이 쏟아져 나오면서, 의사소통단절 가능성이 커진다.

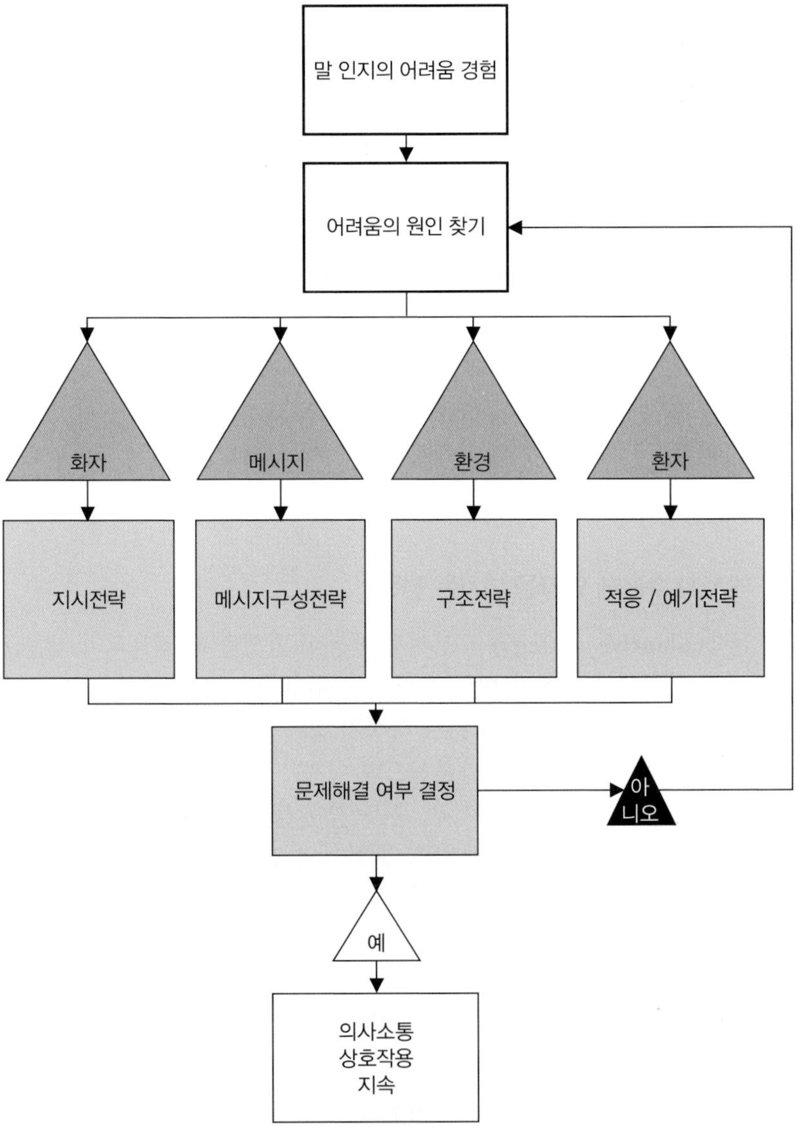

그림 7-2. 의사소통 어려움에 직면할 때 잇따르는 과정

메시지구성전략은 일종의 **초의사소통(metacommunication)** 기술을 필요로 한다. 이것은 단지 말하고자 하는 것만이 아니라, 어떻게 말하는 것이 바람직한 결과를 내는 가장 좋은 방법인지를 반드시 생각하고 있어야 한다는 것이다.

초의사소통(metacommunication)은 의사소통을 위한 의사소통을 일컫는다.

의사소통 파트너와 메시지를 구성하는 다른 방법은 메시지를 이해했음을 나타내는 **인식 제스처(acknowledgement gesture)**를 사용하는 것이다. 어떤 환자들은 상대방과 대화를 나눌 때, 그 말을 알아들었다고 느낄 경우 머

인식 제스처(acknowledgement gesture)는 의사소통 파트너의 메시지에 대해 고개 끄덕이기와 고개 젓기 등의 신호로 반응하는 것이다.

리를 끄덕이거나 흔들지만, 그렇지 않을 때는 흔드는 행동을 중단한다. 이렇게 되면, 의사소통 파트너는 이해 여부를 묻기 위해 대화를 중단하지 않아도 된다. 이해했음을 나타내는 동작을 사용할 때의 위험 요소는 아래에서 곧 다루게 될, 부적응 의사소통의 한 형태인 알아들은 척하는 행동(bluffing behavior)으로 이어질 수 있다는 것이다.

환경에 영향을 미치는 전략

구조전략(constructive strategies)은 의사소통을 위해 듣기 환경을 극대화하는 데 사용하는 전략이다.

의사소통 환경을 향상시키기 위해 **구조전략(constructive strategies)**을 사용한다. 구조전략의 성공은 의사소통 환경을 분석하고 의사소통 극대화를 위해 수정 및 활용할 수 있는 요소들을 확인하는 능력에 달려 있다. 표 7-2는 청각장애인이 의사소통을 극대화하기 위해 사용할 수 있는 구조전략들이다.

메시지 수용에 영향을 미치는 전략

적응전략(adaptive strategy)은 청력손실로 생긴 부적응 행동들을 다루는 방법들이다.

적응전략(adaptive strategy)은 부적응 행동이 발생될 때 적용되며, 청력손실로 생긴 감정이나 부정적 행동을 다루는 수단 또는 이완 기술 등이 포함된다. 예를 들어, 청각장애인들은 친숙하지 않은 사람과 대화를 하게 될 경우 긴장한다. 혹 상대방이 못 알아들으면 어쩌나, 또 자신을 어떻게 생각할 것인가를 걱정하게 된다. 이럴 경우, 숨을 깊게 들이마시고, 긴장을 풀며 그들의 생각을 의식적으로 현재의 대화와 화자의 입술 움직임에 더 집중하도록 해야 한다. 이러한 적응전략은 긴장을 이완시켜 줄 뿐 아니라 대화를 더 잘 알아들을 수 있도록 도움을 준다.

부적응전략(maladaptive strategy)은 대화상 청력손실의 원인으로 발생하는 어려움을 이겨내기 위한 부적절한 행동기제이다. 이런 전략들은 종종 단기간에는 이득이 될 수 있어도 장기간의 비용을 지불하게 된다.

부적응전략

때때로 청각장애인들은 의사소통 어려움을 무마시키기 위해 **부적응전략(maladaptive strategies)**을 사용하기도 한다. 이런 전략들은 알아들은 척하거나, 의사소통 어려움을 피하기 위해 사회적 접촉을 꺼리거나, 대화를 주도함으로써 대화 가운데 참여하거나, 분노, 적대감, 자기연민 등의 감정에 휩싸이는 등의 행동이 그 예들이다. 어떤 사람들은 곧 있을 대화(예: 상사와의 회의)를 걱정하거나, 대화 도중에 이해에 문제가 생기면 지나치게 예민해지거나 긴장하게 된다. 이것은 부적응전략 대신에 다른 방법들을 사용하도록 격려하기 위하여 의사소통전략 훈련 프로그램의 범위 안에서 잘 활용될 수 있다.

예기전략(anticipatory strategy)은 의사소통 상호작용을 위한 준비 방법이다.

의사소통 상호작용을 준비함에 있어 **예기전략(anticipatory strategy)**을 사

표 7-2. 다음은 듣기와 독화를 극대화하기 위해 사용할 수 있는 구조전략의 예들이다. 이 목록은 청각장애인 그리고 그들과 자주 이야기를 나누게 되는 의사소통 파트너와 함께 검토해 볼 수 있다.

- 가능하면 화자에게 조명이 밝게 비추도록 해서, 화자의 얼굴을 잘 볼 수 있도록 하라.
- 화자가 멀리 있다면 가급적 가까이 자리를 옮겨라.
- 주변에 소음이 있다면, 소음을 줄이거나 조용한 장소로 옮겨라. 텔레비전 소리를 줄이거나 꺼라. 원치 않는 소음을 줄이도록 문을 닫아라. 가급적 시끄러운 식당보다는 조용한 곳으로 정하라.
- 잔향이 있는 방이나 강당을 피하도록 하라. 일반적으로 커튼과 카펫이 있고, 냉·난방기의 소리가 최소화되는 등 음향시설이 좋은 곳에서 회의를 할 수 있도록 준비하라.
- 될 수 있는 한 일찍 도착해서 화자 가까이 좋은 자리를 잡아라.
- 열린 창문으로 커튼이 펄럭인다든지 하는 시각적 방해 요소가 없도록 하라.
- 화자와의 거리가 반사를 최소화하는 곳에 위치하도록 하라. 만약 화자가 햇살이 비치는 창문 앞에 서 있다면 자리를 바꿔주도록 요청하라.

용할 수 있다. 이 전략은 사용 가능성이 있을 어휘나 대화 내용 등을 포함한다. 예를 들면, 입사 면접을 앞둔 청각장애인이 회사의 사규나 기사와 같은 관련 정보를 미리 공부해 두는 것이다. 또한 구인 절차나, 면접 시에 있는 일반적인 질문들을 숙지할 수 있는 책을 구입할 수도 있다. 면접관이 임원진의 이름을 언급할 때 이미 익숙한 이름이라면 알아들을 수 있을 것이다. 면접관이 의례적인 질문을 하더라도 어떤 내용일지에 대한 전체적인 윤곽을 잡은 후이기에 이해가 용이하다. 보다 전반적인 준비 작업은 어떤 단어가 많이 사용되는지를 고려하는 것이다(예: 극장의 매점에서 **팝콘**이라는 단어 등). 그리고 그 어휘를 사용하여 파트너와 독화 연습을 하는 것이다. 상황을 재현해보면서, 예상되는 대화(예: 극장에서 매표 직원과의 대화)를 연습할 수 있다. 이러한 예측은 "상대방의 대화 스타일(예: 말투나 동작)이나, 일상적 대화의 순서(예: 만났을 때 하는 일들), 특별한 방식의 언급에 대한 예측된 반응(예: 선택 질문)"을 기초로 만들어진다(Erber, 1996, p.42).

예기전략의 효과에 대한 연구결과들은 복합적이다. 한 연구는 예기전략은 병원 예약을 하거나 은행이나 편의점과 같은 익숙한 의사소통 환경에서는 말 인지를 촉진시키는 데 효과적이지 않음을 보고하였다(Tye-Murray, 1992e). 그러나 상황이 익숙치 않을 때, 예기전략은 말 인지를 준비할 때 효과적인 것으로 나타났다(Rubinstein, Cherry, Hecht, & Idler, 2000). 실제로, 그 이야기를 들을 때 이야기의 내용을 미리 숙지한 사람은 그렇지 않은 사람들에 비해 더 잘 이해할 것이다.

준비 ! 시작!

청각장애인들이 의사소통 상호작용이 이루어지기 전에 예기전략을 이행하는 것은 담화 내용을 인식할 가능성을 높여준다. 다음과 같은 예기전략의 예들을 환자와 함께 검토해 볼 수 있다.

- 영화를 보기 전에 줄거리 요약을 확인하라. 줄거리를 알고 있으면 등장인물 간 대화 내용을 이해하는 데 훨씬 도움이 된다.
- 면접 전에 임원진의 이름이나 회사 상품들에 대한 정보를 알아두어라. 이러한 어휘들이 나오면 화자의 얼굴을 보며 더 쉽게 읽을 수 있다. 면접의 시작, 중반, 마무리는 어떨 것인지에 대한 전반적인 흐름을 알고 있어라. 이러한 정보들은 각 단계에서 이루어질 대화 내용을 예측하는 데 도움을 줄 것이다.
- 요즘에 일어난 일들이나 유행하는 영화 등을 알고 있어라. 이러한 주제들이 그룹토의에서 다뤄지면 대화 중에 못 들은 부분이 있더라도 연결해 갈 수 있을 것이다.
- 수업에서 다뤄질 분량만큼 교과서를 미리 읽어라(이것은 학생이라면 누구에게나 유익한 조언이다). 주제를 미리 알면 수업을 따라가는 데 도움이 된다.

예기전략은 실제 담화를 인식함에 도움을 줄 뿐 아니라 심리적인 유익도 있다. 청각장애인은 사용될 수 있는 어휘들에 대한 독화(speechreading) 연습을 하고 배경 지식을 얻음으로써 실제 대화가 이루어질 때 더욱 안정감을 가질 수 있다. 확실한 행동 과정은 개인을 대화의 상호작용에 더 기여하게 할 것이다.

수정전략

의사소통 단절(communication breakdown)은 의사소통 파트너가 대화 상대자의 메시지를 인지하지 못할 때 발생한다.

수정전략(repair strategy)은 대화의 참여자가 의사소통 단절을 고치기 위해 사용하는 전략이다.

수용적 수정전략(receptive repair strategy)은 청자가 메시지를 이해하지 못 했을 때 사용되는 전략이다.

의사소통전략 훈련은 환자들이 **의사소통 단절(communication breakdown)**을 수정할 수 있도록 **수정전략(repair strategy)**을 가르치는 것을 포함한다. 의사소통 단절이 발생하는 경우 사람들은 여러 가지 **수용적 수정전략(receptive repair strategy)** 중 하나를 사용함으로써 메시지 이해에 필요한 정보를 요청할 수 있다(표 7-3). 수용적인(*receptive*)이라는 단어는 메시지를 받아들이는 사람(이 경우에는 청각장애인)이 말을 보내는 사람(화자)의 메시지를 인지하지 못하여 생기는 의사소통 단절을 수정하기 위해 사용되는 전략을 말한다. 예를 들어, "다시 한 번 말씀해 주시겠어요?"(반복 수정전략), "누가 당신을 데려다 주나요?"(정보 요청 수정전략), "이야기의 흐름을 완전히 놓쳤어요. 무슨 이야기를 하고 있는 거죠?"(목표단어 수정전략), 혹은 "이해가 안 되는데, 좀 더 자세히 말해 줄 수 있어요?" 하고 물음으로써 자세한 정보를 요청할 수도 있다(정교화 수정전략).

표 7-3. 의사소통이 단절되면 수정전략을 사용할 수 있다.

의사소통 파트너에게 요청하는 특정 수정전략

- 내용의 전체 혹은 부분의 반복: *마지막 부분만 다시 말씀해 주시겠어요?*
- 내용을 다른 말로 함: *다른 말로 말씀해 주시겠어요? 말씀하신 것을 못 알아듣겠어요.*
- 내용을 상세히 함: *더 말씀해 주세요.*
- 내용을 간략하게 함: *잘 못 들었는데, 좀 간략하게 다시 말씀해 주시겠어요?*
- 대화의 주제를 언급함: *제가 잘 듣고 있는지 모르겠네요. …라는 말씀을 하시는 거지요?*
- 내용의 확인: *화요일에 간다고 하신 게 맞지요? 네?*
- 피드백을 제공함: *Janice에 대해 이야기한 부분을 들었는데, 오후에는 뭘 한대요?*
- 쓰기
- 지문자(두 대화자 모두 지문자 알파벳을 알고 있다면) 또는 철자쓰기

비특정 수정전략

- 뭐라고요?
- 어?
- 뭐?

개인이 의사소통 파트너와 친한 사이라면 글로 적어 주기, 몸짓이나 손동작 사용하기, 중요한 단어의 철자를 불러주기를 편하게 부탁할 수 있을 것이다. 특정 수정전략의 선택은, 과거에 그 전략이 얼마나 유용했는가, 그것을 통해 얼마나 대화를 알아들을 수 있었는가, 의사소통 파트너가 지시를 잘 따랐는가에 대한 평가에 의해 결정될 수 있다.

의사소통 단절 단계

그림 7-3은 의사소통 단절을 수정하는 데 적어도 세 가지 단계가 필요함을 보여준다. 먼저 의사소통 단절이 감지되어야 한다. 그리고 의사소통 파트너가 반응 방법을 선택해야 한다. 마지막으로는 그 방법을 실행해야 한다. 의사소통 단절이 생기면, 청각장애인은 자신이 메시지를 인식하지 못했다는 것을 즉시 감지하게 된다. 그럴 때 상대방에게 알리고 수정할 방법을 찾아야 한다. "잠깐만요." "이야기를 놓쳤네요."라고 말할 수 있다. 때로는 대화가 한참 진행될 때까지도 의사소통 단절이 일어난 사실을 모를 때가 있다. 다음과 같은 예이다.

교수: (청력손실이 있음) 지난번 과제가 무엇이었지요?

영화과 학생: 북극 이끼(moss)에 대한 10분짜리 교육영화였어요.

교수: (학생이 북극 나방(*moth*)이라고 말했다고 생각하며) 아, 그렇다면 여름에 과제를 했어야 했겠네요.

영화과 학생: 잘 믿기지는 않지만 어떤 종류의 이끼는 얼음 결정체에서 살기도 해요.

그래서 저희는 11월 초에 얼마간 촬영을 했어요.

교수: 동굴 속에서 서식하며 뭘 하나요?

영화과 학생: 예?

교수: (대화 중에 뭔가 잘못 알아들은 것이 있는지 생각하며) 동굴 속에서 서식하면서 뭘 하냐고요?

영화과 학생: 글쎄요? 이끼는 동굴 속에도 있겠지만, 저는 동굴은 안 봤는데요.

교수: (얼굴을 붉히며) 아! 이끼(*moss*)요? 나는 나방(*moth*)이라고 하는 줄 알았지요!

교수가 영화과 학생과의 대화에서 부조화를 감지하면서, 대화 초반에 있던 내용을 잘못 이해했음을 알아차리게 되었다. 이것은 의사소통 단절이 일어나는 그 순간에 바로 알아차리지 못한 단적인 예이다.

때로는 대화의 단절이 발생한 것을 처음 알아차리는 쪽이 상대방일 수 있다. 다음과 같은 예를 보자.

반 친구: 중간고사가 다음 주 금요일이지?

James: 난 금요일까지 리포트를 써야 해.

반 친구: 아니, 시험이 다음 주 금요일인지 물어 봤어.

이 예에서 친구는 '맞다/아니다'의 대답을 기대했다. 청력손실이 있는 James가 말은 이해를 했지만 질문의 의도를 잘못 이해했는지, 아니면 단순히 말을

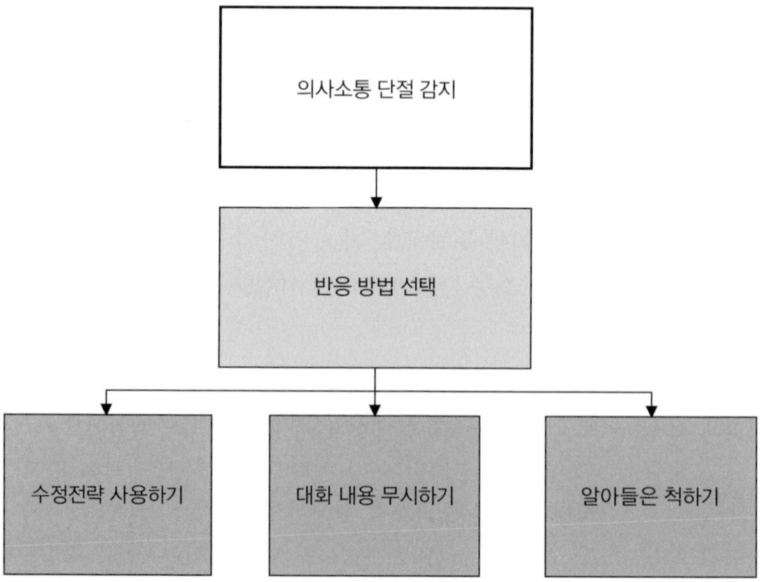

그림 7-3. 의사소통 수정 단계

이해하지 못했는지는 알 수 없지만, 그 친구는 의사소통 단절이 일어난 것을 감지하고 수정을 시도했다.

일단 오해가 있음이 명백해지면, 의사소통 파트너에게 알리고 그것을 수정하는 방안을 제공해야 한다. 예를 들어, 대화의 주제에 대해 물을 수 있다(예: "우리가 무엇에 대해 이야기하고 있지요?"). 이것은 의사소통 행위 자체에 대한 토론을 수반하기 때문에 두 사람 사이에 이루어지는 초의사소통의 한 형태이다.

일반적으로, 단절은 한두 가지의 수정전략만을 사용하여도 수정이 가능하다. 다음에서는 한 번의 부분 반복을 요청함으로써 수정되었다.

직장 동료: 팩스 복사본을 내일 줄게요.
청각장애인: 내일 뭘 준다고요?
직장 동료: 팩스요. Robert씨가 보낸 팩스를 준다고요.

여러 번의 전환이 필요한 경우도 있다. 최악의 상황에서, 이러한 전환이 대화에 참여한 모든 사람을 난처하게 하는 경우도 있다. 다음의 예는 최근에 인공와우 이식을 받은 아내가 남편과 언어·청각 검사실에서 나누는 대화이다.

남편: Laura가 화요일에 기차를 탄대.
아내: (**비특정 수정전략**과 **피드백 수정전략**을 사용해서) 뭐라고요? 하나도 못 알아듣겠어요.
남편: Laura가 화요일에 기차를 탄다고 말했어.
아내: (**피드백 수정전략**을 사용해서) 아니요. 하나도 모르겠어요.
남편: Laura가….
아내: (**피드백 수정전략**을 사용해서) 좀 더 이야기해봐요.
남편: 아니. 날 봐. Laura가 기차를 탄대.
아내: (**피드백 수정전략**을 사용해서) 아, 기차라고요?
남편: 그래… 기차. Laura가…
아내: (**철자 수정전략**을 사용해서) (고개를 저으며) 아니, 아니요. 철자를 말해 봐요.
남편: (철자로) L-A-U-R-A.
아내: (**피드백 수정전략**을 사용해서) 아! Laura! Laura가 기차를 어떻게 했다고요?

여기까지 여러 가지 수정전략들이 사용되었지만 여전히 의사소통이 이루어지지 않았다. 이것이 **확장된 수정(extended repair)**의 예이다. 이럴 경우 대화자 두 명 모두 수정을 하려는 시도를 포기하고, "됐어요. 이건 그리 중요한 문제가 아니니 넘어가지요."라고 말하는 편이 더 쉬울 수 있다. 어떤 경우,

확장된 수정(extended repair)은 의사소통 단절을 수정하기 위하여 많은 수정 전략들이 필요할 때 발생한다.

수정 전략을 사용할 때 대화의 주제가 바뀌기도 한다.

그림 7-4에서 보듯이, 사람들은 대화가 정체되거나 다른 곳으로 튀는 것을 막기 위해 수정전략을 사용한다. 예를 들어, 청력손실이 있는 학생인 Janet은 다음의 소통에서 수정전략을 효과적으로 사용하지 못했다.

Cynthia: 지난 토요일에 성적표(grades)를 우편으로 받았어.
Janet: 포도(grapes)를? 왜 포도를 우편으로 받았는데?
Cynthia: 아니, **포도**(*grapes*)가 아니라 **성적**(*grades*) 말이야.
Janet: 아, 네가 포도주를 만들기도 하잖아. 그래서 나는 네가 택배로 받는 것을 신청한 줄 알았지. 그나저나, 나는 언제 한 병 받을 수 있게 되지?

이 대화의 문제는 수정전략을 사용하였으나 대화의 주제가 적절하지 않게 (성적에서 포도주를 한 병 달라는 약속으로) 변경되었다는 것이다. 이 의사소통 단절은 다음과 같이 수정할 때 보나 협소적이고 적절한 방법인 것으로 보인다.

Cynthia: 지난 토요일에 성적표(grades)를 우편으로 받았어.
Janet: 포도(grapes)를?
Cynthia: 아니, **성적표**(*grades*)라고 말했어.
Janet: 우편으로 성적표를 받았어? 잘 했어?

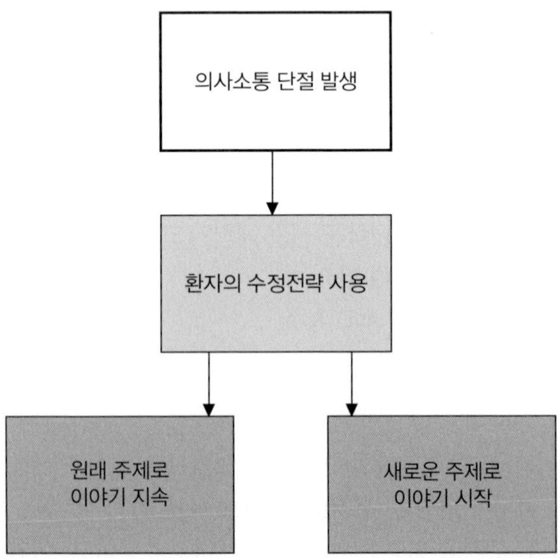

그림 7-4. 수정전략 사용에 따라 일어날 수 있는 결과들

두 번째 대화에서 Janet은 확인을 요청함으로써 대화를 원래의 주제로 돌려 놓았다.

어떤 때에는 환자들이 못 알아들었으면서도 미소를 짓거나, 고개를 끄덕이는 등 **알아들은 척하기(bluffing)**를 함으로써 의사소통 단절을 불러오기도 한다. 알아들은 척하기는 부정적인 결과를 낳을 수 있다. 이때 환자는 무신경하거나, 무관심하고 둔하며 또 부주의한 것처럼 보이기도 한다. 그렇게 되면 그 사람은 소통의 어려움을 해결해 나가는 데 무능력함을 느끼게 된다. 알아들은 척하기를 지나치게 사용하면 대화를 하는 동안 스스로 실패자인 듯이 느끼거나, 자신에게 화가 난 듯이 느끼게 된다.

알아들은 척하기(bluffing)는 메시지를 거의 또는 완전히 이해하지 못했어도 이해하고 있다는 것을 나타내는 방식으로 행동하거나 말을 이해하는 척하는 것이다.

알아들은 척하기(bluffing)

다음의(지금 막 만나서 나누는 두 여자 사이의) 대화는 알아들은 척하는 것이 얼마나 무신경하게 보일 수 있는지를 나타내 준다.

여자 1: 어디 가세요?

여자 2: 포틀랜드에 가요. 제 딸이 아기를 가졌거든요.

여자 1: (고개를 끄덕이며: 아기라는 단어 외에는 거의 못 알아들은 채) 아, 그래요?

여자 2: 딸이 고혈압과 당뇨가 있어서 침대에 누워 있어야만 해요. 의사가 유도 분만을 해야 한대요. 그렇지 않으면 아기가 위험할 수도 있다네요. 4주나 먼저 태어나게 돼서 너무 걱정이에요. 딸의 첫 번째 아기거든요.

여자 1: (상대방의 이야기가 장황하고 복잡해서 내용을 잘 못 알아들었으면서도) 아, 잘 됐네요.

여자 2: 아니요. 전혀 그렇지 않아요. 꽤 심각한 상황이에요.

여자 1은 의사소통 단절을 수정하는 대신 알아들은 척하기를 했기 때문에, 호감을 주지 못하는 인상을 심어 주게 되었다.

알아들은 척하는 이유 중 하나는 수정전략을 사용할 때 상대방이 자신의 청각장애에 대해 알게 되기 때문이다. 예를 들어, "다시 한 번 말씀해 주시겠어요?"라고 말하면 의사소통 파트너는 "무슨 문제가 있나요?"라고 물어보기도 한다. 어떤 사람에게는 "저는 청각장애가 있어요. 그래서 대화를 못 알아들을 때도 있어요."라고 인정하는 일이 어려울 수 있다.

많은 사람들은 개인적인 자존심(personal vanity) 때문에, 그리고 **사회적 낙인(social stigma)**이나 **자기 낙인(self-stigma)**을 경험하기 때문에 청각장애를 인정하기를 꺼린다(Blood, Blood, & Danhauer, 1978; Danhauer, Johnson,

사회적 낙인(social stigma)은 사회 규준으로부터 이탈되고 사람이나 그룹에서 불명예로 인하여 가치가 떨어진 조건을 가지는 것이다.

자기 낙인(self-stigma)은 부끄럽고 창피스러운 감정으로 오명을 느낄 때 발생하며, 결핍이나 장애로 인해 결국에는 자아정체성이 망가지게 된다.

절대로 말하지 않을 거예요

다음은 병원에 입원한 환자가 겪은 의사소통상 어려움을 보고한 내용이다. 이 대목은 청력손실을 밝히는 것을 꺼리는 내용을 다룬다.

> 환자들이 자신의 청각장애를 감추는 이유는 여러가지가 있지만 가장 일반적인 이유는 자의식 때문이다. 어떤 사람들은 그것이 얼마나 역기능적인지 인정하지 않고, 매우 기술적으로 숨긴다. 여성 환자들은 보청기를 가릴 수 있는 헤어스타일을 택한다. 한 환자는 자신의 머리숱이 많지 않아 보청기를 가릴 수 없어서 보청기 하는 것을 싫어한다고 했다. 청각 손상이 있는 많은 사람들은 자신의 어려움을 인정하기보다는 상대방의 말을 알아들은 척한다. 이것은 오해나 더 많은 문제를 만들어 낼 수 있다. 한 환자는 "나의 침묵으로 청각장애가 있다는 것이 알려져서 자존심 상합니다." 라고 말하였다. 마침내 자신의 문제를 시인한 환자는 의사와 간호사가 많은 도움을 줄 뿐 아니라, 그를 이해한다는 기분 좋은 사실에 놀랐다. 어떤 경우에는 환자의 속임수가 예기치 않게 밝혀지기도 한다 (Hines, 2000, p. 35).

Kasten, & Brimacombe, 1985; Hétu, Riverin, Getty, Lalande, & St-Cyr, 1990). 불행하게도, 다수의 사람들이 청각장애인에 대한 틀에 박힌 고정관념을 가지고 있다. 어떤 사람들은 함께 이야기하기 어려운 사람으로 대하거나, 불쌍한 사람으로 본다. 대부분의 사람들은 잘 알지 못하는 사람에게 자신의 청력손실에 대해 밝히는 것을 부담스럽게 여기는 탓에 수정 전략을 사용하는 일을 꺼린다. Hallberg(1996)는 알아듣는 척하거나 이해하는 척하는 등 모든 대처 전략의 추진력은 긍정적이고 "나는 정상이다"와 같은 자아상을 유지하며, 다른 사람으로부터 자신이 다르고 부족하다고 간주되는 것을 피하려는 개인의 노력에 달려 있다고 하였다. 자신의 청력손실을 인정하고, 의사소통 단절을 통해 그 사실이 드러나고, 그래서 수정 전략을 사용하는 것은 자아정체성을 잃게 할 수 있다. 또한 이러한 행동들은 청력손실이 있는 대부분의 사람들이 피하고 싶은 상황인, 사람들이 자신을 정상적 상태로부터 달갑지 않은 사회적 일탈자로 보는 일이 벌어지게 할 수 있다. 더하여, Hallberg는 청력손실을 인정하길 꺼리는 것은 자기기만이나 현실 왜곡에 근간을 둔다고 말한다. 사람이 바라는 자아상과 실제 상황 간에 차이가 있을 수 있으며, 청력손실에 직면할 때 자기기만은 자아상을 보호하여 긍정적이고 정상적인 이미지를 유지할 수 있도록 돕는다.

사람들이 알아듣는 척하는 또 다른 이유는 협조적이고 쾌활한 사람으로 보이려는 바람과 관련이 있다. 어떤 사람들은 대화 시 자신의 어려움을 밝히는 것에 죄책감과 창피함을 느끼므로 수정 전략 사용이나 알아듣는 척하기를 사용하기 꺼려한다. 우리는 대화에 참여할 때, 우리 자신뿐 아니라 대화에 참여하는 모두에게 유쾌하고 유익한 경험이 되도록 협조한다(그림 7-5). 만약 누군가가 대화를 분명히 하기 위해서 자주 대화를 끊는다면, 다음의 대화처럼 덜 유쾌하고 덜 유익하게 될 것이다.

Patrick: 다음 주에 봄방학 해.
Richard: 뭐?
Patrick: 봄방학이라고 말했어.
Richard: 아.
Patrick: Jason 부모님 차로 Florida로 운전해서 갈꺼야.
Richard: 뭐?
Patrick: Jason 부모님 차로 운전해서 갈 거야.
Richard: 아, 그렇구나.
Mary: 나도 어디 좀 갔으면 좋겠다.
Richard: 뭐라고?

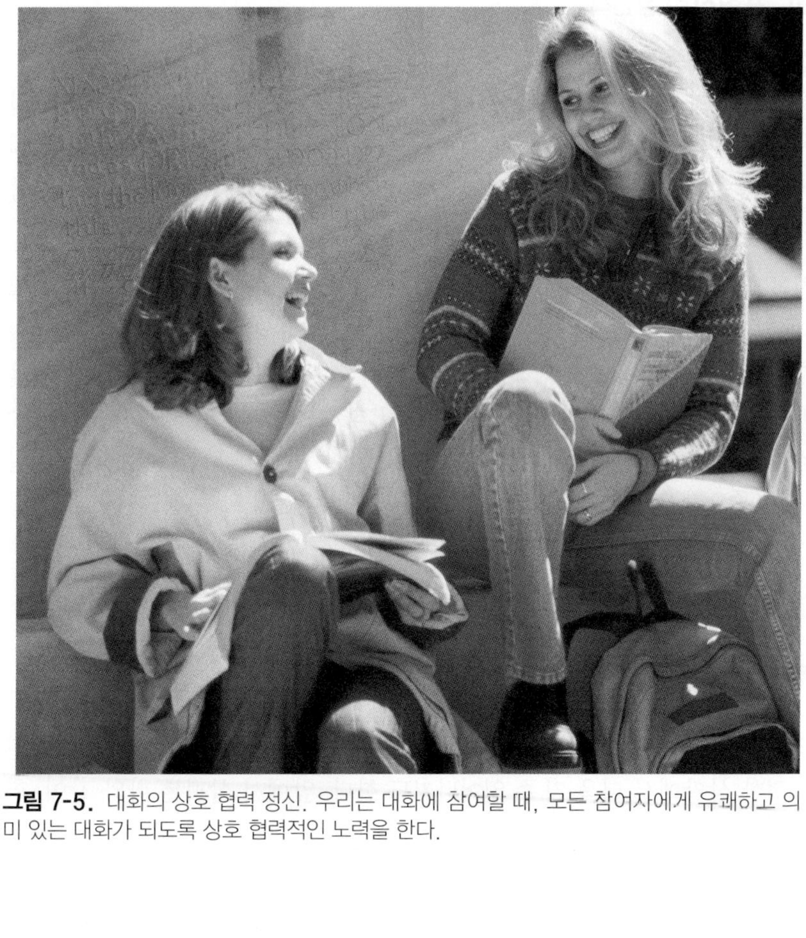

그림 7-5. 대화의 상호 협력 정신. 우리는 대화에 참여할 때, 모든 참여자에게 유쾌하고 의미 있는 대화가 되도록 상호 협력적인 노력을 한다.

Mary: 나도 어디 좀 가고 싶다고.
Richard: 그래. 나도.

의견 교환이 이루어질 때, 대화의 자연스러운 흐름이 지속적인 확인 요청으로 끊어지게 된다. 대화를 지속적으로 이어나가는 일이 대화에 참여하는 모든 사람에게 수고스럽고 힘든 일이 된다. 이러한 이유로, 많은 청각장애인이 특히 잘 모르는 사람과 대화를 할 때 더 알아듣는 척하는 경향이 있다.

일반적으로 알아들은 척하는 것은 바람직하지 않다고 생각하는 반면, 일부 환자들은 모임에 많은 사람이 있는 상황이거나, 너무 피곤해서 집중할 수 없는 경우에는 이러한 행동이 받아들여질 수 있다고 생각한다. 환자들은 상대방의 말을 놓쳤을 때 금방 말의 의미가 무엇인지 알게 되거나, 이어지는 대화 내용이 자신이 놓친 부분을 명료하게 해 줄 수 있다고 생각할 때 알아들은 척하기로 결정할 수 있다. 당연하게도 알아들은 척하기 적당한 때가 언제인지, 그렇지 않은 때는 언제인지 알아내는 것은 언제나 어려운 일이다(Wyant, 2007).

표현적 수정전략

표현적 수정전략(expressive repair strategies)은 화자가 불명료한 말을 산출하고 의사소통 파트너가 그것을 이해할 수 없을 때 사용된다.

청각장애 아동들은 수용적 수정전략의 사용 외에도, 표현적 수정전략을 사용할 필요가 있다. **표현적 수정전략(expressive repair strategies)**은 청각장애인(말을 하는 사람)이 말을 알아듣기 어렵게 함으로써 의사소통 파트너(말을 듣는 사람)가 무슨 말인지 알아들을 수 없을 때 발생하는 의사소통 단절을 막아 준다.

청각장애 아동의 대다수는 언어 능력이 제한적이거나 발음이 명확하지 않다. 그 결과로 의사소통 파트너는 그들의 말을 잘 알아듣지 못한다. 표현적 수정전략을 사용함으로써, 이러한 종류의 의사소통 단절에 대처하는 법을 배울 수 있다. 표현적 수정전략은 원래 말하려는 담화 내용을 그들이 할 수 있는 최선을 다해서 다시 반복하기(예를 들어, 말의 속도를 줄여 천천히 말하고, 중요한 단어들만 강조하는 등), 긴 문장을 짧게 나누어 이야기하기, 글쓰기나 몸짓 등 다른 의사소통 양식을 사용하기, 손가락으로 가리키는 것처럼 손동작으로 보조하기 등을 포함한다.

수정전략과 의사소통 단절 관련 연구

의사소통 단절은 어떤 대화에서든 다양한 이유로 발생할 수 있지만, 어떤 특정한 상황에서 더욱 자주 일어나기도 한다. 앞에서 살펴본 바와 같이, 환경적 조건, 메시지 내용, 그리고 말하는 행동 모두 청각장애인이 구어메시지를 얼마나 잘 인지하는지에 영향을 준다. Caissie(2001)의 연구는 대화의 역동적 본질이 의사소통 단절이 일어날 수 있는 상황에서도 영향을 준다는 것을 보여 준다. 예를 들어 두 사람이 대화를 나눌 때 한 주제로만 대화를 제한하는 경우, 한 주제에서 다른 주제로 대화를 옮길 때에 비해 의사소통 단절을 덜 경험한다. 두 사람이 제한된 주제에 대해 의견을 나눌 때, 오해가 발생하더라도 더 많은 전후 관계의 정보로 해결할 수 있다.

주제 가리기

한 주제에서 다른 주제로 갑자기 넘어가는 것은 한 주제로만 이야기하는 것보다 더 많은 의사소통 어려움을 야기한다. 흥미롭게도 대화의 주제를 바꾸는 것보다 더 방해가 되는 것이 **주제 가리기(topic shading)**이다. 주제 가리기는 새로운 주제로 이야기를 시작했으나, 전에 대화하던 내용의 특정적인 파생물이 있을 때 발생된다. 다음과 같은 예를 볼 수 있다.

주제 가리기(topic shading)는 주제는 동일하지만 관련된 세부사항들이 전이되는 것같이 새로운 강조점이 계속되는 대화 주제로부터 이탈될 때 발생한다.

Janice: (청력손실이 있음) 내일 Chicago에 가려고 해요.
Robert: 차로 가요? 비행기로 가요?
Janice: 비행기로요.
Robert: 저도 New York 여행에 필요한 비행기 표를 사야 하는데…
Janice: 뭐라고요?

이 예에서 보는 바와 같이, 두 사람은 대화의 주제가 바뀌었을 때에도 여전히 여행에 대해서 이야기하고 있다. 그러나 Janice의 여행에 관한 이야기 대신에 현재는 Robert가 필요한 비행기표에 대한 이야기를 나누고 있다. 만약 전혀 새로운 주제로 대화를 시작한다면, 청각장애인은 그 말의 일부분만 알아들었다고 해도 관련된 응답을 할 수 있다. 예를 들어, Robert가 그의 비행기 표에 대해 이야기하는 대신에 "오늘 저녁에 무엇을 하나요?"라고 물었다면 Janice는 그의 말의 대략적인 요점만으로도 "별로 특별한 일은 없어요."라는 적절한 대답을 할 수 있을 것이다. 주제가 아주 미묘하게 바뀔 때 개인은 대화가 전환되는 방향으로 잘 따라오고 있는지 분명히 하도록 확인을 요청할 수 있다(Caissie, 2001).

알아듣는 척하는 빈도

Hétu et al.(1987)은 직업적으로 청력손실이 있는 노동자에 대한 연구에서 응답자의 67%가 가족 모임이나, 파티, 사교 모임에서 아무 말도 안 함으로써 이해하고 있는 척한다는 사실을 알아냈다(Stephens, Jaworski, Lewis, & Alsan, 1999 참조). 즉 이들은 알아듣는 척한다는 것이다.

비특정 수정전략의 사용

조사에 의하면 대다수의 사람들은 의사소통 단절 후에 메시지를 단순화하고, 재구성하고, 자세히 말하는 대신에 의사소통 파트너에게 다시 말해 줄 것을 부탁한다고 한다(Caissie & Gibson, 1997; Hétu, Lalande, & Getty, 1987; Tye-Murray et al., 1993; Tye-Murray, Purdy, Woodworth, & Tyler, 1990; Tye-Murray & Witt, 1996). 그뿐 아니라, 그들이 가장 일반적으로 사용하는 수정 방법은 "뭐?", "어?", "다시" 등의 말이었다. 이러한 종류의 수정 전략을 **특정 수정전략(specific repair strategies)**과 반하는 의미로 **비특정 수정전략(nonspecific repair strategies)**이라고 한다. 특정 수정 전략을 사용할 때, 청각장애인은 의사소통 파트너에게 의사소통 단절을 수정하는 자세한 방법을 제공해 준다.

특정 수정전략(specific repair strategies)은 의사소통 단절을 수정하는 법에 관하여 의사소통 파트너에게 명백한 지시를 제공한다.

비특정 수정전략(nonspecific repair strategies)은 단순히 부족한 이해를 말한다.

수정전략 사용의 결과

수정전략을 사용할 때, 의사소통 파트너는 어떻게 반응하는가? 가장 주목할 만한 발견은 반복 수정전략과 비특정 수정전략은 서로 수반된다는 것이다. 의사소통이 단절된 후에, 의사소통 파트너는 원래 했던 말을 그대로 반복해서 말하는 경향이 있다(Caissie & Gibson, 1997; Tye-Murray, Witt, Schum, & Sobaski, 1995). 만약 어떤 사람이 "뭐?"라고 말했다면, 의사소통 파트너는 그가 했던 말을 그대로 다시 할 가능성이 아주 높다는 것이다.

다른 연구에서는 의사소통이 단절되었을 때, 화자가 청각장애인에게 이미 한 번 더 반복해서 이야기했으나 여전히 못 알아들었을 경우(Gagné & Wyllie, 1989), 의사소통 파트너가 단순히 그 말을 되풀이하는 것보다 문장을 재구성해서 이야기할 때 더 잘 이해한다는 것을 보여준다. 예를 들어, 어떤 사람이 "나 새 차 샀다."라고 말했다고 하자. 상대방이 "뭐?" 라고 되묻자, "나 새 차 샀다고."라고 응답한다. 세 번이나 똑같은 말을 되풀이하는 것은 청각장애인에게 도움이 되지 않는다. 오히려, "나 벤츠 샀어." 라고 다른 말로 바꾸어 이야기하는 것이 낫다. 새로운 단어, 특히 **자동차**라는 말에 비해 **벤츠**라는 단어는 시각적이어서 환자가 시청각적으로 더 쉽게 인식할 수 있다. Caissie & Gibson(1997)은 의사소통이 단절되었을 때 가장 효과적인 수정은 의사소통 파트너가 메시지를 다른 말로 변경하거나 확인해 주는 것임을 밝혔다. 메시지를 한번 반복하는 것 또한 효과적이다. 그러나 너무 자세히 이야기하는 것은 효과적이지 못한 것으로 나타났다.

비특정 수정전략의 사용에는 긍정적인 부분들도 있지만 단점들도 있다. 어떤 사람이 대화 중 의사소통 단절을 막기 위해 상대방에게, "뭐라고?" 혹은 "어?"라는 말을 자주 쓴다면 의사소통 파트너에게 호의적으로 보이지 않게 되고, 대화의 즐거움을 감소시킬 수 있다(Gagné, Stelmacovich, & Yovertich, 1991; Tye-Murray, Witt, Schum, & Sobaski, 1995). 전형적인 예를 보여주는 실험이 있다. 정상청력인과 청각장애인(또는 가상청각장애인) 간 자발적인 대화가 이루어진 내용이 담긴 시청각 비디오를 평가자(judge)들에게 보여주고, 청각장애인의 성격에 대한 점수를 1점부터 6점까지 주도록 하였다(예: 이 사람은 유능하다-무능하다). 평가자들은 같은 방법으로 감정적 반응에 대해 1~6점의 점수를 주었다(예: 이 사람은 나를 차분하게 한다-화나게 한다). 각 개인이 특정 수정전략을 사용하는 대신 비특정 수정전략을 사용할 때 호감이 덜 가는 것으로 평가되었는데, 이는 의사소통 파트너에게 수정에 대한 책임을 돌리기 때문이었다.

이런 단점에도 불구하고 어떤 상황에서는 비특정 수정전략이 긍정적 영향을 주기도 한다. 첫째로, 청각장애인이 포함된 성인들 간 동시에 이루어지는 대화에서 하나의 수정전략만 사용해도(그것이 비특정 수정전략일지라도) 의사소통 단절을 해결할 수 있다(Lind, 2006; Tye-Murray, Witt, Schum, & Sobaski, 1995). 이 자료는 비특정 수정전략도 효과적일 수 있음을 보여준다. 둘째로, 비특정 수정전략은 진행 중인 대화 흐름에 대한 방해를 최소화한다. 어떤 사람이 "어?"라고 물을 때, 발언권을 잠시 동안만 가질뿐 의사소통 파트너는 자신의 이야기를 쉽게 이어갈 수 있다. 그러나 "죄송한데요. 무슨 이야기를 하시는지 모르겠어요."라고 말하며 특정 수정전략을 사용하고 그것도 빈번히 사용한다면 대화가 딱딱해지며 흐름이 막히게 된다. 비특정 수정전략을 사용하는 개인은 겉으로나마 대화의 차례를 갖게 됨으로써 의견 교환에 협조적으로 보일 수 있다. 셋째로, 비특정 수정전략의 사용은 기반 과정(grounding process)을 용이하게 할 수 있다. 한 사람이 약간의 정보를 제시할 때, 다른 상대방은 그것에 대하여 알았다는 반응(비특정 수정전략 또한 인식 제스처와 같은 역할을 한다고 볼 수 있다)을 한다. 비특정 수정전략은 정보가 성공적으로 잘 전달되지 못했다고 반응함으로써 공동 기반(common ground)이 부족함을 알리는 역할을 한다. 마지막으로 비특정 수정전략은 문제의 소재가 어디인지를 알려준다. Lind(2006)는 인공와우 이식을 받은 남자와 그 아내가 약 20분간 나누는 대화 가운데, 수정전략의 빈도와 그 효과를 관찰했다. 그리고 비특정 수정전략이 어려움이 생기는 지점을 정확히 집어내는 데 효과적임을 밝혔다. 남편은 아내가 말을 하는 도중에도 "뭐라고?"라고 말했는데, 의사소통이 단절되는 정확한 원인을 찾아내지 못함에도 불구하고 대화가 단절되는 지점을 알려줌으로써 성공적인 수정으로 이끌 수 있었다.

청력손실 언급하기

한 실험에서 인공와우 이식을 받은 성인이 그 사실을 모르는 사람과 처음 만날 때 어떤 일이 벌어지는지 살펴보았다(Tye-Murray & Witt, 1996). 이 연구에서 환자는 청력이 정상인 사람과 한 테이블에 앉았다. 청력이 정상인 사람에게는 대화에 관한 연구에 참여 중임을 언급했지만, 의사소통 파트너가 청각장애인이라는 것은 말하지 않았다. 실험이 진행되는 10분 동안 피험자들은 서로 이야기를 나누었다. 모든 대화는 녹화되었고 나중에 분석되었다. 분석 결과에서 10분간의 대화에서 거의 대부분이 대화의 단절을 경험했지만, 44%의 환자만이 자신이 청각장애인임을 밝혔다. 더 흥미로운 사실은 이들이 청력손실이 있음을 밝혔을 때 일어난 일이다. 이들이 자신이 청력손실이 있음을 말하자 다른 흥미로운 주제로 대화하기보다는 이야기가 청력손실과 그에 따른 어려움에 대한 것으로 집중되기 시작했다. 이러한 화제의 전환은 환자가 자신의 청력손실을 드러내길 꺼리는 이유 중 하나일 수 있다. 이들은 청력손실이 대화의 주제가 되는 것을 원치 않기 때문이다.

누가 수정 전략을 주로 사용하는가

어떤 사람들은 의사소통이 단절되면, 아무 말도 안 하기 보다는 수정 전략을 사용하고자 한다. 수정 전략을 쓰는 사람들은 아무 말도 안 하고 있는 사람들보다 자신의 독화기술에 대해 덜 불평하고 사회 활동을 덜 피하는 경향을 보인다. 의사소통전략을 사용하지 않으려는 사람들에게는 어떤 공통적인 특징이 있다(Tye-Murray et al., 1993; Tye-Murray, Purdy, & Woodworth, 1992):

- 낮은 수준의 교육 정도를 가진다.
- 갑자기 청각장애를 갖게 되었다.
- 보청기의 도움을 거의 받지 못한다.

인접 쌍(adjacency pairs)은 인접된 대화의 순서들이다.

You Say, I Say

청각장애인이 수정전략을 사용할 때, 의사소통 파트너의 반응이 있어야 한다. 따라서 인접된 대화의 순서가 확립된다. Schegloff & Sacks(1973)는 이 인접된 대화의 순서를 **인접 쌍(adjacency pairs)**이라고 명명하였다. 인접 쌍의 예로 질문과 대답(예: "누가 물어 봤다고?"—"Bob이 물어 봤어"), 인사와 응답(예: "안녕?"—"안녕") 그리고 요구와 응답(예: "이리로 와 주실래요?"—"물론이지요.") 등이 있다. 특정 수정전략과 응답 인접 쌍은

(계속)

청각장애인과 건청인이 말을 주고 받을 때 나타나는데, 다음과 같다 (Tye-Murray & Witt, 1996, p. 467 참조).

1. *비특정 수정전략(nonspecific repair strategy)과 메시지 반복 반응(message repetition response)*: 청각장애인이 의사소통 단절 후에 비특정 수정전략을 쓰면 의사소통 파트너가 했던 말을 그대로 반복한다.
2. *정보 수정전략 요청(request for information repair strategy)과 정보 반응 제공(provide information response)*: 청각장애인이 자세한 정보를 요청하면, 전형적으로 의사소통 파트너가 정보를 제공한다.
3. *확인 수정전략(confirmation repair strategy)과 피드백 반응(feedback response)*: 청각장애인이 대화의 내용을 다시 말하면, 전형적으로 의사소통 파트너가 그 말을 확인해 주거나 고쳐준다.

아동 관련 연구

일부 연구들은 아동들이 어떤 종류의 수정전략을 사용하는지와 의사소통 단절에 어떻게 대처하는지에 관심을 가졌다. 연구들은 난청이나 농 아동들이 자신의 구어 메시지를 명확하게 하기 위해 비언어적 정보를 사용하거나(예: Ciocci & Baran, 1998; Givens & Greenfeld, 1982), 메시지를 반복하는 경향이 있다고 하였다(Most, 2002, 2003). 실제로 Baylock, Scudder, & Wynne(1995)은 대부분의 아동들이 의사소통 파트너에게 필요하거나 원하는 것을 말했을 때 파트너가 "뭐라고?" 혹은 "못 알아 듣겠어."라고 말하면, 대신 몸으로 표현하려는 경향이 있음을 보고하였다. 아동이 의사소통 파트너의 메시지를 못 알아들었을 때, 청력이 정상인 아동은 말을 다시 확인하는 반면 청각장애 아동은 비언어적 방법에 의존하려 한다. 예를 들어, 모르겠다는 표정을 짓거나 어깨를 으쓱하는 등 이해하지 못한다는 신호를 보낸다.

한 연구에서는 인공와우를 사용하는 아동 181명과 정상청력을 가진 24명의 대화를 객관적 및 주관적 측정 방법을 사용하여 평가하였다(Tye-Murray, 2003). 아동들은 청각/구화법을 사용하여 임상가와 대화를 나누었고 녹화된 테이프를 분석하여 다음의 결과들을 도출하였다. 즉, 의사소통 단절을 수정하기 위해 아동과 임상가가 노력한 시간의 백분율, 둘 사이에 말없이 침묵하며 앉아 있는 시간의 백분율, 아동이 말한 시간의 양과 임상가가 말한 양 사이의 비율(다음 장에서 다루게 될 것인데, 대화 유창성이라고 불리는 구조와 연관이 있다)이 그것이다. 인공와우 사용 아동들은 의사소통 단절과 침묵에 소요된 시간이 정상청력 아동들보다 훨씬 긴 것으로 나타났다. 더 나은 언어 능력과 기술을 가진 아동들은 더 짧고 더 적은 의사소통 단절을 겪었는데, 이처럼 말소리 명료도와 수용 언어로 의사소통 단절을 가장 잘 예측할 수 있었다. 이 연구의 결과는 가장 최신의 보청기를 한 아동인 경우에도 정상청력 아동들보다는 여전히 많은 어려움을 경험하기 때문에 의사소통 어려움을 해결하기 위한 명확한 설명이 얼마나 중요한지 보여준다.

대화의 방식과 행동

대부분의 의사소통전략 훈련 과정은 바람직한 대화 방식과 대화 행동 개발을 목표로 하는 자료들을 포함한다. 대화에의 참여를 목표로 함에 있어 옳거나 그릇된 방법이 있는 것은 아니며, 또 적절한 방식은 상황에 따라 달라질 수 있지만 어떤 대화 방식이나 행동은 청력손실로 대화에 어려움이 있을 때, 다른 대화 방식이나 행동보다 더 효과적이기도 하다.

대화 방식

대화 빙식은 한 개인이 의사소통 활동 중에 정보를 전달하고 받아들이기 위해 적용하는 행동과 방법들을 말한다. 심한 청력손실이 있는 성인이나, 아동, 그리고 청소년은 다음의 네 가지의 대화 방식, 즉 (a) 수동적 방식, (b) 공격적 방식, (c) 수동–공격적 방식, (d) 적극적 방식을 보일 수 있다.

수동적 대화 방식(passive conversational style)을 가진 사람은 대화 수정을 시도하기보다 대화와 사회적 상호작용을 피하려는 경향이 있다.

수동적 대화 방식(passive conversational style)을 가진 사람은 무슨 일이 있더라도 오해나 갈등을 피하고 협조적으로 보이고자 한다. 이러한 방식은 위험 요소를 수반하지 않기에 단기적으로는 안전해 보이지만 장기적으로는 비생산적일 수 있다. 수동적 대화 방식을 취하는 사람은 다음과 같은 행동을 한다.

- 대화에 참여하지 않는다.
- 자주 대화를 알아들은 척한다.
- 조용한 톤으로 이야기하고 눈을 맞추지 않는다. 대화에 반응하지만, 주저하는 표정이거나 무표정이다.
- 대화의 어려움을 피하기 위해 사람들과의 모임이나 사회 활동을 피한다.

브릿지게임을 하는 곳에 앉아서 미소를 지으며 조용히 고개만 끄덕이는 사람이 있다면, 그 사람은 수동적 대화 방식을 가진 사람이라고 할 수 있다. 이런 사람은 게임을 하는 곳에 있더라도 얻는 게 거의 없다. 그는 분노, 희생, 후회나 무력감을 느끼기 시작할 것이다. 수동적인 상태로 오랫 동안 지내게 되면 갑작스런 분노를 나타낼 수도 있다. 대화의 필요성을 인식함에 어려움을 느끼게 될 뿐 아니라, 대화를 효과적으로 하는 법을 떠올리는 데에도 어려움을 겪을 수 있다.

공격적 대화 방식(aggressive conversational style)을 가진 사람은 수동적 방식인 사람과 정반대의 양상을 보인다. 다른 사람을 희생으로 자신의 권리를 지키려 하며, 무슨 일이 있더라도 대화의 '꼭대기'에 자신의 필요를 두고자 한다. 이런 사람들은 대화 중에 다음과 같은 모습을 보여 준다.

공격적 대화 방식(aggressive conversational style)을 가진 사람은 이해를 못하는 반응에 상대방을 비난한다.

- 대화 내용과 상관없이 적개심이나 공격성이 있고 나쁜 태도를 보인다.
- 고함을 치거나 "연설조"로 이야기한다.
- 과장되거나 과도한 몸동작을 사용한다.
- 화자를 뚫어지게 응시하거나 화자를 향해 몸을 기울이거나 완고하게 서 있는 등 위협적인 태도를 보인다.

이 사람은 고의적으로 혹은 무심코 의사소통 파트너를 무안하게 하거나, 상처주고, 화나게 만들고는 대화에 어려움이 발생하면 상대방을 비난한다. "중얼거리지 말고 날 좀 도와 달란 말이에요." 혹은 "나에게는 그 이야기를 안 했어요!"라고 말하기도 한다. 첫 번째 말은 "나를 도와 줄 수 있는데도 돕지 않았어요."라는 말을 내포하는 암묵적인 모욕, 두 번째 말은 "내가 당신 말을 안 들은 것이 아니라, 먼저 나에게 말해주지 않은 것은 바로 당신이에요."라는 비난이다. 이런 종류의 말들은 의사소통 파트너와 사이를 갈라 놓을 수 있고 청력손실이 있는 사람과의 관계를 무력하게 하고 심지어 피하려는 결과를 낳기도 한다.

어떤 청각장애인들은 수동적 요소와 공격적 요소를 모두 가진 방식으로 혼합되어 있는, **수동-공격적 대화 방식(passive-aggressive conversational style)**을 사용한다. 그들은 대화를 시작할 때 그들의 권리를 주장하지는 않지만, 나중에는 마음대로 대화를 조정하거나, 심지어 앙갚음을 하기도 한다. 그들의 목표는 의사소통의 단절이나 대화의 어려움을 피하는 것이고, 그 이후에는 의사소통 파트너가 만들어 낸 혹은 막지 못한 것에 대해 미안해 하도록 만든다. 이런 사람은 다음과 같이 말하기도 한다. "당신이 말한 바를 이해할 수가 없네요. 아마도 별로 중요한 일은 아니라고 생각해요." 어떤 때는 상대방 앞에서는 수동적으로 행동하지만 돌아서서는 공격적이 되기도 한다. 한 노인은 의사 앞에서는 "네, 네" 하고 말하지만, 나중에 그의 성인인 딸 앞에서는 의사가 자신의 청력손실에 대해 너무 무관심하다고 심하게 불평을 한다. 그리고 다음 진료 날짜에 참석하지 않는다. 수동-공격적 대화 방식을 가진 사람은 다음과 같은 모습을 보인다.

수동-공격적 대화 방식(passive-aggressive conversational style)을 가진 사람은 공격성이 간접적 방식으로 표현되는 사람이다.

- 냉소적이다.
- 상대방 앞에서는 수동적이지만 그들이 없을 때는 공격적이 된다.
- 무뚝뚝하고, 완고하게 혹은 우유부단한 방식을 취한다.

의사소통전략 훈련에서는, 환자들이 수동적이거나 공격적인 대화 방법 혹은 수동-공격적 대화 방식의 사용을 최소화하고 그 대신 주장적 방식(assertiveness style)을 사용하도록 장려한다. 주장적 대화자의 목표는 효과적으로 의사소통을 하고 의사소통 단절을 막거나 최소화하는 해결 방안을 찾아내는 것이다. **주장적 대화 방식(assertiveness conversational style)**을 쓰는 사람들은 대화 중에 다음의 방법들을 따른다.

주장적 대화 방식(assertiveness conversational style)을 채택한 사람은 의사소통 파트너들을 고려하는 방식으로 의사소통의 어려움을 다루는 데 책임감을 갖는다.

- 자신의 필요나 감정에 대해서는 정직하고 열린 마음으로 표현하며, 의사소통 파트너의 권리를 존중한다.
- 의사소통 어려움을 해결하려는 책임감을 보이되, 의사소통 파트너도 배려하는 방법을 사용한다.
- 다른 사람과 이야기할 때 눈을 맞추며, 대화 내용에 적절한 얼굴 표정을 짓는다.
- 수용적이고 개방적임을 보이는 몸짓 언어를 사용한다.
- 바람직한 의사소통을 촉진하기 위해 의사소통 파트너의 노력을 인정해 준다.

주장적인 사람은 "스피커에서 먼 쪽에 자리를 잡도록 하지요.", "당신이 말하는 모든 내용을 되풀이하지 않아도 돼요."라고 말한다. 이러한 말은 의사소통 문제 해결법에 대한 직접적인 설명을 정중한 방식으로 제공한다.

이상의 네 가지 대화 방식(수동적 방식, 공격적 방식, 수동-공격적 방식, 주장적 방식)이 의사소통전략 훈련 프로그램에서 검토될 수 있다. 환자들은 좀 더 효과적으로 의사소통하는 법을 배우고, 다른 사람의 비효율적인 의사소통 행위를 인지하기 위해서 자신의 대화 방식을 잘 알아야 한다. 연습과 노력을 통해, 의사소통 문제를 수정하는 주장적인 방법을 개발할 수 있다. 또한 의사소통 파트너가 수동적이거나 공격적인 행동 방식을 보일 때, 효과적으로 반응하는 법도 배울 수 있다.

심리사회적 치료(psychosocial therapy)는 오류가 있는 가설에 도전하고 자아상을 발전시킨다.

때때로 청능재활 훈련 계획에 **심리사회적 치료(psychosocial therapy)**가 포함된다(예: Hogan, 2001). 이런 중재의 주요 목표는 주장적인 행동을 장려하는 것이다. 참여자는 청각장애의 심리사회적·사회적 영향을 살펴보고 주장적 행동 방식을 취하지 못하는 근본적인 이유를 조사한다. 예를 들어, 다른 사람에게 도움을 청하면, 그들에게 짐이 된다고 느끼는 사람은 수동적으로 행동하게 된다. 이러한 내면적 가설은 심리사회적 치료에서 문제가 된다.

의사소통 행동

그림 7-6은 앞에서 살펴본 의사소통 방식의 모형을 보충해주는 행동들의 세 가지 배열을 나타낸다. 이 모형은 상호적, 비상호적, 지배적이라고 불리는 세 개의 원으로 구성되어 있다.

상호적 행동(interactive behavior)을 보이는 사람은 적극적 대화 방식과 일치하는 협조적인 대화 방법을 사용한다. 이러한 사람들은 대화의 주제를 진전시키거나 주제를 선택하는 책임을 의사소통 파트너와 분담한다. 이들은 대화를 주도하지 않고 상대방이 말하는 내용에 관심을 표하며 그들의 말에 적절히 반응하려고 노력한다.

상호적 행동(interactive behavior)은 적극적인 대화 방식과 일치하는 협동적인 대화 전략의 사용이다.

비상호적 행동(noninteractive behavior)을 보이는 사람은 수동적인 대화 방식을 가진 사람과 같은 특성을 가진다. 그들은 의사소통 단절 시 알아들은 척한다. 대화의 주제를 발전시키는 데 그다지 기여하지 않으며 무엇을 말할 것인가에 대한 주제를 정하는 일에도 참여하지 않는다. 그들은 또한 이야기할 차례를 바꾸려는 신호에도 반응하지 않는다. 그 예로 의사소통 파트너가 청력손실이 있는 사람이 대화에 함께 참여해 주기를 바라면서 하는 말인 "그래서… 알잖아… 음…"과 같은 말에 반응을 보이지 않는다. 다음의 대화

비상호적 행동(noninteractive behavior)은 수동적 대화 방식의 특징으로, 개인은 대화를 진전시키려는 노력을 거의 하지 않는다.

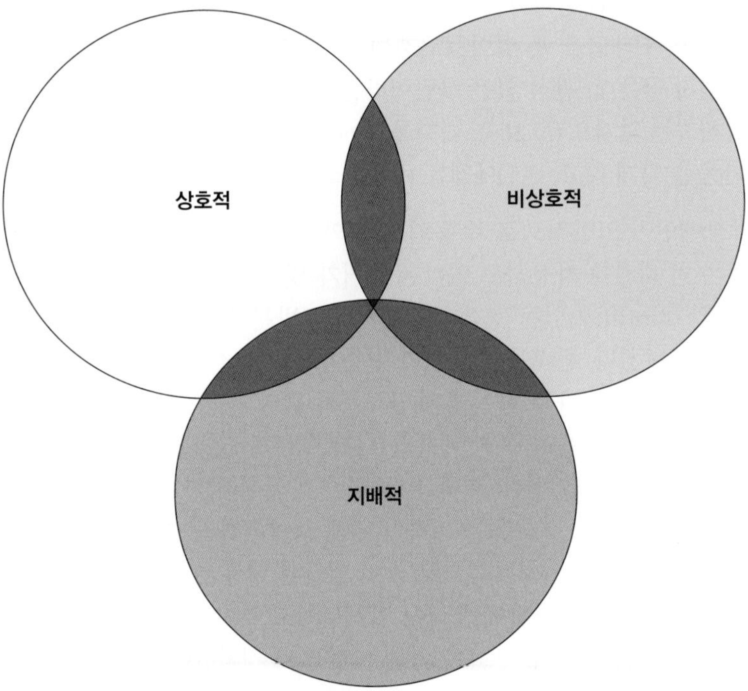

그림 7-6. 청각장애인을 특징짓는 행동 배열

는 비상호적인 대화 방식(청력손실이 있는 Rose가 보여주는 것과 같은)의 예이다.

Marie: 어제 밤에 좋은 영화를 봤어.
Rose: 어.
Marie: 유선 방송에 있는 옛날 영화 채널에서 했어.
Rose: 음.
Marie: Fred Astaire와 Ginger Rogers가 나왔는데, 춤도 멋지고… 알잖아… 그런 옛날 영화들….
Rose: (고개를 끄덕인다)
Marie: 너무 좋았는데….
Rose: (고개를 끄덕인다)
Marie: 이런 걸 보면 어릴 적에 영화 보러 다니던 생각이 나.

이 대화에서, Rose는 Marie의 말에 아무런 흥미를 보이지 않고 주제를 진전시키려고도 하지 않는다. Marie는 침묵이 흐르지 않게 하기 위해 더 말을 한다.

비상호적인 대화 방식은 우호적이지 않은 결과를 가져오기도 한다. Cowie & Douglas-Cowie(1992)는 청력손실이 있는 성인과 가진 일련의 인터뷰에서 다음과 같이 말한 환자가 있었다고 하였다. "질문을 하고 싶은 때가 많이 있어요. 그러나 대답을 못 알아들을까봐, 그냥 질문을 안 하고 말지요. 실제로는 그렇지 않은데, 관심 없는 사람이라는 인상을 줄 것 같아요. 그러나 창피를 당하지는 않지요"(p. 269). 대화를 피하는 것은 의사소통 파트너에게 부정적 반응을 갖게 하고, 본인에게는 내적인 스트레스의 원인이 될 수 있다.

청각장애인이 일반적으로 수동적 행동의 두 가지 주된 특징인 회피와 알아들은 척 하기를 사용하고 있다는 증거가 몇 있다. Stephens et al.(1999)은 Wales의 Cardiff에 있는 청각재활 클리닉을 방문한 100명의 환자에게 질문지를 나눠 주었다. 환자들에게 11가지 종류의 의사소통 상호작용에서, 특정한 행동을 얼마나 자주 하는지 대답하도록 했다. 공통적으로 가장 많이 언급된 행동은 (알아듣지 못한 내용을 다시 반복해 달라고 말하는 것을 제외하고) **회피**(*avoidance*)였다. 회피는 "특정한 상황에서 상대방에게 다시 말해달라고 요청하는 쑥스러움을 피하기 위해 사람들과의 대화를 일부러 피하는 것"으로 정의된다. 그 다음으로 많이 언급된 행동은 **알아들은 척하기**(*pretend*)로, 이는 "다른 사람에게 다시 말해달라고 부탁하는 것을 피하기 위해 알아듣지 못했음에도 알아들은 척하는 것"으로 정의된다.

그림 7-6의 의사소통 행동 배열에서 마지막 남은 부분은 공격적 대화 방식의 특징을 보이는 **지배적 대화 행동(dominating conversational behavior)**이다. 이 원에 속하는 사람들은 계속되는 대화, 중간에 끼어들기, 갑자기 주제 바꾸기 등을 한다. 어떤 이야기가 진행되고 있는지 계속 파악하기 위해 자신이 대화를 주도하려고 한다. 어떤 때에는 질문을 하는 것조차 피하려 한다. 왜냐하면 질문에 대한 답을 듣는 동안 자신의 말하는 순서를 포기하길 원치 않기 때문이다. 여기에 청력손실이 있는 노인인 Deidre가 친구 딸인 Carrie와 대화하는 한 부분이 있다.

지배적 대화 행동(dominating conversational behavior)은 공격적인 대화 방식의 특징으로 끼어들기, 길게 말하기, 대화 주제를 주도하기 등이 포함된다.

Deidre: Sharon이 그러는데, 휴가간다며?

Carrie: 네. 오빠와 함께 비행기로…

Deidre: (끼어 들며) 오. 나도 전에 South Carolina에 사는 우리 오빠를 보려고 비행기를 탔지. 우리 오빠는 거기에 집이 있는데, 호숫가에 자기가 직접 집을 지었지 뭐야.

이 대화에서, 두 사람의 이야기는 Carrie의 다가오는 여행 대신, Deidre의 비행기 여행과 그 오빠에 대한 이야기로 갑작스럽게 바뀐다.

수동적인 대화 방식과 마찬가지로, 지배적 대화 방식은 원치 않는 결과를 가져온다. Cowie & Douglas-Cowie(1992)가 보고한 한 인터뷰에서 환자는 "저는 회의를 주도해야만 해요. 제 자신을 모든 집중을 받는 중심자리에 두지요. 그래서 모든 사람이 의장이 아닌 저에게만 이야기하도록 해요. 그들은 저에게만 이야기해야 해요."라고 말했다(p.269). 환자는 그런 지배적인 대화 방식은 동료들에게(적어도 의장에게) 좋지 않은 반응을 가져오리라고 예측할 수 있다.

그림 7-6에서 보여주는 모형처럼, 세 원은 두 가지 이유로 겹친다. 첫째, 사람들은 한 가지 이상의 행동 특징을 보이기 마련이다. 개인이 사용하는 의사소통 행동은 대화 중에 사람들과 친해지거나 대화의 범위가 정해짐에 따라 달라질 수 있다. 또한 행동은 대화가 일어나는 환경뿐 아니라, 의사소통 파트너와의 친밀감에 따라서도 달라질 수 있다. 예를 들자면, 전형적인 지배적 의사소통 행동을 보이는 사람이 속도위반으로 경찰과 대화할 때는 상호적인 행동을 보일 수 있다. 세 원이 겹치는 두 번째 이유는, 수동-공격적인 의사소통 방식을 가진 사람은 겉으로는 상호적으로 소통을 하는 듯이 보이지만, 들어가 보면 실제로는 비상호적이고 지배적인 모습을 보인다.

사례연구

부부의 대화

Lind et al.(2006)은 인공와우 착용자인 55세의 남편이 33세의 아내와 23분간 비형식적인 대화를 나누는 대화의 사례 연구를 발표했다. 그들은 조용하고 조명이 잘 된 방에 앉아 연구자들이 정한 주제로 얼굴을 마주보고 대화를 나누었다. 최적의 의사소통 환경과 서로의 친밀감에도 불구하고 그들은 47번의 의사소통 단절을 경험했다. 수정 활동 및 수정 연속(repair sequence) 활동이 전체 대화의 67.7%를 차지했다. 그들은 대략 60% 정도의 시간을 특정 수정전략을 사용하는 수정 연속 활동으로 소요했다. 다음은 수정 연속 활동을 담은 세 개의 인용이다. 각각의 예에서 보이는 남편의 의사소통 방식의 종류와 수정 전략의 종류를 살펴보라. 전략이 특정적인가 아니면 비특정적인가? 대화 방식에서 공격적, 수동-공격적, 적극적, 수동적 방식 중 어떤 특징이 더 많이 보이는가? 남편의 응답은 항상 동일한 방식을 취하고 있는가? 말을 시작하는 방식은 어떤 것이 우세한가?

인용 1 (p.38):

아내: 이익이 굉장히 많을 것 같지 않아요? 내 생각에는 그 사람들이 커피에서 이윤을 남길 것 같아요.

남편: 중얼거리지 말고 이야기해, 뭐라고?

아내: 내 말은, 만약에 그 사람들이 책을 안 팔아도 커피에서 돈을 벌 것 같다고요.

남편: 책을 안 팔아도, 그래.

인용 2 (p.43):

아내: 우리는 겨울에도 캠프를 하곤 했지요. 근데, Victoria에서 겨울에 캠프하는 것은 다를 거예요. 안 그래요?

남편: 미안해. 못 알아듣겠어.

아내: 내 말은 당신이 더 빨리 남쪽에 도착한다고 해도, 그건 우리가 해마다 가졌던 휴가를 줄인다는 말과 다르지 않아요. 해마다 겨울이면 어디에 가곤 했잖아요….

남편: (말 중간에) 그래…

인용 3 (p.44):

아내: 그래요. 근데 이 전화는 꼭 해야 하기 때문에….

남편: (말이 끝나기도 전에) 봐, 음성이 또 낮아지잖아. 그러니까 내가 이해를 못하지.

아내: 이건 내가 꼭 해야만 하는 전화들이에요, 당신도 알다시피….

남편: (아내의 마지막 말과 겹치게 말을 시작하며) 그래…

최종 의견

이 장에서는 의사소통전략과 대화 방식 및 행동들에 대하여 살펴보았다. 사람들은 의사소통 어려움을 해결하기 위한 수많은 방법들을 사용하고 있다. 이번 장에서 살펴본 많은 전략들은 상식적인 것 같지만 놀랍게도 많은 사람들은 솔직히 이런 것들에 대해 생각해 보지 않았거나, 아니면 효과적으로 사용하지 못할 뿐 아니라, 자신이 의사소통 파트너와 멀어지는 대화 방식이나 행동을 사용하고 있다는 것을 깨닫지 못하고 있다. 비록 이러한 행동들이 청력관련 어려움을 돕기 위해 도입되었을지라도 그런 행동들 자체가 새로운 문제를 만들 수 있다.

요점 정리

- 대면 대화(face-to-face conversation)는 보통 암묵적인 대화 규칙에 따라 의사소통 파트너와 순차적으로 진행된다.
- 기반은 의사소통 파트너가 정보를 제공하고 다른 파트너가 그것을 이해할 때 발생한다. 이런 정보는 이후의 대화에서 서로 이미 아는 내용으로 상정된다.
- 의사소통 파트너 중 청력손실이 있는 사람이 있을 때, 대화 규칙이 변경된다. 또한 대화의 전반적인 질이 떨어진다. 예를 들면, 내용은 표면적이고 기반이 붕괴될 수 있다.
- 의사소통전략은 촉진전략과 수정전략 두 가지로 구분된다. 각 전략에는 청각장애인이 대화를 촉진하기 위해 사용할 수 있는 여러 종류의 전략들이 포함된다.
- 의사소통 단절을 수정하기 위한 최소 세 가지 단계는 탐지, 선택, 실행이다.
- 청력손실이 있는 사람은 종종 알아들은 척하거나 이해한 척하는데, 이러한 이유는 청력손실이 있음을 인정하기 꺼리거나, 자신이 비협조적으로 보이길 원치 않기 때문이다.
- 대부분의 연구들은 수정전략 사용에 집중하여 왔다. 결론 중 하나는 가장 일반적으로 사용되는 수정전략이 반복전략이라는 것이다.
- 비특정 수정전략의 사용에는 장점과 단점이 따른다.
- 예기전략은 친숙한 상황보다 그렇지 않은 상호작용에 앞서 사용할 때 효과가 더 크다.
- 사람들은 주장적, 수동적, 공격적 또는 수동–공격적 대화 방식을 보인다.
- 의사소통 행동의 배열은 상호작용적, 비상호작용적, 지배적 또는 이상의 세 가지가 중복된 형태로 나타날 수 있다.

용어 및 개념

대화 규칙(rule of conversation)
손동작(hand gesture)
대화의 수정(modification in conversation)
기반(grounding)
메시지 수용(message reception)
촉진전략(facilitative strategies)
표현적/수용적 수정전략(expressive and receptive repair strategies)

부적응전략(maladaptive strategies)
수정단계(stages of repair)
비특정 수정전략(nonspecific repair strategies)
사회적 낙인(social stigma)
상호적 참가(cooperative enterprise)
대화 방식(conversational styles)
의사소통 행동 배열(communication behavioral constellations)

문제 풀이

1. Marcus Jones는 상당한 청력손실이 있다. 그는 잘 알지 못하는 의사소통 파트너와 대화를 나눌 때 암묵적 대화 규칙을 어길 수 있다. 그 이유는 무엇인가?
   a. Marcus가 부적절하게 대화의 주제를 바꾸기 때문이다.
   b. Marcus가 느리게 말하기 때문이다.
   c. 의사소통 파트너가 그가 알아들었는지 계속해서 확인하기 때문이다.
   d. 의사소통 파트너가 장황할 정도로 너무 많은 정보를 주기 때문이다.

2. 기반(grounding)의 두 가지 단계는 무엇인가?
   a. 의사소통 파트너가 약간의 정보를 제공하면, 상대방은 이해했음을 알린다.
   b. 의사소통 파트너가 대화 주제를 제안하면, 상대방은 그것을 이야기하기로 동의한다.
   c. 의사소통 단절이 감지되면, 수정전략을 사용한다.
   d. 의사소통 단절 후, 수정전략이 사용되고 대화가 다시 시작된다.

3. 의사소통전략의 두 가지 종류는 무엇인가?
   a. 예기적 / 촉진적
   b. 환경적 / 수정적
   c. 특정적 / 비언어적
   d. 촉진적 / 수정적

4. 다음 내용 중, 청각장애인이 가장 쉽게 알아들을 수 있는 문장은 무엇인가?
   a. 간밤에 John이 Tom에게 야구공을 주고 그것을 집에 가져가라고 부탁했다.
   b. 그는 그것을 집으로 가져갔다.
   c. 그는 Tom에게 야구공을 던지고 "가져가"라고 말했다.
   d. John은 야구공을 가졌다. John은 그 공을 Tom에게 주었다.

5. 다음 중 메시지구성 전략을 보여주는 질문은 무엇인가?
   a. 게임에서 누구를 보았나요?
   b. 오늘 아침에 어디 있었나요?
   c. 내 리스트 찾았나요?
   d. Toledo는 어떻게 갈 건가요?

6. 강의 중에 강단 가까운 쪽으로 자리를 이동하는 것은 무슨 전략의 예인가?
   a. 예기전략
   b. 구조전략
   c. 지시전략
   d. 참여전략

7. 의사소통 단절 후에 비특정 수정전략을 사용할 때의 단점은 무엇인가?
   a. 대화에서 의사소통 파트너가 비호의적으로 반응한다.
   b. 원래 말한 것보다 더 간단한 말을 이끌어 낸다.
   c. "명목상"의 발언권을 갖는다.
   d. 의사소통 파트너의 발언권을 빼앗는 것처럼 보인다.

8. 대화 중 비특정 수정전략을 사용할 때의 장점은 무엇인가?
   a. 의사소통 파트너가 다른 말로 바꾸어 말하게 한다.
   b. 대화의 단절이 일어난 지점을 알려 줄 수 있다.
   c. 적극적으로 보인다.
   d. 의사소통 파트너가 의사소통 단절을 고치는 방법을 선택하게 한다.

9. 대화 중에 자주 끼어드는 사람은 다음 중 어떤 대화 방식에 속하는가?
   a. 수동적
   b. 적극적
   c. 비협조적
   d. 공격적

10. 수동–공격적인 대화 방식을 가진 사람은 다음의 말 중 어떤 말을 할 것 같은가?
    a. "어떻게 결정하든 저는 괜찮아요."
    b. "저는 청력손실이 있어요. 우리가 이야기할 수 있도록 좀 더 조용한 곳으로 가지요."
    c. "두 분이 할 이야기가 많다는 것을 알아요. 그냥 제가 여기에 없다고 생각하세요."
    d. "당신이 그렇게 빨리 말하지 않으면 당신이 말하는 것을 더 잘 독순할 수 있을 텐데요."

CHAPTER 8

대화 유창성 및 의사소통 어려움 평가

Assessment of Conversational Fluency and Communication Difficulties

개요

- 대화 유창성
- 대화 유창성 및 청력관련 기능장애 평가를 위한 일반적 고려사항
- 인터뷰
- 설문지
- 일지
- 그룹 토의
- 구조화된 의사소통 상호작용
- 비구조화된 의사소통 상호작용
- 사례연구: 남학생이 마음을 열다
- 최종 의견
- 요점 정리
- 용어 및 개념
- 문제 풀이

일반적으로 의사소통전략 훈련 프로그램은 개개인의 대화 유창성 및 청력관련 기능장애를 평가하면서 시작된다. 초기 평가의 목적은 다음과 같다:

- 개인이 일상에서 직면하는 의사소통 요구들을 파악한다.
- 매일 반복되는 활동에 청력손실이 미치는 영향을 평가한다.
- 의사소통 문제가 생길 수 있는 상황 또는 환경을 확인한다.
- 개인이 참여할 수 있는 사회활동의 종류를 기록한다.
- 다양한 환경에서 의사소통전략을 얼마나 효율적으로 사용했는지 평가한다.
- 전략의 사용목적을 열거한다.

평가 목적은 어떤 도구를 사용할지를 선택하는 지표가 된다. 예를 들어, 평가 목적이 특별히 문제가 되는 의사소통의 어려움을 확인하는 것이라면, 언어 및 청각 전문가는 환자를 인터뷰하거나 설문지를 사용하여 평가할 수 있다. 반면에 평가 목적이 대화 유창성을 확인하는 것이라면, 언어 및 청각 전문가는 환자가 의사소통 파트너와 대화를 주고받는 동안 정보교환이 얼마나 잘 이루어지는지를 살펴보면 된다. 이러한 목적에서 사용하는 평가 방법으로 구조화된 의사소통 상호작용이나 비형식적인 대화법이 있다.

최종 평가는 개인의 대화 유창성에 대해 실제로든 지각하는 대로든 그 향상 여부와 청능재활 중재의 결과로 의사소통의 어려움이 감소했는지의 여부를 보여준다. 측정 중 일부는 수행력의 변화를 살펴보기 위해 반복해야 한다. 청능재활 계획의 성공 여부를 평가할 수 있는 설문지와 같은 일회용인 평가도구 또한 사용할 수 있을 것이다.

일반적으로 언어 및 청각 전문가들은 환자의 보장구 착용과 미착용 청력도를 모두 알고자 할 것이다. 또한 청각 단서만 주어진 조건과 청각과 시각 단서 모두 주어진 조건에서 환자의 단어인지능력을 평가할 것이다. 청력도와 단어인지검사에 대해서는 이미 2장에서 다루었다. 이 장에서는 일상생활에서 청력과 관련된 의사소통 어려움과 대화 유창성을 평가하는 방법을 살펴볼 것이다.

대화 유창성

다음의 요소들을 통해 대화 유창성을 정의할 수 있다(Erber, 1996, pp. 204-205; Erber, 1998):

- **의사소통 단절을 수정하는 데 걸리는 시간.** 대화 중 의사소통 단절이 자주 발생하고 이를 해결하기 위해 청각장애인과 의사소통 파트너 간에 많은

상호교환이 요구될수록, 대화 유창성은 낮아지게 된다. 반면에 명확히 할 필요가 적다면 대화 유창성이 높아진다. 의사소통 단절을 분석할 때 (a) 의사소통 단절에 소요된 시간 비율, (b) 단절의 총 횟수, (c) 단절 시 평균 지연시간을 고려한다.

- 정보 및 아이디어 교환. 만약 대화에 참여하는 사람들이 쉽게 성공적으로 정보와 아이디어를 공유한다면, 대화는 자연스럽게 잘 진행될 것이며, 따라서 대화 유창성도 높아진다.
- 말하기 시간 공유. 대화가 순조롭게 진행된다면 대화 참여자들은 발언 기회가 많아지고 혼자 일방적으로 말하는 사람도 없게 된다. 긴 침묵시간이나 잦은 끼어들기는 대화 유창성을 저해하는 요인들이다.
- 침묵 기간. 대화 참여자들이 정도 이상으로 비일상적이고 부자연스러운 침묵 속에 있다면 대화 유창성이 낮은 것이다.

사회언어학자(sociolinguists)는 **말차례 평균 길이 비율(mean length turn ratio, MLT ratio)**을 통해 말하기 공유 시간을 가늠한다. MLT ratio를 결정하기 위해서 일정량의 대화 차례에서(보통 50번의 대화 차례) 화자의 평균 단어 수(또는 대화 차례를 교환하는 데 걸리는 평균 시간)인 **말차례 평균 길이(mean length of speaking turn, MLT)**를 먼저 계산한다. **대화 차례(conversational turn)**는 의사소통 파트너가 말하기 시작할 때부터 말이 끝나고 다른 화자가 대응할 때까지를 말한다. MLT ratio은 두 의사소통 파트너 간의 MLT의 비율로 계산된다. 표 8-1은 MLT와 MLT ratio를 어떻게 결정하는지를 보여준다.

사회언어학자(sociolinguists)는 동일한 언어와 대화 패턴을 사용하는 공동체 내에서 사회적, 문화적 차이가 미치는 영향을 연구하는 언어학자의 한 부류를 일컫는다.

말차례 평균 길이 비율(mean length turn ratio, MLT ratio)은 대화 중에 두 화자 간의 MLT의 비율을 말한다.

말차례 평균 길이(MLT)는 정해진 대화 차례 동안 화자가 말하는 평균 단어수를 계산한 것이다.

대화 차례(conversational turn)는 대화에 참여하여 다른 화자가 대응할 때까지의 기간을 말한다.

표 8-1의 대화는 두 가지 서로 다른 수준의 대화 유창성을 기술하고 있다. 첫 번째 대화는 높은 대화 유창성의 예를 보여준다. 두 의사소통 파트너들은 정보를 쉽게 교환하고 논의 주제를 발전시키려는 책임감을 공유하고 있다. 이 두 사람은 프렌치 리젠시(*French regency*), 데코(*deco*)와 같이 비일상적인 단어들을 사용하면서 특정 시대 양식의 가구에 대해서 전문적인 대화를 나누는 중이다. 이 대화의 MLT ratio는 거의 동일하므로, 보통 이를 두고 유창한 상호교환이라 한다.

표 8-1의 두 번째 대화는 낮은 대화 유창성의 예를 보여준다. 의사소통이 단절될 때마다 논의 주제가 피상적인 것으로 빠르게 옮겨간다. 이 대화에서 Martha는 대화를 주도하는 역할을 하는데, 부자연스러운 침묵을 없애기 위해 곧바로 다른 주제로 넘어간다. 이러한 유형의 대화 유창성은 의사소통 파트너에게 청력손실이 있을 때 흔히 볼 수 있다.

표 8-1. 대화 유창성의 두 가지 수준을 기술한 대화. 예 1은 높은 대화 유창성을, 예 2는 낮은 대화 유창성을 보여준다.

예 1	
Joan:	Has your new furniture arrived yet?
Ann:	Yes, and I'm thrilled with it.
Joan:	You said that it was going to be French regency.
Ann:	No, I didn't go with that. My husband wanted a deco look.
Analysis:	Joan's MLT = 8.0 words (16 words divided by 2 utterances)
	Ann's MLT = 9.0 words (18 words divided by 2 utterances)
	MLT ratio: 0.9, where 1.0 = equal length speaking turns
예 2	
Martha:	Has your new furniture arrived yet?
Tom:	Huh?
Martha:	Your furniture?
Tom:	(looks around, shakes head)
Martha:	How are you doing? How is your wife? . . . Mary?
Tom:	Fine.
Analysis:	Martha's MLT = 5.6 words (17 words divided by 3 utterances)
	Tom's MLT = 0.7 (2 words divided by 3 utterances)
	MLT ratio: 6.2, where 1.0 = equal length speaking turns

MLT = mean length turn

전통적인 청력검사에 대화 유창성을 반영하지 않는 이유:

- 청력검사는 환자에게 들은 것을 정확하게 따라 말하게 하지만 대화에서는 따라 말하기를 요구하지 않는다.
- 청력검사는 관련이 없는 단어들과 문장들의 인지를 평가한다. 대화는 언어적, 상황적 문맥과 관련된 발화로 구성된다.
- 청력검사 중에는 촉진 전략과 수정 전략을 사용할 수 없다. 대화 중에는 환자가 의사소통 파트너에게 발화나 말하기 행동의 수정을 요청할 수 있다.

대화 유창성 및 청력관련 기능장애 평가를 위한 일반적 고려사항

청력관련 기능장애와 관계가 있는 대화 유창성 및 의사소통 어려움을 평가하는 것은 여러 가지 이유로 언어 및 청각 전문가들에게 쉽지 않을 수 있다.

첫째, 대화 유창성과 성공적인 의사소통은 대화 환경이나 상황 및 의사소통 파트너에 따라 다르게 나타난다. 예를 들어, 언어 및 청각 전문가들과 이야기할 때는 대화 유창성이 높을 수 있지만, 상점에서 낯선 점원과 이야기할 때는 대화 유창성이 낮을 수 있다. 언어 및 청각 전문가들은 청각장애인과 이야기하는 데 익숙하여 말을 천천히 하거나 또박또박 이해하기 쉽게 말할 것이다. 반면 상점 점원은 청각장애인을 위해 어음인지 능력을 촉진하는 법을 모를 것이며 말할 때 고개를 돌리거나(독화 능력이 제한된다) 말을 빠르게 할 수도 있다. 동일한 환자의 대화 유창성 점수가 의사소통 파트너에 따라 첫 번째 경우에는 높을 것이고, 두 번째 경우에는 낮을 것이다.

둘째, 대화 유창성은 논의 주제에 따라 측정 결과가 달라지기 때문에 평가하기가 어렵다. 예를 들어, 날씨와 같은 표면적인 주제에서는 대화 유창성이 높을 것이고, 지방 정치와 같은 심화 주제에서는 낮을 것이다. 그래서 언어 및 청각 전문가들이 평가하는 특정 환자의 대화 유창성은 논의하는 내용에 따라 높아지거나 낮아질 것이다.

셋째, 의사소통의 어려움이 대화 중에 늘 발생하는 것은 아니다. 어떤 사람은 직장 내 대화에서 의사소통의 어려움을 무수히 경험하지만, 가족과 대화를 하거나 청력검사를 하는 동안에는 어려움을 경험하지 않을 수 있다. 만약 평가 중에 의사소통 단절이 발생하지 않으면, 언어 및 청각 전문가는 환자가 의사소통의 어려움을 어떻게 다루는지를 평가하는 일에 소득이 없을 것이다.

마지막으로, 대화 유창성이나 청력관련 기능장애는 여러 측면에서 규정되는 것이므로 한 번의 측정만으로는 그것의 **내용(construct)**을 정확하게 파악할 수 없다. 즉, 대화 유창성이나 청력관련 기능장애 모두 여러 가지 요인들(예: 단절과 쉼의 발생, 대화의 흐름, MLT ratio, 침묵 기간, 논의의 피상성 등)을 반영하는 추상적인 개념이다. 일반적으로 수차례에 걸쳐 측정하고, 그 결과들을 모으고, 그 후에 해석해야만 한다.

내용(construct)은 측정의 무리 또는 특정 상황의 그룹에 의해 유추되거나 파생된 추상적 혹은 일반적인 생각이다.

이하에서 현재 사용되고 있는 구체적인 평가 방법들을 다룬다. 이러한 방법들은 표 8-2에서 각각 장점과 단점으로 나누어 설명되고 있다.

표 8-2. 대화 유창성과 의사소통 요구를 측정하는 방법들의 장점과 단점

방법	장점	단점
인터뷰	환자의 특정 정보를 얻을 수 있다.	정보를 정량화하기 어렵다.
설문지	빠르고 쉽게 할 수 있다.	환자의 특정 정보를 빠뜨릴 수 있다.
일지	장기간 동안 양적 정보를 제공한다.	반응 절차가 될 수 있다.
그룹 토의	환자의 반추와 숙고를 촉진한다.	어떤 환자는 참여를 꺼릴 것이다.
구조화된 의사소통의 상호작용	평가가 실제 대화의 상호작용에 근거하기 때문에 표면 타당성이 높다.	점수를 매기는 것에 많은 시간이 걸린다.
비구조화된 의사소통의 상호작용	현실세계의 상호작용을 가장 잘 모방한 것이기 때문에 생태학적 타당성이 높다.	의사소통 파트너의 역할에 따라 결과가 다양하다.

인터뷰

인터뷰(interviews)는 개개인의 청력관련 의사소통의 어려움들에 대한 특정 정보를 끌어내는 데 사용되는 기본적인 평가 방법 중 하나이다.

인터뷰(interviews)는 가장 직접적인 평가 방법이다. 개개인은 대화 중 문제점에 대해 이야기하고, 왜 의사소통 단절이 발생했는지에 대한 이유들을 생각한다(그림 8-1). 환자들은 다양한 환경(예: 직장, 가정)에서 대화 유창성에 관한 주관적인 느낌을 밝힌다. 임상가는 "전화를 사용할 수 있습니까?"라고 묻거나, 또는 "당신의 듣기 문제에 대해 말씀해 주세요."하는 식의 개방형 질문을 할 수 있다. 사람들은 자신이 처한 듣기상황과 문제점에 대해 특별한 관심과 자각을 보일 것이다. 언어 및 청각 전문가는 환자와 상호작용하기 때문에, 환자가 비형식적으로 대화를 얼마나 잘 할 수 있는지를 알게 된다.

인터뷰는 개인에 대한 특정 정보를 얻을 수 있기 때문에 효과적이다. 예를 들어, 어떤 사람은 직장에서 회의 중에 의사소통의 어려움을 경험한다고 보고하는 반면에, 다른 사람은 TV 시청에 어려움을 경험한다고 보고할 수도 있다. 직장에 관한 논의는 환자가 최근에 경험한 의사소통 어려움이 반영될 것이며, 청능재활 계획의 방향을 제공할 것이다.

인터뷰의 단점은 내용을 정량화할 수 없다는 점이다. 특히, 중재의 결과로 발생한 의사소통행위의 변화들을 반드시 문서화해야 하는데, 이때 문제가

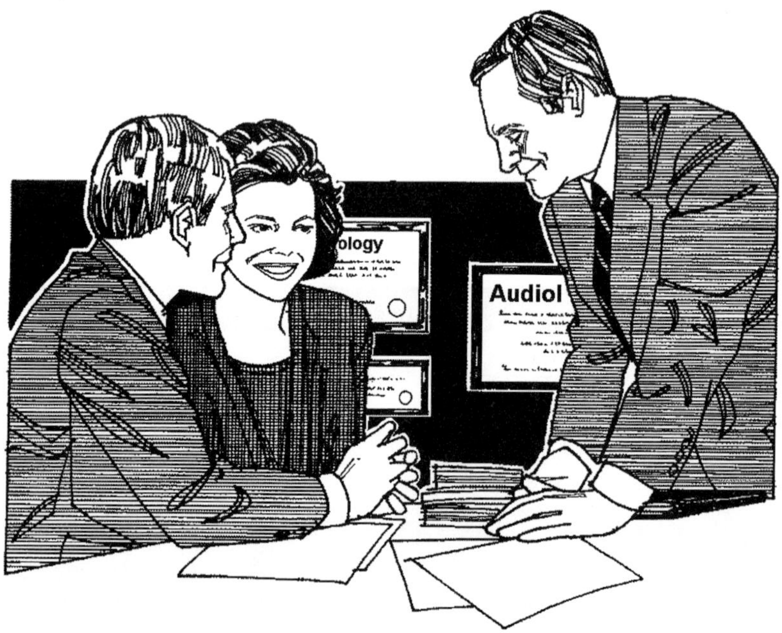

그림 8-1 인터뷰. 임상가는 환자가 경험하는 의사소통의 어려움에 대한 정보를 얻기 위해 환자 또는 환자의 가족들을 인터뷰한다.

된다. 언어 및 청각 전문가가 환자에게 제공한 서비스의 비용을 보험회사와 같은 제3의 보건 제공자에게 청구할 때 서류가 필수적이다.

> "기능장애와 handicap은 사람들의 실제 경험과 관련되기 때문에 기능 검사들은 이것들에 대해 말해주지 못한다. 그래서 그러한 경험을 들춰내야만 하며, 그렇게 하는 유일한 방법은 사람들에게 그런 경험을 중요시 하도록 요청하는 것이다."
>
> William Noble, Professor of Psychology at the University of Manchester
>
> *(Noble, 1996, p. 9)*

인터뷰하기

인터뷰는 주로 덜 구조적인 대화 형식으로 진행된다. 가정, 사회, 학교, 또는 직장에서 의사소통의 어려움에 관해 인터뷰를 할 때는 광범위한 주제로 다루어진다. 환자를 인터뷰할 때 언어 및 청각 전문가는 "포용력 있게 듣기"를 하여 환자로 하여금 상대방이 어떠한 판단도 없이 자신의 이야기를 듣는다고 느끼도록 긍정적인 주의, 관심 및 인정을 제공한다.

다음에 소개할 두 가지 예는 인터뷰가 성공하거나, 실패하는 이유를 보여준다. 첫 번째 인터뷰에서 임상가는 예-아니오 질문을 선호한다. 이런 질문은 마치 환자가 반응하기 전에 미리 질문의 답을 아는 것처럼 보인다. 후속 질문은 앞의 질문에 대한 환자의 반응에 전혀 영향을 받지 않는다. 인터뷰의 마지막 부분에서 임상가는 환자의 의사소통 어려움이나 대화 유창성에 관한 정보를 거의 얻지 못하고, 환자 또한 청력검사를 할 때마다 임상가에게 들었던 질문들이 반복되고 있다고 느낄 것이다.

임상가: (Brown 씨가 검사실로 들어온다. 의자에 앉게 하고 인터뷰를 시작한다.) 당신의 청력손실에 대해서 어떻게 생각하십니까?

포용력 있게 듣기

다음은 환자를 처음 인터뷰할 때 명심해야 할 주요사항들이다(Gitles, 1999):

- 정보를 적는 데 집중하지 말라. 환자에게서 고개 돌리지 말고 계속 마주보고 이야기하라. 가장 중요한 것은 당신의 인생이 달린 것처럼 경청하는 것이다. 지금 인터뷰하는 사람에게는 들은 적이 없는 내용이므로, 처음 듣는 것처럼 경청하라.
- 환자가 이야기를 중단하면 다음 질문으로 재빨리 넘어가거나, 환자가 이야기한 것을 해석하거나, 대화 주제를 바꿔라. "또 다른 건 없습니까?", "이것에 관해 다른 할 얘기는 없습니까?" "이것에 관해 조금 더 이야기해 주세요"라고 질문하라.
- '어떻게', '무엇을', '언제'는 묻되 '왜'라는 질문은 피하라. 사람들은 자신의 행동을 정당화하거나 방어할 필요가 없을 때 더 많이 이야기한다.
- 환자가 더 이상 할 얘기가 없을 때까지 이야기하도록 격려하라.

(계속)

- 질문들이 서로 연결성과 관련성이 있다면 환자들이 질문에 대한 답을 할 때 경청하면 할수록 더 많은 정보가 드러난다. 여기가 연결성과 관련성이 일어나는 지점이다. 환자가 더 많이 이야기하면 할수록 그들은 당신에게 이야기하는 것이 안전하다고 느끼게 되며, (다른 사람에게 한 번도 말한 적이 없는) 청력에 관한 이야기를 더 많이 듣게 될수록 그들의 문제점에 대해 더 많이 알게 된다. 결과적으로 그들이 도움을 받는 것에 대해 덜 부담을 느끼면 당신은 그들에게 더 많은 도움을 줄 수 있게 된다.
- 환자들의 이야기를 어떠한 판단, 평가, 의견도 없이 경청하라. 환자의 표현에서 감정과 느낌까지도 경청하고 어떤 이야기가 나오지 않았는지를 의식하라. 도움을 청하러 올 수 있도록 환자에게 용기를 주고 어떤 방법으로든 당신이 할 수 있는 것을 지원하겠다는 것을 환자에게 알려라.
- 전문가로서 당신의 열정과 환자를 돕고자 하는 의지를 보여준다면—당신이 도운 다른 사람들의 이야기를 통해서—환자와의 관계는 더 친밀하고 긴밀해지게 될 것이다(pp. 54-56).

Brown: 제 아내는 제가 청력손실이 있다고 생각하는 것 같습니다.

임상가: (가지고 있던 노란 종이에 표시한다.) 집에서 듣기에 문제가 있습니까?

Brown: 없습니다.

임상가: (종이에 표시한다.) 직장에서는요?

Brown: 네. 없습니다.

임상가: (종이에 표시한다.) 전화 사용이 가능하십니까?

Brown: 네.

임상가: (종이에 표시한 후 종이를 옆구리에 낀다.) 좋아요. 청력검사를 해서 살펴봅시다.

이와 대조적으로, 두 번째 인터뷰에서 임상가는 "포용력 있게 듣기" 전략을 사용하고 있다. 임상가는 개방형 질문을 사용하고 환자에게 자신의 반응을 자세히 설명하도록 권장하고 있다. 대화가 거짓 없이 진행되기 때문에, 임상가는 환자의 의사소통단절 경험을 직접 관찰하는 기회를 갖게 되며, 의사소통단절을 다루는 법과 같은 모종의 이해와 그것을 수정할 수 있다는 사실이 가져다 주는 편안함을 제공해 준다.

임상가: (대기실에 있는 환자와 인사를 나누고 사무실로 가서 좀 더 이야기하기를 권한다.) 안녕하세요? Andrew 씨. 오늘은 무슨 일로 오셨나요?

Andrew: 아내가 제게 청력손실이 있다고 말합니다.

임상가: (고개를 끄덕이고 Andrew 씨의 눈을 바라본다.)

Andrew: 제 생각에는 아내가 많이 중얼거리며 이야기하는 것 같습니다. 그러나 다시 생각해보면, 제가 TV 볼륨을 너무 많이 올리는 것 같아요. 아마도 그게 어떤 의미가 있는 것 같습니다.

임상가: 당신의 아내가 다른 방에서 당신에게 말할 때는 어떻습니까?

Andrew: 네?

임상가: 당신은 거실에 있는데, 당신의 아내가 복도에서 당신에게 이야기한다면 어떻습니까?

Andrew: 듣지 못해요. 그녀가 부엌에서 물을 틀어놓고 이야기해도 알아듣질 못해요.

임상가: 집에서의 듣기 문제에 대해 더 이야기해 주십시오.

Andrew: (초인종 소리를 듣는 것과 전화기에 귀 기울이는 것의 어려움을 묘사한다. 그리고 직장에서 겪는 듣기 문제에 대해서도 이야기한다.)

환자는 단순히 듣기문제로 인하여 평범한 사람들과 달리 독특한 사람으로 취급받기 때문에 임상가는 그들의 의사소통 어려움에 대해 보다 알아나갈 것이다. 또한 임상가는 환자와 긴밀한 관계를 형성하고 전문가로서 그들의 건강과 의사소통 요구에 진심으로 신경쓰고 있음을 환자가 알게 할 것이다. 인터뷰에 대해서는 12장에서 성인을 위한 청능재활 계획을 다룰 때 다시 살펴볼 것이다.

설문지

대화 유창성과 청력관련 기능장애를 평가하는 다른 도구는 설문지이다(3장). 설문지는 응답자에게 의사소통이 얼마나 자주 단절되는지, 일반적으로 의사소통단절을 수정하려는 시도를 하는지, 한다면 어떻게 하는지에 대해 묻는다. 설문지는 기본 정보를 수월하고 신속하게 수집할 수 있는 수단이다 (그림 8-2).

설문지의 단점은 사용되는 항목들이 개개인의 구체적인 정보를 겨냥하지 않기 때문에, 의사소통의 어려움에 관한 중요한 정보를 놓칠 수 있다는 것이다. 예를 들어, "나는 내 동료와 회의한 내용을 항상 나중에야 이해하게 된다."와 같은 예-아니오 문항은, 이런 종류의 일을 하지 않는 사람이나 회의에 참여하지 않는 사람에게는 해당사항이 없다. 더구나 이러한 종류의 질문에 대한 답은 각각의 의사소통 어려움이나 개개인의 의사소통 상황의 중요성을 반영하지 못할 것이다. 전화 사용의 어려움이 누군가에게는 생활 방식에 지장을 주는 것이지만, 다른 사람에게는 사소한 불편일수도 있다.

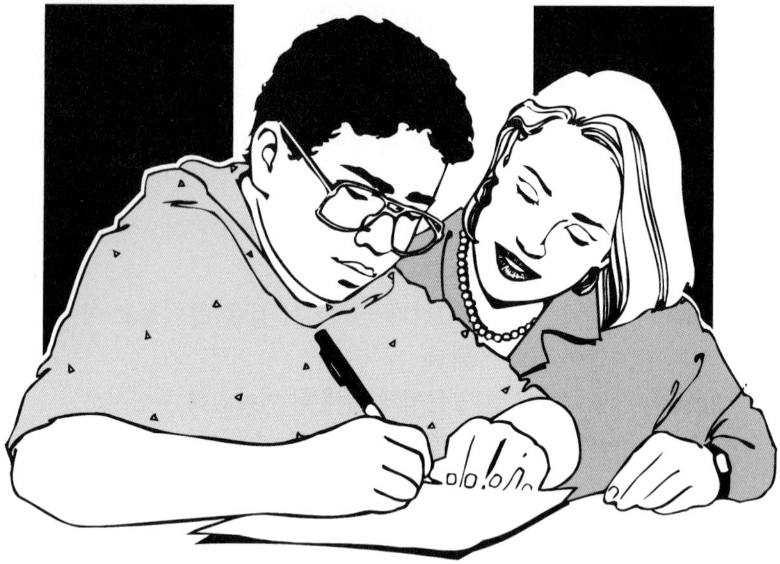

그림 8-2 설문지는 의사소통과 대화에 관한 정보를 쉽게, 그리고 빠르게 모으는 효과적인 수단이다.

수많은 자기 평가 설문지가 개발되어 있다. 미국 재활청각학협회(Academy of Rehabilitative Audiology)는 타당하면서 유용한 4개의 평가도구들을 소개하였다: *Hearing Handicap Inventory for the Elderly, Self-Assessment of Communication, Hearing Handicap Inventory for Adults, Communication Profile for the Hearing Impaired* (Dancer & Gener, 1999). 표 8-3의 마지막 두 개의 설문지는 특별히 아동용으로 개발된 것이다.

의사소통의 어려움을 주관적인 입장에서 보고하는 이러한 도구들의 대부분은 종종 환자의 청력도와 일치하지 않는다(Brainerd & Frankel, 1985; Demorest & Walden, 1984; Speaks, Jerger, & Trammell, 1970; Weinstein & Ventry, 1983). 청력도는 환자가 의미 있는 청력손실을 가지고 있음을 알려줄 수 있다. 그러나 설문지를 완성하는 개인은 청력손실을 사소하게 여기거나 심각한 문제로 보지 않을 수 있다. 때때로 청력검사 정보와 설문지 정보 간의 차이를 고려하기 위해서 Erdman(1994)은 다음과 같이 요약한다:

> 자기-보고서는 단순하게 서로 다른 측정법으로 구성되어 있다. 즉, 측정방법은 측정내용에 따라 달라진다. 청력검사는 중추와 말초 청각 체계의 최대 잠재성이나 최상의 수행력을 평가하는 것인 반면에, 자기-보고 평가 도구들은 청력의 행동적 활용에 대한 일반적인 수행력을 평가한다. (p. 69)

설문지는 설문 문항의 구성에 따라서 정량적이거나 정성적인 정보를 제공한

표 8-3. 자기 보고 설문지

검사	목적	문헌
Abbreviated Profile of Hearing Aid Benefit (APHAB) 24개 문항, 4개의 평가항목(의사소통의 원활, 반향, 배경소음, 소리기피)	청력손실관련 기능장애를 측정하고 보청기의 사용으로 감소된 기능장애의 감소 정도를 측정하기 위해서. 예: *(보청기 사용과 미사용 시 답하시오).* 나는 군중 속에서 다른 사람과 의사소통이 가능하다. *(항상, 거의 항상, 대개, 반반, 때때로, 드물게, 전혀)*	Cox & Alexander(1995) Paul & Cox(1995)
Amsterdam Inventory for Auditory Disability and Handicap 30개 문항, 여섯 가지 요인들(소리의 탐지, 소리 변별, 청각적 위치측정, 소음 속 명료도, 조용한 환경에서의 명료도, 소음의 인내 정도)	일상생활에서 환자에게 영향을 주는 요인들을 확인하고 청력손실을 평가하기 위해서. 예: *붐비는 거리에서 다른 사람과 대화를 할 수 있습니까? (거의 못한다, 경우에 따라서 한다, 자주 한다, 거의 늘 한다)*	Kramer, Kapteyn, Festen, & Tobi(1995) Kramer, Kapteyn, Festen, & Tobi(1996) Kramer, Kapteyn, & Festen(1998)
Client Oriented Scale of Improvement (COSI) 16개 표준화된 듣기 상황들	5개의 듣기 어려운 상황과 비슷한 환경에 처한 비슷한 사람들에게 기대할 수 있는 이득의 정도를 확인하기 위해서(12장 참조)	Dilon, James, & Ginis(1997) Dilon, Birtles, & Lovegrove(1999)
Communication Profile for the Hearing Impaired (CPHI) 145개 문항으로 이루어진 4개 영역에 관한 설문지: 의사소통 수행, 의사소통 환경, 의사소통전략, 개인 조정	넓은 범위의 의사소통 문제점들을 평가하기 위해서. 예: *사람들에게 다시 말하게 하는 방법 중 하나는 무시하는 것이다. ("드물게 한다"부터 "거의 늘/항상"까지 5점 척도)*	Demorest & Erdman(1987)
Communication Scale for Older Adults 72개 문항을 두 개의 영역으로 나눔: 의사소통전략과 의사소통태도	일상생활에서 청능재활의 효과에 대한 자세한(세부적인) 정보를 제공하고 의사소통전략의 사용과 개인의 청력손실에 대한 느낌을 평가하기 위해서. 예: *나는 사람들이 내가 이해하기에 충분히 명확하게 말하지 않으면 화가 난다. ("항상"에서부터 "전혀 아니다"까지 척도)*	Kaplan, Bally, Brandt, Busacco, & Pray(1997)
(Revised) Communication Self- Assessment Scale Inventory for Deaf Adults (CSDA) 125개 문항, 4개 범주(어려운 의사소통 상황, 각 상황의 중요성, 의사소통전략, 의사소통 태도)	언어 습득전 농인 성인의 의사소통 능력을 측정하기 위해서. 예: *당신은 다른 사람들이 충분히 크다고 하는 음악 소리를 듣기가 어렵다. (거의 항상, 때때로, 거의 아니다)*	Kaplan, Bally, & Brandt(1995)
Denver Scale of Communication Function-Modified (DSCF-M) 네 가지 영역을 고려한 34개 문항(동료들에 대한 태도, 사회화, 의사소통, 어려운 듣기상황)	노인환자의 의사소통 기술을 평가하기 위해서. 예: *나와 같이 사는 사람들이 나의 청력손실로 불편해한다. ("확실히 동의한다"에서 "확실히 동의하지 않는다"까지 5점 척도)*	Kaplan, Feeley, & Brown(1978)
Glasgow Hearing Aid Benefit Profile (GHABP) 6개 범주별 4개의 특정화 전/4개의 피험자 특정화된 문항들(기능장애, 장애, 보청기 사용, 이득, 만족, 잔존 장애)	장애를 측정하고 보청기 사용의 이점을 측정하기 위해서. 예:*나와 같이 사는 사람들이 나의 청력손실로 불편해한다. ("전혀 만족하지 않는다"에서 "아주 만족한다"까지 5점 척도)*	Gatehouse(1999)

(계속)

표 8-3. 자기 보고 설문지 (*계속*)

검사	목적	문헌
Gothenburg Profile (GP) 20개 문항, 두 개의 영역: 경험된 기능장애(말소리를 들을 수 있다, 소리의 위치를 추적할 수 있다)와 경험된 장애(청각장애의 영향, 수행하고 대응하는 법)	경험된 장애를 측정하기 위해서. 예: *당신은 사회생활에 방해가 될 만한 청력문제를 발견하셨습니까? ("전혀 아니다"에서 "늘/항상"까지 11점 척도)*	Arlinger, Bellermark, Oberg, Lunner, & Hellgren(1998) Ringdahl, Eriksson- Mangold, Andersson(1998)
Hearing Aid Needs Assessment (HANA) 11개 문항, 각 문항별 3가지 정도: (1) 얼마나 자주 있는가(거의 안함, 경우에 따라, 자주); (2) 얼마나 문제가 있는가(매우 조금, 조금, 매우 많이); (3) 얼마나 도움이 되는가(매우 조금, 조금, 매우 많이)	지각된 의사소통 요구와 실제 보청기를 통하여 얻은 이득을 비교하기 위해서. 예: *당신은 스테레오 장치를 통해 집에서 듣고 있다. (얼마나 자주, 얼마나 문제가 있는가, 얼마나 도움이 되는가를 점수 매김)*	Schum(1999)
Hearing Attitudes in Rehabilitation Questionnaire (HARQ) 40개 문항, 7가지 태도를 재는 척도: 청각장애(예: 개인적 스트레스, 청력손실이라는 결점, 청력손실의 최소화) 와 보청기(예: 보청기 착용을 창피해함, 보청기를 원하지 않음, 평가에 대한 압박감, 보청기의 긍정적인 기대감)	청력손실과 보청기 사용에 대한 노인들의 태도를 측정하기 위해서. 예: *만약 보청기를 착용한다면 사람들이 아마도 내가 좀 모자란다고 생각할 것이다: (1) 사실이 아니다, (2) 부분적으로 사실이다, (3) 사실이다.*	Hallam & Brooks (1996)
Hearing Coping Assessement (HCA) 문제-중심 대처법과 감정-중심 대처법에 대한 21개 객관식 문항	환자가 청력손실을 얼마나 잘 대처할 수 있는지를 평가하기 위해서. 예: *(1) 사람들과 이야기하는 데 전혀 문제가 없다... (4) 사람들과 이야기하는 데 문제가 많다.*	Andersson, Melin, Linberg, & Scott(1995)
Hearing Disabilities and Handicap Scale (HDHS) 20문항 세 가지 요인들(말소리 지각, 비언어적 소리, 장애)	가장 흔한 기능장애와 청력손실관련 장애의 심각성을 평가하기 위해서. 예: *사람들에게 다시 말해 달라고 요청하기가 어렵습니까? (전혀 아니다, 드물게 그렇다, 종종 그렇다, 늘 그렇다)*	Hétu, Getty, Philibert, Desilets, Noble, & Stephens(1994) Hallberg(1998)
Hearing Handicap and Disability Inventory (HHDI) 40문항, 4개의 영역(수행, 감정적 반응, 사회적 기피, 다른 인식된 반응)	노인에게 청력손실의 결과를 평가하고 청능재활의 요구와 중재의 효과를 확인하기 위해서. 예: *나는 청력손실 때문에 전화사용이 부담스럽다. (거의 결코, 때때로, 자주, 거의 항상)*	VanderBrink(1995)
Hearing Handicap Inventory for Adults (HHIA) 두 개의 영역으로 된 25개 문항(감정적 결과, 사회적이고 상황에 의거한 효과)	지각된 장애를 정량화하고 보청기의 이득을 평가하기 위해서. 예: *새로운 사람을 만날 때 청력손실 때문에 당황합니까? (예, 때때로, 아니오)*	Newman, Weinstein, Jacobson, & Hug (1990) Newman, Weinstein, Jacobson, & Hug (1991)
Hearing Handicap for the Elderly (HHIE) 두 개의 영역으로 된 25개 문항(감정적 결과, 사회적이고 상황에 의거한 효과)	기관에서 생활하지 않는 노인의 청력손실에 대한 인식을 평가하기 위해서. 예: *청력 때문에 당신이 생각하는 것보다 전화사용하는 데 문제가 있습니까? (예, 때때로, 아니오)*	Ventry & Weinstein (1982) Weinstein, Spitzer, & Ventry(1986)

(*계속*)

표 8-3. 자기 보고 설문지 (*계속*)

검사	목적	문헌
Hearing Handicap Scale (HHS) 20문항	일상생활 듣기상황에서 청력손실의 존재로 생기는 불이익을 측정하기 위해서. 예: *어떤 사람에게 길을 물을 때, 그가 이야기하는 것을 이해합니까? ("실제로 늘 그렇다"에서 "거의 결코 아니다"까지 5점 척도)*	High, Fairbanks, & Glorig(1964) Tannahil(1979)
Hearing Performance Inventpory (HPI) 말소리 이해, 말소리 강도, 청각적 실패에 대한 반응, 사회적, 개인적, 직업적 문제들을 평가하는 158문항	일상생활에서 경험하는 문제들을 평가하기 위해서. 예: *당신이 남자 친구 또는 가족 중 한 사람과 같이 있는데 주위에 사람들이 이야기하고 있다. 당신은 그가 충분히 크게 말하고 그의 얼굴을 볼 수 있다면 그가 하는 이야기를 이해할 수 있습니까? ("실제로 늘 그렇다"에서 "실제로 전혀 그렇지 않다"까지 4점 척도)*	Giolas, Owens, Lamb, & Schubert (1979)
Open-ended Problems Questionnaire 한 문항이 다양한 그룹을 평가하는 데 사용됨(예: 인공와우 사용자, 의사소통 파트너)	사람들이 청력손실의 결과로 인해 생기는 주요 문제점들로 무엇을 고려하는지를 측정하기 위해서. 예: *청력손실의 결과로 인한 어려움에 대해서 기술하시오. 가장 큰 어려움부터 순서대로 나열하시오. 생각나는 대로 모두 적으시오.*	Barcham & Stephens(1980) Stephens, Jaworski, Kerr, & Zhao(1998)
Listening Inventories for Education (LIFE) 평가 척도와 그림표를 포함한 학생과 교사에 의해 작성되는 수업 듣기 상황에 관한 세 가지 목록	수업 듣기 환경의 질에 관한 행동적 평가를 제공하고 중재의 효과를 평가하기 위해서. 예: *(학생이 수업 중에 맨 앞에 있는 교사의 그림을 본다) 학생들은 지금 시험을 보고 있다. 선생님께서 방법을 가르쳐 주신다. 선생님이 말씀하시는 단어 중 얼마나 들을 수 있는지 말하시오.*	Anderson & Smaldino(1998)
The Children's Version of the Abbreviated Profile of Hearing Aid Performance (CA-PHAP) 24문항, 네 가지 하위영역(의사소통의 원활, 반향, 배경소음, 소리 기피)	청력손실과 관련된 기능장애를 평가하고 보청기 사용으로 감소된 장애의 감소량을 측정하기 위해서. 예: *(보청기 사용 전과 후에 따라 답하시오) 나는 수업 중에 선생님이 말씀하시는 것 중 많은 부분을 놓친다. (항상, 거의 항상, 대부분, 반정도, 가끔, 거의 놓치지 않은, 전혀 아니다)*	Kopun & Stelmachowicz(1998)

Adapted from Bentler, R.A., & Kramer, S.E.(2000). Guideline for choosing a self-report outcome measure. *Ear and Hearing*, 21, 375-495.

다. 일반적으로 **개방형 질문(open-ended questions)**은 정성적인 자료를 이끌어 낸다. 다음은 개방형 질문의 예이다:

개방형 질문(open-ended questions)은 질적인 정보를 이끌어 낸다.

- 당신이 평상시 의사소통의 문제가 있다고 생각하는 상황들에 대해 기술해주세요.
- 상대방의 말을 이해하지 못할 때는 주로 어떻게 하십니까?

폐쇄형 질문(closed-ended questions)은 양적이거나 범주적인 정보를 수집하는 데 사용된다.

폐쇄형 질문(closed-ended questions)은 대개 정량적이거나 범주적인 정보를 제공한다. 정량적인 질문의 예는 다음에 명시되어 있다. 이런 항목에서 응답자는 빈칸에 1에서 10까지의 숫자를 기입하는데, 1은 전혀 아니다이고 10은 항상 그렇다를 의미한다:

> 나는 백화점에 있습니다. 점원이 나에게 질문을 하지만 난 그녀의 말을 이해하지 못합니다. 나는 주로:
>
> ________ 점원에게 질문을 반복해달라고 요청한다.
>
> ________ 점원에게 다른 방식으로 질문해 달라고 요청한다.
>
> ________ 점원이 말한 것을 놓쳤을 때 머리를 흔들어 표현한다.
>
> ________ 아무것도 하지 않는다.

이 두 종류의 질문들은 각기 장점과 단점을 가지고 있다. 개방형 질문은 덜 제한적이며 환자로부터 어떤 정보를 이끌어 낼 수 있는지 예측이 불가능하다. 하지만 개방형 질문의 대답들은 때로 두서없고 주제를 벗어나기도 하며, 임상가가 중재 전/후의 수행력을 비교하려고 할 때 중요한 정보들을 정량화하기가 어려울 수 있다. 폐쇄형 질문은 정량적인 분석이 가능하지만, 의사소통의 어려움과 관련된 정보를 알아내는 질문들이 포함되지 않으면 중요한 정보를 놓치게 될 것이다.

일지

일지(daily logs)는 응답자가 자기-모니터링을 위해 사용하는 자기-보고서이다.

일지(daily log)를 작성할 때 응답자는 관심있는 행동에 따른 자기-모니터링 과정을 수행하고 자기-보고서를 제출한다. 예를 들어, 응답자는 의사소통의 어려움을 하루에 몇 번 그리고 어떤 의사소통 환경(예: 가정, 직장)에서 경험하는지 기록한다. 일지를 작성할 때 환자는 일정기간 동안 매일 그들의 의사소통의 어려움이나 행동들에 관한 일련의 질문들에 답한다. 표 8-4에 일지에 수록될 항목의 예가 제시되어 있다.

환자가 며칠 동안 꾸준히 작성한 일지는 환자가 매일 사용한 의사소통전략, 대화 유창성, 의사소통 어려움의 일반적인 지표가 된다. 또한, 청능재활의 요구에 대한 정보도 제공해준다. 예를 들어, 만약 개인이 6일 동안 전화를 사용한 적이 없다고 보고하면, 이 사실에서 이 사람은 전화기를 성공적으로 사용할 수 없고, 그래서 전화로 대화하는 상황을 피한다는 사실을 추론할 수 있을 것이다. 청능재활 계획은 전화사용 훈련과 전화 수화기 증폭기를 제공하도록 설계되어야 한다.

표 8-4. 의사소통 행동을 모니터하기 위해 고안된 일지 문항의 예

1. 오늘 당신의 의사소통 상호작용에 대하여 생각해 보시오. 다음과 같은 상황에서 오늘 당신이 이야기하는 데 얼마나 시간을 보냈는지를 가장 잘 나타내는 용어에 동그라미하시오(결코, 조금, 많이). 각 상황에 한 개씩만 선택하시오:

조용한 장소	전혀	조금	많이
시끄러운 장소	전혀	조금	많이
전화사용 중	전혀	조금	많이
다른 방에서	전혀	조금	많이
그룹 속에서	전혀	조금	많이

2. 다음의 두 가지 상황에서 오늘 당신에게 한 말을 이해했다고 믿는 정도를 0에서 100까지 숫자(0 = 없다, 100 = 전부)로 적으시오.

_______ 말하는 사람을 보면서 들었을 때

_______ 듣기만 했을 때

3. 오늘 당신은 구두로 한 메시지를 이해하지 못한 적이 있는가? (예/아니오)

____

4. 메시지를 이해하지 못했을 때 당신은 어떻게 했는가?

_______ 말한 사람에게 반복하여 말해 주기를 요청했다.

_______ "응?" 혹은 "뭐라고?" 라고 했다.

_______ 메시지를 다른 말로 바꾸어 말해 달라고 요청했다.

_______ 말한 사람에게 말한 내용이 무엇인지를 기술해 달라고 요청했다.

_______ 메시지가 다시 들을 만큼 중요하지 않다고 결정했다.

_______ 말한 사람에게 메시지를 써 달라고 요청했다.

_______ 기타 (기술하시오)____________________

5. 오늘 친척과의 대화에 대하여 생각해 보고 적용될 수 있는 모든 문구에 표시하시오.

_______ 오늘 친척과 이야기를 하려 시도할 때 불안했다.

_______ 친척의 메시지를 이해할 수 있었다.

_______ 의사소통 상호작용이 성공적으로 이루어져 만족하였다.

_______ 중요하지 않은 주제에 대한 이야기는 피했다.

일지는 의사소통전략 훈련 프로그램의 참가 전후로 작성하고 수행능력 또한 훈련 전후로 비교할 수 있다. 예를 들어, 의사소통전략 훈련 프로그램을 마치고 전화 수화기 증폭기를 사용하기 시작한 사람이 (전에는 전혀 사용하지 않던 것에 비해) 매일 평균 두 번의 전화 사용을 보고하였다면 이 중재법이 이득을 제공했다고 결론지을 수 있다.

셀프-모니터링은 사람들이 의사소통 행동과 전략에 어떻게 영향을 주는지에 따라 **반응(reactive)** 절차를 제공할 수 있다.

셀프-모니터링은 사람의 의사소통 행동과, 어떻게 의사소통전략을 사용하는지에 영향을 줄 수 있으므로 **반응(reactive)** 절차라고 할 수 있다. 예를 들

일지의 내용 구성을 위한 지침

청능재활의 적용을 위한 일지의 몇몇 예들이 문헌에 소개되어 있지만(예: Palmer, Bentler, & Mueller, 2006), 언어 및 청각 전문가는 환자 개개인의 적절한 활동과 행동을 추적하기 위한 일지를 설계하고 조정해야 한다. 다음은 일지를 개발할 때 고려해야 할 다섯 가지 안내 지침 내용이다.

1. 일지의 처음 부분은 자세한 설명으로 시작하고 각 세션은 새로운 형식으로 시작한다. 설명은 정확히 그리고 자세하게 기술한다.
2. 일지 문항을 만들 때 수동태보다는 능동태를 사용하라.
3. 일지 문항은 전치사구를 최소한으로 사용해야 한다.
4. 일반 대중이 아닌 언어 및 청각 전문가들이 사용하는 전문 용어는 피하라.
5. 일지의 문항은 최대 일곱개로 제한한다. 그렇지 않으면 환자가 작성하기에 너무 부담스럽거나 일상생활에 부담이 될지도 모른다.

어, 사람들이 셀프-모니터링 일지를 완성하면, 그들의 학문적 수행력이 증가하고 술과 담배의 소비량이 줄어드는 것으로 보고되었다(예: Johnson & Wilhite, 1971; McFall, 1970). 비슷한 결과로, 의사소통전략의 사용을 모니터하게 함으로써 실제로 환자들은 일지를 더 많이 사용하게 된다. 이와 같이 일지의 사용은 훈련의 한 방법으로만 아니라 평가 방법으로도 사용될 수 있다. 그러나 바로 이러한 이유 때문에 중재 프로그램의 결과를 평가할 때 문제가 될 수 있다.

그룹 토의

그룹 토의(group discussion)는 학급원에게 의사소통 문제를 토의하기 위한 포럼을 제공한다.

보통 의사소통전략 훈련 프로그램의 첫 모임에서 진행되는 **그룹 토의**(그림 8-3)는 구성원들이 시간표에 포함시키고자 하는 의사소통 문제들과 주제들로 이루어지며, 남은 프로그램 동안 이러한 문제들을 집중적으로 다룬다. 이 방법은 교육이 일대일이 아닌 그룹으로 진행될 때 언제든지 사용할 수 있다. 표 8-5는 이런 종류의 모임에서 제기된 몇 가지 관심사들에 관한 목록을 제시하고 있다.

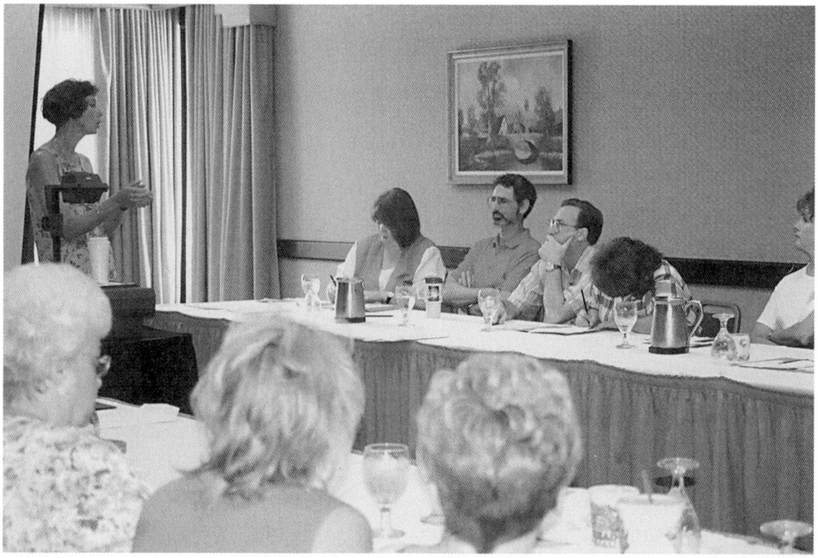

그림 8-3 그룹 토의. 그룹 토의의 성공 여부는 그룹 리더의 기량에 달려 있다. 이 회기에서 임상가는 구성원들의 발언을 기록하기 위해 오버헤드 프로젝트를 사용하고 있다. *Photograph by Kim Readmond, courtesy of the Central Institute for the Deaf.*

표 8-5. 그룹 토의에서 확인할 수 있는 공통 관심사

- 전화로 이야기하기 어려움
- 배우자의 인내심 부족
- 의사소통 단절을 효과적으로 관리하는 능력 부족
- 오래된 친구 피하기
- 나 대신에 배우자와 이야기하는 사람들
- 고립감과 외로움
- 무능력과 분노
- 소음상황에서 대화하기 어려움
- 동료와 의사소통하기 어려움
- 경고 신호음을 들을 수 없다는 불안감
- 나의 청력손실에 대한 가족의 이해 부족으로 인한 좌절감
- 대부분의 사람들이 청력손실이 있다는 것이 어떤 것인지 모르는 데 대한 좌절감
- 무시받는 기분

Adapted from Trychin, S.(1994). Helping people cope with hearing loss. In J. G. Clark & F.N. Martin (Eds.), *Effective counselling in audiology:* Perspectives and practice (pp. 247-277). Englewood Cliffs, NJ: Simon & Schuster.

그룹 토의 진행 시 도움말

그룹 토의의 성공 여부는 세션을 진행하는 언어 및 청각 전문가의 능력에 달려 있다. 그룹 토의를 진행할 때 다음과 같은 절차를 따른다.

- 맨 처음에 기본 규칙을 수립한다. 기본 규칙의 예로 *간섭 피하기, 말을 시작하기 전에 다른 사람들이 볼 수 있도록 손 들기* 등이 포함될 수 있다.
- 테이블에 앉아 있는 사람들에게 교대로 이야기할 기회를 줌으로써 모든 사람들이 토의에 참여할 수 있도록 격려한다.
- 비록 주제에서 벗어나는 이야기라 하더라도 칠판이나 오버헤드 프로젝트 슬라이드에 기록한다.
- 각자 이야기할 때 당황하거나 바보 취급을 받는 듯이 느끼는 사람이 없도록 한다.
- 토의 내용을 안내하는 질문을 한다. 예를 들어, 언어 및 청각 전문가는 이렇게 말한다, "Smith 부인, 당신은 약국에서 일하죠. 카운터 뒤에 있을 때 당신은 어떤 종류의 듣기 어려움을 경험하십니까?"
- 참여자들에게 특정 소재를 이끌어 내도록 준비된 시간에 참여한다.

구조화된 의사소통 상호작용(structured communication interactions)은 환자의 의사소통의 어려움을 반영하는 데 사용되는 모의 대화이다.

토피콘(TOPICON)은 구조화된 의사소통 상호작용 활동의 한 예이다. 임상가와 환자에게 개별적으로 대화 주제를 제시한다. 그들 중 한 사람이 주제를 정하고 그것에 관한 대화를 시작한다. 두 사람은 선택된 주제를 가지고 간단한 대화를 하고 임상가는 그것을 모니터하고 평가한다. 임상가는 '자연스러움'과 '주제에 맞음'을 평가하고 의사소통단절 횟수도 계산한다.

토피콘을 위한 주제의 예

- 아기
- 치즈의 종류
- 쇼핑하기
- 테니스
- 책
- 오늘의 뉴스
- 자동차 수리

Erber(1996, p. 92)

참조적 의사소통(referential communication)을 하는 동안 한 의사소통 파트너는 다른 파트너에게 상호작용 교환의 수단으로 정보를 전달해야 한다.

구조화된 의사소통 상호작용

구조화된 의사소통 상호작용은 평가 및 훈련과정에 모두 사용될 수 있다. **구조화된 의사소통 상호작용(structured communication interactions)**은 환자의 일상에서 실제로 일어날 수 있는 어려움을 반영한 모의 대화이다. **토피콘(*TOPICON*;** Erber, 1998)은 평가와 훈련을 목적으로 사용되는 구조화된 의사소통 상호작용의 한 예이다. 이 방법으로 환자는 임상가와 대화를 이어가게 되고, 임상가는 대화 시 발생하는 어려움을 모니터하고 평가한다. 그 후 임상가와 환자는 상호작용의 유창성에 대해 논의하며, 발생한 문제와 그것을 다룰 대안을 놓고 이야기한다. 상호작용하는 동안 누가, 그리고 왜 말했는지를 숙고한다. 또한 정보의 흐름에 대해 논의하고, 적용된 의사소통 전략을 확인하고, 효과가 있었는지를 확인한다. 대화 유창성은 다음과 같은 사항들을 고려하여 평가한다: (a) 길어진 쉼의 횟수, (b) 재시작 횟수, (c) 주제 전환의 횟수, (d) 말하기 차례의 방해, (e) 추상성과 피상성의 정도, (f) 자아-의식의 유무, (g) 이해의 정도(Erber, 1988, p. 79).

구조화된 의사소통 상호작용의 다른 종류로는 **참조적 의사소통(referential communication)**이 있으며, 이것은 두 의사소통 파트너 간의 정보 전달에 중점을 둔다. 예를 들어, 환자와 임상가 모두 일련의 사진들 앞에 앉아서 임상가가 그중 한 장의 사진에 대해 이야기하는 것이다. 환자의 과제는 의도된

질의-응답 회기(Quest?AR)

질의-응답 회기란 의사소통의 어려움을 평가하는 데 사용할 수 있는 구조화된 의사소통 방법이다. 이 방법을 쓸 때 임상가는 미리 준비된 일련의 질문을 하고 환자는 대답한다. 때로 듣기 어려움이 의사소통의 단절을 야기한다. 수행능력은 의사소통단절의 빈도와 그것을 수정하려는 환자의 능력을 평가한다. 다음에 제시한 내용은 이 방법의 한 예이다(Erber & Lind, 1994, p. 280)

	대답하기 어려움	확인하기 어려움
1. 왜 그곳에 갔습니까?	________	________
2. 언제 갔습니까?	________	________
3. 몇 명의 사람들과 갔습니까?	________	________
4. 함께 간 사람들은 누구였습니까(관계/이름)?	________	________
5. 무엇을 가져 갔습니까?	________	________
6. 어디에 갔습니까?	________	________
7. 어떻게 갔습니까?	________	________
8. 가는 도중에 무엇을 보았습니까?	________	________
9. 몇 시에 그곳에 도착했습니까?	________	________

질의 응답 회기(Quest?AR)는 의사소통의 어려움을 평가하는 데 사용할 수 있는 구조화된 의사소통 방법이다.

지시 대상을 찾는 것이다. 환자가 임상가의 서술을 이해하지 못하면 수정 전략을 사용하게 한다.

비구조화된 의사소통 상호작용

용어에서 보듯, 비구조화된 의사소통 상호작용은 외부의 제한을 거의 받지 않는 매우 자발적인 상호작용이다. 환자와 의사소통 파트너 간의 자연스러운 대화는 때로 대화가 진행되면서 평가되지만, 일반적으로 대다수의 평가가 사후에 이루어진다. 임상가는 의사소통의 단절이 발생하도록 **유도기법(elicitation technique)**을 사용하기도 한다. 언어 및 청각 전문가는 환자의 수용적 수정 전략의 사용을 관찰하기 위해서 고의로 중얼거리며 말한 뒤 어떻게 되는지를 관찰한다. 전문가는 아동의 표현적 수정전략의 사용을 관찰하기 위해 고의로 "뭐라고?" "응?", "무슨 말인지 모르겠는데?"와 같이 명료성을 요구하는 일련의 질문들을 연거푸 할 것이다. 유도기법 사용의 장점은

비구조화된 의사소통 상호작용 동안 의사소통단절이 일어나면 임상가는 **유도기법(elicitation technique)**을 사용하여 의도적으로 의사소통단절을 유도한다.

임상가로 하여금 의사소통의 단절을 확인할 수 있게 해주지만, 단점은 그 단절이 실제로 발생한 것은 아니라는 사실이다. 의사소통의 단절이 대화 도중에 여러 번 반복된다면, 환자는 임상가가 자신을 "놀린다"고 생각하거나, 점점 인내심을 잃을 것이다. 따라서 생태학적 타당성이 감소하는 결과가 될 것이다(Lloyd, 1999).

비구조화된 대화는 비공식적으로 또는 보다 공식적으로 평가될 수 있다. 비구조화된 의사소통 상호작용을 평가하기 위해 개발된 방법에는 적어도 세 가지가 있다: 녹취본 분석, 등급화, **다이얼로그**(*Dyalog*). 세 가지 방법 모두 환자가 의사소통 파트너와 대화한 것을 녹화하여 관찰하는 방법이다(다만 등급화나 **다이얼로그**의 분석방법은 한 목표지점에 대한 점수를 매기는 것이다). 파트너로는 배우자, 자녀, 부모와 같은 빈번한 의사소통 파트너, 그리고 임상가와 같은 비친숙한 의사소통 파트너 또는 새로운(naive) 의사소통 파트너가 있다. 새로운 의사소통 파트너는 환자에게 친숙하지 않은 사람이며, 청력손실에 대해 잘 모르는 사람이다. 다양한 부류의 의사소통 파트너의 사용은 대화의 역동성이 파트너의 친숙성에 따라 얼마나 다양해지는지를 알려준다.

대화 표본은 일반적으로 조용한 방 또는 배경소음이 있는 방(예: 의사소통단절을 유발하기 위해 라디오의 음악소리를 켜놓은 방)에서 녹음한다. 카메라를 삼각대에 설치한 후, 미리 작동시켜 환자와 의사소통 파트너가 대화를 시작하면 바로 녹화가 이루어지게 한다. 말하고자 하는 주제를 적어 놓은 "대화카드"를 사용하여 대화를 촉진한다. 예를 들어, 주제는 다음과 같다:

- 지난 주말에 무엇을 하셨습니까?
- 이번 여름에 어디에 가실 예정입니까?
- 좋아하시는 식당은 어디입니까?
- 취미는 무엇입니까?
- 가족에 대해 말해 주세요.

평가방법 중 녹취본 분석은 대화를 한 단어씩 녹취하여 분석하는 것이다. 이 분석은 의사소통단절 횟수, 단절의 극복에 필요한 말차례 횟수, 간섭 횟수, 채우기 횟수, 말차례 평균 길이 비율, 서로 다른 토의 주제의 수 등과 같은 정보를 알려 준다(Tye-Murray, Witt, & Schum, 1995; Tye-Murray, Witt, Schum, & Sobaski, 1995 참조).

두 번째 방법은 훈련된 학생이나 임상가가 비구조화된 의사소통 상호작용을 분석하여 등급화하는 것이다. 관찰자는 표본을 관찰한 다음 대화의 흐름이 명료화의 필요 없이 자연스럽게 진행되는지를 놓고 1(**잘 못함**)에서 4(**잘함**)까지 번호를 매긴다(Erber, 1996). 이런 종류의 등급화는 전반적인 유창성에 대한 총체적인 평가를 제공하며, 등급화하는 사람 본인과 그리고 등급화하는 사람 간 측정의 신뢰성은 증명되었다.

마지막으로, 컴퓨터 기반 기법인 **다이얼로그**(Erber, 1998)는 비구조화된 의사소통 상호작용을 비교적 빠르게 분석하는 방법으로, 대부분의 컴퓨터에 설치 가능한 프로그램 패키지이다. 임상가는 얼마나 많은 정보를 얻을 수 있는지 한 번(Erber, 1998)에서 세 번(Tye-Murray, 2003)까지 대화를 관찰한다. 세 번 관찰하는 규칙에서 첫 번째 관찰은 환자의 발화 시간을 녹음한다는 목적을 가진다. 환자가 말문을 열 때마다 임상가는 컴퓨터 키보드의 스페이스바를 누르고, 환자의 말이 끝나면 스페이스바에서 손을 뗀다. 두 번째 관찰에서 임상가는 의사소통 파트너가 이야기할 때의 간격을 녹음한다. 끝으로, 세 번째 단계에서 (한 번 관찰하는 규칙에서는 오직 한 번의 관찰만 있지만), 이미 상호작용에 익숙해진 임상가는 의사소통단절이 있을 때마다 스페이스바를 누르고 있다가 단절이 종료되면 스페이스바에서 손을 뗀다. 이 프로그램은 환자의 말차례 평균 길이, 의사소통 파트너의 말차례 평균 길이, 말차례 평균 길이 비율, 침묵 기간, 의사소통단절의 기간, 의사소통단절의 평균 길이와 같은 정보들을 계산하는 데 사용될 수 있다.

사례연구

남학생이 마음을 열다

Anderson & Smaldino(1998)는 8세 소년의 의사소통 어려움을 측정하고 중재 결과를 평가하기 위해서 자기 평가 도구인 *Listening Inventories for Education (LIFE)* (Anderson & Smaldino, 1998)을 임상가가 어떻게 사용하는지에 관한 사례연구를 제시하였다. "Jason Roberts"는 청력검사를 통하여 경도의 감각신경성 난청이 있는 것으로 밝혀졌다. Jason과 그의 어머니는 청력검사 결과를 잘 이해하지 못하는 것 같았고, 그래서 임상가는 *LIFE*의 세 가지 목록 중 하나인 *Student Appraisal of Listening Difficulty*를 시행하기로 결정했다. 임상가는 Jason에게 "나는 네가 들을 수 있다는 것을 알고 있어. 그러나 항상 모든 것을 들을 수 있는 것은 아닐 거야. 그것이 네가 학교에서 하는 일에 얼마나 영향을 주는지 우리가 함께 찾아보면 어떨까? 여기 나한테 학교에서 대부분의 아이들이 경험하는 다양한 상황들이 담긴 그림책이 있어. 내가 너의 듣기와 이해가 어느 정도인지 질문을 해도 될까? 정말 어떤지는 오로지 너만 아는 거야. 그래서 네가 나에게 솔직하게 말해주는 것이 아주 중요해." (p. 76) 라고 말한다. 일례로 그림책에서 테이블에 앉아 이야기를 나누는 아이들을 보여준다.

Jason은 그림들을 보며 지시 따르기, 토론 수업, 친구와의 대화 내용 이해 등을 포함하여 자신의 어려움에 대해 말하기 시작하였다. "학교에서 문제들이 자신이 멍청하거나 인기가 없어서가 아니라 청력손실 때문일 수 있음을 깨달으면서 Jason의 눈이 빛나기 시작했다" (p. 76). 임상가는 Jason에게 보청기가 얼마나 도움될 수 있는지를 이야기했고, 그의 담임 선생님이 청력손실과 관련된 의사소통 문제를 더 잘 이해하도록 도와줄 것을 약속했다. 선생님과 전화 통화를 한 후에 임상가는 그녀에게 *LIFE*의 두 번째 목록인 *Teacher Appraisal Form*을 보냈다. 이것은 선생님이 학생의 듣기 어려움에 대한 반응을 5점 척도(*항상 어렵다*에서 *항상 쉽다*까지)로 답하는 평가도구로, *선생님이 교실 앞에서 말을 한다*와 *동시에 크고 작은 그룹 앞에서*와 같은 문항들이 포함되어 있다. 선생님은 각 문항에 대해 의견을 적을 수 있는 기회가 있다.

(*계속*)

사례연구

남학생이 마음을 열다 (*계속*)

한 달 후, Jason은 보청기 적합 후 평가를 받기 위해 클리닉을 재방문했다. 그는 임상가와 함께 *LIFE*의 학생 응답자를 다시 작성하면서 자신이 보청기로 얼마나 좋아졌는지를 깨닫기 시작했다. Jason의 선생님도 *LIFE*의 세 번째 목록인 *Teacher Opinion and Observation List*를 작성하면서, *수업 중 지시에 대한 학생의 집중도가 향상되었다*와 *토론 중에 친구가 대답하거나 의견을 내는 것에 대한 이해도가 향상되었다*와 같은 문항에 체크하게 되었다. 임상가는 Jason과 이야기하고 선생님의 칭찬을 전한 후에 수업 중 FM 시스템 사용의 이점을 알려주었다. Jason이 FM을 사용하기 시작하면 추후에 Jason과 선생님에게 *LIFE* 설문지를 작성하게 하여 중재의 효과를 다시 한 번 평가할 계획이다.

최종 의견

이 장에서 우리는 청력관련 기능장애와 관련이 있는 대화 유창성과 의사소통 어려움을 평가하는 다양한 방법들을 살펴보았다. 각각의 방법들은 장점과 단점을 가지고 있고, 언어 및 청각 전문가의 주요 도전과제는 측정절차에 관한 최상의 선택과 사용이다. 임상가가 한 가지 이상의 평가도구를 사용하는 것은 흔한 일이다. 단 한 가지의 도구를 사용하는 것보다 여러 개를 사용하는 것이 의사소통의 어려움을 다루는 데 적절하다. 그러나 임상가는 환자에게 지나치게 많은 평가도구를 사용하는 것을 주의해야 한다. 예를 들어, 만약 의사소통전략 훈련을 위한 평가로 시간을 다 소비했다면, 환자들은 참여하는 데 어떤 이점도 인식하지 못하면서 다음 훈련부터 참여하지 않을 것이다.

요점 정리

- 대부분의 의사소통전략 훈련 프로그램은 대화 유창성과 청력관련 기능장애에 대한 평가로 시작해서 평가로 끝난다.
- 유창성은 대화가 중단되지 않고 얼마나 자연스럽게 흘러가는지와 관련이 있다.
- 청력관련 기능장애는 일상생활 속에서 발생하는 의사소통의 어려움과 관련이 있으며, 청력손실과 관련한 심리사회적 불이익을 포함한다.
- 대화 유창성과 청력관련 기능장애는 여러 가지 이유로 평가하기가 어렵다. 예를 들어, 대화 유창성의 평가는 의사소통 파트너(친숙한 사람인지? 청각장애인과 이야기해 본 경험이 있는지?)와 대화의 주제에 따라 달라질 수 있다.

- 다양한 평가 도구들이 사용되고 있으며, 인터뷰와 설문지도 포함된다. 각기 장점과 단점이 있으며, 임상가는 종종 평가도구들을 세트로 사용하는 것을 선호한다.

용어 및 개념

높은 대화 유창성(high conversational fluency)
낮은 대화 유창성(low conversational fluency)
검사도구 접근법(test battery approach)
포용력 있게 듣기(generous listening)
개방형 질문(open-and closed-end questions)
반응절차(reactive procedure)
토피콘(topicon)
유도기법(elicitation technique)
참조적 의사소통(referential communication)
녹취본 분석(transcript analysis)
다이얼로그(Dyalog)

문제 풀이

1. 다음 중 청능재활 프로그램을 시작할 때 언어 및 청각 전문가들이 대화 유창성과 청력관련 기능장애를 평가하기를 원하는 이유가 아닌 것은?
   a. 청력도를 검증하기 위하여
   b. 일상생활에서 개개인이 원하는 의사소통 요구를 확인하기 위하여
   c. 고용 책임감을 조사하여 기록하기 위하여
   d. 환자가 속해 있는 사회적 활동의 종류를 문서화하기 위하여

2. 말차례 평균길이 비율이란 무엇인가?
   a. 청력손실을 입은 년도를 나이로 나눈 것
   b. 대화에 참여한 두 사람의 MLT 비율
   c. 대화가 오가는 동안 발화 시간 길이의 평균값
   d. 대화 중 침묵 시간과 말하는 시간 간의 비율

3. 대화 유창성을 측정하기 어려운 이유가 아닌 것은 무엇인가?
   a. 유창성은 대화의 주제에 따라 달라진다.
   b. 유창성은 의사소통 파트너의 역할에 따라 달라진다.

c. 의사소통의 어려움이 발생하지 않는다.
d. 적절한 평가 방법이나 도구가 없다.

4. 임상가가 어떤 사람의 대화 유창성을 비공식적으로 평가하기를 원한다면 다음 중 가장 직접적인 방법이 될 수 있는 것은 무엇인가?
   a. 설문지를 사용한다.
   b. 환자에게 일지를 완성하게 한다.
   c. 구조화된 의사소통 상호작용을 사용한다.
   d. 개방형 질문으로 인터뷰를 한다.

5. 포용력 있게 듣기란 무엇인가?
   a. 환자가 자신의 의사소통 파트너의 의사소통 어려움으로 인한 좌절감을 이야기하는 것을 듣는 경우
   b. 임상가가 긍정적인 관심, 주의, 인정 등을 제공하면서 듣는 경우
   c. 임상가가 환자에게 자신이 한 말을 이해할 수 있도록 청각보조기기를 사용하게 하는 경우
   d. 대화 유창성의 구성요소를 기술할 때 사용하는 용어

6. 청력관련 기능장애를 평가하기 위해 설문지를 사용할 때의 단점은 무엇인가?
   a. 어음청각검사 결과에서 얻는 정보가 불필요하다.
   b. 잘못된 질문으로 인해 의사소통 어려움에 관한 중요한 정보를 놓칠 가능성이 있다.
   c. 그래서 거의 사용하지 않는다.
   d. 대부분은 점수로 측정하기가 어렵다.

7. 환자가 며칠 동안 연속적으로 반복해야 할 필요가 있는 검사방법은 무엇인가?
   a. 인터뷰
   b. 설문지
   c. 일지
   d. 구조화된 상호작용

8. 일지에 다음 문항이 포함된다: “오늘 당신의 의사소통 상호작용에 대하여 생각해 보세요. 촉진 전략을 몇 번이나 사용했는지 알려주십시오.” 이러한 문항은?

a. 전문가 용어를 사용하고 있기 때문에 부적절하다(촉진 전략).
b. 특정 행동에 대해 묻기 때문에 적절하다.
c. 임상가에게 의사소통전략 훈련이 필요한지에 관한 정보를 제공하므로 적절하다.
d. 능동 동사 시제를 사용했기 때문에 부적절하다.

9. 대화 유창성 또는 의사소통 어려움을 평가하는 세 가지 도구는 무엇인가?

a. 비구조화된 의사소통 상호작용, 단어인지검사, 다이얼로그
b. 비구조화된 의사소통 상호작용, 일지, 에세이
c. 비구조화된 의사소통 상호작용, 구조화된 의사소통 상호작용, 양구조화된(bistructured) 의사소통 상호작용
d. 일지, 설문지, 인터뷰

CHAPTER 9

의사소통전략 훈련 Communication Strategies Training

개요

- 자기 효능감
- 훈련 프로그램 개발 시 고려사항
- 시작하기
- 훈련 모델
- 단기 훈련
- 빈번한 의사소통 파트너를 위한 의사소통전략 훈련
- 아동을 위한 의사소통전략 훈련
- 훈련의 이점
- 사례연구: 향상된 자기효능감
- 최종 의견
- 요점 정리
- 용어 및 개념
- 문제 풀이
- 참고 자료

의사소통전략의 사용을 훈련시키는 방법은 여러 가지가 있다. 오늘날 임상현장에서 의사소통전략 훈련을 위해 제공되는 것으로는 환자 대기실에 제공되는 간단한 책자부터 몇 주, 나아가 몇 달에 걸친 주별 프로그램 운영까지 그 범위가 다양하다. 훈련 활동은 지필과제, 역할극, 그룹 토의, 연습문제 풀기 등이 있다. 훈련 프로그램은 참여자의 기대, 연령, 사회경제적 배경, 생활습관, 특정 의사소통의 문제점 등을 고려하여 고안되어야 한다. 의사소통전략 훈련은 보다 포괄적인 청능재활 프로그램을 구성하는 하나의 요소로서, 보청기 교육 프로그램이나 자기주장 훈련의 일부분을 차지한다.

자기 지각에 대한 민감성

"언어 및 청각 전문가는 난청인 및 그들의 가족과 일할 때, 사람들이 의사소통 문제(가령 관련된 사람들에 대한 의미 또는 중요성)를 어떻게 지각하고 있는지를 고려하는 것이 매우 중요함을 잊지 말아야 한다. 일례로 어떤 난청인은 청력손실로 인해 자신이 다른 사람들에게 짐이 된다고 여긴다. 이런 생각으로 인해 그들은 사회 접촉을 피하고 우울함을 느낄 수 있다. 다른 예로 많은 사람들은 안경이 시력을 보완하여 잘 보이게 해 주듯 보청기도 청력 문제를 해결해 주리라고 믿는다. 이렇게 믿는 사람은 보청기 착용에도 불구하고 사람들의 말을 이해하기 어려운 것을 납득하지 못한다. 듣기 어려움이 완전히 해결되지는 못한다는 사실 또한 이해하지 못한다. 그러므로 의사소통전략 훈련 프로그램을 통해서 사람들이 청력손실과 관련된 허상과 현실을 분리할 수 있도록 도와주어야 하며, 청각장애인들이 자기 자신과 청력 문제를 현실적으로 직시할 수 있도록 도와주어야 한다." (Trychin, 1994, p. 248)

의사소통전략 훈련 프로그램의 내용은 일반적으로 청력손실과 관련된 특정 문제들과 그 문제들을 최소화할 수 있는 방안을 다룬다. 의사소통전략에는 촉진 전략과 수정 전략이 있다(7장 참조). 참가자들은 주장 행동 및 비주장 행동의 차이에 대해 배우고, 또한 의사소통의 어려움을 적극적으로 극복하기 위한 기술 개발을 연습하게 된다(10장 참조). 이 장에서는 먼저 자기 효능감을 다룬 후, 의사소통전략 훈련에 대해 살펴볼 것이다.

자기 효능감

자기 효능감(self-efficacy)은 특정한 과제를 수행할 수 있다는 확신이다.

의사소통전략 훈련 프로그램의 목적은 파트너의 자기 효능감을 증대시키는 것이다(Smith & West, 2006). **자기 효능감(self-efficacy)**은 외부의 변수와는 무관하게 과제를 성공적으로 수행할 수 있다는 믿음이다. 이것은 영역

특정적인 개념이다. 어떤 사람이 올림픽 경기장 규격의 수영장에서 100미터를 수영할 수 있다면, 바다에서도 똑같이 할 수 있다고 생각할 것이다. 자기 효능감은 자아 존중감 내지는 현실감에 근거를 두고 있을 수도 그렇지 않을 수도 있다. (어떤 사람은 자신이 훌륭한 선수라고 믿지만, 다른 사람은 그가 훌륭한 선수이긴 해도 물에 빠질 수 있다고 생각한다.)

청능재활에서의 자기 효능감은 어려운 의사소통 상황을 관리할 수 있는 그들의 능력에 대한 믿음을 가지는 것이다. 자기 효능감은 활동과 대화에 참여하려는 환자의 의지에 영향을 미친다. 또한 환자가 어떤 활동을 완수하는 데 들이는 노력과 도전적인 의사소통 상황에 쏟는 시간에도 영향을 미친다. 자기 효능감이 높은 사람일수록 장애나 도전을 두려워하지 않는다. 다음의 네 가지 경험을 통해 자기 효능감에 대한 믿음을 강화할 수 있다.

- **숙달된 경험(mastery experience)**: 성공적인 의사소통 상호작용을 직접 경험하는 것은 자기 효능감의 가장 큰 원동력이 된다. 만일 환자가 안전하고 편안한 상황에서 수정 전략 사용을 많이 연습하고 종종 성공을 경험했다면, 환자는 이 과제에 대한 높은 자기 효능감과 숙달을 얻을 것이다.
- **대리 경험(vicarious experience)**: 다른 사람의 성공 사례들을 직접 관찰하는 것은 환자에게 자신도 성공할 수 있다는 믿음을 강화시켜준다. 만약 환자가 같은 반의 두 학생이 어려운 의사소통 상황을 효과적으로 극복하는 것을 보았다면, 결국에는 "그래, 나도 할 수 있어."라고 생각할 것이다.
- **언어적 설득(verbal persuasion)**: 임상가는 환자에게 의사소통의 어려움을 극복하는 방법과 그것을 극복하기 위해 필요한 도구들을 논리적으로 설명해야 한다.
- **정서적 각성(emotional arousal)**: 만일 환자가 매우 격식있는 모임에서 식은땀을 흘렸다면, 스스로 자기 효능감을 매우 낮게 여길 것이다. 휴식이나 숨쉬기 등 흥분을 가라앉히는 활동들로 자기 효능감을 향상시킬 수 있다.

> 언어적 설득으로 자기 효능감을 키우는 법
> - 설명할 때 교훈적인 훈련법을 사용한다.
> - 환자의 능력이나 노력에 중점을 둔 현실적인 피드백을 제공해준다.
> - 배우자 등 다른 사람들의 참여를 권장한다.
> - 기술의 습득이 어렵지 않음을 분명하게 납득시킨다.
>
> *Quoted in parts from Smith and West (2006, p. 52)*

환자는 의사소통전략 훈련 프로그램에 참여함으로써 자기 효능감을 강화시킬뿐만 아니라, 의사소통의 어려움을 완화하는 실질적인 수단들을 제공받을 수 있다.

훈련 프로그램 개발 시 고려사항

훈련 프로그램을 개발할 때 고려해야 할 한 가지 사항은 최적의 프로그램 시간이다. 어떤 사람들은 의사소통전략 훈련 프로그램에 참여할 시간이 거의 없을 수 있으므로, 프로그램 시간은 1시간 정도가 현실적이다. 기본 프로그램은 대개 12~40시간 동안 진행되며, 두 가지 포맷 중 하나만 제공된다.

훈련과정은 주말 하루 동안 4~7시간에 걸친 심화교육으로 진행되거나, 각 회기별로 매주 2시간 정도씩 나누어 6~15주 이상에 걸쳐 진행한다.

의사소통전략 훈련은 일대일, 커플, 또는 그룹으로 나누어 진행된다. 일반적으로, 그룹 훈련은 다른 청각장애인이나 청각장애인의 가족이 함께 참여하여 상호작용할 때 가장 효과적이다. 다른 가족 구성원들도 같은 경험을 공유하고 있음을 알게 되고, 비슷한 상황에 처한 다른 사람들과 해결방안을 공유할 때 환자와 가족 구성원 사이의 방어와 맞비난은 줄어들 것이다.

그룹 훈련에서 중요한 것은 단체정신과 단결심을 발전시키는 일이다. 표 9-1은 참가자들이 최상의 이익을 얻을 수 있는 그룹의 특성을 제시한다.

시작하기

임상가는 첫 회기를 시작하기 전에 프로그램에 사용할 과목과 교재를 수집하고 수업 일정을 수립해야 한다. 교과과정의 예는 *Speechreading: A Way to Improve Understanding* (Kaplan, Bally, & Garretson, 1985), *Learning to Hear Again With a Cochlear Implant* (Wayner & Abrahamson, 1998), *Learning to Hear Again* (Wayner & Abrahamson, 1996), *Active Communication Education (ACE): A Program for Older Persons With Hearing Impairment* (Hickson, Worrall, & Scarina, 2006a)에 제시되어 있다. 비록 교과 과정은 자세한 계획을 제공하지 않지만, 수업 참가자들의 요구를 만족시키기에 충

표 9-1. 최상의 구성원 정신의 특성

1. 모든 구성원들은 개개인의 강점을 인정하고 약점에는 인내심을 가짐으로써 다른 구성원을 수용한다.
2. 구성원 개개인의 듣기 어려움을 인식하고 이에 따른 배경지식을 습득하여 구성원 간의 친밀감을 높여야 한다.
3. 각 구성원들이 기여하는 점을 격려하고 인정해야 한다.
4. 구성원은 청각보조기기를 사용하여 가능한 한 서로 쉽게 의사소통할 수 있어야 한다.
5. 예절, 상호존중, 공감과 같은 행동규칙에 대한 수용과 일치가 있어야 한다(예: "한 번에 한 사람씩 말해야 한다").
6. 각 구성원은 그룹에 참여한 다른 사람들을 교육하기 위해서 구성원 개개인들의 경험을 인식하고 현명하게 활용하는 능력이 있어야 한다.
7. 구성원 개개인이 알 수 있도록 그룹 스케줄과 규칙이 명확하게 정의되어야 한다.
8. 토론에 집중할 수 있게 하며 방해가 되는 발언은 하지 않도록 한다.
9. 구성원들은 구체적으로 설명하고 예를 들도록 권장된다.

Adapted from Houle, C.O. (1997). *Governing boards*. San Francisco: Jossy-Bass.

분한 융통성이 있어야 한다. 의사소통전략 훈련 프로그램이나 청능재활 계획의 기본 규칙은 환자가 프로그램에 참가하면서 경험하는 환자의 특정 관심에 맞게 세워져야 한다.

프로그램을 운영하기 위해 필요한 것들은 이름표, 유인물, 스케줄표, 칠판, 펜, 비디오테이프, 역할극용 시나리오, FM이나 적외선 시스템, 프로젝터, 파워포인트, 다과, 종이와 펜 등이다. 또한 프로그램 계획표와 과제물이 포함될 수도 있다.

프로그램은 그룹 상호작용을 위해 미리 정해진 기본 원칙을 세우는 것으로 (예: 한 번에 한 사람씩 말한다. 머리를 끄덕여 다른 사람에게 말하기가 끝났음을 알린다. 질문에 답하지 않을 권리가 있다. 그룹에서 나온 내용들은 비밀로 한다.) 시작한다. 프로그램 참여자들이 자신의 감정과 해결책을 다른 사람들과 공유하는 일에 편안함을 느낄 수 있도록 안정된 환경에서 의사소통전략 훈련 프로그램을 시작하는 것이 매우 중요하다. 참고 자료에 기본 원칙을 세우기 위한 수업자료가 제시되어 있다.

자기소개가 끝나면 성인들의 경우(빈번한 의사소통 파트너가 같이 참여한다면), 의사소통전략 프로그램을 시작하는 일반적인 방법은 참가자들에게 의사소통의 어려움을 가장 많이 경험하는 상황이나 상태에 대해 묻는 것이다. 그룹일 경우, 한 사람씩 돌아가면서 프로그램에 참여하게 된 이유, 언제 그리고 어디서 의사소통의 어려움을 경험하는지 등을 이야기하게 한다. 일례로 어떤 사람은 직장에서 그룹 회의가 가장 힘든 일이라고 느낄 수 있고, 또 다른 사람은 손녀와 전화 통화하는 것이 가장 힘들다고 이야기 할 수 있다. 이렇듯 구체적인 예에 문제해결 훈련의 초점을 맞출 수 있다. 프로그램 참가자들은 문제가 되는 특정 상황에서 의사소통을 어떻게 이끌어 가는지, 그리고 일상에서 상호작용하는 특정인들과의 의사소통을 촉진하는 방안에 대한 브레인스토밍을 할 수 있다.

훈련 모델

그림 9-1에서 제시한 모델은 의사소통전략 훈련의 개념화 단계를 위한 기본 틀을 제공한다(Tye-Murray 1992a; modified by Witt, 1997). 첫 번째 단계는 형식적 교육이다. 두 번째 단계는 안내적 학습이고, 세 번째 단계는 실전 연습이다. 이상적인 프로그램은 각 단계가 다음 단계로 넘어가는 기초가 되므로 학생들은 이러한 세 가지 단계를 연속적으로 거쳐야 한다. 때로 다음 단계로 넘어가기 전에 이전 단계의 중요한 개념을 재확인하기 위해서 이전 단계로 되돌아가기도 한다.

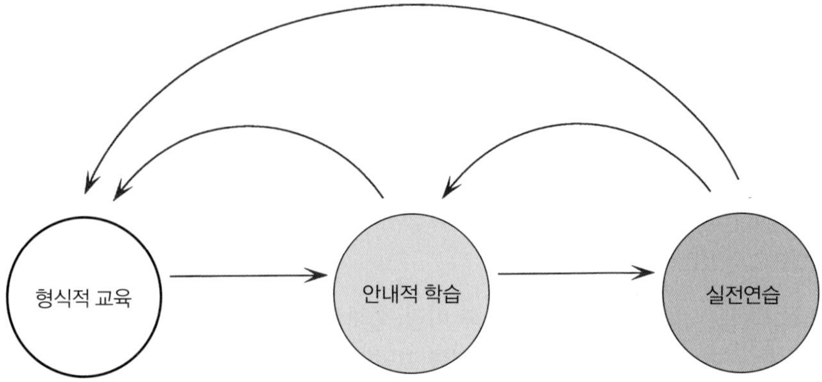

그림 9-1. 의사소통전략 훈련의 개념화 단계를 위한 기본 틀(From S. Witt, 1997, *Effectiveness of an intensive aural rehabilitation program for adult cochlear implant users: A demonstration project*. Unpublished master's thesis, University of Iowa, Iowa City. Reprinted with permission.)

형식적 교육

형식적 교육(formal instruction)은 개개인에게 다양한 종류의 의사소통전략과 적절한 듣기 및 말하기 행동들에 관한 분명한 정보를 제공한다. 의사소통전략 훈련 프로그램의 첫 번째 단계이다.

형식적 교육(formal instruction)은 개개인에게 다양한 종류의 의사소통전략과 적절한 듣기 및 말하기 행동들을 소개하고 각각의 예를 알려준다. 그룹상황에서, 언어와 청각전문가는 방금 확인된 의사소통의 어려움에 대해 그들이 대처하는 방법을 들려 주길 요청한다. 한 예로 어떤 사람이 "나는 시끄러운 식당에서 말소리를 이해하기가 어렵습니다. 나는 일 때문에 밖에서 식사를 많이 해야 하는데, 이것은 큰 문제입니다."라고 말하였다. 그룹은 그 사람의 어려움을 칠판에 적고 전략을 이용하는 방법에 대해 토의할 것이다. 이러한 특정 상황에 도움이 될 만한 전략들을 각자 제안할 수 있다. 구조 및 지시 전략들을 제시할 수 있고 각 해결책이 마련되면, 그룹은 그 해결책의 잠재적 이점, 단점, 시행용이성, 수용성 등을 분석하고 평가한다. 그룹의 리더는 그룹 구성원들이 미처 생각하지 못한 특정 제안들을 제시하기도 한다.

아이디어와 반응을 칠판에 적는 것은 프로그램 참가자들이 토의에 많은 기여를 할 수 있도록 자극하는 방법이다. 형식적 교수법은 보통 임상가가 일방적인 강의 방식 대신 대화 방식을 사용할 때 가장 효과적이다. 장시간에 걸친 강의와 조언은 참여자들이 거리감을 느끼게 하거나 그들을 무감각하게 할 것이다.

안내적 학습

의사소통전략 훈련 프로그램의 두 번째 단계인 **안내적 학습(guided learning)**에서 학생들은 구조화된 상황에서의 대화 전략을 사용한다.

안내적 학습(guided learning)의 목적은 구조화된 의사소통 상황에서 사람들에게 대화 전략의 사용을 권장하는 것이다. 안내적 학습을 위한 활동들은 모델링, 역할극, 녹화된 장면 분석, 주의집중, 연속적인 담화 추적 등을 포함한다. 이러한 활동들은 섞어서 사용할 수 있다.

형식적 교육의 예

훈련활동

수동적, 공격적 그리고 주장적 행동들에 관한 내용이 의사소통전략 훈련 프로그램에 포함되어 있다면, 참여자들은 의사소통 어려움에 대처하는 자신의 방식을 되돌아보고, 보다 효과적이고 대안적인 방법의 사용을 고려해야만 한다. 다음에 제시할 내용은 Kaplan, Bally & Garretson(1985)이 제시한 각 상황에 대한 의사소통 방식을 응답자들에게 확인하는 지필 연습문제이다. 추후 응답 내용들과 이에 대한 토론이 이루어진다.

A. Penny는 학장실로 들어갔다. 그곳이 너무 어두워 독화가 어려울 것이라고 생각한 그녀는 (그가 앉아 있는) 학장실 책상을 뒤로 밀고 블라인드를 열어 밝게 하였다. 그런 다음 자리에 앉아 이야기했다. '시작하시죠'.

B. Wilma는 보청기의 건전지를 교체하고 수강신청을 한 '농 사회에서의 여성주의(Feminism in the Deaf Community)' 수업에 들어갔다. 그녀는 교실의 책상이 원형으로 배치되었다는 사실을 즉각 알게 되었고 독화가 용이하리라는 생각에 안도하였다. 그러나 토의가 아주 빠른 속도로 진행되자 22명의 학생들이 말하는 내용을 이해하기가 어려웠다. 그녀는 관심이 있던 주제였지만, 다음 주에 이 수업을 취소하였다.

C. Harry는 기하학 수업 첫 시간을 마치고 선생님을 찾아갔다. 그는 앞자리에 앉은 많은 학생들이 선생님께 질문할 때 그들의 입모양을 읽을 수 없어서 질문을 이해하기 힘들었음을 밝혔다. 선생님은 그에게 첫 번째 줄에 앉도록 자리를 바꾸어 주었고 질문하는 학생들을 뒤돌아 볼 수 있게 하였다. 다음날 Harry는 선생님의 사무실을 재방문했다. '저는 여전히 힘들어요.'라고 말했고 선생님은 그의 문제를 인정했다. 선생님은 '수업 중에 여러분의 질문이 너무 빨라서 Harry가 입모양을 모두 읽을 수 없다고 합니다. 손을 좀 더 오래 들고 있어 누가 질문을 했는지 그가 알게 해주겠어요?'라고 말했다. Harry는 그 뒤로 수업 토의시간을 잘 따라갈 수 있었다.

정답

A. 공격적(aggressive). Penny의 행동은 무례하고 지나치게 요구적이었다.

B. 수동적(passive). Wilma는 그녀의 문제를 해결하려고 노력하지 않고 너무 쉽게 포기했다.

C. 주장적(assertive). Harry는 그의 문제를 인식하고 선생님과 그 문제를 해결해 나갔다. (pp.37-38)

모델링

모델링(modeling)은 보여주기, 또는 기술하기 행동이다.

모델링(modeling)은 아동에게 종종 사용하는 방법으로서 아동은 관찰을 통해 학습하게 된다. 임상가나 교사는 효과적인 듣기행동이나 의사소통전략을 선정한 후, 그것을 모델링하여 보여준다. 모델링할 때, 임상가들은 모델이 된 행동들을 두고 무엇이 적절하고 부적절한지 명확하게 지적하고, 학생들이 독자적으로, 그리고 무의식적으로 인지하리라고 추정하지 않는다. 모델링하는 동안 임상가는 그룹이나 학급의 한 구성원에게 수정 전략 사용에 대한 시범을 보이도록 요청한다. 임상가는 상대방이 한 말을 이해하지 못한 척하고 그룹에게 다음과 같이 말한다. "나는 그녀가 말한 것을 이해하지 못했습니다. 당신은 어떻습니까? 나는 그녀에게 무슨 말을 했는지 다시 물어볼 것입니다." (임상가는 수정 전략의 핵심어를 묻는다.) 모델링을 관찰할 때 학생들은 두 가지 정보를 얻게 된다. (a) 행동과 전략에 관한 정보, (b) 이러한 행동과 전략을 사용했을 때 그 결과로 발생할 수 있는 상황에 대한 정보; 즉, 그들은 **대리 결말(vicarious consequences)**을 경험하는 것이다. 대리 결말을 경험하는 동안 학생들은 다른 사람들로부터 부정적인 반응을 겪는 일 없이 전략을 사용할 수 있음을 알게 되면서 의사소통전략을 사용하는 일에 대한 두려움이 줄어들게 된다.

학생들은 모델의 행동 결과를 관찰할 때 **대리 결말(vicarious consequences)**을 경험한다.

역할극

역할극(role-playing)을 통해 개개인은 가상의 실제 상황에 참여하고 상호작용한다.

역할극(role-playing)을 통해서 가상의 대화 상호작용이 이루어진다. 참여자들은 의사소통전략과 주장적인 듣기행동을 연습한다. 가상 상황은 가능하다면 참여자들이 매일 접하는 일상생활 속 경험과 관련된 것이 좋다. 역할극은 의사소통의 어려움을 극복하는 경험을 제공한다는 점에서 환자들의 자기 효능감을 높일 수 있다.

임상가는 참여자들이 아동일 경우, 가상 상황을 패스트푸드 레스토랑으로 설정할 수 있다. 아동은 가족을 위해 주문을 해야 한다. 임상가는 가끔씩 중얼거리며 말하거나 얼굴을 보지 않고 말하는 등 부적절한 말하기 행동을 한다. 아동은 반드시 질문에 대답해야 하고, 필요하다면 의사소통을 증진시키기 위해 촉진 전략이나 수정 전략을 활용해야 한다. 역할극 마지막 단계에서 임상가와 학생들은 일어난 상황들을 재검토하면서 어떤 일이 일어났는지, 무엇이 잘 되었고 무엇이 잘 안 되었는지, 어떤 의사소통전략들이 적용되었는지에 대해 이야기한다.

격려하기(prompting)는 행동이나 말에 영감을 주는 것이다. 이러한 기술은 개개인이 말을 공식화하고 기억하도록 고안된 것이다.

조성하기(shaping)은 적절한 추적하기 행동을 증가시킴으로써 대화 차례를 강화시킨다.

역할극은 직접 지시하기, **격려하기(prompting)**, **조성하기(shaping)**, 강화하기, 모델링하기, 피드백 주기로 이루어진다. 임상가와 자신이 역할극에 참여하고 있다는 사실을 모르고 있는 한 성인 환자 간의 상호작용을 담은 다음의 내용은 역할극의 각 구성 요소들을 보여준다. 어떤 성인은 역할극하기를 망설이기도 한다. 다음과 같은 상호작용은 그룹 또는 일대일 상황에서 일어날 수 있다.

임상가: 당신이 직장에서 회의에 참여하고 있다고 가정해 봅시다. 당신은 사장님이 말하는 어떤 부분을 못 듣고 놓쳤는데 당신은 그 부분이 아마 중요할 것이라고 생각합니다. 뭐라고 말하시겠습니까?

Bennet: 모르겠어요. 나는 사장님께 나의 청력손실에 대해서 말한 적이 없어요. 사장님이 내가 잘 듣지 못한다는 것을 이미 알고 계신다 하더라도 우리는 그냥 그것에 대해서 이야기하지 않아요.

임상가: 제가 당신의 사장이라고 생각하시고 여기에 다른 두 사람이 더 있다고 생각해 봅시다. 나는 당신에게 질문을 했지만, 당신은 내가 말하는 내용을 이해하지 못했습니다. 당신은 저에게 뭐라고 말하시겠습니까?

Bennet: 나는 이런 상황에 익숙하지 않아요.

임상가: 이것은 그냥 연습입니다. 시도해 보십시오. [격려하기]

Bennet: (미심쩍게 미소를 지으며) 사장님의 생각이 좋은 것 같습니다. [역할극]

임상가: 당신은 제가 무엇을 말했는지 잘 알지 못함에도 제 말에 동의하고 있습니다. 만약 그것이 당신이 동의하지 않는 내용이라면 유감스러우실 것입니다. [피드백 주기] 자, 그럼 우리가 앞서 논의한 수정 전략 중 하나를 사용해 봅시다. [조성하기] 못 알아들은 척할 필요는 없습니다. [직접 지시하기] 다음과 같이 어떤 것을 시도해 볼 수 있습니다: '저는 유인물을 보느라 당신의 질문 중 마지막 부분을 놓쳤습니다. 다시 한 번 말씀해 주시겠습니까?' [모델링하기]

Bennet: 좋아요.

임상가: 제가 말씀드린 것들을 시도해 보실 수 있겠습니까?

Bennet: 알았어요. 음… 제가 처음 부분을 놓쳤네요.

임상가: 그래서 어떻게 말하겠습니까?

Bennet: 제가 앞부분 모두를 놓쳤는데 다시 이야기해 주시겠습니까? [역할극]

임상가: 훨씬 좋습니다. [강화하기] 그렇게 당신이 필요한 것을 직접 요청하는 것입니다. [피드백 주기]

이러한 예를 통해 청력손실이 있는 사람은 의사소통 상호작용의 어려움을 어떻게 다루는지에 대해 교육받게 되고 제안들을 적용하는 것을 연습하게 된다. 실제 상황에서 의사소통 단절의 신호가 발생하면, Bennet은 다른 때보다 덜 걱정하고 덜 두려워하게 될 것이며, 더 높은 자기 효능감을 가지게 될 것이다. 이러한 예에서 보듯이 역할극은 부정적인 결과를 초래하지 않으면서 환자가 두려워하는 행위를 연습할 수 있게 한다.

주의집중

임상가는 환경적 문제를 확인하고 교정함과 동시에 적절한 말하기 행동을 강화하는 데 그룹 구성원들의 주의를 집중시킴으로써 형식적인 교육을 강화할 수 있다. 한 예로 청력손실이 있는 남자와 청력이 정상인 아내가 수업에 함께 참여하였다. 아내는 말하기 전에 손가락을 가볍게 튕겨 남편이 그녀의 입모양을 보도록 하였다. 임상가는 그룹에게 그 모습을 관찰하도록 하고 "이것은 그의 독화를 돕는 효과적인 전략입니다. 그녀는 말하기 전에 먼저 주의를 끌었고, 그래서 그가 그녀의 입모양을 관찰할 수 있게 했습니다."라고 설명하였다.

비디오 내용 분석하기와 컴퓨터 기반 상호작용

비디오로 녹화된 시나리오(videotaped scenarios)는 의사소통전략에 관한 논의를 자극하기 위해 사용될 수 있는 의사소통 상호작용의 예를 제공한다.

비디오로 녹화된 시나리오(videotaped scenarios)는 환자에게 구체적인 예를 제공하여 그들의 의사소통 문제를 확인하고 그것에 대해 이야기하는 것을 돕는다. 환자는 녹화된 화면을 보고 의사소통전략의 부적절한 사용과 적절한 사용을 비교한다. 일례로 첫 번째 화면은 두 명이 거실에 있는 내용이다. 한 사람은 청력손실이 있고, 다른 사람은 청력손실이 없다. 청력이 정상인 사람이 신문으로 얼굴을 가린 채 이야기한다. 청력손실이 있는 사람은 그 사람이 중얼거리며 말한다고 비난하고 화가 나서 거실을 나가버린다. 이 지점에서 화면을 멈추고 지시 전략을 어떻게 사용하는 것이 효과적일지를 논의하면서 수업을 진행할 수 있다. 논의 후, 두 번째 화면을 보고 촉진 전략을 적절하게 사용하는 법을 기술한다.

연속적 담화 훈련(continuous discourse training)은 청자가 발송인에 의해 제시된 내용을 말한 그대로 따라 말하는 청능재활의 한 기술이다.

발송인(sender)은 연속적 담화 훈련 회기에서 메시지를 전달하는 참여자이다.

수신인(receiver)은 연속적 담화 훈련 회기에서 메시지를 전달받고 그것을 반복하려고 시도하는 참여자이다.

연속적 담화 추적

연속적 담화 추적(continuous discourse tracking)은 안내적 학습을 제공하기 위한 또 다른 수단이다. 연속적 담화 추적(DeFillipo & Scott, 1978)에서는 임상가나 빈번한 의사소통 파트너가 **발송인(sender)**의 역할을 하고, 환자가 **수신인(receiver)**의 역할을 한다. 발송인이 책의 선정된 부분을 구절 단위로 읽으면, 수신인은 해당 구절을 그대로 따라 말하기를 시도한다. 수신인이 그것을 따라할 수 없다면, 수정의 의무를 지고 수정 전략을 사용해야 한다. 예를 들어, 수신인은 "다른 식으로 말해 주시겠습니까?"라고 말한다. 임상가는 특정 수정 전략들을 효과적으로 선택하고 적용하는 법을 제안하고 지도한다. 그룹 세팅에서 참여자들은 짝을 지어서 일정 기간 연습을 하게 된다.

안내적 학습 훈련 활동의 예

환자에게 그림 9-2를 보게 한 후에 임상가는 발송인, 환자는 수신인으로 가정하고 연속적 담화 추적 절차를 따르도록 하였다. 다음 단락은 그림과 일치한다(그림 9-2). 발송인이 한 문장씩 읽으면, 수신인은 그 문장을 그대로 따라 말하기를 시도한다. 그렇게하지 못할 경우, 발송인은 수신인이 수정 전략을 사용하도록 격려하고 그것이 정확하게 추적될 수 있도록 단락 변경을 요청한다.

읽어 주는 내용: Eagle 캠프에서 아이들이 말 타는 법을 배우고 있습니다. 매일 아침 아이들은 마굿간에 도착해서 말에 안장을 얹습니다. 그들은 캠프 지도원의 뒤를 줄줄이 따라갑니다. 아침 말 타기 시간은 4시간 동안 계속됩니다. 그들은 말을 타고 숲을 지나가고 때론 호수도 지나갑니다. 어느 날은 산을 넘어가기도 합니다. 그들은 말 타기 훈련 중 적당한 곳에서 아침 식사를 합니다. 캠프 지도원은 불을 지펴 아침을 준비합니다.

다음은 연속적 담화 추적하기의 한 예이다.

발송인: Eagle 캠프에서 아이들이 말 타는 법을 배우고 있습니다.

수신인: 아이들과 말에 관한 무엇…

발송인: 네. 아이들이 말 타는 법을 배우고 있습니다.

수신인: 아이들이 말 타는 법을 배우고 있습니다.

발송인: (머리를 끄덕이며) Eagle 캠프에서 아이들이 말 타는 법을 배우고 있습니다.

수신인: 앞부분은 모르겠어요.

발송인: 캠프.

수신인: 캠프?

발송인: (머리를 끄덕이며) Eagle 캠프…

수신인: Eagle 캠프?

발송인: Eagle 캠프에서 아이들이 말 타는 법을 배우고 있습니다.

수신인: Eagle 캠프에서 아이들이 말 타는 법을 배우고 있습니다.

발송인: 매일 아침…

수신인: 매일 아침…

발송인: (나머지 문장을 제시한다)

"치료사들은 종종 연속적인 담화에 적합한 소설을 요청한다. 그에 대한 내 대답은 학령기 아동과 십대를 위해 쓰여진 소설을 고려해 보라는 것이다. 해리포터 시리즈가 좋은 예이다. 그들의 담화를 잘 읽으면 좀 더 자연스럽게 말할 수 있다. 하지만 대부분의 성인들을 위한 소설은 일상생활 속 대화의 실제 양상을 거의 반영하지 않는다."

Geoff Plant, 청능재활 전문가(*Personal communication, June 15, 2007*)

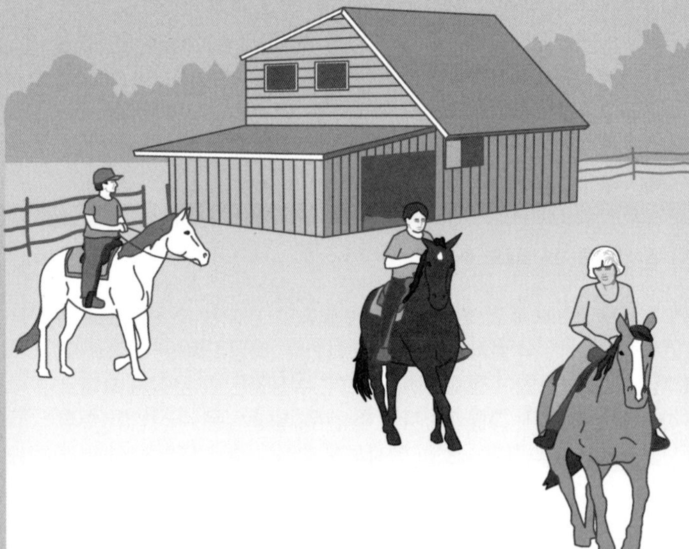

그림 9-2. 연속적 담화 추적하기 과제의 내용을 제시하는 그림

실전 연습

실전 연습(real-world practice)에서 학생들은 일상 환경에서 새로운 기술과 행동을 연습한다.

그림 9-1에서 보여준 훈련 모델의 마지막 단계는 실전 연습이다. **실전 연습(real-world practice)**은 학생들이 수업 중에 성공적으로 수행한 활동과 직장이나 사회모임과 같이 의사소통이 필요한 곳에서 성공적으로 수행한 활동들을 포함한다. 개개인은 그들의 성공사례와 문제점을 수업 중에 보고하고 앞으로의 문제에 대처할 방안에 대한 아이디어를 공유한다. 활동을 위한 지시는 간단하고 이해하기 쉬운 언어로, 서면으로 기술되어 제공된다. 학생들은 자신의 경험을 치료사와 의사소통전략 훈련 그룹 내 다른 멤버들과 공유하기 위해 기록한다.

어떤 성인은 표 9-2에서처럼 달력 형식으로 기록한다. 가장 왼쪽에는 한 주가 요일별로 표시되고, 위쪽에는 환자와 가장 빈번한 의사소통 파트너가 순서대로 위치한다. 환자의 과제는 의사소통 파트너에게 수정을 요청함으로써 의사소통이 단절된 시점을 알리는 것이다. 일주일 후에 그룹 리더나 그룹 전체가 환자와 함께 기록달력을 검토한다.

실전 훈련 활동의 예

주제 = 지시 듣기

훈련 방법: 파트너에게 당신의 집 어딘가에 물건을 숨겨 놓으라고 요청한다.

(*계속*)

그런 다음 그 물건을 찾기 위한 지시를 요청한다. 지시를 듣기만 하고, 그 다음 필요하다면 명확하게 말해 달라고 요구한다. 물건을 찾은 후에 다음 문제에 답한다.

1. 지시를 이해했습니까?
2. 지시 중 어느 부분에 대해서 명확한 설명을 요구했습니까? 만약 그렇다면, 뭐라고 말했습니까? 파트너의 반응은 어떠했습니까?
3. 물건을 찾는 데 어떤 문제가 있었습니까? 만약 그렇다면, 파트너에게 더 많은 정보를 요청했습니까? 뭐라고 말했습니까?

표 9-2. 실전 연습 활동 기록을 위한 달력

언제 대화의 단절을 수정했습니까?

	부인	아들	누이	동료
월요일	저녁식사			카페테리아에서의 점심식사
화요일		TV 시청		미팅
수요일		TV 시청		전화사용
목요일	쇼핑 후 집으로 향하는 차 안			
금요일			차 안	
토요일				
일요일				

단기 훈련

우리가 지금까지 고려한 장기 훈련 프로그램은 여러 이유로 인해 실현 가능성이 없을 수 있다. 어떤 사람은 장기 프로그램을 수행할 시간이 없을 수 있고, 클리닉이 개인에게 훈련을 제공하기에 적당하지 않을 수도 있다. 이러한 상황에서 단기 훈련 접근법은 간단한 의사소통전략 훈련을 제공하기에 적절하다. 이러한 방법 중 하나는 자료 및 자기주도 학습을 제공하는 것이고, 다른 하나는 단기 교육 자료를 제공하는 것이다.

자료 접근법

짧은 기간에 의사소통전략 훈련을 제공하기 위한 **자료 접근법**은 환자와 의사소통 파트너에게 인쇄물이나 녹음된 자료들을 제공하는 것이다. 이것은 클리닉의 도서관이나 오디오-비디오 녹음실을 통해 제공되고, 안내서의 형태로 제공되기도 한다.

도서관은 클리닉의 환자 대기실과 인접한 작은 방이나 환자 대기실 내에 배치될 수 있다. 도서관에는 청력손실, 의사소통전략, 말지각 훈련 및 청능 훈련, 청각보조기기 등에 관한 정기 간행물이나 책이 배치되어 있어야 한다. 자료는 예약시간 전후에 환자대기실에서 읽을 수 있거나 또는 빌려갈 수도 있다. DVD 플레이어는 도서관이나 환자대기실에 배치되어 있어 청력손실과 의사소통전략에 관한 비디오를 언제든지 시청할 수 있다.

단기 교육 자료

WATCH는 의사소통전략 훈련의 단기 교육 프로그램의 한 예를 의미하는 머리글자어이다.

간단한 의사소통전략 훈련 프로그램을 제공하는 다른 방법은 단기 교육 자료를 제공하는 것이다. **WATCH**는 Montgomery(1994)가 만든 단기 교육 자료용 의사소통전략 훈련 프로그램의 머리글자어이다. 이러한 프로그램은 1시간 정도 걸리며, 다음에 각 머리글자가 의미하는 개념에 대한 설명이 있다.

W = Watch the talker's mouth, not his eyes.
(화자의 눈이 아닌 입을 보십시오.)

A = Ask specific questions. (구체적으로 질문하십시오.)

T = Talk about your hearing loss.
(당신의 청력손실에 대해 말하십시오.)

C = Change the situation. (상황을 바꾸십시오.)

H = Ask health care knowledge.
(건강관리에 관한 지식을 요청하십시오.)

임상가는 환자와 함께 이 순서대로 각 개념에 대해 토의한다.

"W", 임상가는 환자가 의사소통 상황에서 손 제스처나 다른 것에 주의를 기울이기보다는 독화를 위해 화자의 입모양에 집중하도록 격려한다.

"A", 환자에게 비특정적 수정 전략보다 특정적 수정 전략을 사용하도록 격려한다. 임상가는 환자에게 낮은 목소리나 웅얼거리는 소리로 과장하여 말함으로써, 환자에게 특정적 수정 전략을 사용할 것을 요청한다.

"T", 임상가는 환자 스스로 자신의 청력손실을 의사소통 파트너에게 밝히는 일의 중요성에 대해 이야기한다. 그를 통해 환자는 의사소통 상호작용을 더 효과적으로 관리하고, 지시된 전략들을 수행할 수 있게 된다.

"C", 임상가는 환자에게 의사소통에 문제가 있는 상황이 무엇인지 묻는다. 그리고 함께 이러한 문제를 극복하는 방안들을 생각해 본다.

"H", 임상가는 환자에게 건강관리에 관한 정보와 청력손실에 관한 자료를 제공한다.

WATCH와 같은 단기 프로그램은 환자가 의사소통전략을 어떻게 사용하는지에 관한 중대한 변화를 가져오지는 못할 수 있다. 그러나 이러한 프로그

SPEECH

SPEECH는 의사소통 파트너를 위한 의사소통전략 단기 교육 자료를 의미하는 머리글자어이다(Schow, 2001, p.20):

- **S**potlight your face and keep it visible (얼굴이 잘 보이게 하기). 손으로 입을 가리지 말고 청각장애인이 가능한 시각단서를 모두 얻을 수 있게 하십시오. 이야기할 때는 화자와 마주보고 이야기하며 적정거리(1.5~3미터)를 유지하십시오. 껌이나 담배와 같이 독화에 방해되는 것들을 가능한 피하십시오. 다른 방에서 말하지 않도록 하며, 상대방에게 들릴 것이라고 기대하십시오.
- **P**ause slightly between the content portions of sentences (문장 간에 약간의 쉼 두기). 느리고 과장된 말소리는 빠른 말소리와 마찬가지로 이해하기 어렵습니다. 그러나 구와 문장 사이에 약간의 쉼이 있는 중간 속도의 말소리는 청각장애인이 한 번에 많은 정보를 처리할 수 있게 해 줍니다.
- **E**mpathize and be patient with the hearing-impaired person (청각장애인에게 공감하고 인내하기). 두 귀를 막고 매우 시끄러운 환경에서 미약한 소리를 들으려고 해보십시오. 이러한 노력은 청력손실을 이해하는 데 도움이 될 것이며, 청력손실이 있는 사람들의 반응이 느린 것에 대한 인내심을 갖는 일에도 도움이 될 것입니다. 요점을 명확하게 말할 필요가 있다면 보다 이해하기 쉬운 말로 바꿔 말하고, 공감과 인내의 가치를 기억하십시오!
- **E**ase their listening (듣기 편하게 해주기). 말하기 전에 듣는 사람의 주의를 집중시키고, 도움이 되는 방식으로 말하십시오. 어떻게 의사소통을 용이하게 할 수 있는지에 대해 물어 보십시오. 듣는 사람은 당신이 더 크게 또는 더 부드럽게, 더 천천히 또는 더 빠르게 말하기를 바라거나 대화 주제를 말해 주거나 대화의 주제가 바뀔 때 신호를 주길 원하는지도 모릅니다. 친절하게 대하고 도움을 주며 가능한 편하게 해 줌으로써 듣는 사람이 당신에게 피드백을 줄 수 있도록 격려해 주십시오.
- **C**ontrol the circumstances and the listening conditions in the environment (상황이나 듣기 환경 조정하기). 청자와 가까이하여 의사소통을 극대화하십시오. 만약 당신이 1.5~3미터 정도 떨어져 있다면 가장 이상적인 거리입니다. 또한 배경소음을 멀리하고 잘 보이는 위치에서 말하십시오. 어두운 식당이나 창문 바로 앞에서는 당신을 잘 볼 수 없으므로 피하십시오.
- **H**ave a plan (계획 세우기). 어려운 듣기 상황이 예상되면, 미리 의사소통 전략을 세우고 필요할 때 시행하십시오. 예를 들면, 식당에서 청력손실이 있는 가족이나 친구를 대신해서 식당 직원과 대화할 수 있어야 합니다.

램의 가치는 대부분 간단한 아이디어들이 검토된다는 사실에 있다. 개개인은 이러한 아이디어들을 숙고하고 발전시킬 수 있으며, 나아가 보다 장기적인 의사소통전략 훈련 프로그램에 등록하려는 동기를 가질 수도 있다.

빈번한 의사소통 파트너를 위한 의사소통전략 훈련

Ansley 여사와 Kemp 여사는 그들의 자녀들(인공와우 사용자)이 박하사탕 껍질 벗기기(unwrapping a mint candy)와 같은 단순한 과제를 수행할 수 있도록 교육하기를 요청받았다(Tye-Murray, 1994b, pp. 89-90; Tye-Murray & Kelsey, 1993). 부모와 아이들은 다양한 물건이 놓여 있는 테이블 앞에 앉아 있다. 관찰 목표는 아이들이 지시내용을 이해하지 못했을 때 무슨 일이 발생하는지를 보려는 것이다. 부모는 지시를 반복하여 말할 것인가? 만약 그렇다면, 이러한 반복이 아이가 지시를 이해하는 데 도움이 될 것인가?

처음에는 *Unwrap the mint*라고 말하는 엄마의 지시를 두 명의 아이 모두 이해하지 못했다. 다음에 일어난 일을 살펴보자.

첫 번째 지시 후에, Ansley 여사는 해당 지시를 반복하여 "Unwrap the mint"하고 말했다. 그녀의 딸 Libby는 빨간 블록을 집어 들어 조심스럽게 던졌다. "Unwrap the mint"라고 Ansley 여사가 다시 반복하자 Libby는 엄마에게 모르겠다는 표정을 지었다. "Unwrapping a mint candy." 라고 엄마가 다시 반복하자, Libby는 컵을 들어 카드상자에 놓았다. "No, unwrap the mint" Libby는 플라스틱 조각을 흔들었다. "Unwrap the mint"라고 Ansley 여사는 지시를 계속하였으며, 포기하기 전까지 이런 상황이 1분간 계속되었다.

이와 같은 상호작용에서 반복 수정 전략은 효과가 없었다. Ansley 여사가 지시를 몇 번이나 반복해서 말했는지와 상관없이 Libby는 엄마의 지시를 결코 이해하지 못했다.

Kemp 여사는 다른 방법을 적용했다. 그녀의 아들 Tim이 지시를 이해하지 못했을 때, 그녀는 다른 단어를 사용하여 말하였다. "사탕의 종이껍질을 벗겨(Take the paper off the candy)." 그가 여전히 이해하지 못하자, Kemp 여사가 말했다. "Tim, **사탕**이 어디 있니?(Where's the *candy*?)" Tim이 민트를 집었다. "껍질을 벗겨봐(Open it)." Kemp 여사는 지시했다. Tim은 엄마를 보고서 사탕의 껍질을 벗기기 시작했다. "음(Mmmm)." 그녀는 장려하며 말했다. "껍질을 벗겨봐(Open it)." 그러자 Tim은 박하사탕의 껍질을 벗겼다.

Ansley 여사와 달리 Kemp 여사는 반복이 아닌 다른 수정 전략을 사용했다. 그녀는 지시를 재구성하고(예: "사탕껍질을 벗겨(Take the paper off the candy)."), 중요한 핵심단어를 강조하고(예: "사탕이 어디 있니?(Where's the candy?)"), 아들이 메시지를 이해하기 시작했을 때 피드백을 주었다 ("음(Mmmm)."). 그녀는 다양한 수정 전략을 사용함으로써 메시지를 성공적으로 전달할 수 있었다.

이러한 분석 결과는 인공와우 사용자의 부모의 경우에도 마찬가지였으며, 두 가지 중요한 점을 시사한다. 첫째, 의사소통의 단절을 수정하는 데 수정 전략 중 하나인 반복이 언제나 최상의 전략은 아니라는 것이다(7장). 둘째, 의사소통 파트너가 난청인과 오랫동안 함께 생활했다고 해서 모두 의사소통전략에 관한 지식을 가지고 있지는 않다는 것이다. 부모나 보호자와 같이, 배우자나 연인의 경우에도 마찬가지이다.

청력손실이 있는 사람과 자주 대화하는 사람에게는 의사소통전략 훈련이 도움된다. 빈번한 의사소통 파트너는 배우자, 자녀, 친구, 건강관리 제공자일 수 있다. 만약 환자가 아동이라면, 부모나 보호자가 빈번한 의사소통 파트너일 것이다. 빈번한 의사소통 파트너를 위한 의사소통전략의 목표는 구화 과제의 어려움에 대한 공감대를 형성하고, 적절한 말하기 행동의 사용을 권장하며, 청력손실이 있는 사람이 쉽게 인식할 수 있도록 메시지를 재구성하는 법과 의사소통 단절을 효과적으로 수정하는 법을 배우도록 하는 것이다. 표 9-3은 이러한 내용을 요약한 것이다.

빈번한 의사소통 파트너를 위한 의사소통전략 훈련은 종종 환자가 훈련을

표 9-3. 빈번한 의사소통 파트너를 위한 의사소통전략 훈련 프로그램에 포함되는 내용

적절한 말하기 행동

빈번한 의사소통 파트너에게 다음과 같이 권장해야 한다.

- 천천히 명확하게 말한다.
- 난청인과 얼굴을 마주보고 이야기한다.
- 무언가를 입에 물거나 입 근처에 둔 채로 말하지 않는다.
- 청력손실이 있는 사람과 이야기할 때 창문이나 밝은 조명과 거리를 둔다.

공감

빈번한 의사소통 파트너에게 다음의 내용을 고려하도록 요청해야 한다.

- 여과된 어음 샘플과 같이 완전하지 않은 오디오 신호에 의존해야 하는 말지각 과제의 어려움
- 입모양 읽기 과제의 어려움
- 청력손실이 있는 사람이 겪게 되는 스트레스와 근심 정도, 피로감과 사회적 교류에 거리를 두고 싶은 마음

(계속)

표 9-3. 빈번한 의사소통 파트너를 위한 의사소통전략 훈련 프로그램에 포함되는 내용 *(계속)*

조직화된 메시지

빈번한 의사소통 파트너에게 다음의 내용을 요청해야 한다.

- 장황하게 말하는 것을 피하고, 간결하고 구문적으로 단순한 문장을 사용해서 말한다. 가령 "그다지 생각을 많이 해본 것은 아니지만, 우리가 토요일에 할 일이 별로 없으니 영화를 보러 가는 게 어때?"라는 표현 대신에 간단히 "영화 보러 가자"라고 말할 수 있다.
- 정확한 용어를 사용함으로써 모호한 표현을 피한다. 예를 들면, "이것은 그녀의 것이다."라는 표현 대신에 "이 스웨터는 Sara의 것이다."라고 말할 수 있다.

이해

빈번한 의사소통 파트너에게 다음과 같이 권장해야 한다.

- 파트너에게 메시지를 이해했는지 자주 물어본다.
- 확인을 위해 질문하고 방금 말한 내용을 반복하거나 재구성하여 들려준다.
- 상대방이 메시지를 올바르게 재인했는지에 대한 피드백을 준다.

의사소통 단절의 수정

의사소통 파트너는 선택적으로 수정 전략을 사용하는 법을 배운다. 의사소통 단절이 있으면 다음과 같이 해야 한다:

- 메시지를 반복한다.
- 메시지를 재구성해서 다른 방식으로 말한다. 예를 들어, "나는 떠났어."라는 말을 "나는 집에 갔어."라고 고쳐 말할 수 있다.
- 대화의 주제를 가리키는 핵심단어를 반복한다. 예를 들어, "Tom이 넘어졌다."라는 문장을 인지하지 못하면, 의사소통 파트너는 "Tom. Tom이 넘어졌어."라고 말함으로써 의사소통 단절을 수정할 수 있다.
- 보다 적은 수의 단어 또는 보다 일반적인 단어를 사용하여 메시지를 단순화한다. 예를 들어, "Jane이 갈색 중산모를 샀다."라는 문장을 "Jane이 모자를 샀다."로 단순화할 수 있다.
- 더 많은 정보를 제공하고 중요한 핵심어를 반복함으로써 정교화한다. 예를 들어, "나는 종이를 자른다."라는 문장을 이해하지 못하면 의사소통 파트너는 "나는 가위를 가지고 있어." "나는 가위로 종이를 잘라."로 말할 수 있다.
- 맥락을 파악하게끔 쉽게 인식할 수 있는 정보를 제공함으로써 공통 기반을 구축한다. 예를 들어, "가방에 지갑을 넣어 줘."라는 문장에서 의사소통 단절이 발생하면, "지갑을 (손으로 지갑을 가리키며) 가방 속에 (지갑에 넣는 시늉을 하며) 넣어 줘."라고 말할 수 있다.

받는 동일 수업 내에서 제공된다. 의사소통전략 훈련을 받는 것과 더불어 친척이나 친구의 청력손실로 인한 삶의 질 변화에 적응하는 법에 대해서 언어와 청각전문가에게 지원과 상담을 받기도 한다.

청력손실은 환자 주변에도 영향을 미친다.

환자에게 청력손실이 발생한 후에 빈번한 의사소통 파트너는 종종 자기 삶의 질의 변화를 감지하곤 한다(Stephens & Hétu, 1991). 때때로 TV의 큰 볼륨소리나 크게 말하기와 같이 집안에서 발생하는 과도한 소음에 스트레스를 느낌을 보고하기도 한다. 그들은 이러한 소음과 청력손실이 있는 사람과의 의사소통상 어려움 때문에 괴로움, 혼란, 긴장감을 경험한다. 집 밖에서의 사회 상호작용은 줄어들고, 사회적 고립감과 외로움을 느끼게 된다. 또한, 의사소통 파트너는 환자의 청력손실로 인해, 그룹 대화에서 환자를 위해 통역을 하거나 환자에게 걸려 오는 전화를 중재하는 것과 같은 여분의 일들도 맡아야 한다. 여러 가지 경우에서 상담을 동반하는 의사소통 전략 훈련은 의사소통 파트너가 거쳐야 할 적응 과정을 강화하고 촉진시킬 수 있다.

청각장애인의 배우자 또는 빈번한 의사소통 파트너는 명확하게 말하는 법을 배울 수 있다. 한 연구에서는 명확하게 말하기(말하기 속도에 대한 논의, 정확한 조음, 쉼, 핵심단어 강조하기 등을 포함한)에 대해 교육받은 한 배우자에 대해 보고하였다(Caissie, Campbell, Frenette, Scott, Howell, & Roy, 2005). 그는 표현 기술에도 주의를 기울였고, 명확하게 말하기를 연습하는 기회를 가졌으며, 수행에 대한 피드백도 받았다. 그는 청력손실이 있는 아내와 1주일 동안 명확하게 말하기 연습을 했고, 절차를 기술한 정보 자료도 받았다. 두 번째로 이 연구에 참가한 배우자는 단지 "명확하게 말하세요."라는 말만 들었을 뿐 훈련은 받지 못했다. 두 사람의 말을 15명의 건청인들과 15명의 청각장애인들에게 각각 들려주었다. 연구 결과는 훈련을 받은 사람의 발화가 훈련을 받지 않은 사람의 발화에 비해 유의미하게 명료했으며, 청각장애인에게 더욱 그런 것으로 나타났다. 이러한 결과는 빈번한 의사소통 파트너를 위한 명확하게 말하기 훈련이 청능재활 계획에 포함되어야 함을 시사한다.

아동을 위한 의사소통전략 훈련

청각장애 아동에게도 의사소통전략 훈련이 도움된다. 이런 종류의 훈련은 일반적으로 초등학교 고학년이나 중고등학생에게 더욱 적절하다. 의사소통 전략 훈련이 담고 있는 몇 가지 개념들은 저학년 아동이 이해하기에는 지나치게 추상적일 수 있다.

아동을 위한 형식적인 교육에는 효과적인 듣기행동의 설명(예: 주의 집중하기, 말하는 사람의 얼굴 보기, 핵심 단어 찾기)과 메시지를 명확히 해주기를 화자에게 요청하는 법(예: 메시지를 이해하지 못했을 때는 말하는 사람에게 한 단어로 말해줄 것을 요청하라. 그러면 무슨 얘기인지 알 수 있을 것이다.)이 포함된다. 안내적 학습시 임상가나 교사는 아동에게서 바라는 행동을 선보임으로써 아동이 그것을 모방하도록 한다. 교사가 자체적으로 만든 책이나 서점에서 구매할 수 있는 책들이 대리 결말을 제공하는 데 사용된다. 한 예로 그림 9-3은 어느 교사가 만든 책의 일부분으로, 어린 소녀가 패스트푸드 식당에서 주문을 하는 동안 표현적 수정 전략을 성공적으로 사용한 이야기에 관한 것이다. 교사와 아동들은 밖으로 점심을 먹으러 나가는 것이 포함된 야외수업 전에 이와 유사한 내용들을 살펴볼 수 있다.

실전 연습 활동은 아동이 그들의 의사소통전략을 실제 상황에 맞게 바꾸어 사용하도록 돕는다. 이러한 활동은 아동이 다양한 맥락 하에서 다른 화자와 상호작용할 것을 요구한다. 표 9-4는 아동을 위한 실전 연습 활동들을 발달시키기 위한 안내문을 제공하고 있다.

아동은 촉진 전략과 수정 전략의 사용법과 함께 표현적 수정 전략의 사용법 역시 배울 수 있다. 표현적 수정 전략은 아동이 주로 구어로 메시지를 전했을 때 의사소통 파트너가 인지하지 못한 경우에 사용하는 것이 적절할 것이다. 아동은 다시 한 번 최선의 말하기로 시도하거나 제스처를 곁들임으로써 의사소통의 단절을 수정한다.

표 9-5는 아동에게 표현적 수정 전략을 사용하는 법을 가르치기 위한 다섯 가지 훈련 계획을 요약한 것이다(Elfenbein, 1994). 형식적인 교육이나 안내적 학습은 처음 네 가지 단계 동안 제공된다. 실전 연습은 다섯 번째 단계에서 마련된다.

이 계획에서 아동은 기본적인 의사소통과정의 원리를 검토하는 것으로 시작해서 발송인–메시지–수신인 간의 관계와 다양한 의사소통방법들을 고려한다. 아동은 잡지에서 사진들을 오려내어 사람들과 의사소통하는 상황과 방법들이 담긴 책을 만들 수 있다. 2단계에서는 의사소통 단절에 관한 이야기를 시작한다. 단절이 일어났을 때 무슨 일이 생기는가? 단절이 일어난 것을 어떻게 알 수 있는가? 왜 단절이 발생했는가? 여기서 아동은 상대방에게 단절을 알리는 여러 가지 방법을 나열할 것이다. 3단계에서 그룹의 리더는 아동에게 메시지를 가장 잘 구성하는 법과 전달하는 법을 묻는다. 이것은 수신인이 얼마나 많은 정보를 파악하고 있는가와 같은 의사소통 파트너의 요구에 대한 고려를 수반한다. 가령 만약 아동이 지난 여름방학에 있었던 일에 대해 이야기한다면, 수신인은 그 일이 일어난 장소를 알고 있는가? 네 번째 단계는 표현적 수정 전략을 소개하고, 아동은 다른 단어를 사용해

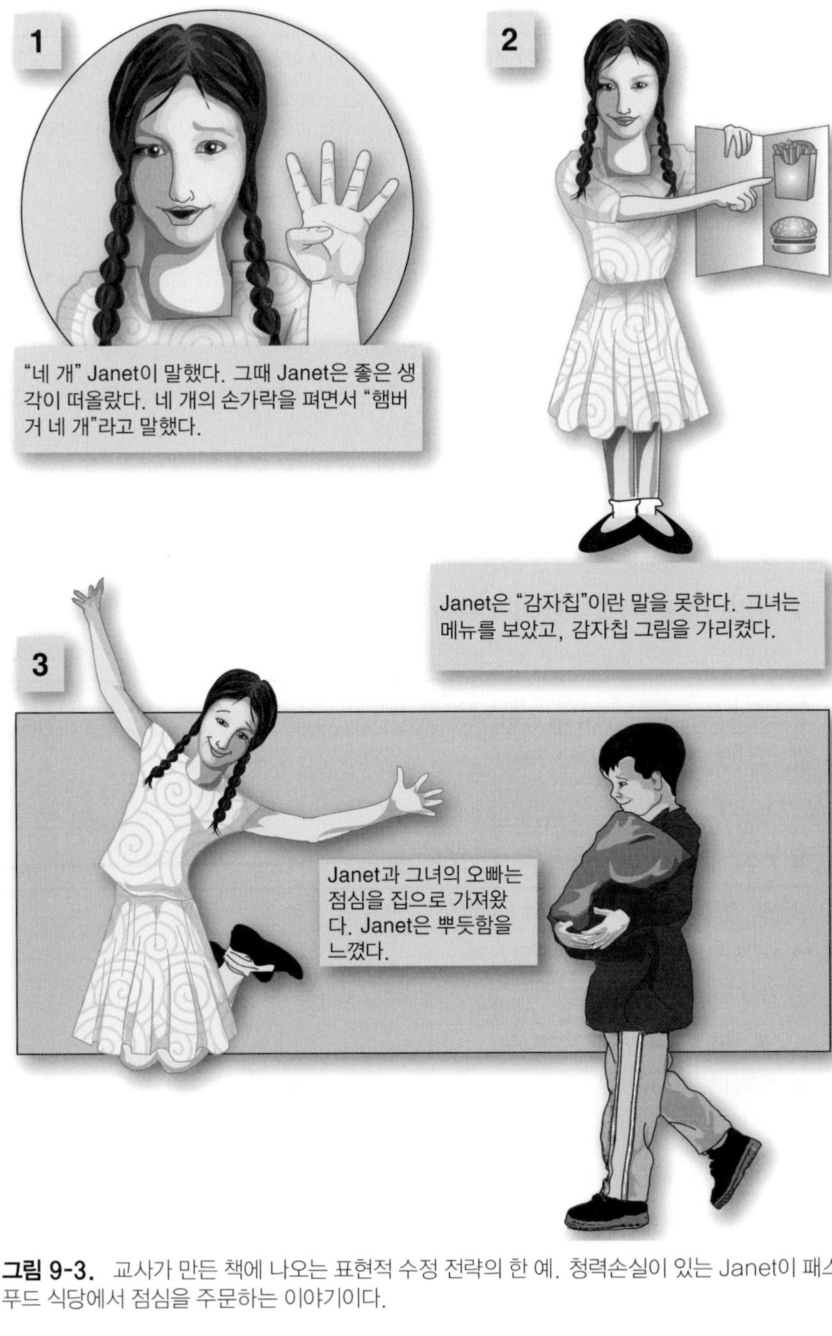
1
"네 개" Janet이 말했다. 그때 Janet은 좋은 생각이 떠올랐다. 네 개의 손가락을 펴면서 "햄버거 네 개"라고 말했다.
2
Janet은 "감자칩"이란 말을 못한다. 그녀는 메뉴를 보았고, 감자칩 그림을 가리켰다.
3
Janet과 그녀의 오빠는 점심을 집으로 가져왔다. Janet은 뿌듯함을 느꼈다.

그림 9-3. 교사가 만든 책에 나오는 표현적 수정 전략의 한 예. 청력손실이 있는 Janet이 패스트푸드 식당에서 점심을 주문하는 이야기이다.

서 본래의 메시지를 수정하는 것과 듣기 환경을 조정하는 것(예: 라디오를 끔)을 연습한다. 이 단계에서 전달해야 할 가장 중요한 메시지 중 하나는, 아동이 그들의 대화 상호작용을 관리한다는 책임감을 공유하고 의사소통

표 9-4. 아동을 위한 실전 연습 활동들을 발전시키기 위한 지침

A. 실전에서 아동에게 내주는 과제는 안내적 학습 훈련 동안 성공적으로 수행했던 활동으로 하라.

만약 아동이 의사소통 단절 시 메시지를 반복해 달라고 요청해야 한다면, 아동은 먼저 교실이나 클리닉 환경에서 명확하게 묻는 연습을 해야 한다. 그런 다음 아동은 가령 미술시간에 전략들을 시도할 수 있다. 필요하지 않더라도 미술교사는 수업 중에 아동이 자신을 대상으로 수정 전략을 연습할 것임을 미리 알고 있어야 한다.

B. 아동에게 의사소통하려는 동기가 부여될 의사소통 환경을 선택하라.

예를 들어, 아동에게 패스트푸드 레스토랑에서 음식을 주문할 때 수정 전략을 사용하도록 요청한다.

C. 아동이 성공을 경험할 수 있는 상호작용을 선택하라.

예를 들어, 아동이 친숙하지 않은 점원에게 수정 전략을 사용하기에 앞서 친숙한 교사와 상호작용하도록 연습시킨다.

D. 활동에 대한 지시를 제공하라. 지시는 단순한 언어와 단어로 하라.

숙제 활동의 목적은 한 문단으로 된 이야기의 요점을 주의 깊게 듣는 것이다. 임상가는 다음과 같은 서면 지시를 줄 수 있다. *이 봉투 속에는 한 이야기가 들어 있어. 엄마가 너에게 읽어 줄 거야. 주의 깊게 들으렴. 이야기가 이해 안 되면 질문하렴. 이야기를 그림으로 그려 보렴.*

E. 경험을 기록할 도구를 아동에게 제공하라.

위의 D에 기술한 활동에서 아동의 그림이 기록이다.

Adapted from Glennon, S. L.(1990). Homework activities for social skills training. In P.J. Schloss & M. A. Smith(Eds.), Teaching social skills to hearing-impaired students(pp. 85-90). Washington, DC: Alexander Graham Bell Association for the Deaf.

표 9-5. 아동에게 의사소통전략 사용법을 가르치기 위한 5가지 단계별 계획

1단계. 기본적인 의사소통 과정을 이해하기

A. 보내는 사람-메시지-받는 사람 간의 관계

B. 의사소통하는 방법(예: 말, 수화, 글쓰기, 행동으로 보여주기, 제스처)

2단계. 의사소통의 단절을 이해하기

A. 정의와 예

B. 의사소통 단절의 원인

C. 사람들이 신호를 혼동하는 방식

3단계. 메시지 형성

A. 전달된 정보

B. 받는 사람의 입장에 대한 평가(예: 배경지식)

C. 보내는 사람의 능력(예: 말 유창성)

D. 환경적 제한(예: 배경 소음)

E. 사회적 제약(예: 공손함과 관련된 전통과 예절)

(계속)

표 9-5. 아동에게 의사소통전략 사용법을 가르치기 위한 5가지 단계별 계획 *(계속)*

4단계. 의사소통 수정 전략의 도입
A. 받는 사람의 역할
1. 혼동 인정하기
2. 의사소통 단절의 원인 파악하기
3. 수용적 수정 전략 사용하기
B. 보내는 사람의 역할
1. 혼란시키는 신호에 주의하기
2. 의사소통 단절의 원인 파악하기
3. 표현적 수정 전략 사용하기
5단계. 의사소통 수정 전략 사용 연습
A. 편안한 상황에서 실제 상황으로 전환
B. 단순한 메시지에서 보다 복잡한 메시지로 전환
C. 의사소통 단절과 관련된 감정에 대한 논의

Adapted from Elfenbein, J.(1994). Communication breakdowns in conversations: Child-initiated repair strategies. In N. Tye-Murray (Ed.), *Let's converse: A how-to guide to develop and expand the conversational skills of children and teenagers who are hearing impaired* (pp. 123-146). Washington, DC: Alexander Graham Bell Association for the Deaf.

단절을 수정하는 데 필요한 다양한 방법을 알고 있어야 한다는 것이다. 마지막 단계에서는 수정 전략 사용법을 연습하게 한다. 이 때 아동은 그들의 감정을 이야기하고, 의사소통 단절에 반응할 것이다. 아동은 종종 같은 반 친구들이 의사소통 단절 때문에 자신과 비슷한 좌절감과 당혹감을 경험했음을 알게 된다. 아동은 수정 전략을 연습할 때 역할극, 학교 행정조교에게 이야기하기 등의 편안한 환경, 실전 연습의 순으로 점점 더 어려운 상황으로 나아간다.

훈련의 이점

그동안 의사소통전략 훈련의 이점에 중점을 둔 연구가 많지 않았다. 그 이유는 아마도 의사소통전략 훈련이 종종 보청기 착용 프로그램이나 상담, 그리고 심리사회적 적응훈련과 함께 제공되기 때문일 것이다. 의사소통전략 훈련은 청능재활 프로그램의 전체 내용에 포함되는 일이 드물다. 의사소통 전략의 사용상의 변화를 측정하는 일 역시 어렵다(8장). 많은 연구에서 환자가 상담이나 의사소통전략에 기초한 청능재활 프로그램에 참여한 뒤 청력 관련 기능장애로 인한 어려움이 감소하였음을 보고하였다(예: Abrams, Hnatch-Chisolm, Guerro, & Ritterman, 1992; Benyon, Thornton, & Poole, 1997; Chisolm, Abrams, & McArdle, 2004; Heydebrand, Mause,

Tye-Murray, Binzer, & Skinner, 2005; Hickson, Worrall, & Scarinci, 2006; Kramer, Allessie, Dondorp, Zekveld, & Kapteyn, 2005; Preminger, 2003; Primeau, 1997). 소수의 연구 결과에서는 청력관련 기능장애로 인한 어려움이 줄어들지 않았으며(예: Kricos, Holmes, & Doyle, 1992), 몇 연구 결과에서는 혼합된 결과를 얻었다(예: Brewer, 2001). Brewer (Hawkins, 2005 참조)는 이렇듯 연구결과가 다양하게 나타나는 것은 환자가 그들의 개인적인 의사소통 도전을 어떻게 인식하는지에 관한 지표를 사용하는 대신, 장애에 관한 표준화된 또는 비환자-특정(non patient-specific) 측정방법을 사용한 것과 일정 부분 관련이 있을 수 있음을 시사하였다.

훈련의 이점을 시사하는 연구들은 일반적으로 (a) 좋은 환자 참여도, (b) 의사소통전략 사용의 변화, (c) 인식된 청각관련 장애의 변화와 같은 범주로 분류될 수 있다.

좋은 환자 참여도

Abrahamson(1991)은 6주간의 의사소통전략 훈련 프로그램에 참여한 사람의 89%가 끝까지 참여하였음을 보고하였는데, 학급별 평균 출석률은 85%였다. 프로그램에 참여하는 사람들이 보이는 참여 의지는 그들이 해당 프로그램에서 얻는 이익을 시사한다. Hickson et al.(2006)은 58~94세 연령의 성인 96명에게 *Active Communication Education (ACE)*으로 명명되는 프로그램을 제공했는데, 5주 프로그램(1주일에 2시간씩)을 실시하여 각 환자의 의사소통요구를 분석하면서 어려움의 원인 분석, 잠재적 해결점 확인, 의사소통전략 연습 등을 위한 방법들을 포함해서 개개인의 문제해결능력을 발달시키는 데 중점을 두었다. 참여자의 50% 이상이 설문지에서 ACE 프로그램이 "문제를 해결하는 데 매우 유용하다"고 보고하였다.

> "이 고객은 수업에 빠지는 것을 원치 않았기에 자신이 어지럼 증세로 운전을 할 수 없다는 사실도 모르는 채 매 수업마다 65마일을 운전하고 전날 밤 모텔에서 하룻밤을 보내면서까지 수업에 참가하였다. 일 년 후 그는 그의 가족과 더 많은 시간을 보내고 있음을 보고하였는데, 그 전에는 청력손실로 인해 여러 해 동안 가족과 떨어져 지내야 했었다." (p. 47)
>
> Judy Abrahamson, instructor for Living With Hearing Loss program
>
> (*Abrahamson, 1991, p. 47*)

의사소통전략 사용의 변화

한 연구는 환자들이 수정 전략 사용에 중점을 둔 의사소통전략 훈련 프로그램에 참여한 후 수정 전략의 사용법을 바꾸었음을 보고하였다(Tye-Murray, 1991). 후속 훈련에서 피험자들은 훈련기간 중에 특히 도움이 되었던 수정 전략을 사용하기 시작하였다. 예를 들어, 훈련 기간 동안, 피험자는 대화의 주제를 물어보는 것이 인지하지 못한 메시지의 이해에 도움이 된다는 사실을 깨닫자, 그 전략을 주로 사용하기 시작했다.

Chisolm et al.(2004)에 의하면, 4주간의 청능재활 프로그램에 참가한 참전용사이자 보청기 신규 사용자 53명의 의사소통전략(기대, 수정, 구성) 사용

빈도가 평균적으로 향상되었음을 보고하였다. 이러한 결과는 프로그램의 종료로부터 6개월 후에 측정되었으며, 통제집단 내 53명에게는 그만큼의 향상이 나타나지 않았다.

인식된 청력관련 장애의 변화

Benyon et al.(1997)은 청각 관련 장애와 연관된 "장애지수(handicap)"를 측정하였다. 연구자들은 4주 청능재활 프로그램에 참가한 보청기 신규환자 21명을 프로그램에 참가하지 않은 신규 환자 26명과 비교했을 때, 장애에 대한 인식이 크게 줄어들었음을 보고하였다.

아동이 얻는 이점

몇몇 연구는 아동을 위한 의사소통전략 훈련의 이점에 초점을 두었다. 한 연구에서 8~11세에 걸친 청력손실이 있는 아동 20명에게 요청하여 점원에게 가서 한 가지 물품을 구해 오게 하였다(Elfenbein, 1992). 이 장에서 상세히 기술된 의사소통전략 훈련 프로그램에 참여하기 전에는 불과 3명의 아동이 목표로 한 물건을 구해 왔는데, 그들은 가리킴, 그림 그리기, 쓰기를 조합하여 사용하였다. 훈련 프로그램 참여 후에는 20명 중 16명의 아동이 성공하였으며, 연구자들은 그 변화에 대해 다음과 같이 기술하였다: "수정을 시작하고 관리하려는 책임감의 증가, 상황에 맞는 전략의 사용 증가, 사용된 전략의 다양성 증가, 파트너의 관점에서 본 평가의 향상"(p. 28). 이와 반대로, Baylock, Scudder & Wynne(1995)은 Elfenbein(1994)의 수정 전략 메뉴 중 **보여주기**(*showing*) 수정 전략을 선택하여 4~9세의 아동 10명에게 4주 동안 주 4회 10분씩 훈련을 시켰다. 훈련을 받은 아동은 통제집단의 아동보다 이 전략을 더 많이 사용하지는 않은 것으로 보고되었다.

사례연구

향상된 자기효능감

Backenroth & Ahlner(2000)는 중도에서 심도에 이르는 청력손실이 있는 30명이 그룹 청능재활 프로그램에 참여하는 사례연구를 실시하였다. 프로그램에는 상담과 의사소통전략 훈련이 포함되었다. 일반적으로 청력손실에 따르는 결과로 레크리에이션 활동에의 참여 제한, 사회적 상호작용의 기피, 가족 내 불화의 반복 등이 있다. 청능재활 프로그램을 거쳐 간 대부분이 "청각장애와 좀 더 편한 관계"가 형성되었으며, "청각장애와 함께 살아가는 법"을 배웠음을 보고하였다(p. 228). 몇몇은 향상된 자기효능감에 대해서도 보고하였다. 연구자들은 놀랍지는 않은 한 문제점을 지적했는데, 청력손실이 있는 성인 중 의사소통전략 훈련의 가치를 인정하지 않는 사람들을 훈련에 참가하도록 설득하기 어려운 일이 자주 있었다. 그러나 일단 프로그램에 등록하면 그들은 유익함을 깨닫는다.

(계속)

사례연구

향상된 자기효능감 (*계속*)

사례 1은 54세의 여성 상담원의 이야기이다. 그녀는 자신의 청력손실이 직장과 가정 그리고 사회적 기능면에서 의사소통의 어려움을 초래하고 있음을 보고하였다. 그녀가 청능재활 프로그램에 품고 있는 기대감에 대해 묻자, 그녀는 "저는 청능재활에 그다지 기대하지 않아요. 확신하기도 어렵구요. 제게는 그런 재활이 필요한 것 같지 않거든요… 청능사가 저를 설득해서 여기 있는 거예요(p. 228)."하고 응답했다. 프로그램이 끝난 후에 그녀는 자신의 청력손실을 상대방에게 알리는 방법에 대한 실용적인 정보를 얻었다고 밝혔다. "이제는 제 청력손실을 직장 동료들에게 밝힐 거예요… 재활에 따른 주요 결과로는 (a) 제게 청각장애가 있음을 자각하기 시작했으며, 스스로 바보 같다고 여기는 것이 줄었고, (b) 이제 보청기를 사용할 때 보다 편안하고, (c) 다른 사람에게 청각장애에 대해 이야기하고 그들의 이해를 요구하게 되었고, (d) 제가 지치는 까닭을 알게 되었고, (e) 저를 이해하는 사람들로부터 도움을 받는 것이 느껴져요."(p. 229).

사례 3은 42세의 남성 자영업자의 이야기이다. 그는 다음과 같은 말로 내키지 않는 마음을 표현했다. "저는 어떤 기대도 없습니다. 돈을 벌 수도 있는 3주 동안 재활 프로그램에 참가하는 것에 회의적입니다." 그는 청력손실이 그의 가족과의 일상생활과 사회생활에 영향을 미침을 인식하고 있음에도 불구하고, "제 청력손실이 제 일에 영향을 주지는 않습니다."라고 주장하였다. 덧붙여 말하기를, "이제 저는 더욱 적게 일합니다."(p. 231)라고 하면서 자신이 청력손실 때문에 조정한 것인 양 말하였다. 그는 청능재활의 결과에 대한 만족감을 표현했다. "저는 청력손실을 보다 이해하게 되었고… 달리 생각하게 되었습니다. 저는 제 상황을 더 잘 이해하게 되었습니다. 가령 저는 그룹 대화에서 어려움이 있었습니다. 전에는 혼자라고 생각했는데… 저는 자신감이 생겼습니다"(p. 232).

마지막으로 사례 5는 배우자를 믿고 프로그램에 참가한 50세 남자에 관한 이야기이다. "저에게는 어떤 기대감도 없었습니다. 설득당해서 참여한 것인데, 아내가 저를 '끌고' 온 것입니다"(p. 233). 그의 청력손실은 앞선 두 사례와 마찬가지로 그의 일상생활에 영향을 미쳤다. 그는 인터뷰에서 "청력손실이 그룹 내 상호작용에 영향을 미쳤다"고 밝혔다. "저는 사람들이 많이 모이는 점심이나 저녁 회식에 가지 않습니다. 들을 수 없기 때문에 사회생활을 즐기지 않습니다." 그는 프로그램에 참여한 후 자기효능감이 향상되었다. 그는 인터뷰에서 다음과 같이 밝혔다. "자신감이 커졌습니다. 사람들에게 저의 청력 손실을 상기시키고 그들에게 배려를 요청할 수 있다는 자신감이 생겼습니다"(p. 234).

최종 의견

의사소통전략 훈련은 환자에게 의사소통 환경을 보다 효과적으로 관리할 수 있는 힘을 준다. 그러나 사람마다 참여하려는 의지가 다르고, 그에 따라 사람들이 얻는 혜택도 차이를 보인다. 어떤 사람들은 자신의 의사소통 행위를 바꾸지 못한다. 어떤 사람들은 자신의 대화기술을 검토할 수 있는 초의사소통(metacommunication) 기술을 갖고 있지 못하며, 따라서 훈련의 수준이나 기간과 무관하게 자신이 의사소통 파트너와 상호작용하는 방법을 스스로 관찰할 수 없을 것이다. 가령 어떤 노파가 의사소통전략을 사용하지 않고 의사소통상의 문제점을 지나치게 공격적으로 표현한다면, 이러한 행동은 그녀 성격의 일부분으로서 청능재활을 통해 바뀌지는 않을 것이다. 이러한 예를 통해 볼 때, 환자와 자주 상호작용하는 개인도 훈련을 받는 것이 매우 중요하다.

요점 정리

- 의사소통전략 훈련 프로그램은 환자의 기대감, 연령, 사회경제적 배경, 생활방식, 특정한 의사소통 문제들에 맞게 조정해야 한다.
- 의사소통전략 훈련 프로그램의 내용은 청력손실과 관련된 문제점과 이러한 문제를 최소화하는 방법에 중점을 두어야 한다. 촉진 전략과 수정 전략의 훈련이 제공된다. 환자는 주장적(assertive) 듣기행동과 비주장적(nonassertive) 듣기행동의 차이점도 고려해야 한다.
- 훈련 프로그램에 대한 하나의 모델은 형식적 교수법, 안내적 학습, 실전 연습과 같은 세 가지 단계를 포함한다. 각 단계에서 다양한 연습과 활동들이 사용될 수 있다.
- 관찰을 통한 학습을 유도하는 모델링은 환자에게 효과적인 의사소통 행위들과 전략들에 관한 정보를 습득하게 해주고, 이러한 행위들과 전략들을 사용한 데 따르는 결과가 미치는 영향에 대한 정보도 습득하게 해준다.
- 역할극은 직접 지시하기, 격려하기, 조성하기, 강화하기, 모델링하기, 피드백 주기와 관련될 수 있다.
- 아동을 위한 의사소통전략 훈련 프로그램은 표현적 수정 전략의 사용법과 더불어 수용적 수정 전략과 촉진 전략 사용법의 교육도 포함할 수 있다.
- 의사소통전략 훈련 프로그램에 참여한 많은 사람들이 의사소통상의 어려움을 다루는 문제에 대한 자기 효능감이 향상된다.

용어 및 개념

자기효능감(self-efficacy)
학급 양식(class format)
대화 대 강의(dialogue versus lecture)
모델링(modeling)
대리 결말(vicarious consequences)
역할극(role-playing)
비디오로 녹화된 시나리오(videotaped scenarios)
연속적 담화 추적(continuous discourse tracking)
경험 기록(record of experience)
WATCH
적절한 말하기 행동(appropriate speaking behaviors)
표현적 수정 전략 훈련(expressive repair strategies training)

문제 풀이

1. 의사소통전략 훈련 프로그램을 고안할 때 고려해야 할 점은 무엇인가?(가장 적절한 문장을 고르시오.)
   a. 임상가는 거의 모든 환자에게 적용할 수 있는 공인된 교과과정 중 어느 하나를 사용할 수 있다.
   b. 임상가는 일반적으로 환자를 위한 교과과정과 빈번한 의사소통 파트너를 위한 교과과정을 함께 고안한다.
   c. 임상가는 환자가 프로그램에 처음 참여할 때 경험하는 특정 관심사에 맞춰서 중재한다.
   d. 임상가는 수정 전략과 촉진 전략 중 어느 것에 중점을 둘지 결정한다.

2. 의사소통전략 훈련 프로그램을 처음 시작할 때, 임상가는 종종 그룹 내 상호작용의 규칙을 설명한다. 그 이유는 무엇인가?
   a. 환자가 자신의 감정과 해결책을 공유할 수 있는, 안전하고 안정감 있는 환경을 구축하기 위해서
   b. 항상 시간의 제한이 있기 때문에, 사람들이 일단 수업에 뒤처지지 않고 잘 따라오는지, 그리고 연장된 교과과정이 제한된 시간 내에 진행될 수 있는지를 확실히 하기 위해서
   c. 빈번한 의사소통 파트너가 프로그램 내에서 자신의 역할을 이해하고 있는지 확실히 하기 위해서
   d. 긴장된 분위기를 해소하고 주장적 행동을 연습하기 위해서

3. 임상가는 칠판 앞에 서서 그룹에게 의사소통 환경을 관리하는 법에 대해 강의한다. 강의 중에 내용을 보충하기 위해 슬라이드와 차단막이 사용된다. 다음의 진술 중 형식적 교수법을 가장 잘 설명하는 것은?
   a. 실전 연습의 준비 단계
   b. 시각 보조기기가 발화 내용을 보충해 줌으로써 청력손실이 있는 사람이 강의를 쉽게 잘 따라갈 수 있기 때문에 형식적인 교수법을 수행하는 좋은 방법
   c. 환자가 빈번한 의사소통 파트너와 같은 정보를 공유함으로써 동등한 위치에서 시작할 수 있도록 해주는 수단
   d. 의사소통전략 훈련 그룹에게 정보를 비효율적으로 전달하는 방법

4. 다음의 활동 중 안내 교육시 일어날 수 있는 활동은 무엇인가?
   a. 환자가 자신에게 가장 듣기 어려운 상황을 묘사한다.
   b. 환자가 가상의 상호작용을 통해 레스토랑에서 주문하는 연습을 한다.
   c. 환자가 다답형 시험을 치른다.
   d. 매 수업마다 그 전날 밤에 빈번한 의사소통 파트너가 환자에게 최근 의사소통전략 훈련 수업에서 배운 것에 대해 묻는다.

5. 대리 결말의 한 예는 무엇인가?
   a. 남편은 적절한 말하기 행위를 습득하는데, 왜냐하면 그의 아내가 건강 저널 속 기사 하나를 읽고 그에게 들려주기 때문이다.
   b. 청력손실이 있는 사람이 보청기 사용 교육을 받는 대신에 의사소통 전략 프로그램에 등록한다.
   c. 환자는 어떤 사람이 주요 단어를 묻는 것을 지켜보고, 그렇게 하는 것이 의사소통 단절을 성공적으로 수정할 수 있음을 깨닫는다.
   d. 환자는 임상가와 함께 연속적 담화 추적하기를 시행한 뒤, 빈번한 의사소통 파트너에게 수정 전략을 사용하는 것에 대한 자신감이 증가하였다.

6. 연속적 담화 추적하기는 무엇인가?
   a. 실제 대화에서 한 사람의 수정 전략 사용을 추적하는 방법
   b. 안내 교육 활동의 예
   c. 대화의 내용을 평가하는 방법
   d. 환자가 빈번한 의사소통 파트너에게 자신이 이해한 내용을 알리는 의사소통전략

7. 교사가 학생에게 말한다. "Mary, 네가 들은 것을 나에게 말해 줘서 이제 나는 네가 놓친 정보가 무엇인지 알고 있어. 나는 내 얘기를 이해시키는 데 도움이 될 방법을 알아냈어." 이것은 무엇의 예인가?
   a. 모델링
   b. 역할극
   c. 형식적 교수법
   d. 주의집중 기술

8. 실전 연습활동을 위해 학생들은 어떻게 해야 하는가?
   a. 자신의 경험을 기록함으로써 그 결과를 추후 그룹과 공유해야 한다.
   b. 자신의 한계를 시험하기에 충분히 도전적인 상황을 선택해야 한다.

c. 의사소통 상호작용에 실패할 수 있는 무언가를 하도록 요청받는 일이 없어야만 한다.
d. 숙제를 내주는 등 가정 내 활동을 발전시켜야 한다.

9. K씨는 일리노이 주 내 어느 시골마을에 거주하고 있다. 그의 청능사는 몇 시간 떨어진 거리에 있다. K씨에게 처음 시행하기에 가장 용이한 중재는?

a. 집에서 할 수 있는 안내 교육 연습활동
b. 연습서와 방법 안내 책자 세트
c. 단기 교육
d. 통신 교육

10. 표현적 의사소통전략 훈련 프로그램에서 아동이 배우는 중심 원리 중 하나는?

a. 일반 대중은 난청의 속성을 이해하지 못한다.
b. 자신은 의사소통상의 어려움을 관리하는 책임을 질 수 있다.
c. 메시지를 받는 가장 효과적인 방법은 천천히 말해 주기를 요청하는 것이다.
d. 비언어적 의사소통은 언어적 의사소통에 비해 의사소통 단절이 적게 발생한다.

11. 특정한 의사소통전략 훈련 프로그램의 목적은 환자의 자기 효능감을 신장시키는 것이다. 이 프로그램의 목적을 성공적으로 달성했다면 참여자들이 결과를 어떻게 말하겠는가?

a. "내 *Communication Profile for the Hearing Impairment (CPHI)* 점수가 20%까지 향상되었다."
b. "내가 프로그램을 처음 시작했을 때에 비하면 지금은 연속적으로 담화를 추적하는 동안 보다 다양한 수정 전략을 사용한다."
c. "나는 직장에서 의사소통 단절을 거의 겪지 않는다. 촉진 전략과 수정 전략을 사용하는 연습을 한 덕분이다."
d. "나는 이전에 비하면 이제 전화로 고객과 더 잘 이야기할 수 있다."

참고 자료

그룹 청능재활을 위한 기본 규칙

1. 한 번에 한 사람씩 말한다.
2. 고개를 끄덕이는 것으로 이야기가 끝났음을 사람들에게 알린다.
3. 만약 그룹용 청각보조기기를 사용하고 있다면, 말할 때 마이크로폰을 사용한다.
4. 질문에 대답하지 않을 권리가 있다.
5. 이 방에서 나온 이야기는 비밀이 보장된다.
6. "맞다" 또는 "틀리다" 식의 대답이나 언급은 하지 않는다. 모든 발언은 환영되고 존중받는다.
7. 해야 할 말은 하되 모두에게 발언할 기회를 보장해야 한다.
8. 구체적으로 말하고 예를 든다.
9. 전부 이해한 척하지 말고 듣지 못했거나 이해하지 못한 부분이 있으면 알린다.

CHAPTER 10

상담, 심리사회적 지원 및 주장 훈련

Counseling, Psychosocial Support, and Assertiveness Training

개요

청능재활 계획의 목표 중 하나는 청각장애인과 그들의 빈번한 의사소통 파트너에게 청력손실이 삶에 미치는 영향을 깨닫게 하고, 의사소통전략을 효과적으로 사용함으로써 다른 사람들과 대화할 수 있는 기술 및 자기수용 능력을 개발시키도록 도와주는 것이다. 또 다른 목표는 청각장애인과 그들의 빈번한 의사소통 파트너가 청력손실의 영구적인 특징을 이해하고, 적합한 청각기기를 사용할 수 있도록 도와주는 것이다. 그래서 청각관련 **상담(counseling)**, **심리사회적 지원(psychosocial support)** 및 **주장 훈련(assertiveness training)**은 이러한 목표를 달성하기 위한 수단이 된다.

청각관련 **상담(counseling)**은 환자가 청력과 관련된 문제를 더 잘 이해하고 해결하도록 도와주기 위해서 고안된 전문적인 서비스이다.

청각관련 **심리사회적 지원(psychosocial support)**은 언어 및 청각 전문가들이 청력손실로 인해 발생하는 심리적이고 사회적인 도전들을 다루는 데 있어 장기적인 자아만족감을 성취하도록 환자들을 돕는 수단이다.

청각관련 **주장 훈련(assertiveness training)**은 개인 간의 의사소통 상호작용에서 자기 자신을 적극적으로 표현하고, 부정적이거나 긍정적인 느낌을 바로 말할 수 있도록 환자를 교육하는 것을 목적으로 하는 훈련이다.

개인의 존재감 및 자아가치와 더불어 생물학적 또는 신체적 자아 및 개성에 대한 개인의 자각이 사람의 **자아상(self-image)**에 기여한다.

상담, 심리사회적 지원 및 주장 훈련 간에는 시작하고 끝나는 경계가 불분명하다. 상담은 청력손실과 직접 관련된 문제에만 중점을 두는 반면에, 심리사회적 지원은 개인의 **자아상(self-image)**과 의사소통방식을 심도 있게 다룬다. 주장 훈련은 다른 사람들과의 상호작용을 위한 대화 행동과 효과적인 방법에 대해 중점을 두고 있다. 이 장에서는 위에서 언급한 세 가지에 대해서 각각 살펴볼 것이며, 우선 이러한 지원을 누가 제공하는지에 대해서 알아보고자 한다.

상담, 심리사회적 지원 및 주장 훈련은 누가 제공하는가?

언어 및 청각 전문가들은 종종 환자와 그들의 빈번한 의사소통 파트너에게 상담을 제공한다. 전문가는 청능사, 언어치료사 및 농(deaf)이나 난청 아동들의 교사일 수 있다. 때때로 환자들은 의사, 간호사, 심리학자, 학교 상담교사 및 작업치료사와 같은 다른 보건의료 전문가들의 상담을 받기도 한다. 상담은 청력 검사나 개별화가족서비스계획(individualized family service plan, IFSP)을 진행하는 과정 중에 제공되며, 또 성인들에게는 의사소통전략 훈련 수업에 참여했을 때와 같이 상담을 위해서 특별히 지정된 시간에 제공되기도 한다.

또한 언어 및 청각 전문가들은 심리사회적 지원을 제공하는 일에 참여하기도 한다. 심리사회적 지원을 제공할 때, 언어 및 청각 전문가들은 공인된 심리사회치료사나 임상심리사들과 협력한다. 팀 접근법(team approach)의 장점은 환자들이 두 분야 전문가들의 전문지식을 얻을 수 있다는 것과 두 명의 전문가가 바람직한 행동모델과 역할을 맡을 수 있다는 점이다. 예를 들어, 참가자들이 심도의 청력손실을 가지고 있고 청각보조기기를 사용할 수 없다면 한 전문가는 화이트보드나 이젤에 필기를 하고 다른 전문가는 대화를 이끌어 나간다. 하지만 단점은 동일한 시간과 장소에 두 명의 전문가를 배치해야 하는 실행 계획과 그에 따른 인건비이다.

상담

상담은 환자들에게 다음과 같은 장점을 제공한다(Erdman, 2000).

- 청력손실과 청력손실이 의사소통에 미치는 영향에 대한 이해력을 향상시킨다.
- 자아 표현력(self-disclosure)과 자기 수용력(self-acceptance)을 향상시킨다.
- 의사소통 어려움을 관리하는 방법에 대한 지식을 증가시킨다.
- 스트레스와 실망감을 감소시킨다.
- 청능재활 서비스의 만족도를 증가시킨다.
- 듣기 문제를 최소화하기 위한 동기를 증가시킨다.
- 증폭기기의 사용을 포함한 청능재활 계획에 대한 지지와 순응을 강화시킨다.

청능사는 일반적으로 청력 검사를 시행한 후, 환자의 청력도를 살펴보면서 청력손실의 특징과 정도를 환자에게 설명한다. 그 후 청능재활 계획에 상응하는 단계를 검토하게 되는데, 보청기의 장단점에 대한 설명과 실제 시연을 보여주는 내용을 포함하기도 한다. 이와 같은 종류의 상호작용 과정에서 청능사들은 **정보전달 상담(informational counseling)**을 제공한다(그림 10-1). 즉 전문가들은 전문적인 정보를 의견교환식 대화(give-and-take dialogue)의 형태로 안내하고 설명해 준다. 이러한 종류의 상담과정에서 제공되는 정보는 청력손실, 청각기기의 기술, 청각장애인들에게 유용한 사회 및 정부 서비스, 독화 및 의사소통전략 훈련과 같은 청능재활 수업의 유용성 등에 관한 것이다.

정보전달 상담(informational counseling)을 하는 동안 청력손실과 청각장애 및 관리를 위한 추천 방법 등에 관한 정보가 환자에게 전달된다.

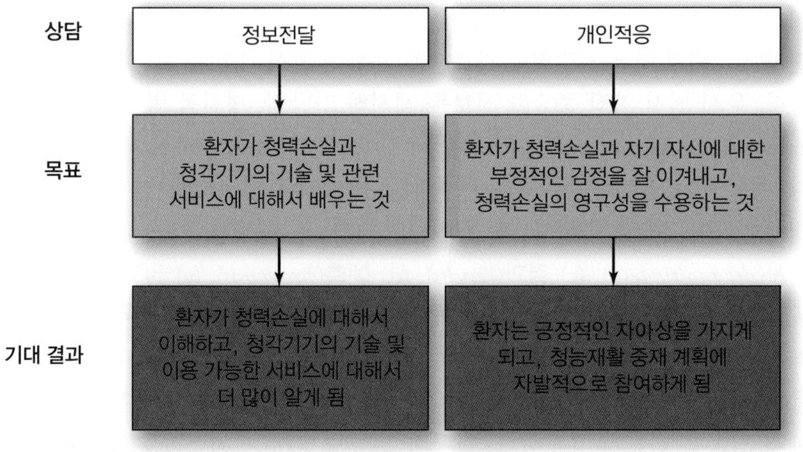

그림 10-1. 청능재활에서 제공되는 두 가지 종류의 상담

개인적응 상담(personal adjustment counseling)은 청력손실의 영속성과 심리학적, 사회적 및 정서적인 수용에 초점을 맞추는 상담이다.

개인적응 상담(personal adjustment counseling)(그림 10-1)을 하는 동안에 청능사들은 청력손실의 영구성과 청력손실을 환자의 자아상에 긍정적으로 통합시키는 데 중점을 둔다. 즉 청력손실을 수용한다는 것은 환자로 하여금 자신의 장애를 현실로 받아들이고, 보람되고 생산적인 삶을 영위하면서 자신의 가치와 우선순위를 조절해 나가는 것이다. 청능사는 환자에게 청각기기를 사용할 가능성이 있음을 알려주며, 그에 대한 반응으로서의 환자의 표현에 귀 기울일 것이다. 농이나 난청 아동의 교사들은 또래 친구들과의 사회활동에 참여하는 것을 방해하거나, 교실에서 FM 청각보조기기를 사용하기 힘들게 하는 복잡한 문제들을 살펴볼 것이다.

"청능사가 상담을 진행할 때, 환자의 말을 경청해야 할 뿐만 아니라, 환자도 청능사의 말을 경청할 필요가 있다. 만약 환자의 생각이 외면당하거나 무시된다면, 환자는 중요한 정보를 놓칠지도 모른다. 지나치게 불안해하는 청능사에 의해 정보가 제시된다면, 환자는 기억을 잘못할 수 있다. 또한 정보의 중요성을 강조하면서 제시된 정보는 평범하게 제시된 정보보다 더 잘 기억하게 된다."

Robert H. Margolis, Minnesota Medical School의 청각학 주임교수

(Margolis, 2004b, p. 12)

정보전달 상담

정보전달 상담은 청력손실의 특징과 청력손실을 관리하기 위한 효과적인 방법 및 관련된 정보를 제공한다. 또한 이러한 종류의 상담은 환자와 가족들이 청능재활을 계획할 때 적극적인 역할을 할 수 있도록 격려하고, 장기적인 청력손실의 영향(예: 소음성 난청)을 방지할 수 있다. 정보전달 상담은 대화의 일부분으로 진행되기도 하는데, 청능사는 환자의 질문과 관심사를 듣고 그에 대한 대답으로 적절한 정보를 제공한다. 유능한 청능사는 환자의 관심분야가 무엇인지 그리고 환자가 성취할 수 있는 이해수준이 어느 정도인지를 잘 알고 있다.

정보전달 상담의 가장 중요한 목표 중 하나는 환자가 어떤 내용을 들었는지를 이해하고 중요한 정보를 기억할 수 있는 방법으로 정보를 제시하는 것이다. 하지만 환자는 병원에서 정보를 듣자마자 그 중 40~80% 정도를 잊어버리고, 절반 정도는 잘못 기억한다고 한다(Kessels, 2003).

기억력을 유지하기 위한 방법인 **명시적 범주화(explicit categorization method)**는 청능사가 다루게 될 주제를 열거한 다음, 말하기 전에 각각을 알려주는 정보전달 상담법이다.

이해력을 향상시킬 수 있는 방법에는 이해하기 쉬운 언어로 이야기하고, 사진이나 그림과 같은 시각적인 자료를 이용하여 발화 내용을 보충하는 방법이 있다. 우선 먼저 가장 중요한 정보를 제시하고 난 후 **명시적 범주화(explicit categorization method)**를 사용하는 것이 기억력을 유지하는 데 도움이 된다. 청능사는 명시적 범주화를 사용하면서 정보를 다음과 같이 구체적으로 범주화하여 조직하게 된다: (a) 시스템의 설명(*explanation of systems*), (b) 진단검사(*diagnostic tests*), (c) 결과(*results*), (d) 예측(*prognosis*), (e) 권고(*recommendations*)(Margolis, 2004a, p. 15). 청능사는 환자에게 이러한 범주의 정보가 제시될 것을 개괄적으로 알려주고, 그 정보에 대해 말하기 전에 각각의 범주를 자세히 설명한다. 그리고 다음 범주로 넘어가기 전에 환자가 해당 범주내에서 질문을 하도록 유도한다. 명시적 분류법 외에 이해력과 기억력에 도움이 되는 다른 전략들이 다음에 제시되어 있다(Margolis, 2004a, p. 15).

- 조언은 구체적인 지시로 제시해야 한다. "소음노출을 최소로 하세요."라는 설명보다는 "소음이 큰 기계를 사용할 때는 귀마개를 사용하세요."라고 설명한다.
- 이해하기 쉬운 언어를 사용한다.
- 첫머리 효과를 사용하기 위해서 가장 중요한 정보를 먼저 제시한다.
- 권고할 만한 중요한 사항이나 환자가 기억해 주기를 바라는 다른 정보를 강조한다.
- 명시적 범주화를 사용한다. 즉 환자에게 "이제 권고사항을 함께 살펴볼 것입니다(**권고**). 그 후 환자분의 청각문제를 구체적으로 말씀드리겠습니다(**진단**). 다음으로 검사 결과를 함께 확인할 것입니다(**결과**). 마지막으로 환자분의 청력이 앞으로 어떻게 변할지 이야기할 것입니다(**예측**)."라고 말하는 것이다. 다음 범주로 넘어가기 전에 환자에게 질문이 없는지 물어본다.
- 중요한 정보는 반복해서 말한다.
- 너무 많은 정보를 제시하지 않는다.
- 환자에게 청력 검사(혹은 다른 서비스)를 받게 된 이유를 구체적으로 물어본다.
- 환자가 집에서 구할 수 있는 문서, 그림 혹은 사진 자료를 이용해서 구어 정보를 보충해 준다.

개인적응 상담

개인적응 상담은 정보전달 상담보다 비교적 드물게 이루어진다. 예를 들어, 개인적응 상담은 보청기를 판매하는 청각분야의 업무에서는 거의 시행되지 않는다(Stika, Ross, & Ceuvas, 2002). 이러한 사실은 단순히 언어 및 청각 전문가들이 개인적응 상담을 편안하게 진행하지 못하거나, 많은 업무 중 개인적응 상담을 제공할 시간이 충분하지 않다는 사실을 반영하기도 한다. 그럼에도 불구하고 개인적응 상담은 많은 환자들에게 도움이 될 것이다.

많은 전문 상담가들이 있는 것과 마찬가지로 개인적응 상담에 대한 다양한 접근법이 있지만, 일반적으로 다음 세 가지 분류법으로 크게 나눌 수 있다: (1) 사고과정을 조절하기 위한 목적의 접근법(**인지적**), (2) 행동을 조절하기 위한 목적의 접근법(**행동적**), (3) 감정을 조절하기 위한 목적의 접근법(**정서적**). 실제 대부분의 상담은 이러한 방법들을 결합해서 사용한다. 즉 인지적인 방법을 우선적으로 고려하더라도 행동적이고 정서적인 방법 역시 사용하게 된다.

> 개인적응 상담을 진행하는 동안에 다뤄져야 할 문제
>
> - 어떻게 친구들과 동료들이 나를 피하는 일이 없게 할 것인가?
> - 어떻게 자아 존중감을 증진시킬 것인가?
> - 어떻게 하면 자기 주장적인 행동에 대한 자신감을 가질 수 있을까?
> - 어떻게 고립감을 다룰 것인가?
> - 너무 많은 의사소통 단절의 경험으로 인해 느껴지는 분노를 어떻게 다룰 것인가?
> - 어떻게 타인에 대한 의존성을 줄일 수 있을까?
>
> *(Trychin, 1994)*

인지적 접근법

상담에 대한 인지적 접근법(예: Beck & Emery, 1985; Ellis & Grieger, 1977)은 청력손실과 관련된 문제를 다루기 위한 지적인 수단에 의존한다. 이러한 접근법에서 그릇된 사고과정은 청력손실에 대한 부적절한 감정반응과 잘못된 사고과정 및 자아상의 원인이 된다. 언어 및 청각 전문가들은 개개인의 사고, 신념체계, 인지, 가치, 사고 및 견해에 직간접적인 타당성을 부여한다. 이러한 교육적인 경험은 자아 존중감을 향상시키고, 실망감과 열등감을 감소시키게 된다. 예를 들어, 청력손실이 있는 여성은 청력손실로 인해서 회의시간에 나누었던 대화를 이해하기 어렵다고 생각하기 때문에 더 이상 자선단체에서 일을 할 수 없다고 믿게 된다. 청능사들은 그녀에게 원래 그 직장에서 일하도록 이끌어 주었던 자신의 경험과 전문지식을 고려하도록 하면서 회의시간 동안에 의사소통능력을 향상시킬 수 있는 몇 가지 방법들을 숙고해보도록 요청한다. 청능사들은 이와 같은 과정에서 수동적이기도 하고, 때로는 수용적이면서 동시에 대립적인 의미의 교훈적인 질문을 사용하여 직접 상담을 한다. 인지적 접근법의 목적은 인지적인 왜곡이나 독단적인 생각을 제거하고, 그것을 긍정적인 사고와 관점으로 바꾸는 것이다. 인지적 접근법에 사용되는 기법에는 질문, 해석, 목표 설정, 서약서 작성 및 과제 제시 등이 포함된다. 과제의 예는 그림 10-2에 제시되어 있고, 서약서는 그림 10-3에 실려 있다.

합리적 정서행동치료(Rational Emotive Behavior Therapy, REBT)는 인지적, 행동적, 그리고 정서적인 요소를 사용하여 특정 문제를 해결하는 데 초점을 둔 해결-중심의 상담(혹은 치료)기법이다. 이 기법의 핵심은 정서가 사건이나 환경보다는 신념에서 발생한다는 개념이다.

심리치료사 Albert Ellis가 개발한 **합리적 정서행동치료(Rational Emotive Behavior Therapy, REBT)** 기법은 상담에 대한 대부분의 인지적 접근법에서 가장 좋은 예가 된다. Ellis(2001; Ellis & MacLaren, 1998)는 정서기능을 A-B-C 모델로 설명하고 있다(그림 10-4). A는 환자가 직면한 선행 사건(*activating event*)이나 불행(*adversity*)을 나타낸다. 예를 들어, 청능재활 개념에서 선행사건의 예로 젊은 미혼 남성이 청력손실로 진단받았고 청능사로부터 보청기를 추천받았다는 것을 들 수 있다. B는 사건에 대한 평가를 나타내는 것으로 행동적-정서적-인지적(*behavioral-affective-cognitive*)인 것이 된다. 예를 들어, 그 젊은 남성은 "오직 노인들만 청력손실이 있으며, 보청기를 착용할 것이다."라고 결론내릴 수 있다. C는 환자의 평가에 대한 결과(*consequence*)이다. 이 경우 이 남성은 같은 또래의 여성들에게 자신이 늙었다고 인식되는 것을 원하지 않기 때문에 보청기를 착용하지 않을 것이라는 결정을

1. 직장 동료, 친구, 이웃 및 가족 중 누군가를 선택하고 당신이 막 새 보청기를 착용했다고 말하라.
2. 그 사람들에게 당신이 착용하고 있는 보청기가 제공해 줄 장점과 단점에 대해 설명하라.
3. 당신이 말소리를 얼마나 잘 이해하고 있는지 설명하기 위해서 오늘 측정한 어음검사 결과를 사용하라.

그림 10-2. 상담 과제

서약서

성명 : ____________________

청능사 : ____________________

다음 상담시간 전에 나는 다음과 같이 할 것입니다.

- 청력손실이 있다고 다른 사람들에게 설명할 것입니다.
- 구어 메시지를 이해하지 못했을 때, 수정 전략을 사용할 것입니다.
- 메시지를 인식하지 못했을 때, 나 자신을 꾸짖지 않을 것입니다.
- 적극적이되 공격적이지는 않은 언어로 아내에게 최선의 말하기 행동을 상기시킬 것입니다.

서명 : ____________________

날짜 : ____________________

그림 10-3. 상담시간에 작성될 서약서의 예

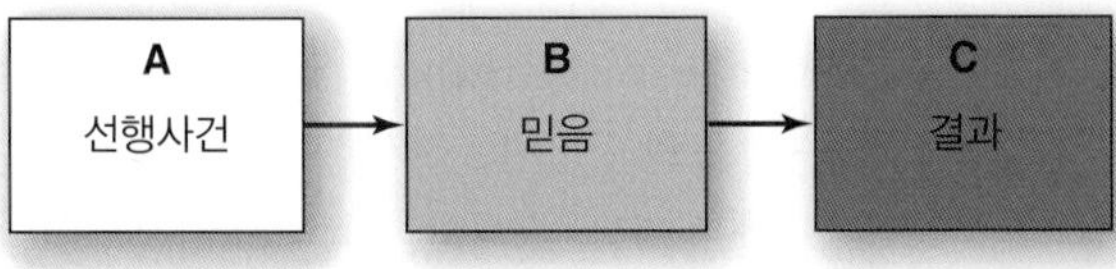

그림 10-4. 정서기능의 A-B-C. A = 청능사가 보청기를 추천한다. B = 환자는 만약 보청기를 착용한다면, 여자친구가 자신을 너무 늙었다고 생각할 것이라고 믿는다. C = 환자는 보청기 평가에 참여하기를 거절한다.

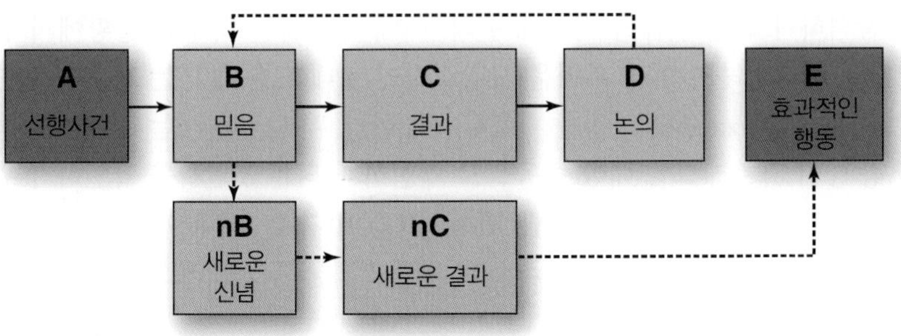

그림 10-5. 상담에 대한 인지적 기법의 예. A = 청능사가 보청기를 추천한다. B = 환자는 만약 자신이 보청기를 착용한다면, 잠재적인 여자친구가 자신을 너무 늙었다고 생각할 것이라고 믿는다. C = 환자는 보청기 평가에 참여하기를 거절한다. D = 청능사는 보청기를 착용하고 있는 여러 명의 유명한 음악가의 이름을 열거함으로써 믿음(B)에 대해 논의한다. nB = 환자는 원래의 믿음을 수정하게 되고, 새로운 믿음을 가지게 된다. nC = 환자는 보청기 평가에 동의하게 되는데, 이것이 새로운 결과를 낳는다. E = 환사는 매일 보청기를 착용하고, 보다 효과적인 전달자가 된다.

내릴지도 모른다. 상담의 핵심은 환자가 직면하고 있는 선행사건 자체가 아니라, 그 사건에 대한 평가가 바람직하지 않은 결과의 원인이 된다는 사실을 깨닫도록 돕는 것이다. 환자들은 청력손실과 타인들(예: 여성들은 노화와 보청기를 반드시 동일시하지는 않음)에 대해 보다 합리적인 관점을 취함으로써 보다 자기 본위적이고 순응적인 방식으로 불행에 대처할 공산이 크다. 몇몇 청능사들은 Ellis의 모델을 적용할 때, D와 E를 포함시키기도 한다. D는 **논의**(*dispute*)를, E는 **효과적인 행동이나 철학**(*effective action or philosophy*)을 나타낸다. 이 예에서, 청능사는 그 젊은 남성이 청력손실과 보청기에 대한 평가, 즉 특정한 A-B-C-D-E 연속과정에서 B를 논의하도록 도움으로써 D를 이행하게 된다. 이것은 젊은 남성에게 해당 믿음에 대한 근거를 제시해달라고 요청하거나 또는 그 믿음을 버린다면 무슨 일이 일어날 것인지를 숙고해 볼 것을 요청함으로써 이루어진다. 불합리한 믿음을 버리거나 합리적인 믿음으로 대체한 결과는 효과적인 행동(E) 과정으로 나타나는데, 이 예의 경우에는 적절한 보청기를 사용하는 것이다. 그림 10-5는 A-B-C-D-E 과정의 단계를 나타낸다.

행동적 접근법

스키너의 학습이론(Skinnerian learning theory; Skinner, 1953, 1971)은 상담에 관한 많은 행동적 접근법들의 근간을 형성한다. 행동적 접근법의 근본적인 개념은 부적응 행동이 학습되는 것이며, 이는 부적응 행동을 "학습하지 않는" 것도 가능하다는 것이다. 이러한 접근법은 인지적 및 정서적 조절에서의 변화가 행동변화에 뒤이어 일어날 것이라는 발상에서 제일 먼저 관찰하고 측정할 수 있는 행동에 자주 초점을 맞춘다. 예를 들어, 한 사업가가 다른 참석자들의 말을 이해하지 못할 것 같다는 두려움 때문에 중요한 회의에 참석하기도 전에 숨을 가쁘게 쉰다. 이때 청능사는 특정한 상황에서 발생하는 과도한 불안이나 두려움을 감소시키는 데 도움이 되는 전략인 **탈민감화(desensitization)** 과정을 시행하기도 한다. 우선 청능사는 그런 신체적인 증상이 스트레스에 대한 반응으로 경험하게 되는 것인지를 확인하기 위하여 환자에게 질문한 다음(그림 10-6), 그림 10-7에 설명된 것과 같은 이완기법을 환자에게 소개한다. 이와 같은 행동기법들은 스트레스에 대한 신체적 반응에 즉각 효과를 보인다.

탈민감화(desensitization)는 실제상황, 역할극 혹은 상상 등의 완화된 방법으로 환자들을 특정한 상황에 반복적으로 노출시켜 그 상황에 대한 부정적인 반응을 감소시키는 방법이다.

정서적 접근법

정서적 접근법(예: Rogers, 1980)은 청력손실에 대한 감정조절의 촉진과 느낌에 초점을 맞춘다. 청능사들은 환자가 청력손실에 대한 자아개념과 자신의 반응을 환자가 평가할 수 있는, 호의적이고 수용적인 환경을 조성해 준다. 그

중요한 회의 직전에, 나는 회의에서 오가는 말을 이해하지 못할 것이 걱정된다. 그래서 다음과 같은 신체적 증상들을 경험한다.
머리가 지끈거린다.
손바닥에 땀이 난다.
심장박동이 빨라진다.
속이 거북해진다.
숨이 차다.
목이 아프다.
회의실로 걸어갈 때 어지럽다.
입이 마르다.
회의가 끝난 후, 내 성과에 대해서 생각한다. 그리고 일단 집에 돌아오면 다음과 같은 감정을 느끼게 된다.
우울
근심
절망
분노

그림 10-6. 상담에 관한 행동기법. 청력손실이 있는 한 사업가에게 회의에 대한 스트레스 반응을 확인하도록 요청한다.

- 몸의 중간인 배꼽에서 1인치 아래 지점에 집중하라.
- 심호흡을 하라.
- 숨을 들이쉴 때 아랫배를 내밀어라.
- 숨을 내쉴 때 배를 넣어라.
- 10~20분 동안 운동하라.

그림 10-7. 스트레스 반응을 감소시키는 이완 기법. 이런 기법들은 행동상담 접근법에서 검토할 것이다(Hogan, 2001).

목표는 현상학적인데, 즉 환경이 변하지 않더라도 환자들이 세상 안에서의 자기 위치와 자기 자신을 바라보는 관점을 변화시키도록 하는 것이다. 청각장애인은 청능사로부터 무조건적인 긍정적 배려를 받음으로써 자신에 대해 사랑스럽고 소중한 감정을 갖게 된다. Rogers의 정서적 접근법의 주요 신조는 자아 일치감, 무조건적인 긍정적 배려 및 공감적 이해이다. 이러한 내용들이 정서적인 기법의 특징이긴 하지만, 언어 및 청각 전문가 및 환자(또는 환자의 가족) 간 상담의 일부분이 되어야 할 것이다.

자아 일치감(congruence with self)은 청능사가 자기 본연의 역할을 하면서 전문가적인 허울을 내세우지 않는 것이다. 그들은 환자에게 정직하며 진

환자가 청력손실이 영구적인지를 물을 때 실제로 하는 말:

- "청력손실은 내가 생각했던 것보다 나쁘지만, 심각한 것이 아니었으면 좋겠습니다."
- "내 인생에서 다른 것과 함께 청력손실을 어떻게 관리해야 할지 앞으로가 걱정입니다.
- "어리석게 들린다는 것을 알지만, 청력손실 때문에 내가 늙었다고 생각됩니다."

(Clark & English, 2004, p. 76)

자아 일치감(congruence with self)은 개인중심 상담의 첫 번째 신조이며, 청능사는 자기 자신으로서 환자와 상호작용하며, 전문가적인 허울을 취하지 않는다.

심으로 대한다. 청능사가 환자와의 첫 대면에서 "환자분의 청력도는 전음성 요소를 포함한 경중도의 양측성 감각신경성 난청을 나타내고 있습니다."라고 단정적이고 전문적인 말투로 말하는 대신, "청력에 대해서 걱정하신다는 것을 알고 있습니다. 검사 결과는 환자분께서 이전처럼 들리지 않는다고 느끼신 것과 일치합니다. 질문이 있으시다면, 성심껏 대답해 드리겠습니다."라고 말하는 것이다. 전자의 말대로라면 청능사는 고의는 아니지만 환자의 불안감을 증가시킬 수 있다. 반면에 후자의 접근법을 통해서 청능사는 환자의 의견을 확인해 주고, 환자와 함께 검사 결과를 논의한다. 그 후 청능사는 환자가 책임감을 가지고 청능재활 계획에 참여하도록 단계를 설정해 준다.

인간중심 상담의 두 번째 내용인 **무조건적인 긍정적 배려(unconditional positive regard)**는 인간중심 상담의 두 번째 신조로 청능사는 환자가 가장 잘 알고 있으며 의사소통의 어려움을 극복할 수 있는 내적인 능력을 가지고 있다고 간주한다.

두 번째 신조는 **무조건적인 긍정적 배려(unconditional positive regard)**이다. 청능사는 환자가 가장 잘 알고 있으며, 의사소통의 어려움을 극복할 수 있는 내적인 능력을 가지고 있다고 간주하는 것이다. 전문가들은 청각장애인을 지적인 한 인간으로 생각하고, 그들의 직업이나 사회적 지위에 상관없이 존중한다. 그리고 상호작용을 통하여 적절하게 공감대를 형성하고 성실하고 친절하게 대한다. 무조건적인 긍정적 배려는 환자가 청력손실에 대한 자기 자신의 관심, 의사소통 어려움에 대한 괴롭거나 방어적인 느낌 및 청각기기의 사용에 대한 걱정 등을 표현할 수 있는 호의적인 상황을 만드는 것이다.

공감적 이해(empathetic understanding)는 개인중심 상담내용의 하나로, 상담가는 환자의 청력문제에 대한 관심과 느낌에 귀 기울이고, 그것을 환자에게 다시 반영하여 환자가 문제를 확인하도록 돕는 것이다.

반영(reflection)은 청능사가 자신의 환자가 방금 말한 내용을 다시 바꿔 말하거나 요약하고 주의 깊고 정확하게 듣고 있다는 것을 설명하며, 또한 다른 사람들이 표현한 것을 환자들에게 들려줌으로써 환자 자신의 견해나 느낌을 관찰할 수 있는 기회를 제공하는 상담기법이다.

명료화(clarification)는 청능사가 환자 표현의 본질을 정리하여 그것을 다시 환자에게 요약해주는 상담기법이다.

Rogers의 세 번째 신조는 **공감적 이해(empathetic understanding)**이다. 청능사들은 환자들이 듣기 어려움을 부정하거나 합리화하고 그들의 관심과 느낌에 대해서 말하며, 자신의 생각과 문제 해결에 대해서 표현할 때 신중하게 경청한다. 전문가들은 환자의 견해를 입증하고, **반영(reflection)**과 **명료화(clarification)** 기법을 통해서 환자의 입장에서 그의 상황을 인정해 주려고 노력한다. 예를 들어, 어떤 사람이 단어인지도 검사에서 수행력이 떨어진 원인으로 제시강도가 약했다고 언급하였다. 이러한 경우 청능사는 "Smith 씨, 저는 정상적인 대화수준에서 단어를 제시했습니다. 환자분은 분명히 단어인지에 문제가 있습니다."라고 말하지 않는다. 대신 환자의 느낌에 대한 존경과 공감을 나타내기 위하여 청능사는 "환자분께는 단어가 충분히 크게 들리지 않았다는 것을 알고 있습니다. 일상적인 대화 중 말소리가 듣기에 너무 작다고 생각하십니까?"라고 질문한다. 이러한 말을 통해서 환자의 감정은 인정받게 되고, 검사 결과는 해당 상황과 관계지어진다.

상담 목표 설정

언어 및 청각 전문가들이 청능재활 전략을 수립하고 계획을 실행할 때, 특정 관심사에 대한 최상의 상담 목표를 설정하는 방법에 대해 알고자 할 것이다. 예를 들어, Candice Brown이라는 청각장애인이 청능사에게 "제가 원하는 방법으로 17세 딸과 함께 있을 수 없을 것 같아서 걱정이 됩니다. 딸은 저와 대화하는 데 너무 많은 노력을 기울여야 한다고 말했고, 급기야 최근에는 저를 무시합니다." 그녀는 깨어 있는 동안 불안감을 여러 번 느낀다고 말했다. 이러한 경우 청능재활 계획에는 다음과 같은 상담전략이 포함되어야 할 것이다.

- 그룹 의사소통전략 훈련 프로그램에 대해서 이야기함으로써 정보전달 상담을 제공하라. 청능사는 환자에게 프로그램 안내서를 주고, 프로그램의 내용에 관한 환자의 질문에 대답할 것이다. 또한 청능사는 그 프로그램에 일반적으로 포함되는 의사소통전략 중 일부분에 대해서 간략히 설명할 것이다.
- 개인적응 상담을 제공하라. 그리고 10대의 딸과 부모 간의 의사소통문제는 보편적인 것이기 때문에 단지 청력손실이 있는 엄마의 문제가 아니라는 것을 이해하도록 도와주라. 이러한 과정을 진행하는 동안, 언어 및 청각 전문가들은 그림 10-5에 제시되어 있는 A-B-C-D-E 모델을 따른다. 예를 들어, 딸이 학교문제에 대해서 Candice 씨와 대화하는 것을 싫어하는 것(A)과 같은 선행사건을 확인하는 것으로 상담을 시작한 다음, 선행사건에 대한 그녀의 믿음, 즉 자신은 딸을 위해 "거기에 없었다"는 믿음(B), 세 번째로 이러한 믿음의 결과 Candice 씨의 걱정이 커지게 되었다(C). 언어 및 청각 전문가들이 Candice 씨의 입장에서 보다 효과적인 행동(E)을 자극할 목적으로 Candice 씨의 믿음에 의문(D)을 제기할 것이다.
- 개인적응 상담을 계속하라. 일단 Candice 씨가 의사소통전략 훈련 프로그램에 참여하게 되면 그녀의 딸도 함께 참여하도록 권고받게 될 것이고 마침내 모녀는 그들이 겪은 좌절감, 감정 및 해결방안에 대해 대화를 나눌 기회를 가지게 될 것이다. 그리고 모녀에게 전화로 대화하기와 같은 비교적 어려운 의사소통상황에 대한 역할극을 하도록 하는 탈민감화 과정을 제공할 수 있다.

> 공감대를 강화하는 방법
>
> - 말을 막지 말고 잘 들어라.
> - 상대방의 입장에서 공감과 관심을 표현하라.
> - 의사결정과정에 의뢰인을 참여시켜라.
> - 솔직하게 말하라.
> - 개방형 질문으로 물어보라.
>
> (*Moore, 2006, referencing Rebecca Shafir* in The Zen of Listening)

심리사회적 지원

어떤 경우에는 상담의 외연이 확대되어 심리사회적 지원을 포함하기도 한다. 심리사회적 지원은 청력손실에 대한 환자의 정서적인 반응이 부정적이고, 의사소통에 문제가 있거나 다른 사람들의 경솔한 태도를 경험했을 때 특히 유용하다. 이러한 심리사회적 지원의 목적은 청능재활 계획의 맥락 안에서 정서적인 적응을 촉진하는 것이다. 그 결과는 자기수용과 자신감의 향상이며 의사소통전략을 보다 효율적으로 사용하게 되는 것이다.

청력손실에 대한 심리사회적 반응을 결정하는 공통요인

- 정서적: 수치심, 죄책감, 불안, 분노, 좌절감, 어색함, 우울함 등이 포함된다.
- 인지적: 부주의, 집중력 저하, 낮은 자부심, 낮은 자신감, 청취이해력을 위해 요구되는 노력 증가 등이 포함된다.
- 대인관계: 허세, 사회적 위축, 대화주도, 친밀감 상실 등이 포함된다.
- 행동적: 참여제한 혹은 사회적 고립이 포함된다.
- 신체적: 피로, 근육긴장, 두통, 위장애, 수면장애 등이 포함된다.

(Preminger, 2007, p. 114)

청각관련 스트레스(hearing-related stress)는 새로운 자아개념에 적응하는 스트레스, 손상된 감각체계를 가지고 살아야 하는 스트레스 및 장애를 가지고 있어 의사소통의 어려움을 경험한 사람들에 대한 사회 반응을 견디며 살아야 하는 스트레스 등을 포함한다.

청각장애인의 심리사회적인 결과

만약 청력손실이 특히 사회로부터 단절되기에 충분할 정도로 심각하다면, 청력을 잃는다는 사실은 엄청난 충격일 수 있다. 청력손실에 동반되는 가족, 친구 및 동료와의 관계 변화는 자신감을 감소시키고 부정적인 자아상을 갖도록 하며, 그들에 대한 낙인을 포함하는 다른 사람의 반응에 의해서 더 심각해지기도 한다. 후천성 청력손실은 환자의 활동을 제한하는 원인이 될 수 있고, 상호작용을 불만족스럽게 만들기 때문에 우울증을 동반하기도 한다. 예를 들어, Knutson & Lansing(1990)은 심도의 청각장애인들이 적절한 의사소통전략을 가지고 있지 않다면, 우울하고 내성적이며 고독하고, 사회적인 불안감을 경험할 가능성이 높음을 보고하였다. Hétu & Getty(1991)는 청각장애인들 사이에 나타나는 부정적인 자아상이 만연해 있음을 보고하였다.

또한 청력손실은 급성이나 만성적인 긴장감에 대한 사람들의 반응인 **청각관련 스트레스(hearing-related stress)**를 유발하기도 한다. 그리고 그 스트레스는 차례로 좌절이나 노여움, 절망감을 유발할 것이다(Clark & English, 2004, p. 130). 청력손실이 있는 성인들은 다음의 세 가지 스트레스를 경험한다: (a) 손상된 청력으로 말소리 이해하기, (b) 청각장애가 있는 사람으로서의 새로운 자아개념에 적응하기, (c) 자신과 같은 난청인에 대한 사회의 반응에 적응하기.

돌발성이든지 혹은 지연성이든지 청력손실로 인해 고통받는 사람들의 대부분은 자신이 "건강한 몸"에서 "비정상"이 되었다고 느낀다. 그들은 청력손실 때문에 예전처럼 쉽게 대화할 수 없고, 자신의 직업과 일상적인 책임을 효과적으로 수행할 수 없다고 믿는다(Clark & English, 2004; Dannermark & Gellerstedt, 2004). 그 결과 그들의 사회적이고 정서적인 상호작용은 예전만큼의 보람이 없고, 독립심과 자기 효율성이 줄어들거나 없어질 것이라고 생각한다. 청력손실을 가지게 된 지금이 예전과 어떻게 다른지를 묻는 질문에 한 여성은 "세상이 나를 괴롭히는 것 같아요."라고 대답하였다. 똑같은 질문을 받은 한 남성은 "나는 방황하는 부랑자 같아요."라고 대답하였다. 청력손실은 불안정한 느낌을 일으킬 수도 있는데, 환자는 더 이상 자신의 귀를 믿지 못하기 때문이다. 그래서 그들은 주어진 상황에서 적절하게 반응할 수 있을지를 걱정하기 시작한다(Siemens Audiologic Group, 2000).

선천성 청력손실이 있거나 어린 시절에 청력손실을 갖게 된 사람들도 사회와 학교 환경에서 자신이 다른 사람과 여러 가지로 다르다는 것을 깨닫기 시작할 때 고립감과 부정적인 자아상을 경험할 것이다(Harvey, 2003). 그리고 자신이 다른 사람들보다 능력이 떨어진다는 자아상을 가지게 될 수도 있다.

그들의 자긍심은 청력이 정상인 동료와의 사회생활이나 학교생활에서 어려움을 겪으면서 고통받을 것이다. 특히 일반 학급에 통합된 사춘기 이전의 아동들과 십대들은 학교 적응문제와 거부감을 경험하게 될 것이다.

아동들과 대화하기

청각장애 아동들은 심리사회적인 문제에 관해서 대화할 때 가끔씩 어려움을 경험하게 된다. Clark & English(2004)는 아동들이 그들의 관심 분야를 표현하는 데 도움이 되는 다음의 두 가지 방법을 제안하였다.

- *선생님이 시작할게, 네가 마무리하렴*: 아동들에게 자기 표현력을 향상시킬 수 있는 개방형 문장에 대한 답을 완성하도록 한다. 이런 문장의 예로는 “나는 …할 때 행복하다.”, “나는 …할 때 슬프다.”, “나는 청력에 문제가 있기 때문에 …하다.”, “내가 잘 하는 일 중 하나는 …이다.” 등이 있다. 이러한 활동에는 정답이 없지만, 아동이 보는 “자기다움”을 청능사에게 이해시키는 데 도움이 되는 방법임을 이해해야 한다.
- *“꿈과 지도”게임하기*: 아동들에게 단기목표(“오늘”의 꿈)와 장기목표(“내일”의 꿈)에 대해서 말하도록 한다. 예를 들어, 단기목표로는 한 여자 어린이가 축구하는 방법을 배워서 체육시간에 더 이상 소외감을 느끼지 않는 것이다. 장기목표는 아동이 특정 대학에 진학하는 것이다. 그 다음 아동이 “오늘”의 꿈을 어떻게 단계적으로 성취하는지를 고려해야 하는데, 성취 방법으로 브레인스토밍을 진행하여 아동의 생각과 제안점을 적게 하고, 그것을 시작, 중간, 끝으로 분류하게 하는 것이다. 예를 들어, 축구하는 방법을 배우기 위해서는 참고할 만한 규칙서가 필요하고, 텔레비전에서 축구게임을 보며 집에서는 형제들과 연습을 해야 한다. 이러한 과정을 통해서 “오늘”의 꿈을 여러 번 이룬 아동들은 “내일”의 꿈에 뛰어들 준비가 되었을 것이다.

청력손실은 다른 사람과의 상호작용에 해로운 영향을 미치기 때문에 청력손실이 있는 사람들은 장애의 사회적인 결과와 밀접하게 관련된 심리적인 경험을 하게 된다. 이러한 결과로는 또래의 배척, 구직기회의 상실, 일상적인 역할의 변화나 제한(예: 배우자, 부모, 친구로서), 부가적인 수준의 스트레스, 불안, 고립 및 피로정도 등이 포함된다(Getty & Hétu, 1991; Hétu & Getty, 1991; Hogan, 2001). 그러므로 심리사회적인 피드백 루프가 나타나게 되며, 청력손실과 관련된 사회적, 직업적 또는 학문적 기능의 손상이 부정적인 자아상(예: “난 부족해.”)을 불러 일으킬 것이다. 또한 청각장애인들의 대처반응은 점차 악화되거나 발전하지 못할 것이고 제한된 자신감, 무력감 및 무가치감을 경험하게 될 것이다(Heydebrand, Mauzé, Tye-Murray, Binzer, & Skinner, 2005; Hogan, 2001).

빈번한 의사소통 파트너에 대한 심리사회적인 결과

> "배우자들은 초기 청능재활에서 '중요한' 역할을 담당한다. 그리고 배우자들이 파트너의 청력손실로 인해 느끼게 되는 좌절감은 종종 청각장애인에게 청각학적 서비스를 제공해야 하는 중요한 원인이 되기도 한다."
>
> Nerina Donaldson과 동료들, Australia Qeensland 대학교 연구원
>
> *(Donaldson, Worrall & Hickson, 2004, p. 30)*

환자뿐만 아니라, 가족 구성원들도 청력손실에 대해 적응해야만 한다. 가족 중 누군가에게 청력손실이 있다면, 친밀함의 핵심인 의사소통 문제는 예외 없이 고통스러운 것이다. 청력손실로 인해 발생하는 사회적이고 정서적인 문제에는 의사소통과정 중에 나타나는 좌절감, 조급함(예: "아무것도 아니야. 중요한 거 아니었어."), 화남(예: "네 문제에 내가 어쩌길 바래?"), 자기 가족의 청력손실 문제를 최소화하는 방법을 알지 못하는 무능력감에서 오는 죄의식, 동정심 및 걱정이 포함된다. 이러한 의사소통 문제를 집중력의 감소, 의사소통에 대한 반감이나 무관심 등의 탓으로 잘못 돌리기도 한다. 청각장애인과 의사소통 파트너가 잡담이나 농담을 덜하게 되고, 관계가 소원해지면서 자연스러움이 감소하는 등의 어려움이 있을 수 있다.

이러한 주제로 오늘날 고전이 된 한 연구에서 Hétu와 그의 동료들은 소음성 난청이 있는 남편과 그의 아내를 인터뷰하였다(Hétu, Riverin, Lalande, Getty, & St-Cyr, 1988; Hétu, Jones, & Getty, 1993; Hétu, Lalonde, & Getty, 1987). 그 결과, 부부들은 가족 중에 누군가가 청력손실이 있다면 사회생활에 제약을 받게 되고 의사소통 파트너의 노력이 필요하며, 불안감과 스트레스가 증가한다고 밝혔다. 배우자는 TV 소리가 커졌다는 점, 대화 중에 지속적으로 반복해서 말해야 한다는 점, 그룹 대화에서 통역자 역할을 담당해야 한다는 점, 모든 전화를 받아야 한다는 점 등이 괴롭다고 말했다.

목격자의 이야기

우리는 심도의 청각장애인들과 그 배우자들에게 다음과 같은 질문을 한 적이 있다. "농(deaf)인 가족과 생활하는 데 가장 어려운 점이 무엇입니까?" 여기에 몇 가지 답변이 있다.

Rhonda: 제가 몇 가지 꼽아 보겠습니다. (1) 화남—그가 예전과 "같지 않다"는 것이 종종 의사소통을 어렵게 만듭니다. (2) 양보—모든 사람들이 행동과 방식을 바꿔야 합니다(예: 대화하기, 텔레비전 시청하기 등). (3) 좌절감—일들은 그가 청력손실에 순응하는 방식에 따라 이뤄져야 했습니다. 이것은 단순히 삶의 방식 전체가 새롭게 바뀌는 것입니다. 그는 자신이 청력손상을 가졌다는 사실을 받아들여야 하고, 그를 사랑하는 가족인 우리도 이러한 변화로 인한 모든 것을 받아들여야 합니다(잘 받아들이든 못 받아들이든 간에).

Gerald: 아내가 혼자 있을 때, 저는 그녀와 전화 통화를 할 수 없습니다. 한번은 태풍 소식을 아내에게 전해달라고 이웃에게 전화를 한 적이 있습니다. 아내는 지나치게 독립적이었고, 그래서 그런 제 행동에 마음이 상했습니다.

(계속)

Mike: 청력손실이 있는 가족과의 의사소통은 인내심과 결단력이 필요합니다. 그리고 저의 좌절감이 똑같이 아내의 마음을 혼란스럽게 만든다고 확신합니다. 가끔씩 한쪽이 혹은 서로 대화를 시도하거나 실패하면서 화가 납니다. 그리고 자주 대화가 단절되고, 서로 비슷한 좌절감을 경험하게 됩니다.

Jan: 우리는 자막 수신기 장치가 있는 TV를 가지고 있습니다. 가끔씩 남편이 자막처리가 된 뉴스 보기를 원할 때면, 아이들은 화를 내며 다른 TV를 보기 위해서 거실을 나가기도 합니다. 불쌍한 아이들…

Anna: 남편과 대화를 나눌 때는 자리를 움직여 가면서 그가 제 얼굴을 잘 볼 수 있도록 해야 합니다. 그래서 우리는 점점 더 서로 "잡담"을 즐기지 않게 되었습니다. 보청기는 도움이 되지만, 우리는 결국 추가적인 노력이 없이는 서로 이야기를 나눌 수 없는 지경에 도달하고 말았습니다.

Pam: 어떤 일을 하려고 할 때 그 일에 대해서 그에게 설명할 때가 어렵습니다. 특히 만약 누군가가 주위에 있다면, 남편은 자신이 듣거나 이해할 수 없기 때문에 저에게 굉장히 무례하며 좌절감을 느끼게 합니다.

심리사회적 지원 중재 패러다임

수많은 청각장애인들이 의사소통장애와 무능력으로 인한 스트레스 때문에 쇠약해진다. 그들이 심리사회적 지원을 원하는 목적은 자신이 누구이며, 자신에게 무슨 일이 일어났는지 이해하고 자신의 삶을 발전시키기 위한 것이다. 몬트리올 대학교의 Raymond Hétu & Louis Getty는 청각장애 성인을 위한 심리사회적 지원 패러다임을 개발하는 중요한 연구를 수행하였다. 그들의 접근방법(때로는 **몬트리올 기법**(*The Montreal Method*)으로 불린다)은 두 가지 원리에 근거하고 있다.

1. 듣기 어려움이 청각장애인 자신뿐만 아니라 그들과 상호작용하는 사람들에게도 영향을 미침을 알게 됨에 따라 재활적인 도움은 개인, 가족, 사회조직 및 기관의 목표에 도달하기 위해서 다양한 수준의 협력적 중재법을 반드시 고려해야 한다.
2. 청각장애인과 다른 사람들 간의 상호작용을 촉진하기 위해서는 태도와 행동의 변화가 요구된다(Hétu & Getty, 1991, p. 306).

그들의 목적은 다음 세 가지이다.

1. "환자"와 그들의 "빈번한 의사소통 파트너"가 청력손실의 영향을 잘 극복할 수 있도록 심리사회적 지원을 제공한다.
2. "환자"와 그들의 "빈번한 의사소통 파트너"에게 듣기 문제의 특성과 결과를 이해시킨다.

3. 청력손실의 영향에 대처하는 유용한 새로운 기술을 개발한다(Getty & Hétu, 1991, p. 318).

이러한 연구에 기반을 둔 다른 연구자로 Hallberg(1996, 1999, 스웨덴), Hogan(2001; Pedley et al., 2005, 뉴질랜드와 호주 및 영국), Stephens(1996, 영국), 및 Heydebrand et al.(2005, 미국) 등이 있다. 일반적으로 심리사회적 지원은 의사소통전략 훈련에 포함된다. 심리사회적 지원은 환자가 다음과 같은 사실을 인식하는 데 도움을 준다.

- 청력손실이 그들의 삶과 자아상에 미치는 영향이 어떤 것인지
- 그들이 청력손실에 대한 부정적인 인식을 어떻게 내면화시키는지
- 이러한 부정적인 인식이 그들의 완전하고 만족스런 생활을 어떻게 제한하는지
- 자신과 다른 사람들에 대한 새로운 태도가 어떻게 새롭고 자부심 있는 방식으로 살아갈 수 있게 해주는지(자신감, 능력, 자부심, 안정감, 미래관, 세상에 대한 적응력)(Hogan, 2011, p. 18)

심리사회적 지원은 일반적으로 3~8명 정도의 소집단으로 제공된다. 참가자들의 빈번한 의사소통 파트너는 참가자의 자아상과 자신감을 형성하는 데 매우 중요한 역할을 담당하며, 그들 또한 다루어야 할 심리사회적 문제가 있기 때문에 수업에 참여하도록 권장된다. 심리사회적 지원은 하루에 8시간 동안 2~3일에 걸쳐 집중적인 회기로 제공되거나, 몇 주간에 걸친 좀 더 짧은 회기로 제공되기도 한다. 2일간의 프로그램의 예가 참고 자료에 제시되어 있으며, 이 커리큘럼은 주로 Getty & Hétu(1991)에 근거한 Hogan(2001)의 연구를 수정한 것이다.

문제 해결 구조

심리사회적 지원의 구조는 문제 해결 모형(그림 10-8)으로 나타낼 수 있다. 참가자들은 일련의 활동이나 연습을 통해서 자신이 경험하고 있는 문제의 종류를 확인하고 문제의 특성과 영향을 파악한 후, 그 문제를 해결할 수 있는 효과적인 해결책을 만들어 내게 된다.

문제 확인

문제를 확인하는 동안, 참가자는 문제에 모든 관심을 집중시킨다. 문제 확인은 심리사회적 지원을 위한 그룹에 참여하는 참가자에게 “청력손실이 있는 상태로 생활할 때 가장 어려운 점은 무엇입니까?”라는 질문에서부터 시작한다(Hogan, 2001). 청각장애인들과 그들의 빈번한 의사소통 파트너 모두 이러한 질문에 대답할 수 있도록 한다. 대답은 화이트보드나 이젤에 작성할

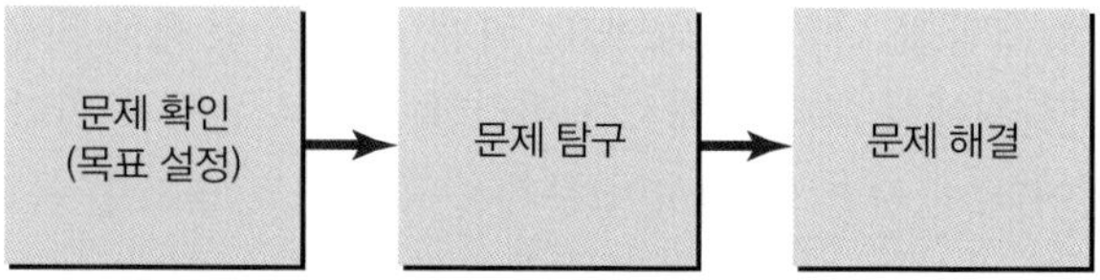

그림 10-8. 심리사회적 지원에 대한 문제 해결 구조

수 있다. 그림 10-9에는 이러한 활동 중에 나왔던 대답들이 제시되어 있다. 그림에서 나타난 것처럼, 가장 어려운 점은 현관의 벨소리를 잘 듣지 못하는 것과 같이 비교적 다루기 쉬운 상황에서부터 우울증, 스트레스, 분노 및 바보가 된 느낌처럼 일반적이고 어려운 상황까지 그 범위가 다양하다. 참가자들은 청력손실 때문에 자신의 삶이 어떤 영향을 받았는지를 살펴보거나, 다른 사람들에게 자신의 어려움을 말로 표현하는 것이 고통스럽기 때문에 이러한 연습은 심정적으로 괴롭게 느껴질 것이다. 어떤 경우에는 그룹의 리더가 특정 개인의 심층적인 **심리치료(psychotherapy)**를 위해서 심리사회적인 문제를 의뢰해야 할 필요가 있음을 인식할 수도 있다.

심리치료(psychotherapy)는 정서적 또는 행동적 문제들에 대한 치료로, 정신건강 전문가(예: 정신과 의사, 심리치료사, 상담가 등)는 증상완화를 목표로 환자가 가지고 있는 감정과 문제들을 논의하고 사회적, 정서적, 직업적 기능 및 인성발달을 향상시키도록 행동을 변화시키는 것이다.

흔히 프로그램의 문제 확인 부분은 문제를 해결하는 데 도움이 되는 목표 설정을 포함한다. 예를 들어, 한 여성이 "나는 청력손실이 있기 때문에, 남

Joe:	벨소리를 들을 수 없습니다. 사람들이 집에 와서 벨을 누르고, 아무런 응답이 없으면 그들은 집에 사람이 없거나 제가 무례하다고 생각합니다.
Darren:	들었던 말을 여러 번 다시 물어보는 것입니다. 그럴 때마다 저는 매우 화가 나고, 실망스럽습니다.
Katie:	소외되고 외로운 느낌이 듭니다. 저는 청력이 정상인 친구들의 일원이 되거나 그들이 하는 말을 이해하면서 사회생활을 할 기회를 놓치고 있습니다. 또한 영화를 보러 가거나 출시되는 비디오를 기다릴 수도 없습니다. 그럴 때면, 혼자 남겨진 느낌이 듭니다. 지루해하고 싶지 않았기 때문에 얼마나 많은 시간 동안 집에 머물렀는지 아십니까?
Gaylyn:	사람들은 마치 제가 두 살배기 아기 아니면 바보라고 생각합니다. 그게 저를 매우 화나게 만듭니다.
Mary:	아주 오래전에 청력손실이 발생했기 때문에 저는 말을 잘 하지 못합니다. 그래서 화가 나고 우울하며, 말을 하지 않게 되었습니다.
Joan:	파트너에게 스트레스를 주는 것입니다.
John:	제 자신을 드러내지 않으려는 경향이 있습니다. 만약 내일 학교 동창회가 있다면, 청력손실의 문제에 대해서 50명의 사람들에게 설명해야 할 것이기 때문에 가지 않을 것입니다. 그러한 사실이 저를 불편하게 만듭니다.
Jerry:	음악을 들을 수 없는 것입니다.
Archie:	도움을 구해야 하는 것입니다.

그림 10-9. "청력손실이 있는 상대로 생활할 때 가장 어려운 짐은 무엇입니까?"라는 질문을 확인하는 과정에서 나타난 반응들. 응답자들은 인공와우를 사용하는 성인들이다.

편과 더 이상 대화를 나눌 수 없어요."라는 자신의 문제를 확인하였다. 만약 모든 대화환경에서 그리고 매시간 이러한 문제로 논쟁을 한다면, 매우 당황스러울 것이다. 하지만 이 여성이 문제를 확인하고 명확한 목표를 수립한다면, 구체적인 방식으로 문제 해결을 목표로 삼을 수 있다. 이런 경우, 예를 들어 이 여성에게 대화를 하기에 언제가 가장 좋은지를 물었다. 그녀는 "저녁식사를 준비하기 전과 직장에서 돌아온 후"라고 대답하였다. 그래서 이 여성과 남편을 위한 목표는 "나는 매일 저녁 식사를 준비하기 전 30분 동안 남편과 유익한 대화를 하고 싶어요."가 되었다. 이제 이 목표를 충족시킬 해결책이 만들어졌으며(다음에 기술할 문제 탐구), 저녁식사 전 조용한 곳에서 함께 앉아 있기, 30분 동안 텔레비전 끄기, 이 시간 동안에는 전화받지 않기 등이 포함되었다.

이 단계 동안 확인된 문제는 남아 있는 프로그램의 방향설정에 도움이 될 것이다. 예를 들어, 스트레스가 대답의 일반적인 주제라면 참가자는 스트레스를 관리하고 긴장을 이완시킬 수 있는 방법에 대해서 이야기를 나눌 수 있다. 만약 의사소통의 단절을 관리하는 것이 중요한 주제가 된다면, 회복전략을 효과적으로 사용하는 것에 초점을 맞출 수 있다.

꽃을 옮겨달라고 부탁해 보세요.

시나리오 탐색과정에서 그룹의 리더는 다음과 같은 상황을 구성한다.

저는 당신의 아내(혹은 남편)의 사촌으로 지금 성대한 저녁 만찬을 열고 있습니다. 당신이 파티에서 다른 사람들을 많이 만나보기를 바라기 때문에 당신을 파트너의 옆자리에 앉히지 않으려고 합니다. 꽃이 식탁 중앙에 있습니다. 저에게 꽃을 옮겨달라고 부탁해 보세요.

다음은 계속되는 대화 상황이다.

Jim : 저라면 이 상황에서 이렇게 말하겠습니다. "당신이 꽃을 옮겨준다면, 입술을 읽고 대화에 참여하는 데에 도움이 될 것 같습니다."라고 말입니다.

그룹리더 : 그렇게 설명하는 것이 어렵습니까?

Jim : 그렇습니다. 문제를 인정하는 일은 어려운 일입니다.

Sue : 맞습니다. 우리가 항상 해결책을 찾아내야 하거나 상황을 설명해야 하는 것은 공평하지 않습니다.

Marry : 만약 당신이 누군가의 집에 초대를 받은 손님이라면, 당신은 그들에게 강요하고 싶지 않을 것입니다. 결국 그곳은 그들의 집인데, 왜 당신이 그들에게 무엇인가를 해야 한다고 말해야 합니까?

(계속)

이런 연습을 하는 동안, 사람들이 촉진전략을 사용하는 데 방해가 되는 감정적인 토대가 밝혀진다. 즉 Jim은 사람들에게 그가 청력손실이 있다고 말하는 것을 거북해한다. Sue는 의사소통을 위한 환경을 관리하는 책임이 항상 청각장애인에게 있다는 것에 분개한다. Marry는 자신이 다른 사람에게 강요할 권리가 없다고 생각한다.

문제 탐구

일단 문제가 확인된다면, 그 문제를 더욱 탐구할 수 있을 것이다. 그룹은 문제를 탐구하는 동안 청력손실이 개인과 사회에 미치는 영향에 초점을 맞추게 된다. 그렇게 하기 위해서 그들은 청력손실의 사회적 현실, 청각장애인과 생활하는 대화 파트너에게 미치는 영향 및 타인들에게 청력손실에 대한 양해를 구하는 어려움을 다루게 된다. 예를 들어, 어떤 사람에게 배경음악을 꺼달라고 요청하려면 자신감과 건강한 자아상(즉 "나는 이 모임에 효율적으로 참여할 수 있기 때문에 대화할 권리가 있다."), 대화 파트너에 대한 신뢰감(예: 그 요청에 대한 결과로 인해 대화 파트너가 화가 나거나 청각장애인에 대한 부정적인 인식을 갖게 될 수 있다) 및 거절당할 각오(즉 대화 상대가 "no"라고 말할 수 있다)가 필요하다. 흔히 탐구 기간 동안, 그룹 참가자는 자신의 청력손실로 주의를 끌고 싶지 않거나, 타인의 반응을 두려워하거나 가장 쉬운 방법을 선택하길 원하기 때문에 자신의 의사소통 문제를 효과적으로 관리하지 못하고 있음을 깨닫게 될 것이다.

문제 탐구에 참여하는 두 가지 방법은 시나리오 만들기와 자기소개서를 작성하는 것이다. 시나리오 만들기에서 그룹의 리더는 다음과 같은 가상의 상황을 묘사하게 된다.

저는 당신을 파티에 초대할 것입니다. 그곳에 많은 사람들이 참석할 것이며, 우리는 야외에서 그릴로 햄버거와 핫도그를 구울 것입니다. 파티는 밤중에 열리기 때문에 조명을 몇 개 켤 것입니다. 물론 멋진 음악도 준비할 것입니다. 남동생이 대형 카세트 라디오를 빌려줄 것입니다. 무엇이 당신으로 하여금 우리와 함께하는 것을 막고 있습니까?

이런 종류의 시나리오에 대한 대답의 범위는 "입모양을 한 명도 읽을 수 없을 것입니다."와 "음악이 너무 시끄러워서 아무것도 들을 수 없을 것입니다."에서부터 "청각장애인이기 때문에 아무도 저에게 말을 걸지 않을 것입니다."와 "파티는 지루할 것이기 때문에 저는 혼자 있게 될 것입니다."까지 다양할 것이다.

청각장애인들이 사회생활을 회피하는 이유를 밝힘에 따라, 그룹에서는 그들이 예상하는 대로 행동하는 이유(예: "나는 사람들에게 부담이 되고 싶지 않다.", "아내가 나를 위해서 모든 말을 통역하는 것은 불공평하다.")와 이러한 문제를 헤쳐나가기 위해서 그들이 어떤 선택을 하는지를 알아낼 수 있다.

자기소개서를 작성할 때는 참가자들에게 서로 자신을 묘사하도록 한다. 이때 참가자들에게 조를 편성하여 서로 돌아가면서 말을 하거나, 자신에 대한 그림을 그리거나, 혹은 잡지에서 찢은 그림을 이용해서 콜라주를 만들게 한다. 예를 들어, 어떤 치료 회기에는 참가자들을 세 그룹으로 나누어 오래된 잡지에서 잘라 낸 사진을 이용하여 콜라주를 만들도록 한다. 그 결과 한 그룹은 높은 하이힐을 신고 넘어지는 여성의 사진을, 또 다른 그룹은 귀에 전화기를 대고 등에는 카메라를 매고 있는 여성의 사진을 만들었다. 그 후 콜라주를 다른 사람들에게 설명할 때, 그룹의 구성원들은 넘어진 여성이 정상인들의 세계에 자신들의 불안정한 감정을 전달한다는 것을 알게 되었다. 그리고 등에 카메라를 맨 여성은 일상적인 일에서 배제당하고 무시당하는 것 같은 그들의 느낌을 전달하는 것임도 알게 되었다.

문제 해결

문제 해결은 제시된 과정의 세 번째 단계이다. 특히 문제 확인 및 탐구 기간 동안 의사소통문제와 어려운 듣기상황에 대해 다루었다면, 9장에서 언급된 몇 가지 기법들을 이 단계에서 적용할 수 있다.

문제 해결을 위한 방법을 찾는 과정 중 사람들은 자기분석을 하게 되고, 스스로에게 "청력손실이 있는 사람으로서 내 권리는 무엇인가?", "내 문제를 효과적으로 처리하지 못한 결과는 어떠한가?", "이러한 어려움을 성공적으로 극복한다면 어떤 기분일까?" 등과 같은 질문을 하게 된다.

Gagné & Jennings(2000, p. 569)는 문제 해결을 위한 단계적인 과정을 제시하였다. 그들은 첫 번째 단계로 그룹이나 개인이 목표를 설정하고, 그들이 원하는 결과를 명확히 하는 것을 제안한다. 예를 들어, 목표는 다음과 같이 설정할 수 있다. "Smith 씨는 매주 카드 게임을 하는 동안 회복전략을 사용할 것이다. 그는 이 수업에 참가한 결과로 한두 개의 수정 전략을 사용하여 그에게 하는 말들을 이해할 수 있을 것이다." 이 문제 해결 과정의 두 번째 단계는 가능한 해결 방법을 확인하는 것이다. 각 해결 방법을 사용했을 때의 결과(사용 가능성, 수용 가능성, 그리고 잠재적 장단점)가 고려될 것이다. 문제 해결의 세 번째 단계는 해결 방법을 선택하고, 그것을 시도해보는 것이다. 마지막으로 해결 방법의 시행을 촉진하거나 방해하는 요인뿐만 아니라, 선택된 해결 방법을 적용하는 장점도 고려해야 한다.

환자에게 반응하기

"만약 환자가 정보를 요청한다면, 청능사나 언어와 청각 전문가들은 정보를 제공해야 한다. 그리고 만약 환자가 감정을 표현한다면, 환자의 감정이 인정과 존중을 받고 있음을 인식시켜야 한다."

(English, Mendel, Rojeski, & Hornak, 1999, p. 35)

문제 확인-탐구-해결 구조의 예

청각장애인의 아내인 Mary는 실제 상담시간에서 청각장애인 남편과의 삶에서 가장 어려운 점을 다음과 같이 설명하였다: "저는 부엌에서 일을 하고 있고, John은 거실에서 신문을 읽고 있습니다. 그럴 때면, 남편이 제 말에 대답하는 데까지 걸리는 시간이 너무 깁니다. 그리고 그는 듣기만 하고, 대답하지는 않습니다."

문제를 확인한 후, 그룹 참가자들은 그 문제에 대해 탐색하기 시작했다. 그들은 이 부부에게 이러한 종류의 의사소통장애가 또 언제 발생하는지를 물어보았다. 그들은 누가 상황을 조정하는지, 누구에게 책임이 있는지에 대해 논의했다. 또한 그룹의 리더는 그 상황이 변할 수 있는지도 물어보았다. 변화의 가능성을 생각하는 방법에 있어 중요한 믿음은 무엇입니까? 이러한 토론을 하는 동안, Mary는 "남편이 듣고 싶어하는 내용을 당신이 말해준다면, 그는 대답할 것입니다."라고 슬픈 듯이 말했다.

이 말에 그룹에 있는 한 사람이 반응했다. "당신은 성급하게 결론을 내릴 수 없습니다. 저는 어머니께서 제가 한 말을 들으셨는지 확인한 후, 대답을 기다립니다."

나중에 이 토론 과정에서, 부부의 의사소통문제에 대한 내면적인 감정들이 드러나게 되었다.

Mary : 저는 대화하기를 좋아하지만 남편은 그렇지 않습니다. 그래서 결국 대화를 중단해야 합니다. 그리고 화를 내봤자 소용이 없습니다. 이제 남편은 더 이상 말을 하지 않지만, 제가 원할 때는 대답을 합니다.

Ben : 청력손실은 실망스럽고 짜증나는 일입니다. 청력손실은 원하는 것을 그때 그때 성취할 수 없게 하기 때문에 좌절스러운 상황입니다. 저는 아내와 정말 이야기하고 싶습니다. 그리고 전화로도 이야기하고 싶고, 소음이 아닌 음악을 듣고 싶습니다. 듣기 문제는 매우 좌절감을 느끼게 합니다.

이런 문제의 해결단계 과정에서 그룹의 리더는 참가자에게 해결이 가능한 목록을 만들어 보도록 하였다. 그들이 제안한 목록은 다음과 같다.

- Mary는 Ben에게 가서 손을 흔든다.
- Mary가 큰 소리로 말한다.
- Mary가 Ben의 주의를 끌도록 뭔가를 던진다.
- Mary가 반복해서 말한다.
- Mary가 Ben을 가볍게 두드린다.
- Ben이 부엌에서 신문을 읽는다.
- Ben이 저녁식사 준비를 돕는다.

(계속)

"저에게 말씀해 주세요. 그러면 저는 곧 잊어버리게 될 것입니다. 저에게 보여주세요. 그러면 저는 기억할 것입니다. 저를 참여시켜 주세요. 그러면 저는 이해하게 될 것입니다."

McCameron Archer, Toccal College 학장.

(*Anthony Hogan, personal communication, February, 2008*)

- 매일 저녁 Mary가 식사를 준비하기 전에 부부는 조용하고 조명이 밝은 방에서 20분 동안 함께 앉는다. 상황이 좋다면, 이야기를 나눈다.

그룹의 리더는 부부가 위에서 언급한 방법 중 한 가지를 선택해서 시도한 뒤, 그 효과를 검토할 것을 제안하였다.

주장 훈련

청력손실이 있는 몇몇의 사람들은 비교적 익숙한 병원이나 빈번한 대화 파트너가 있는 가정에서 의사소통전략을 편안하게 사용하지만, 대부분의 사람들은 그 외의 다른 환경에서 의사소통전략을 사용하는 데 어려움을 겪는다. 이러한 사람들은 주장 훈련을 통해서 도움을 얻을 수 있다. 주장 훈련의 목적은 청각장애인들과 그들의 의사소통 파트너와의 협력을 증진시키면서, 대화에 참여하는 사람들 간에 동등함을 유지시키는 것이다(예: Trychin, 1988; Trychin & Wright, 1989). 환자들은 타인의 권리를 침해하지 않고 자존심을 지키며, 만족스러운 대화에 참여할 수 있는 중립적이고 비공격적인 행동들을 개발하게 된다. 주장 훈련의 중심 요소는 다음과 같은 학습내용을 포함한다.

주장 훈련에서 다루어야 할 문제:

- 말소리를 더 잘 이해하기 위해서 사람들이 무엇을 해야 하는지를 어떻게 말할 것인가?
- 어떻게 의사소통 파트너의 대화습관을 향상시킬 수 있는가?
- 내게 청력손실이 있다는 이유만으로 사람들이 지나치게 크게 말하는 일이 없게 하려면 어떻게 해야 하는가?

(*Trychin, 1994*)

- 청력손실을 표현하는 방법(예: "저는 청력손실을 가지고 있습니다. 그래서 당신이 말하는 것을 모두 이해하지는 못할 것입니다.")
- 의사소통환경의 변화를 요청하는 방법(예: "이곳의 조명이 어둡습니다. 그래서 당신의 입모양을 읽기가 어렵습니다. 다른 방으로 옮기면 어떨까요?")
- 의사소통 파트너가 구어 메시지에 대한 환자의 이해력을 어떻게 촉진할 수 있을지를 제시하는 방법(예: "당신의 얼굴을 분명하게 볼 수 있다면, 말소리를 이해하는 데 도움이 될 것입니다.")
- 바람직한 행동을 강화하도록 의사소통 파트너에게 긍정적인 피드백을 제공하는 방법(예: "저와 대화하기 위해 와주셔서 고맙습니다. 정말 감사합니다.)

주장 훈련을 하는 동안 초점을 언어 선택과 행동 결과에 두어야 한다. 예를 들어, 환자는 "당신은 내가 청력손실이 있다는 것을 알고 있음에도 불구하고 전화할 때, 명확하게 말해주지 않았어요."와 "당신이 말을 천천히, 그러나 너무 느리지는 않게 말씀해 주신다면 제가 이해하는 데 도움이 됩니다."라고 말할 때의 두 결과를 비교하게 된다. 전자의 경우는 비난투이고 대화 상대를 방어적으로 만들지만, 후자의 경우는 대화 상대의 이해를 촉진할 수 있는 방법을 분명하게 안내해주는 중립적인 표현이다.

주장적인 행동은 일반적으로 상황-특정적이다. 즉 주장적인 행동이 언제나 바람직하거나, 수용적인 것은 아니다. 예를 들어, 청력손실이 있는 남성이 회의 시간에 상사에게 조금 더 명확하게 말해달라고 요청하는 것은 적절하지 않다. 그러므로 다양한 상황에 사용할 수 있는 주장적인 행동의 결과를 고려하는 것을 주장 훈련의 일부분에 포함시켜야 한다.

관련 연구

연구 결과는 이러한 중재법들이 효과적이고, 청각장애인들이 이와 같은 서비스를 원한다는 것을 시사한다. 예를 들어, 상담을 받지 않은 환자는 상담을 받은 환자에 비해 보청기의 사용 빈도가 더 낮다. 상담은 청력손실이 있는 사람이 인지하는 청각장애의 정도를 감소시키고(Brooks, 1979; Taylor & Jurma, 1999), 청각과 관련된 문제에 대한 지식을 증가시키며(Backenroth & Ahlner, 2000; Borg, Dannermark & Borg, 2002; Elkayam & English, 2003), 대처기법의 사용능력을 향상시킨다(Backenroth & Ahlner, 2000). 특히 Elkayam & English는 20명의 성인 참가자 중 80% 정도가 상담시간에 참여해서 이득을 얻었고, 청각관련 문제에 대한 대화가 "도움이 되었다"는 사실에 동의함을 보고하였다. 하지만 4명만이 청각관련 문제에 대한 관리에 변화가 있었음을 보고하였다. 심리사회적 기반의 의사소통훈련 프로그램을 시행한 후, 소음성 청력손실이 있는 직장인들은 듣기 어려움 문제를 좀 더 자신감 있게 처리하게 되었고(Getty & Hétu, 1991), 직업성 청력손실이 있는 사람들은 최소한 단기 이익이 있었음을 보고하였다(Hallberg, 1996). 인공와우를 사용하는 성인들은 집중적인 이틀간의 심리사회 워크숍에 참석한 후, 낯선 상대와 대화를 하는 동안 의사소통 단절이 현저히 줄었다고 했다(Heydebrand et al., 2005). 또한 Communication Profile for the Hearing Impaired (CPHI)로 측정한 부적응 행동의 빈도가 줄었음을 보고하였다.

반대로 Borg et al.(2002)은 13명의 대상자와 그들의 빈번한 의사소통 파트너 사이의 의사소통 단절의 빈도를 포함한 대화 유창성의 측정에서 뚜렷한 변화를 발견하지 못했고(가장 빈번하게 대화가 중단된 세 명의 대상자 중 두 명은 중재 후 그 빈도가 줄어들기는 했지만), 특정적 수정전략과 비특정적 수정전략을 사용해도 변화가 없었음을 보고하였다. 그 연구에서 청력손실이 있는 환자만이 상담과 심리사회적 지원에 참여하였고, 빈번한 의사소통 파트너와의 의사소통과 관련된 문제를 다룰 책임이 청력손실이 있는 환자에게 있다는 점에서 이 장에서 설명한 방식에 어긋난다. 연구자들은 중재 1개월 후에 수행된 인터뷰에서 참가자들이 청력손실에 관한 이해와 통찰력이 향상되었고, 자신감이 증가했음을 보고하였다. 의사소통 파트너의 경우에는 청각장애인에 대한 짜증이 줄어들게 되었다.

환자와 가족들은 이와 같은 서비스를 원하고 있다. 여러 연구 중에서 Sweetow & Barrager(1980)는 부모의 20% 정도가 청능사에게 편하게 질문하지 못했음을 알게 되었다. 그들 중 1/3 이상이 청능사가 자신들에게 적절한 지원을 제공하지 않았다고 믿고 있으며, 더 많은 상담을 원했음을 보고하였다.

사례연구

도전 상황 해결하기

인공와우 사용자와 그 배우자를 위한 이틀간의 집중적인 심리사회 워크숍의 효과를 평가하기 위해 참석 전후로 평가하는 방법이 개발되었다. "전" 질문은 다른 사람의 말을 듣기 어려운 공통된 상황을 설명하도록 하는 것이다. 그 후 계속된 "후" 질문에서 "전" 답변으로 돌아가(그들에게 자신들이 했던 말을 적은 복사본을 제공하였다), 그 상황에 다르게 대처할 수 있을지를 확인하게 하였다. 여기에 2년 동안 인공와우를 사용한 39세의 여성인 Diane의 대답이 있다.

도전 상황에 대한 기준선

Diane은 다음과 같이 썼다. "어둡거나 시끄러운 환경 속에 세 명 이상의 모임에서 나누는 대화가 가장 어렵고, 특히 친구가 흥미로운 것을 이야기할 때가 그렇다. 누가 이야기를 하고 있는지를 파악할 때쯤이면 이미 이야기의 절반을 놓쳐버린 상태이며, 그 후 다른 사람이 이야기를 시작하면 나는 또 그의 위치를 파악해야 한다."

3개월 도전 상황

"나는 대화를 할 때 적절한 전략을 사용해서 내가 놓친 부분을 친구들에게 다시 말해달라고 적극적으로 요청한다. 때때로 대화가 너무 빠르면 손을 들고 중간 휴식을 요청하기도 하고, 회의나 사교모임에 참석할 때는 만약 사람들이 더 천천히 말하거나 한 번에 하나씩 말하거나 혹은 말을 하기 전에 손을 들어준다면, 내가 말을 더 잘 이해할 수 있을 것이라고 설명할 것이다. 가끔 나는 조용히 옆 사람에게 내가 놓친 부분에 대해서 물어보거나 내가 들었던 내용을 바꿔서 말하기도 하고, 대화를 따라갈 수 있도록 보충해서 설명해 달라고 요청하기도 한다."

6개월 도전 상황

"최근에 나는 자신감이 조금 더 생겼다고 느꼈지만, 실제로 3개월 전부터 아무런 변화가 없다. 대화를 나눌 때, 나는 계속해서 대화 중에 친구들의 말을 끊고 반복이나 보충 설명을 해 달라고 요청한다. 만약 핵심 단어를 알고 있다면, 그 의미를 이해하기 위해서 옆 사람에게 조용히 바꿔서 다시 말한다. 나는 잘 하고 있고, 상당한 진전을 보이고 있다."

12개월 도전 상황

"잘 진행되고 있다. 평소에 나는 그룹의 구성원들에게 한 번에 하나씩 느리게 말하도록 요청한다. 때때로 대화가 과열되거나 그들이 깜박 잊고 매우 빠른 속도로 말을 하게 되면, 나는 일어나서 큰 "T"자를 만들며, "잠깐만요, 대화를 따라가기가 힘듭니다. 제가 듣고 이해할 수 있도록 조금만 천천히 말해주세요."라고 말할 것이다. 대체로 이런 일을 두세 번 반복해야 하겠지만, 시간이 지날수록 그룹의 다른 사람들이 천천히 말하는 여유를 가지게 되고, 다른 사람에게 그런 사실을 상기시키게 된다는 것을 알게 되었다. 단지 반복하면 될 뿐이며, 나는 *훨씬 더 좋아졌다.*"

최종 의견

보청기나 다른 청각기기가 청각장애인들이 경험하는 문제를 항상 해결해 주는 것은 아니다. 청각장애인들은 청력손실이 삶에 미치는 영향으로 인해 발생하는 변화 속에 분투하고 있다. 사람들이 인생에서 재앙을 겪을 때, 많은 국가들은 교육 및 건강관리 시스템을 통해서 정서적이고 심리적인 지원을 제공하는 것이 일반적이다. 분명한 사실은 청력손실도 인생의 다른 부정적인 중대사와 동등하게 여겨져야 한다는 것이다.

요점 정리

- 상담은 청각장애인과 그 가족들의 자기 수용력을 향상시키고, 스트레스나 실망감을 감소시키는 등 많은 이익을 제공해 준다. 청능사들은 정보전달 상담과 개인적응 상담을 제공할 것이다.
- 청능사들은 정보전달 상담을 진행하는 동안 중요한 정보에 대한 명시적 범주화나 반복과 같은 기법을 사용하여 이해력과 기억력을 향상시키기 위해 노력한다.
- 개인적응 상담기법은 종종 인지적, 행동적 및 정서적 기법 혹은 이 세 가지가 조합된 것으로 분류할 수 있다.
- 합리적 정서행동치료(REBT)는 청능재활 중 상담에 대한 인지적 접근법으로, 청각관련 문제에 대한 잘못된 믿음의 의문을 제기한다.
- 탈민감화는 행동적 상담 접근법으로 환자가 학습한 행동을 다시 "잊어버리게" 하는 것이 목적이다.
- 상담에 대한 Rogers의 정서적 접근법의 세 가지 신조는 자아 일치감, 무조건적인 긍정적 배려 및 공감적 이해이다.
- 돌발성 혹은 지연성 청력손실로 고통 받는 사람들은 종종 자신이 건강한 몸에서 비정상이 되었다고 생각한다. 이들 중 일부는 심리사회적 지원이 도움될 것이다.
- 심리사회적 지원의 목적은 청력손실에 대한 정서적, 심리적 및 사회적 적응을 촉진하는 것이다. 그 결과는 자신감 증대, 자기 수용력 증대 및 보다 효과적인 대화전략의 사용이다.
- 문제 해결의 접근법에서 환자는 자신이 경험하고 있는 문제의 종류를 확인하고, 문제의 특성과 영향을 이해하며 그 문제를 효과적으로 해결하는 방법을 배우게 된다.
- 사람들은 주장 훈련을 받으면서 의사소통 파트너와의 협력을 증진시키고, 다른 사람의 권리를 침해하지 않으면서 자신의 자긍심을 유지할 수 있는 중립적이고 비공격적인 행동을 개발하는 방법을 배운다.
- 주장 훈련 과정은 언어 선택과 행동의 귀결에 중점을 둔다.
- 사람이 청력을 잃는다는 것은 인생에서 대재앙을 경험하는 것이다. 그러므로 적절한 감정적 및 심리적 지원이 필요하며 받을 자격이 있다.

용어 및 개념

정보전달 상담(informational counseling)
명시적 범주화(explicit categorization)
개인적응 상담(personal adjustment counseling)
인지적 접근법(cognitive approach)
합리적 정서행동치료(rational emotive behavior therapy, REBT)
A-B-C-D-E
행동적 접근법(behavioral approach)
탈민감화(desensitization)
정서적 접근법(affective approach)
무조건적인 긍정적 배려(unconditional positive regard)
공감적 이해(empathic understanding)
자아상(self-image)
문제 확인–탐구–해결(problem identification-exploration-resolution)
상황–특정적 행동(situation-specific behaviors)

문제 풀이

1. 타인과의 상호작용을 위한 효과적 수단과 의사소통 행동에 초점을 맞춘 중재법은 무엇인가?

a. 주장 훈련
b. 개인적응 상담
c. 심리사회적 지원
d. 공감적 이해 중재법

2. 진심으로 행동하며 전문가적인 허울을 내세우지 않는 임상가는 다음 중 어떤 항목을 가졌다고 말할 수 있는가?

a. 무조건적인 긍정적 배려
b. 공감적 이해
c. 자아 일치감
d. 합리적인 자기수용

3. Greenfield 씨는 청력손실을 진단받은 지 얼마 되지 않았다. 그래서 귀의 해부학적 구조, 청력손실, 보청기 및 청각보조기기에 대해서 잘 알지 못한다. 이 시점에서 청능사가 제공할 수 있는 것은 무엇인가?

a. 정보전달 상담
b. 개인적응 상담
c. 탈민감화
d. 의사소통전략 상담

4. 청능사가 Thompson 씨의 청력을 평가하였다. 그 결과 청력도는 소음성 청력손실로 나타났다. 청능사는 "우선 귀와 청력에 대해서 말씀 드린 후, 오늘 검사 결과를 설명하고 앞으로 발생할 가능성이 있는 일에 대해서 설명드리겠습니다. 그리고 소음으로부터 귀를 보호하는 방법에 대해서도 알려드리겠습니다."라고 말하면서 정보전달 상담을 시작한다. 이러한 소개는 다음 중 무엇의 예인가?

a. 주의 집중
b. 문제 확인
c. 명시적 범주화
d. 첫머리 효과의 장점 취하기

5. 심리사회적 지원에서 문제 해결 접근법의 단계는 무엇인가?

a. 문제 탐구, 연구, 해결
b. 문제 확인, 탐구, 해결
c. 문제 해결, 연습, 검토
d. 문제 탐구, 확인, 관리

6. 다음 중 심리사회적 지원과 관계없는 것은 무엇인가?

a. 청력손실이 자아상에 미치는 영향
b. 청력손실의 영향에 대처하는 배우자의 능력
c. 시간의 경과에 따른 청력손실의 진행과정에 대한 이해
d. 자신과 타인에 대한 부정적인 태도

7. 시나리오의 수립은 다음 중 무엇을 시작하는 방법인가?

a. 상담
b. 자기 소개
c. 탐구
d. 문제 확인

8. 환자의 빈번한 의사소통 파트너가 심리사회적 지원 시간에 함께 참석하도록 자주 권장되는 이유는 무엇인가?

a. 의사소통 파트너는 말인지에 미치는 청력손실의 영향을 이해할 필요가 있다.
b. 연구 결과는 만약 환자가 배우자와 함께 참석한다면 중재 상담에 참석할 가능성이 커짐을 시사한다.
c. 의사소통 파트너 역시 주장적인 대화양식을 배울 수 있다.
d. 의사소통 파트너는 환자의 자아상과 자신감을 향상시키는 데 중요한 역할을 한다.

9. 한 여성은 자신에게 청력손실이 있기 때문에 승진하지 못했다고 믿고 있다. 그녀의 믿음에 도전하기 위해 사용할 수 있는 기법은 무엇인가?

a. 명료화
b. 반영
c. 문제 해결 구조
d. 사건에 대한 그녀의 평가가 논의되는 지점에서 행하는 합리적 정서행동치료

10. 다음 중 주장 훈련과 같은 세 단계를 포함하는 것은 무엇인가?

a. 정보전달 상담
b. 개인적응 상담
c. 의사소통전략 훈련
d. 행동적 상담

참고 자료

이 자료는 St. Louis 심리사회적 청능재활 워크숍(Heydebrand, Mauzé &, Tye-Murray, Binzer & Skinner, 2005)의 커리큘럼이다. 인공와우 사용자들과 그들의 빈번한 의사소통 파트너가 함께 이틀간의 워크숍에 참석하였다.

첫째 날

9:30~9:45 소개

그룹 FM 보조기기 조절하기

그룹의 개요

- 의사소통전략에 대해서 (그리고 왜 의사소통전략을 사용하기 어려운지)
- 문제 확인
- 문제 탐구
- 문제 해결

그룹의 대화 규칙을 정하도록 한다.

- 질문에 대한 대답을 거부할 권리
- 상호존중
- 한 번에 한 명씩
- 비밀유지
- "나"에 대한 진술
- 다른 사람이 당신에게 말할 때 취하길 바라는 방식대로 말한다. – "분명한 말하기"
- 말을 끝낼 때 신호를 한다.

목표

당신은 이 그룹에서 무엇을 기대하십니까? 이 워크숍이 끝나면 무엇을 얻기 바라십니까? (참가자에게 개인의 목표를 적게 한다.)

9:45~10:30 친교시간: 양양격 단어(spondee) 연습: 양양격 단어 카드(예: "base"나 "ball") 중 한 가지를 고른 후, 단어의 절반을 가지고 있는 사람에게 자신을 소개한다. 청력손실이 발생한 시기와 청력손실이 일상생활에 미치는 영향에 대해서 이야기할 시간을 갖는다.

10:30~10:40 휴식 시간

10:40~10:15 청력손실을 안고 살아가는 데 가장 힘든 점은 무엇입니까? 예시: 대화 도중 놓친 것은 무엇입니까? 무엇인가를 바꿀 수 있다면, 무엇을 바꿀 것입니까? 당신을 가장 실망시키거나 언짢게 하는 것은 무엇입니까?

이 그룹 워크숍은 다음과 같은 목적을 위해서 고안되었습니다.

- 당신이 직면한 문제를 보다 이해하는 데 도움을 주기 위해서
- 이러한 어려움을 처리할 전략을 확인하기 위해서

11:45~12:00 Susan의 저녁 파티(파티가 열리고 있는 거실의 약도는 당신의 자료집에 포함되어 있습니다.)

- 파티에 참석할 예정입니까? 그 이유는 무엇입니까?

- 즐거운 시간을 보낼 것입니까? 그 이유는 무엇입니까?
- 파트너는 무엇을 할 것입니까?
- 당신이 아무것도 하지 않는다면, 그 이유는 무엇입니까?
- 기분이 어떻습니까?
- 참석하지 않겠다면, Susan에게 어떻게 말하겠습니까?

선택사항에 대한 소개, 무엇이 쉽고/어렵습니까?

아무것도 하지 않는 수동적인 자세에서 공격적인 자세에 이르기까지의 선택지 고르기; 그룹 단위로 선택지 브레인스토밍하기

일반 토론

[문제 확인과 탐구]

당신이(혹은 파트너가) 힘들다고 느끼는 상황은 어떤 것입니까?

각 상황에서 당신은 무엇을 할 것입니까? 파트너는 어떻게 할까요? 만약 당신이 아무것도 하지 않겠다면 왜 인가요? 파트너가 아무것도 하지 않겠다면 왜 일까요?

[문제 해결]

전략(범주)

- 문제를 제거한다.
- 당신의 요구를 주장한다.
- 더 나은 환경을 위해 협상한다.
- 소음을 멀리한다.
- 참는다.
- 집에 머무른다.

12:00~1:00 점심 시간

1:00~2:00 자신을 어떻게 보십니까? 당신은 농입니까, 난청입니까, 손상을 입었습니까, 장애인입니까?

- 자기 자신을 어떻게 생각하십니까?
- 다른 사람들에게 자신의 문제를 설명하는 방법에 완전히 만족하십니까?
- 그런 자신이 편안하십니까?
- 자신이 일반인 사회 혹은 농 사회에 속한다고 생각하십니까?
- 다른 사람은 당신을 어떻게 보고 있습니까?

네 개의 그룹으로 나눠서, 잡지에서 나온 사진으로 당신이 속한 세상을 보여

주는 콜라주를 만드세요.

2:00~2:10 휴식시간

2:10~3:00 수동적, 주장적, 공격적 대화 방식에 대한 탐구

Marian의 사교 모임

수동적, 주장적 혹은 공격적 전략 확인

3:00~3:30 농이 신체에 미치는 영향과 스트레스는 어떠한 관계입니까?

- 만약 스트레스를 받고 있다면, 어떻게 알게 됩니까? (브레인스토밍)
- 그것에 대해서 우리가 할 수 있는 일은 무엇입니까? (브레인스토밍)

이완 연습

3:30~4:00 요약: 오늘 우리가 했던 것들을 적용할 때의 정서적인 반응을 최대한 예상해보세요.

둘째 날

9:00~9:30 전날 재검토하기

어제의 경험은 어떠셨습니까?

10:00~10:30 역할 바꾸기—참가자들과 빈번한 의사소통 파트너들은 각각 서로 다른 임상가를 만난다.

- 청력손실이 발생한 후 당신의 역할은 어떻게 바뀌었습니까? 인공와우를 이식한 후에는 어떻습니까?
- 당신의 역할에 대해서 어떻게 느끼고 계십니까?
- 당신이 사용하는 의사소통 양식은 무엇입니까? 그리고 그 이유는 무엇입니까?
- 당신은 빈번한 의사소통 파트너가 보다 적극적으로 될 수 있도록 도울 수 있습니까? 어떻게 하십니까?

10:30~10:45 휴식시간

10:45~12:00 역할 변경에 대해 함께 조사해 본다.

- 도와주기 vs 대신하기
- "파트너/의존자"가 된다는 것은 어떤 것입니까?
- 균형점 찾기

파트너의 문제

- 도와주기 vs 대신하기
- "구조/보호"와 의존성
- "파트너"가 된다는 것은 어떤 일입니까?
- 청력손실이 생긴 후에 변한 것은 무엇입니까?
- 균형점 찾기

12:00~1:00 점심시간

1:00~2:00 주장적으로 되는 방법

- 힘든 상황의 역할극; 대화 방법에 대해 토론하며, 각 역할극 시나리오의 내용 중에 대화전략을 이용하라. 예를 들어, 은행 혹은 병원에서의 행동들이 주장적입니까, 공격적입니까 혹은 수동적입니까? 그러한 행동들이 효과적입니까?

2:00~2:10 휴식시간

2:10~2:45 개인 목표와 계약

현실적인 목표 수립하기(예제)

무엇을 바꾸고 싶습니까?

당신은 무엇을 관리하고 있습니까?

단계적인 발전에 중점을 두기

일지 작성하기

2:45~3:00 이완 연습

3:00~3:45 평가/보고

- 워크숍 동안 배운 내용 중에서 당신에게 가장 중요한 것은 무엇입니까?
- 가장 유용하지 않았던 내용은 무엇입니까?
- 배운 것들이 일상생활에 도움이 되겠습니까?
- 파트너가 있어서 워크숍이 진행되는 동안 무엇인가가 달라졌습니까? 참석을 결정하게 된 이유는 무엇입니까?

PART 3

성인 청능재활
Aural Rehabilitation for Adults

CHAPTER 11

청각장애 성인

개요

이 장에서는 17~60세의 성인에 대해 살펴본다. 이 연령대에 속하는 사람들은 주로 가족, 공동체, 직장과 매우 긴밀한 관계를 유지하고 있으며, 사회에서도 주도적인 역할을 맡고 있다. 청능재활 계획의 주요 목적은 가족, 친구, 동료와의 효율적인 의사소통을 향상시키는 것이다. 이 장에서 다루는 내용은 모든 성인에게 적용될 수 있으며, 60세 이상의 노인들을 위해 특별히 고려해야할 사항들은 13장에서 다루게 될 것이다. 이 장에서는 청각장애 성인으로 고려할 대상자는 누구인지, 대상자가 청력손실의 적응단계 중 어느 단계에 속하는지를 살펴볼 것이다. 또한 12장에서는 성인을 위한 청능재활 중재 계획에 대해 살펴보고자 한다.

성인의 청각장애 출현율

일반적으로는 노인기에 접어들면서부터 청력손실을 겪지만, 40~50대에 청력손실을 경험하는 사람들도 점점 증가하는 추세이다. 증폭 전화기 공급회사 겸 비영리 Ear Foundation인 Clarity가 미국 내 40~59세의 성인 437명을 대상으로 설문조사를 실시한 결과, 전체 조사 대상자의 거의 절반(49%)가량이 듣기의 어려움을 보고하는 것으로 나타났다(Prince Market Research, 2004). 그중 3분의 1은 청력검사를 받은 경험이 있었고, 6분의 1(15%)은 의학적으로 청력손실이 있다는 진단을 받았음을 보고하였으며, 남성의 청력손실 위험이 여성보다 큰 것으로 나타났다.

출현율(prevalence)은 한 시점에서 특정 건강 문제를 경험하는 인구의 비율이다.

소음성 노치(noise notch)는 4,000 Hz에서 청력이 갑자기 떨어지는 역치의 패턴을 말하며 소음에 노출되어 청력손실이 발생한 사람에게서 종종 발견된다.

성인의 청력손실 원인으로 보고된 것은 다음과 같다.

- 51%: 직장 또는 여가활동 중의 큰 소음 노출
- 37%: 노화
- 18%: 의료적 문제

(Prince Market Research, 2004, p. 8)

미국 Wisconsin주 Beaver Dam에 사는 성인을 대상으로 종단 연구를 실시한 결과, 48~59세 성인의 청력손실 **출현율(prevalence)**은 남성이 19%, 여성이 7%로 나타났다. 만약 Beaver Dam 내 사람들이 남녀를 막론하고 청력손실을 5년 일찍 발견하였다면(Cruickshanks et al., 1998), 이들의 청력이 악화될 확률이 50% 미만으로 낮아졌을 것이다(Cruickshanks et al., 2003).

iPod, 시끄러운 음악, 파워엔진, 여가용 차량, 개인용 음향시스템들로 가득한 시대를 살고 있는 젊은 성인들에게도 청력손실의 위험이 있다(그림 11-1). 1985년부터 2004년까지 미국 법인 회사에 다니는 17~25세의 성인을 대상으로 연도별 청력손실 발생률을 조사한 결과, 약 16%가 고주파수 대역의 감각신경성 난청을, 20%가 청력도상 **소음성 노치(noise notch** – 4,000 Hz에서 청력이 저하되는)를 나타내었다. 그림 11-2는 소음성 청력손실로 추정되는 청력도이다. 다행히 20년 동안 진행된 연구에서 조사 대상자의 청력 변화는 거의 없었음을 보고하였다(Rabinowitz, Slade, Galusha, Dixon-Ernst, & Cullen, 2006).

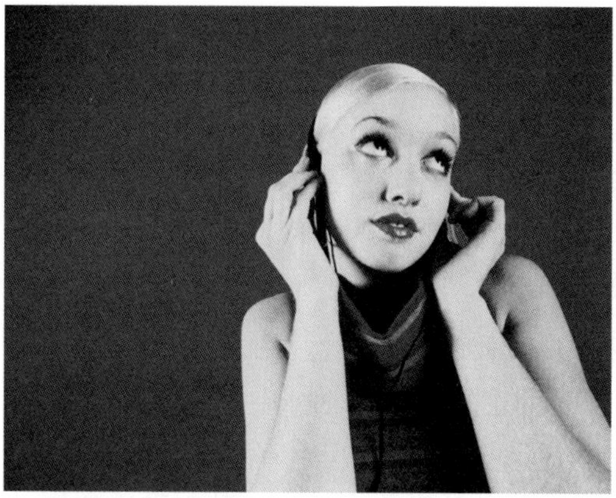

그림 11-1. 소음성 청력손실. 60세 이하의 많은 성인들이 소음에 노출된 경험이 있다. *Copyright Photodisc/Getty Images.*

"베이비붐 세대는 전기로 증폭된 소리에 노출된 첫 세대이다. 현재 우리는 85 dB [SPL] 이상의 큰 음악소리에 오랫동안 노출되면, 영구적인 청력손실을 일으킬 수 있다는 사실을 알고 있다. 베이비붐 세대의 청력손실의 주요 원인은 록 음악을 즐겨 듣고 연주하던 그들의 젊은 시절을 돌이켜보면 알 수 있다. 게다가 베이비붐 세대는 믹서기, 잔디깎기, 전자제품, 여가용 차량, 제트 비행기, 전동 칫솔과 같이 큰 소음을 일으키는 기기들에 노출된 첫 번째 세대이다."

Randy Wohlers, 청각장애 성인을 위한 제품을 만드는 HearPod사의 사장

(*PRWebRelease Press Release, February 22, 2006*)

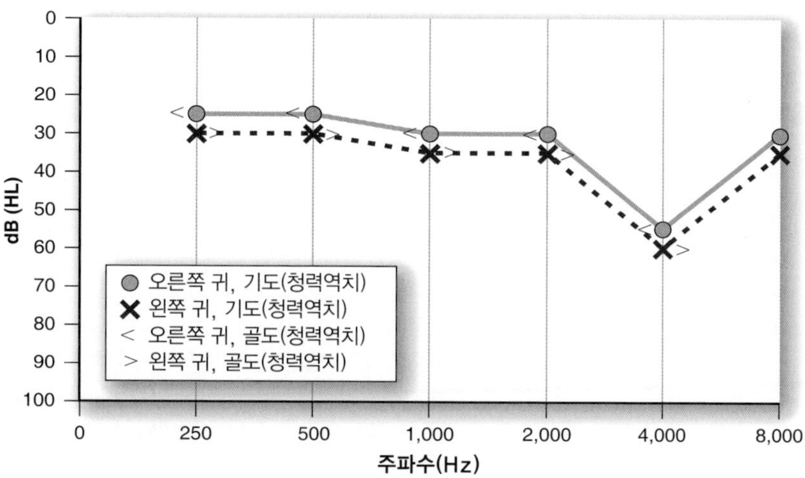

그림 11-2. 소음성 청력손실이 있는 환자의 청력도. 4,000 Hz에 "노치(notch)"가 있는 것이 특징이다.

환자중심 접근법

이 장에서 소개될 주제는 성공적인 청능재활 계획이 환자를 중심으로 수립되어야 한다는 것이다.

환자중심 접근법은 서비스 업무의 본질을 나타내는 기본 개념이다. 가장 성공적인 **환자중심(patient orientation)** 청능재활 프로그램은 개개인의 배경, 현재 상황, 요구, 바램들을 최대한 파악해서 적절한 중재를 계획하고 실행함으로써 환자가 원하는 바를 얻게 해주는 것이다. 언어 및 청각 전문가의 목표는 청력손실의 정확한 진단과 적절한 보장구의 적합뿐만 아니라 그 이상의 것을 포함한다. 전문가는 환자가 자신의 고민을 이야기할 수 있게 함으

청능재활에서의 **환자중심(patient orientation)**은 환자의 배경, 현재 상황, 요구, 바람 등에 기초를 둔 재활 서비스를 설계하고 제공하는 것이다.

로써 의사소통 어려움을 면밀히 확인하고 적절한 기대치를 갖도록 도우며, "인간적인 관계를 유지하면서" 의사소통 어려움의 해결 방안을 모색한다 (Borrell-Carrio, Suchman, & Epstein, 2004, p. 578). 환자중심 접근법과 대조적으로, **영업중심(sales orientation)** 접근법은 환자에게 특정의 청능재활 서비스나 청각보조기기가 필요하며 다른 경쟁상대보다 더 나은 조건을 제공할 수 있다고 그들을 설득하는 데에 중점을 둔다.

청능재활에서의 **영업중심(sales orientation)**은 서비스, 중재 및 청각기기를 추천하고 사용하도록 환자를 설득하는 것을 강조한다.

이러한 철학적 접근법은 언어 및 청각 전문가들이 모든 새로운 환자에게 서로 다른 방법을 적용해야 함을 의미하진 않는다. 오히려 청능재활을 어떻게 하는 것이 더 적절한지, 또한 이러한 변수들을 개인의 요구에 맞게 조정할 수 있는지를 살펴보아야 할 것이다. 최소한의 잔존 청력만 가진 사람은 청능 훈련을 받기 어렵지만 의사소통전략 훈련과 독화 훈련은 받을 수 있다. 경도의 청력손실이 있는 사람은 보청기에 대한 정보와 상담만 받을 수도 있다.

누가 가장 잘 알고 있는가?

Taylor & Hansen(2002)은 미국에서 약 2,100만 명(청각장애인의 약 80%)의 사람들이 자신들의 청력손실을 방관하는 이유를 다룬 기사에서 청각 보건 분야의 전문가들이 잠재적 환자들을 상담하는 방법의 변화가 필요함을 시사하였다. 청각 전문가들이 제품이나 서비스를 판매하는 데 중점을 두는 대신에, 환자가 클리닉을 방문한 목적은 무엇인지, 환자 자신의 청력 문제에 대해 주인의식을 갖도록 하는 최선의 방법은 무엇인지를 살펴보는 등 환자에게 중점을 두어야 함을 강조하였다. 이러한 전제를 논의함에 있어, Taylor & Hansen은 다음과 같이 언급하였다.

'우리는 환자를 위한 최선의 방법을 알고 있다'고 배워 왔다. 안타깝게도, 마음을 열지 않는 환자들은 이와 같은 우리의 의도를 알지 못한다. 심지어 청각관리 전문가들도 이런 의도를 간과하고 있다. 단언하건대, 마음을 열지 않은 환자에게 그들의 장애를 이해하고 받아들이도록 조언하거나 종용할 수는 없다. 만약 환자에게 지속적으로 청력손실에 대한 이야기나 조언을 함으로써 환자 스스로 장애를 이해하고 긍정적으로 수용할 수 있었다면, 아마도 이미 수년 전에 환자 주변에 '잔소리를 하는' 배우자나 친구 또는 연인이 환자를 설득하는 일에 성공했을 것이다....."

그래서 청각 보건 분야의 전문가들은 자주 "결론"지으려고 한다. 그러나 이것은 단지 상품이나 서비스를 판매하는 데 집착함을 내포하는 것이 아니라, 환자가 스스로 결론짓기도 전에 전문가가 곧바로 결론을 내버리는 경향이 있음을 의미한다. 요약하면, 우리는 청각관리 전문가의 역할을 다르게 생각해 볼 필요가 있다. 청각관리 전문가는 환자의 마음을 여는 것에 더 많은 관심을 둘 필요가 있다. 환자가 마음을 열지 못하면, 결론에 도달할 수도 없다. *무엇이든 하기를 꺼리고, 겁 많고, 소심하고, 신경질적이고, 성난 환자가 클리닉을 처음 찾은 것은 놀라운 일이 아닐 수 없다.* 우리는 7~10년 동안 전

(계속)

문가를 찾지 않았던 환자가 마침내 클리닉을 방문한 이유를 알아볼 필요가 있다. 배우자와 같은 주변의 압력에 의한 방문이 아니라 환자 스스로 전문가를 찾는 **주인의식(ownership)**을 갖게 하는 것이 필요하다(pp.32-33).

주인의식(ownership)은 관리 또는 감독이 필요함을 느끼는 감정이나 책임감을 가리킨다.

성인기에 시작된 청력손실의 특징

대부분의 성인들은 시간이 지나면서 점차 청력을 소실한다. 대다수의 청력손실이 있는 성인들은 경도나 중도의 감각신경성 청력손실을 보이며, 환자의 나이와 상관없이 중·고주파수에서의 역치가 저주파수에서의 역치보다 높다(Davis, 1994). 그림 11-3은 남호주와 영국 두 나라의 15~50세, 51~60세 연령을 대상으로 각각 청력이 나쁜쪽 귀의 주파수 500 Hz, 1,000 Hz,

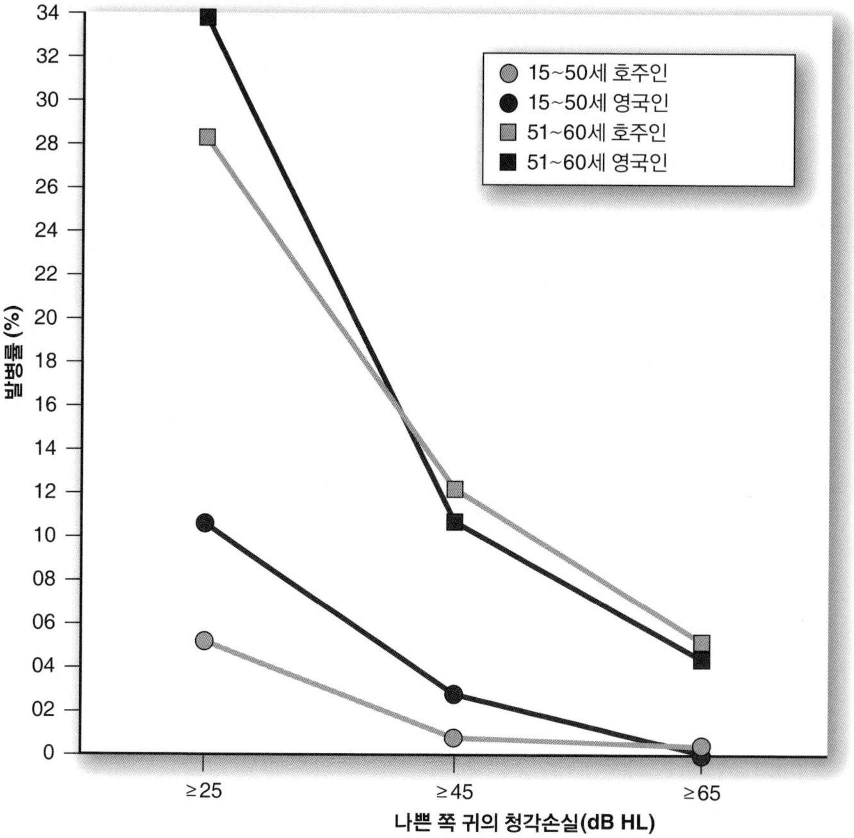

그림 11-3. 15~50세와 51~60세 연령대의 남호주 인구(n = 926)와 영국 인구(n = 2,662)에서 청력이 나쁜 쪽 귀의 청력손실(500, 1,000, 2,000, 4,000 Hz에서의 평균역치) 발병률

2,000 Hz, 4,000 Hz에서 청력역치 평균을 나타낸 것이다. 이 그림은 젊은 성인 집단에 비해 나이가 많은 성인 집단일 경우 경도, 중도 및 심도의 청력손실을 가질 확률이 높음을 보여준다. 중도의 청력손실 발병률이 젊은 성인 집단에서는 0.8~2.8%인 반면, 나이가 많은 성인 집단에서는 10.7~12.2%로 상대적으로 높았다.

청력손실이 있는 성인들은 대화 중 말소리를 너무 작고 웅얼거리는 소리로 인지할 수 있다. 저주파수 대역에서는 청력손실이 적은 것에 비해 고주파수 대역에서는 손실이 더 크게 나타나므로 저음역대의 음향학적 분절음인 모음은 듣지만, 고음역대의 자음을 듣는 데는 어려움을 보인다. 그러므로 이들로부터 일반적으로 듣게 되는 불평은 "나는 사람들의 말소리는 들리지만, 그들의 말을 이해할 수가 없다"는 것이다. 배경소음이 있는 경우에는 이러한 문제가 더 심해지는데, 그 이유는 소음이 조용한 곳에서도 변별하기 힘든 고주파수 대역의 자음을 더 알아듣기 힘들도록 차폐하기 때문이다. 이와 유사하게 여성이나 아동의 목소리는 고주파수 대역에 속하고 비교적 작은 강도의 말소리 특성을 보이기 때문에 성인 남성의 목소리보다 더 이해하기 어렵다.

이 사람은 누구인가?

"내 환자는 누구인가?"라는 질문에 언어 및 청각 전문가는 환자의 생애 주기, 삶의 요인들, 사회경제적 지위, 인종, 민족, 성별, 심리적 적응, 가정/사회/직장에서 청력과 관련된 의사소통의 어려움, 청력과 관련된 다른 불만들, 청력손실이나 농으로의 진행 등 수많은 변인들을 고려해야 한다(그림 11-4). 다음의 변인들에 대해 하나씩 살펴볼 것이다.

젊은 성인과 청력손실: 전쟁의 비용

"이라크와 아프가니스탄에서 폭탄이 떨어지고 총성이 울리는 길가에서 싸웠던 육군과 해군 중 엄청난 수의 군인들이 영구적 청력손실과 이명 증상을 가지고 전쟁터에서 집으로 돌아왔다… 두 나라의 전쟁터에서 근무한 130만 군인들 중 거의 7만 명이 이명 증상과… 5만 8천 명이 청력손실을 가지고 돌아왔다."

(Carter, 2008, p. A18)

생애 주기

Jim Lawson과 20세인 그의 아들 Kevin은 교통사고를 당했다. 두 사람은 모두 머리에 큰 부상을 입었고, 그 결과 양쪽 귀 모두 영구적으로 회복 불가능한 청력손실을 갖게 되었다(그림 11-5).

Lawson 부자에게 청력손실을 동반한 삶은 사고 전의 삶과는 완전히 달랐다. 또한 두 사람은 각기 다른 생애 주기에 있었으므로, 청력손실이 삶에 미치는 영향도 사뭇 다르게 나타났다.

Jim Lawson은 대학을 졸업한 후 작은 광고 회사를 운영하였으며, 열심히 일한 결과로 회사의 규모가 점차 커지고 성공적으로 성장하고 있었다.

교통사고는 Jim에게 고통을 안겨 주었다. 그는 책임감과 여가 활동을 즐길

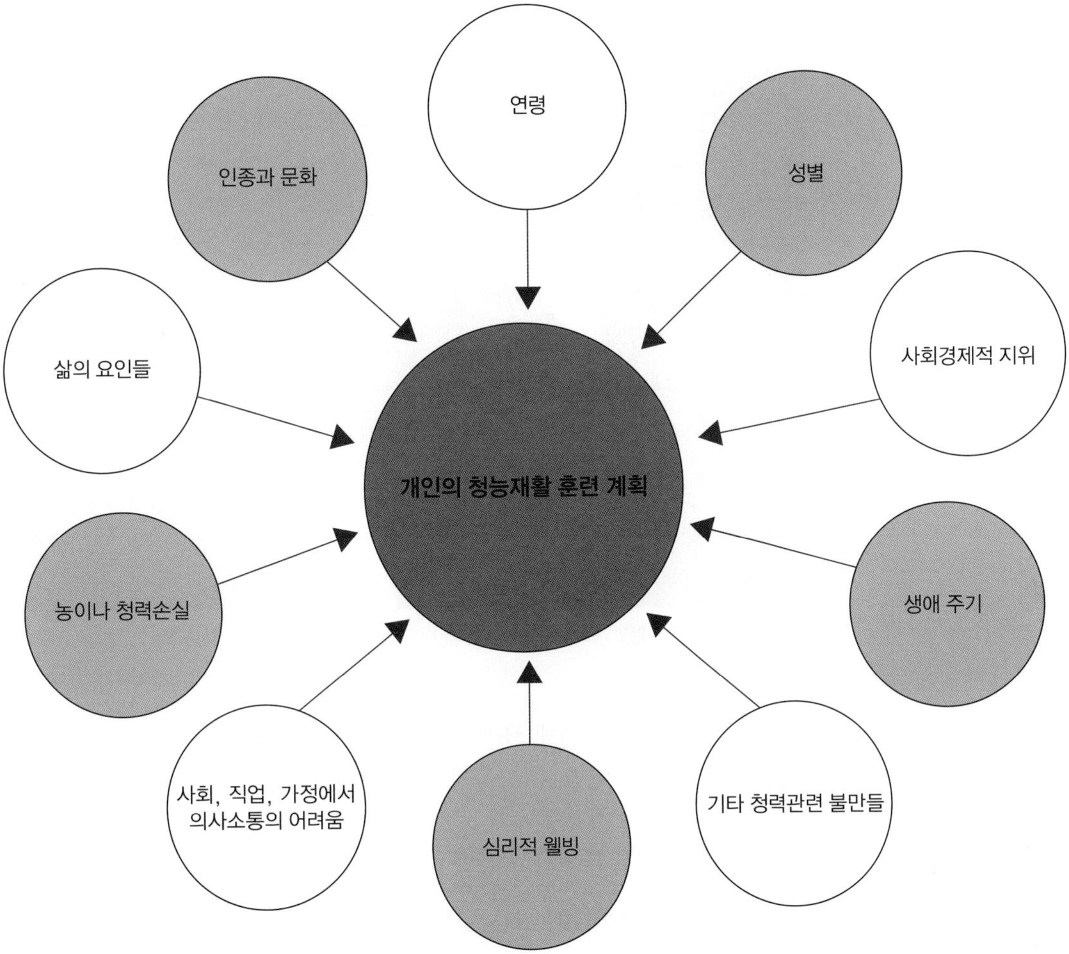

그림 11-4. 환자의 청능재활 계획에 영향을 미치는 변인들

수 있는 자유가 감소되는 경험을 했다. 청력손실이 고객과의 상호작용에 지장을 주게 되면서 조기 은퇴를 결심하게 되었을 뿐만 아니라, 은퇴 전 계획하였던 노후 대비 저축 역시 불가능하게 되었다. Jim은 더 이상 사업미팅을 주관할 수 없었으며, 친구와의 대화가 어려워지면서 테니스도 칠 수 없게 되었다. 그는 자주 자신이 늙었다고 생각하며, 손자·손녀들의 목소리도 결코 들을 수 없을 것이라고 슬퍼하기도 했다. 또한 그는 다른 사람들과의 의사소통을 위해 아내에게 점점 더 많이 의존하게 되었다.

Jim의 아들인 Kevin은 대학교에서 광고 홍보학을 전공하는 3학년 학생이다. Kevin Lawson은 사고가 나기 전에는 다양한 비교과활동에 참여했으며, 광고회사 창업의 꿈을 키우고 있었다.

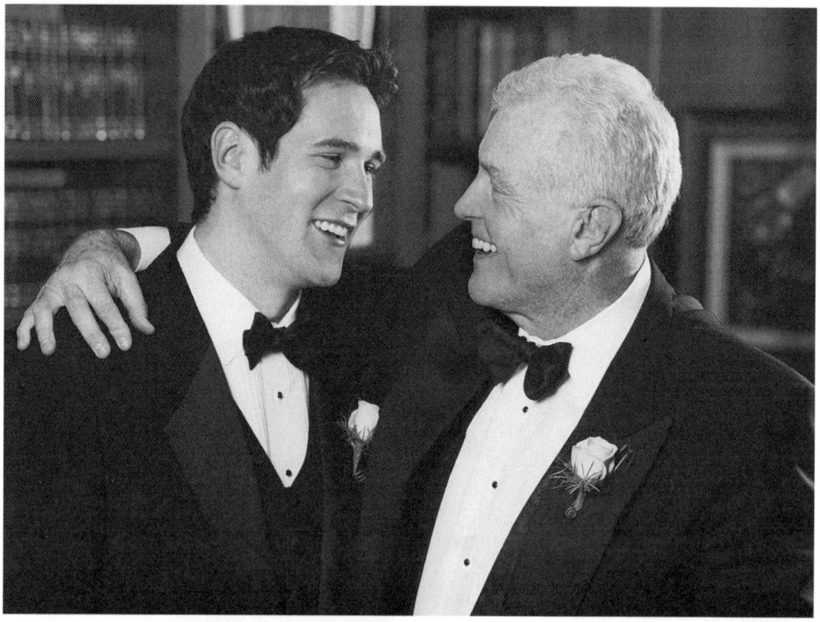

그림 11-5. 청능재활 계획은 환자의 생애 주기의 기능에 따라 달라질 수 있다.

Kevin은 청력손실로 인해 좌절하게 되었다. 그의 전공은 의사소통이 중요하기 때문에 학업을 마칠 수 있을지도 의문이었다. 그는 수업시간에 노트필기가 불가능하였고, 친구들에게 노트를 빌려달라고 요청하는 것은 더욱 싫었다. 그는 혼자 체육관에서 운동만 하면서 미래에 대한 걱정으로 괴로워했다.

생애 주기(life stages)는 청력손실이 각기 다른 영향을 미치는 연령대를 말한다.

표 11-1은 **생애 주기(life stages)**와 주기별로 나타나는 청력손실의 영향을 요약한 것이다(Van Hecke, 1994). 청력손실이 있는 사람들은 종종 당혹감과 같은 감정을 느끼고 의사소통의 단절과 같은 어려움을 겪는다. Lawson 부자의 이야기처럼, 청력손실의 영향은 생의 주기, 즉 개인이 청년기, 30대, 40대, 50대, 노년기 중 어느 주기에 속하는지와 관련이 있다. 55세는 25세 때와는 신체적, 인지적, 사회적으로 다르기 때문에 환자들은 생애 주기에 따라 상이한 문제에 직면할 것이다. 언어 및 청각 전문가들은 청력손실이 있는 사람들이 생애 주기 중 어디에 해당하는지 살펴봄으로써 그들의 관심사와 청능재활에의 요구에 대한 추가적인 이해를 얻게 될 것이다.

삶의 요인들

삶의 요인들(life factors)은 관계, 가족, 직업과 같이, 사람의 삶을 정의하는 데 도움이 되는 조건들을 말한다.

대부분의 사람들은 성인기에 사회화가 완성된다. 다른 사람들과 관계를 형성하고 직업을 가지며, 개인 성향과 세계관을 발달시킨다. **삶의 요인들(life factors)**은 환경에 따라 결정된다. 이것은 사회적, 문화적으로 개인에 의해

표 11-1. 생애 주기와 청력손실의 영향(Van Hecke, 1994 참조)

주기	주기와 관련된 사건들	청력손실의 영향
청년기(20대)	다른 사람과 친밀한 관계를 형성한다. 미래에 대한 삶의 비전을 발달시키고 꿈을 쫓기 시작한다.	꿈을 재조명하기 시작한다. 삶의 동반자를 찾는 것에 대한 자기-의심을 경험한다.
30대	자신이 선택한 삶을 재조명한다(예: 자신에게 맞는 일을 하고 있는가?). 경력을 쌓는다. 현재 부적절하다고 느끼는 삶의 구조를 수정하거나 재결정한다. 일, 가족, 친구를 위해 자기 자신을 희생한다.	재평가에 에너지가 사용되지 않는다. 변화가 생기는 것에 대해 망설인다.
중년	자신의 도덕성을 고려하기 시작한다. 자신의 신체 변화를 의식한다. 삶을 변화시킬 수 있는 마지막 기회라고 느낀다.	전진하는 것을 멈추게 된다. 목표와 그것을 성취하고자 하는 능력에 대한 불확실성이 증가한다.
50대	자녀가 분가한다. 경력이 풍부해진다. 여가 활동을 즐길 수 있는 시간적 여유를 갖는다.	조기 은퇴를 생각한다. 노화에 대한 두려움이 생긴다. 여가활동을 더 이상 즐기지 못한다.
노년기	건강, 신체적 매력 및 힘이 저하된다. 죽음, 은퇴로 인해 친구나 가족과 이별한다. 개인의 삶을 평가하고 삶의 의미를 재조명하기 시작한다.	노화와 관련된 문제들(예: 외로움)이 증가한다. 모든 감각의 상실이 심화된다.

결정되거나 통제되고, 환경에 의해 고정되며, 개인의 각기 다른 삶의 질이나 현재 처해 있는 상황에 영향을 받는다. 삶의 요인들은 청력손실이 있기 전의 삶의 방식에도 영향을 준다. 예를 들어, 심장에 문제가 있는 사람과 그의 가족들은 경도, 또는 중도의 청력손실의 결과에 대해 우울증 치료제를 복용하는 사람과 최근에 직장을 잃은 사람보다는 덜 걱정할 것이다. 이미 청력손실에 대한 편견이 있는 사람들은 청력손실이 있음을 알게 되면서 부정적인 자아상과 자기혐오로 고통받을 수 있다.

그림 11-6은 한 남성 환자가 청력손실을 어떻게 받아들이는지와, 환자의 청능재활 요구에 영향을 미치는 삶의 요인들에 대한 모델을 제시한다. 그림 11-6은 자기 자신, 가정, 직장, 여가 활동, 공동체 사회 순서로 위계적으로 구성되어 있다. 먼저, 자기 자신은 가장 안쪽 원에 위치한다. 이 사람은 청력손실이 생기기 전에는 스스로 유능하고 독립적이라고 여겼다. 청력손실은 그의 지각된 역할과 자기 자신 중 적어도 하나 또는 둘 다에 영향을 미칠 수 있다. 그는 아마도 "난 청력손실을 극복할 수 있어. 전에도 이런 어려움을 겪은 적이 있으니까."라고 확신을 하거나, 반대로 청력손실이 시작됨으로써 자기 자신의 존재가치에 대해 절망하고 자아 상실감을 느낄지도 모른다. 다음 원은 가정이다. 남편, 아버지, 가장으로서의 역할에 충실한 환자는 자신의 청력손실이 역할 수행을 어렵게 만든다고 믿을 수 있으며, 아내와 아이들 역시 그렇게 믿게 되어 청력손실이 있는 사람에 대한 부정적인 이미지가 굳어

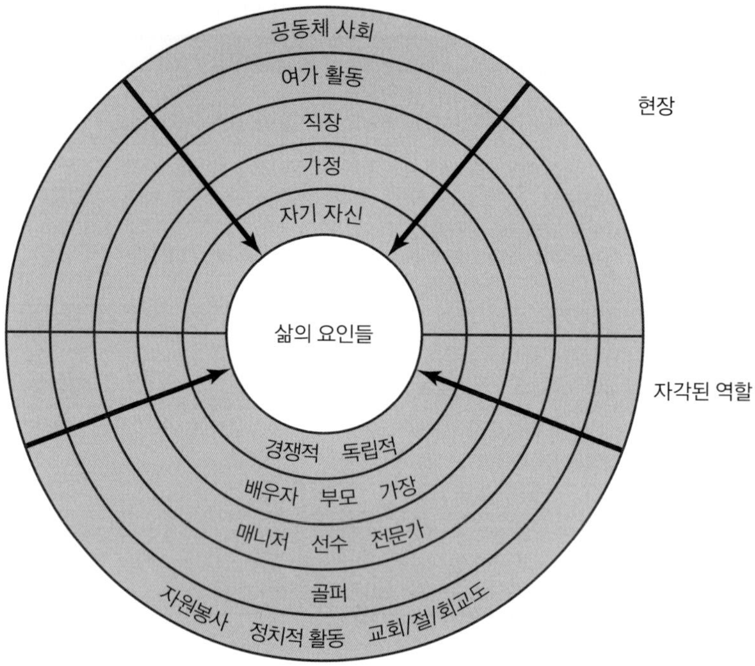

그림 11-6. 삶의 요인. 삶의 요인들은 환자가 처음 청력손실에 대해 어떻게 반응하는가와 청능재활 중재 계획 내용에 영향을 준다.

질 수 있다. 청력손실은 직장에서도 직원들을 관리하는 개인의 능력을 저해하거나, 그룹회의 내 동료들과의 상호작용을 방해할 수 있다.

만일 그가 회사에서 심한 청력손실을 가진 첫 번째 사람이고, 그의 직장이 이러한 듣기 요구를 수행하는 데 익숙하지 않은 곳이라면, 실제로 이러한 일들이 일어날 가능성은 매우 크다. 골프장에서도 그는 파트너들에게 놀림의 대상이 될 수 있으며, 공동체 사회에서도 무시를 당하거나 장애에 대한 편견을 느낄 수 있다. 환자는 공동체 사회, 여가 활동, 심지어 직장에서 접하는 이러한 반응으로 인해 자기 자신 속에 갇히거나, 불확실성과 고립감을 경험할 것이다. 그림 11-6에서 화살표는 위축되고, 효과적으로 난청에 대응하지 못하는 일반적인 청각장애인의 성향을 반영한다.

그림 11-7은 공동체 사회의 영향을 보다 상세히 기술한다(Hogan, 2001, 1장). 여기서 청각장애인은 이들이 속한 공동체 사회의 규준, 서비스 및 관습에 따라 재배열될 수 있는 퍼즐로 표현되고 있다. 이 사람은 누가 이상적인 시민이며, 이러한 이상을 성취하는 데 있어 장애가 어느 수준까지 영향을 미치는지에 대한 개념이 비교적 명확한 세계와 청력손실을 마치 비극이

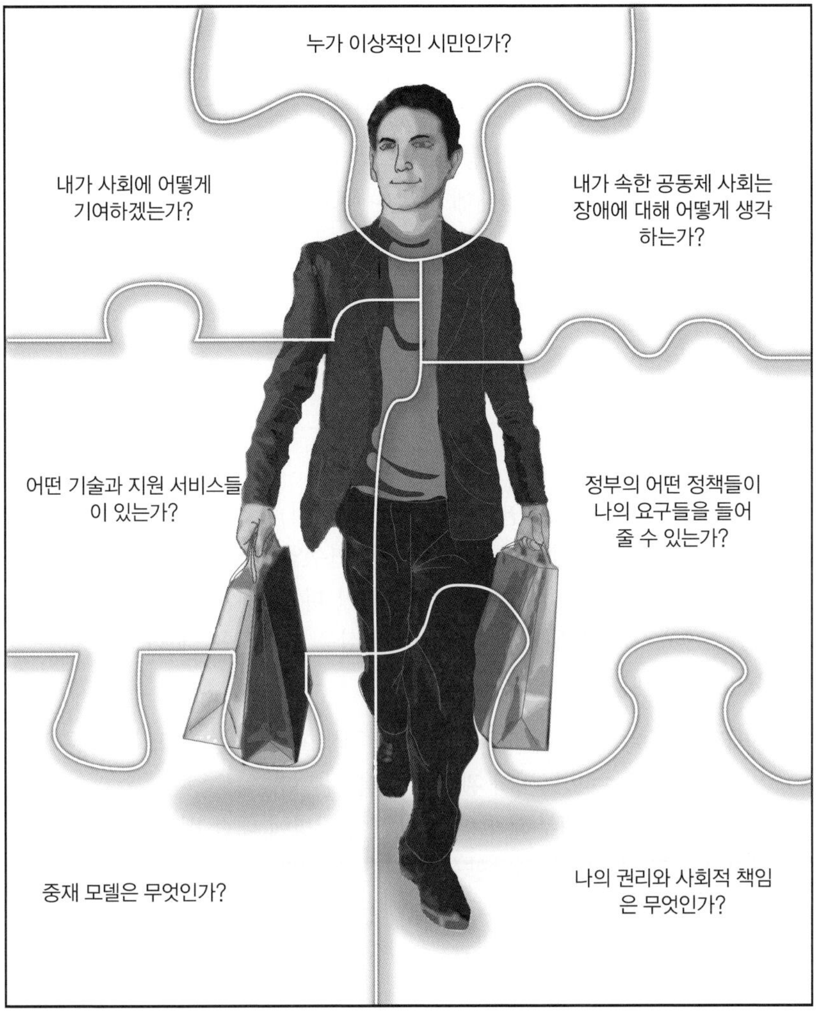

그림 11-7. 공동체 사회. 공동체 사회는 환자가 청력손실과 어떻게 잘 기능하는가에 영향을 줄 것이다.

나, 사회적, 의학적 문제로 여기는 공동체 사회에 살고 있다. 공동체 사회와 그 사회에 만연한 관점들이 어떤 서비스와 기술을 제공할 수 있는가, 또한 삶을 어떻게 유지해야 하는가에 대해 환자가 직면하는 기대감은 무엇인가를 결정할 것이다. 공동체 사회는 그가 다음과 같은 질문에 답하는 것을 도울 수 있을 것이다: 나에게 필요한 도움은 무엇이며, 도움을 받을 수 있는 곳은 어디인가?; 청각장애인으로서의 나의 삶은 어떻게 유지해 갈 수 있는가?; 어떤 경제적, 기술적 지원을 기대할 수 있는가?; 그리고 내가 속한 사회에 어떻게 기여하며, 나의 삶을 어떻게 이어갈 수 있는가?

사회경제적 지위

개인의 사회경제적 지위는 생애 주기와 삶의 요인들과 함께 청력손실과 청능재활 계획에 영향을 미칠 수 있다. 사회학자들은 미국 사회를 적어도 다음과 같은 6개의 사회경제적 등급으로 정의했으며, 이러한 등급은 개인의 수입, 직업, 교육수준, 주거형태에 따라 나누고 있다.

- 상 상류층
- 하 상류층
- 상 중류층
- 하 중류층
- 상 하류층
- 하 하류층

일반적으로, 수입이 낮고(연수입이 2만 불 이하) 교육수준이 낮은(고등학교 졸업장이 없는) 사람들이 수입이 높고(연수입이 5만 불 이상) 교육수준이 높은 사람보다 청력손실을 가질 확률이 더 높다(National Council on Aging, 1999). 사회경제적 지위는 청력손실을 관리하는 데 다음과 같은 영향을 미칠 것이다.

- 경제적 지위는 양쪽 귀 모두 보청기를 구입할 수 있는지, 또는 다른 보조기기를 구입할 수 있는지와 관련이 있을 것이다.
- 교육수준은 귀의 해부학과 이에 관련한 질병에 대한 배경지식의 정도를 결정하고 그 문제의 논의방향을 지시할 것이다.
- 직장에서의 일정과 직위는 주중에 하는 청능재활 수업에 참여할 수 있는지를 결정할 것이다.

인종, 민족, 그리고 문화

문화(culture)는 사고, 의사소통, 행동, 습관, 믿음, 가치, 그리고 인종의 구성, 민족, 종교적, 사회적 집단의 총 집합체를 말한다.

보건 연구자들은 인종과 민족의 다각적인 특성을 인지한다. 인종은 생물학적 요인들, 지리학적 기원, **문화(culture)** 그리고 경제적, 정치적, 법적 요인들의 집합체이다(Williams, 1996). 사회경제적 지위가 인종/민족의 지위와 밀접한 관련이 있음은 일반적으로 알려진 사실이다(Hayward, Crimmine, Miles, & Yang, 2000). 미국에서 아프리카계 미국인, 히스패닉, 미국 원주민들은 백인에 비해 수입, 교육, 부, 직업에 있어서 비교적 낮은 수준을 보인다. 그들의 낮은 사회경제적 수준은 청력손실을 관리하는 것뿐만 아니라 다른 부수적인 면에도 영향을 미친다. 예를 들어, 이들 중 대다수는 경제적인 어려움이 있고 의료혜택이 부족하다. 그 중 일부는 건강 전문가와 상담해 본 경험이 전혀 없으며, 전문가를 신뢰하지도 않는다. 소수 집단의 일부 구성원들은 의료혜택이 없는 직장에 다니거나, 직장에서 해고되어 의료혜택을 받

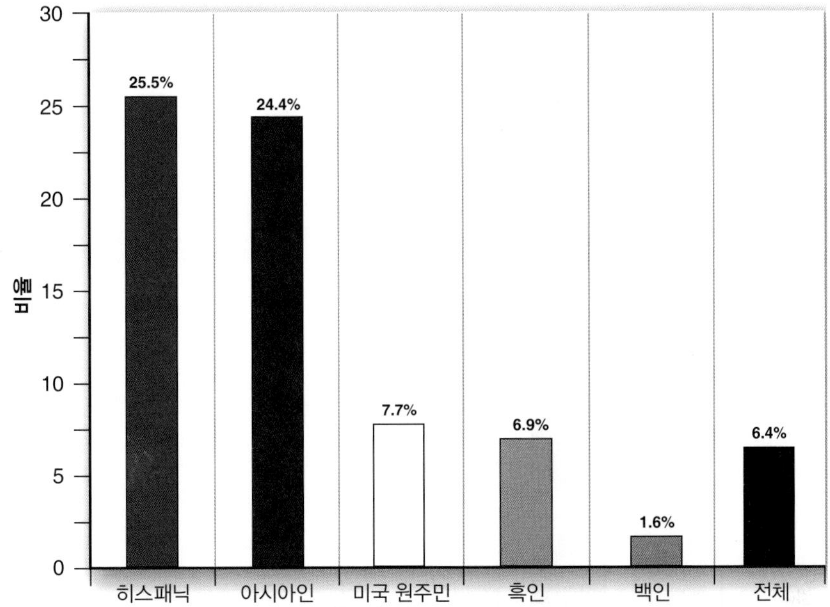

그림 11-8. 미국 인구 조사국에서 조사한 2000~2006년까지의 미국 인구 증가율. Modeled after El Nasser and Overberg (2007).

을 수 없다. 다른 인근지역(비록 그들의 수입이 백인과 거의 같은 수준이라도)보다 빈곤하고 건강관리의 수요가 적으며, 의료혜택 서비스는 좀 더 부유한 지역에서 제공되는 것에 비해 질, 효용성, 비용에서 차이가 난다. 일례로 병원이나 보건 진료소의 폐업은 수입이 낮고 소수 민족 집단 지역에서 더 자주 발생한다(Ceasar & Williams, 2002). 청력손실이 있는 아프리카계 미국 노인들의 경우 보청기 사용률이 백인이나(Bazargan, Baker, & Bazargan, 2001) 히스패닉(Lee, Gomez- Marin, & Lee, 1996) 노인들보다 낮다.

작년 미국 인구조사 통계에 따르면, 지난 10년 동안 인구 구성의 다양성이 의미 있게 증가하였으며, 이러한 추세는 향후에도 지속될 것이다. 만일 2050년까지 이와 같은 흐름이 계속된다면, 인구의 50%가 민족적, 인종적으로 더 다양해질 것이다. 그림 11-8은 2000~2006년 사이에 미국의 인구분포 변화과정을 보여주고 있다.

미국 인구 조사국은 인종이나 민족을 표준 범주로 나누고 있지만 각 범주마다 다양성을 내포한다. 예를 들어, 히스패닉이라는 범주에는 멕시코인, 푸에르토리코인, 쿠바인, 중앙아메리카인이 모두 포함된다.

잠재적인 성인 환자의 다양성을 측정하기 위한 미국 인구의 일반적인 구성은 넓은 범주로 분류하는 것이 마땅하다. 그림 11-9는 미국 인구를 구성하

TRIBUTE

Treat: 모든 환자를 저마다의 개성과 듣기 요구를 가진 존재로 대하라.

Respect: 언어적 또는 비언어적 행동 특성에 나타나는 문화적 차이를 존중하라.

Identity: 환자 개개인의 개성과 학습 선호도를 확인하라.

Begin: 공식적인 학습과정을 통해 문화적 차이에 관한 기본적인 정보의 습득을 시작하라. 직장과 사회 공동체에서 경험한 비공식적인 학습을 통해 정보를 보충하라.

Use: 환자와 중요한 메시지를 명확하게 주고받을 수 있도록 언어와 문화 통역사를 이용하라.

Tell: 환자에게 청각학적 전문용어의 사용을 피하고 일반적인 언어로 청력손실과 청력 요구에 대해 이야기하라.

Explain: 청력손실에 적응하는 것은 가족 전체와 관련되어 있음을 설명하고 가능하다면, 가족 구성원들을 재활 과정에 참여시켜라.

(Dancer, 2006, p. 26)

통역사(interpreter)는 구화나 수화로 진행되는 의사소통을 다른 언어로 번역하도록 훈련된 사람을 말한다.

번역가(translator)는 글로 쓰인 내용을 다른 언어로 번역하도록 훈련된 사람을 말한다.

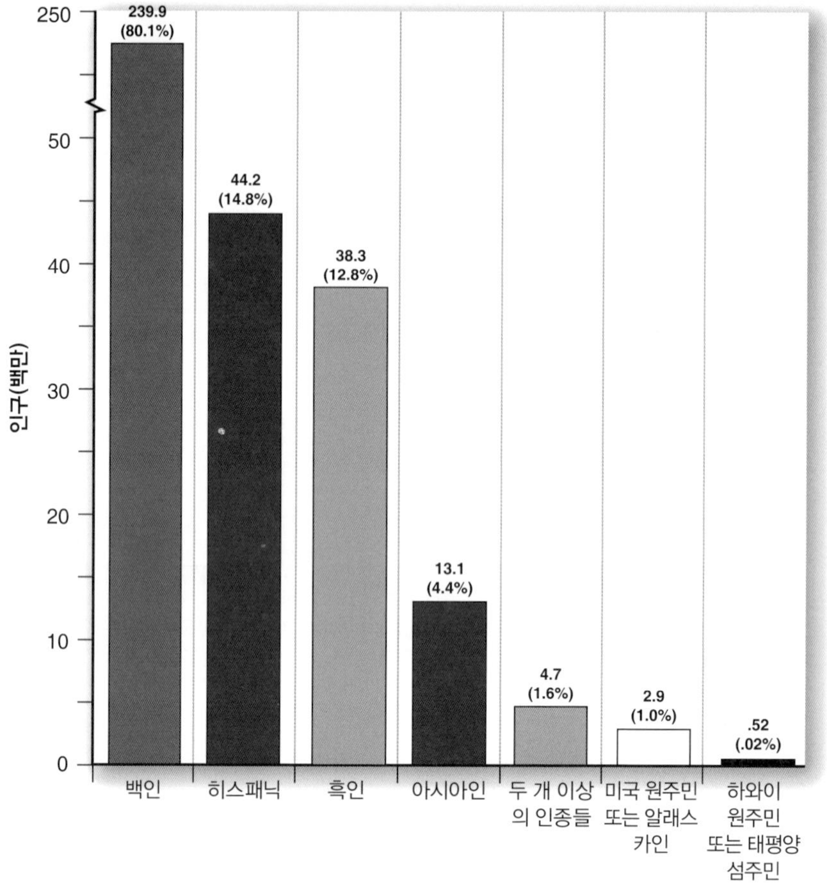

그림 11-9. 2006년 미국 인구 조사국에서 보고한 미국의 인종과 민족의 구성

는 인종과 민족 현황을 보여준다. 응답자의 80%가 자신이 백인임을 기술했고, 나머지 20%는 히스패닉, 아프리카계 미국인 또는 흑인, 아시아인, 미국 원주민 또는 알래스카인, 하와이 원주민 또는 태평양 섬 주민이라고 기술했다.

미국 내 인종의 다양성 및 민족의 이질성과 병행하여 문화 및 언어적 이질성도 증가하고 있다. 1,000명 중 173명은 집에서 영어가 아닌 다른 언어를 사용하고 있다. 언어 및 청각 전문가들은 다른 문화, 다른 언어적 배경을 가진 환자들과 일하는 법을 배워야 한다. 때로는 **통역사** 혹은 **번역가**와 함께 일해야 한다. 참고 자료에 영어-스페인어로 된 주요 청각 용어의 목록이 제시되어 있다. 청각장애 인구의 다양성이 증가하였음에도 불구하고, 많은 언어 및 청각 전문가들은 다문화 사람들에게 서비스를 제공할 준비가 되어 있지 않다고 느낀다. 2001년 ASHA의 설문조사에 따르면, 회원의 31%만이 다문화의 사람들에게 서비스를 "어느 정도 제공할 수 있다"고 답했고, 반면 14%가 "전혀 제공할 수 없다". 10%가 "제공할 수 있다"고 답했다(*ASHA Leader*, 2002, p. 32). 많은 언어 및 청각 전문가들은 **문화 및 언어적 능력**(cultural and linguistic competence)을 습득하는 것이 가치 있는 일임을 알게 될 것이다. 환자가 속한 공동체에서 개최하는 문화행사에 참여하고 환자의 언어문화적 배경지식이 임상적 의사결정 과정에 얼마나 영향을 미칠 것인가를 배워 문화 정보제공자의 역할을 수행할 수 있는 사람들과의 관계를 발전시킴으로써 환자들에 대해 보다 이해하게 될 것이다(Tomoeda & Bayles, 2002, p.17). 인종, 민족, 문화 및 언어 집단들은 독특한 관습, 신념 및 서비스 선호도를 갖고 있으며, 이는 청능재활 프로그램을 적용시킬 때 반드시 고려해야 한다. 예를 들어, 어떤 문화는 **시간중심(clock-time orientations)**의 개념을 가지고 있는 반면, 어떤 문화는 **사건중심(event-time orientations)**의 개념을 갖고 있다. 어떤 문화는 건강 관련 전문가들에게 좋은 대우를 해주지만, 어떤 문화는 그렇지 않다. 또한, 어떤 문화는 침(중국), 아유르베다 의술(Ayurvedic Medicine; 힌두 전통 의술)(아시아-인디언), 종교/영적 의식(Laotian Hmong; 라오스 흐몽)과 같은 대체의학을 고수한다(Moxley et al., 2004). 어떤 사람들은 미국 고령자의료보험이나 다른 보건제도를 잘 모른다. 부록 11-1에 언어 및 청각 전문가가 문화적으로 적절한 서비스를 제공하기 위해 필요한 지식과 기술이 요약되어 있다.

문화 및 언어적 능력(cultural and linguistic competence)은 일련의 비교-문화적 상황에서 효과적인 일을 할 수 있는 시스템, 기관, 그리고 전문가들이 가지고 있는 모든 행동, 태도, 정책을 말한다.

시간 중심(clock-time orientations)은 시계에서 파생된 것으로, 상호작용의 길이 또는 중재의 시간-과정을 결정하는 요인으로 시간에 고수되는 특징이 있다.

사건 중심(event-time orientations)은 과정-파생된 것으로, 시간소요에 관계없이 자연스러운 결론을 추구한다.

시행령 13166

2000년 8월 미국의 Bill Clinton 대통령은 *영어능력에 제한이 있는(Limited English Proficiency,* ***LEP****) 사람들이 서비스를 쉽게 이용할 수 있도록 하는 개선안*인 시행령 13166 (Executive Order 13166)을 통과시켰다. 이 시행령은 "각 연방기관이 기관의 기본 수행임무로 영어능력에 제한이 있는 사람들에게 부담없이 언제나 이용할 수 있는 시스템을 제공하고 개발하며 실행하는 서비스를 심사하도록 규정하고 있다. 미국 법무부는 시행령 13166과 관련해서 *1964년 미국 민권법 제6장의 시행정책지침서*—LEP에 대한 국적차별 대응법(Policy Guidance Document, Enforcement of Title VI of the Civil Rights Act of 1964- National Origin Discrimination Against Persons with Limited English Proficiency)을 발행했다. 이 지침서에서 연방자금지원 수혜자들은 이미 만들어져 활용 가능한 영어 프로그램과 서비스를 LEP 사람들이 이용할 수 있도록 하며, 이 사람들이 국적으로 인해 차별받지 않도록 하는 법령준수 규준들을 정해 놓고 있다.

LEP는 *제한된 영어 능력(limited English proficiency)*을 나타내는 약어이다. 영어능력에 한계가 있는 사람을 지칭할 때 사용된다.

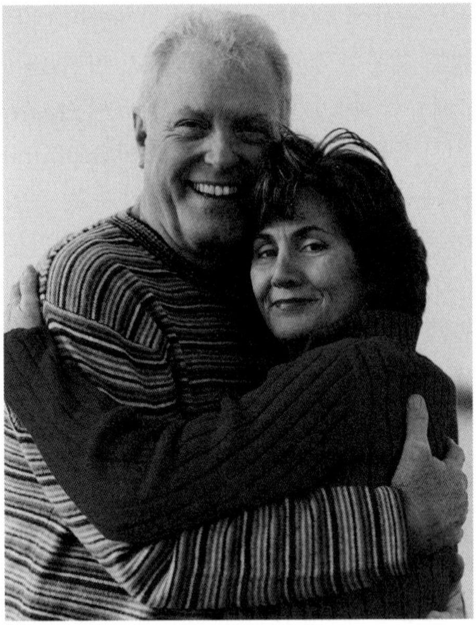

그림 11-10. 성별. 성별은 청능재활 계획 수립에 영향을 미친다. 여성과 남성은 경제적 능력, 청력손실에 대한 생리적 반응, 일상생활 듣기에 대한 요구에서부터 서로 다르다.

성별

청각장애인의 성별은 그들을 위한 청능재활 프로그램의 내용에 영향을 줄 수 있다(그림 11-10). 예를 들어, 전통 가족구조에서 성인 여성은 청력손실로 인해 아이를 기르는 능력이 감소될 것이라고 두려워하며, 자아 존중감과 만족감의 상실을 경험할 수 있다. 성인 남성은 청력손실로 자녀를 양육해야 하는 경제적인 수단을 잃게 될까 걱정하며, 친구들이 자신을 볼 때 남자다움과 박력(활력)이 줄었다고 생각할 수 있다. 이 두 가지 예에서 상담은 개개인에 맞춰 진행해야 할 것이다.

> 문화적 능력
> "주목할 만한 문화적 특징에 관한 지식을 얻는 것은 사회 조직체와 의사소통 스타일에 관해 배우는 것이다. 문화가 개인 혹은 집단 중심인지, 핵가족 혹은 대가족에 중점을 두는지, 의사소통 스타일이 함축적 혹은 구체적인지 등이 해당된다."
> (Moxley et al., 2004, p. 7)

몇몇 연구자들의 문제제기에도 불구하고 유독 노인인구의 성별이 청각장애인들의 청능재활 요구에 미치는 영향에 관한 연구들이 부족하다. 중년과 노인에 관한 연구에서는 청력역치의 차이가 동일함에도 불구하고, 남성의 어음인지능력이 여성보다 떨어짐을 보고하였다(예: Dubno, Lee, Matthews, & Mills, 1997; Wiley et al., 1998). Garstecki and Erler(1999)는 노인 여성이 노인 남성보다 비언어적 수정 전략에 더 의존함을 보고하였고(CPHI에 위해 연구 조사됨; 8장 참조) 여성이 사회적 상황에서 의사소통하기 위한 능력을 더 중요하게 여김을 보고하였다. 또한, 노인 여성은 일상적인 대화에서 부정적인 감정들(예: 괴로움, 분노, 공격성)과 스트레스를 경험하고 가족과 친구들의 부정적 반응에 더 민감한 것 같다고 보고하였다. 이 연구에서는 여성이 남성보다 청력손실에 대한 지식이 더 풍부하고 의사소통의 어려움을 줄이기 위해 더 적극적으로 노력하는 것 같다고 보고하였다(예: 강의실에서 좋은 자리 찾기).

어떤 여성들은 "친숙한" 상황과 "비친숙한" 상황에서 능숙하게 수정 전략을 사용함으로써, 의사소통 상황에서의 "감정 상태"에 따라 다양한 전략을 사용하는(Hallburg & Jansson, 1996) 반면, 남성은 일반적으로 이와 같은 상황들을 대충 넘어가려는 성향이 있다(Hallburg, 1999)고 한다. 이러한 결과는 남성이 의사소통 단절을 수정하거나 막기 위한 수정 전략을 적게 사용함으로써 의사소통의 어려움을 인정하려는 의지가 적음을 보여준다. 그러므로 남성들을 위한 청능재활 계획은 문제 해결법과 수정 전략 사용의 확장을 강조하는 내용을 포함해야 하며, 또한 청력손실을 보다 적극적으로 수용하게 하는 상담이 필요할 것이다(Helfer, 2001). 여성들을 위한 청능재활 계획은 스트레스 관리법과 휴식 요법 같은 청력손실의 부정적인 영향을 줄이는 데 목표를 두는 것이 좋다(Garstecki & Erler, 1999).

인종, 민족, 그리고 문화에서처럼, 성별도 다양하게 분류될 수 있다. 예를 들어, 여성은 "가정주부"와 "일하는 여성"으로 구분된다. 후자는 다시 기술직과 관리직으로 나뉜다. 그들의 역할에 따라 서로 다른 청능재활 중재가 필요하다. 예를 들어, 가정주부는 아기 울음소리를 들을 수 있는 청각보조기기에, 사업가는 그룹 증폭 시스템에 큰 관심을 보일 것이다.

또한 여성 청각장애인의 연령은 청능재활 중재에 영향을 줄 수 있다. Erler & Garstecki(2002)의 연구에 따르면, 젊은 여성(35~45세)이 연령이 높은 여성(75~85세)보다 청력손실과 보청기 사용에 대해 더 부정적인 견해를 보였음을 보고하였다. 한 가지 이유는 청력손실이 효율적인 의사소통을 필요로 하는 자녀 양육, 직업 및 환경에 종사하는 젊은 여성들에게 더욱 큰 의사소통 장벽이 될 수 있다는 것이다. 다른 이유는 연령이 높은 여성의 경우 주변에 청력손실을 경험하고 보청기를 사용하는 친구나 친척들이 더 많아서 청력손실과 증폭기의 사용이 젊은 여성들에 비해 그리 낯설지 않기 때문이다.

심리적 웰빙

이전 장에 명시된 것처럼, 청력손실이 있는 사람들은 청력이 정상인 사람들보다 외로움으로 더 고통받고 있으며, 자아 존중의 감소와 불안감, 창피함, 사회적 정체성의 불확실성 등을 포함한 감정적 어려움을 더 많이 경험한다. 이들은 사회적, 감정적으로 고립되어 있다고 느낄 수 있다. 청능재활은 청각장애인의 심리사회적 웰빙을 추구하기 위한 심리사회적 지원과 상담을 포함해서 계획해야 한다.

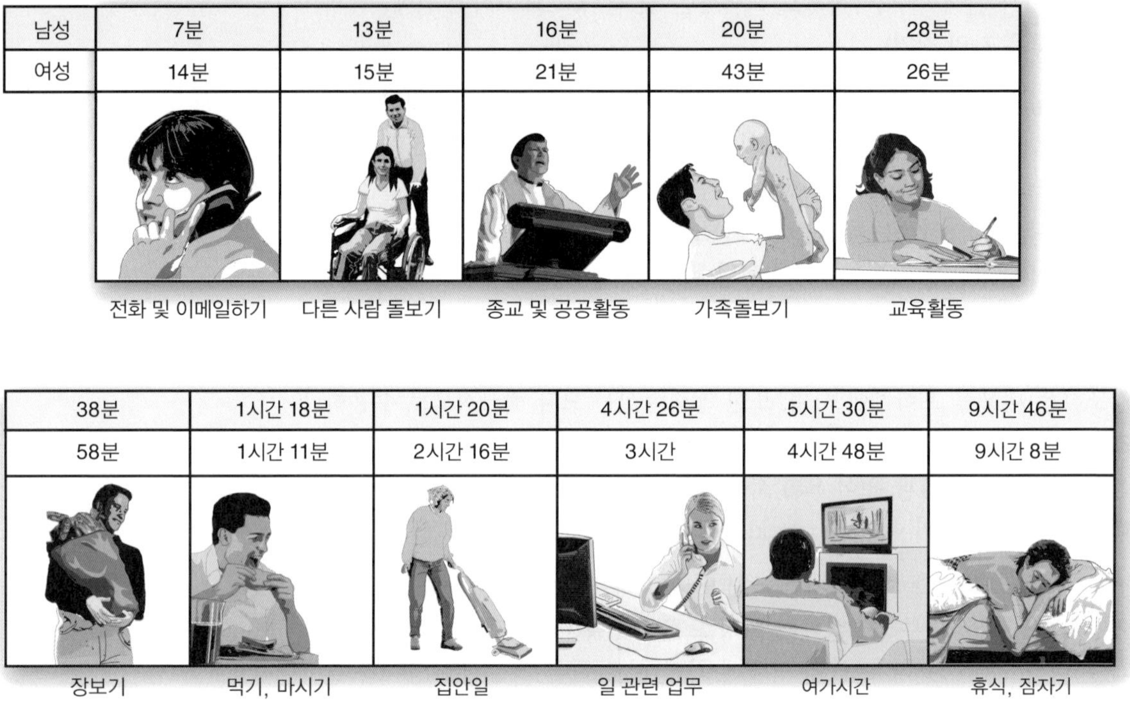

그림 11-11. 미국 남성과 여성이 하루 24시간을 어떻게 보내는지를 나타내고 있다. Modeled after Dykman (2006).

> "청력손실은 우리가 듣고 싶은 음악과 다른 소리들을 즐길 수 있는 능력을 감소시키는 것 외에 사회적 고립감, 왜곡된 의사소통, 그리고 어떤 경우에서의 낙인 등 정신건강과 삶의 질에 영향을 줄 수 있는 모든 것들을 초래할 수 있다."
>
> Kristian Tambas, Norwegian Institute of Public Health의 연구자
>
> (*Tambas, 2004, p. 776*)

가정, 사회, 직업에서 청력과 관련된 의사소통의 어려움

개인이 매일 어떻게 시간을 사용하는지는 청능재활 계획을 수립하는 데 중요한 요인이다. 많은 시간을 컴퓨터 게임으로 보내는 사람의 청능재활의 요구는 친구와 사회활동을 하며 많은 시간을 보내는 사람의 요구와는 다를 것이다. 그림 11-11은 미국에 사는 평범한 남성과 여성이 어떻게 시간을 사용하는지를 간략하게 보여주고 있다. 이러한 통계 결과는 미국 노동 통계청의 미국인의 시간사용조사(*Bureau of Labor Statistics American Time Use Survey*)를 통해 2005년 13,000세대주들을 대상으로 하루 동안 시간을 어떻게 보내는가를 조사한 결과이다(Dykman, 2006). 자기 관리 및 잠자는 시간을 제외하고 하루 24시간의 대부분은 일과 관련된 활동과 여가시간이다. 조사결과에서 가장 흔한 여가시간은 TV 시청하기로 여성은 평균 2시간 41분, 남성은 3시간 28분을 보내는 것으로 나타났다. 이러한 결과는 청능재활 계획에 자막 없이 TV 시청하기와 보조청각기기의 활용에 대한 교육을 포함시켜야 함을 예시한다. 일과 관련된 의사소통 어려움의 해결방법은 환자들 대다수의 소망 중 가장 우선일 것이다.

Prince Market Research (2006)에 의해 시행된 조사연구는 미국에 사는 청력손실의 어려움을 경험한 41~60세 458명을 대상으로 인터뷰를 통해 진행되었다. 조사연구를 통해 얻은 답변들은 환자들의 경험을 토대로 보고한 대표적인 문제점들이며, 가정과 사회생활에 영향을 미치는 어려움들은 다음과 같다(p. 9).

- 조사 대상자의 3분의 2가 TV 시청에 어려움을 보고하였다.
- 조사 대상자의 4분의 3이 사람들이 크게, 또는 분명하게 말하지 않거나, TV소리가 크거나 분명하게 들리지 않는 상황에 자주 처하게 됨을 보고하였다.
- 조사에 참여한 사람들은 삶에서 어떤 부분이 청력손실로 가장 영향을 받았는지 묻는 질문에 다른 사람들과 방에서 TV를 시청하는 것과 사교모임에 나가는 것을 피하게 되었음을 보고하였다.

직장생활에서 가장 문제가 되는 어려움들은 다음과 같다(p. 10).

- 67%는 심도의 청력손실, 42%는 중도의 청력손실을 가진 조사 대상자의 4분의 1은 청력손실이 그들의 하는 일에 영향을 준다고 보고하였다.
- 직장에서 청력손실의 영향이 "다소(somewhat)" 또는 "꽤(quite a bit)"라고 답변한 사람들 대부분은 청력손실로 인해 가장 크게 영향을 받은 것이 전화사용(64%)과 동료와의 대화(61%)라고 보고하였다.
- 청력손실이 직장에서 생긴 문제임에도 불구하고, 5% 이하가 자신의 청력손실에 대해 직장 상사(고용인)에게 도움을 요청했음을 보고하였다.
- 전체표본의 4분의 1은 청력손실로 인해 자신의 잠정적 수익이 감소했음을 보고하였다.

청력과 관련된 다른 불만들

어떤 청각장애인들은 청력손실과 관련된 다른 손상을 경험하게 되는데 그 중 가장 흔한 증상이 **이명(tinnitus)**이다. 이 말은 라틴어의 *tinnire*에서 파생된 말로 울린다는 의미이다. 이명은 흔히 성인의 청력손실에 수반된다. 청력이 정상인 사람도 이명을 경험할 수 있지만, 이명 환자의 70~80%가 "청력에 심각한 문제가 있다"고 보고하였다(Vernon & Miekle, 2000). 대부분의 이명은 주관적 증상이며, 일종의 환청을 의미하기도 한다. 소수의 이명 환자는 이명이 내부에서 나는 소리, 즉 혈관, 다른 정맥, 근육, 호흡기관을 통해 나는 맥박소리와 관련이 있다고 보고하였다. 이러한 종류의 이명은 때때로 의학적 중재로 경감될 수 있다(Eggermont, 2005).

이명(tinnitus)은 외부의 자극 없이 머릿속에서 소리가 인식되는 것을 말한다.

이명에 대한 공통된 표현으로 나뭇잎 바스락거리는 소리, 파도치는 소리, 귀뚜라미 우는 소리, 라디오 주파수 맞추기 전 소리, 사이렌소리, 전화벨소리로 기술된다. 이명소리의 종류는 때로, 긁는 소리, 맥박소리, 쿵쿵거리는 소리, 쉭쉭거리는 소리, 허밍소리, 음악소리, 두근거리는 소리, 휘파람소리, 튀는 소리, 슛(슈욱) 하는 소리 등과 같다고 보고되고 있다. 또한, 이명은 오른쪽 귀, 왼쪽 귀, 양쪽 귀 모두 안팎으로 들린다고 한다.

일반적으로 성인 이명 인구는 10~15% 정도이며, 연령이 높아짐에 따라 증가한다고 보고되었다(Hoffman & Reed, 2004). 영국의 유행병학자들은 영국에서 성인 0.5%가 이명으로 인해 "문제가 있다"고 보고하였으며(Davis & Rafaie, 2000), 스웨덴에서는 인구의 3%가 이명을 "심각한 문제"라고 보고하였다(Axelsson & Ringdahl, 1989). 이명은 청력손실의 정도와 관련이 있는데, 이명에 대한 불만이 클수록 청력손실의 정도가 심했다. 이명 증상의 존재는 청능재활 중재에 큰 영향을 줄 수 있고 중재를 결정할 수도 있다.

표 11-2에 나타난 바와 같이, 이명의 원인은 다양하다. 표에 제시된 자료는 Oregon Tinnitus Clinic에서 환자 2,369명을 대상으로 작성한 것이다. 40%는 이명의 원인이 확실하지 않다고 보고하였다. 이명의 원인은 (1) 소음 관련, (2) 머리와 목 부상, (3) 머리와 목의 통증, (4) 다른 의학적 문제, 질환, 약물, 스트레스(사별과 실업 등) 및 수술의 네 가지 일반적인 범주로 분류된다.

메니에르 병(Ménière's Disease)은 특발성 내림프수종과 관련된 내이 질환으로 어지럼증, 청력손실, 이명 및 이충만감(ear fullness)을 야기한다.

청신경 종양(acoustic neuroma)은 청신경, 즉 8번 신경에 종양이 생기는 질환으로 대개 양성 종양이며 진행성 청력손실과 이명, 어지럼증의 원인이 된다.

이명과 관련된 질환에는 **메니에르 병**, **청신경 종양**, 목뼈 골절과 같은 머리와 목 부상이 있다. 어떤 이명은 아스피린, 살리실산, 퀴닌, 아미노 배당체 항생물질, 시스플라틴 같은 약물에 의해 발생된다. 이런 종류의 약은 일시적이거나 만성적인 이명의 원인이 된다.

다이어트가 이명을 가속화시키기도 한다. 일례로 소금이 이명을 악화시킨다는 증거가 발견되었는데, 특히 고혈압 환자의 혈관을 수축시키고, 혈압을 증가시키며 혈류를 방해하기 때문에 이명을 악화시킨다(Keate, 2006).

이명의 경험과 원인은 다양해서 모든 환자에게 적용할 수 있는 단 하나의 치료법은 없다(Baquley, Davis, & Hazell, 2003). 그러나 많은 연구자들은 이명 문제가 신체적, 심리적 요인이 함께 작용한 결과라고 생각한다. 예를 들어, 와우의 기형은 신경신호의 생성을 약하게 할 수 있다. 신호는 의식수준에서 신호음으로 탐지될 수 있지만, 지속적인 발생으로 환자를 혼란스럽게 만들 수 있고 가상 신호에 대한 인지적 자각을 증가시키게 된다. 결과적으로 신호가 탐지될 때마다 부정적 감정반응이 증가하면서 그것에 대한 자각의 정도가 심해진다(Jastreboff, 1990, 2001). 다음 장에서 다루겠지만, 환자의

표 11-2. Oregon 이명 클리닉에서 환자 2,369명을 대상으로 조사한 이명과 관련된 조건들(adapted from Henry, Dennis, & Schechter, 2005, p. 1210)

관련증상	원인	% (단일 원인)	총 % (단일 원인)	총 % (복합 원인)
소음 관련			18%	22%
	소음에의 장시간 노출 폭발음 짧고 강한 소음	10% 5% 3%		
머리 및 목 부상			8%	17%
	머리 손상 휘플래시/경추 손상 뇌진탕 골절	4% 3% < 1% < 1%		
머리 및 목통증			8%	10%
	귀 염증 및 감염 감기, 비염 다른 귀 질환(문제) 돌발성 청력손실 알러지, 건초열(hay fever)	3% 3% 2% < 1% < 1%		
다른 의학적 증상			7%	13%
	다른 질환 약물, 처방약 스트레스 수술 측두하악증후군(턱관절질환) **기압상외상**	2% 2% < 1% < 1% < 1% < 1%		

이명 경험을 유발하는 심리학적 요인을 줄이는 데에 중점을 두는 다수의 중재법이 있다.

기압상외상(barotrauma)은 잠수부나 스노쿨링을 하는 사람에게 생기는 질환으로, 수압과 관련된다.

이명이란 어떤 사람에게는 수면을 취할 때처럼 조용한 상황에서만 방해가 되는 작은 괴로움일 뿐이다. 그러나 대부분의 사람들에게는 무기력함, 좌절감, 우울증, 상실감, 심지어는 자살충동으로 이어진다. 이명은 집중하기 어렵게 만들고(Hallan, McKenna, & Shurlock, 2004; Rossiter, Stevens, & Walker, 2006), 어음신호를 차폐하고, 수면을 방해하기 때문에 듣기의 어려움을 증가시킨다. 또한 이명은 삶의 질을 감소시킬 수 있다(Nondahl et al., 2007).

이명이 미치는 영향

어떤 사람에게 이명은 심리병리학적 요인들, 즉 우울증, 불안, 히스테리, 심기증 등과 관련이 있다. 비록 이명과 이러한 질병과의 명확한 원인과 영향이 확인되지 않았지만, 이명은 환자의 일상생활에 많은 영향을 끼친다(예: Holgers, Zöger, & Svedlund, 2005; Marciano et al., 2003).

TV 연속극 〈스타트랙〉의 주인공인 배우 William Shatner는 10년 동안 이명을 경험했다고 한다. 그는 Pawel Jastreboff 박사를 만나 치료받기 전에 겪었던 절망적인 경험을 기술하였다(Shatner, 1997).

> "나는 몇 년 동안 허브치료를 받고 있다. 나는 귀에 약물도 넣어 보았다. 나는 조용한 상황을 피하기 위해 일본 음악, 물소리와 같은 마음을 안정시키는 음악과 소리가 들리는 차폐장치를 써보기도 했다. 내 집에는 작은 분수가 있다. 물소리는 마음을 많이 안정시켜 주었다. 그러나 밤이 되면 늘 악화되었다. 때로는 나는 거실을 서성였다. 나는 잠을 자기 위해 글을 쓰거나 운동을 함으로써 스스로를 피곤하게 만들었다. 밤새 TV를 보기도 하였다. 이명은 내 결혼생활에도 영향을 주었다. 만약 한 사람은 소음이 필요하고, 다른 한 사람은 소음에 민감하다면, 떨어져 지낼 수밖에 없기 때문이다. 나는 소리 없이 잠을 잘 수가 없었다. 나는 가장 힘들 때 "이명은 지금까지 나를 괴롭혀 왔고 앞으로도 그럴 것이다."라고 생각했다. 나는 "어떻게 내 인생을 끝낼 것인가? 어떤 방법으로 자살해야 할 것인가?"를 생각하기 시작했고 계획을 세우기 시작했다. (pp.154-155)

Shatner의 수필은 다음과 같이 침울하게 마무리되었다. "최근 나는 Jastreboff 박사에게 돈을 지불하기 위해 캘리포니아에 사는 어떤 사람에게 전화를 걸었다. 내가 전화를 걸었을 때, 그 사람의 아내가 전화를 받았고, 그가 죽었다고 말했다. 그는 이명 때문에 자살했다고 했다" (pp.155).

농 문화

농 문화(deaf culture)는 공통 언어, 수화(ASL), 신념, 관습, 미술, 역사, 전통 문화 등을 공유하는 문화 집단을 말하며, 주로 언어습득 전-농인으로 구성되어 있다.

건청 문화(hearing culture)는 미국의 주류 문화로서 청각적 경험이 시각적 경험을 대신하거나 그에 추가되는 것을 포함한다.

환자가 농 문화에 속해 있는 것은 청능재활 계획에 영향을 미칠 수 있다. **농 문화(deaf culture)**에 속해 있는 성인들은 생애 초기에 청력을 상실한 사람들이다. 그들은 주로 수화로 의사소통하며, 건청 사회와 언어적, 문화적으로 구분된다고 믿는다. 농 문화의 구성원들은 대문자로 농(*Deaf*)이라는 용어를 사용하므로 청각학적인 청력손실 정도와 그들을 구별한다. 농 문화의 구성원 자격은 청력손실 정도보다는 농인으로서의 자신의 정체감에 의해 결정된다. 동일한 양이 심도 난청이 있는 두 사람을 예로 들면, 한 사람은 고출력의 보청기를 사용하면서 **건청 문화(hearing culture)**의 한 구성원으로 살아가는 반면, 다른 사람은 주로 농인들과 지낸다.

표 11-3. 1960년대 이후 농 문화 운동의 의미 있는 사건들

1960년대	시민권운동(Civil right movement)이 미국 전역에 퍼지게 됨에 따라, 농인들도 농인 고유의 집단으로 자신들을 자각하기 시작하였다. 1964~1965년에 전 세계적으로 홍역이 퍼지면서 많은 농아가 공립학교시스템으로 유입되었다. 동시에 건청인 아동의 수가 감소하였다.
1970년대	1975년에 국회는 공립학교에서 장애아동의 교육을 수반하는 공법(Public Law, 94-142) 모든 장애 아동의 교육에 관한 시행령을 통과시켰다. 결과적으로 공립 특수학교에 등록하는 학생 수는 줄고 공립 일반학교에 등록하는 수가 늘었다. 언어학자들 간에 미국수화(ASL)가 공식 언어라는 합의가 이루어지기 시작하였다. 국회는 1973년에 자격조건이 되는 장애인을 차별하는 지원 프로그램이나 활동을 금지하는 재활시행령(Rehabilitation Act, section 504)을 통과시켰다.
1980년대	"농인의 자부심" 운동이 젊은 농 성인들 사이에서 급격하게 번져 갔다. 1988년 I. King Jordan은 학생들이 건청인 총장의 임명을 반대하는 운동을 펼친 결과, 농인을 위한 가장 오래된 고등교육기관인 Gallaudet 대학의 첫 번째 농인 총장으로 임명되었다. Boston에 위치한 Northeastern 대학의 심리학과 교수인 Harlan Lane은 *When the Mind Hears: A History of the Deaf* 라는 제목의 책을 출판하여 미국의 구화법 중심의 역사를 비난하였다.
1990년대	농학교에서 농인 교사와 행정직 고용이 증가하였다. 1990년 FDA는 아동에게도 다채널 인공와우를 사용하는 것을 승인하였다. 미국 장애인 법(ADA: P.L. 101-336)이 1990년에 통과되었고, 개인과 연방 지구에서 장애인의 권리를 보호하는 내용으로 확대되었다. The National Association of the Deaf (NAD)는 "과학적으로, 절차상으로, 윤리적으로 검증되지 않은 아동의 인공와우 시술을 승인한 FDA의 결정을 개탄한다"는 내용의 성명서를 제출하였다(Broadcaster, 1991). 1994년 농 문화의 구성원 중 몇몇은 농인으로 미스 아메리카에 최초로 뽑힌 Heather Whitestone양이 의사소통방식으로 주로 청능/구화법을 사용하기 때문에 그녀는 완벽한 농인이 아니라고 하였다.
2000년대	NAD에서 인공와우는 수용할 만한 듣기 장치이지만 수화의 사용을 배제해서는 안 된다는 공식문서를 발표하였다. FDA는 12개월, 상황에 따라 더 어린 아동의 인공와우 시술을 승인하였다. 어린 아동에 대한 인공와우 시술 승인은 더 많은 아동이 수화보다 구화를 배우게 될 것임을 의미한다. 2006년 Gallaudet 대학교의 등록 학생수가 감소했으며, 4년제 졸업율은 6%였다. 학생들이 시위하여 총장으로 임용된 Jane K. Fernandes를 퇴임시켰는데, 이는 그녀가 미국수화를 Gallaudet과 농 문화에서 가장 중요한 것으로 인정하지 않았기 때문이었다.

농 문화의 구성원들은 성인기에 청력손실이 있는 사람들과는 다른 문제를 내포하고 있다. 예를 들어, 농 문화의 몇몇 구성원들은 말산출 능력이 제한적이거나 거의 없다. 대부분의 후천성 청력손실이 있는 사람들과는 달리, 다수의 농인들은 청력손실의 결과로 인해 자신의 삶에서의 단절을 경험하지 않는다. 그들은 동료들과 수화로 대화하고, 가족들과도 편안한 관계를 유지하고, 예상치 못한 인내나 순응을 할 필요가 없고, 건청사회에 기능하려는 시도와 관련된 많은 걱정들로부터 자유롭다.

표 11-3은 농 문화의 최근 역사 중 의미 있는 사건들을 연대기로 나타낸 것이다. 표에서 보듯, 지난 몇 십여 년 동안 농 문화 구성원들에게 많은 진보와 도전이 있었다. 이 기간 동안 농 성인들에게 영향을 끼친 두 가지 동력은 농인의 자부심(Deaf pride)의 성장 및 표현과 인공와우와 같은 의학 기술의 발전이다(그림 11-12). 이 두 가지 동력들은 때로는 의도적으로 충돌하기도 한

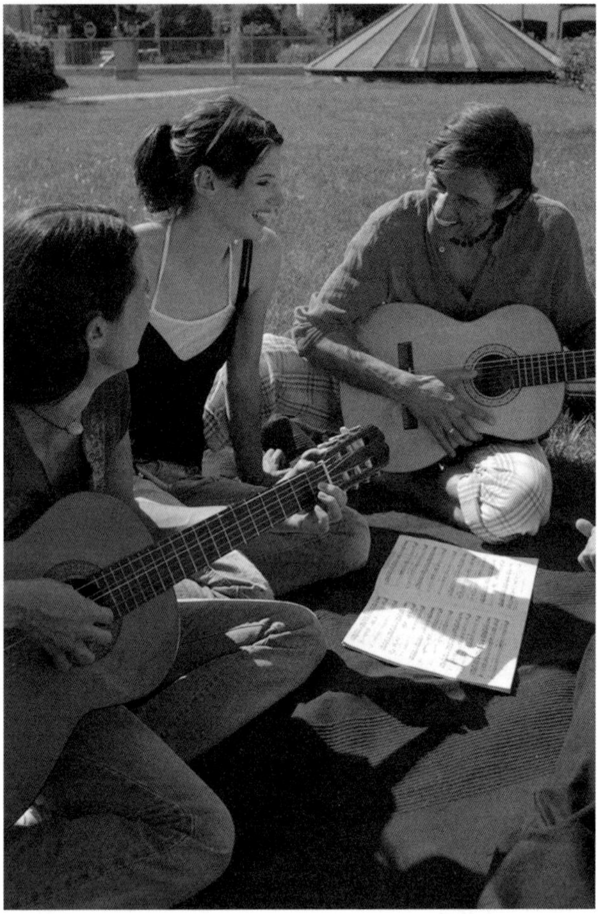

그림 11-12. 인공와우의 사용과 농 문화. 잔디밭에 앉은 젊은 남자는 오른쪽 귀에 인공와우를 착용하고 있다. 1990년 FDA가 아동에게 인공와우 시술을 승인한 이후 다채널 인공와우를 시술받았던 많은 아동이 지금은 성인이 되었다. 몇몇 사용자들은 농 문화에 속하기보다 건청 문화의 일부 구성원이 되어 있다. *Photograph courtesy of MED-EL Corp.*

다. 어떤 농 성인들은 인공와우의 사용에 암시된(예: “여기가 고장이 났으면 수술로 고치자”) 농의 불완전한 모델을 거부한다. 어떤 농인들은 아동에게 인공와우를 시술한 후 재활과정에서 말하기와 듣기만을 강조하고 수화의 사용을 장려하지 않는다는 이유로 인공와우의 사용이 그들의 문화를 붕괴시킬 것이라고 두려워한다. 1988년 Gallaudet 대학교에서 일어난 시위운동인 “농인의 자부심”은 문화적 차이를 기념하도록 촉구하였다. 농인의 자부심의 관점에서 청력손실은 관습, 미국수화, 예술형식, 전통을 공유하는 소수공동체로의 진입로이다.

> “오늘날 농 아동과 난청 아동의 91%가 일반학교에 다닌다... 농학교에서 일반학교로의 전환은 농 문화를 위협하고 있다.”
>
> Jane K. Fernandes, Gallaudet University의 전 총장 (Boswell, 2007, p. 14)

흔히 농 문화의 성인 구성원들은 성인기에 청력손실이 발생한 사람들과 같은 서비스들을 요청하지 않는다. 그들은 청력검사를 원하지 않고, 보청기나 인공와우를 사용하지 않으며, 의사소통전략 훈련에도 관심이 없다. 그들이 사용하는 몇 가지 전문 서비스는 수화 통역, 노트 필기 서비스, 청각보조기기의 제공, 학업 및 직업 상담 등이다. 말을 사용하는 농인들은 부가적인 서비스를 요청할 수 있다. 특히, 수년간 언어 훈련을 받지 못한 경우 말하기 기술을 연마하기를 바랄 수 있다. 또한, 그들은 의사소통의 어려움이 개선될 수 있다고 기대하며 자신의 말소리를 평가받길 원한다. 어떤 농인들은 표현적 및 수용적 의사소통전략을 사용하는 훈련을 받기 원할 수 있다.

수화 통역사

수화 통역사(sign interpreter)는 말로 된 신호를 수화로 번역하는 전문가이다. 통역사는 대화에 참여하지 않고도, 한 의사소통 파트너로부터 다른 사람에게 간단히 메시지를 전달한다. 수화 통역사는 농인과 수화를 모르는 일반인 간의 회의, 강의를 포함한 일대일 의사소통 상황에서 특별히 도움이 된다. 전문 통역사는 종종 농인과 의학, 법률, 교육 현장에 동행한다.

전문 통역사는 Registry of Interpreter for the Deaf (RID)나 전국적으로 운영되는 다른 프로그램을 통해 자격증을 취득한다. 통역사는 RID에 의해 만들어진 전문가 지침서를 따라야 한다. Scheetz(1993)는 RID의 윤리 규준을 다음과 같이 요약하였다.

- 통역사는 모든 과제와 관련된 정보를 엄격하게 보안 유지해야 한다.
- 통역사는 통역 대상자들이 가장 쉽게 이해할 수 있는 언어를 사용하여 메시지의 내용과 화자의 의도를 충실히 전달해야 한다.
- 통역사는 통역 대상자들을 대상으로 상담하거나 충고해서는 안 되며, 자신의 개인적 의견을 포함시켜서도 안 된다.
- 통역사는 재능, 세팅, 고객 맞춤과 관련된 재량을 사용하여 임무에 응해야 한다.
- 통역사는 전문적이고 사려 깊은 태도로 서비스를 제공해야 한다. (p. 274)

수화 통역사(sign interpreter)는 신호를 수화 영어 및 수화로 또는, 수화를 신호로 번역하는 전문가를 말한다.

청력손실 적응 과정

"이 사람은 누구인가"라는 질문에는 "이 사람은 청력손실 적응과정 중 어디에 해당하는가?"라는 질문이 뒤따른다. Jones, Kyle, & Wood(1987)가 개발한 도표는 후천성 청력손실의 시간경과에 따른 네 가지 단계, 즉 청력손실 이전, 청력손실 시작, 진단 및 적응 단계로 구분하고 있다(그림 11-13). 한 개인이 아래 도표의 어느 과정에 속하는지는 청능재활 계획의 도입과 수립에 영향을 줄 수 있다.

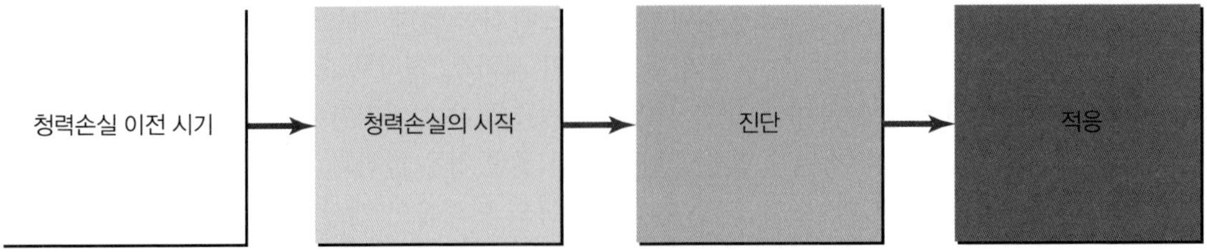

그림 11-13. 후천성 청력손실의 시간경과에 따른 네 가지 단계

1단계: 청력손실 이전 시기

청력손실이 발생하기 전의 환자들은 이미 특정한 사회경제적 지위, 인성 및 세계관을 가지고 있다. 청력손실에 대한 가족력이 있는 사람의 경우를 제외하면 65세 이전에 청력손실로 어려움을 겪게 되리라고 예상한 사람은 거의 없을 것이다. 그러므로 청력손실이 시작되면 일반적으로 사람들은 당황한다.

2단계: 청력손실의 시작

2단계는 청력손실이 시작되어 진단받기 전까지의 기간이다. 청력손실이 언제부터 시작되었는지 인지하는 것은 쉬운 일이 아니다. 청력손실이 시작될 때 종종 탐지되지 않는다. 만일 언제부터 청력손실이 시작되었는지 묻는다면, 사람들은 잘 모른다고 대답할 것이다. Hetu(1996)는 다음과 같이 언급하고 있다.

> 사람들은 현저한 지각적 경험이 있을 때, 감각기관이 제대로 작동되지 않는다고 의심하기 시작한다. 청력손실이 진행적이고 대칭적이면, 자신의 청각적 능력의 감소를 측정할 수 있는 내적인 기준이 없다. 더불어, 다른 사람의 청각적 능력과의 비교도 매우 제한적이다. (p. 17)

사람들이 경도의 청력손실을 자각하기까지는 며칠에서 몇 년이 걸릴지 모른다. 사람들은 TV 소리나 라디오 볼륨을 높이거나, 메시지를 반복해서 묻는다거나, 현관문 초인종 소리를 못 듣는다거나, 자기 이름 부르는 것을 못 듣는다거나, 집에서조차 대화 중 자주 놓치는 경우 청력에 문제가 있음을 알게 된다. 다음에 소개될 한 남자의 이야기가 그 예를 잘 표현해 준다. "2년 전부터 아내의 말소리가 너무 작다고 잔소리하기 시작했고 사람들이 웅얼거리며 말한다고 생각했습니다. 손자가 나한테 집중하지 않는다고 말했을 때 비로소 나는 청력에 문제가 있음을 알게 되었습니다."

어떤 사람들은 가끔 전화연결 상태가 나쁘다거나, 사람들이 웅얼거리며 말한다거나, 소리가 어디서 들리는지 모르겠다는 불만을 토로한다. 가족 구성원들과 다른 사람들은 이러한 환자의 대처행동에 대해 말할 수 있다.

3단계: 진단

3단계는 청력손실이 전문가에 의해 확인되고 문제점들이 드러나는 시점이다. 사람들은 먼저 주치의와 상담하고 이비인후과 전문의 또는 청능사를 직접 찾아갈 것이다. 이 때 사람들은 청능사에게 빠른 해결책과 처방, 완벽한 처치를 기대할 것이다. Susan Jacobs의 경우가 그 예이다. 그녀는 양쪽 귀 모두 중도의 감각신경성 난청이 있다고 진단받았다. 그녀는 "내 아들은 두 살 때부터 청력손실이 있다고 해서 귀에 튜브를 삽입한 후 괜찮아졌어요. 나도 이 수술을 받으면 괜찮아질까요?"라고 물을 것이다.

많은 사람들이 청력손실이 사라지지 않는다는 것을 알고 실망한다. 그들은 전문성의 감소, 독립성의 상실, 친구와 가족으로부터의 소외감, 달라진 사회적 지위 등과 같은 결과들로 근심하게 된다. 이들의 근심 정도는 2단계에서보다 약해지는데, 그 이유는 오래전부터 청력손실을 의심해 온 사람들에게는 장애 진단의 충격이 덜할 것이기 때문이다.

진단 과정에서는 청력손실의 종류와 정도가 결정되며, 사회적, 직업적 및 교육적 활동에서의 영향으로 확대되어 설명된다. 일반적으로 순음청력검사, 말지각 검사가 행해지고, 자기 보고서나 설문지 등으로 의사소통의 어려움을 평가하며, 인터뷰를 진행한다. 검사 결과를 통해 청력손실이 가정, 직장, 사회에서 일상생활의 대화에 어떻게 영향을 미치는가를 설명해 주고 청력손실과 관련된 심리적 어려움을 파악한다.

미국장애인법

성인들은 청력손실에 적응하면서 1990년 **미국장애인법**에 포함된 몇 가지 규정에서 이익을 얻을 수 있다. 이 중요한 법률은 장애인의 차별을 막고, 고용과 교통수단을 포함한 공공시설에 "합리적인 시설"의 건립을 요구한다. 이 법률은 연방, 주, 그리고 지방 정부기관의 프로그램과 서비스에 적용되고 상품, 서비스, 시설, 이득, 권리, 숙박시설 등에도 적용된다. 표 11-4는 ADA의 주요 내용을 제시한 것이다.

미국장애인법(American with Disabilities Act: ADA)은 고용이나 서비스에서 장애로 인한 차별을 금지하는 시민의 권리에 대한 법령이며, 연방, 주, 지방 정부 기관뿐만 아니라 상업, 서비스, 시설, 이익, 특권, 공공장소의 이용에 적용된다.

(계속)

표 11-4. 청각장애인과 관련된 미국장애인법의 주요 내용(adapted from *Self-Help for Hard-of Hearing People*, 2004, p.15)

제목	주요 내용
I	청각장애인도 청력손실과 관계없이 동등한 고용의 기회가 주어져야 하며, 고용주(15명 이상의 고용인을 가진)는 작업을 수행하기 위한 합리적인 시설을 제공해야 한다. 법령은 일자리를 보장하는 것이 아니라 특정 일자리를 위한 "필수적인" 기능을 수행할 자격이 있는 사람들의 차별을 금지하기 위한 것이다.
II	주정부와 지방 정부 기관에 교통수단 프로그램을 포함한 청각장애인들이 이용할 수 있는 프로그램을 만들 것을 요구한다. 효과적인 의사소통을 위해 청각보조기기, 통역 전문가, 교재 전시, 캡션, TTY 제공, 전화 증폭기, 오디오 프로그램 필사본과 같은 보조기기를 제공해야 한다.
III	의사소통을 용이하게 제공하는 사업처, 개인 사무실, 비영리 조직 단체를 포함하는 공공장소(개인법인에 의해 운행되는)가 필요하다. 이러한 법인은 호텔, 식당, 극장, 경기장, 콘서트홀, 백화점, 터미널, 박물관, 노인정, 수영장 등을 포함한다. 이러한 시설들은 II에서 언급한 모든 보조기기와 텔레비전 디코더, 시각 경고 장치(호텔방에서)를 갖춰야 한다.
IV	모든 전화국은 미국 내에서, 24시간/주 7일에 걸쳐 무료로 서비스를 제공해야 한다.

4단계: 적응

마지막 단계는 개개인이 청력손실에 적응하기 시작하는 단계이다. 4단계에서는 상담, 심리사회적 지원, 주장 훈련, 보청기, 청각보조기기, 형식적 독화 및 청능 훈련, 의사소통전략 훈련 등의 재활 서비스를 받게 된다. 청능재활은 의사소통의 문제점을 최소화하거나 해결하는 것에 중점을 둔다.

Kerr & Cowie(1997)의 연구는 청력손실의 적응과정이나 청력손실에 대한 평정심에 관하여 청각장애인들이 일반적으로 기술하는 내용들을 조사하였다. 아일랜드 벨파스트 주변에 사는 70세 이하의 청력손실이 있는 사람들을 대상으로 설문지와 인터뷰를 실시하였다. 청력손실의 영향에 대해 거의 40%가 그들의 삶을 부정적으로 제한하였다고 기술하였고, 10%가 그들의 삶을 거의 망가뜨렸다고 기술하였다. 이러한 결과는 그림 11-14에 요약되어 있다. 농(deafness)에 관한 경험을 나타내는 요인들은 의사소통의 결여와 제한이었다. 청력손실의 영향이 '나쁘다' 또는 '매우 나쁘다'고 믿는 사람들은 다음과 같이 보고하였다. (p. 181)

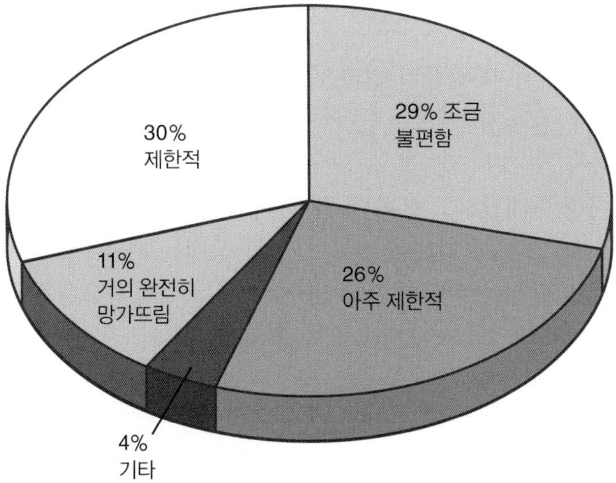

그림 11-14. 청력손실이 환자의 삶에 미치는 일반적 영향. Based on data presented in Kerr and Cowie(1997).

- 특정 소리를 듣고 싶어 한다.
- 사람들이 말하는 것을 다른 사람들을 통해 "들어야" 한다.
- 정확하게 들을 수 있어야만 할 수 있는 것들을 가족이나, 가까운 친구가 대신 해준다.
- 청력손실 때문에 집에서 시간을 많이 보낸다.
- 청력이 정상인 사람들과 대화할 때 무시당한다.
- 자신의 청력문제로 어려움이 생길지 몰라서 병원 방문이나 사업상 약속이 있는 경우 도움을 청할 다른 사람과 함께 간다.
- 청력손실로 자신이 원하는 일을 하지 못하게 되었다.
- 청력손실로 가족과 긴장관계에 처하게 되었다고 생각한다.
- 청력손실을 세상과 자신을 분리하는 유리창처럼 느낀다.

심리사회적 적응

청력손실이 있는 사람들이 청력손실에 대해 배우고, 적응할 때 경험하는 심리적인 반응은 위독한 환자들의 반응—비록, 그들의 감정은 다른 어떤 것과 비교할 수 없을지도 모르지만—과 비슷하다고 볼 수 있다. 그들의 심리적인 적응상태는 청능재활 서비스 종류에 영향을 미칠 수 있다.

청력손실에 대한 심리적 반응으로 처음에는 우울감과 함께 충격 및 불신감을 느끼며, 다음 단계에는 분노와 죄의식, 그리고 마지막 단계인 수용을 거친다. 청능사가 검사 결과를 알려 줄 때, 어떤 사람은 충격을 받고 혼란스러워하기도 한다. 그들은 문제의 존재를 부인할 수 있으며, 그들의 듣기 문제를 다른 요인으로 탓할 수 있다.

부조화 이론(dissonance theory)은 개인의 자기 인식이 실제와 일치하지 않은 상황에 대한 이론이다.

충격과 불신이 보다 완화된 형태는 **부조화 이론(dissonance theory)**과 관련된다. 대부분의 사람들은 그들의 자아인식 및 자아상과 맞서는 다른 메시지를 원하지 않는다. 그들은 자신이 인지하는 것과 부합되지 않는 청각학적 결과에 대해 반대할지도 모른다. 젊은 사람은 "이봐요, 제가 청력손실이 있을 리 없어요. 저는 마라톤을 하고... 제 몸 상태는 최고예요."라고 생각할 수 있다. 어떤 사람들은 진단이 불확실하다거나 그것의 중요성을 최소화시키는 방법을 찾으려고 그들의 세계관을 재주장하려고 시도할 수 있다. 예를 들어, 한 여자는 옆방에서 나는 소음을 들을 때마다 "봐요, 전 그 소리를 들었어요!"라고 알려 준다. 다른 사람들은 청력손실이 중요하지 않은 것처럼 여기며, "그래요. 저는 어떤 소리는 못 들었지만 제가 놓친 것 중 대부분은 들을 필요가 없는 것들이에요."라고 지나칠 수도 있다.

부정 다음에 우울증이 나타날 수 있으며, 또한 상실한 것(청력의 손실, 편안한 대화의 불가능 등)에 대한 슬픔과 앞으로 다가올 것(청력의 지속적인 감소, 무기력감의 증가)에 대한 걱정으로 나타날 수 있다. 사람들은 일상 대화가 불가능해짐에 따라 친구들과 가족으로부터 고립감을 느낄 수 있다. 그들은 외부세계와 의사소통을 더 잘하기 위해 다른 사람들에게 더욱 의존하게 되며, 그에 따른 자존감의 저하를 겪을 수 있다. 바람소리, 발자국소리와 같은 환경음과 몸동작 소리를 듣지 못하는 것은 음악을 즐길 수 있는 능력의 저하처럼 상실감을 더 크게 느끼게 할 것이다. 한 여성은 다음과 같이 보고하였다.

> 저는 한동안 피곤하고 모든 일에 무관심했습니다. 제 딸이 저와 함께 쇼핑을 가자고 할 때, 저는 싫다고 했습니다. 어떤 사람이 오늘 해가 밝을 거라고 말을 하면 저는 "그래서?"라고 말했습니다. 제 가슴은 답답했습니다. 저는 한번도 기뻐한 적이 없었고 실망하지도 않았습니다. 저의 우울함이 청력손실과 관련이 있다는 것을 깨닫기까지 몇 달이나 걸렸습니다.

환자들이 자신의 삶이 변했다는 것을 깨닫게 된 후, 우울증 다음으로 분노와 죄책감을 느낀다. "왜 나야? 내가 뭘 잘못했는데?"라고 물을 수 있으며, "나는 청각장애인이 되기에는 너무 젊어!"라고 하며 불공평함을 느낄 수 있다.

시간의 경과에 따라 청력손실에 대한 수용이 생긴다. 우울함, 분노, 그리고 걱정의 강도는 오래 계속될 수 없으며, 시간이 지나면 정상적인 상태로 돌아온다. 이전과는 다르지만, 삶이 계속되고 있음을 깨닫기 시작한다.

비용

적응 단계에서 환자에게 금전적, 비금전적으로 수많은 비용이 발생한다(그림 11-15). 예를 들어, 청력검사 예약을 할 때 드는 비용, 환자의 교통비, 예약 자체 비용, 예약하는 동안 소비되는 시간에 대한 비용, 어린 아동이 있을 경우 아이돌보미에게 지불하는 비용, 주차비, 보청기 귓본 채취에 대한 비용, 보청기 구입비 등이다.

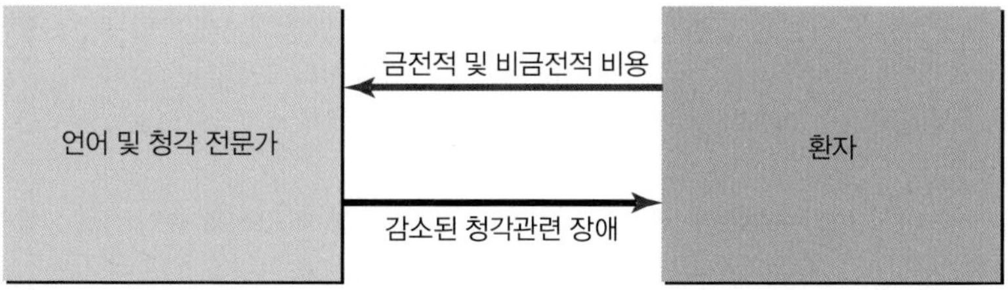

그림 11-15. 청능재활 서비스와 관련된 비용과 이득

청능재활 서비스를 찾고 청력손실에 적응하는 데 소요되는 비금전적 또는 **심리적 비용(psychological costs)**은 명확하지 않거나 자주 간과된다. 그러한 비용은 다음의 내용을 포함한다.

심리적 비용(psychological costs)은 사람의 심리적 웰빙과 관련된 비통화적 비용을 말한다.

- 청력문제에 대한 스스로의 수용
- 노화에 대한 걱정
- 업무로부터 벗어날 시간을 요청하는 것과 그 이유를 설명해야 하는 것에 대한 곤란함
- 보청기가 너무 비싸다거나 청능사가 그들로부터 이득을 취할 거라는 걱정
- 의사소통의 어려움을 경감시킬 수 있는 것이 없다는 두려움
- 청각센터를 방문하는 것에 대한 부담감

종종 경험이 많은 언어 및 청각 전문가의 목표는 실제 비용과 지각된 금전적 및 비금전적 비용과의 교환을 통해 얻은 이득을 극대화하는 것이다.

사례연구

환자 맞춤형 청능재활 서비스

언어 및 청각 전문가의 서비스를 찾는 다수의 사람들은 보청기나 다른 청각보조기기의 사용에서 이득을 얻는다. 그러나 청능재활이 모두에게 동일한 방식으로 제공되지는 않는다. 청각보조기기를 받기 전후로 필요한 서비스와 지원이 상이하다. 다음은 서로 다른 요구를 가진 세 사람에 대해 설명하고 있다.

Doug Kammer는 다니는 회사가 다른 회사와 합병하면서 중간 관리인 일을 그만두게 되었다. 그는 다음과 같은 미래에 대한 걱정들이 많다. 새 직장을 얻을 수 있을까? 고용주가 찾는 젊고 건강한 모습을 나에게 더 이상 기대할 수 없는 것인가? 실업이 길어질지도 모르는데 저축은 충분한가? 그는 자신이 어느 정도의 청력손실이 있음을 알고 있으며, 직장에서 필요한 사람이 되려면, 의사소통을 효과적으로 해야 한다고 생각한다. 그렇지만 청력손실을 받아들이고 청각 문제에 의식을 갖고 종합적인 청능재활 계획을 추구한다는 것은 그에게 결코 쉽지 않은 일이다.

매일 아침 Mary Saunders는 분주한 활동(아이들의 등교 준비, 도시락 준비하기, 카풀 운전, 아침식사 설거지)으로 하루를 시작한다. 이런 모든 활동들은 그녀가 작은 법률회사의 사무직으로 일하는 직장에 다니기 전에 생기는 일이다. 싱글맘으로서 두 딸과 생계를 유지해야 하는 삶은 그녀의 머릿속을 총알처럼 빠르게 스쳐가는 것만 같았다. 어느 날은 자신을 위한 시간을 가져 보지도 못한 채 하루가 다 지나가 버리기도 한다. 최근 그녀는 주위로부터 분리된 느낌을 받고 있다. 아이들은 그녀가 듣지 않는다고 비난하고 동료들은 그녀가 딴청을 부린다고 놀린다. 그녀가 지나치게 스트레스를 받는 것일까, 아니면 다른 이유가 있어서일까? 며칠 전에 그녀는 사무실에 있는 고음의 팩스소리를 들을 수 없음을 깨달았다.

Carl King은 지난해에 아내를 잃었다. 그 후 은퇴를 한 그는 삶과 고군분투하고 있다. 아이들은 장성하여 그의 집을 일주일에 여러 번 방문하며, 그의 심리적 건강을 걱정하고 그가 집에만 있지 않도록 신경을 쓴다. 그의 딸이 청력검사를 받아 보자고 제안하였다. 그녀는 아버지가 사람들 사이에서 잘 듣지 못해서 혼자 집에만 있으려고 하며, 저녁식사 때 가족과의 대화내용도 잘 따라가지 못한다고 생각한다. Carl은 딸의 간곡한 부탁으로 청력검사를 받으러 갈 계획이지만, 그 이상은 하지 않을 것이다. 그는 대화 없이 혼자 사는 삶에 보청기가 왜 필요한지 스스로에게 묻는다.

이 세 사람들은 보청기를 받기 전과 후의 청능재활 서비스와 보청기의 사용으로부터 이득을 얻을 수 있다. Doug, Mary와 Carl은 서로 다른 삶을 살고 있고, 다른 요구사항들을 경험하며, 다른 소망과 기대들을 가지고 있다. 그들의 차이점에 따라 각기 청능재활 계획을 조정해야 한다. Doug는 자신의 청력손실을 받아들이고, 청력손실이 있다는 것이 자신의 이미지에 무엇을 의미하는지를 받아들일 필요가 있다. 그는 새로운 일자리를 찾는 동안, 새 직장에 적응하고 조화를 이루는 데 필요한 청력손실을 관리하는 전략을 개발해야 한다. Mary는 그녀의 의사소통의 어려움에 대해 아이들과 동료들을 교육시킬 수 있으며, 바쁜 스케줄에도 적절한 청력 관리 서비스를 받기 위한 시간을 낼 것이다. Carl은 그의 사회적 관계 범위를 넓히고 자주 방문하는 자녀들과 손자들에게 관심을 갖도록 함으로써, 일상생활의 대화에 참여하는 동기를 부여하는 것이 필요하다. 이러한 사람들은 대부분의 유사한 청능재활 서비스가 요구되지만, 이러한 서비스들은 그들이 누구이며, 청력손실에 어떻게 적응하는지에 따라 조정되어야 한다.

최종 의견

청능재활은 환자에 대한 명확한 이해에서 시작된다. 이 장에서 우리는 청력손실이 있는 성인을 그들의 문화중심, 그들의 배경, 청력손실에 대한 그들의 반응, 그들의 의사소통 요구와 문제, 그리고 많은 요인들에 따라 어떻게 고려해야 하는지를 살펴보았다. 또한, 우리는 청력손실 적응과정의 네 가지 단계도 살펴보았다. 이러한 정보는 성인에게 제공하는 청능재활 서비스의 기초 작업을 위한 것이다. 다음 장에서는 청능재활 계획 수립에 대해 살펴볼 것이다.

요점 정리

- 환자중심 접근법은 가장 성공적인 청능재활 계획이 환자의 배경정보, 현재 상태, 요구와 바람 등을 결정하고, 적절한 중재 계획과 적용을 통해 이들을 조정하는 것이라고 보는 것이다.
- 많은 베이비붐 세대들과 젊은 성인들은 큰소리로 가득한 현대사회에 살고 있기 때문에 부분적으로 청력손실을 경험한다.
- 대부분의 성인들은 시간이 지남에 따라 청력이 점차 소실된다. 대개 고주파수 대역의 손실이 가장 크고 저주파수 대역의 손실이 적다.
- 언어 및 청각 전문가는 환자중심 교육을 통해 "환자가 누구인지" 결정하고, 생애 주기, 사회경제적 지위, 심리적 적응 등과 같은 비청력관련 변인들을 고려할 것이다. 이러한 변인들은 청능재활 계획에 영향을 미칠 수 있다.
- 삶의 요인에 미치는 영향들은 자신, 가정, 직장, 여가, 공동체와 관련되어 있다. 예를 들어, 주위의 공동체를 나타내는 기준, 서비스, 그리고 윤리관은 환자가 "어떤 도움이 필요하며 어디서 도움을 받을 수 있는가? 어떻게 내 주변 세계에 기여하며 살 수 있는가?" 등과 같은 질문에 대답할 때 도움을 줄 것이다.
- 사회경제적 지위는 인종적/민족적 지위와 관련된다. 일부 소수 집단의 구성원들은 건강관리 전문가를 접해 본 경험이 없으며 어떤 이들은 그들을 신뢰하지도 않는다. 일부 소수 집단의 구성원들은 그들이 사는 지역이나 재정적 제한으로 양질의 서비스를 받을 수 없을지도 모른다.
- 다양한 문화적 배경을 가진 구성원들은 청력손실, 건강관리 전문가와의 상호작용, 그리고 청능재활 계획에 대해 서로 다르게 반응한다. 언어 및 청각 전문가는 청능재활 계획과 관련된 환자의 전통, 습관, 가치, 신념을 존중해야 한다.
- 여성은 청력손실에 대해 남성보다 잘 알고 있으며, 여성은 의사소통의 어려움을 적극적으로 감소시키고자 한다. 여성은 청력손실에 영향을 덜 받는다.
- 난청 성인은 심리사회적, 직업적인 어려움을 건청인보다 많이 겪을 수 있다. 그들은 고독감과 상실된 자존감으로 고통받을 수 있다.
- 이명은 사람들을 쇠약하게 할 수 있다.

- 농 문화 성인들은 삶의 초기에 청력을 잃었으며, 주로 수화에 의존하여 의사소통을 한다.
- 성인의 청력손실 적응은 네 가지 단계, 즉 청력손실 전 단계, 청력손실 시작 단계, 진단 단계 및 적응 단계가 있다. 청능재활은 일반적으로 세 번째 단계에서 시작된다. 이 단계에서 언어 및 청각 전문가는 가정, 사회, 직업상 환자의 특정한 의사소통 문제점을 파악하고 해결점을 찾기 시작할 것이다.
- 청력손실에 대한 심리적 반응은 다음의 단계, 즉 충격과 불신, 우울함, 분노와 죄의식, 마지막으로 수용을 포함한다. 충격과 불신의 경미한 형태는 부조화 이론("이 진단은 나의 자아상과 맞지 않는다.")과 연관된다.
- 청력손실에 적응하는 데 금전적, 비금전적 비용을 모두 지불해야 한다. 심리적 비용은 청력 문제와 노화에 대한 불안감이 자기 자신 안에 있다는 것에 대한 수용을 포함한다.

용어 및 개념

출현율(prevalence)
소음성 노치(noise notch)
환자중심(patient orientation)
영업중심(sales orientation)
성인기에 시작된 청력손실(adult-onset hearing loss)
삶의 요인 및 생애 주기(life factors and life stages)
문화(culture)
문화 및 언어적 능력(cultural and linguistic competency)
제한된 영어 능력 (limited English Proficiency)
이명(tinnitus)
농 문화(deaf culture)
건청 문화(hearing culture)
수화 통역사(sign interpreter)
미국장애인법(American with Disabilities Act (ADA))
부조화 이론(dissonance theory)

문제 풀이

1. 환자중심 접근법이 의미하는 것은 무엇인가?
   a. 가장 성공적인 프로그램은 환자의 배경, 현재 상태, 환자의 요구사항을 정확히 파악하고, 환자에게 맞는 청각재활 계획을 적용시키는 것

이다.

b. 가장 성공적인 프로그램은 준비된 프로그램을 환자에게 적용시키는 것이다.

c. 가장 성공적인 프로그램은 배경, 현재 상태, 환자의 요구사항과 환자에게 필요한 것과 환자의 경제 및 재정 상태에 맞게 계획한 것이다.

d. 가장 성공적인 프로그램은 매일 환자에게 독특하고 완전한 계획을 제공한다.

2. 40세의 농부가 청각클리닉을 방문했다. 그의 예측되는 청력손실의 형태는 무엇인가?

a. 경도에서 중도로의 하강형 청력손실

b. 4,000 Hz에 "노치(notch)" 형의 청력손실로 2,000 Hz나 8,000 Hz보다 4,000 Hz의 청력이 더 나쁘다.

c. 수평형의 청력손실

d. 비대칭성의 청력손실

3. Marie Remez는 스페인어로 말하며 영어는 아주 조금한다. 그녀는 서비스를 이행하기 위해 전문 번역가와 계약을 맺었다. 이러한 서비스는 무엇인가?

a. 청능사와의 예약 스케줄에 그녀와 동석하여 청능사가 영어로 말하는 내용을 그녀에게 스페인어로 설명한다.

b. 청능사와의 예약 스케줄에 그녀와 동석하여 청능사가 말하는 내용을 ASL로 전달한다.

c. 청능사와의 예약 스케줄에 그녀와 동석하여 어음인지 검사의 영어 단어를 스페인어로 번역해 준다.

d. 보청기에 관한 안내 책자를 스페인어로 번역해서 알려 준다.

4. 다음의 이명에 관한 설명 중 거짓인 것은?

a. 대부분의 이명은 측두하악골 관절 질환(TMJ disorder)이나 호흡기 및 혈관 상태의 의학적 원인으로 생긴다.

b. 이명으로 고통받는 사람들에게는 개별 중재가 적절하지 않다.

c. 소음에 노출이 된 경험이 있는 사람들이 이명으로 고생한다.

d. 프레즐과 감자칩을 지나치게 먹는 것은 이명을 악화시킨다.

5. 농문화의 구성원들에게 개인적으로 가장 고려해야 할 것은 무엇인가?

a. Jan은 고심도의 청력손실을 갖고 태어났으며, 말하고 듣는 교육을

받았다. 청력손실이 있는 그녀의 친구들 또한 말하고 들을 수 있기 때문에 그녀는 수화를 사용하지 않는다.

b. Tom은 농인을 위한 기숙학교에 다녔고 고등학교 동창과 결혼했다.

c. Steve는 21세에 완전한 농이 되었다.

d. Jean은 35세에 청력을 잃었고 농문화의 구성원들과 의사소통하기 위해 수화를 배웠다.

6. 제한된 영어 능력(LEP)를 가진 환자가 의사를 만나기 위해 공공 의료기관을 방문했다. 이 병원은 연방 정부의 지원을 받으므로 환자가 도착하면 다음 중 무엇이 가능한가?

   a. 사회복지사가 환자가 처방 계획을 이해하도록 돕고 집에서 환자가 할 일들을 돕는다.
   b. 환자의 의료보험 양식
   c. 환자의 청력손실로 인해 제공되는 안내책자
   d. 통역사

7. 농 문화에 속한 성인이 언어 및 청각 전문가에게 요구하지 않는 서비스는 무엇인가?

   a. 통역 서비스
   b. ASL 교육
   c. 구직 인터뷰를 하기 전 의사소통전략 훈련
   d. 집에서 사용하기 위한 청각보조기기의 제공

8. 청능재활은 청력손실의 발생 과정 중 주로 어느 단계에서 시작되는가?

   a. 청력손실 전
   b. 청력손실의 출현 단계
   c. 진단
   d. 적응

9. Davidson 부인은 나이 드는 것을 걱정하고 있다. 그 이유는 원하지 않은 청각센터를 방문하고 청능사로부터 그녀의 청력손실을 확인받았기 때문이다. 이러한 불안감의 예는 무엇인가?

   a. 의사소통 장애
   b. 청력손실로 인한 심리적 결과
   c. 삶의 요인의 영향
   d. 청각재활 서비스를 찾는 데 들어가는 비금전적 비용

10. 언어 및 청각 전문가가 환자에게 더 나은 서비스를 제공할 수 있는 방법 중 하나는 무엇인가?
    a. 공동체에서 개최하는 문화 행사에 참여하고, 문화교류를 할 수 있는 사람과의 관계를 발전시킨다.
    b. 영업중심 접근법을 선택한다.
    c. 인공와우를 한 농 문화의 구성원들에게 더 좋은 서비스를 제공하는 법을 배운다.
    d. 전문 통역사가 된다.

부록 11-1

Cultural Competence Needed to Provide Culturally and Linguistically Appropriate Services to Persons Who Have Hearing Loss (adapted from ASHA, 2004, P. 153)

언어 및 청각 전문가는 청력손실이 있는 환자를 대상으로 확인, 평가, 처치, 그리고 관리에 영향을 미칠 수 있는 문화적, 언어적 차이에 민감해야 한다. 이것은 다음과 같이 관련 지식과 기술을 포함한다.

- 효과적인 서비스를 제공하는 데 있어서 개인의 믿음과 편견의 영향
- 환자의 인종, 민족적 배경, 삶의 방식, 신체적/정신적 능력, 종교적 믿음/습관, 전통의 존중
- 환자가 서비스를 받는 것에 영향을 미칠 수 있는 전통, 습관, 가치, 믿음의 영향
- 청력손실의 확인, 평가, 처치, 관리에 관한 동화 및 수용 과정의 영향
- 특정 문화적, 언어적 공동체로부터 환자에게 서비스를 제공하는 데 있어서 언어 및 청각 전문가의 교육/훈련의 한계에 대한 인식
- 환자의 가치나, 가정 문화에 위배되지 않는 적절한 중재와 평가전략 및 자료
- 상담에서 알게 된 가치를 환자의 가치와 일치시키기 위한 환자와 환자 가족과의 적절한 의사소통
- 예를 들어, 문화 자료 제공자와 같이 적절한 문화적, 언어적 전문성을 가진 다른 서비스 제공자와의 도움이나 상담의 필요
- 그들의 특정 공동체 사회와 서비스가 공동체 사회에 전달되도록 하는 조정 과정들의 영향에 관한 자료를 제공하는 것을 포함해서 환자를 옹호하고 환자에게 힘을 주는 일의 중요성

CHAPTER 12

성인을 위한 청능재활 계획 Aural Rehabilitation Plans for Adults

개요

이 장에서는 성인을 대상으로 하는 환자중심의 청능재활 계획 수립에 필요한 일반적인 전략에 대해서 살펴볼 것이다. 청능재활 과정은 수많은 중재들 간의 조정이 필요하며, 이러한 서비스들은 개인의 이득을 최대화하는 방향으로 통합된다.

청능재활 서비스는 이를 제공하는 국가나 주를 포함해서 의료보험의 지원, 구성 및 제공 방식 등의 많은 변수에 영향을 받는다. 예를 들어 미국에서는 대체로 개인이 청능재활 서비스 비용을 부담하고 스칸디나비아 반도에서는 정부가 대부분의 비용을 지원한다(Gatehouse, 2003). 미국 의료보험의 일부는 보청기 구입 시 전액이나 일부를 지원해 주며 나머지 보험들은 해당사항이 없다. 청능재활 서비스 모델의 장소와 제공 방식은 다양하지만, 청능재활 계획의 구성요소들은 (1) 평가 (2) 정보전달 상담 (3) 계획 수립 (4) 실행 (5) 수행 평가 (6) 사후관리와 같은 여섯 가지의 일반적 범주로 분류할 수 있다(그림 12-1).

평가

청능재활 계획의 첫 번째 단계는 환자의 (1) 청각 손상, (2) 청각관련 어려움, (3) 개인적 요인을 평가하는 것이다. 앞장에서 언급한 바와 같이, 평가는 이 환자가 누구인가(예: 개인이 속한 문화와 성별; 개인이 속한 생애 주기의 단계), 환자의 청각 및 대화상의 요구는 무엇인가(예: 보청기가 필요한 사람인가?), 환자의 생태학적 관심은 무엇인가(예: 직업이 있는가? 있다면 직장에서 요구되는 의사소통은 어떤 것인가?) 등의 고려사항들을 포함한다. 환자의 경제적 상황과 심리사회적 적응에 대한 평가도 포함된다. 예를 들어, 보청기를 구입할 여력이 있는지와 보청기를 사용하려는 동기가 있는지를 평가하는 것이다.

그림 12-2(in the spirit of Hyde & Riko, 1994)은 평가 단계를 개념화하는 한 방법을 보여준다. 이 그림은 청능재활의 초기 단계에서 결정되어야 할 사항들의 개요를 순서대로 제시하고 있다. 네모 안의 사항들은 각 단계에서 반드시 결정되어야 할 내용들이다. 예를 들어, 청능사는 환자에게 청력검사와 어음인지검사를 권유할 수 있다(의사결정 트리는 왼쪽에서 오른쪽으로 진행되며, 해당 검사들은 첫 번째 네모에 해당한다). 그림에서 동그라미로 표시된 부분은 청력검사에서 환자의 수행력이나 특정 중재 결과와 같이 임상가가 통제할 수 없는 사항들을 의미한다. 평가 결과에 따라 특정 중재가 선택되거나 중재가 이루어지지 않을 수도 있다. 중재는 청능 및 어음인지 평가, 대화의 유창성, 청각관련 기능 장애, 심리사회적 적응 및 상담 요구에 대한

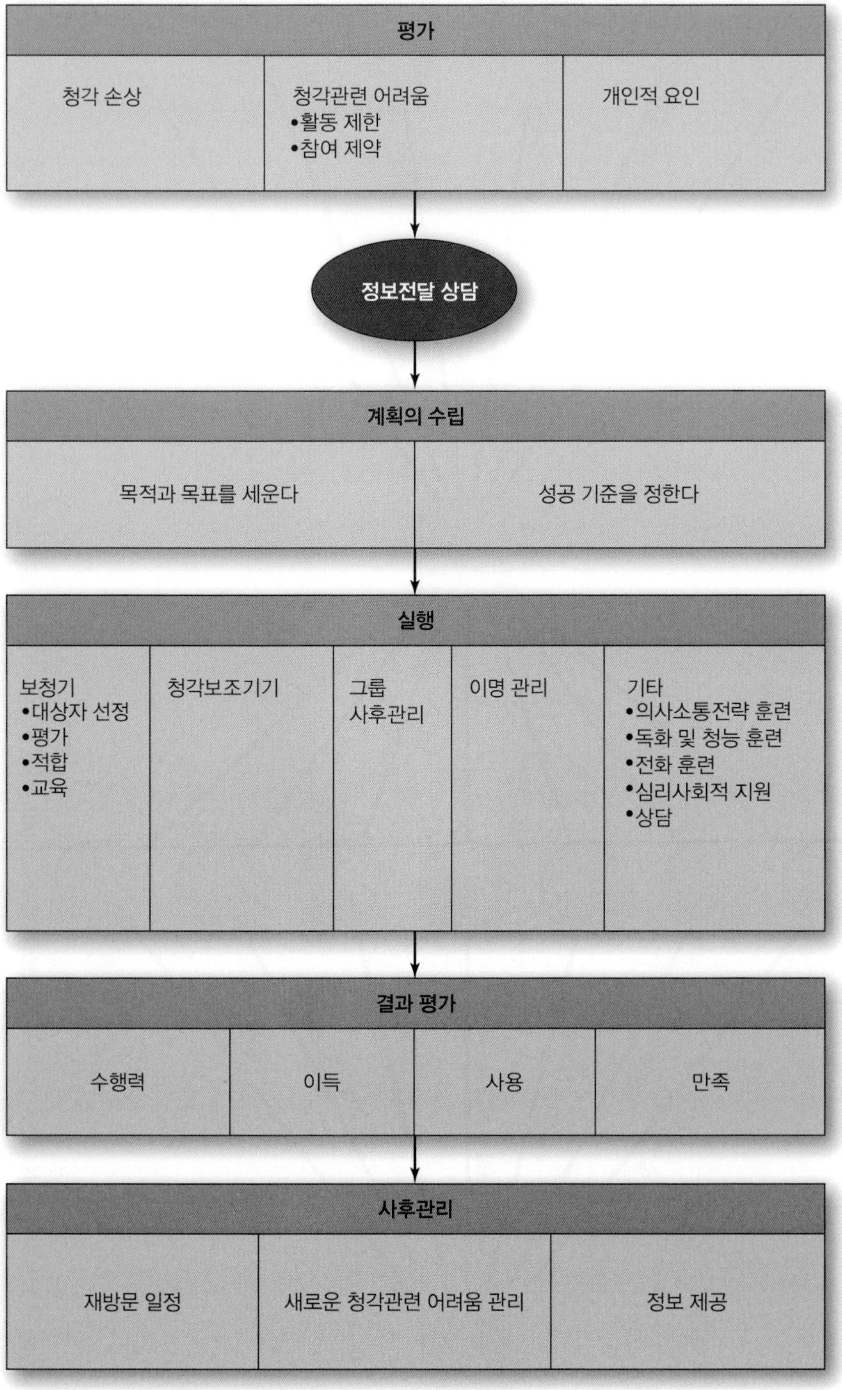

그림 12-1. 청능재활 계획의 단계

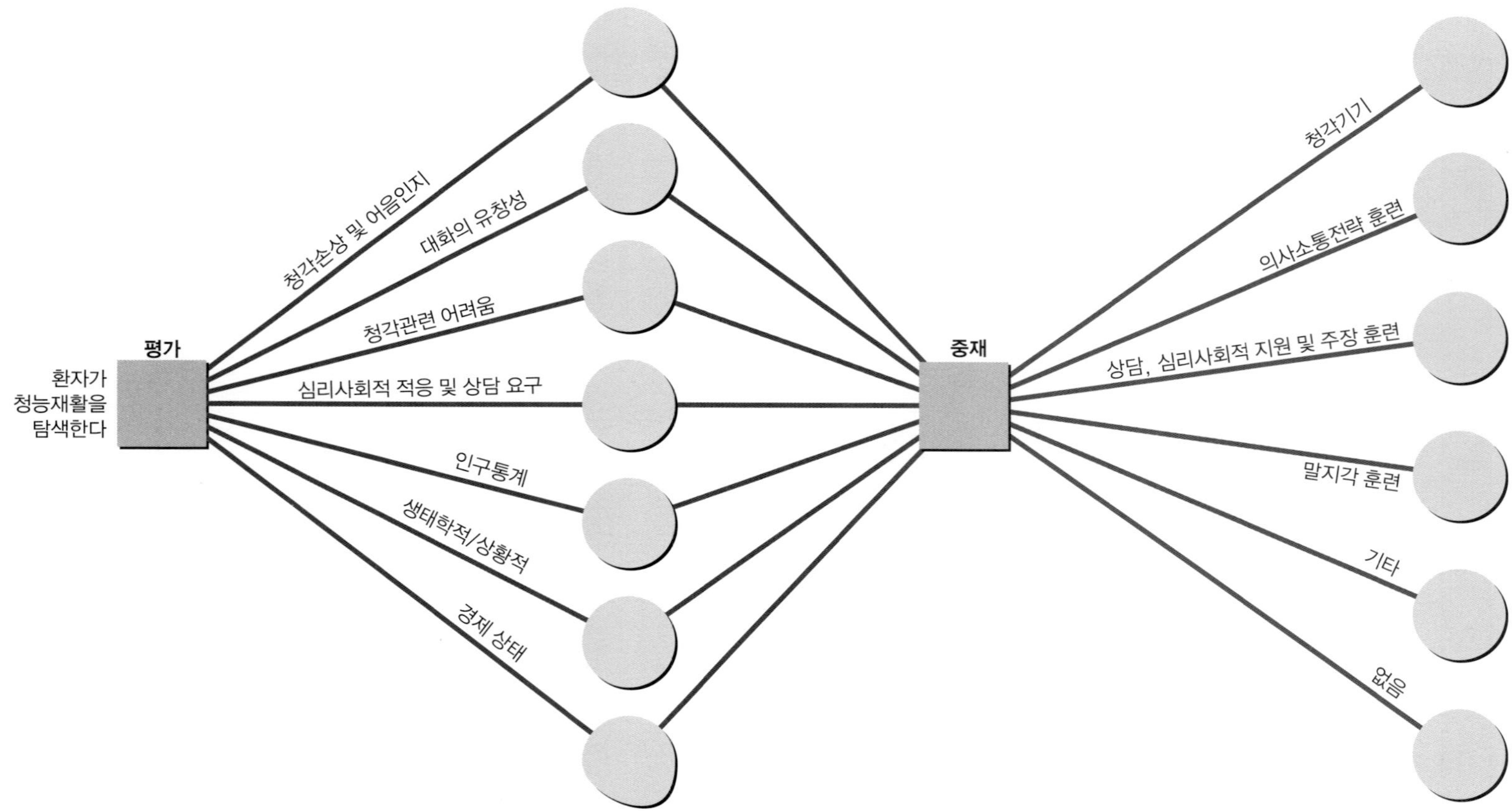

그림 12-2. 청능재활의 초기 단계에서의 의사결정 트리. 사각형은 결정이 이루어지는 단계를 나타내며, 동그라미는 임상가의 통제 밖에 있을 수 있는 일시적 계획의 한 지점을 표시한다.

결과에 의해, 또한 환자의 신원정보, 생태학적/상황적 의사소통 환경, 동기, 기대감 및 경제적 자금에 대한 환자의 보고에 의해 결정된다.

청각손상

청각손상의 정도, 발생 시기, 진행 및 원인(예: 감각신경성, 전음성, 혼합성)은 초기에 밝혀진다. 이 단계에서 환자의 청력도를 얻고, 어음검사를 진행한다. 어음검사는 환자가 어음자극을 얼마나 인지할 수 있는지를 각 조건(청각적 단서만 제시, 시각적 단서만 제시, 청각-시각적 단서 모두 제시)과 상황별(조용한 상황, 소음 상황)로 평가한다. 필요하다면 미로성과 후미로성 증상을 구별하기 위한 검사, 중이기능을 평가하는 검사, 전정기능 및 중추처리과정을 평가하는 검사들을 추가로 실시한다. 청력 평가는 다음과 같은 내용을 포함하도록 권장되고 있다(American Academy of Audiology, 2006, p.33).

- 종합적인 개인사 조사
- 순음검사, 어음검사, **중이검사(immittance)**를 통한 청력손실의 유형 및 정도 확인
- 불쾌음량수준 측정
- 이경검사 및 귀지 관리
- 의사의 치료/의뢰 필요성 또는 추가 검사의 필요성(청성뇌간반응, 전정기능 등) 결정
- 환자, 가족, 돌보미를 대상으로 검사 결과 상담 및 권고
- 증폭기 사용 대상자 선정 및 동기 평가
- 미국식품의약국(FDA) 기준에 의한 의학적 승인 결정

중이검사(immittance)는 중이를 통과하는 에너지 흐름과 관련한 용어이며, 어드미턴스(admittance), 컴플라이언스(compliance), 컨덕턴스(conductance), 임피던스(impedance), 리액턴스(reactance), 리지스턴스(resistance), 서셉턴스(susceptance)를 포함한다.

청각관련 어려움

1장에서 세계보건기구(WHO)의 국제 기능장애 건강분류(International Classification of Functioning, Disability, and Health, ICF; World Health Organization, 2001)에 대해 살펴본 바 있다. WHO-ICF에 의하면, 성인기에 발생한 청력손실의 부정적인 결과는 음조와 음량 크기의 변별 능력과 말소리 확인 능력의 제한 등 청각손상으로 인한 제한점들에 그치지 않는다. 성인기에 발생한 청력손실은 활동 제한과 참여 제약을 야기할 수도 있다. 평가 과정에서 활동 제한과 참여 제약을 초래하는 청각관련 어려움이 밝혀질 것이며, 이것이 청능재활의 목표로 향하는 원동력이 될 것이다.

청각관련 어려움은 설문지, 자기 보고서, 구조화 또는 비구조화된 인터뷰 및 의사소통 상호작용을 통해 평가할 수 있다. 평가 목적 중 하나는 환자가 가정, 직장, 공동체 환경에서 경험하는 청각관련 어려움의 유형과 정도를 결

중요도(significance)는 청각관련 특정 어려움이나 의사소통상황이 환자와 얼마나 관련이 있는지를 반영한다.

기대감(expectation)은 보청기 착용 등으로 얻는 이점에 관한 환자의 태도를 말한다.

정하고, 청력손실이 일상생활에서 어떻게 활동 제한과 참여 제약을 가져오는지를 밝혀내는 것이다. 다른 목적은 환자가 가장 부담을 느끼는 부분을 확인하는 것이다. 청각관련 어려움은 열악한 대화 유창성, 심리사회적 적응 문제, 전화 의사소통과 같은 특정 상황에서의 듣기문제 등을 포함한다. 임상가는 청각관련 어려움을 확인하는 과정에서 각 상황에 대한 환자의 **중요도(significance)**와 **기대감(expectation)**을 면밀히 살펴야 한다.

청능재활 계획의 수립에서 가장 효율적이고 효과적인 첫 단계는 환자로부터 정보를 수집하는 것이다. 주요 목표는 환자가 가진 문제점 중 본인이 가장 중요하게 여기는 것을 확인하여 중재의 목표로 삼는 것이다. 임상가는 초기 인터뷰를 시행하는 과정에서 청능재활 프로그램에 참가하려는 환자의 열의 수준을 파악할 수 있다. 또한 인터뷰를 통해 의사소통문제에 대한 환자의 자각 수준을 높이고, 환자 스스로 그 문제를 해결하려는 동기를 갖게 할 수 있다.

인터뷰는 비구조적이거나 구조적일 수 있다. 다음은 비구조화된 질문의 예이다:

- 가정/직장/사회에서 경험하는 의사소통 어려움은 어떤 것입니까?
- 다른 사람이 당신의 듣기 문제를 지적한 적이 있습니까? 그들이 뭐라고 말했는지 말씀해 주시겠습니까?

다음은 구조화된 질문의 예이다:

- 당신은 전화기를 사용할 필요가 있습니까? 어떤 경우입니까?
- 당신은 경보 신호음(전화벨소리, 초인종소리, 알람소리, 아기 울음소리)을 탐지하거나 확인하는 데 어려움이 있습니까?

임상가는 가정, 직장, 여가 및 공동체 활동에서 경험하는 의사소통의 어려움에 대한 정보를 얻기 위한 질문을 범주별로 구성한다. 예를 들어, 청능사는 가정환경에 관한 질문을 할 때 주로 누구와 의사소통하는지, 구체적인 의사소통 문제점은 무엇인지, 청각보조기기가 적절하게 사용되는지에 대한 여부를 묻는다. 어떤 경우에는 환자에게 보기 중에서 하나를 선택하게 하는 것이 대답의 유형을 분류하는 데 도움이 된다. 예를 들어, "청력손실 때문에 TV 시청이 어렵습니까?"라는 질문에 환자는 "항상", "때때로", "드물게", "전혀 아니다" 중 하나를 고를 수 있다.

직장환경을 살펴보는 질문들은 직장의 물리적 환경, 개인이 수행하는 특정 업무 및 현재의 청각관련 문제점들을 묻는 것이어야 한다. 이러한 정보는 적절한 청각기기, 소음으로부터 청력을 보호할 필요성, 고용자/피고용자 교육의 필요성 등을 고려할 때 중요하다. 직장환경에 관한 질문의 예로, 어디서 일하십니까?(예: 공장, 사무실, 건설현장, 영업현장), 당신의 근무환경은 어떻습니까?(예: 시끄러운 곳, 넓은 공간, 조용한 곳, 작은 사무실), 당신은 전화사용에 어려움이 있다고 생각하십니까? 등이 있다.

다른 성인들과 마찬가지로, 청각장애인들 사이에서도 사회적 활동에서의 선호도가 매우 다양하게 나타난다. 조용한 일대일 상황을 선호하는 사람이 있는가 하면, 그룹으로 활동하는 것을 좋아하거나 콘서트나 강의와 같은 사회행사에의 참여를 선호하는 사람도 있다. 청능사는 사회적이지 못한 사람들이 사회활동을 기피하는 이유가 그런 활동을 좋아하지 않아서인지 아니면 활동이 불만족스러울 만큼 의사소통의 어려움을 경험해서인지 파악하려고 할 것이다. 후자인 경우에는 청능재활 활동에서 목표로 삼을 수 있는 구체적인 지시가 필요하다. 사회활동에서의 문제점을 고려한 질문의 예로 "여가시간에 무엇을 하십니까?"(예: 영화 보러 가기, 저녁 모임 가기, 브릿지 게임하기), "듣기 어려움 때문에 사회활동을 중단한 것이 언제부터인지 기억하십니까?" 등이 있다.

숙련된 임상가는 환자가 편안함을 느끼도록 하면서 정보를 탐색할 수 있다. 예를 들어, 어떤 사람이 "일을 할 때와 하지 않을 때, 제 청력이 미치는 영향이 어느 정도인지 모르겠어요."라고 이야기하면, 임상가는 "최근에 사무실에서 상대방의 말을 잘못 이해했던 경험을 들려주십시오."라고 요청할 것이다. 또한 임상가는 생각나십니까? 기억하십니까? 등의 표현을 사용하여 질문함으로써, 맞고 틀리고를 떠나서 구체적이고 사려 깊은 대답이 나오도록 격려한다.

인터뷰와 더불어 사용되는 구조화된 질문법은 듣기환경과 의사소통 어려움에서 환자가 중요하다고 생각하는 우선순위를 확인하는 효과적인 수단임이 증명된 바 있다. 이러한 구조화된 질문법의 예가 *Client Oriented Scale of Improvement* (*COSI*; Dillon et al., 1997; 이 장의 끝에 있는 참고 자료에 제시됨)이다. 평가 도구로 개발된 COSI는 전반적인 청능재활 계획을 안내하는 데에도 사용될 수 있다. 중재 초기에 환자는 원활한 의사소통이 이루어지길 바라는 상황을 다섯 개까지 지정할 수 있다. 환자는 다섯 가지 상황들을 중요도 순으로 열거하게 되며, 그 상황들을 가능한 구체적으로 기록하도록 독려받는다. 중재가 끝나면, 환자는 처음에 기록한 사항들을 재검토하면서 각 상황에 대해 (1) 청능재활 시작전 전과 비교하여 얼마나 개선되었는지, (2) 중재를 통해 의사소통이 가장 수월해진 점은 무엇인지를 알게 된다.

어떤 환자는 COSI 기록지의 첫째 줄에 다음과 같이 기록했다. "제가 가장 자주 겪는 어려움은 시끄러운 방에서 이해하는 것과 이해받는 것입니다." 임상가가 더 구체적으로 기술해 달라고 요청하자, 환자는 다음과 같이 덧붙였다. "저는 클럽에 가는 것을 좋아하기 때문에 클럽에서 잘 듣기를 원합니다. 저는 특히 금요일 밤에 퇴근 후 클럽에 가는 것을 좋아합니다." 이러한 구체적인 정보는 중재에 대한 더 나은 정보를 제공하며 수행 결과를 평가하는 데 도움이 된다. 환자는 둘째 줄에 "저는 전화 듣기에 어려움이 있는데, 특히 근무 중에 사람들이 제 주위에서 말을 하면 듣기가 더 힘듭니다."라고 기록했다. 기록지가 완성되었을 때, 환자는 스스로 의사소통이 더 효과적으로 이루어지길 바라는 특정 상황들이 있음을 알게 되었다. 즉, 환자는 자신에게 청력손실과 관련된 기능장애가 있음을 인식하였다. 이렇게 해서 환자는 의사소통 요구에서 중요한 것부터 순서대로 청능사에게 전달하였다. 중재 후 적절한 적응기간(약 3개월)이 지나면 환자에게 중재 초기에 기록한 것을 수정하게 하였다. 또한 "향상됨"과 "최종 능력"이라는 두 가지 평가 등급을 사용해서 청능재활의 중재 효과와 지속적인 주의가 필요한 잠재적 영역을 표시하게 하였다. 중요한 점은 환자 본인이 스스로 개별화된 중재 프로그램을 받고 있다는 사실에 대한 인식이 향상되었다는 것이다. 구조화된 질문들을 활용하는 다른 평가도구인 *Glasgow Hearing Aid Benefit Profile* (*GHAB*; Gatehouse, 1999)은 환자의 우선순위를 확인하기 위해서 유사하게 구조화된 접근법을 사용한다.

개인적 요인

개인사와 인터뷰는 환자의 연령, 심리적 안정감, 청각관련 어려움, 생활 요인들과 같은 개인에 대한 정보를 알려 준다. 미국청각학회(2006)는 개인사에 "인지, 환자의 기대감, 동기, 위험을 감수하려는 의지, 적극성, 손 조작 능력, 시력, 증폭기 사용 경험, 건강 상태, 이명, 직업상 요구 및 지원시스템의 존재 여부" 등을 포함시킬 것을 제안하면서 비청각적인 요구들을 평가하기 위한 지침을 제시하고 있다(p. 34). 이러한 정보들은 초기 평가 단계에서 다뤄지긴 하지만, 계획을 수립하고 시행하는 과정에서 재차 고려될 것이다.

정보전달 상담

정보전달 상담(10장)은 청능재활의 전 과정에 걸쳐 일어나고 진행된다. 보청기 조작법을 배우거나 청각검사를 받을 때 환자는 무슨 일이 일어났는지, 왜 일어났는지에 대한 관련 정보를 전달받을 것이며, 청능재활 계획의 특정 단계와 연관되는 듣기와 의사소통 관련 정보에 대해서도 전달받게 될 것이다.

정보전달 상담은 주로 평가나 청각기기 적합 전후로 이루어진다. 초기 상담 회기에서 다루게 될 주제들에는 평가에 대한 요약, 기대감, 태도 및 동기에 대한 논의, 청각기기 고려, 헌신, 비용, 말지각 및 의사소통전략 훈련과 같은 비기술적인 중재법이 포함될 수 있다. 그림 12-3은 정보전달 상담 회기가 환자의 청각관련 어려움에 대한 논의에서부터 문제해결 방안까지 진행되는 과정을 도식화한 것이다. 상담 회기가 진행되는 동안 임상가는 환자의 우선순위, 청능재활 계획에 참여하려는 의지 및 기대감에 대한 정보를 얻을 것이다. 예를 들어 환자가 증폭기의 이득에 관한 비현실적인 기대감을 품고 있다면—이는 드문 일이 아니다—, 증폭기 착용 결과에 만족하지 못할 수도 있다.

초기 정보전달 상담 중에 임상가는 청력 및 어음인지검사 결과를 설명하고 특정의 의사소통 문제들을 해결할 수 있는 방안에 대해서도 이야기한다. 임상가가 상담을 어떻게 진행하는지는 환자의 개인사, 인터뷰, COSI, 또는 환자가 작성한 다른 자기-평가도구로부터 어떤 정보를 얻었는지, 또한 환자의 지식수준과 성격에 대해 얼마나 알고 있는지에 일정 정도 좌우된다. 예를 들어 환자의 개인사를 수집하는 동안 환자가 청력손실이 의심된다고 말한다면, 청능사는 이러한 환자의 의심을 확인시켜 주면서 상담 회기를 시작할 수 있다. 전기공학기사에게 청력도를 설명할 때 사용되는 언어는 소설가에게 설명할 때와 다를 것이다. 어떤 환자들은 가능한 한 빨리 정보를 얻기를 바

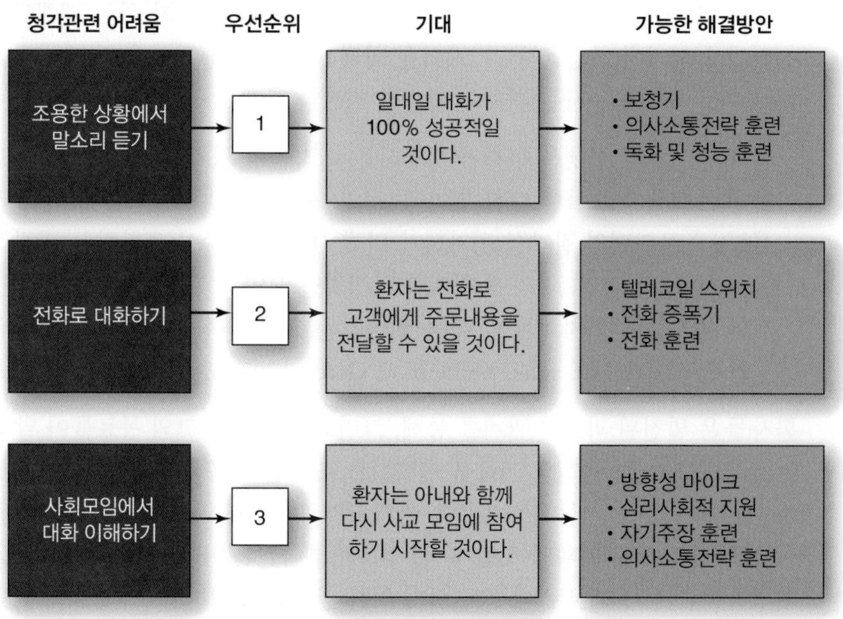

그림 12-3. 정보전달 상담 회기의 진행과정을 도식화한 그림. *Modeled after Gatehouse (2003, p. 2S79).*

라고(예: 환자는 청력손실의 정도에 대해 알게 되자마자 "이제 어떻게 하면 되나요?"하고 묻는다.), 반면에 어떤 환자들은 정보에 대해서 깊이 생각해 보려고 더 많은 설명을 요청할 것이다(예: "지금 제가 생각해 봐야 할 것이 너무 많습니다. 당신이 준 자료를 읽고 딸과 이야기한 후에 다시 오겠습니다. 제가 가진 청력손실이 어떤 유형이라고 하셨나요?").

환자에게는 전문용어를 과도하게 사용하지 않고, 그가 처리할 수 있는 만큼 또는 한 번에 처리하길 원하는 만큼의 정보를 제공하는 것이 중요하다. 또한 청능사는 환자와 이야기할 때 사려 깊어야 한다. 예를 들어 환자가 전문가에게 오는 것을 부담스러워하는 경우에 "맞습니다, Jones씨. 당신 아내는 심각한 청력손실이 있습니다."라고 말하는 대신에, 청능사는 세심하게 배려하는 말투로 "저는 Jones 부인이 사람들을 두고 왜 항상 웅얼거리며 말한다고 생각하는지 이해할 수 있습니다. 부인의 청력검사 결과, 부인은 누가 이야기하는지는 알 수 있지만, 말소리의 많은 부분은 듣지 못하실 수 있습니다."라고 말하고 나서 하강형 고주파수 청력손실이 어음인지에 미치는 영향에 대해 설명하면서 상담을 진행할 것이다.

청능재활 계획 수립

다음 단계는 청능재활의 효율을 높이는 포괄적인 전략을 개발하는 것이다. 청능재활 전략은 개개인의 요구에 대한 고려사항, 특정한 연습에서 제공되는 것의 활용 가능성, 계획의 구체적인 부분까지 이행하고자 하는 개개인의 능력이나 의지에 바탕을 둔다. 계획을 실행하는 것뿐만 아니라 전략을 개발하는 과정에서 청능사는 환자와 활발한 파트너 관계를 맺게 된다.

> 전략의 개발과 실행은 환자가 경험하는 어려움의 인지, 확인 및 기술; 재활 프로그램 목표들에 대한 협의 및 정의; 중재전략의 확인, 평가, 선택 및 실행; 프로그램의 결과를 평가하기 위해 사용된 기준을 포함하는 바람직한 수행 결과 정의; 결과에 기여한 긍정적인 요인과 부정적인 요인 확인; 재활 프로그램이 치료실 밖 활동에 미치는 효과, 영향 및 결과에 대한 평가와 관련이 있다(Gagné, McDuff, & Getty, 1999, p. 48).

환자들은 발전된 파트너 관계를 통해, 그리고 Gagné와 그의 동료들이 말하는 소위 문제해결 중심의 전략을 실행함으로써 맨 처음 전문가의 도움을 찾아 나서게 만들었던 듣기 어려움을 완화시킬 수 있다. 특정 목표들이 설정됨에 따라 청능재활 계획의 수립 및 실행이 이루어질 것이다. 이러한 목표들을 확정하는 것은 듣기 문제를 해결하기 위한 전략을 분명히 하고, 중재의 효율성을 평가하기 위한 기준을 제공한다.

McKenna(1987)와 Gagné et al.(1999)은 청능재활의 목표를 설정하기 위한 지침을 다음과 같이 제시하였다.

> 특정 목표는 아래와 같은 내용을 확인함으로써 설정되어야 한다.
>
> - 개인이 추구하는 목표
> - 중재 프로그램에 참여하는 개인의 역할과 책임감
> - 개별화되고 세분화된 목표가 참가자의 표현된 요구, 의지 및 능력을 감안하여 달성될 수 있는 조건들
> - 목표 달성 여부를 평가하는 데 사용되는 기준
> - 목표 달성에 걸리는 시간 (p.49)

수립된 목표들은 환자의 특정 문제에 직접적으로 반응하도록 되어 있다. 예를 들어, 환자가 사각테이블에서 진행되는 전문 회의에서 듣기에 어려움이 있다면, FM 장치를 사용하도록 권하고, 환자가 회의에 참여하는 일은 적지만 일대일로 서로 대화하는 데 어려움이 있다면, 이러한 어려움을 완화하도록 보청기 사용을 권할 것이다. 또한 계획에 따라 환자들을 평가하기 위한 성공 기준과 수단을 확립해야 할 것이다.

실행

이 부분에서 우리는 보청기 및 청각보조기기의 제공, 이명 관리법, 전화 훈련 등을 포함하는 청능재활 계획의 실행에 관해서 다룰 것이다. 이전 장(예: 4장, 6장, 9장, 10장)의 내용인 의사소통전략 훈련, 심리사회적 지원과 주장 훈련, 청능 훈련과 독화 훈련 등을 포함한 청능재활 계획에 관한 내용을 다루게 될 것이다.

보청기

청능사는 청능재활 계획에서 보청기 제공을 포함할 것인지의 여부에 대해 먼저 환자가 적절한 대상자인지를 결정한다. 만일 환자가 청각적 기준을 충족시킨다면, 청능사는 보청기 평가를 실시하고 보청기 적합과 교육을 제공한다. 보청기의 적절한 사용패턴을 설정하는 것은 청능재활 계획에서 중요한 목표가 될 것이다.

대상자 선정

보청기를 사용하려는 동기는 매우 중요함에도 불구하고 대상자를 결정할 때 자주 간과된다. 비록 지난 몇 십 년 동안 보청기의 수요가 증가했지만, 정

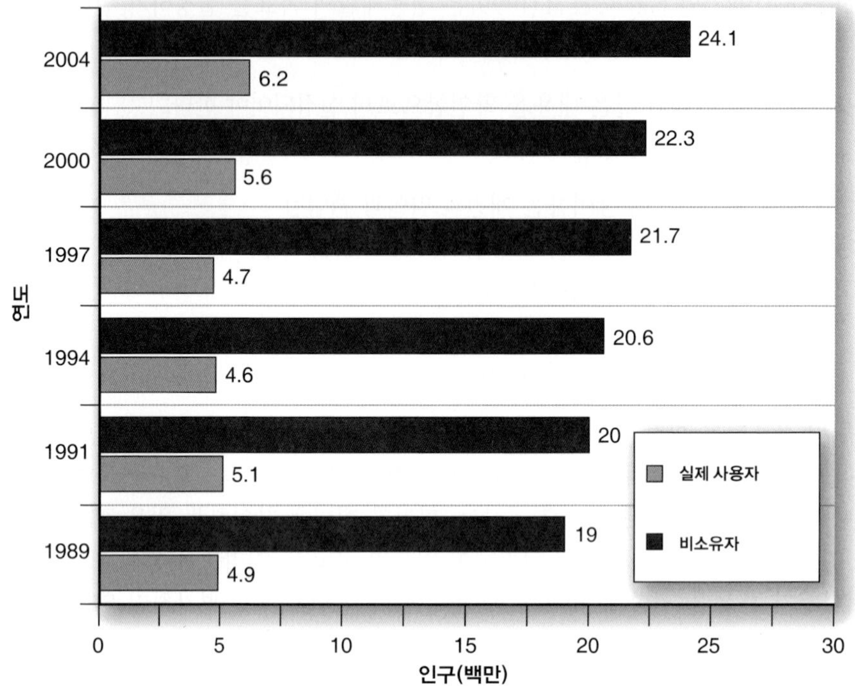

그림 12-4. 1989~2004년 동안 보청기를 "실제로" 사용하는 사람과 보청기를 소유하지 않는 사람의 인구 비교. Kochkin은 보청기를 1년에 최소 한 번밖에 사용하지 않는 사람도 실제 사용자 인구에 포함시켰다. *Modeled after Kochkin (2005, p. 18).*

작 청력손실이 있는 많은 사람들은 보청기를 구입해서 도움받는 것에 관심이 없다(그림 12-4). 미국에서 청력손실이 있는 약 3,150만 명의 사람들 중 약 24%만이 청각기기를 소유하고 있다(Kochkin, 2005a). 일반적으로, 청각기기 구입에 영향을 미치는 동기들은 다음과 같다.

- 점점 심해지는 청력손실에 대한 자각
- 가족 구성원들의 권유
- 청능사 또는 이비인후과 의사와 같은 임상 전문가의 권유

미국노인협회(National Council on the Aging)는 50세 이상의 성인 2,300명을 대상으로 보청기 착용에 방해가 되는 요인들을 조사하였다(National Council on the Aging, 1999; 유사한 연구 결과는 Kochkin, 2007 참조). 응답자의 절반이 보청기 구입비용이 가장 부담된다고 하였고(그림 12-5 참조) 약 20%는 보청기 착용이 그만큼의 가치가 없을 것이라고 생각했으며, 착용에 따른 사회적 낙인이 염려된다고 하였다. 흥미롭게도 대부분이 "내 청력은 그리 나쁘지 않다.", "보청기의 도움을 받지 않아도 될 것 같다."라고 응답하

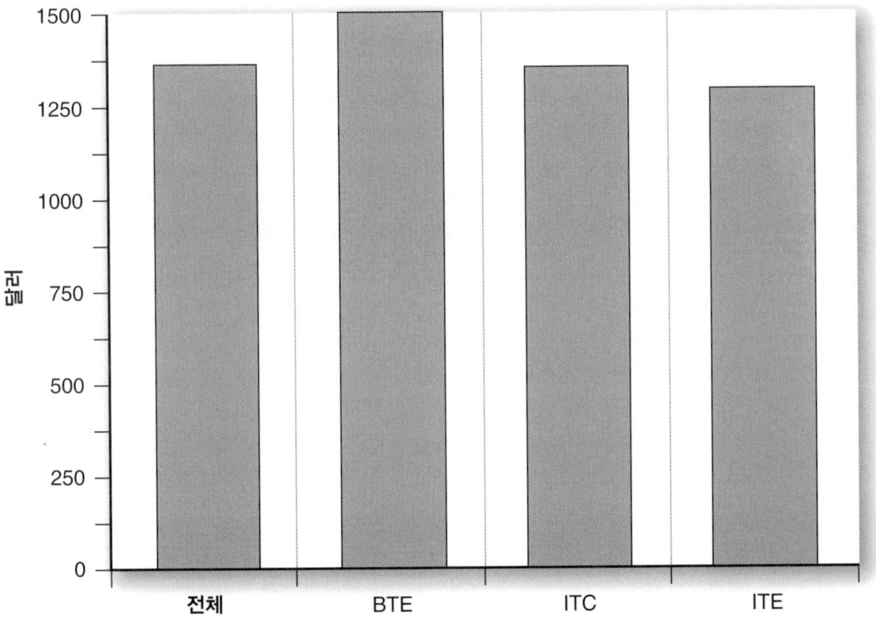

그림 12-5. 2004년 보청기 종류에 따른 평균 구입 비용 비교(BTE = behind-the-ear; ITC = in-the-canal; ITE = in-the-ear). *Modeled after Kochkin (2005, p. 22).*

였으며, 3분의 1은 "(보청기가) 내가 가진 특정한 문제에 도움될 것 같지 않다."라고 응답하였다.

기대감은 대상자 선정에서 고려하는 사항이다. Jerram & Purdy(2001)는 기대감과 청력손실에 대한 적응, 그리고 이 두 가지 요인과 보청기 착용 결과 간의 상관성을 조사하였다. 연구조사 결과, 새 보청기를 하루에 더 오랜 시간 동안 착용하는 사람들은 심지어 보청기를 받기도 전에 청력손실에 대한 수용이 더 높았으며, 착용 전 기대감도 더 높게 나타났다. 반면에 청력손실을 인정하지 않고 기대감도 낮은 사람들은 보청기 착용 시간도 짧았다. 청력손실의 수용과 보청기 착용 전 기대감을 통해 보청기 사용패턴을 예측할 수 있다는 사실은 환자의 동기 유발과 후속 상담이 중요함을 보여준다.

그림 12-6에 제시된 10단계 위계모델은 보청기 사용에 대한 현실적인 기대감을 갖게 하고 동기를 더욱 유발하는 계단식 과정을 보여준다. 다음의 10단계는 청능사의 다섯 가지 과제로 분류된다.

청력손실을 방치할 때 어떤 일이 생기는가?

청력손실을 방치하면 사회기능의 효율성 저하(Weinstein & Ventry, 1982), 심리적 웰빙의 감소(Dye & Peak, 1983), 자아존중감의 결여(Harless & McConnell, 1982), 삶의 질 감소(Dalton et al., 2003)를 포함한 부정적인 사회적 결과와 정서적 결과가 야기된다. 미국청각학회 특별자문위원회(Chisolm et al., 2007)는 보청기의 사용이 **건강과 관련된 삶의 질(HRQoL)**에 어느 정도 영향을 주는지에 관해서 이미 발표된 실험결과들에 대한 체계적인 재검토를 실시하였다. 이러한 실험들에서 환자의 건강 상태가 그들의 일상생활 기능과 **웰빙(well-being)**의 주관적인 인식에 영향을 주는지를 조사하였다. 위원회는 보청기의 사용이 삶의 질을 향상시키고 성인의 감각신경성 청력손실의 심리적, 사회적, 정서적 영향을 감소시킬 수 있다고 결론지었다(Kricos, Erdman, Bratt, & Williams, 2007 참조).

건강과 관련된 삶의 질(Health-related quality of life (HRQoL))은 개인이나 그룹에 의해 경험된 웰빙에 관한 건강 상태의 영향을 말한다: 생리현상, 기능, 사회활동, 인지, 감정, 힘, 활력, 건강인식, 일반적인 삶의 만족도를 포함한다.

웰빙(well-being)은 신체적인 면(예: 건강, 고통과 질병에 대한 보호)과 심리적인 면(예: 스트레스, 걱정, 기쁨)을 모두 포함하는 무형의 개념으로, 아주 좋은 상태를 뜻한다.

청능사의 과제	단계	환자의 단계
교육	1.	청력손실의 특성을 이해하기
	2.	보청기를 통해 도움을 받을 수 있는 것과 그렇지 않은 것을 이해하기
가치 변화	3.	보청기 착용은 노화의 신호가 아님을 인식하기
	4.	보청기 사용을 고려하기
태도 변화	5.	적절한 보청기 타입에 대해 알아보기
	6.	보청기 사용에서 얻는 혜택이 보청기에 대한 금전적 비용과 비금전적 비용을 상회함을 인식하기
환자의 행동 촉진	7.	보청기를 구입하기 위한 단계들을 이해하기
	8.	보청기 구입하기
사용패턴의 확립	9.	보청기 시험 착용하기
	10.	적절한 사용 지속하기

그림 12-6. 처음 보청기를 사용하는 성인의 동기를 확립하는 모델

1. **교육:** 보청기를 성공적으로 사용하기 위해서는 자신의 청력손실 정도를 명확히 이해하고, 청력손실을 의학적으로 되돌릴 수 없음을 인지하고 있어야 한다. 또한 의사소통의 문제를 관리하는 방법들과 보청기의 혜택 및 한계점을 이해할 필요가 있다.
2. **가치 변화:** 환자는 보청기 때문에 사람들이 자신을 평가절하하지 않으리라는 믿음이 있어야 한다. 즉, 다른 사람들은 환자가 늙었거나 결함이 있다고 여기지 않을 것이다. 환자는 보청기가 의사소통의 어려움을 감소시킬 수 있으며, 자신의 삶과 관련이 있음을 인식하게 될 것이다. 이 단계에서 현재의 신념을 두고 논의할 수 있다.
3. **태도 변화:** 청능사는 적절한 보청기 타입에 대해 환자와 논의하고 환자가 선호하는 타입을 물어본다. 또한 보청기 구입과 관련된 금전적 및 비금전적 비용에 대해서도 논의한다. 환자는 보청기 사용으로 얻는 혜택이 비용을 능가한다는 사실을 믿게 될 것이다.
4. **행동:** 청능사는 보청기 구입과 관련된 절차를 설명한다. 환자는 이에 따라 보청기 평가와 보청기 적합을 받는다.
5. **사용패턴의 확립:** 일단 환자가 보청기를 착용했어도 청능재활 과정이 완료된 것은 아니다. 환자는 보청기의 사용패턴을 수립하고 보청기가 제대로 작동하는지 계속해서 확인할 것이다.

> "처음 보청기를 사용하거나 보청기를 구입하려고 마음먹은 사람들은 스스로 문제가 있음을 자각했기 때문이다. 이러한 자각에서 비롯되는 동기는 흔히 가족과 친구의 영향을 받으면서 생긴다."
> Sergei Kochkin, Executive Director of the Better Hearing Institute in Alexandria, Virginia
> (*Kochkin, 2007, p. 48*)

보청기 평가

환자가 일단 보청기의 도움을 받으려는 동기가 확립되고 대상자로 선정되면 보청기 평가를 받게 된다. 청능사는 주로 처방절차에 따라 보청기의 적절한 전기음향학적 전략들을 선택한다. 이득의 양이 처방되면, 손실이 많은 주파수에 이득을 많이, 손실이 적은 주파수에는 이득을 적게 제공한다. 또한 불쾌음량수준(LDLs)을 측정한 후에 최대음압수준(maximum sound pressure level output, SSPL-90)을 결정한다.

보청기 평가가 이루어지는 동안 청능사와 환자는 보청기의 종류를 결정하는데 청력손실 정도, 외이도 크기, 삽입과 취급의 편의성, 미용적 측면, 편안함, 텔레코일이나 방향성 송화기와 같은 특별한 기능에 대한 요구와 환자의 개인적 선호가 고려된다. 만약 청능사가 심도의 감각신경성 청력손실이 있는 환자를 위해 귀걸이형(BTE) 보청기가 가장 적절하다고 결론지었지만 환자는 미용상의 문제로 눈에 보이는 보청기의 착용을 단호히 거부한다면, 청능사는 귀걸이형 대신 귓속형(ITE) 보청기를 권유할 수 있을 것이다.

보청기 적합과 오리엔테이션

보청기를 선택하고 주문해서 받게 되면, 환자는 보청기 적합과 오리엔테이션을 위해 청능사를 재방문하게 된다. 보청기의 전기음향학적 검증은 보통 적합 전에 보청기의 작동 여부를 확인하기 위해 시행한다. 보청기를 환자 귀에 착용시킨 후, 실이측정을 통해 보청기의 상태를 평가하며 소리의 강도를 측정하기 위해 플라스틱 튜브에 부착된 소형 마이크를 외이도에 위치시키고 보청기 착용과 미착용 시로 나누어 측정한다. 또한, 어음인지 수행력도 보청기 착용과 미착용 시로 나누어 측정한다. 마지막으로 보청기 사용자에게 음질에 대해서 묻는다. 청능사는 다음과 같이 질문할 수 있을 것이다.

- 제 목소리가 잘 들립니까? 소리가 자연스럽게 들립니까? 지금 들리는 말소리가 큽니까? 아니면 작습니까? 소리가 너무 작게 들립니까?
- 당신의 목소리는 어떻게 들립니까? 소리가 울립니까? 동굴이나 통 속에서 말하는 것처럼 들립니까?
- 주위 환경음은 어떻게 들립니까? 전화벨소리가 들리십니까? 당신의 발자국 소리는 어떻게 들립니까?

보청기를 소개하면서 작동법과 관리법에 대해서 간단하게 설명할 수 있다. 보청기를 청소하는 방법, 보청기 사용 중 발생하는 문제들을 해결하는 방법, 보청기를 켜고 끄는 방법 등을 포함한 내용들을 직접 시연해 보인다. 보청기를 처음 사용하는 사람들은 기기관리를 위한 간단한 안내지침서를 제공받는다.

보청기에 전화사용 버튼이 있다면, 버튼을 누르고 전화기를 특정 부분에 위치시키는 연습을 한다. 전화사용 버튼이 없는 보청기라면, 보청기 마이크로부터 가까운 거리에 전화 수화기를 대는 연습을 한다. 환자는 보청기를 착용하고 빼는 방법과 볼륨을 조절하는 방법을 여러 번 연습해야 하고, 건전지를 교체하는 방법도 연습해야 한다.

환자가 처음 보청기를 착용하면, 다음과 같이 느낀다:

- 남들을 의식한다
- 불편하다
- "평상시"와 다르다

이러한 반응은:

- 정상이다
- "학습" 과정의 일부이다
- 일시적이다

(Clark & English, 2004, p. 127)

보청기 오리엔테이션을 통해 환자는 건전지의 구입 방법, 건전지의 가격, 건전지 사용기간 등의 정보를 얻게 된다. 또한 음향되울림(무엇인지, 왜 발생하는지, 어떻게 줄이는지), 적응(환자는 증폭된 말소리를 듣는 것에 익숙해져야 한다)을 포함하는 주제들과 보청기가 정상적으로 작동하지 않을 때는 어떻게 해야 하는지(집에서 보청기를 수리/점검하려면 어떻게 해야 하는지, 언제 다시 청능사를 방문할 것인지)에 관한 주제들도 오리엔테이션 내용에 포함된다. 부록 12-1은 보청기 오리엔테이션 회기에서 일반적으로 다루는 주제들에 대한 개요를 제시한 것이다.

종합적 보청기 오리엔테이션의 가치를 뒷받침하는 연구들에 따르면, 보청기 오리엔테이션을 받은 환자들은 보청기를 환불하지 않는 경향이 있었다

(Kochkin, 1999; Northern & Beyer, 1999). 또한, 보청기 오리엔테이션과 2시간 이상의 상담 과정을 거친 환자들이 높은 만족도를 보였다(Kochkin, 2002).

사용패턴의 확립

보청기를 착용하는 환자의 약 70%가 보청기를 통해 얻는 혜택에 만족감을 느낀다. 실제로 10명 중 9명은 1년에 적어도 한 번은 보청기를 착용하며, 보청기를 착용한 환자의 4명 중 3명은 하루에 적어도 4시간 이상 착용한다(Kochkin, 2005b). 보청기를 착용하지 않는 이유에 대해 몇몇 사람들은 보청기 착용 및 조작이 불편하거나 어렵고, 배경소음이 있을 때 말소리 듣기가 어렵다고 밝힌다. 어떤 사람들은 보청기를 통해 도움을 받을 수 있는 한계를 넘어서는 비현실적인 기대를 품고 있다가 결국 보청기를 착용한 후에 실망하게 된다. 또 어떤 사람들은 말소리가 너무 작거나 크다고 한다. 어떤 환자는 귓속형 보청기와 같은 한 종류의 보청기를 원하는데, 청능사는 해당 환자의 청력손실 유형에 비추어 귀걸이형 보청기가 적절하다고 판단하고 그것을 권한다면 환자의 입장에서는 만족하기 어려울 것이다(Mueller, Bryant, Brown, & Budinger, 1991). 보청기 사용자들이 보고하는 가장 일반적인 다섯 가지 문제점들을 어려움의 정도 순으로 나열하면 다음과 같다: (1) 소음 상황에서 멀리 있는 말소리 이해하기, (2) 특정 화자의 말소리 이해하기, (3) 소음 상황에서 말소리 이해하기, (4) 조용한 상황에서 멀리 있는 말소리 이해하기, (5) 일반적인 상황에서 말소리 이해하기(Takahashi et al., 2007). 그림 12-7은 보청기 구매 후 환불한 237명을 대상으로 그 이유를 조사한 결과이다(Kochkin, 2007).

성인이 **보청기를 사용하는 패턴**은 적어도 세 가지 방법으로 기술할 수 있다(그림 12-8). 종일 보청기 사용자는 보청기 사용시간을 점점 증가시켜 며칠 또는 몇 주 후에는 거의 하루 종일 사용한다. 일반적으로, 보청기를 거부하는 사람들은 며칠 또는 몇 주 동안의 짧은 시범기간만 착용하고는 청능사에게 보청기를 반납하거나 서랍 속에 방치해 둔다. 어떤 사람들은 보청기 착용을 거부하지 않더라도 전 시간 사용하지는 않는다. 그들은 처음에는 보청기를 다양한 환경에서 사용하다가, 그 후로는 특정 상황에서만 사용하기로 결정한다. 간헐적 사용패턴은 경험을 토대로 가장 잘 확립되기 때문에, 환자는 환자 본인이나 청능사의 추측에만 의존해서 어느 상황에서 보청기가 유용할 것이라 결정하기보다는 직접 다양한 상황에서 보청기를 착용해 본 후 사용패턴을 결정하게 된다.

보청기 사용패턴(hearing aid use pattern)은 보청기 사용자가 보청기를 착용하는 시간, 상황 및 장소를 말한다.

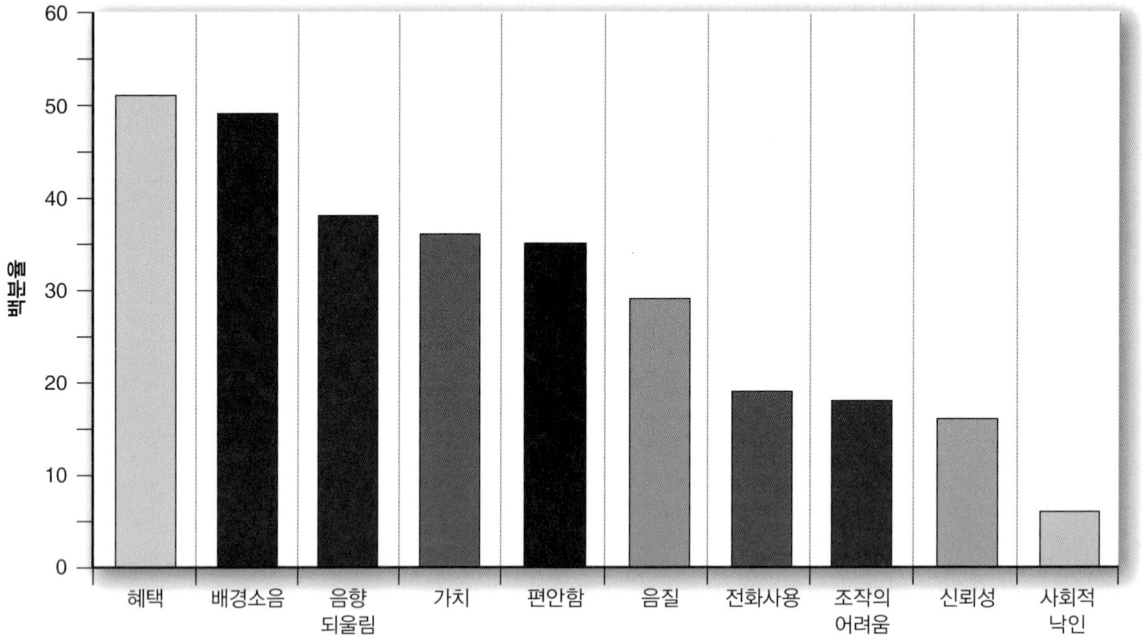

그림 12-7. 환자들이 보청기를 환불하는 일반적인 이유(n = 237)

사후관리를 위한 그룹형 오리엔테이션

보청기를 처음 사용하는 환자들은 때로 보청기 구입 후에 사후관리를 위한 그룹형태의 오리엔테이션에 참여할 것이다. 보청기 오리엔테이션에서 제시된 보청기 관리와 사용에 관한 정보가 다시 반복되고, 보청기 조작과 전화사용에 대한 연습이 제공된다. 다른 주제로는 의사소통전략, 듣기, 독화 등의 내용이 포함된다. 부록 12-2에 네 개 주에 걸친 75개 지역의 HEARx 네트워크 청각센터에서 성인 청능재활 그룹 수업을 위해 사용하고 있는 수업 계획서의 예가 세 가지 제시되어 있다(Beyer & Northern, 2000). 각 수업은 60~90분간 진행되며, 환자의 가족 구성원들도 참여하도록 권장된다.

사후관리를 위한 그룹형태의 오리엔테이션은 보청기를 처음 사용하는 환자만 참여해야 할 이유가 없다. 유경험자라도 신기술이 적용된 새로운 보청기를 사용할 때 종종 재교육이 필요하다. 부록 12-3은 뉴욕 주의 Albany 병원 청각센터에서 개발한 보청기 재교육 과정을 제시한 것이다. 이 센터는 지난 25년 동안 8,600개 이상의 보청기를 판매하였으며, 3% 미만의 반납률을 보이고 있다(Wayner, 2005).

인공와우

성인을 위한 청능재활 계획에서 가장 중요한 것은 인공와우 이식일 것이다.

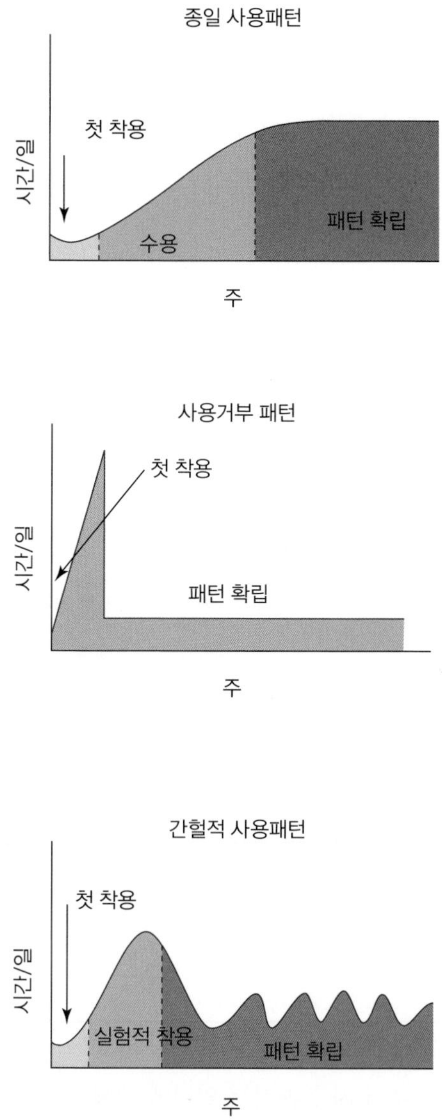

그림 12-8. 처음 보청기를 사용할 때 나타나는 사용패턴

고심도 난청 성인들은 인공와우 이식 대상자로 고려된다. 인공와우 서비스 제공 과정은 일곱 개의 구성요소를 포함한다. 각 요소들은 초기 상담, 시술 전 상담, 공식적인 평가, 수술, 착용 및 매핑, 사후 평가 및 공식적인 청능재활을 포함하며, 표 12-1에 요약되어 있다. 환자는 이 단계들을 거치는 동안 병원 코디네이터, 청능사, 의사 및 심리학자 등의 인공와우팀 구성원들과 상호작용하게 된다(인공와우와 성인에 대한 종합적인 개요에 대해서는 Pedley, Giles, & Hogan, 2005 참조).

표 12-1. 인공와우 이식 과정의 7단계

단계	기술	권고 사항
초기 상담	병원 코디네이터가 환자에게 인공와우와 그 대상에 대한 일반적인 정보를 제공한다. 환자는 인공와우센터에 방문 예약을 잡는다.	a) 환자는 인공와우 제조사의 설명서와 같은 정보를 제공받는다. b) 환자는 와우시술의 대안과 센터의 절차 및 정책에 대한 설명을 듣는다.
와우시술 전 상담	환자는 인공와우 전문 청능사로부터 대상자, 이점, 책무, 비용 등에 관한 구체적인 정보를 얻는다.	a) 환자는 와우를 통해 듣게 될 음질, 성공률과 실패율, 유지 및 관리에 관해서 배운다. b) 환자는 인공와우의 모양을 보고 그것이 어떻게 작동하는지를 배우게 된다.
공식적인 평가	환자는 청각학적, 의학적 종합 평가와 때로는 심리평가도 받는다.	a) 청각학적 검사는 일반적으로 순음청력검사, 어음청각검사(보장구착용 상태에서의 어음인지검사 포함), 이음향방사검사 등을 포함한다. b) 이과적 평가는 수술에 부정적인 영향을 끼칠 수 있는 모든 고려사항들(와우 기형, 중이염 등과 같은)과 일반적으로, 내이와 측두골의 CT 촬영을 포함한다. c) 심리학적 평가는 우울증과 같은 고려사항과 현실적인 기대감의 여부도 확인한다.
수술	인공와우 전문 의사가 와우이식술을 통해 내부장치를 이식한다.	a) 수술 시간은 약 2~3시간 정도 걸린다. b) 합병증은 드물게 나타나며, 일시적 어지럼증이나 이명 등이 나타날 수 있다.
착용 및 매핑	청능사는 환자에게 외부장치를 착용시키고 맵(map)을 만들며, 장치의 관리와 유지에 대해 설명한다.	a) 보통 수술 부위가 아물고 나서 착용 및 매핑을 시작한다. b) 외부장치가 환자에게 착용되고 맵(MAP)이 저장된다.
사후관리	어떤 문제가 있는지를 파악하고, 환자에게 인공와우의 신기술을 소개한다.	a) 환자는 처음 일년 동안, 정기적으로 여러 번 방문하며, 그 후로는 일 년에 최소 한 번씩 방문한다. b) 간헐적인 신호나 안면 자극, 음질의 변화, 소리의 끊김, 비정상적인 작동이나 소리의 탐지 등이 고려해야 할 문제에 포함된다.
청능재활	환자는 청능 훈련, 의사소통전략 훈련, 독화 훈련, 심리사회적 지원 등을 받는다.	a) 청능 훈련은 환자가 새로운 전기 신호음을 해석하는 법을 배우는 데 필수적이다. b) 심리사회적 지원은 환자가 스스로 들을 수 있는 사람임을 재확인하는 것을 돕는다.

인공와우 초기 상담부터 사후관리는 일년에 걸쳐 진행되며, 환자가 인공와우센터에 연락해서 자신이 적합한 대상자인지 문의하는 것으로부터 시작된다. 환자는 의사, 청능사, 뉴스, 지인 등을 통해서 인공와우에 대해 알게 되었을 것이며, 병원 코디네이터는 환자의 초기 방문 때 필요한 정보들을 제공한다.

시술 전 상담 회기는 초기 방문 후 또는 공식적인 평가 후에 이루어진다. 여러 번의 상담 회기가 진행되는 동안 인공와우 전문 청능사는 인공와우와 시술 후 관리에 대한 정보를 제공한다. 청능사는 인공와우 착용 후 결과에 대해 이야기함으로써 환자가 현실적인 기대감을 갖도록 돕는다. 예를 들어 많은 인공와우 환자들이 소음 상황에서 말소리 듣기에 어려움을 겪을 것이고,

그들 중 몇 명은 음악 감상에 큰 어려움이 있을 것이다. 인공와우 환자의 수행력 수준은 다양하다. 인공와우 이식 후 어떤 환자들은 소리를 인식하는 수준을 겨우 넘는 반면, 어떤 환자들은 별다른 노력 없이도 전화를 사용할 수 있다.

공식적인 평가를 통해 대상자를 선정하게 되는데, 청력, 이과 및 일반적인 건강 상태, 심리적 상태 등의 평가가 포함된다. 인공와우시술 대상자로 선정된 환자는 수술 일정을 잡게 된다. 수술은 2시간에서 3시간 정도 소요되며, 적어도 하룻밤은 병원에 입원해야 한다. 의사는 수술을 통해 내부장치를 유양돌기에 이식하고, 전극을 와우 내에 삽입한다.

환자는 수술 부위가 아물면 인공와우센터를 재방문하여 외부장치 착용 및 매핑을 받게 된다. 외부장치를 부착시키고 환자가 편안하게 들을 수 있도록 조정한다(그림 12-9). 청능사는 신호음이 전극 배열의 각 전극에 전달되도록 어음처리기의 자극 파라미터를 조정한다. 맵은 T-레벨, C-레벨, 문제가 있는 전극의 "플래그 처리" 또는 끄기 등으로 구성된다. 환자는 어음처리기를 켜고 끄는 법, 건전지 교체 및 충전법, 기기 문제해결법, 전화기 사용법 등을 포함하는 기기 조작법을 교육받는다.

사후관리 방문은 첫 일 년 후 보통 일 년에 한 번씩 이루어진다. 청능사는 인공와우가 적절하게 작동하고 있는지 체크하고, 장치에 관한 새로운 정보를 제공한다.

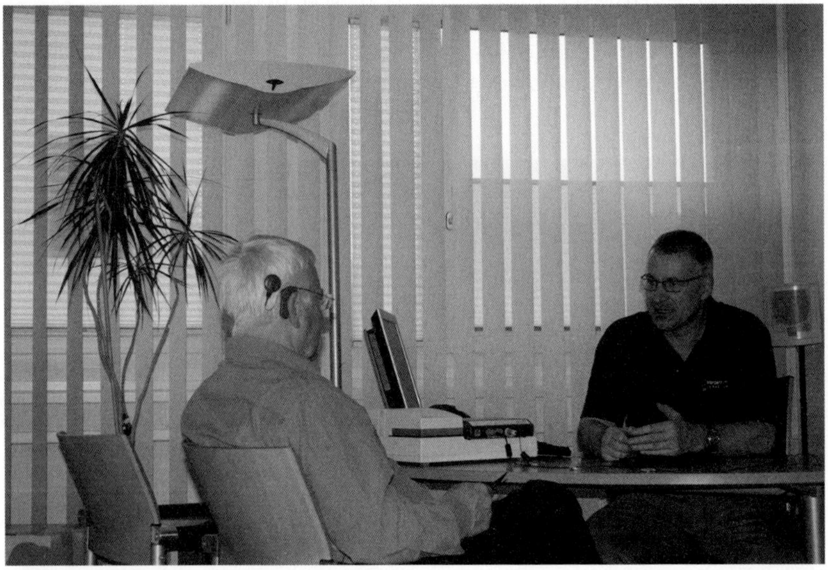

그림 12-9. 인공와우 착용. 환자는 수술 부위가 아물면 인공와우 착용을 위해 인공와우 센터를 재방문한다. *Photograph courtesy of MED-EL Corp.*

청능재활은 보통 형식적인 청능 훈련을 포함하는데, 왜냐하면 환자의 청각적 기억을 일깨우고, 새로운 전기자극의 신호음과 환경음 및 말소리를 서로 연관시키는 방법을 배워야 하기 때문이다. 청능 훈련에는 인쇄된 책의 내용을 오디오를 통해 귀로 듣는 동시에 눈으로 따라 읽도록 하는 등과 같은, 치료실과 집에서 하는 듣기 훈련을 포함한다. 때때로 지원 상담은 환자로 하여금 자신이 소리를 듣게 됨으로써 새로운 삶이 열렸음을 재확인시켜 주기 때문에 유익하다. 독화 훈련뿐만 아니라 의사소통전략 훈련과 그룹 오리엔테이션 역시 적절할 수 있다.

청각보조기기와 기타 보조기기들

청능재활 계획은 종종 청각보조기기의 제공을 포함한다. 사람들은 청각보조기기를 보청기나 인공와우와 함께 쓰거나, 또는 보청기나 인공와우 대신 사용할 수 있다. 다양한 보조기기의 필요성은 청력손실의 정도, 조용한 상황 및 소음 상황에서의 말지각 능력, 사회·직업적 요구, 보청기와 청각보조기기를 사용하려는 동기와 관련되어 있다. 아마도 보조기기에 대한 가장 보편적인 요구는 전화기 증폭시스템 및 TV 시청과 관련될 것이다(그림 12-10).

임상가는 청각보조기기의 필요성을 평가할 때, 어떤 보조기기가 이러한 의사소통상황에 적합할지를 결정해야 한다. 표 12-2는 고심도의 청력손실이 있는 성인이 어떤 상황에서 경고용, 듣기용, 시각보조용 기기를 사용하는 것이 적절한지를 보여준다. 이러한 기본 틀 안에서 의사소통 상황들은 상호작용과 비상호작용으로 분류되고 경고신호의 요구들은 기본적인 것 또는 생활방식에 따른 특정한 것으로 분류된다.

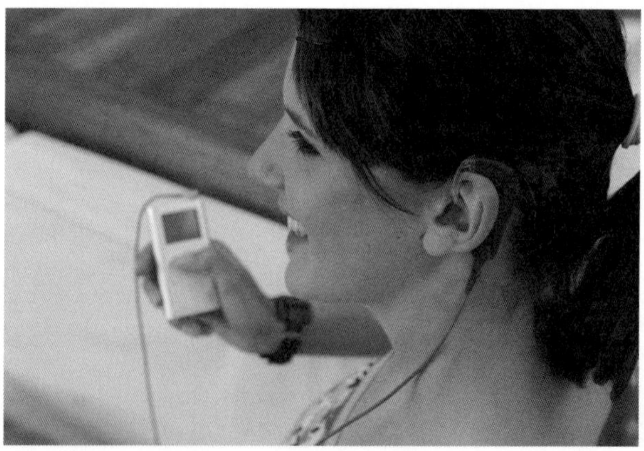

그림 12-10. 청각보조기기와 인공와우. 많은 환자들이 TV 시청 향상을 위한 청각보조기기를 요구한다. *Photograph courtesy of MED-EL Corp.*

표 12-2. 고심도 청력손실 환자에게 청각보조기기가 필요한 상황(adapted from Schum & Tye-Murray, 1995)

1. *기본 경보 신호음*
   - A. 화재 경보음
   - B. 초인종 소리/문 두드리는 소리
   - C. 전화벨 소리
   - D. 침입자 경보음
2. *생활방식-특별 경보 신호음*
   - A. 사이렌 또는 경적 등 차 소리
   - B. 알람시계 소리
   - C. 아이들/아기들 소리
   - D. 전자레인지나 세탁기 등의 가전제품 소리
3. *상호작용적 의사소통*
   - A. 일대일
   - B. 전화 통화
   - C. 집단
     1. 가정
     2. 직장
     3. 사회모임
     4. 회의
     5. 교실
4. *비상호작용적 의사소통*
   - A. 가정에서
     1. TV
     2. 라디오
     3. 스테레오
   - B. 직장에서
   - C. 공공장소에서
     1. 예배 등의 종교 의식
     2. 영화
     3. 콘서트
     4. 연극 공연
     5. 강의
     6. 전문가 회의
     7. 스포츠 행사
     8. 공항 터미널

어떤 전문가들은 환자의 요구를 파악하고 현재 사용 중인 청각보조기기에 대한 정보를 얻기 위해, 이 장의 말미에 있는 참고 자료에 제시된 체크리스트를 사용한다. 환자가 보청기나 인공와우를 사용한 후에 청능사는 개선되지 않은 문제 상황에 대해 질문하고 체크리스트를 통해 재검토한다. 문제점이 확인되면, 청능사는 환자에게 체크리스트의 평가 결과와 현재 환자가 사용하지 않는 보조기기 중 의사소통의 어려움을 줄이기에 적당한 기기를 설명할 수 있다.

청능재활 전략의 한 일환으로 청각보조기기의 사용을 권유할 때 고려해야 할 사항은 다음과 같다(Compton, 1995):

- **구입능력:** 기기의 가격은 어느 정도인가? 특히 환자가 최근에 보청기나 인공와우를 구입했다면, 구입능력은 청각보조기기를 권유할 때 고려해야 할 중요한 문제이다. 먼저 환자에게 듣기에 대한 요구에 대해 우선순위를 정하게 한 다음 그에 맞춰 가장 실용적이고 유용한 보조기기를 선택하는 것이 바람직하다.
- **신뢰성과 내구성:** 기기가 제대로 작동할 것인가? 계속 사용해도 문제가 없는가? 많은 제조사들이 보조기기를 생산하고 있으며 신뢰성, 품질, 내구성들은 매우 다양한 양상을 보인다. 그러므로 청능사는 청각보조기기를 권유할 때 특정 장치의 특성과 가격 사이에서 균형을 잡아야 한다. 신뢰성은 화재경보기와 같은 응급 알람 시스템에서처럼 안전을 염두에 둘 때 더욱 중요한 고려사항일 수 있다.
- **작동성:** 작동방법은 어느 정도 알고 있는가? 환자는 반드시 기기를 조작할 수 있어야 한다. 예를 들어, 환자는 건전지를 교체할 수 있어야 하며 기기를 작동할 수 있어야 한다. 때때로 형식적인 교육이 필요하다. 그러므로 환자는 훈련 회기에 참여하기 위한 시간과 인지적인(그리고 가능한 재정적인) 수단을 가지고 있어야 한다.
- **이동성:** 기기의 휴대성에 문제가 없는가? 어떤 경우에는 휴대성이 문제가 된다. 어떤 사람이 여행을 자주 간다면, 전화 증폭기를 주머니나 지갑에 넣어 손쉽게 가지고 다니고 싶을 것이다. 무선 수화기와 같은 증폭기는 이런 경우에 적당하지 않다.
- **호환성:** 기기를 보청기와 함께 사용할 수 있는가? 대부분의 경우 환자는 보청기를 늘 착용하며 다른 보조기기도 함께 착용할 것이다.
- **미용성:** 착용한 모습이 어떻게 보이는가? 어떤 사람들은 보조기기 사용을 의식할지도 모른다. 예를 들어, 무선 FM 장치를 식당에서 사용하기는 어려운 일이다. 청능사와의 상담과 연습을 통해 미용상의 문제를 최소화할 수 있다.

환자는 청각보조기기 구매 완료 후에 일반적으로 다음과 같은 절차를 밟는다(Sutherland, 1995).

- 기기 사용 방법을 설명한다.
- 기기의 이점과 단점, 기능과 한계성을 제시한다.
- 기기의 작동방법과 설치방법을 설명한다.
- 기기를 점검하는 방법을 설명한다.
- 기기에 대해 가족 구성원들에게 설명한다.
- 질문에 대해 답변한다.
- 장애인 법령과 권리에 대해 설명한다.

이명재활치료

앞 장에서 언급한 것처럼, 이명 증상은 다양한 귀 질환과 관련이 있다. 이명과 관련된 질환으로는 중이염, 외이도의 과도한 귀지 또는 외부 이물질, 이경화증, 메니에르 병, 청신경 종양 및 큰 소리 노출에 따른 청각 외상 등이 있다. 이명은 종종 청력손실, 특히 소음성 청력손실을 수반한다. 또한, 이명은 빈혈, 혈관 기형, 동맥류, 두부 종양 및 경동맥 폐쇄증을 포함하는 심혈관 질환의 증상 중 하나이다. 이명은 청력손실보다 특정 질병에 수반되는 증상으로 나타날 수 있으므로 환자는 이명 관리 프로그램에 등록하기 전에 이비인후과 의사를 통해 그러한 가능성을 배제해야 한다. 특정 질병에 수반된 증상일 경우에는 의학적 처치 또는 수술을 통한 이과적 질환의 치료가 우선되어야 한다. 특히 이명이 한쪽에서만 들리는 경우에는 청신경종양의 증상으로 의심해 볼 수 있기 때문에 이비인후과 의사를 방문하는 것이 중요하다. 다른 이명 관리팀으로는 심리학자, 정신과 전문의, 신경과 전문의, 약리학 전문가, 영양사, 측두하악관절 전문가 및 바이오피드백 전문가 등이 있다(Sweetow, 2006).

이명접수인터뷰(tinnitus intake interview)는 환자의 이명에 대한 염려를 다루는 첫 번째 청각학적 단계이다. 인터뷰를 하는 동안 청능사는 다음과 같은 질문을 할 수 있다: 당신을 괴롭히는 이명이 무슨 소리로 들리십니까?; 이명이 어느 한 쪽에서 더욱 크게 들리십니까?; 이명이 언제, 어떻게 시작되었습니까?; 이명이 생긴지 얼마나 되었습니까? (Henry Zaugg, & Schechter, 2005, p. 26.)

환자는 표 12-3에 나와 있는 설문지 중 하나를 작성할 수 있다. 이명은 객관적으로 측정하기 어렵기 때문에 이명의 정도나 크기를 수치로 나타내기도 어렵다. 어떤 설문지는 개방형 질문으로 구성되어 있다(Tyler & Baker, 1983). 어떤 설문지는 다음에 제시된 것과 같이 정량적인 질문을 포함한다(예: Stouffer & Tyler, 1990).

- **위치:** 왼쪽 귀, 오른쪽 귀 또는 양쪽 귀에서 들리는가?
- **음의 높낮이:** 높낮이로 본다면, 고음인가? 아니면 저음인가?
- **연속성:** 이명이 항상 들리는가? 간헐적으로 들리는가? 어떤 특정한 때에만 들리는가?
- **구성:** 소리가 한 가지로 들리는가? 아니면 여러 가지 소리가 섞여서 들리는가?
- **유동성:** 이명이 한 가지 소리에서 다른 소리로 바뀌는가? 아니면 높낮이가 변하는가?

표 12-3. 개발년도순으로 제시된 이명을 평가하는 자기-보고 척도의 약어, 제목 및 저자 (adapted from Noble, 2000)

약어	제목	저자
TEQ	Tinnitus Effects Questionnaire	Hallam, Jakes, & Hinchcliffe, 1988
THQ	Tinnitus Handicap Questionnaire	Kuk, Tyler, Russell, & Jordan, 1990
TSS	Tinnitus Severity Scale	Sweetow & Levy, 1990
STSS	Subjective Tinnitus Severity Scale	Halford & Anderson, 1991
TRQ	Tinnitus Reaction Questionnaire	Wilson, Henry, Bowen, & Haralambous, 1991
TH/SS	Tinnitus Handicap/Support Scale	Erlandsson, Hallberg, & Axelsson, 1992
TSI	Tinnitus Severity Index	Meikle, Griest, Stewardt, & Press, 1995
THI	Tinnitus Handicap Inventory	Newman, Jacobson, & Spitzer, 1996
TCSQ	Tinnitus Coping Style Questionnaire	Budd & Pugh, 1996
TCQ	Tinnitus Cognitions Questionnaire	Wilson & Henry, 1998
(none)	The Tinnitus Intake Form	Jastreboff & Jastreboff, 1999

- **크기:** 큰 소리인가? 아니면 작은 소리인가?
- **이명을 극대화하는 조건:** 어떤 상황에서 이명이 더 심해지는가? (커피를 마신 후, 흡연 후 등)
- **괴로움 정도:** 이명으로 인한 괴로움을 전혀 느끼지 않는가? 혹은 많이 괴로운가? 아니면 그 중간 정도인가?
- **주의집중과 수면에 미치는 영향:** 이명의 영향이 미미한가? 아니면 심한가?
- **우울증:** 이명으로 인해 느끼는 우울함의 정도가 작은가? 아니면 심한가?

환자는 이명 관리 서비스에 등록하기 전에 아래에 기술되는 청각학적, 의학적 절차를 밟는다.

청각피로(tone decay) 검사는 역치에 가까운 연속음을 주어 음의 인식에 어떤 변화가 있는지를 시간 간격별로 모니터하여 청각적 적응을 검사하는 것이다. 비정상적인 적응은 후미로성(retrocochlear) 부위의 병변을 나타낼 수 있다.

- **청각피로(tone-decay) 검사** 등과 같이 병변부위를 확인하기 위한 검사를 포함하는 종합적인 청각학적 검사
- 귀지가 이명의 원인인지 확인하기 위해 시행하는 이경 검사

- 환자의 중이, 고막, 이관의 기능을 알아보고, 이명의 원인 중 하나로서 중이 내 소리전달을 방해하는 일종의 장애물 존재 여부를 확인하기 위해 시행하는 임피던스 검사
- 미로성 및 후미로성(후미로성은 와우와 뇌 사이에 병변이 있음을 의미한다)을 구별하기 위해 소리에 대한 중추청각체계의 반응을 기록하는 청성뇌간반응 검사(ABR)
- 안진추적(tracking), 시운동성(optokinetic), 두위안진(positional testing)과 같이 평형기능 검사에 눈동자가 반응하는 것을 기록하는 전기안진 검사(electronystagmography, ENG)와 전정기관이 환자의 상태와 관련이 있는지 여부를 판단하기 위한 회전의자 검사와 시추적 검사(pursuit tracking test)
- 종양이 내이도(internal auditory canal)에 존재하는지 여부를 확인하기 위한 두부 자기공명영상(magnetic resonance imaging, MRI) 촬영
- 혈관조영술(angiography)과 같이 심혈관 질환의 가능성을 알아보기 위한 혈관 연구들

청능사는 이명 평가도구를 조정해서 사용한다. 심리음향학적 측정절차를 이용한 검사는 전형적으로 이명의 높낮이와 강도 찾기, 이명이 들리는 위치, 최소차폐수준, 차폐 후 효과 등으로 이루어져 있다. 예를 들어, 최소차폐수준을 결정할 때 청능사는 헤드폰을 통해 백색소음을 제시하고 점점 강도를 높이며 환자에게 제시된 소음의 강도가 이명을 지각하지 못할 만큼 커졌을 때에 반응하도록 한다.

이명 증상을 완벽하게 치유할 수 있는 방법은 없지만 환자 스스로 이명을 완화시키거나 어느 정도 통제할 수 있게끔 돕는 다양한 방법들이 있다. 이를 위해 흔히 사용되는 방법들이 표 12-4에 요약되어 있다. 이러한 방법들에는 청각 신호음으로 이명 차폐, 전기적 자극, 이완요법 및 바이오피드백, 침, 상담, 허브추출액과 비타민, 수면제와 안정제를 포함하는 약물치료 등이 있다.

최근 몇 년간 주목받고 있는 치료법 중 하나는 이명재훈련(tinnitus retraining therapy, TRT)이다. 이것은 뇌가 신호음에 익숙해지도록 만들어 잠재의식 수준에서 이명을 걸러 냄으로써 이명을 의식적으로 자각할 수 없게 하는 뇌의 자연능력에 의존한 훈련이다. 사람들이 에어컨 소리나 냉장고 소음과 같은 외부 청각적 신호음에 자기도 모르게 익숙해져 소음의 존재를 의식하지 않을 수 있는 것처럼 이명을 무시하는 방법을 배울 수 있다. 이런 신경생리학적 접근법에서 환자는 상담을 받고, 그 후에 이명에 익숙해지도록 광대역 백색소음을 하루에 6시간 정도씩 12~18개월 동안 듣는다. 결국에는 이명

> "이명을 억제시킬 수만 있다면, 내 삶으로부터 이명을 근절시킬 수 있거나 내 삶에 미치는 과도한 이명의 영향을 줄일 수 있다면 나는 어떠한 방법이라도 마다하지 않겠습니다. 나와 같은 고통을 받고 있는 사람들은 청각학 연구자나 청능사에게 이렇게 말하고 싶을 것입니다. 자유를 향한 우리의 투쟁에 싸워서 이길 수 있는 새로운 무기를 주십시오. 우리는 무엇이든 하겠습니다."
>
> 미국 테네시주 Mountain Home 재향군인회 의료센터의 정신과 과장이며, 이명으로 고통받고 있는 George R. Brown 박사의 말 중에서 (*Brown, 2004, p. 53*)

표 12-4. 이명을 관리하고 통제하는 다양한 방법들(Vermon & Meikle, 2000; Wilson, & Henry, 2000)

이명치료방법	설명
이완 훈련	환자는 연속적으로 근육을 긴장시키고 이완시키는 운동을 통해 근육의 긴장을 감소시키는 법을 배운다. 스트레스가 원인인 이명에 중점을 두어 논의하고 집에서와 실전상황에서 스트레스 그리고 스트레스와 관련된 이명을 줄일 수 있는 이완요법을 사용한다.
바이오피드백	이 방법은 높낮이나 강도의 세기로 변하는 음과 같이 단순한 신호음으로 근육의 긴장이나 피부 온도를 변화시키는 이완 훈련의 한 형태이다. 이러한 신호음은 환자로 하여금 각성 수준을 조절하도록 돕는다.
인지치료와 상담	환자는 주의를 어디에 둘지 조절하는 방법 및 그들의 사고 내용을 변경시키는 것을 배운다. 예를 들어, 그들의 부적응적인 사고를 건설적인 사고로 바꾸고, 이명에서 자신의 주의를 돌리는 법을 배운다.
차폐장치	환자는 이명을 차폐하는 소리를 들려주는 차폐장치(귀걸이형)를 착용하거나 지속적으로 소리를 듣도록 라디오나 CD를 틀어 놓는다. 차폐음은 항시적인 음이기 때문에 무시하기가 쉽고, 환자가 차폐음 듣는 것을 결정하기 때문에 조건에 대한 통제력을 제공한다. 보통 차폐음의 높낮이는 환자의 이명의 높낮이와 같게 조정한다.
이명재훈련	TRT란 상담과 소리치료를 결합한 방법이며 상담하는 동안 다음의 세 가지 주요점이 고려되어야 한다. (1) 이명은 청각경로 내의 손상이나 기능 저하에 의해 생기는 청각체계에 의한 보상의 한 형태이다. (2) 이명은 감정적, 자발적 반응이므로 문제가 된다. (3) 뇌는 이러한 비정상적인 활동을 감소시키는 것을 배울 수 있다(Jastreboff, 2000). 소리치료를 하는 동안 환자는 여전히 이명을 들으면서 일정한 낮은 강도의 광대역소음도 듣게 된다. 소음발생기는 이명에의 적응을 촉진시키며, 이명으로 인한 고통스러운 경험을 반전시킨다.

이 여전히 존재하지만, 그들은 그것에 주의집중하지 않고 정서적 반응도 하지 않는다. 몇몇 환자들에게 이러한 치료방법이 효과가 있다는 증거들이 있다(Berry, Gold, Frederick, Gray, & Staecker, 2002; Jastreboff et al., 1996).

심한 이명으로 고통받는 사람들은 종종 자조(self-help) 단체에 가입하여 혜택을 받는다. 미국이명협회(American Tinnitus Association, ATA)는 많은 소그룹들을 포함하는 대규모 단체이다. ATA는 이명을 관리하기 위해 현재 사용되고 있는 기술과 문제점에 대한 정보를 환자에게 제공한다. 또한 워크숍, 지역모임, 세미나 등을 지원하여 환자들이 서로 간, 또는 전문가들과 상호작용할 수 있게 한다. ATA는 미국 대부분의 주에 있는 자조 단체를 지원한다. 이러한 자조 단체는 회원들에게 이명이 있는 다른 사람들의 경험과 해결방안을 공유할 수 있는 기회를 제공함으로써 고통에서 벗어나도록 돕고 새로운 희망을 갖도록 이끌어준다. 청능사는 이명에 관한 전문적인 지식과 이명에 대한 개인적인 경험들을 공유하는 그룹의 조력자로서의 역할을 수행한다. 자조 단체에 가입을 원하는 사람은 필요한 자료를 받기 위해 ATA(이 장의 끝부분인 부록 12-4에 주소가 제시되어 있음)에 연락할 수 있다(Reich, 2000).

Dancer(2001)는 조사에 응답한 청능사들이 가장 많이 사용하는 다섯 가지 이명 관리법에 대해 보고하였다. 주로 사용되고 있는 치료방법은 상담(64%), 차폐(51%), 지원 그룹(41%), 약물 치료(22%), 허브 추출액과 비타민(21%) 순이다.

이명환자를 위한 일반적인 상담 내용들

- 소음 노출을 피하라.
- 스트레스를 줄이라.
- 적당한 수면을 취하라.
- 술, 카페인, 담배 및 소금의 양을 제한하라.
- 일정한 배경소음을 유지하라.
- 이명으로부터 주위를 돌릴 수 있을 만큼 충분히 의미 있는 활동으로 바쁘게 생활하라.

(Henry, Dennis & Schechter, 2005, pp. 1219-1220)

이명으로 고통받는 모든 사람들이 알아 두어야 할 것

- 이명은 한 환자에게 유일한 것이 아니다.
- 이명은 정신이상이나 중병의 징후가 아니다.
- 이명은 청력손실의 징후가 아니다.
- 이명이 점점 심해진다는 증거는 없다.
- 이명은 통제능력의 부족으로 발생하는 것이 아니다.
- 수면을 잘 취하는 환자가 이명을 잘 관리할 수 있다.
- 이명은 실재하며, 상상이 아니다.
- 이명은 영구적일 수 있다.
- 이명에 대한 반응이 문제의 근원이다.
- 증상에 대한 반응은 관리 가능하고 조정할 수 있다.
- 이명이 미치는 영향력과 위협이 제거된다면 적응이 가능해진다.
- 인터넷을 멀리하라!

(Seetow, 2006)

전화 훈련

청능재활은 전화 훈련을 포함할 수 있다. 환자는 전화 통화를 용이하게 해주는 보조기기(예: 전화 증폭기) 또는 전화 어댑터가 있는 듣기장치를 이용하여 보다 효과적으로 전화를 사용할 수 있기를 원한다. 이러한 사람들 중에는 종종 이전에 오랫동안 전화를 사용해 본 적이 없는 채로 인공와우 이식을 받은 사람들도 포함된다. 오랫동안 전화를 사용하지 못했다면, 불안과 두려움을 극복하기 위한 도움이 필요하다. 성공적인 전화사용을 위해 특별히 고안된 몇 가지 훈련 프로그램이 있다(예: Castle, 1988; Erber, 1985; Wayner & Abrahamson, 1998).

전화 훈련은 유용한 팁을 논의하는 데서부터 시작할 수 있다. 예를 들어, 환자에게 다음의 문장을 연습하길 권고한다(Wayner & Abrahamson, 1998, p. 32).

- 저는 빠르게 말하면 알아들을 수 없습니다. 천천히 말씀해 주시겠습니까?
- 저는 목소리를 잘 구별하지 못합니다. 전화하시는 분이 누구시죠?
- 제가 정확하게 들었는지 말해 보겠습니다.
- 당신이 좀 더 부드럽게 말하면, 더 잘 이해할 수 있을 겁니다.
- 회의가 다음 일요일 7시라고 하셨나요?

처음에 환자들은 친숙한 대화 주제로 임상가나 가족과 같은 친숙한 사람들과 이야기하는 것을 연습한다. 의사소통 파트너가 신문이나 간단한 구문을 읽어주기도 한다. 연습을 통해서 대화는 점점 상호작용적이고 덜 구조화될 수 있다. 가령 청능사는 환자에게 은행에 전화해서 잔금을 확인하라고 하거나, 식당에 전화예약을 하도록 지시할 수 있다.

결과 평가

청능재활 계획을 실행하고 환자가 이득을 충분히 경험한 후에 그 성공 여부를 평가할 수 있다. 결과를 평가하는 일반적인 방법은 수행력의 직접적인 측정, 인터뷰, 수행력의 관찰, 자기-보고서와 설문지, 사용일지 등이 포함된다. 평가의 목표는 활동 제한과 참여 제약의 범위가 감소했는지를 확인하고, 부가적인 문제점이 남아 있는지를 알아보는 것이다. 수행 결과를 측정하는 가장 좋은 방법에 대한 보편적인 합의는 없다. 예를 들면, Humes(1999)는 환자에게 보청기를 제공하면서 평가 도구 접근법에 의한 평가가 이루어져야 하며, 보청기 착용 후에는 보청기의 이득, 만족도 및 사용시간에 관한 객관적, 주관적 측정을 포함한 어음인지 수행력을 측정해야 한다고 하였다. 반면에 Gagné(2003)는 결과 측정 도구들이 각 환자를 위해 명시되어야 한다고 제안하였는데, 이러한 측정들을 통해 중재의 목표로 확인된 특정 활동들에 개개인이 참여함으로써 발생하는 변화를 파악할 수 있어야 한다. 표 12-5는 후자의 관점과 일치하는 평가의 예를 보여주고 있다. 이러한 기능적 평가에서, 정보는 환자와 환자의 가족 구성원들과의 인터뷰 및 중재의 구체적인 목적을 개발하기 위해 객관적인 검사들로부터 얻게 되며, 또한 이러한 목적 달

표 12-5. 기능적 수행 평가의 한 예. 해당 환자는 보청기를 착용하였다(adapted from Heide, 2005, p.64).

적합 전

증상	활동 제한	참여제약
부주의	사람들에게 그가 무관심하다고 인식되는가	사회 상호작용의 상실
고립감	그룹상황에서 듣기 어려워하는가	놀이나 공적인 모임에 참석하지 않음

적합 후

활동	지각	수행 결과
대화와 그룹에 참여하기	사람들에게 그가 경청한다고 인식되는가	사람들에게 저녁 식사나 카드게임을 하자는 요청을 자주 받음
전화를 쉽게 사용하기	사람들에게 그가 전화로 쉽게 이야기한다고 인식되는가	지역단체의 연락책으로 지명됨

성의 여부에 관한 구체적인 정보는 보청기 적합 후에 얻을 수 있다(Heide, 2005).

숙련된 임상가가 환자와의 대화 및 관찰을 통해 계획이 잘 수행되는 정도를 결정하는 것과 같이, 결과 평가는 매우 비구조화되어 있다. 일례로 임상가는 환자가 성공적인 전화 사용이 가능한지, 다른 가족 구성원들이 편안하게 들을 수 있는 볼륨에서 TV 듣기가 가능한지, 또는 임상가나 배우자, 친구와 대화하면서 말을 유창하게 잘 구사하는지를 고려한다(Heide, 2005, p. 64). 반면에 결과 평가가 구조화된 특성을 따르기 위해서는 임상가가 정량적인 자료 수집을 통해 기록하는 과정이 요구된다. 한 조사에 따르면, 청능사 중 3분의 1만이 형식적인 결과 평가를 규칙적으로 시행한다고 보고하였다(Kirkwood, 1999).

평가는 다음의 네 가지 영역 중 어느 하나 또는 모두를 포함해야 하는데, 이들은 수행력, 이득, 사용 및 만족도이다(예: Meister, Lausberg, Kiessling, Von Wedel, & Walger, 2003). **수행력(performance)**은 환자가 청각기기를 통한 어음인지를 얼마나 잘 하는지(예: Cox & Gilmore, 1990), 또는 환자가 의사소통전략 훈련이나 주장 훈련 등의 다른 청능재활 서비스들을 받은 후에, 일상생활의 의사소통 상호작용에서 얼마나 잘 적응하게 되었는지를 말한다. 수행력은 어음인지검사들이나 *Gothenburg Profile* (Ringdahl et al., 1998) 등의 자기-보고서들로 평가된다. 비록 본래 *Gothenburg Profile*은 환자와 초기상담 시 사용하도록 고안되었지만, 수행 결과를 평가하는 도구로도 사용되고 있다. 질문의 구성을 간단히 살펴보면 다음과 같다. 당신이 집에서 어느 한 사람과 대화를 이어가기 어려운 경우가 있는가? 회의 중에 당신이 화자의 말이 잘 들리는 자리에 앉아도 말을 알아듣기 어려운가? 당신의 듣기 문제 때문에 새로운 사람들과의 만남을 주저하는 경우가 있는가? 대화 내용을 따라가기가 어려워서 사회적 모임을 피할 때가 있는가? 환자는 전혀 아니다 에서 항상까지 10점 척도로 답해야 한다.

수행력(performance)은 환자가 말소리 인지를 얼마나 잘 하는지를 말한다.

3장에서 언급한 바와 같이, 이득이란 보청기를 사용한 듣기 조건과 사용하지 않은 듣기 조건을 비교했을 때 향상된 것을 말한다. 이득은 보청기를 사용한 듣기 조건과 사용하지 않은 듣기 조건에서의 어음인지검사를 통해 평가하거나, COSI(참고 자료 참조) 또는 *Glasgow Hearing Aid Benefit Profile* (Gatehouse, 1999)과 같은 자가-보고 측정을 통해 평가한다. 만일 환자가 청능재활 프로그램의 일환으로 COSI 평가를 한 적이 있다면, COSI 평가를 재시행하여 이전에 기록된 환자의 기대감이 목표에 도달하였는지 그리고 청능재활이 수정 또는 확장되어야 할 필요가 있는지도 알 수 있다. *The Abbreviated Profile of Hearing Aid Benefit* (*APHAB*; Cox & Alexander,

1995)와 같은 보청기를 사용한 듣기 조건과 사용하지 않은 듣기 조건을 비교하는 질문들을 포함한 검사도구들도 있다. APHAB은 보청기를 착용했을 때와 착용하지 않았을 때, 다양한 듣기 상황에서 의사소통의 어려움 정도를 알아보는 24문항의 질문으로 되어 있다. 예를 들어, 환자에게 각 항목마다 7점 척도가 제시되며, 내가 사람이 붐비는 식품가게에서 점원과 이야기할 때 "나는 보청기 없이 대화 내용을 잘 따라간다," 또는 "나는 보청기를 착용하고 대화 내용을 잘 따라간다."라고 먼저 대답하도록 한다. 이득은 보청기를 사용한 듣기 조건과 사용하지 않은 듣기 조건에서 각기 보고된 어려움을 비교하여 계산한다.

환자가 보청기를 사용하지 않는다면, 보청기로부터 이득을 받지 못할 것이다. 3장에서 언급한 바와 같이, 보청기 사용은 사용빈도와 문맥상의 사용 모두와 관련이 있다. 예를 들어, 환자는 평상시 보청기를 얼마나 오랫동안, 그리고 어떤 상황에서 착용하는가? 비록 청각기기의 사용에 대해서는 일반적으로 평가하더라도 사용 영역에 대한 평가는 의사소통전략의 사용을 포함하여 확장될 수 있다. 가령 8장에서 제시한 일지는 의사소통전략 훈련에 참여하기 전후로 환자의 의사소통행위를 추적하기에 적절하다.

사용 일지 보내기

보청기 신규사용을 평가하는 간단한 방법은 환자가 작성한 사용 일지를 보는 것이다. 청능사는 7개 엽서에 각각 주소를 적어 우표를 붙이고 다른 한쪽에 날짜를 적어 매일 환자가 다음의 세 가지 항목, 즉 보청기 처음 착용 시간, 마지막 착용 시간 및 추가적인 메모를 작성하도록 한다. 환자는 매일 청능사에게 엽서를 보내고, 청능사는 카드에 빠진 내용이 있는지 확인한다.

사용 일지는 청능사가 환자의 초기 적응기간 동안 환자의 사용 상태를 모니터하기 위한 것으로, 환자가 보청기를 점점 더 많이 사용하는지, 다른 어려움은 없는지를 알 수 있다. 환자가 3일 넘게 보청기에서 "끼익" 하는 소리가 났다고 보고하면, 이 환자에게 보청기를 착용하는 데 어려움이 있음을 알 수 있으며, 필요하다면(2일 이상 문제점을 보고하는 경우) 문제를 해결하기 위해 다시 예약을 잡아 환자와 상의할 수 있다. Humes(2004)는 30일의 보청기 시험착용 기간 동안 휴대하기 편한 달력의 사용을 권하였다. 처음 보청기를 사용하는 사람들은 매일 사용하는 시간과 기기의 문제점들을 기록한다. 가능하다면 인터넷을 이용하여 보고하는 것도 좋은 방법이다.

3장에서 언급한 보청기에 대한 만족도는 수행 평가에 포함될 수 있으며, 환자의 현재 상황에 대한 만족도를 반영한다. 보청기에 대한 만족도는 이득과 분명한 상관관계에 있으며(예: Brooks & Hallam, 1998; Dillon et al.,

1997), 환자의 기대감에 영향을 받는다(Cox & Alexander, 2000). 보청기의 만족도 평가에 사용되는 자기-보고 측정법의 한 예는 *SADL* (Cox & Alexander, 1999)이며, 참고 자료에 제시되어 있다.

덴마크 코펜하겐에서 열린 Eriksholm Workshop에 참가한 국제 전문가 15명은 누구에게나 적용할 수 있고 사회적, 문화적 및 건강관리 시스템에 걸쳐 비교가능한 간단한 자기-보고 평가도구를 소개하였다. *International Outcome Inventory for Hearing Aids* (*OI-HA*)는 환자에게 보청기를 통한 수행력, 이득, 사용 및 만족도와 관련된 7개의 항목을 보고하도록 고안되어 있으며, 참고 자료에 제시되어 있다.

사후관리

청능재활 계획은 탄력적으로 진행되어야 한다. 새로운 문제가 발생하거나 중재가 성공적이지 못하다면, 계획은 조정되어야 한다. 환자들의 고충은 자주 바뀔 수 있음을 항상 의식하고 그에 따라서 필요시 청능재활 계획이 세밀히 조절되고 조정되어야 한다. **고충(predicament)**이란 청력손실, 상황, 태도, 적성, 생활방식, 의사소통행위 등을 포함한 환자에게 영향을 줄 수 있는 관련 변수들의 집합체를 말한다. 조용한 상황에서 말소리를 이해하기 어려운 환자가 청능재활을 원함에 따라, 청능사가 텔레코일이 있는 귀걸이형 보청기를 맞춰 준 경우가 그 예이다. 그 환자는 지금 보청기에 아주 만족하고 있고, 지난 3년간 사용하기를 꺼렸던 전화도 이제는 사용하기를 원하게 되었다. 이 환자는 전화사용 훈련 및 그와 관련된 의사소통전략을 포함한 청능재활을 받고 싶어 한다. 이러한 상황은 청능재활 계획이 변화하는 환자의 요구에 따라서 조정되는 것을 보여주는 한 예이다.

고충(predicament)은 "질병, 손상, 기능장애, 환경, 요구, 자원, 태도, 행동 등을 포함하는 고객의 상태 및 상황과 관련된 변수들의 집합체"이다. (Hyde & Riko, 1994, p. 351)

그림 12-11은 해당 환자의 상황을 그래프로 제시한다. 환자는 청능재활을 받기 전, 조용한 상황에서 더 효과적으로 대화할 수 있기를 원했다. 청능재활 중재 후, 환자는 보청기를 사용하게 되었고 의사소통전략 훈련을 받았으며 결과적으로 이제는 친구, 가족들과 더욱 성공적으로 대화할 수 있게 되었기 때문에 중재가 환자의 생활방식에 영향을 주었다고 할 수 있다. 이러한 영향은 전화사용을 할 수 있다는 희망과 확신을 주었고 전화사용과 관련된 의사소통문제를 해결할 수 있다는 희망도 주었다.

사후관리가 정기적으로 이루어짐에 따라 임상가는 환자에게 메일을 통해서 자료를 제공하거나 환자의 만족도와 보청기 증폭은 어떤지에 대한 내용을 물어보기도 한다. 이메일을 통한 의사소통은 효과적이며, 청력손실 및 재활과 관련된 인터넷 채팅방의 사용도 유용하다. 일반적으로, 환자들은 일 년

환자가 매년 정기적으로 방문시 청능사는 다음과 같이 시행한다:

- 청력을 모니터한다.
- 청력에 변동이 있다면, 보청기를 재조정한다.
- 이구전색의 여부를 확인하기 위해 이경검사를 실시한다.
- 환자에게 도움이 될 만한 자료에 대해 설명한다(예: 의사소통전략 훈련).
- 보청기에 있는 이물질 등을 제거한다.
- 보청기가 기능상 잘 작동하는지 점검한다.
- 보청기 보증기간을 설명한다.
- 보청기와 연관된 새로운 사항들에 대한 정보를 제공한다(예: 연방법).

(*adapted from Hampton, 2005, p. 79*)

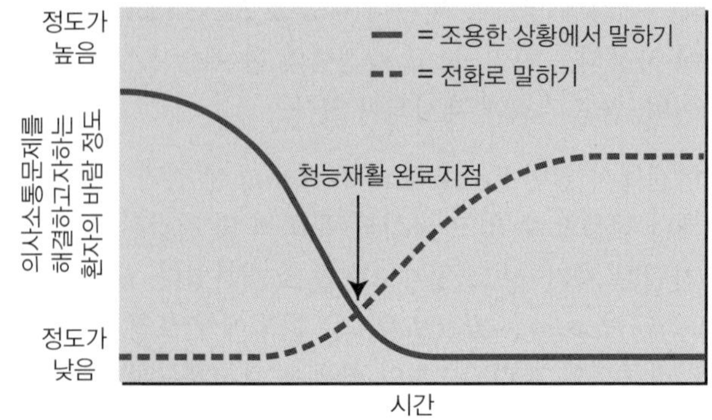

그림 12-11. 유연성과 적응. 청능재활 계획은 환자의 고충이 변함에 따라 조절이 필요하다.

에 한 번씩 청력평가와 보청기(또는 인공와우) 점검을 받기 위해 청능사를 방문한다. 이러한 방문을 통해서 청능사는 청력이 더 나빠지지는 않았는지, 보청기는 제대로 작동하는지를 평가할 수 있다.

환자들은 자조 단체에 가입하도록 권장된다. 이러한 단체 중 하나는 미국 난청인협회(Hearing Loss Association of America)로, 공식 명칭은 Self Help for Hard of Hearing People, Inc. (SHHH)이다. 이 단체는 청력손실과 의사소통에 대한 정보를 제공하는 수백 개의 지사와 본사로 구성되어 있다. 부록 12-4에는 SHHH 단체뿐만 아니라, 다른 난청인 조직단체도 제시되어 있다. 또한, 심도 난청이 있는 사람들과 성인 농아인들을 도울 전문가 단체에 대한 명단도 제공한다.

사례연구

성공적인 보장구 사용을 위한 로드맵

Heide(2005)는 일상 활동에서 환자의 보청기 사용능력, 즉 보청기를 제공하는 것에 관한 기능적인 수행 결과 접근법의 사용을 권장한다. Heide는 각 환자를 위해 달성해야 할 구체적인 목표를 담은 "로드맵"을 만들었고, 이러한 방법을 설명하기 위해 "Smith 씨"의 사례를 제시하였다. Smith 씨는 전화사용이 불가능하여 자주 아내에게 전화통화를 부탁했고, 텔레코일 기능이 부착된 보청기를 구입해서 착용하였다. 다음의 질문들은 기능적 수행 결과가 어떻게 측정되고 기록되는지와 중재의 방향을 앞으로 어떻게 제시할 것인지를 설명하기 위해 고안된 것이다(p. 64):

- Smith 씨는 전화사용을 성공적으로 할 수 있습니까?
- 연습이나 (부가적인) 중재가 필요합니까?
- Smith 씨는 다른 가족들에게도 편안한 볼륨으로 TV를 시청할 수 있습니까?
- Smith 씨가 전화를 쉽게 사용할 수 있습니까?
- 친구 및 가족과 음향되울림 소리 없이 포옹할 수 있습니까?

(*계속*)

사례연구

성공적인 보장구 사용을 위한 로드맵 (*계속*)

- 2미터 이상의 거리에서 말소리를 이해할 수 있습니까?
- 식당이나 그룹상황에서(또는 센터에 배경소음이 있게 한다면) 말소리를 이해할 수 있습니까?
- Smith 씨는 부엌이나 거실에서 다른 사람들이 말하는 것을 들을 수 있습니까?

이와 같은 경우에 환자는 "결과지"의 사본을 받아서 이를 개인 선호도에 맞추어 사용할 수 있다. 임상가는 지금까지 청능재활 프로그램을 통해 긍정적인 영향을 받은 영역들과 지속적으로 향상시킬 필요가 있는 영역들을 환자와 공유한다.

최종 의견

기술의 발전은 청력손실이 있는 사람들에게 재활을 위한 새로운 지평을 열어주었다. 임상가는 정교한 보청기, 다양한 종류의 청각보조기기 및 인공와우를 통해 훨씬 쉽게 환자들의 듣기 어려움을 완화시킬 수 있게 되었다. 이러한 비약적 진보들은 아이러니하게도 우리로 하여금 어떤 점을 간과하도록 이끄는데, 많은 성인들이 최첨단 기술의 혜택에도 불구하고 의사소통상의 어려움을 겪고 있다는 사실이 그것이다. 환자들은 여전히 청능재활 사후관리 서비스를 받을 필요가 있다.

"측정된 결과가 기대치에 부응할 때까지 개인의 능력을 측정하고 적절한 훈련, 도구 및 중재를 제공함으로써 개개인의 성공을 위한 로드맵을 만들어라"

Veronica Heide, AuD., private practitioner in Madison, Wisconsin (*Heide, 2005, p. 65*)

요점 정리

- 청능재활 계획 수립과 관련된 여섯 가지 단계는 평가, 정보전달 상담, 계획의 수립, 실행, 수행 평가 및 사후관리이다. 각 단계는 개개인에게 맞는 계획을 수립하는 데 중점을 두고 있다.
- 청능재활 계획의 첫 번째 단계는 환자의 청각손상, 청각관련 어려움 및 개인적 요인들을 평가하는 것이다.
- 세계보건기구(WHO)는 청각손상이 활동 제한과 참여 제약을 야기시킴을 보고한 바 있다.
- 전략을 개발하고 계획을 실행하는 데 있어, 임상가는 환자와 파트너 관계를 형성하고 문제해결중심의 전략을 개발할 것이다. 환자의 우선순위와 기대감은 목표에 영향을 줄 것이다.
- 인터뷰는 가정, 직장, 사회와 관련된 의사소통의 어려움을 묻는 비구조적 및 구조적인 질문들을 포함한다.
- COSI는 전반적인 청능재활 계획을 안내하며 결과를 평가하고, 특히 보청기의 이득을 평가하는 데 사용되는 자가-평가도구이다.

- 환자에게 보청기를 사용하도록 동기부여 하는 것은 교육과정, 환자의 가치 체계와 태도의 변화 및 보청기 사용패턴의 확립을 의미한다.
- 보청기는 전반적인 청력손실을 경감시키기 위해 사용된다. 보청기 사용 대상자는 청력손실의 정도, 개인의 생활 방식, 직업 및 보청기 사용 동기에 의존한다.
- 보청기를 가지고 있는 상당수의 성인들이 보청기를 사용하지 않고 있는데, 이에 대한 몇 가지 이유들이 있다. 예를 들면, 어떤 사람들은 보청기를 통해 들리는 소리에 적응하지 못하며 다른 사람들은 보청기가 큰 이득을 제공하지 않는 것에 실망한다.
- 청각보조기기를 권할 때 고려할 사항들은 보조기기의 구입 능력, 내구성, 작동성, 휴대성, 적합성, 미용성 등이다.
- 이명으로 고통받는 환자는 다양한 의학적 및 청각학적 검사를 받는다.
- 이명을 치료하는 방법은 없지만, 이명재훈련(TRT)은 많은 환자들에게 자신의 문제를 관리하도록 도움을 준다는 점에서 성공적인 것으로 확인되었다. 다른 관리 전략들로는 상담, 이완 요법, 자조 지원 단체 등이 있다.
- 어떤 환자들은 전화 훈련을 받길 원하며, 언어 및 청각 전문가는 쉽고 구조화된 듣기 과제에서 시작하여 전화상으로 덜 친숙하고, 보다 개방형인 대화를 하도록 환자들을 "지도"한다.
- 환자의 고충은 시간이 지나면서 변하기 때문에, 반드시 때에 따라서 청능재활 계획을 적절히 조절 및 조정해야 한다.

용어 및 개념

우선권(priorities)
기대감(expectation)
COSI (Client Oriented Scale of Improvement)
목표 설정(formulating objectives)
보청기 미사용(nonuse of a hearing aid)
가족구성원을 위한 분명한 말(clear speech for family members)
사용패턴(use patterns)
상호적 및 비상호적 의사소통상황(interactive and noninteractive communication situation)
오리엔테이션 회기(orientation session)
이명접수인터뷰(tinnitus intake interview)
이명재훈련(tinnitus retraining therapy)
결과 평가(outcomes assessment)
수행력(performance)
이득(benefit)
사용정도(usage)
만족도(satisfaction)

문제 풀이

1. Garcia 씨는 처음으로 청력검사를 받았으며, 그 결과 그가 오랫동안 의심해 왔던 양측성 중도의 감각신경성 난청이 확인되었다. 이 첫 방문에서 시행되지 않았을 것은 무엇인가?

a. 청능사는 귓속형 보청기를 위해 귓본을 채취하였을 것이다.
b. 청능사는 감각신경성 난청의 회복될 수 없는 특성에 대한 정보를 제공하였을 것이다.
c. Garcia 씨는 자가-평가 설문지를 작성하였을 것이다.
d. Garcia 씨 부인은 남편의 청력도에 대한 설명을 들었을 것이다.

2. 평가 단계에서 성인 환자를 위한 청능재활을 계획할 때 다음의 변인 중 청능사가 가장 먼저 고려해야 할 것은 무엇인가?

a. 생태학적인 고려사항, 환자의 신용등급 및 청력도
b. 청각 손상, 개인적 요인들 및 듣기와 관련된 어려움들
c. 환자의 직장에서 요구되는 점, 환자의 모국어 및 가족 지원
d. 환자의 의사소통 방식, 학력 및 고충

3. 해결 중심(solution-centered)에서 문제 해결의 틀은?

a. 환자가 전문가로부터 도움을 받으려 하는 듣기상황에 대한 문제점들에 중점을 둔다.
b. 하나의 해결책은 다른 문제를 야기하는데, 이것은 또 다른 해결책으로 이끌 수 있다.
c. 전문가는 환자에게 듣기 문제들을 기술하는 결정 트리(decision tree)를 만들도록 요청한다.
d. a와 b

4. *Client Oriented Scale of Improvement* (COSI)란 무엇인가?

a. 선다형의 자가-평가도구이다.
b. 어려운 듣기환경에서 대화 유창성을 평가하기 위해 고안된 도구이다.
c. 전반적인 청능재활 계획의 안내에 사용되지만, 본래는 보청기 이득을 평가하기 위해 개발된 것이다.
d. 수행력, 이득, 사용 정도 및 만족도를 평가하기 위해 고안된 도구이다.

5. 청능재활 계획의 맥락에서, **고충**에 대한 정의가 가장 바른 것은?
   a. 심한 이명으로 힘들어 하는 환자에게 일어날 수 있는 것으로 전문가가 조금의 도움밖에 줄 수 없는 듣기 어려움을 가진 경우
   b. 환자의 듣기 어려움의 요약과 언어 및 청각 전문가를 처음으로 찾게 되는 이유
   c. 질병, 손상, 기능장애, 환경, 요구, 자원, 태도 및 행동을 포함하는 환자의 상태 및 상황의 모든 것
   d. 하나의 문제에 대한 해결책이 또 다른 문제의 시작을 야기한다는 진리

6. 다음 중 활동 제한의 예는 무엇인가?
   a. 환자는 양측성 경도에서 중도에 이르는 청력손실을 가지고 있다.
   b. 환자는 가족 및 친구들과의 저녁식사 모임을 위해 식당에 가지 않을 것이다.
   c. 환자는 배경음악이 있는 곳에서 일대일 대화가 불가능하다.
   d. 환자는 사후관리를 위한 그룹 오리엔테이션에 참여하기를 거절한다.

7. 많은 사람들이 보청기를 사용하지 않는 주된 이유는 무엇인가?
   a. 자신의 청력이 보청기를 사용하지 않아도 될 정도로 좋다고 믿고 있다.
   b. 신기술 사용을 두려워한다.
   c. 보청기가 단지 말소리를 더 크게 할 뿐 말을 더 쉽게 이해하는 데 필수적이지 않다고 생각한다.
   d. 가족들이 청각손상이 있는 자신을 부끄러워 한다.

8. 보청기 사용에 대한 동기부여를 하고자 할 때, 첫 번째 단계는 무엇인가?
   a. 태도 변화
   b. 교육
   c. 가치 변화
   d. 보청기 구매를 위한 절차 이해

9. 보청기의 적합과 오리엔테이션 과정에서 일반적으로 환자가 배우게 되는 것은 무엇인가?
   a. 보청기의 주파수 반응을 변경시키는 방법
   b. 음압수준(sound pressure level)의 최대크기를 조정하는 방법
   c. 문제해결 방법
   d. 환자가 "종소리와 휘파람소리"를 더욱 상세히 듣기 원할 때 보청기를 개선하는 방법

10. 인공와우 시술을 받는 대부분의 환자가 참여하는 것과 거리가 먼 것은 무엇인가?

a. 기기 사용에 대한 동기부여 시간
b. 청능 훈련
c. 연례 사후관리 방문
d. 문제해결에 필요한 방법

11. Rampart 씨는 청능사를 방문해서 편측성 이명을 호소하였다. 이때 청능사가 권유할 수 있는 것은 무엇인가?

a. 중이 검사를 받게 한다.
b. 이명은 청신경종양의 증상으로 나타날 수 있기 때문에 이비인후과 의사의 진료를 권한다.
c. 영양사와의 상담을 권한다.
d. 심혈관 질환의 증상일지 모르니 심장 전문의에게 진료를 받게 한다.

12. 이명재훈련(TRT)을 통해 환자에게 제공되는 것은 무엇인가?

a. 이명과 관련된 환자의 불안감을 최소화하기 위한 바이오피드백을 받는다.
b. 정신과 상담을 받는다.
c. 잔잔한 음악을 듣게 하기 위해 아이팟을 착용케 한다.
d. 뇌에서 감정적인 반응과 자율신경계의 반응을 감소시키기 위한 방법을 배우기 위해 상담을 받는다.

13. 전화훈련의 첫 번째 단계는 무엇인가?

a. 환자가 클리닉에 있는 전화로 누군가와 전화통화를 하도록 요청한다.
b. 환자에게 전화통화 파트너를 교육시키기 위해서 임상가와 역할극을 하게 한다.
c. 친숙한 대화 파트너와 전화로 대화하는 연습을 한다.
d. 임상가의 "지도" 하에 환자에게 전화로 식당 예약하기, 또는 미용실 예약하기와 같은 과제를 수행하게 한다.

참고 자료

The NAL Client Orientated Scale of Improvement (COSI)

(Used with permission from Oticon)

COSI
The NAL Client Oriented Scale of Improvement

Name: ____________________
Audiologist: ____________________
Date: 1. Needs established ____________________
2. Outcome assessed ____________________

SPECIFIC NEEDS	Indicate Order of Significance	Degree of Change "Because of the new hearing instrument, I now hear..."					Final Ability (with hearing instrument) "I can hear satisfactorily..."				
		Worse	No Difference	Slightly Better	Better	Much Better	Hardly Ever 10%	Occasionally 25%	Half the Time 50%	Most of Time 75%	Almost Always 95%
	☐										
	☐										
	☐										
	☐										
	☐										

ALERTING, ASSISTIVE, LISTENING AND VISUAL SUPPORT SYSTEM CHECKLIST

Date: ______________________

Instructions to the clinician: Place an (X) in the column that best describes client's use of, interest in, or need for, each listed system.

SYSTEM	CURRENTLY USES	USED TO USE	IS INTERESTED IN	DOES NOT NEED
Assistive Listening Systems				
Closed-caption decoder for TV	☐	☐	☐	☐
Telecommunication for the Deaf (TDD)	☐	☐	☐	☐
Direct audio input (to speech processor from battery-operated radio, tape-player, or portable stereo)	☐	☐	☐	☐
Telephone adapter	☐	☐	☐	☐
Telephone amplifier	☐	☐	☐	☐
Telephone answering machine	☐	☐	☐	☐
TDD Relay message service	☐	☐	☐	☐
Group system (FM, loop, hardwire, infrared)	☐	☐	☐	☐
Fax machine	☐	☐	☐	☐
Oral interpreter	☐	☐	☐	☐
Alerting Systems				
Telephone signaler	☐	☐	☐	☐
Doorbell signaler	☐	☐	☐	☐
Door knock signaler	☐	☐	☐	☐
Smoke alarm signaler	☐	☐	☐	☐
Alarm clock signaler/vibrator	☐	☐	☐	☐
Baby cry signaler	☐	☐	☐	☐
Pet cat or pet dog	☐	☐	☐	☐
Trained hearing ear dog	☐	☐	☐	☐
Other (specify):	☐	☐	☐	☐
Comments: ______________________				

Note: From "Alerting and assistive systems: Counseling implications for cochlear implant users," by L. K. Schum and N. Tye-Murray, 1995. In R. S. Tyler and D. J. Schum (Eds.), *Assistive devices for persons with hearing impairment* (pp. 86–122). Needham Heights, MA: Allyn & Bacon. Adapted by permission.

THE SATISFACTION WITH AMPLIFICATION IN DAILY LIVE (SADL) SCALE

(adapted from Cox & Alexander, 1999, p.320)

Instructions: Listed below are questions on your opinions about your hearing aids. For each question please circle the letter that is the best answer for you. The list of words below gives the meaning for each letter. Keep in mind that your answers should show your general opinions about the hearing aids that you are wearing now or have most recently worn.

A: Not at all

B: A little

C: Somewhat

D: Medium

E: Considerably

F: Greatly

G: Tremendously

1	Compared to using no hearing aid at all, does your hearing aid(s) help you understand the people you speak with most frequently?	A	B	C	D	E	F	G
2	Are you frustrated when your hearing aid(s) pick up sounds that keep you from hearing what you want to hear?	A	B	C	D	E	F	G
3	Are you convinced that obtaining your hearing aid(s) was in your best interest?	A	B	C	D	E	F	G
4	Do you think people notice your hearing loss more when you wear your hearing aid(s)?	A	B	C	D	E	F	G
5	Does your hearing aid(s) reduce the number of times you have to ask people to repeat?	A	B	C	D	E	F	G
6	Do you think your hearing aid(s) is worth the trouble?	A	B	C	D	E	F	G
7	Are you bothered by an inability to turn your hearing aid(s) up loud enough without getting feedback (whistling)?	A	B	C	D	E	F	G
8	How content are you with the appearance of your hearing aid(s)?	A	B	C	D	E	F	G
9	Does wearing your hearing aid(s) improve your self-confidence?	A	B	C	D	E	F	G
10	How natural is the sound from your hearing aid?	A	B	C	D	E	F	G
11	How helpful is your hearing aid(s) on MOST telephones with NO amplifier or loudspeaker?	A	B	C	D	E	F	G
12	How competent was the person who provided you with your hearing aid(s)?	A	B	C	D	E	F	G
13	Do you think wearing your hearing aid(s) makes you seem less capable?	A	B	C	D	E	F	G
14	Does the cost of your hearing aid(s) seem reasonable to you?	A	B	C	D	E	F	G
15	How pleased are you with the dependability (how often it needs repairs) of your hearing aid(s)?	A	B	C	D	E	F	G

THE INTERNATIONAL OUTCOME INVENTORY FOR HEARING AIDS (IOI–HA)

(adapted from Cox et al., 2000, p. 114S).

1. Think about how much you used your present hearing aid(s) over the past two weeks. On an average day, how many hours did you use the hearing aid(s)?

   ☐ none ☐ less than 1 hour a day
   ☐ 1 to 4 hours a day ☐ 4 to 8 hours a day
   ☐ more than 8 hours a day

2. Think about the situation where you most wanted to hear better, before you got your present hearing aid(s). Over the past two weeks, how much has the hearing aid helped in that situation?

   ☐ helped not al all ☐ helped slightly
   ☐ helped moderately ☐ helped quite a lot
   ☐ helped very much

3. Think again about the situation where you most wanted to hear better. When you use your present hearing aid(s), how much difficulty to you STILL have in that situation?

   ☐ very much difficulty ☐ quite a lot of difficulty
   ☐ moderate difficulty ☐ slight difficulty
   ☐ no difficulty

4. Considering everything, do you think your present hearing aid(s) is worth the trouble?

   ☐ not at all worth it ☐ slightly worth it
   ☐ moderately worth it ☐ quite a lot worth it
   ☐ very much worth it

5. Over the past two weeks, with your present hearing aid(s), how much have your hearing difficulties affected the things you can do?

   ☐ affected very much ☐ affected quite a lot
   ☐ affected moderately ☐ affected slightly
   ☐ affected not at all

6. Over the past two weeks, with your present hearing aid(s), how much do you think other people were bothered by your hearing difficulties?

   ☐ bothered very much ☐ bothered quite a lot
   ☐ bothered moderately ☐ bothered slightly
   ☐ bothered not at all

7. Considering everything, how much has your present hearing aid(s) changed your enjoyment of life?

   ☐ worse ☐ no change
   ☐ slightly better ☐ quite a lot better
   ☐ very much better

부록 12-1

보청기 오리엔테이션에서 다루는 일반적인 주제들. 다음에 제시되는 목록은 국가보훈처 산하 병원들에서 제공되는 프로그램을 반영한 것이다(adapted from Reese & Hnath −Chisolm, 2005, p.102).

주요 특징:

- 송화기의 위치와 기능
- 오른쪽 보청기는 빨간색으로, 왼쪽 보청기는 파란색으로 표시되어 있습니다.
- 제조사
- 보청기마다 제품의 일련번호가 적혀 있습니다.

건전지:

- 색깔과 크기
- 보청기에 넣기 전에 건전지에 붙어 있는 탭을 제거하십시오.
- 건전지가 올바른 방향으로 삽입되지 않으면 건전지 문이 닫히지 않습니다.
- 보청기를 사용하지 않을 때는 건전지 문을 열어 두어야 건전지를 오래 사용하실 수 있습니다.
- 갈색 박스는 보청기 수리를 위해 보관해 두십시오.
- 건전지는 ___ 일 동안 또는 더 오래 사용 가능합니다.
- 건전지 구입은 Denver Distribution Center에 요청하십시오.

음향되울림:

- 일반적으로 보청기를 손으로 움켜쥐었을 때 발생합니다.
- 만약 전화 사용 시에 음향되울림이 발생하면, 전화 수화기 위치를 바꾸거나 텔레코일 스위치를 사용합니다.
- 만약 턱관절을 움직일 때마다 음향되울림이 생기면 보청기가 귀에 잘 맞지 않는 것입니다.

청소 및 관리:

- 보청기 청소는 매일 하십시오.
- 보청기의 가장 큰 오작동 원인은 리시버 관에 귀지가 쌓이기 때문입니다.
- 보청기를 청소하려면 마른 수건이나 티슈, 또는 부드러운 솔을 사용하십시오.
- 취침 시 보청기는 습기가 없고 안전한 장소에 보관하십시오.
- 보청기가 물에 젖으면 절대로 오븐에 넣고 말리지 마십시오.
- 보청기가 제대로 작동하지 않으면 건전지를 교체해 보십시오.
- 그래도 도움이 되지 않으면 클리닉에 연락해서 방문 약속을 정하십시오.

시험 착용 기간:

- 청능사가 제공한 정보를 자세히 읽어 보십시오.
- 보청기에 잘 적응하기 위해 해야 하는 것과 해서는 안 되는 것에 주의하십시오.
- 매일 대부분의 시간 동안 보청기를 착용하려고 노력하십시오. 그러나 하루 중 정한 시간이거나 청능사의 지시가 있었으면 보청기를 빼고 있어도 됩니다.

기대해야 할 사항:

- 듣는 것이 더 쉬워질 것이다.
- 거의 모든 시간, 많은 상황에서 더 잘 들릴 것이다.
- 자기 목소리가 더 크게 들릴 것이다.
- 적응하는 데 몇 달이 걸릴 수 있다.

기대하지 말아야 할 사항:

- 보청기는 고통스러울 것이다.
- 소음 상황에서 더 잘 들릴 것이다.
- 모든 상황에서 더 잘 들릴 것이다.

부록 12-2

새로운 보청기 착용자를 위해 3개의 수업으로 구성된 그룹 사후관리 프로그램에서 다룬 주제들(adapted from Northern & Beyer, 1999).

수업 1: 보청기 이해하기(pp. 260–261)

목표

1. 청력손실에 대한 이해와 증폭의 목적 기술하기
2. 보청기 사용에 대한 현실적인 기대감 확인하기
3. 보청기 사용의 제한점 확인하기
4. 양이 증폭의 중요성 이해하기
5. 편안하고 만족스러운 보청기 착용을 위한 오리엔테이션 갖기
6. 보청기 착용법, 건전지 교체법, 보청기 청소법 및 효과적인 전화사용법 알려주기

수업 2: 청력손실 극복하기(pp. 261–262)

목표

1. 청력손실이 미치는 심리적인 영향 확인하기
2. 영구적이지만 대다수 중재 가능한 상태로서의 청력손실 수용에 대한 중요성을 촉진하기
3. 청자가 의사소통의 어려움을 극복하도록 도울 수 있는 긍정적이고 주장적인 대처 행동들을 안내하기
4. 보청기 사용자의 가족 구성원이 의사소통 어려움을 극복하는 데 도움이 될 팁과 전략 제공하기
5. 의사소통상황을 개선할 수 있는 듣기전략 확인하기

수업 3: 종합적 의사소통(pp. 263)

목표

1. 긍정적이든 부정적이든 간에, 의사소통 능력에 영향을 줄 수 있는 듣기 환경 내의 조건들을 확인하기
2. 의사소통 장벽을 극복하기 위해 긍정적이고 주장적인 듣기전략들을 활용하기

3. 의사소통 상황을 보조할 시각적 단서들을 확인하고 활용하기
4. 청각보조기기에 대한 인식과 적용을 촉진하기
5. 청력손실과 보청기에 관한 부가적인 자료를 제공하기

부록 12-3

보청기 사용 경험자들을 위한 그룹 사후관리 프로그램 한 회기에 포함된 주제들(adapted from Wayner, 2005, p. 35).

전반적 목적들은 다음과 같다:

- 과거에 보청기를 사용한 경험이 있는 환자와 그 가족들에게 새 보청기의 삽입, 관리, 작동에 대한 검토와 새 보청기에 적응하기 위한 점차적인 일정을 제공하기 위해
- 전화기, 보조 장치, 시각적 단서 및 효과적인 의사소통을 위한 보충적 듣기전략의 사용을 검토하고 연습하기 위해
- 대처 전략을 검토하기 위해
- 보청기 관리를 위한 고장수리/점검법을 제공하기 위해

구체적인 목표들은 다음과 같다:

- 목표와 목적을 포함한 회기 내용을 제공한다.
- 보청기 사용자들에게 **보청기 사용과 만족도 측정***(Hearing Aid Use and Satisfaction Measure)*을 작성하도록 한다.
- 각 환자의 증폭기기와 관련된 과거 경험을 조사한다. 종류/스타일, 착용기간, 착용 시간, 증폭기기로 인한 도움 정도, 사용 중 경험한 문제점 및 특별한 질문과 고려를 포함한다.
- 보청기 관리, 착용 일정, 유지 및 문제해결법에 관해 재검토한다.
- 청각보조기기와 시스템에 관해 재검토한다.
- 듣기 전략, 시각적 전략, 맥락 및 상황 단서를 포함하는 의사소통전략에 대해 재검토한다.
- 배경소음, 조명, 거리, 선호되는 자리, 식당/회의장소에서의 연습, 집에서의 적용을 포함하는 의사소통 환경을 통제할 수 있는 요인들에 대해 토의한다.
- 전화사용 팁 및 연습을 실시한다.
- 보청기 유지를 위한 장비, 건전지 주문서, 미국청각장애협회, 보증기간, 보험 등에 관한 정보를 제공한다.

부록 12-4

미국과 영국 복지부 및 기타 관련 웹사이트 내 청각장애 성인들을 위한 자조 및 전문가 단체들.

Alexander Graham Bell Association for the Deaf
www.agbell.org

American Athletic Association of the Deaf
www.usadsf.org

American Deafness and Rehabilitation Association
www.adara.org

American Hearing Research Foundation
www.american-hearing.org

American Tinnitus Association
www.ata.org

Americans with Disabilities Act (ADA) Home page
www.ada.gov

Association of Late Deafened Adults (ALDA)
www.alda.org

Australian Hearing
www.hearing.com.au

Better Hearing Australia
www.betterhearing.org.au

Better Hearing Institute
www,betterhearing.org

British Deaf Association
www.britishdeafassociation.org.uk

Canadian Association of the Deaf (CAD)
www.cad.ca

Canadian Hard of Hearing Association (CHHA)
www.chha.ca

Deaf Association of New Zealand
www.deaf.co.nz

The Ear Foundation (Australia)
www.earfoundation.org

Hearing Loss Association of America (Formerly Self-Help for Hard of Hearing People, SHHH)
www.shhh.org

Hearing Association Inc. of New Zealand
www.hearing.org.nz

Hearing Concern (United Kingdom)
www.hearingconcern.org.uk

National Association of the Deaf (NAD)
www.nad.org

National Captioning Institute (NCI)
www.ncicap.org

National Center on Employment of the Deaf National Technical Institute for the Deaf
www.ntid.rit.edu

National Foundation for the Deaf(New Zealand)
www.orl.org.nz

National Institute on Deafness and Other Communication Disorders
www.nidcd.nih.gov

부록 12-5

단기 의사소통전략 프로그램의 예(adapted from Abrahamson, 2000, p. 230).

프로그램 내용은 다음의 주제를 포함한다:

환경 관리

말소리 이해에 영향을 주는 요인들: 환경, 화자, 청자

의사소통 규칙

청각보조기기

대처 전략

특히 프로그램이 1회기 이상 계속되면 행동 원칙, 이완 훈련과 주장 훈련을 포함하는 스트레스 관리법 및 옹호와 같은 부가적인 주제들이 포함될 수 있다.

CHAPTER 13

노인을 위한 청능재활 계획
Aural Rehabilitation Plans for Older Adults

개요

- 활동 제한 및 참여 제약
- 청력 및 귀 건강 상태
- 실생활 환경 요인
- 신체적 및 인지적 변수
- 청능재활 중재
- 시설에서의 청능재활
- 사례연구: 지속적인 청능재활 활동
- 최종 의견
- 요점 정리
- 용어 및 개념
- 문제 풀이
- 참고 자료
- 부록 13-1

이 장에서는 60세 이상의 노인들에 대하여 살펴보고자 한다. 여기서 60세는 임의로 정한 기준으로 사람이나 기관 등이 노인이라는 용어를 어떻게 정의하느냐에 따라 다르다. 미국에서는 극장, 상점, 국립공원에서 종종 55세 이상을 "고령시민"으로 지칭하는 반면에, 국회는 은퇴하기 위한 의무 연령을 65~70세로 연장하였다. 이와 같이, 노인에 대한 정의가 제각각인 이유는 노인인구의 이질성(heterogeneity)과 관련이 있다. 어떤 65세 여성은 활동적이고 건강하여 "젊은 노인"인 반면에 다른 60세 여성은 병들고 거동이 불편할 수도 있다.

대부분의 언어 및 청각 전문가들은 노인들을 위해 일할 가능성이 점점 높아질 것이다(그림 13-1). 미국사회에서 노령인구는 해마다 빠르게 증가하고 있다. 65세 이상의 노인이 약 3,600만 명에 달하며, 이러한 숫자는 미국 전체 인구의 12%에 해당한다. 이 중에서 약 1,800만 명이 65~74세이며, 약 1,300만 명이 75~84세, 나머지 약 500만 명은 85세 이상의 노인들이다. 그리고 2030년까지 64세 이상의 노인인구가 미국 전체 인구의 약 20%인 7,200만 명까지 증가할 것으로 전망되고 있다(He, Sengupta, Velkoff, & Debarros, 2006). 그림 13-2는 2050년까지의 미국 노인인구 분포를 나타낸 것이며, 그림 13-3은 2000~2030년 노인인구 증가율을 주별로 표시한 것이다. 노인인구 증가율이 가장 높게 나타난 지역은 Atlanta, Austin, Las Vegas와 같은 대도시를 포함하는 남부 도심지역이다. 현재 Florida가 다른 주에 비해 노인인구가 가장 많은 지역이고, Pennsylvania와 West Virginia도 노

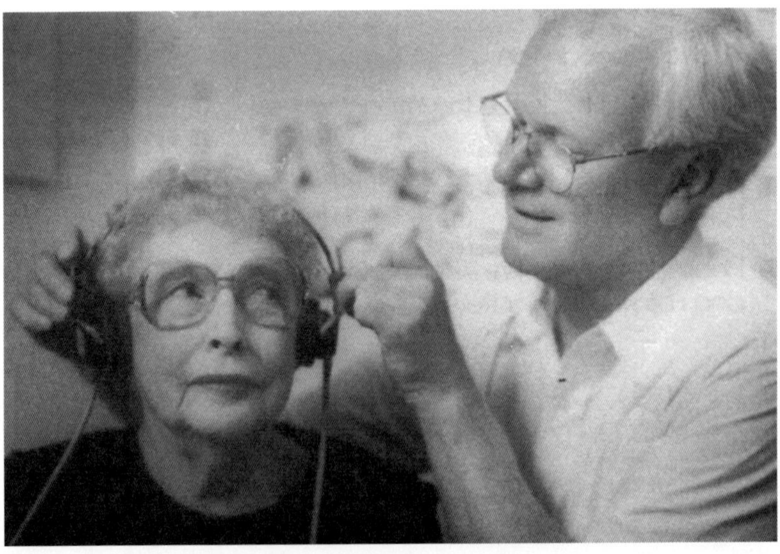

그림 13-1. 노인인구의 증가. 미국에서 노인인구가 지속적으로 증가함에 따라, 노인들 대부분이 가까운 미래에 언어 및 청각 전문가의 주 고객층이 될 것이다. *Photography by Marcus Kosa, courtesy of the Central Institute for the Deaf.*

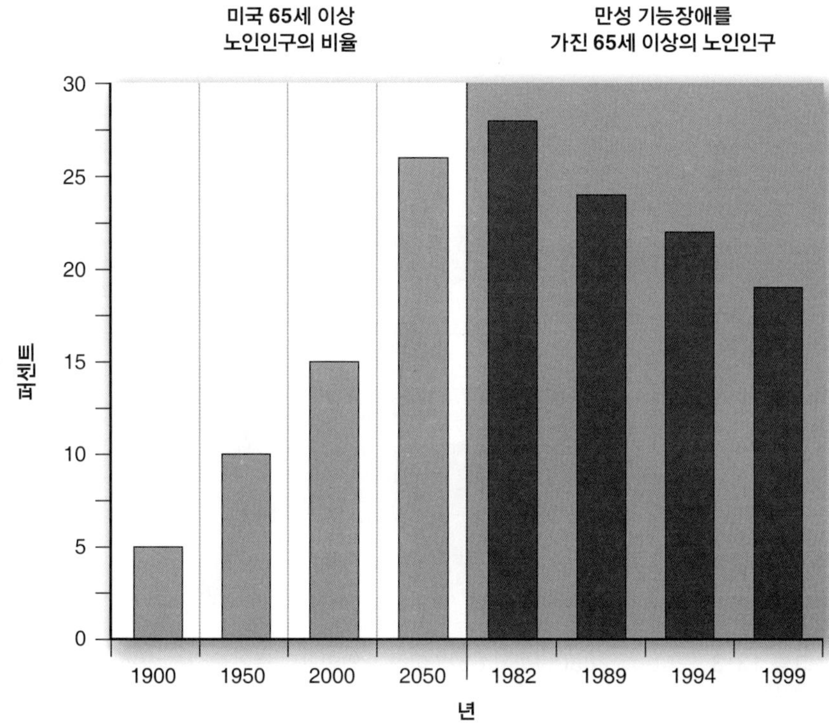

그림 13-2 건강증진. 노인들은 인구만 증가하는 게 아니라 더욱 건강해지고 있다. *Modeled after Lyman (2006)*.

인인구가 많은 편에 속한다. 2000년도 보고서에 따르면, 65세 이상의 노인이 약 100만 명 이상인 주는 9개로, California, Florida, New York, Texas, Pennsylvania, Ohio, Illinois, Michigan, New Jersey가 포함된다(He et al., 2006).

그림 13-2는 노인들이 갈수록 건강해지고 있음을 보여준다. 1982년에는 65세 이상 노인들 중 25%가 만성 기능장애를 가지고 있었지만, 1999년에는 이러한 노인의 수가 20% 미만으로 감소하였다(Lyman, 2006). 노인들이 갈수록 건강해지면서 오늘날 노인 세대들은 이전보다 부유하고 교육수준도 높다. 1959년에는 65세 이상의 노인들 중 35%가 빈곤층이었으나, 2003년에는 이들 중 10%만이 생활보호 대상자에 속하였다. 또한, 1950년대에 노인인구의 17%만이 고졸 이상의 학력을 가지고 있었으나 2003년에는 72%나 되었다.

> "베이비붐 1세대는 Howdy Doody가 잡시만 한 TV에 처음 나올 때 한 살배기였고, John F. Kennedy가 암살되었을 때는 열일곱 살, 처음 Woodstock 페스티발이 개최되었을 때는 스물세 살, 1980년대 (증권의) 강세시장이 처음 시작됐을 때는 서른여섯 살이었다."
>
> Jerry Adler, reporter for Newsweek.
>
> (*Adler, 2005, p. 52*)

이 통계 자료는 노인들이 청능재활을 받기 위해 언어 및 청각 전문가를 더 자주 찾을 것이라는 점을 시사한다. 노인들은 과거에 비해 건강하고, 교육수준이 높으며, 경제적인 여유가 있다. 많은 노인들은 그들의 활동적이고 생산적인 삶이 청력손실로 방해받으리라고 생각하지 않을 것이다.

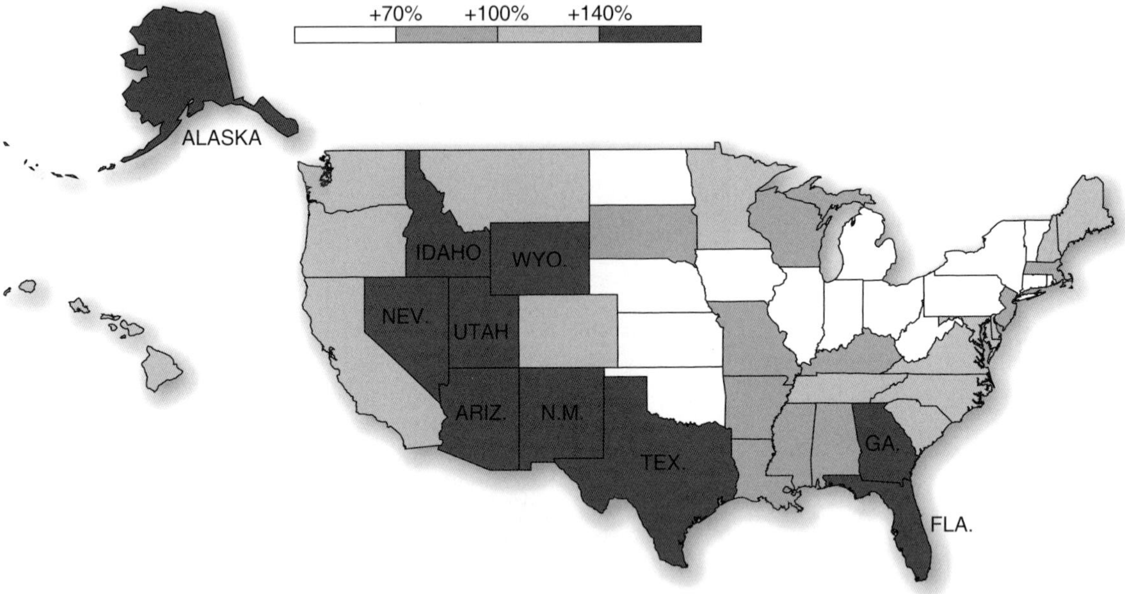

그림 13-3. 2000~2030년까지 65세 이상 노인인구의 증가율. *Modeled after Roberts (2007).*

> "노인들은 직접 행동하고 싶어하지, 옆에서 보고만 있길 원치 않는다"
> Ken Dychtwald, president of Age Wave
> (*Alder, 2005, p. 54*)

베이비붐 세대(baby boomer)는 1946년과 1965년 사이에 태어난 세대를 말한다.

현재 노인인구는 두 가지 그룹, 즉 전형적인 고령인구 집단과 **베이비붐 세대(baby boomer)**로 나뉜다. 약 7,800만 명으로 추정되는 베이비붐 세대는 제2차 세계대전 후, 정확히 1946~1965년 사이에 태어난 세대를 말한다(2005년 U.S. Census Report). 이들 중 많은 사람들이 최근 60세가 되었거나, 곧 60세가 될 사람들이다. 연구자들은 베이비붐 세대와 전형적인 고령인구 집단이 가치나 구매 습관의 측면에서 매우 상이함을 보고하였다(Bloom, 1999; McGuire, 2002). "그냥 충분한 세대(Just Good Enough generation)"라고 일컫는 전형적인 고령인구 집단은 세계 경제 대공황과 제2차 세계대전을 경험한 세대이다. 그들은 저축을 좋아하며 신용카드 사용은 물론 빚지는 것을 싫어한다. 전형적인 고령자는 신용, 서비스, 질에 가치를 둔다. 고령자 중 일부는 신기술에 저항적이고 가격을 중시하며 의학적 조언을 잘 따르는 경향이 있다(McGuire, 2002). 이에 비해 많은 베이비붐 세대가 활동적이고 젊은 생활방식을 중시한다. 이들이 보청기 사용을 고려하거나 기타 청능재활 서비스를 알아볼 때에는 편리 및 미용을 가격보다 우선시할 것이다. 많은 베이비붐 세대는 신기술에 친숙하며, 그들 자신의 결정과 건강관리에 대한 통제권을 원한다(Goodale, 2003; McGuire, 2002; Threats, 2005). 전형적인 고령자와 베이비붐 세대가 똑같이 듣기 어려움을 겪더라도 청능재활의 계획과 실행에서 느끼는 어려움의 정도는 각자 다를 수 있다.

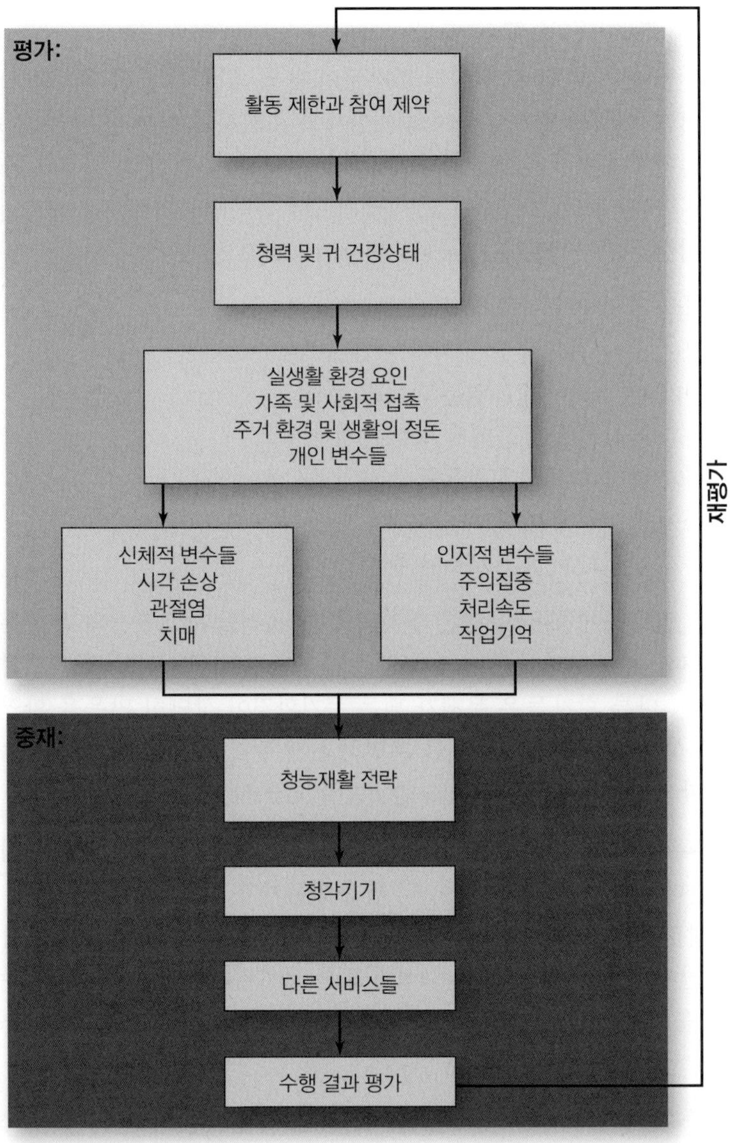

그림 13-4. 노인환자들에게 청능재활 서비스를 제공하기 위한 모델

그림 13-4는 노인들에게 제공되는 청능재활의 한 모델을 제시한다. 이러한 모델은 평가와 중재의 단계를 포함한다(Kiessling et al., 2003). 재평가의 대비 또한 포함시킬 수 있는데, 환자들은 나이가 듦을 인지함으로써 그들의 상황이 바뀔 수 있고 새로운 중재가 필요할 수 있다. 이하에서는 평가 단계를 구성하는 개별 요소와 각 단계에서 얻은 결과를 다룬다. 그리고 청각기기와 기다 서비스를 포함하는 중재 단계에 대해서도 다룰 것이다.

활동 제한 및 참여 제약

평가의 첫 번째 단계 중 하나는 환자들의 활동 제한 및 참여 제약을 알아내는 것이다. 이러한 평가는 환자의 개인사를 조사하고 질문사항이 적절히 구성된 설문지나 체크리스트 검사를 실시하는 것을 포함한다. 먼저 노인 환자들에게 "어떻게 오셨어요?" ".....(아래와 같은 사항)에 대해 말씀해 주세요."와 같이 질문한다(Kiessling et al., 2003, p.S297).

- 청력과 관련해서 귀하가 갖고 있는 어려움
- 듣기 문제가 귀하의 삶에 미치는 영향
- 귀하가 현재 참여하고 있는 활동의 종류
- 귀하가 이러한 활동들에서 겪는 문제
- 귀하가 중단하고 싶은 활동들
- 귀하에게 이전에 비해 지금 어려운 활동들
- 귀하가 참여하고 싶은 새로운 활동들

이러한 질문들에 대한 응답은 환자의 듣기 목적들과 그것들의 우선순위를 드러낸다. 어떤 환자들은 문제가 되는 듣기환경이 국소적인 것으로 확인되는 반면, 다른 환자들은 문제가 되는 듣기환경이 상당히 많음을 확인하면서, 각 상황에 대한 우선순위를 분명히 하게 된다. 또한 환자들은 청능재활에 대한 기대와 태도에서 개인차를 보인다(Gatehouse, 2003).

개인사는 환자의 생활패턴, 사회적 상호작용, 직업, 취미 등에 관한 정보를 제공한다. 또한, 개인사는 언어 및 청각 전문가가 환자의 기억력, 감정 상태, 청능재활 프로그램에 참여하려는 동기 및 그 실현 가능성에 대해 질문하는 동안에 이루어지는, 가족 구성원 또는 돌보미와의 대화를 포함할 수 있다. 다음의 주제에 대한 의학적 정보를 얻는 것 또한 중요한 일이다(Groher, 1989).

- 뇌졸중, 기억력 감퇴, 시력문제, 어지럼증, 약물복용 등과 같이 검사와 후속 청능재활에 참여하는 환자의 능력에 영향을 줄 수 있는 것
- 관절염, 근육쇠약 등과 같이 청각기기를 조작하는 환자의 능력에 영향을 줄 수 있는 것
- 보행, 행동변화, 다른 관련 조건 등과 같이 환자가 참여하고 있는 의사소통 활동의 종류에 영향을 줄 수 있는 것
- 치매 및 알츠하이머병과 같이 환자가 보청기를 사용하는 데 가족이나 돌보미의 도움을 필요로 하는 질환들

환자의 개인사를 조사하는 동안, 치매 증상을 살피는 것은 현명한 일이다.

예를 들어, 어떤 환자가 질문지에 답하는 것과 같이 단순한 과제를 힘들어 하거나 자신의 생일도 기억하지 못한다면, 청능사는 검사 절차상 시행 순서를 바꿀 수 있다. 그렇지 않으면, 수행 결과는 실제 청력을 제대로 반영하지 못할 수도 있다.

대화 유창성은 비형식적으로 평가할 수 있다. 언어 및 청각 전문가는 대화에 직접 참여하여, 의사소통 단절의 빈도와 환자가 단절을 수정하려고 시도한 방법들을 확인할 수 있다. 또한 가족들에게 환자가 얼마나 자주 대화에 참여하는지에 대해 질문함으로써 대화 유창성을 평가할 수 있다.

바쁜 세대(busy boomer)는:
- 적극적인 생활 스타일
- 장기 근무
- 늦은 은퇴
- 건강에 대한 관심
- 건강용품의 구입

(*Engel, 2007*)

청력 및 귀 건강 상태

평가 단계에서 노인 환자들은 조용한 상황과 소음 상황에서 청력도와 어음 검사를 포함하는 청각 검사를 받는다. 때때로 평가에는 음길이변별(duration discrimination), **시간적순서변별(temporal-order discrimination)**, **이분청취음절확인(dichotic-syllable identification)**과 같이 청각처리능력을 측정하는 검사들이 포함될 수 있다(예: Humes, 2005).

시간적순서변별 검사(temporal-order discrimination)는 환자에게 청각적 자극들이 주어진 순서에 주목하도록 요구하는 검사이다. 예를 들어, 환자에게 세 개의 두 가지 요소로 된(또는 네 가지 요소로 된) 서로 다른 주파수 연속음들을 들려주는데, 만일 세 개의 연속음 중 두 개는 동일하고 나머지 하나가 다르면, 환자는 하나가 "다르다"고 말해야 한다.

이분청취음절확인 검사(dichotic-syllable identification task)는 서로 다른 두 개의 자모음 음절을 양측 귀에 동시에 들려주는 검사로, 환자는 정해진 목록 내의 다른 쌍(closed-set of alternatives)으로부터 두 개의 음절을 모두 따라 말해야 한다.

평가의 다른 영역들은 이경 검사, 중이 검사, 이명 검사 등과 같이 이과적 건강 상태와 관련된 검사들을 포함한다. 노화로 인한 변화에는 외이 내 귀지의 증가가 포함된다. 노인들은 젊은 성인들에 비해 귀지와 붕괴된 외이도에 더 큰 영향을 받고, 청력검사 결과에서 부자연스러운 기도골도차(air-bong gap)를 초래할 수 있다(Chisolm, Willott, & Lister, 2003 참조). 노인 인구층에서 이명은 출현율이 25~30%로 추정되며(Nondahl et al., 2007; Sindhusake et al., 2003), 노인 삶의 질과 명백한 관련이 있다(Nondahl et al., 2007).

청각 검사

일반적인 청각 검사 절차는 노인들에게 맞추어 적용할 필요가 있다. 청능사는 노인 환자에게 충분한 시간을 두고 검사에 대해 설명한 다음, 환자가 제대로 이해했는지를 확인할 필요가 있다. 초기 알츠하이머 환자일 경우 과제를 금방 잊어버리기 때문에 검사 중간에 설명을 반복해야 할 필요가 있을 수 있다. 말기 치매환자인 경우에는 검사가 불가능할 수 있다.

노인 환자의 검사 진행 시 필요한 고려사항은 다음과 같다.

- 기도골도 검사 시 자극음은 젊은 사람들에게 주는 것보다 더 길게 제시할 필요가 있다. 어떤 노인들은 작고 짧은 소리를 정확히 알아듣는 데 어

려움이 있다.

- 어떤 노인들은 헤드폰에서 들리는 기계적인 음성에 당황하므로 어음인지 검사는 환자와 검사자가 마주할 수 있도록 방음실 밖에서 시행하며, 자극은 녹음된 음성 대신 직접 육성으로 제시할 수 있다(Hull, 1995).
- 피로를 호소하는 노인의 경우, 검사 중 휴식시간을 제공하거나, 경우에 따라서는 여러 회기로 나누어 실시한다.
- 검사를 시작하기 전 이경 검사를 통해 귀지가 많은지 살펴보아야 한다. 어떤 노인은 귀지 제거가 필요할 수도 있다.
- 정확한 청력을 측정하기 위해 외이도 삽입형 이어폰의 사용이 필요할 수 있다. 외이도와 이개의 연골부분은 노화로 약해질 수 있다.

노인성 난청

청력손실은 시설에 거주하지 않는 노인들이 가지고 있는 만성 질환 중 세 번째로 흔한 질환이다(Hazard, Andrew, Bierman, & Blass, 1990). 비록 통계 수치가 다를 수 있지만 미국의 공동체 사회에 거주하는 65세 이상 인구의 약 30%가 일정 정도의 청각손상이 있으며, 75~79세의 노인들 중 약 50%가 어느 정도의 청력손실이 있다(Willott, 1991). 또한, 시설에서 생활하는 노인들 중 약 90% 이상이 청력손실이 있다(Hull & Griffin, 1992). 유럽에서도 노인들의 청력손실 출현율이 높게 나타나는데, 예를 들어, 영국에 사는 70세 이상 노인 250만 명이 보청기 사용으로 혜택을 받을 수 있는 수준의 청력손실이 있다(Hanrantty & Lawlor, 2000 참조). 이들 중 3분의 1이 보청기를 가지고 있으며, 그중 10%는 보청기를 사용하지 않고 있다.

노인성 난청(presbycusis)은 노화와 연관된 청력손실을 언급할 때 사용되는 일반적인 용어이다.

나선신경절(spiral ganglion)은 유모세포와 연결되어 와우의 중심핵(일명 와우축(modiolus))에서 만나는 신경 섬유핵의 다발이다.

와우핵(cochlear nucleus)은 와우로부터 나온 신경섬유가 처음으로 시냅스를 이루는 뇌간(brain stem)의 세포체군이다.

노인성 난청(presbycusis)은 노화과정과 연관된 청력손실을 언급할 때 국제적으로 통용되는 용어이다. 노인성 난청은 단 하나의 병리로 나타나는 것은 아니지만, 일반적으로 노인에게 고주파수 청력손실이 나타날 때 진단된다. 생리학적으로, 노화로 인한 청력손실의 두 가지 주요 원인은 (1) 감각세포, 지지세포, 신경섬유, 신경조직의 신경학적 손실과 (2) 와우로의 혈액공급과 관련된 신진대사나 선조체의 변화이다. 신경학적으로는 유모세포가 죽거나 **나선신경절(spiral ganglion)**을 구성하는 청신경의 세포체가 퇴화할 수 있으며, 신진대사적으로는 와우의 조직체가 두꺼워지기 시작하므로 모세혈관의 막힘과 혈액공급의 손실이 올 수 있다. 신경학적 원인과 신진대사적 원인에 더하여 몇몇 연구들은 중추청각신경체계의 노화로 인한 조직 변화를 증거로 제시하고 있다. 예를 들어, 세포핵 주변의 신경막이 얇아지기 시작함에 따라 **와우핵(cochlear nucleus)**의 부피가 감소한다(Boetter, 2002, 참조). 어떤 노인에게는 여가활동과 직업 환경에서의 장기간 소음노출, 질병, 이독성 약물 등이 청력손실을 일으키는 요인일 수도 있다. 현재까지는 인공와우 이식 외에 노화로 인한 청력손실을 치료할 수 있는 의학적인 방법이 없다.

노인성 난청에 대한 청각학적 연구결과들

그림 13-5는 60~84세 남성과 여성의 순음역치의 중앙치를 5년 주기별로 나타낸 것이다. 청력손실은 연령이 증가하면서 커지는데, 남성은 여성보다 청력손실의 정도가 더 심하다(Mills, Schmiedt, & Dubno, 2006). 80세경에는 고주파수에서 청력이 가장 심하게 떨어지는 하강형 청력도가 나타난다. 청력역치의 감소는 시간 경과에 따라 가속화되는데, 70대에 접어들면서 그 속도가 두드러진다.

어음인지의 감소는 노인성 난청에서 일반적으로 나타나는 현상이다. 60세 이후, 일음절 단어인지 점수가 매 10년마다 남성의 경우 13%씩, 여성의 경우 6%씩 감소한다(Chessman, 1997). 소음 환경에서 노인은 젊은 사람들보다 어음인지를 훨씬 어려워한다(Pederson, Rosenthal, & Moller, 1991; Plath, 1991). 또한 5장에서 기술한 바와 같이, 노인은 노화로 인해서 시각단서만 제시될 때의 어음인지 감소를 경험한다(5장 그림 5-1 참조).

> "일반적으로, 노화와 연관된 청력손실은 고주파수에서 서서히 시작됩니다. 우리는 조용한 환경에서 화자를 보고 이야기할 때는 인식하지 못하지만, 배경 소음이 있거나 어두침침한 환경에서는 대화의 흐름을 놓치게 됩니다."
>
> Jill Diseman, an audiologist with Hear USA
>
> (*Blackwood, 2005*)

청각처리과정

노인들 중 일부는 감각신경성 청력손실 및 단어인지 감소와 더불어 청각처리능력의 변화를 경험하기도 한다. 이러한 변화는 심리생리학적 검사, 변조된 어음이나 듣기 과제 검사의 수행 결과를 통해 살펴볼 수 있다. 노인들에게 사용되고 있는 두 가지 청각처리능력 검사도구는 *Test of Basic Auditory Capabilities* (*TBAC;* Christopherson & Humes, 1992)와 *Tonal and Speech Materials for Auditory Perceptual Assessment* (*TSMAPA;* Humes, Coughlin, & Talley, 1996; Noffsinger, Wilson, & Musiek, 1994)이다. TBAC는 환자에게 "기준" 자극을 먼저 들려주고 연이어 제시되는 두 개의 자극 중 기준 자극과 다른 것을 선택하도록 하는 과제이다. 후자의 검사도구에 해당하는 TSMAPA 과제 중 하나의 예는 환자에게 45%로 시간압축된 NU-6 일음절 단어들을 인지하도록 요구하는 것이다.

어떤 노인들은 음의 고저, 강도나 길이가 다른 두 개의 음을 변별하는 능력의 저하를 보이는데(Schneider, 1997), 이는 청각처리능력의 감소를 반영한다. 예를 들어, 청능사가 60 dB HL음과 65 dB HL음을 들려주었을 때, 젊은 사람들은 서로 다르다고 지각하는 반면에 노인들은 같은 소리로 지각할 수 있다. 어떤 사람들은 시간이 압축되었거나 주파수가 여과된 이음을 이

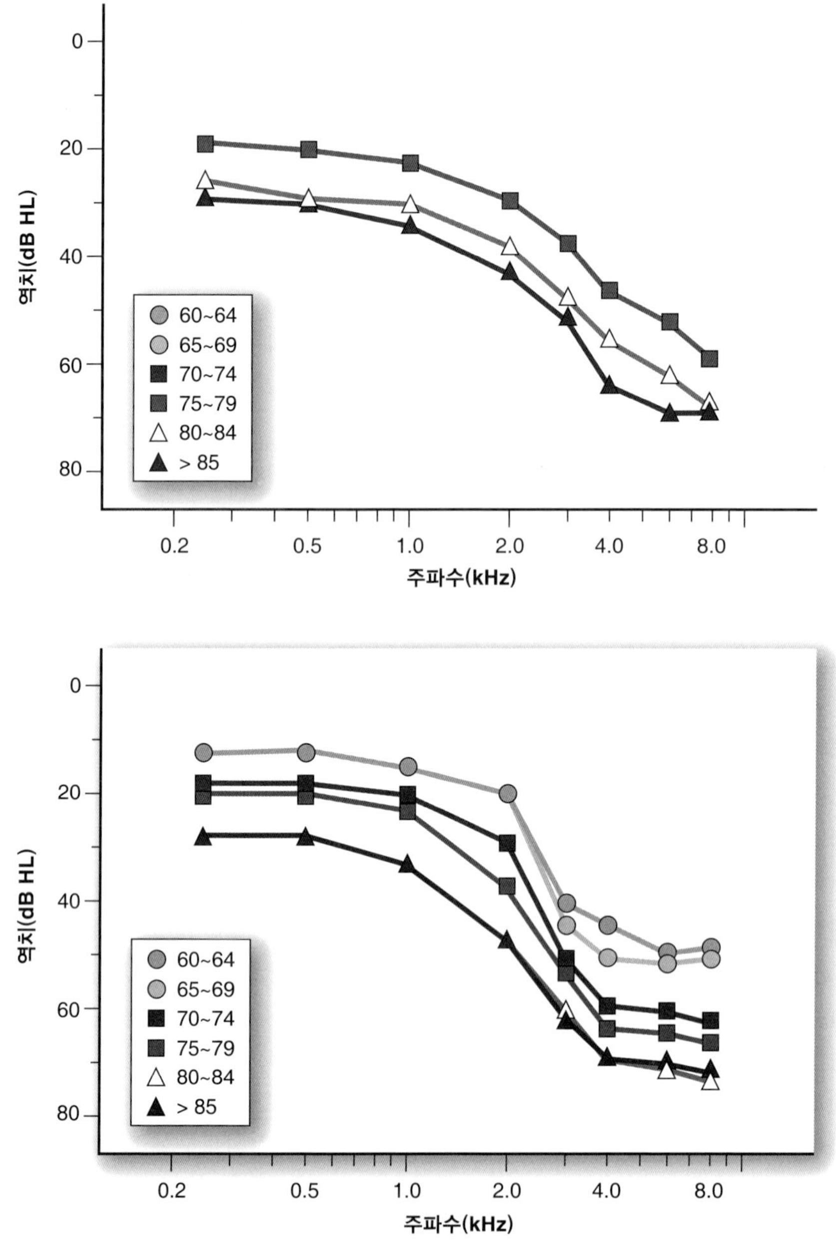

그림 13-5. 60~84세 여성(*n* = 1,358)과 남성(*n* = 935) 그룹의 5년 주기별 평균 청력도.
Modeled after Mills, Schmiedt, and Dubno (2006, p. 16.)

해하는 데 어려움을 보인다(Gordon-Salant & Fitzgibbons, 1999). 이분청취과제에서와 같이, 한쪽 귀에 경쟁신호가 제시되고 다른 쪽 귀에 목표신호가 제시될 때 다수의 노인들은 젊은 사람들에 비해 목표신호를 이해하는 데 더 큰 어려움을 경험한다(예: Roup, Wiley, & Wilson, 2006). 또한, 노인들은 반향이 심하거나 배경 소음이 있는 환경에서 더 큰 어려움을 보일 것이다(Gordon-Salant & Fitzgibbons, 1999).

어음인지의 어려움이 말초적 와우 병리의 결과인지, 중추청각신경계의 조직변화의 결과인지, 또는 청각정보를 처리하는 과정에서 청각영역의 노화로 인한 변화의 결과인지를 파악하기 위하여 많은 연구들이 수행되어 왔다(Humes, 2005; Kricos, 2006 참조). 이 복잡한 주제는 다양한 견해들을 낳았으며, 이 중 우세한 관점은 고주파수대의 청력이 특히 조용한 듣기 환경에서의 어음인지 수행력에도 크게 관련된다는 것이다. 예를 들어, Humes (1996)는 주파수 1,000 Hz, 2,000 Hz, 4,000 Hz에서 노인의 평균 청력손실이 다양한 어음인지 검사들을 가장 잘 예측해 주는 단일 예측치라고 결론지었다. 하지만 다른 연구자들은 추후 청력손실의 존재를 설명해주는 어음인지 수행력이 연령에 따라 차이를 보인다고 하였다(Picholar-Fuller & Souza, 2003; Pichora- Fuller & Singh, 2006 참조). 뇌의 노화에 따라 어음인지 수행력에 영향을 줄 수 있는 많은 변화가 나타난다는 것이다. 이러한 변화들은 다음과 같다(Willott, 1996).

- 신경 손실
- 신경 간 시냅스 연결 수의 감소
- 흥분성 및 억제성 신경 전달체의 변화
- 청각처리경로에 따른 신경 전달의 변화
- 음향 신호의 인지적 처리과정의 변화(예: 정보처리, 명명, 인출 및 저장)
- 장기기억과 단기기억의 감소

이러한 뇌 기능의 전반적인 변화는 빠르게 제시되는 어음정보를 처리하는 노인 개인의 능력과 이 노인이 일련의 메시지를 얼마나 잘 이해하는가에 영향을 줄 수 있다.

노인들은 청력손실에 대해 어떻게 이야기하는가

한 노인이 자신의 청력손실에 대해 이야기하고 있다. 다음은 노인 환자들이 자주 말하는 내용이다(Pichora-Fuller, 1997, 125).

- 나는 듣기는 하지만 이해하는 데 문제가 있다.
- 소리가 모두 뒤섞여서 들리는 것 같다.
- 소리가 어디서 들리는지 잘 모르겠다.
- 소음이 있는 곳에서는 이해하는 데 문제가 있다.

(계속)

- 한 사람과 일대일로 말하면 잘 이해하지만, 그룹 내 대화를 이해하는 데 문제가 있다.
- 나는 그룹 내 대화에서 만약 누가 말하고 있는지 알면 대화를 잘 따라가지만, 갑자기 다른 사람이 이야기를 시작하면 대화를 이해하기가 어렵다.
- 다른 누군가가 이야기를 시작하면, 나는 때때로 누가 이야기하는지 둘러봐야 한다.
- 대화의 주제를 알고 있으면 대화를 잘 따라가지만, 주제가 갑자기 바뀌면 이해하기가 어렵다.
- 사람들이 너무 빨리 말하는 것 같다. 나는 대화를 이해하는 데 시간이 더 필요하다.
- 나는 들으려고 노력하는 것에 비해 이해할 수 있는 것이 많지 않다.
- 나는 때때로 화자에게 다시 말해 달라고 요청하기가 싫어서 알아들은 척한다. 이는 화자를 귀찮게 하거나 부담 주기가 싫어서이다.
- 나는 내가 정확하게 들었는지 확신하지 못한다.
- 농담을 이해하기 어렵다. 웃긴 점을 말해 주기까지는 어디가 재밌는지 모른다.
- 두 사람 이상과 대화할 때 그들이 서로 이야기를 시작하면, 나는 자리를 떠난다.
- 사교 모임이 더 이상 즐겁지 않다.

실생활 환경 요인

그림 13-4에 제시한 모델의 다음 단계는 실생활 환경 요인들을 평가하는 것이다. 이러한 요인들은 가족 및 사회적 접촉, 주거환경 및 생활의 정돈, 정서적·정신적 건강, 분노, 기질, 자존감 및 독립성, 자아개념과 같은 개인 성향 요인들을 포함한다.

가족 및 사회적 접촉

환자와 상호작용하는 사람의 수와 그 빈도는 환자의 활동성, 도덕성 및 신체적 기능에 영향을 미친다(Strawbridge, Cohen, Shema, & Kaplan, 1996). 소통할 사람이 5명 이상 있는 노인들은 외로움과 우울함을 덜 느끼며, 사회적 접촉이 드문 사람들에 비해 삶의 질이 높은 경향이 있다. 예를 들어, 가까운 거리에 자녀들과 손자들이 살고 있으며, 동물원에서 자원봉사를 하고 있는 노인은 주위에 가족이 없고 외출에 관심이 없는 노인보다 정신적으로 더 건강하며 청능재활 프로그램에 참여하는 데에도 관심이 더 많다(그림 13-6). 결혼한 사람들은 사망률이 낮으며(He et al., 2005), 결혼을 통해 사회적 접촉과 지원을 제공할 수 있는 가족과 친구를 늘리게 됨으로써 사회적 네트워크를 확장시킬 수 있다(House, Landis & Umberson, 1988). 2003년의 미국 인구조사에 따르면, 65세 이상의 노인인구 중 혼자 사는 여성이 40%인 반면에 남성은 19%였다(U.S. Census Bureau, 2003).

노인이 가족, 친구, 지인들과 빈번하고 의미 있는 접촉을 유지하는 정도에 따라 청력손실의 영향이 개선되거나 악화될 수 있다. 사회적 접촉은 개인으로 하여금 삶의 일부를 더욱 느끼게 하고, 공동체 사회에 보다 참여하게 하며, 청력손실을 표현하기 위한 동기를 제공하기도 한다. 의사소통 파트너가 없는 사람들은 청능재활 서비스에 대해 알아보려 하지도 않는다(그림 13-7).

사회적 관계가 청력손실에 영향을 미치는 것처럼 청력손실도 사회적 관계에 영향을 미칠 수 있다. 그림 13-8에 제시된 바와 같이 청력손실은 부정적인 피드백 루프(feedback loop)를 유발한다. Lindblade & McDonald(1995)는 노인은 대화가 너무 힘들어지기 때문에 사회적 상호작용으로부터 멀어질 수도 있음을 보고하였다. 바꿔 말하면, 가족과 친구들은 노인들이 비사교적이거나, 건강문제에 집착하거나, 건망증이 있거나, 두려워한다고 인식하기 시작할 수도 있다(그림 13-9). 이러한 인식은 어느 노인을 두고 치매가 있고, 불안하고, 비우호적이고, 노망난 것으로 여겨지게 할 수도 있다. 예를 들어, 아버지가 질문에 부적절한 답을 하는 경우가 많아지면, 아들은 그가 인지력 저하증을 경험하고 있다고 의심할 수도 있다. 아버지는 단지 청력손실이 있을 뿐이거나, 그로 인해 약간의 혼란을 겪고 있는 중일 수도 있다. 노인이 사회적 관계에서 멀어지면, 그들은 대화 파트너로서 비협조적이거나 비효율적인 대상으로 보이게 되고, 가족과 친구들은 노인과의 접촉을 멀리하거나 줄이기 시작할 것이다. 노인은 분노, 좌절, 허무, 걱정을 경험하는 일이 많아질 것이며(Rousey, 1976), 이러한 상황은 노인을 사회적으로 더욱 고립시키고, 의사소통 파트너로부터 더욱 부정적인 반응을 보이게 만들수도 있다.

노인을 위해 일하는 전문가들이 가능한 한 최대로 이러한 사건의 순환 고리에서 잠재된 존재들을 인지할 때, 그들은 바람직하지 못한 결과를 경감시키는 청능재활 계획을 고안해 낼 수 있다. 예를 들어, 노인 환자에게 의사소통 기술을 정도 이상으로 요구하지 않는 소규모의 사회활동 모임에 참가하는 것을 권유할 수 있다. 만약 환자가 카드놀이나 책읽기를 좋아한다면, 브릿지 게임 모임이나 북클럽에 참여하도록 권유할 수 있다. 일반적인 청력손실의 영향과 환자의 청력손실 특징에 대해서 환자 가족과 친구에게 상담을 제공하는 것은 그림 13-8에 묘사된 부정적인 피드백 루프의 발생을 막을 수 있다. 가족, 친구 및 돌보미는 노인의 대화 상호작용을 중단하고 피하려는 성향에 대응하는 법을 배울 수 있고, 노인들이 청능재활 서비스를 받도록 격

> "네. 물론 당신이 전처럼 (대화를) 따라가지 못하게 되면 바보 같다는 느낌이 드실 것입니다. 당신이 (대화를) 이해하지 못해서 토론에 참여할 수 없다는 것을 의미할 수 있습니다. 그러면 당신은 소외감이 느껴지실 겁니다.... 당신은 정말 이해를 못해서 나중에 다시 얘기를 꺼내겠지요. 그러면 그들은 '네, 네, 우리가 이미 말한 거예요' 라고 말하고, 당신은 (한숨을 쉬면서) '난 참 바보 같구나! 차라리 입을 다물고 있을 걸.'이라고 느끼게 될 겁니다.
>
> 개방형 인터뷰에서 한 노인 환자의 말
>
> *(Espmark & Scherman, 2003, p. 109)*

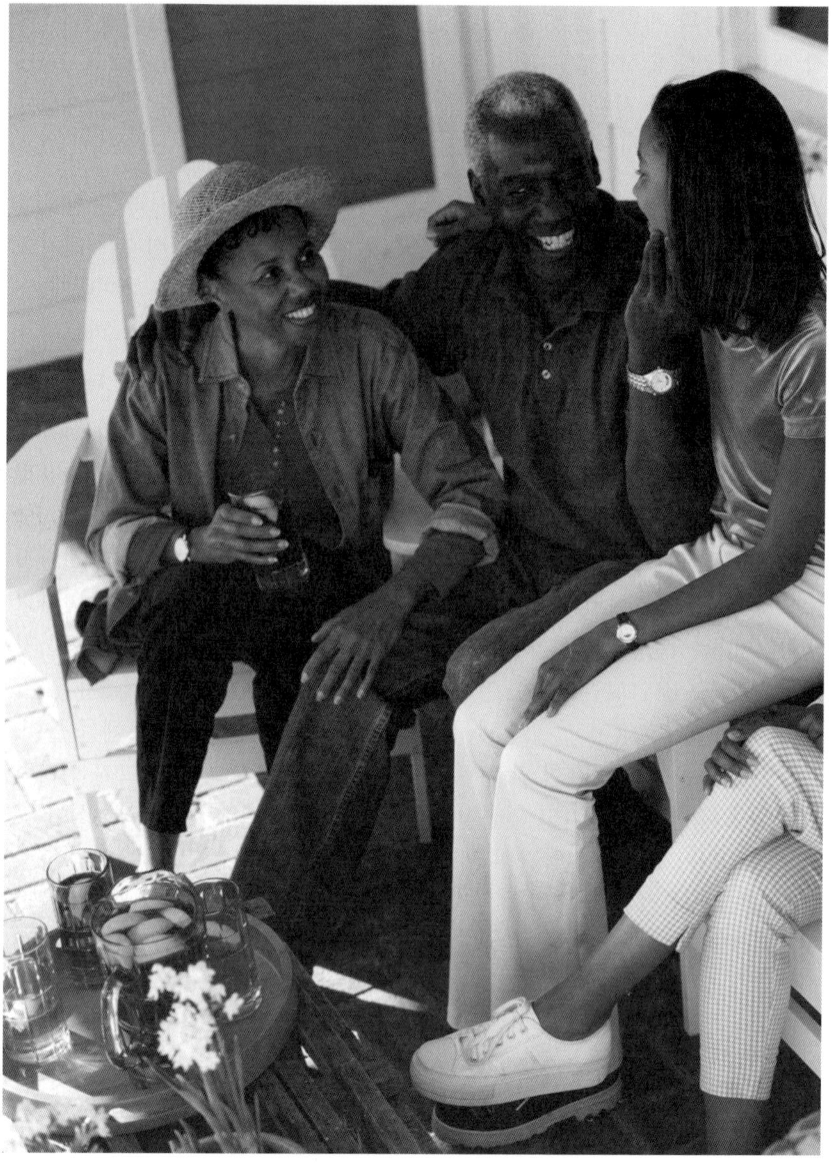

그림 13-6. 가족 구성원의 근접성. 가족과 가까이 사는 사람들은 자주 의사소통의 효율성을 향상시키기 위하여 노력한다. *Copyright Photodisc/Getty Images*.

려할 수 있다. 또한 이들은 청능재활 프로그램에 적극적으로 참여할 수 있다. 이들은 의사소통 전략을 효과적으로 사용하는 방법을 배우거나, 노인이 보청기나 청각보조기기를 다루도록 돕는 방법이나, 필요시 이러한 기기를 직접 다루는 법을 배울 수 있다.

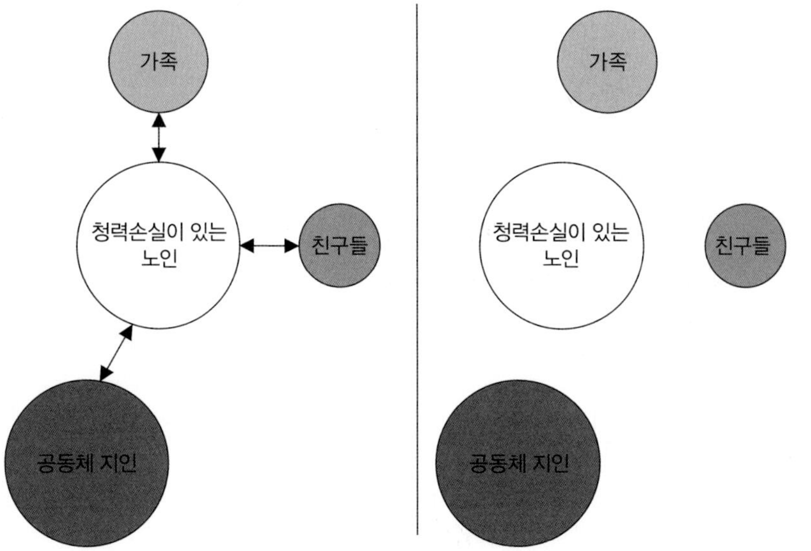

그림 13-7. 사회적 접촉. 사회적 접촉의 수와 빈도는 청능재활에 대한 노인의 바람에 영향을 줄 수 있다.

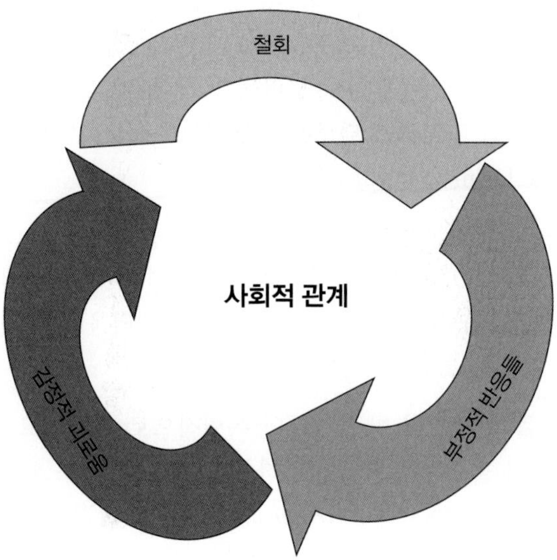

그림 13-8. 청력손실로 인한 부정적인 피드백 루프

주거환경

대부분의 노인들은 개인 주택에 살고 있으며, 약 5%의 노인들만이 양로원에 거주한다(Nussbaum, Thompson, & Robinson, 1989). **양로원(nursing**

양로원(nursing home)은 세 개 이상의 침대를 가진, 간호를 받을 수 있는 주거 형태의 시설을 말한다.

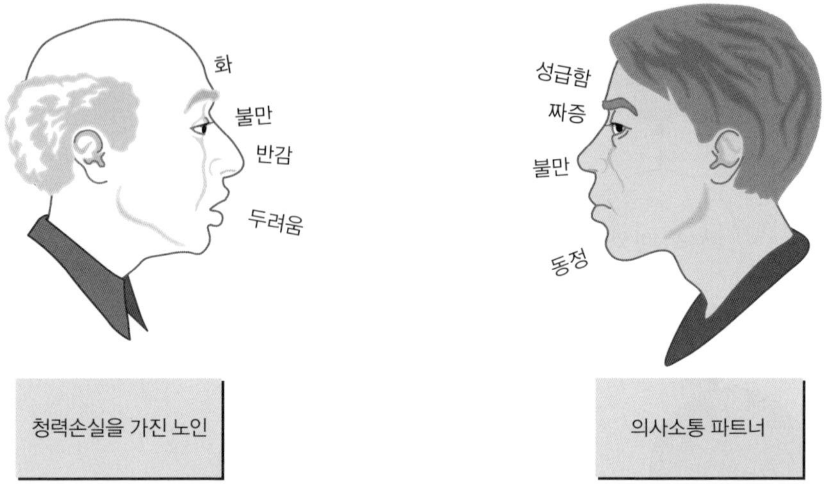

그림 13-9. 노인과 빈번한 의사소통 파트너간의 소통상의 오류. 청력손실의 결과로 생긴 소통상의 오류는 종종 노인이 사회적 상호작용에서 물러서는 결과를 빚는다.

home)은 노인들을 돌보는 곳으로 세 개 이상의 침대를 갖춘 제도화된 시설을 말한다. 양로원에 거주하는 대부분의 거주자는 주로 노인 여성들이며, 이곳에 오기 전에 개인 주택, 병원, 또는 다른 양로원에 거주했다(Gabrel, 2000). 양로원에 거주하는 대다수 노인들은 청력손실을 보이며, 그들 중 반 정도는 심한 손실을 가지고 있다(Schow & Nerbonne, 1980; Vokes, Gallagher, Langer, & Drinka, 1990).

양로원에서 돌봄을 받는 노인들은 건강상태가 좋지 않으며 그들의 환경이 개인 주택보다 더 시끄러울 수 있기 때문에 각별한 주의가 필요하다(그림 13-10). 시끄러운 환경은 청각관련 의사소통의 어려움을 증대시키고 활동 제한 및 참여 제약을 초래할 수 있다.

대부분의 노인들은 가능한 한 오랫동안 독립적으로 생활하고 싶어 한다. 다른 사람의 도움이 필요한 정도를 평가하는 한 가지 방법은 *Activities of Daily Living* (*ADLs*; Katz, 1983)과 *Instrumental Activities of Daily Living* (*IADLs*; 1969)과 같은 설문지를 작성하도록 요청하는 것이다. IADL의 문항의 예는 다음과 같다.

- 전화를 사용할 수 있습니까?
- 먼 거리를 이동할 수 있습니까?
- 스스로 식사 준비를 할 수 있습니까?

질문에 대한 응답의 보기는 도움 없이도, 도움이 있으면, 할 수 없다이다.

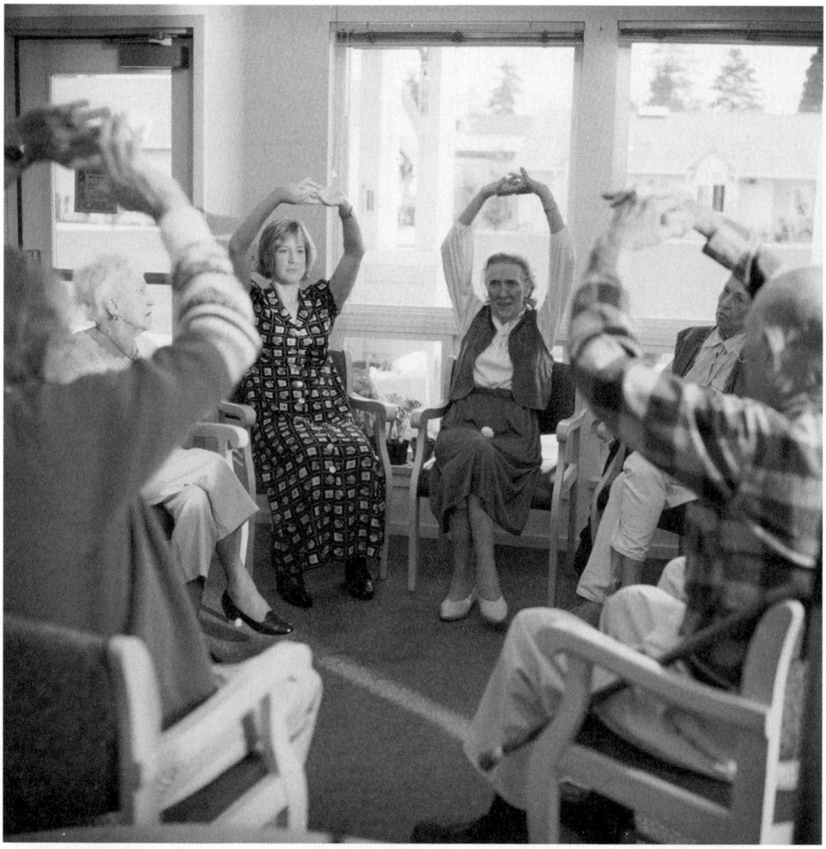

그림 13-10. 환자의 주거환경과 청능재활 계획에 미치는 영향. 요양원이나 양로원에 거주하는 환자는 청각보조기기에 관한 특별한 요구를 가지고 있다. 더불어 요양사는 특별한 교육이 필요하다.

개인 변수들

청능재활 중재계획을 수립하는 데 있어 많은 개인 변수들이 잠재적인 영향을 미친다. 우리는 이미 12장에서 60세 이하 성인들을 위한 청능재활에 대해 다루면서 이러한 변수들을 고려하였다. 이러한 변수들은 사회경제적 지위, 성별, 민족과 문화 등이다. 노인 환자의 경우, 언급된 변수들 외에 다른 개인 변수들도 추가로 검토할 필요가 있다.

청력손실이 있는 노인들이 우울함, 외로움, 분노, 불안, 고독 등을 경험하는 것은 흔한 일이다. 때때로 노인들은 가족, 친구, 동료들에게 짐이 된다는 부담감과 무능감으로 자신을 부끄럽게 생각한다. 노인들은 메시지를 명확하게 해 줄 것을 요청해야 한다는 것과 자신들의 청력이 전과 같지 않다는 사실에 당황할 수 있다. 일부 노인들은 의사소통 파트너에게 자신과 의사소통할 때 필요한 별도의 노력을 기울여 달라고 요청하기를 주저할 것이다. 어떤 노인들은

"체면을 지키는 것"과 "자존심을 지키는 것", 그리고 자신들과의 의사소통을 용이하게 하는 데 도움이 필요하다고 생각하는 사람들로부터 숨고 싶은 압도적인 감정을 느낀다. 이와 같은 감정들과 사고방식들이 노인들로 하여금 생활방식의 변화를 겪게 하고 감소된 삶의 질을 경험하게 할 수도 있다.

청력손실이 개인의 감정 상태에 영향을 미치게 될 것이며, 이뿐만 아니라 점차 개인이 청력손실에 어떻게 반응하는지는 개인의 심리-정서 상태에 영향을 받게 된다. 다음에 제시되는 변수들을 고려함으로써 개인의 감정 상태에 대한 윤곽을 그려볼 수 있다.

- 정신 건강
- 기질
- 자아 충만감과 독립성
- 자아 개념

정신 건강

정신 건강 문제(mental health problem)는 심리병리학적 증상, 또는 다른 일련의 급성이나 만성 증상으로, 정상적 기능, 행동, 또는 문화의 일부로 여겨지지 않는, 심리학적 또는 생리학적 패턴이다.

심리병리학적이거나 다른 급성 또는 만성적 증상을 가진 사람의 경우 **정신 건강에 문제(mental health problem)**가 있는 사람이라고 한다. 노인들의 정신 건강은 다른 연령에서처럼 매우 다양하게 나타난다. 그런데 노인들이 우울증으로 고통받는 것은 드문 일이 아니다. 미국 국립정신건강협회(2003)는 공동체 생활을 하는 노인의 약 15%와 양로원이나 시설에 거주하는 노인의 약 25%가 우울증을 경험한다고 보고하였으며, 다음과 같은 상황들이 우울증을 유발할 수 있다고 하였다(Kraaij, Arensman, & Spinhoven, 2002).

- 친구들과 사랑하는 사람들로부터의 분리 또는 손실
- 주거 환경의 변화
- 신체적 활동들을 수행하는 능력의 감소
- 은퇴
- 빈 둥지 증후군(empty-nest syndrome)
- 전반적인 건강 쇠약

지나친 강박감(obsessive-compulsiveness)은 의미 없이 되풀이 되는 생각들로 괴로워하는 사람이 경험하는 불안 장애(anxiety disorder)이다. 이러한 증상을 가진 사람들은 손 씻기나 점검하기와 같이 겉보기에 목적 없는 행동을 의례적으로 수행함으로써 불안을 없애려고 할 것이다.

신경증(neuroticism)은 불안, 분노, 부끄러움, 죄의식 및 자아의식과 같은 부정적인 감정 상태를 경험하는 성향이 지속되는 것이다.

청력손실이 절망감, 외로움, 무력감의 감정을 증가시킬 수 있으며, 우울증이 청력건강관리를 받고자 하는 바램을 감소시킬 수 있다. 불안, **강박증(obsessive-compulsiveness)**, **신경증(neuroticism)**과 같은 다른 정신적 문제들도 청력손실의 정도에 따라 의사소통의 어려움을 증가시킬 수 있다.

노인에게 자주 사용하는 우울증 선별검사 도구 중 하나는 *Geriatric Depression Scale* (Sheikh & Hesavage, 1986)로, 15개의 예-아니오 문항으로 되어 있으며 질문의 내용은 다음과 같다.

- 당신은 기본적으로 당신의 삶에 만족하십니까?
- 당신의 삶이 허무하다고 느끼십니까?
- 당신은 자주 무력하다고 느끼십니까?
- 당신은 밖에 나가거나 새로운 일을 하는 것보다 집에 있는 것을 선호합니까?

우울증과 관련된 5개 이상의 질문에 정반응하면 정신과 전문의에게 의뢰할 수 있다.

기질

사람들은 기질에 따라 청력손실에 대한 반응이 다르게 나타날 수 있다. **기질(temperament)**은 고정되어 있는 개인의 특성을 말한다. 이러한 내성적 또는 외향적, 적극적 또는 수동적, 낙천적 또는 염세적인 특성은 청력손실의 영향과 관련이 있다(예: Knutson & Lansing, 1990). 예를 들어, 어떤 노인은 교통체증에 갇혀 있다든지, 연필심이 부러졌다든지, 알람 맞추기를 잊어버렸다든지 하는 사소한 일들에 통상적으로 좌절감을 느낄 수 있다. 이러한 성향을 가진 사람은 낙천적 기질을 가진 사람보다 청력손실의 영향을 더 많이 받을 것이며, 이해하기 어렵게 말하는 사람을 견디기 힘들어 할 것이고, 자신이 놓쳤거나 인식하지 못한 것에 대해서 과잉반응을 할 수도 있다.

기질(temperament)은 안정된 개인 성향을 말한다.

자족감과 독립성

자족감과 독립성(self-sufficiency and independence)은 다른 사람에게 의존하지 않고 일상 활동을 하는 것을 말한다. 청능재활 계획에 대한 자각된 통제력과 순응력 간에는 연관성이 있는 것으로 보인다(Garstecki & Erler, 1998). 특히, 자신의 삶에서 겪은 일에 대한 내적 통제력을 경험한 노인 여성들은 그렇지 못한 사람들보다 자신들의 청력손실에 대해서도 더 큰 통제력을 경험하는 경향이 있다.

자족감과 독립성(self-sufficiency and independence)은 다른 사람들에게 의존하는 일 없이 날마다 활동을 할 수 있는 사람인지 아닌지와 관련이 있다.

많은 노인들은 일상생활에서 다른 사람에게 점점 더 많이 의존하게 된다. 어떤 노인들은 더 이상 운전을 할 수 없거나 혼자 쇼핑을 할 수 없게 되고, 병원에 예약하는 일을 대신해 줄 사람이 필요하다. 청력손실이 있는 노인이 의사소통 어려움을 해결하기 위해 다른 사람에게 의존해야 하기 때문에, 청력손실은 의존성 증가를 나타내는 또 하나의 신호가 될 수 있다. 한 노인 남성이 "내 아내가 나 대신에 모든 전화를 걸어 주어야 하는데, 나는 그것이 싫습니다. 나를 83세가 아닌 3살짜리 어린애로 느끼게 합니다."라고 불평하였다. 청능재활 계획의 한 가지 목적은 노인 환자들의 자족감과 독립성을 높여 주는 것이다.

자아 개념

10장에서 언급한 바와 같이 자아 개념은 사람들이 자기 스스로를 어떻게 보느냐와 관련이 있다. 예를 들면, 환자가 본인이 청각손상을 가지고 있다고 생각하는가? 그들 스스로 장애에 잘 대처할 수 있다고 생각하는가? 등이 이에 해당된다. 자아개념은 다른 사람들의 인식이나 청각적 보고서와 종종 일치하지 않는다. 한 환자가 청능사에게 "내가 늙었다고 생각하지 않습니다. 당연히 내가 노인이라고 생각하지도 않습니다. 그러나 사람들이 나를 대하는 방식은 내가 더 이상 젊지 않음을 상기시켜 줍니다. 어떤 사람은 계단을 올라갈 때 내 팔을 부축해 주고, 영화표를 살 때는 내게 묻지도 않고 경로우대 가격으로 할인해 줍니다. 그럴 때마다 나는 이상한 기분이 듭니다." 이 노인 여성은 청능사에게 자신의 청력검사 결과를 듣고, 자신이 양쪽 귀 모두 중도 난청을 가지고 있다는 사실에 크게 실망하였다.

자아 개념은 청력손실과 상호작용한다. 어떤 사람은 노화를 받아들이는 것을 어려워할 수 있으며, 더불어 보청기 착용을 거부할지도 모른다. 반면에 어떤 사람은 청력손실을 잘 받아들이고 청능재활에도 흔쾌히 참여할 것이다.

신체적 및 인지적 변수

의사나 심리학자와 같은 다른 건강관리 전문가들은 환자의 신체적, 인지적 상태를 평가해야 하는 일차적 책임을 가지고 있다. 그들이 확인할 수 있는 상태 중 일부는 청능재활 계획과 평가 및 중재 단계에 영향을 미칠 수 있다. 때때로 언어 및 청각 전문가는 치매 등과 같은 선별 검사를 실시할 것이다. 선별 검사의 결과는 환자를 다른 분야의 전문가에게 의뢰하여 구체적인 검사를 받게 할 필요가 있는지를 알려줄 수 있다.

신체적 변수

신체적 변수는 청력손실의 결과에 영향을 미친다. 사람들은 나이가 들면서 몇 가지 신체적 변화를 경험한다. 주름이 생기고, 검버섯이 피고, 머리가 하얗게 변하고, 연골이 굳고, 근육이 약해지며, 손재주도 감소하기 시작한다. 이러한 변화의 속도는 개인에 따라 다르며, 어떤 사람들은 80대, 심지어 90대에도 좋은 신체적 상태를 유지한다. 신체적 건강은 개인이 참여하고 있는 의사소통 상호작용의 종류(예: 모임에 가십니까? 아직도 일하고 계십니까?), 사용할 수 있는 청각기기의 종류(예: 환자가 귓속형 보청기를 원한다면 작동하시는 데 문제가 있습니까?)를 결정하는 범위 내에서 청력손실과 상호작용한다.

신체적 상태의 변화와 더불어 많은 노인들은 만성질환을 경험하고 이는 청력손실의 결과에 영향을 미칠 수 있다. 노인들에게 가장 흔한 만성질환은 다음과 같다(National Center for Health Statistics, 1987).

- 관절염
- 심장질환
- 청력손실
- 고혈압
- 골절질환
- 백내장

특히 노인의 청력손실 결과와 관련된 세 가지 흔한 신체적 조건은 시력저하, 관절염, 치매이다.

시각 손상

눈은 노화에 따라 많은 신체적 변화를 겪는다. 두 눈의 망막은 점점 흐려지고, 더 노랗게 변하며, 탄력과 밀도가 떨어진다. 또한 동공이 줄어들어 빛을 덜 수용하고 눈을 통제하는 근육들도 약해지며, 많은 수의 시신경이 손상된다. 이와 같은 변화로 눈의 초점은 점점 가까운 곳의 물체가 멀리 있는 것처럼 보이게 한다. 시력도 저하된다. 망막이 빛을 통과하는 양이 줄어들어 노인들은 젊은 사람들에 비해 독서할 때 더 밝은 조명이 필요하지만, 눈부심에 더 민감하기도 하다. 어떤 노인들은 빛의 대비에 덜 민감하거나 밝은 곳과 어두운 곳의 차이를 잘 구별하지 못한다(Marmor, 1998).

심지어 경도나 중도의 시력손상(vision impairment)도 독서나 운전, TV 보기 등의 일상 활동에 영향을 미치며, 환자가 혼자서 독립적으로 살아가는 능력에 제한을 준다. 70세 이상의 노인들 중 약 5~30%가 시력에 문제가 있다고 하였으며(Bergman & Rosenhall 2001; Vinding, 1989), 시력손상의 출현율은 연령에 비례하여 증가한다. **시각손상(visual impairment)**은 안경이나 콘텍트 렌즈로 교정될 수 없는 시력손상을 말한다. 70세 이상의 노인들 중 거의 대부분이 안경을 사용하고 있다(Wun, Lam, & Shum, 1997). 이들 중 18%는 독서할 때 돋보기를 써야 한다(Desai, Pratt, Lentzner, K. Robinson, 2001). 82세 이상의 약 50%가 시각손상이 있으며, 88세 이상인 경우 78%로 증가한다(Bergman & Rosenhall, 2001). 시각장애의 출현율은 연령에 따라 증가하며 85세에 정점에 이른다. 74세 노인의 약 1%, 85세 노인의 약 3%가 양쪽 눈 모두 시각장애를 가지고 있다(Centers for Disease Control and Prevention, 2001).

시각손상(visual impairment)은 보정 렌즈를 통해 보상될 수 없는 시력손실을 말한다.

시각손상이 심한 사람들의 대다수는 청력손실도 있다(Bergman & Rosenhall, 2001; Kirchner & Peterson, 1980). 청력손실에 직면하게 되면 말소리 인지를 위해 시각적 신호를 보다 더 유용하게 사용할 수 있는데, 이러한 감각마저 쇠퇴되는 것은 매우 슬픈 일이다. 시력문제는 **백내장(cataracts)**, **녹내장(glaucoma)**, **당뇨성 망막증(diabetic retinopathy)**, **황반 변성(macular degeneration)**뿐만 아니라 다른 질환들과도 관련이 있다.

백내장(cataract): 수정체의 혼탁을 동반하는 진행성 망막장애; 시야가 흐려지고, 대비감에 손상을 초래함. 렌즈대안 수술법(lens-replacement surgery)이 치료법으로 유용하다.

녹내장(glaucoma): 비정상적으로 높은 안압이 특징인 눈 질환으로, 각 신경 원반에 손상을 일으키고, 비가역적인 시력손실을 유발함. 종종 약물로 진행 상태를 조절할 수 있다.

당뇨성 망막증(diabetic retinopathy): 오래 지속된 당뇨로 인하여 중심시야에서 흐리거나 왜곡된 시력을 보이며, 때때로 망막의 분리가 발생하는 현상. 당뇨병의 진행 상태를 관리하는 것과 레이저 수술로 눈의 손상을 어느 정도 막을 수 있다.

황반 변성(macular degeneration): 독서 시력과 거리 시력에서의 진행적인 손실로 망막의 중심부에 있는 감각 세포의 퇴화를 일컬음.

시력과 청력의 동향

노인의 경우 손상된 청력보다 손상된 시력을 위한 중재를 찾는 경향이 있다.

2001년 미국 질병관리본부(Center for Disease Control and Prevention, 2001)는 다음과 같이 보고하였다.

- 시력 문제가 있는 70세 이상 노인들 중
  99%가 의사를 방문했다.
  93%가 안경을 쓴다.
- 청력 문제가 있는 70세 이상 노인들 중
  76%가 의사를 방문했다.
  34%가 보청기를 사용한다.

시력저하를 평가하기 위한 검사도구 중 가장 일반적인 두 가지 검사는 *Snellen Eye Chart*와 *Pelli-Robson Contrast Sentivitity Chart* (Pelli, Robson, & Wilkins, 1998)이다. *Snellen Eye Chart*는 높이가 줄어드는 알파벳 문자로 구성된 도구이다. 환자는 약 20피트의 거리에서 앉거나 서서 차트를 읽어야 한다. 정확도는 분수로 표시되는데, 환자가 서 있는 거리는 분자로, 정상적으로 최대한 읽을 수 있는 정도의 거리를 분모로 나타낸다. 만일 20피트 거리에서 "60"이라고 표시되어 있는 행의 글자를 읽을 수 있다면, 환자의 시력 정확도는 20/60 또는 그 이상이다. *Pelli-Robson Chart*는 크기가 동일한 큰 문자를 놓고 다양한 대비감 속에 읽어야 하는 검사도구이다. 그림 13-11은 이 검사에 쓰이는 문자의 한 예를 보여주고 있다.

Functional Vision Screening Questionnaire for Older People (Horowitz, Teresi, & Cassels, 1991)과 *National Eye Institute (NEI) Visual Functioning Qustionnaire-25* (2000)는 시력 측정을 위한 설문지다. *Functional Vision Screening Questionnaire*는 15개의 예–아니오 질문들로 구성되어 있으며, 그 질문들은 다음과 같다.

- 당신의 시력 문제가 일상생활을 더 힘들게 만든다고 생각하신 적이 있습니까?

• 길을 건널 때 갑자기 차가 나타난 것처럼 보인 적이 있습니까?

점수가 9점 이상일 경우, 환자를 안과 의사나 검안사에게 의뢰할 필요가 있다. NEI는 반응 방식이 등급 척도인 25문항으로 구성된 인터뷰 형식의 설문지다. 예를 들어, **복잡한 선반에서 무언가를 찾을 때 당신의 시력 때문에 어느 정도 어려움을 겪습니까?** 라는 문항에 대한 대답은 **전혀 어려움이 없다**에서 **시력 때문에 그만둔다**까지 선택한다.

어떤 경우 시력은 교정렌즈나 안과치료를 받아도 나아지지 않는다. 감소된 시력은 청력손실의 영향과 청능재활 계획을 고안하는데 다음과 같은 사항들을 내포한다.

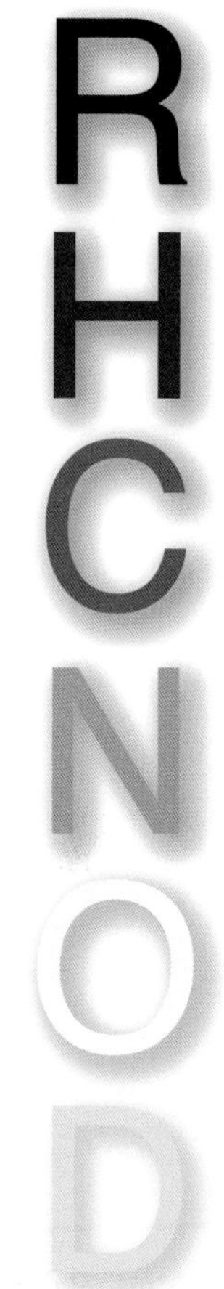

그림 13-11. 대비감 차트에 쓰여 있는 글자의 예

- 청각 검사: 검사부스는 바깥보다 어두워서도 밝아서도 안 되며, 부스 안으로 들어가는 계단은 눈에 띄는 형광테이프로 표시해야 한다. 부스 안에 있는 가구는 명암 대비가 뚜렷해야 하고 빛이 골고루 퍼지는 백열전등으로 약하게 조명되어 있어야 한다(Blumsak, 2003).
- 독화: 시각적 민감성의 저하와 대비감의 감소로 정상시력의 비슷한 청력손실을 가진 사람에 비해 시각적 신호를 최대한으로 유용하게 사용할 수 없어서 일상의 구어 의사소통에 더 어려움을 경험할 것이다.
- 어음인지 훈련: 시력이 떨어지면 환자가 얼굴 표현이나 입모양을 잘 볼 수 없기 때문에 독화 훈련은 적합하지 않을 수 있다. 말지각 훈련의 목적은 환자로 하여금 청각자극에 집중하고, 잔존청력을 최대로 활용하도록 도와주는 것이다.
- 의사소통전략 훈련: **보다 가까이**(*come closer*) 수정 전략과 같은 시각적 의사소통 환경을 향상시키기 위한 방법에 대한 교육을 포함할 수 있다.
- 의사소통 환경: 시력이 감소한 환자가 독화를 위한 단서를 최대한 활용할 수 있도록 환자의 의사소통 환경에 최적인 조명이 필요하다. 때때로 밝은 조명은 환자의 눈을 피로하게 만들기 때문에 의사소통을 위한 최상의 환경이 아닐 수 있다. 거칠거나 "차갑게" 보이는 형광등은 가급적 피하고 백열등을 사용하는 것이 좋다(Marmor, 1998).
- 보청기와 청각보조기기: 시력 감소는 환자가 보청기 건전지의 전극을 확인하는 것, 귓본에 축적된 귀지를 확인하는 것이나 건전지를 교체하는 것 등의 보청기의 작동을 조작할 수 없다는 것을 의미한다. 이러한 제한들은 청각보조기기의 종류를 선택할 때에도 영향을 미칠 수 있다. 가족 구성원이나 돌보미는 건전지를 체크하는 법과 보청기를 다루는 법에 대한 교육을 받아야 한다. 글로 쓰인 모든 자료는 글자가 커야 하며, 같은 내용을 다른 형식으로 반복하여 제공해야 한다. 만일 보청기 사용을 권한다면, 환자가 보청기의 기능들을 배우고 제대로 조작할 수 있도록 충분

한 시간을 할애하여 안내하는 것이 중요하다.

관절염

관절염은 100가지가 넘는 질병과 증상을 포함하며 관절, 관절 주위의 조직 및 다른 연결 조직에 고통스러운 염증을 수반한다. 관절염은 개인의 소근육 활동을 수행하는 능력을 감소시킨다. 65~74세 노인인구의 약 12%가 관절염으로 활동의 제한을 받고 있으며, 75세 이상의 경우 약 19%까지 증가한다(National Center For Health Statistics, 2002). 관절염은 청각기기를 사용하는 환자의 능력을 감소시킬 수 있다. 예를 들어, 관절염은 보청기 사용과 관련된 과제에 어려움을 줄 수 있는데, 그 예는 다음과 같다.

- 보청기를 귀에 넣고 빼는 것
- 건전지 문을 열고 건전지를 교체하는 것
- 보청기에서 귀지를 제거하고 청소하는 것
- 보청기를 작동시키는 것

청각기기를 권유할 때 환자의 기기 조작 능력을 염두에 두어야 한다. 어떤 경우에는 보청기보다는 조작하기 쉽고 조절장치가 큰 청각보조기기를 권유하는 것이 적절할 것이다. 또한, 가족 구성원들이나 돌보미에게 청각기기 다루는 법에 대하여 설명해 두는 것이 적절할 것이다.

치매

치매(dementia): 사고 및 지적능력에 영향을 미치는 질병의 일종; 기억상실, 사고처리의 퇴화 및 정위 장애의 증상을 보임.

노인들에게 흔한 다른 신체적 문제는 **치매**이다. 치매는 돌이킬 수 없는 인지기능의 저하를 가져오는 약 70~80가지의 증상을 총칭하는 용어로, 뇌세포를 손상시키는 다양한 생물학적 기제와 관련이 있다. 치매의 증상은 점진적인 기억력 손실, 지남력 상실, 일상생활의 과제 수행 능력 저하, 시각적 이미지의 처리 및 해석 능력 저하, 언어 능력 상실 등이다.

알츠하이머병(Alzheimer's disease; AD): 뇌세포의 돌이킬 수 없는 손실이 원인인 치매의 일종

알츠하이머병(Alzheimer's disease, AD)는 치매의 한 종류이다. 미국에서 65세 인구의 10%가 넘는 사람이 알츠하이머병을 앓고 있다. 알츠하이머병으로 인하여 맨 먼저 기억력, 그 다음은 사고능력, 마지막으로 언어능력이 떨어진다. 알츠하이머병이 발병하여 사망에 이르기까지의 기간은 대개 4~6년이지만, 3~20년 정도로 다양하다. 알츠하이머병 환자는 점점 감정적으로 넋이 나가 있고, 자주 당황하고, 대소변을 가리지 못하고, 결국에는 정신적 붕괴 상태에 이른다. 마지막 단계에서 환자는 언어 사용 능력을 상실하고, 가족들을 알아보지 못하며, 침대에서만 생활하게 된다. 약 500만 명의 미국인이 알츠하이머병으로 고통받고 있으며, 2030년까지 7,700만 명으로 늘어날 수 있다. 연령이 증가함에 따라 알츠하이머병에 걸릴 확률이 높아

진다. 65세 이상의 노인 8명 중 1명, 85세 이상 노인일 경우 2명 중 1명이 알츠하이머병에 걸린다. 알츠하이머병은 미국에서 7번째 주요 사망 원인이다(Alzheimer's Association, 2007).

치매를 검사하는 도구로는 *Mini-Mental State* (Folstein, Folstein, & Mchugh, 1975), *the Clock test* (Tuokko, Hadjistravropoulos, Miller, & Beattie, 1992), *the Saint Louis University Mental Status Examination* (*SLUMS*; Banks & Morley, 2003) 등이 있다.

Mini-Mental State 검사의 예는 다음과 같다.

- 오늘은 몇 월 며칠입니까? 올해가 몇 년입니까? 지금은 무슨 계절입니까? 오늘은 무슨 요일입니까?
- "세계"라는 단어를 거꾸로 말해 보세요.

The Clock Test는 3개의 하위검사, 즉 시계 그리기, 시계 맞추기, 시계 읽기로 나뉜다. SLUMS 검사의 문항은 주(week)와 해(year)와 관련된 질문들을 포함할 뿐만 아니라 단순한 산수 문제 및 단순 기억 과제를 포함하기도 한다. 또한, SLUMS의 다른 문항들은 세 가지 도형의 보기 중에서 삼각형 찾아내기, 1분 동안 알고 있는 동물 이름 전부 말하기 등이 있다.

청능재활은 치매 환자들에게 특히 중요하다. 청력손실이 인지 손상을 증대시키고, 치매를 가속화한다는 증거(Garahan, Waller, Houghton, Tisdale & Runge, 1992)가 있으므로 그렇게 하는 것이 적절할 때, 보청기 사용을 권장하는 것이 중요하다. 보청기의 사용이 인지기능을 유지시키며(Mulrow, Aguilar,& Endicott, 1990), 치매의 영향을 감소시킨다(Uhlmann, Larson, Ress, Koepsell, & Duckert, 1989). 가족과 돌보미를 위한 교육도 의사소통 기능을 향상시킬 수 있다.

Frank와 Helen의 행복하고도 슬픈 이야기

"한 남자가 그녀 옆에 앉아 있다. 그녀는 그의 이름이 Frank라고 알고 있지만, 그것이 그녀가 아는 전부이다. 그녀는 그들이 언제 만났는지, 그녀가 치어리더였는지, 그가 마을에서 가장 잘 생긴 남자였는지를 기억하지 못한다. 그녀는 그들이 결혼한 지 63년째가 되며, 두 딸도 있음을 기억하지 못한다. ...... 두 딸과 남편이 그녀가 길을 잃을까 걱정하며 늘 지키고 있다는 것을 알지 못한다. 그녀의 머릿속엔 두 딸들, Frank, 85라는 숫자가 맴돌지만, 그것들이 무엇을 의미하는지 모른다. 그녀는 자신의 이름조차 기억하지 못한다. 그녀의 이름은 Helen Ershine, 나이는 81세, 알츠하이머병 환자이다."

(Kantrowitz & Springen, 2007, p.55)

인지 능력

어떤 노인들은 자연스러운 노화과정에 따라 인지 기능에 변화가 생기는데, 이러한 변화는 주로 70세가 지나서부터 시작된다. **인지(cognition)**는 지각하고, 기억하고, 사고하는 데 사용되는 정신적 처리과정을 포함한다.

인지(cognition): 기억하기, 판단하기 및 문제해결하기와 같은 정신적인 행위를 포함한 지식습득, 이해, 사고와 관련된 정신적 처리과정

주의집중(attention): 정신집중과 수용의 선택적 제한

처리속도(processing speed): 정보가 신경계를 통해 전달 및 조작되는 속도

작업기억(working memory): 기억 속에 항목들을 동시에 저장하고, 조작하거나 변형하는 능력

일부 노인들은 **주의집중(attention)**의 변화, 느려진 **처리속도(processing speed)**, 줄어든 **작업기억(working memory)**를 경험한다. 이러한 인지능력의 감소는 말소리를 이해하는 능력에도 영향을 미칠 수 있다. 예를 들어, 처리속도에 결함이 있는 사람은 특히, 화자가 말을 빨리 할 때 이어지는 담화를 잘 이해하지 못할 것이다. 작업기억이 줄어든 사람은 화자가 이야기의 결말에 도달할 즈음에 이야기의 첫머리를 기억하지 못하거나, 단순히 단어를 기억하는 데 모든 주의를 기울였기 때문에 메세지의 의미를 처리할 수 없을 것이다.

어음인지능력의 감소가 단순히 청력손실에 의한 것이지 아니면, 인지처리과정의 변화와 관련된 것인지를 조사하는 것은 매우 의미있는 일이다. Pichora- Fuller & Singh (2006)는 다음과 같이 정리하였다.

> 노인들이 일상생활에서 말소리를 이해하는 데 어려움을 겪는 것은 아주 흔한 일이다. 청력검사 결과에 근거를 두고 말하면, 이들 중 몇몇은 증폭장치가 반드시 필요하다. 구어 의사소통에서 연령이 미치는 영향의 정도를 파악할 때 단순한 청력손실과 와우병변과 관련된 영향(예: 주파수 변별의 손실)에 의한 것인지, 아니면 청력도로는 예측할 수 없는 청각적, 인지적, 또는 양쪽의 변화에 기인한 것인지를 구별하는 것이 중요하다(p. 34).

환자의 인지상태가 청능재활 계획에 얼마나 영향을 주는지는 임상가가 환자에게 제공해야 할 지시의 복잡성과 청각기기에 들어있는 조작법들이나 프로그램들의 다양성에 내포되어 있다.

"기능적으로, 주의집중은 우리의 감각, 기억 및 인지과정을 통해 얻은 거대한 양의 정보로부터 우리가 실제로 처리하는 정보의 양을 제한하는 수단이다. 주의집중은 인간의 환경에서 중요한 특질을 확인하는 데 쓰인다.

Kathleen Pichora-Fuller and Gurjit, researchers in the Department of Psychology, University of Toronto, Mississauga, Ontario, Canada

(Pichora-Fuller & Singh, P. 46)

주의집중

일부 노인들은 일련의 정보에 집중하고 이러한 정보를 어느 정도의 수준까지 처리해야 하는지를 결정하는 능력의 변화를 경험한다. 이러한 주의집중의 변화는 배경소음이 있는 상황에서 화자의 말을 들을 때 관련 정보와 비관련 정보를 구별하는 일을 어렵게 만들 수 있다. 이러한 변화는 노인들이 주의산만한 것처럼 여겨지게 한다(Mcdowd & Shaw, 2000). 주의집중의 변화는 정신적 과제의 수행 속도를 감소시키고, 담화에 대한 주의집중 능력을 변화시키며, 과제 수행력에서 정확도를 저하시킬 수 있다.

처리속도

평균적으로 노인은 젊은 성인에 비해 빠른 인지 과제를 수행하는 속도가 느리며, 이러한 느림은 노화와 관련해서 언급되는 일반적인 느림으로 종종 언급된다. 노인들은 시공간적 정보와 언어 정보 모두 처리하는 속도가 더 느리다는 증거들이 있다(예: Hale & Myerson, 1996). 예를 들면, 노인들은 젊은 성인에 비해 빠르게 말한 문장을 이해하는 데 더 어려움을 보이며, 빠른 말소리를 회상하는 것도 더 열악하다(예: Stine, Wingfield, & Poonm 1986; Wingfield, Poon, Lom-bardi, & Lowe, 1985) 만약 노인에게 두 단어의 운(rhyme)이 맞는지 가능한 한 빨리 결정하라고 요청한다면, 젊은 사람에 비해 더 긴 시간이 걸릴 것이다.

작업기억

담화 이해를 위한 작업기억의 한 가지 역할은 이전에 말한 것을 기억하고 지금 듣고 있는 것과 통합하는 것이다. 노인들은 젊은 사람에 비해 단기간에 기억을 하고 다시 회상하는 과제를 수행하는 데 더 어려움이 있다(Salthouse, 1994). 더구나 노인들은 정보를 동시에 유지하고 조작하는 데 어려움이 있다(Wingfield, Stine, Lahar, & Averdden, 1988).

Wingfield & Tu (2001)는 노화가 구어적 작업기억에 얼마나 영향을 주는가를 연구하였다. 19세의 젊은 성인들과 75세 노인들을 대상으로 한 번 듣고 일련의 숫자들을 따라 말하게 한 결과, 두 집단 모두 평균 7자리 숫자까지 따라 말하기를 정확하게 수행하였다. 그러나 숫자의 길이가 더 길어졌을 때, 젊은 성인 집단의 수행력이 노인들보다 훨씬 높았다. 더욱 도전적인 과제에서 피검자들은 일련의 문장(예: *It snows when the weather gets cold.*)을 듣고 각 문장이 의미상 말이 되는 문장인지 아닌지를 판단하게 하였다. 이러한 종류의 과제는 정보를 보유하는 동시에 과제에 대한 사고력을 동원해야 한다. 관련성이 없는 일련의 연속된 긴 문장들을 들은 후, 실험에 참여한 피검자들은 특정 부분에서 각 문장의 마지막 단어를 기억하도록 요청받았다. 젊은 성인 집단의 경우, 세 문장 정도의 마지막 단어를 기억하는 반면에, 노인 집단은 두 문장에서만 마지막 단어를 기억하였다. 이와 비슷한 다른 연구에서는 노인들이 복잡한 문법으로 구성된 문장들을 이해하고 기억하는 데 젊은 성인들보다 어려움을 보였으며(Kynette & Kemper, 1988), 불분명한 의미를 지닌 문장들이나 대명사가 선행어로부터 분리된 문장들(Light & Capps, 1986; Zurif, Swinney, Prather, Wingfield, Brownell, 1995)을 기억하는 데에도 큰 어려움이 있었음을 보고하였다. 노인들이 공통적으로 어려워하는 또 다른 것은 단어 인출 또는 친숙한 사람이나 물건 이름 회상하기이다.

작업기억을 측정하는 검사 중 하나는 *Wechsler Scale of Adult Intelligent* (The Psychological Corporation, 1997)의 하위 검사인 Digit Span 검사이다. 이 검사는 검사자가 1초에 하나씩 숫자를 제시하면, 피검자는 역순으로 숫자를 말해야 하는 과제로서 연령 규준이 마련되어 있다.

노화에 영향을 받지 않는 인지능력

연령의 증가에 따른 주의집중, 처리속도 및 작업기억의 변화에도 불구하고, 노인들은 여전히 언어학적 문맥을 잘 활용할 수 있다. 의미있는 연설을 들을 때나 빠른 말소리를 들을 때 경험하는 듣기의 어려움을 극복할 수 있거나 (Wingfield, Poon, Lombardi, Lowe, 1985), 배경소음이 있는 상황에서 말소리를 들을 때 경험하는 어려움을 극복할 수 있다(Pichora- Fuller, Schneider, & Daneman, 1995). 간단한 실험 하나를 예로 들어 보자. 단어 개시 게이팅 패러다임(*word-onset gating* paradigm)에서 피검자에게 단어를 처음 50 msec 동안 들려주고 이 단어가 무엇인지를 맞추도록 하는 과제를 주었다. 만일 피검자가 맞추지 못하면, 다시 100 msec 동안 동일한 단어를 들려주고 피검자가 맞출 때까지 시간을 늘려서 들려준다. 이 실험의 결과, 노인들이 젊은 성인들보다 과제를 잘 수행하였는데(Wingfield, Alexander, & Cavigelli, 1994), 이는 노인들이 언어학적 문맥을 더 잘 활용함을 시사한다.

어휘 습득 또한 노화와 무관한 것으로 나타난다. 어휘력은 보통 연령과 함께 증가한다. 게다가, 지식은 전생애에 걸쳐 습득되며, 일반적으로 자주 사용하고 확장되어 온 지식은 보전된다(Nicholars, Barth, Obler, Au, & Albett, 1997).

청능재활 중재

그림 13-4에 제시된 노인을 위한 청능재활 모델의 평가 단계에서는 환자의 활동 제한 및 참여 제약, 환자의 우선순위, 청각학적 상태 및 이과적 건강 상태, 실생활 요인들, 신체적 및 인지적 능력 등에 대한 정보를 제공할 것이다. 중재 전략을 수립하는 단계에서 환자의 우선순위를 고려하고, 활동 제한 및 참여 제약을 경감시키는 방향으로 목적을 설정할 수 있다. 중재는 청각기기와 관련 교육 및 훈련 제공, 그리고 기타 서비스 제공을 포함한다.

청각기기

The National Council on Aging (1999)은 2,304명의 청력손실이 있는 노인들을 대상으로 "노인들의 청력손실이 방치되면 노인 삶의 질에 어떤 영향이 있는가"라는 질문에 답하게 하는 조사연구를 실시하였다. 이러한 조사는 보청기의 사용에만 초점을 둔 것이었다. 조사 결과는 노인이 적절한 청능재활 중재를 받지 못할 때 무슨 일이 일어날 것인지를 분명히 밝히고 있다. 조사 결과는 표 13-1과 표 13-2에 명시되어 있다.

표 13-1에 제시된 것처럼, 보청기를 사용하지 않는 응답자들은 보청기를 사용하는 응답자들보다 지난 해 슬픔과 우울감을 2주 이상의 기간 동안 더 느꼈다고 보고하였으며, 걱정, 긴장 또는 불안감은 한 달 이상의 기간 동안 더 느끼게 되었다고 보고하였다. 또한, 그들은 편집증(다른 사람들은 그들이 잘못 이해하거나 다시 말해 달라고 요청할 때, "다른 사람들은 이유 없이 나에게 화를 낸다.")도 더 많이 보였다. 실제로, 보청기를 사용하지 않는 응답자들은 보청기를 사용하는 응답자들보다 거의 두 배 정도 "사람들이 이유 없이 자기에게 화를 낸다."고 보고하였다. 결국 보청기를 사용하지 않는 사람들은 보청기를 사용하는 사람들에 비해 자신이 불안정하고, 화를 잘 내고, 두려워하고, 긴장되어 있다고 기술하였다. 보청기를 사용하는 사람과 그렇지 않은 사람 간의 이러한 차이는 수입이나 연령 같은 다른 변인들을 고려하였을 때에도 두드러지게 나타났다. 부정적인 감정을 보고한 사람들의 비율은 청력손실 정도가 심할수록 증가하였다.

표 13-1. 청력손실이 있는 노인들의 감정 상태에 대한 조사연구 결과. 지난 일 년 동안 2주 이상 슬픔이나 우울감을 느낀 적이 있었다고 답한 경우. 지난 일 년 동안 한 달 이상 걱정, 긴장, 불안감 등을 느낀 적이 있었다고 답한 경우. 보청기를 사용하도록 권장된 청각장애인들을 대상으로 각 범주에 해당하는 사람들의 비율을 %로 나타낸 것이다.

감정	경도난청, 보청기 사용	경도난청 보청기 미사용	고도난청 보청기 사용	고도난청 보청기 미사용
슬픔/우울감	14	23	22	30
걱정/긴장/불안감	7	12	12	17
편집증	13	24	14	36
불안정함/짜증/두려움/긴장	8	10	11	17

From *The Consequences of Untreated Hearing loss in Older Persons* by the National Council on the Aging, 1999, Washington, DC, Adapted by permission.

표 13-2. 청력손실이 있는 노인들의 감정 상태에 대한 조사연구 결과. 모든 숫자는 청력손실의 비율이다.

활동	경도난청, 보청기 사용	경도난청 보청기 미사용	고도난청 보청기 사용	고도난청 보청기 미사용
사회적 활동에 규칙적으로 참여한다.	47	37	42	32
노인복지회관 활동에 참여한다.	24	15	21	16

From *The Consequences of Untreated Hearing loss in Older Persons* by the National Council on the Aging, 1999, Washington, DC, Adapted by permission.

청력손실이 있으나 보청기를 사용하지 않는 노인들은 종종 사회적 영향과 더불어 감정의 결과로도 고통받고 있다. 표 13-2는 고립감이 실제로 가능하다는 것을 보여준다. 이 조사에서 보청기를 사용하지 않는 사람은 이웃과 상호작용하기, 구조화된 행사에 참여하기와 같은 사회활동을 피했고, 노인복지회관에서 하는 활동에도 잘 참여하지 않았다.

이와 같은 연구 결과는 그 손실의 정도와 무관하게 노인들의 청력손실을 방치할 때 정서적 및 사회적 영향을 경험함을 나타낸다. 청력손실을 방치하는 노인들은 보청기를 사용하는 노인보다 우울증, 근심, 걱정, 긴장감, 편집증, 그리고 정서적으로 내적 혼란을 더 경험하게 된다. 반대로 보청기를 사용하는 노인들은 이웃과의 활동, 조직화된 사회활동, 노인복지회관에서의 활동 등에서 보다 활동적이다.

보청기

청능사는 보청기 적합 전에 증폭기의 사용 동기를 주의 깊게 평가하고 나서 보청기 사용을 위한 지원 시스템이 다음 회기 보청기 조절 시에도 있을 것이라는 확신을 주어야 한다. 표 13-3은 보청기를 사용하려는 환자의 동기에 영향을 줄 수 있는 요인들을 나타낸 것이다.

성인을 위한 보청기 선택에 관한 절차(12장)의 대부분은 노인에게도 적용 가능하다. 보청기를 선택할 때 청능사는 특히 손의 사용이 서투른 환자를 위해 건전지 부분을 쉽게 조작할 수 있는 제품을 선택해야 한다. 요즘 자주 쓰이는 기능으로는 듣기 환경에 따른 전기음향학적 프로그램의 자가-선택-조절 장치가 있다(Souza, 2004). 어떤 보청기는 전화기 수화기의 자기장을 탐지할 수 있는 자동 텔레코일(t-coil)이 있다. 손의 사용이 서툰 환자에게는 리모콘이 해결책일 수 있다. 추천할 때 고려해야 할 다른 요인들은 재정적인 면(보청기를 구입할 능력이 되는가)을 포함해서, 한쪽 귀 또는 양쪽 귀

표 13-3. 보청기를 사용하려는 동기에 영향을 미치는 요인들

- 청력손실 정도
- 의사소통 어려움
- 자아개념
- 보청기를 사용하는 사람들의 의견(예: "보청기는 실제로 노인들만 사용하는데 난 아직 노인이 아니다.")
- 환자가 참여하는 대화 상호작용의 횟수와 질
- 의사소통 파트너의 유용성
- 신체적 건강(손의 사용이 서투르다거나 시력저하와 같은)

에 보청기를 착용할 것인가, 보청기에 부수적으로, 또는 보청기를 대신할 보조기기로 어떤 것이 적당할지를 포함한다.

보청기 오리엔테이션의 중요성은 아무리 강조해도 지나치지 않으며, 노인의 성공적인 보청기 사용 여부는 철저한 오리엔테이션을 제공하기 위해 필요한 시간을 충분히 가지려는 청능사의 의지에 달려 있다. 보청기를 착용하는 법과 다루는 법에 대해서 충분한 시간을 가지고 환자에게 설명해야 한다. 보청기 구입 후 보청기 착용기간이 짧은 환자에게 보청기 사용패턴이 꾸준하게 발전하지 못한 이유에 대해 물어보았다. 그 환자는 보청기에서 귀지를 청소하는 법을 몰랐고, 건전지를 교체하는 법을 몰랐으며, 밤에 보청기를 뺄 때 아팠다고 하였다. 이 환자를 담당한 청능사는 보청기 오리엔테이션 동안 이러한 정보를 제공했을지도 모른다. 하지만 그 청능사는 환자가 보청기 사용법을 적절히 이해했는지 확인하는 데 충분한 시간을 투자하지 않았거나 성공적인 보청기의 사용을 확인하는 데 충분한 사후관리지원을 제공하지 않았음이 명백하다.

전형적인 보청기 오리엔테이션과 더불어, 청능사는 추가적으로 노인들이 보청기를 사용할 때 자주 겪는 특정한 어려움들을 다룰 수 있다. 여기에는 건전지를 교체하는 것, 보청기를 착용하는 것, 볼륨을 조절하는 것 등이 포함된다(일부 보청기 회사들은 노인 환자를 위한 돌출형 볼륨조절기와 추출형 손잡이를 단 보청기를 제작하여 제공하고 있다).

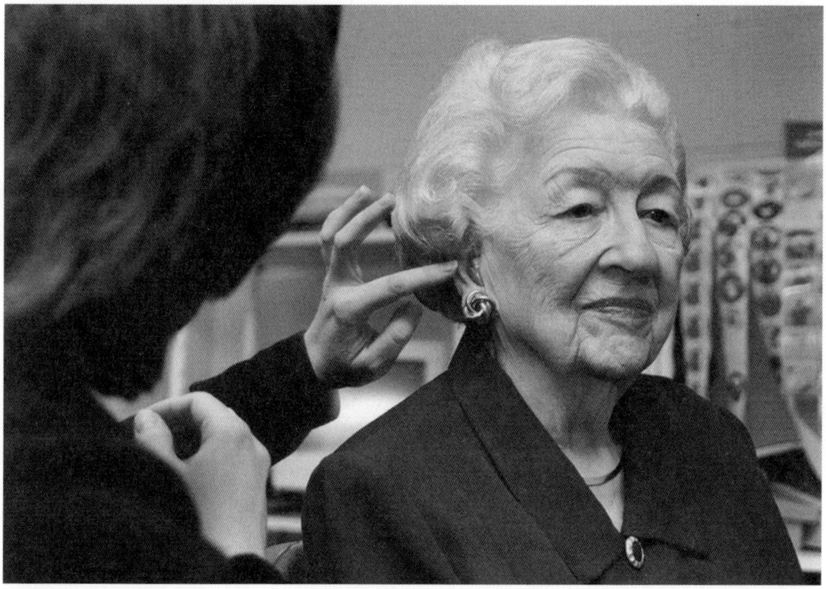

그림 13-12. 보청기 적응지도. 노인은 이어몰드나 귓속형 보청기를 착용하는 법을 배우는 데 시간이 걸릴 것이다. *Photograph by Kim Readmond, courtesy of the Central Institute for the Deaf.*

보청기 오리엔테이션의 내용은 가족, 돌보미 및 기타 환자의 건강 관리 담당자를 위한 교육내용을 포함할 수 있다. 그들에게 보청기를 다루는 법을 가르치고, 환자로 하여금 보청기가 현실적으로 기능할 수 있는 것과 그렇지 않은 것에 대해 적절한 기대감을 형성하도록 해야 한다.

The National Council on Aging(1999)에 의해 이루어진 조사연구의 한 부분은 보청기 사용이점에 초점을 맞추었는데, 보청기를 사용하는 노인들의 반응뿐만 아니라 그 가족 구성원들의 반응도 포함하였다. 전반적으로, 보청기를 사용하는 노인과 가족 구성원들은 보청기 사용으로 환자의 자신감, 독립성, 가족과의 관계 및 전반적인 삶의 태도가 향상되었음을 보고하였다. 흥미롭게도, 보청기를 사용하는 환자 본인보다 환자의 가족들이 환자의 향상을 더 많이 인식하였는데, 환자의 새로운 듣기능력이 가족 간 의사소통의 범위를 확대시켰다고 보고하였다. 이러한 결과는 표 13-4에 요약되어 있다. 다른 연구들에서도 보청기의 사용이 노인들의 대화 유창성을 향상시키며, 심리사회적 웰빙을 지속시키고, 청각관련 의사소통상의 어려움을 감소시키고, 전반적인 삶의 질을 높여 준다는 것을 보고하고 있다(Bess, 2000; Starck & Hickson, 2004; Vuorialho, Karinene, & Sorri, 2006).

표 13-4. 보청기 사용으로 인한 향상을 보고한 사용자의 비율

향상	보청기 사용자(%)	가족 구성원들(%)
가정에서의 유대관계	56	66
자신에 대한 감정	50	60
전반적 삶	48	62
정신 건강	36	39
자신감	39	46
자녀와 손주들과의 관계	40	52
그룹 활동에의 참여 의지	34	44
자립심	34	39
안정감	34	37
카드/보드게임 능력	31	47
사회생활	34	41
신체적 건강	21	24
다른 사람들에의 의존감	22	31
직장에서의 유대관계	26	43
스포츠 능력	7	10

Adapted from The National Council on Aging (1999), *The consequences of untreated hearing loss in older persons*. Washington, DC:

인공와우(cochlear implants)

25～40만 명의 65세 이상의 노인들은 고심도에서 심도의 청력손실이 있으며, 적어도 청각학적으로 인공와우 대상자들이다(Blanchfield, Feldman, Dunbar, & Gardner, 2001). 노인이 감소된 신경가소성(예를 들어, 노화된 뇌는 젊은 사람의 뇌보다 전기 자극을 해석하는 능력이 떨어짐)으로 인해 인공와우 이식으로부터 이득을 얻을 수 있는지에 대해서는 다소 논쟁의 여지가 있다. 기타 고려사항들은 다음과 같다(Leung et al., 2005; Pedly, Tari, & Drinkwater, 2003).

- 마취에 대한 위험성, 얇아진 피부나 피부로의 혈액공급 감소로 인한 수술 부위의 느린 회복, 또는 지병에 의한 부작용 등과 같은 수술 위험성
- 기억력 감소, 새로운 과제 학습의 어려움, 기기 조작의 어려움 등과 같은 일반적인 인지기능의 고려사항
- 기기 사용과 사회적 상호작용 참여에 대한 동기 감소와 같은 사회적 고려사항
- 현재의 비용–효율성 비율과 건강보험제도 가입 연령

대부분의 연구들은 심도의 청력손실이 있는 노인을 인공와우 대상자로 고려하지 않을 이유가 없다고 말한다. 예를 들어, Leung과 동료들(2005)의 연구는 65세 이상의 노인 258명과 65세 이하의 성인 491명의 인공와우 수혜자들을 대상으로 청각적 단서만 제공된 상황에서 단어인지 능력을 비교한 결과, 두 집단 간 유의미한 차이가 없었다고 하였다. 연령이 아닌 청력손실의 지속 기간이 수행력을 예측할 수 있는 가장 큰 요소인 것으로 나타났다. 노인 환자의 인공와우 이식 수술에 따른 의료적인 문제에 대한 연구들에서는 이 문제들이 젊은 성인들보다 더 심하지는 않음을 보고하였다(Kelsall, Shallp, & Burmelli, 1995; Waltzman, Cohen, & Shapiro, 1993). 연령이 높은 인공와우 수혜자일수록 기기를 더 많이 사용하는 경향이 있었다. 청각과 정서건강 측면에서의 향상과 더불어 인공와우 이식을 제공함에 따른 비용–효율성은 노인이나 성인 간에 차이가 없는 것으로 나타났다(Francis, Chee, Yeagle, Cheng, & Niparko, 2002).

청각보조기기

때때로 노인들은 보청기와 청각보조기기(ALD)를 함께 사용하기를 희망할 것이다. 예를 들어, 어떤 노인은 관절염 때문에 보청기나 이어몰드를 다루기가 불가능하므로 대신 간단한 FM 시스템 사용을 필요로 할 수 있다. Kaplan(1996)은 관절염이나 촉각 감퇴가 있는 경우에는 이어폰과 함께 간단한 하드와이어(hardwire) 시스템을 사용하는 것이 가장 적절함을 제안하였

"스피커폰 볼륨을 올려, 그래 거기야. 나쁘지 않은데. 그래서 소리가 좋은 것을 써야 해."
한 노인이 전화증폭기가 어떻게 신호의 질을 높여 주는지에 대해서 이야기하고 있다.
(Southall et al., 2006, p. 256)

"제가 화나는 점은 보청기 판매원이 청각보조기기에 관해서 전혀 말해 주지 않았다는 점이에요. .... 전 이것에 대해 몰랐어요. 저는 아래층에 있는 스테레오를 생각할 때마다 만약 긴 코드가 있다면... 그러면 음악을 들을 수 있을 텐데... 하고 생각했어요. 전 전혀 몰랐단 말이에요!"
청각보조기기(ALD)에 대한 지식의 부족함을 불평하는 한 노인
(Southall et al., 2006, p. 255)

다. 의사소통 파트너는 노인이 이어폰을 끼고 있는 동안에 마이크로 대화를 나눌 수 있다. 마이크-이어폰 시스템은 TV를 보거나 라디오를 들을 때에도 사용할 수 있다. 환자는 단순히 시스템의 스피커에 마이크만 꼽으면 된다. 노인들은 TV나 라디오에 직접 연결할 수 있는 청각보조기기의 구입을 대안으로 고려할 수도 있다. 또 TV를 볼 때 자막방송을 선택할 수도 있다. 노인이 혼자 사는 경우 안전이 문제가 되므로 초인종 소리, 전화벨 소리, 화재 경보음 등을 듣게 해주는 기기를 고려하는 것도 중요할 것이다.

환자가 양로원 같은 시설에 거주하는 경우에는 보청기보다 ALD를 사용하는 것이 관리도 간편하고 비용을 절감할 수 있다(Lesner, 2003). ALD를 사용하는 것은 분실에 대한 부담감이 적으며, 보청기에 비해 사용이 간편하여 돌보미에게도 사용법을 쉽게 가르칠 수 있다.

그러나 많은 노인들은 ALD 사용의 주요 대상자임에도 불구하고 ALD를 사용하지 않고 있다(Southall, Gagne, & Leroux, 2006, 참조). ALD를 사용하지 않는 이유는 (1) 기계에 대한 공포심, (2) 그들의 청력손실이 보장구를 사용할 만큼 나쁘지 않다는 신념, (3) 자신감과 자존감의 결여, (4) 청력손실로 낙오자가 된다는 두려움, (5) 공허감, (6) 소근육 운동 조절 능력의 감소 및 시력 저하와 같은 이차적 건강 문제 등이다. 많은 노인들은 단순히 ALD의 존재를 모르고 있다.

Southall et al.(2006)은 노인들이 ALD를 사용하지 않을 때부터 사용할 때까지 발생할 수 있는 일련의 지표들을 제안하였다(그림 13-13). 지표의 내용은 다음과 같다(pp. 257-258).

- 듣기의 어려움이 가치있는 활동의 참여를 제약한다는 것을 인지. 환자가 사회 활동이나 여가 활동에 참여하지 못한다는 것을 깨달았을 때가 해결점을 찾는 시점이 된다. 이 때 가족이나 친구들의 의견과 격려가 환자들의 인지과정에 중요한 요소가 된다.
- 기술적인 해결책이 존재한다는 사실에 대한 자각. 일단 인식하게 되면, 환자들은 ALD에 대해 알아보기 위해 청능사, 보청기 판매상, 또는 다른 언어 및 청각 전문가에게 도움을 구한다.
- 기기에 대한 상담과 구입. 환자들은 전문가에게 ALD의 사용을 권유받게 된다.
- 기기 사용의 적응과 행동 수정. 마지막으로 환자들은 보조기기 사용에 익숙해지고, 그에 맞게 자신들의 행동을 수정하게 된다. 환자들은 ALD를 사용하는 법과 그 이점을 경험하게 된다.

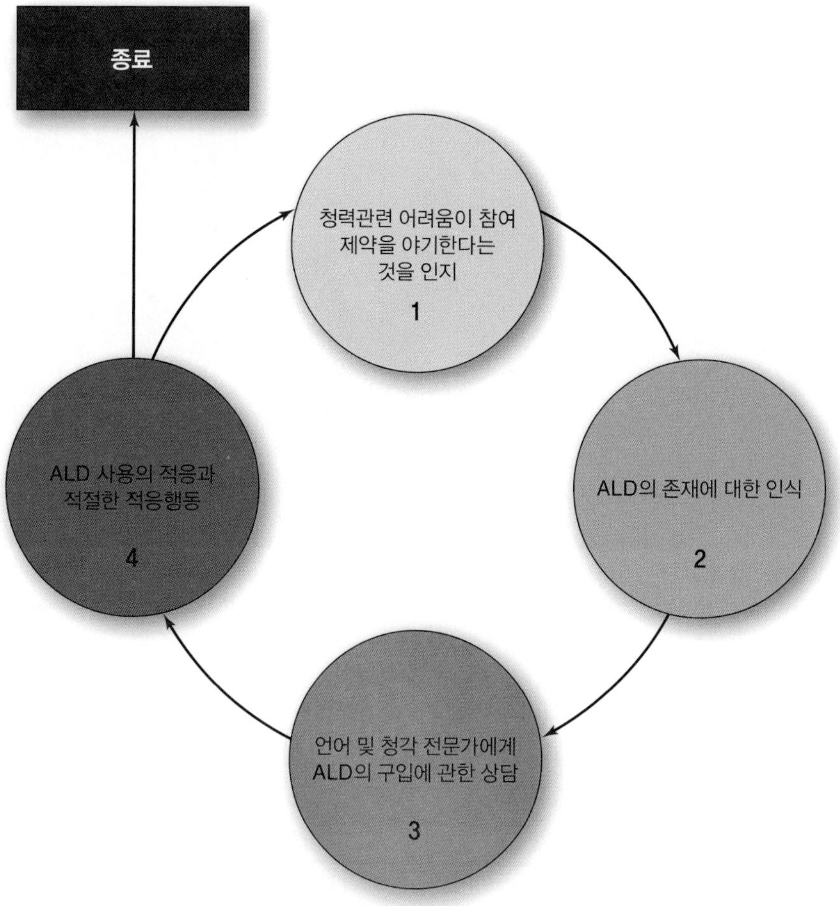

그림 13-13. Southall et al.(2006)에 의해 기술된 ALD 구입 과정에서의 네 가지 주요 사건

다른 서비스

어떤 노인들은 기기를 구입한 후나 또는 심지어 구입하지 않은 상태에서 그룹 청능재활 프로그램에 참여한다. 이러한 프로그램에는 다음과 같은 주제가 포함될 수 있다(Kricos & Lenser, 1995).

- 보청기(인공와우)와 그 기능
- 참가자들에게 중요한 문제에 관한 상담
- 청력과 청력손실
- 청각보조기기 기술
- 말소리의 청각적 및 시각적 특성
- 의사소통전략

때때로 가족들이 노인 환자와 함께 청능재활 프로그램에 함께 참여할 것이다(그림 13-14). 예를 들어 가족들은 분명하게 말하는 법을 배울 수 있다. 그

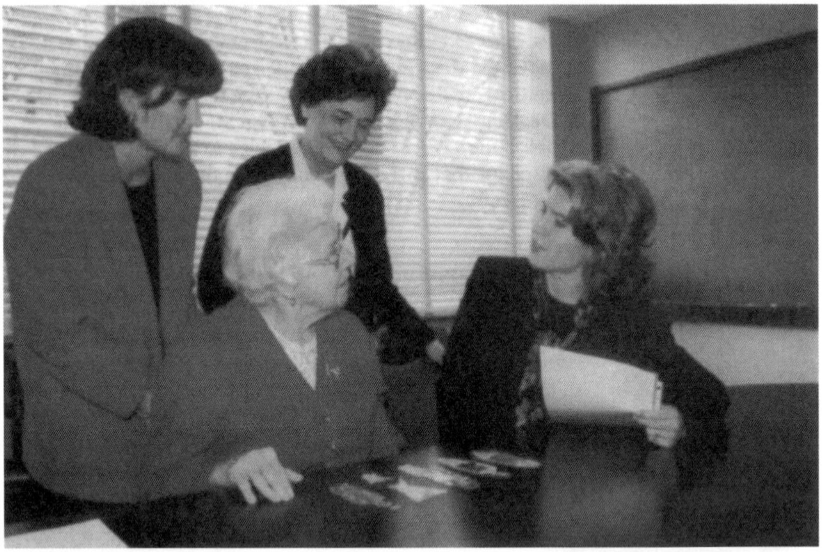

그림 13-14. 가족 구성원과 기타 지인들의 참여. 청능사가 노인들을 위한 청능재활 프로그램에 참여할 것을 독려하고 있다. *Photograph by Kim readmond, courtesy of the Central Institute for the Deaf*.

들은 대화가 청력손실이 있는 노인들을 힘들게 할 수 있음을 이해하게 되고, 노인들과의 상호작용 과정에서 인내심과 이해심을 발휘하도록 격려를 받는다(예, Kramer, Allessie, Dondorp, Zekveld, & Kapteyn, 2005). 부록에 노인과 그들의 건강 요구와 관련된 법률적, 의학적, 재정적 문제들에 관한 정보를 얻을 수 있도록 가족 구성원과 돌보미를 위한 목록이 제시되어 있다.

연구들은 노인 환자들이 형식적인 청능재활 프로그램에 참가함으로써 얻는 이점을 제시하고 있다. 특히, 정보전달에 초점을 둔 상담과 의사소통 전략이 도움이 될 수 있다. 예를 들어, 많은 사람들이 상담에 기초를 둔 청능재활 프로그램에 참가한 후에 참여 제약을 덜 인식하게 되었고(Ventry & Weinstein, 1983), 환자와 빈번한 의사소통 파트너가 함께 청능재활 중재를 접했을 때 삶의 질이 향상되었다(Kramer et al., 2005). 어떤 환자들은 단지 분석적 청능 훈련만 제공하는 프로그램보다 의사소통전략 훈련과 함께 분석적 청능 훈련을 제공하는 프로그램으로부터 더 이득을 얻었다(Kricos & Holmes, 1996). 아마도 가장 큰 이득을 본 사람들은 훈련을 시작하기 전 의사소통 어려움이 가장 심했던 사람들이었을 것이다(Kricos & Holmes, 1996).

Hickson, Worrall, & Scarinci(2006)는 58~94세의 청력손실이 있는 노인 96명과 그들의 빈번한 의사소통 파트너를 대상으로 *Active Communication Education* (*ACE*; Hickson & Worrall, 2003)라는 5주 과정의 상호작용 그룹

훈련 프로그램을 실시하였다. ACE는 그룹 회의로 매주 2시간씩 진행되었다. ACE의 목표는 환자의 의사소통 상호작용을 향상시키고 삶의 질을 높이며 참여 제약을 감소시키는 것이었다. 각 그룹별로 언어 및 청각 전문가는 첫 번째 회기동안 우선적으로 참여자들의 의사소통 요구에 초점을 맞추고 그들을 도왔다. 어떤 특정 그룹을 위한 프로그램의 내용은 참여자들이 경험한 특정 의사소통의 어려움에 관한 것을 포함하였다. 일반적인 의사소통 요구들은 가정에서 더욱 효과적으로 의사소통하는 것과 TV 시청을 성공적으로 하는 것이었다. 참고 자료에 ACE 프로그램의 첫 번째 회기에 대한 개요와 특정 의사소통 어려움이 후속 그룹치료 동안 어떻게 다루어지는가에 대한 개요가 제시되어 있다.

참가자들은 12장의 참고자료에 수록된 *International Outcomes Inventory-Hearing Aids* (*IOI-HA*; Cox et al., 2000)의 수정본을 작성하였다. 또한, 빈번한 의사소통 파트너는 의사소통 파트너용 IOI 수정본을 작성하였다. 프로그램이 끝날 때 모든 참가자들 중 반 이상은 ACE에 참가함으로써 "문제점에 큰 가치를 두게 되었다"라고 표현하였다. 청각장애인 참가자 중 대부분은 일상생활에서 의사소통전략을 사용하였으며, 그중 반 정도는 특정 상황에서의 어려움이 거의 또는 완전히 사라졌음을 보고하였다. 결론적으로, 연구자들은 ACE와 같은 그룹 상호작용 프로그램이 노인과 노인의 빈번한 의사소통 파트너에게 도움이 된다고 보고하였다.

그룹 청능재활 프로그램에 참여하는 노인은 다음에 제시된 몇 가지 이점에 더해서 보이지 않는 이점도 있다(Taylor & Jurma, 1999 참조). 우선 노인 환자들은 그들과 비슷한 동료와 다양한 방법으로 상호작용함으로써 도움을 받고 그룹과의 관계를 통해 사회적 접촉을 넓히는 계기가 된다(Kricos, 2006). 사회적 접촉은 연령과 청력에 관련된 고독감을 경감시킬 뿐만 아니라 청력손실의 어려움을 극복하기 위한 계기와 동기를 증대시킨다. 청능재활 프로그램을 통하여 노인들은 이야기와 해결책을 교환하고 좌절감을 공유하며 그들의 보청기에 관해 이야기를 나눌 수 있다. 결과적으로 청능사 또는 다른 언어 및 청각 전문가와 상호작용하는 기회는 더 많은 정보를 축적하게 하고, 상담을 받을 기회도 증가시킬 수 있다.

시설에서의 청능재활

만일 환자가 양로원이나 시설에서 생활하면, 청능재활 프로그램을 그에 맞게 조정할 필요가 있다. Shultz & Mowry(1995)는 양로원에 있는 환자들을 위한 청력관련 프로그램을 제공할 때 발생하는 몇 기지 문제점에 대해 기술하였다.

- **환자가 치매나 알츠하이머병을 앓고 있는 경우 청력손실을 관리하는 것.** 종종 치매에 걸린 환자는 우울증을 동반하고 있어 청능재활 계획에 참여하려는 동기가 저하될 수 있다.
- **보청기의 분실을 예방하는 것.** 예를 들어, 환자가 보청기를 주머니에 넣고 꺼내는 것을 잊어버리고 그냥 세탁해 버릴 수 있다.
- **보청기를 관리하는 것.** 한 연구 결과에 따르면, 4개의 양로원과 퇴직자 주택단지에 사는 환자들의 보청기 중 45%가 적어도 한 개 이상의 문제점들이 있다고 보고하였다(Furguson & Nerbonne, 2003). 이것은 보청기 모니터링 프로그램의 필요성을 제안하는 것이다.
- **청능재활 계획을 세우는 데 양로원 직원을 참여시키고 연수 교육을 제공하는 것.** 직원들에게 의사소통의 어려움이 청력손실과 관련이 있다는 것을 알린다. 직원들이 의사소통 전략에 익숙해지도록 하고, 듣기환경을 최적화하는 방법을 배우게 한다. 직원들은 보청기를 다루는 법을 배워야 한다. 예를 들어 건전지 교체하는 법, 귓본 청소하는 법, 보청기를 귀에 착용하고 빼는 법 등을 알아 두어야 하는데, 많은 환자들이 혼자서는 할 수 없기 때문이다.
- **양로원 직원들의 높은 회전율에 대처하는 것.** 만일 청능사가 양로원에서 연수 교육을 8월에 실시하였다면, 12월에는 양로원 직원의 반 정도가 교체되어 있을 수 있다.

연수 교육(in-service)은 정규직 근로자에게 제공되는 평생교육 프로그램이다.

양로원 행정담당자는 언어 및 청각 전문가에게 환자와 같이 생활하는 직원들을 위한 **연수 교육**을 요청할 수 있고, 또는 청능사가 직접 양로원을 방문하여 교육할 수 있다. 연수 교육은 몇 시간 동안 실시하는 것(흔하게)부터 몇 차례로 나누어 반나절(half-day) 동안 실시하는 것(드물게)까지 시간을 미리 정하여 실시할 수 있다. 직원들이 24시간을 기준으로 3번 교대로 근무하기 때문에 모든 직원들을 정해진 시간에 모이게 할 수가 없어 교육스케줄 잡기가 종종 어려워진다. 게다가 직원들은 교육훈련을 받는 데 들이는 시간에 대해서 재정적인 보상을 받지도 못하고 어떤 교육 참여자들은 8시간 근무가 끝나고 빨리 하루가 마무리되기만을 바라는지도 모른다. 또한, 청력손실에 대해 전혀 모르는 직원도 있고, 고등교육을 받지 못해서 제공된 자료의 어떤 부분을 이해하기 위한 적절한 배경지식이 부족한 직원이 있을 수 있다.

자료는 시각자료와 실물교육 자료를 사용하여 청중에 맞게 관심과 주의를 환기시킬 수 있도록 난이도별로 제시해야 한다. 더구나 사례연구, 시범(예: "처음에 드린 자료에 있는 귀마개를 한번 끼워 보세요. 여러분이 귀마개를 하고, 제가 읽은 문장을 이해하셨는지 물어보겠습니다."), 그룹토의("독화를 어렵게 만드는 조건들에 대해서 말씀해 주세요.")가 학습과정에서 직원들에게 제공된다. 연수 교육의 목적은 청력손실과 보청기에 관한 기본지식을 제공하고, 청력손실이 있는 사람들에 대한 공감대를 형성하며, 환자와의 의사소통을 향상시키는 전략을 가르치는 것이다. 예를 들어, 독화 교육의 목표는 다음의 내용을 포함할 것이다.

- 참여자들은 좋은 독화자의 특징을 확인할 것이다.
- 참여자들은 독화 훈련 과제에 영향을 미치는 요인들을 확인할 것이다.

시설 세팅에서 이루어지는 청능재활은 효과적일 수 있다. 캐나다에서 시행된 한 연구조사는 양로원에서 생활하는 거주자들과 그들과 정기적으로 의사소통하는 직원들에게 청능재활 프로그램을 제공하였을 때의 이점을 보고하였다(Pichora-Fuller & Carson, 2001). 청능재활 프로그램은 다음의 5가지 영역, 즉 (1) 보청기와 청각보조기기의 제공, (2) 의사소통 기회의 최대화, (3) 양로원 직원 교육, (4) 의사소통전략의 사용 권장, (5) 청력센터와 거주자 자치단체의 제공에 중점을 두고 있다. 양로원 거주자들은 프로그램에 참여한 후 주변 사람들과 대화를 나누는 시간이 많아졌고, 종교 서비스나 회의에 참석하는 일도 많아졌다. 또한, 전화로 대화하는 능력에 대한 만족도도 높아졌다. 직원들은 청각보조 기기에 좀 더 익숙해지고 보청기를 능숙하게 다루게 되었으며, 양로원 활동 중 의사소통 행동도 거주자들의 참여 범위를 확대하고 질을 높이는 방식으로 바뀌었다.

사례연구

지속적인 청능재활 활동

Aarts(2006)에 의해 보고된 사례 연구는 노인들을 위한 청능재활 프로그램의 계획을 단계적으로 보여준다. 사례 연구는 평가, 청능재활 전략의 개발, 우선시해야 하는 의사소통 요구, 중재 계획의 실행 순으로 구성되어 있다. 이 내용에는 사후 관리와 수행 결과 평가가 포함되어 있다.

원시와 관절염 외에는 건강한 편인 93세의 독거노인 Whalen 씨가 청각센터에 방문하였다. 그는 청력이 떨어지면서 지역사회 모임, 공동체 운영회, 종교 서비스, 그의 자녀들과 손자, 손녀들 방문하기 등의 다양한 활동에 참여 제약이 생기는 것을 걱정하고 있었다. 그는 4년 된 귀걸이형 보청기(BTEs)를 양쪽 귀에 착용한 채로 청각센터를 방문하였다. 개인사를 조사하는 과정에서 그는 이제까지 텔레코일 장치란 것이 있는지도 몰랐으며, 보청기의 4가지 프로그램 중 한 가지만 사용했다고 보고하였다. 그는 의사소통의 어려움을 경험하면서도 다른 청능사가 권했던 FM 시스템 사용을 꺼렸다. 그는 전화기로 의사소통하기가 어렵고, 전화벨 소리나 초인종 소리를 듣지 못하는 일이 자주 있다고 보고하였다. 그는 자신이 잠잘 때에는 화재경보기 소리도 듣지 못할 것이라고 말하였다.

청력검사 결과, 그의 양쪽 귀 모두에 중도에서 심도의 하강형 감각신경성 청력손실이 있음이 드러났다. 단어인지검사 결과, 보청기의 혜택이 조용한 상황에서는 비교적 있는 편이나 소음 상황에서는 전혀 없는 것으로 나타났다. 실이측정 결과, 보청기는 큰소리만 들을 수 있게 조절되어 있었다.

(계속)

사례연구

지속적인 청능재활 활동 (계속)

재활계획의 첫 번째 단계는 Whalen 씨의 의사소통 요구를 파악하는 것이다. 그의 우선순위는 중요한 순서대로, (1) 조용한 상황과 그룹 회의에서 기능을 향상시키는 것, (2) 전화사용 늘리기, (3) 집에서 환경음 듣기능력 향상시키기였다.

다음 단계는 비용면에서 효율적이면서 듣기수행을 최대화할 수 있는 중재 전략을 수립하는 것이다. 청능사는 보청기를 재조정하고, 만약 지금의 보청기로 듣기문제가 해결되지 않는다면 새 보청기 구입을 권유할 것이다. 청능사는 텔레코일 작동법을 알려 주고, 또한 중저가의 FM 시스템과 회의용 마이크의 시범 사용을 권유하였다. 라펠 마이크 사용도 권유하여 Whalen 씨가 미팅에서만 아니라 자동차 안이나 식사 시간 때와 같은 일대일 상황에서도 사용하게 하였다. Whalen 씨는 화재 경보기와 전화벨 소리, 초인종 소리 등을 듣게 해주는 전화기 또는 핸드폰과 함께 사용할 수 있는 보청기 장치를 시범 사용하게 되었다.

첫 번째 정기 방문에서 보청기를 재조정하고 실이측정(real-ear measurement)을 통해 보청기가 말소리를 들을 수 있도록 잘 조정되었는지를 확인하였다. FM 시스템의 라펠 마이크는 일상생활 대화환경에서 적절한 이득을 주었고, 무선 전화기도 Whalen 씨에게 이점을 주는 듯이 보였다. Whalen 씨는 장치들의 사용법에 대한 설명을 들었고 일정기간 동안 FM과 전화보조기기를 사용하였다.

Whalen 씨는 3주 후에 두 번째로 정기 방문하여 FM 시스템을 여러 상황에서 사용하였으며 무선 전화기도 집안이나 여행 중에 사용하였다고 밝혔다. FM 시스템에 대해서 그는 이렇게 말했다. "이 장치는 훌륭한 선물과도 같습니다. 미팅에도 참여하고 다시 활동적으로 참여할 수 있을 것 같습니다"(Aarts, 2006, P. 64). 그는 정기적인 방문을 통해 화재 경보기와 전화벨 소리 근처에서 작동하는 ALD 신호기에 대해서도 알게 되었다.

Whalen씨는 계속 정기 방문하면서 보청기와 FM 시스템에 대한 만족을 지속적으로 보고하였다. 그는 운전 중에 전화를 받을 수 있게 하는 보청기 보조기기는 구입하지 않기로 결정했다. 또한, 재정적인 문제를 고려하여 경보기 보조기기를 구입하지 않기로 결정했다. 청능사는 보청기를 착용하지 않았을 때도 화재 경보기를 들을 수 있도록 해주는 경보기 보조기기가 "그의 구입목록 중 가장 먼저 구입해야 하는 것"이라고 다시 한 번 강조하였다(Aarts, 2006, P. 64).

최종 의견

청능사는 노인을 위해 일하는 것이 가장 보상받을 만한 전문적인 경험들을 제공한다는 사실을 깨닫게 될 것이다. 한 청능사는 말기 암 선고를 받은 노인 여성을 검사했던 경험에 대해 이야기했다. "Kramer 부인은 양쪽 귀 모두에 중도 난청이 있었습니다." "저는 그 분의 이야기와 의무기록을 통해 그 분이 몇 달밖에 살지 못하리란 것을 알았습니다. 그래서 저는 그 분이 보청기 구입에는 관심이 없을 것이라고 생각했습니다." 그러나 놀랍게도 보청기 구입을 원했고 그것도 양쪽 모두 구매하길 원했습니다. 또한, 독화 훈련용 CD-ROM를 빌려달라고 했습니다. Kramer 부인의 이유는 단순했습니다: "내가 통제할 수 없는 많은 일들이 내 몸 안에서 일어나고 있어요. 그런데 청력문제에 대해서는 무언가 긍정적으로 할 수 있다는 사실에 기분이 좋아요."

요점 정리

- 노인 인구는 미국인구 분포에서 가장 빠른 증가세를 보인다. 2030년에 64세 이상의 미국시민의 수가 7천 2백 만 명으로 미국 전체인구의 약 20%에 달할 것이다.
- 청능재활 계획을 수립하는 첫 번째 단계는 환자의 활동 제한과 참여 제약 현황을 파악하는 것이다.
- 청력손실의 정도는 연령에 비례하여 증가한다. 연령과 관련된 청력손실을 노인성 난청이라고 부른다.
- 어떤 노인들은 청각처리능력의 감소를 경험할 것이다.
- 노인에게 미치는 청력손실의 영향은 경제적 상태, 사회적 환경, 사회적 접촉, 정서적 및 신체적 건강에 따라 다양하다. 두 사람의 연령이 동일할지라도 이러한 변인들에 따라 그 영향이 크게 달라질 수 있다.
- 청능재활 계획의 설계와 성공에 크게 영향을 줄 수 있는 세 가지 신체적 상태는 시력 저하, 관절염 그리고 치매이다.
- 대부분의 노인들은 주의집중, 처리속도 및 작업기억의 감소 등 인지기능에서의 변화를 경험하며, 단어 습득에도 영향을 받는다.
- 보청기 사용으로 노인성 난청과 관련된 부정적인 결과들의 일부를 예방할 수 있다.
- 청력상태를 평가하고 보청기 교육을 제공하기 위한 절차에 몇 가지 수정이 필요하다. 특히 노인은 청능재활 서비스를 받을 때 젊은 사람보다 많은 시간이 필요하다.
- 연령은 노인이 인공와우 대상자인지 또는 대상자가 아닌지를 판단하는 데 결정적인 요인이 될 수 없다.
- 어떤 노인들은 보청기를 대신하거나 보청기와 함께 사용할 수 있는 청각보조기기를 원한다.
- 그룹 청능재활 프로그램은 노인 환자들에게 효과적이며 특히, 빈번한 의사소통 파트너와 함께 참여할 때 유용하다.
- 양로원과 노인 복지시설에 근무하는 직원들은 청력손실, 의사소통 전략, 청각기기에 관한 교육을 받을 필요가 있다.

용어 및 개념

전형적인 고령자(traditional seniors)
베이비 붐 세대(baby boomers)
환자 우선순위(patient priorities)
검사 시설(testing accommodation)
노인성 난청(presbycusis)
청각처리과정(auditory processing)
자족감(self-sufficiency)

자아개념(self-concept)
시력선별검사(vision screening)
관절염(arthritis)
치매선별검사(dementia screening)
알츠하이머병(Alzheimer's disease)
시각장애인을 위한 시설(accommodation for visual impairment)
주의집중(attention)
처리속도(processing speed)
작업기억(working memory)
인공와우 대상자(cochlear implant candidacy)
청각보조기기의 랜드마크 사건들(ALD landmark events)
그룹 청능재활(group aural rehabilitation sessions)
연수 교육(in-services)

문제 풀이

1. 노인은 양이 모두 청력도상 정상 역치를 가지고 있다고 하더라도 목소리 톤이 높고 빨리 말하는 뉴스 앵커의 말을 이해하기 힘들다. 이러한 어려움을 가장 잘 나타내는 것은?
   a. 활동 제한
   b. 참여 제약
   c. 청각처리능력의 부족
   d. 사고력 부족

2. 노인이 전음성 난청을 가지는 이유는 무엇인가?
   a. 나이가 듦에 따라 외이도의 연골이 부드러워지기 때문이다.
   b. 중이에 액체의 축적은 나이가 들면 흔한 일이다.
   c. 주의집중이 떨어져 골도검사에 영향을 주기 때문이다.
   d. 순음이 노인들에게는 탐지하기가 어렵기 때문이다.

3. 중장년층의 청력손실은 어떻게 나타나는가?
   a. 수평형의 청력도가 가장 많이 나타남
   b. 중장년층의 가장 큰 특징은 장기간 진행된 상태라는 것
   c. 장기간의 소음노출에 따른 가장 흔한 결과
   d. 여자보다 남자에게 많음

4. 생리학적으로 가장 일반적인 노인성 난청의 원인은 무엇인가?

a. 유모세포의 손상
b. 와우 전음성(cochlear conductive)
c. 신경 및 신진대사 요인들의 결합체
d. 외막(tectorial membrane)의 변질

5. 한 노인은 화자가 10개의 숫자를 말하는 것을 듣고 5개의 연속적인 숫자를 인지하는 반면, 다른 노인은 7개의 숫자를 인지할 수 있다면 이들 간의 차이점은 무엇인가?

a. 주의집중
b. 청각처리능력
c. 처리 속도
d. 사고력

6. 다음 인공와우와 노인에 대한 설명 중 맞는 것은 무엇인가?

a. 노인들은 젊은이보다 수술 위험성이 더 높다.
b. 난청 기간은 이점을 예측하기 위해 좋은 지수이다.
c. 노인 인공와우 수혜자가 성인 인공와우 수혜자보다 대화에 참여하려는 동기가 더 부족하다.
d. 연령은 이득을 예측하기 위한 좋은 지수이다.

7. 다음 중 노인들이 ALD를 사용하지 않으려는 이유로 적당하지 않는 것은 무엇인가?

a. 보청기가 더 사용하기 편하다.
b. 자신감
c. 난청의 정도가 그 정도로 심하지 않을 것이라는 믿음
d. 부수적인 건강 문제

8. 대비 민감도는 다음 중 환자의 어떤 능력을 말하는가?

a. 주파수에서 두 가지 음이 같은지 또는 다른지를 결정하는 것
b. 환한 것과 어두운 것을 구별하는 것
c. 인공와우 전극배열의 한 전극에 제시된 자극이 인접전극에 제시된 자극과 같은 크기의 강도인지를 결정하는 것
d. 말소리 인지도를 최대화하도록 ALD의 볼륨을 조절하는 것

9. 노인은 처리속도가 감소한다. 예를 들어 무엇과 관련이 있는가?

a. 단어 *bat*과 *book*이 운(rhyme)이 다르다는 것을 결정하는 시간이 젊

은 사람보다 오래 걸린다.
b. 이웃과 멀어지면 길을 잃기 쉽다.
c. 단어인지검사 결과에서 수행력이 낮다.
d. 배경소음이 있는 상황에서 말소리 인지가 어렵다.

10. 보청기를 사용하지 않는 노인이 보청기를 사용하는 노인보다 더 필요로 하는 것은 무엇인가?

a. 노인복지관으로부터 사회적 지원을 요구한다.
b. 가족과 친구를 통해 지원을 요청한다.
c. 두려워하거나 긴장하기 쉽다.
d. 내부의 통제 위치(internal locus of control)를 느끼는 것 같다.

11. 79세인 Freeman 씨가 청력검사를 받기 위해 청력센터를 방문하였다. 청력검사 시 유의해야 할 사항은 무엇인가?

a. Freeman 씨는 말지각 능력이 떨어지므로 단어인지검사를 먼저 실시한다.
b. Freeman 씨가 모든 검사를 끝내기 전에 피곤해질 수 있기 때문에 골도검사를 먼저 실시한다.
c. 외이도 붕괴의 가능성을 배제하기 위해 삽입형 이어폰을 사용한다.
d. 피로를 막기 위해 가능한 한 검사를 빨리 진행한다.

12. 양로원에서 직원들의 연수 교육을 방해하는 요소 중의 하나는 무엇인가?

a. 대부분의 양로원은 난청인의 요구를 수용하지 않는다.
b. 연수교육은 업무 전환으로 스케줄 잡기가 어렵다.
c. 대부분의 양로원 책임자들은 청각학과 청능재활의 중요성을 모른다.
d. 직원들의 주의를 요하는 교육지침서가 없다.

참고 자료

Active Communication Education (*ACE*) 프로그램은 호주에서 난청 노인들을 위해 고안된 것이다. 프로그램은 매주 2시간씩 5주간 진행된다. 첫 번째 회기에서는 참여자의 의사소통 요구를 명시하고 우선시하는 "명명 그룹 기술법(Norminal Group Technique)"이 사용된다. 마지막 회기에서는 명시된 요구를 제시하는 문제해결 접근법(problem-solving approach)이 사용된다. 표 13-5에서는 전형적인 첫 회기의 개요를 보여주는 반면에 표 13-6에서는 전형적인 문제해결 회기를 보여준다.

표 13-5. ACE의 첫 회기 개요

목적	• 참여자를 환영하고 소개하며 프로그램의 목표를 설명한다. • 활동 제한, 참여 제약, 삶의 질, 의사소통 기능을 조사한다. • 일상생활에서 참여자들이 경험하는 의사소통의 문제점을 파악한다. • 의사소통 요구들의 순위를 정한다.
자료	• 자료집 • 칠판 • 이름표, 메모지
자기소개와 환영인사 (15분)	• 참여자들은 간단하게 자기소개를 하고 난청으로 생기는 문제들, 미팅에 참여하게 된 동기를 이야기한다.
의사소통 요구와 분석 (20분)	다음과 같은 질문에 대해 참여자들이 브레인스토밍을 한다(진행자가 칠판에 응답을 기록한다). • 일상생활에서 느끼는 의사소통 어려움은 무엇인가? • 난청으로 인해 참여하기 어려운 활동들은 어떤 것인가? (이 단계에서는 자세한 부분으로의 접근보다는 모든 참여자들이 함께 참여하여 토론하도록 권장한다.)
명명 그룹 기술법 (15분간 휴식시간 후 15분 진행)	그룹이 의사소통 어려움의 우선순위를 매긴다. • 참여자들에게 3장의 메모지를 주고 1, 2, 3 순위를 정하도록 한다. • 각각의 참여자들은 가장 중요한 순서대로 3장의 메모지를 칠판에 붙인다.
문제해결 과정(40분)	그룹은 가장 중요한 우선순위 목록을 정하고 다음과 같은 사항을 고려한다. • 의사소통 활동과 관련된 활동은 무엇이 있는가? 누구와? 무엇을? 언제? 어디서? 왜 하는가? • 이러한 활동에서 어려움의 원인은 무엇인가? • 해결 방안은 무엇이 있는가? • 해결법을 위해 필요한 정보는 무엇인가? • 해결법을 위해 필요한 기술에는 무엇이 있는가? • 어떻게 해결할 것인가?
결론(15분)	촉진자와 그룹은 다음 수업에 대해 토론하고 과제를 내준다. 참여자들은 다음의 내용과 관련된 내용을 적어 와야 한다. "사람들이 당신을 어떤 사람이라고 생각하는지?", "난청과 관련된 변화에 당신은 얼마나 잘 적응하고 있는지?" 그리고 전략 사용에 성공했을 때 청력과 관련된 문제점을 기술하고 전략이 실패했을 때의 문제점도 기술해야 한다.

Adapted from Hickson and Worrall (2003, p. 2S88)

표 13-6. ACE의 문제 해결법의 개요; 이번 회기에서 주제는 소음상황에서의 대화이다.

목적	• 소음상황에서 제시된 한 예를 통하여 문제해결 방법에 대해 논의한다. • 소음상황에서 의사소통을 잘 하기 위해 필요한 기술들을 확인한다. • 확인된 기술들을 연습한다. • 각각의 참여자들에게 생길 수 있는 특정 상황을 설정하고 문제해결을 위해 논의한다.
자료	• 자료집 • 칠판 • 이름표와 노트
자기소개(15분)	• 과제를 토론한다. • 분기 계획표를 칠판에 적는다.
소음상황의 예 (30분)	• 각 참여자들에게 자료집에 수록된 대화 상황에 대해 검토하고 이와 같은 특별한 상황에서의 의사소통을 향상시키는 방법을 제안한다. • 아이디어를 칠판에 적는다. • 관련된 자료를 검토한다.

(계속)

표 13-6. ACE의 문제 해결법의 개요; 이번 회기에서 주제는 소음상황에서의 대화이다. (*계속*)

필요한 기술 확인하기 (15분간 휴식시간 후 15분 진행)	성공적인 의사소통을 위한 그들의 변화를 최대화하는 환경을 설정한 후에 촉진자는 의사소통 단절이 여전히 생기는 상황을 제시한다. • 수정 전략에 대해 이야기 한다. • 수정 전략을 연습해야 하는 필요성에 대해 이야기한다. • 관련된 자료를 검토한다.
명시된 기술 연습하기(20분)	두 그룹으로 나누어 의사소통전략을 연습한다. 예를 들어, 시끄러운 병원 대기실에서 안내자가 당신에게 "다음 주 목요일로 예약되었습니다".... "당신이 날짜를 듣지 못했다면 어떻게 하시겠습니까?"
개별화된 소음상황에 대한 토의(15분)	• 정기적으로 의사소통 어려움이 생기는 소음 상황을 참여자들이 개별적으로 확인하게 한다. • 회기 1에서 문제 해결과정을 검토하고 그룹원에게 의사소통 단절을 수정하는 방법을 고려하는지를 확인한다.
결론(10분)	• 인사를 하고 다음에 할 일에 대해 이야기한다.

Adapted from Hickson and Worrall (2003, p. 2S89)

부록 13-1

청력손실과 기타 건강관련 문제가 있는 노인들의 가족과 돌보미를 위한 자료(Adapted from Kantrowitz & Sringen, 2007, p.64).

- Adminstration on Aging (www.aoa.gov). 노인들의 권리를 포함한 다양한 서비스에 대한 정보 제공.
- National Association of Area Agencies on Aging (www.n4a.org). 미국 내 전체 사회 서비스 네트워크에 관한 정보 제공.
- Family Caregiver Alliance (www.caregiver.org). 미국 내 주, 지역 전체 돌봄이를 지원하는 프로그램 제공.
- AARP (www.aarp.org). 50세 이상 회원들을 위한 다양한 이점 제공.
- Eldercare Locator (www.eldercare.gov). 돌보미 서비스를 위한 링크; 미국 노인복지공사(the U.S. Administration on Aging)의 한 부서.
- National Academy of Elderly Law Attoneys (www.naela.org). 노인들을 위한 법률 변호사를 찾을 수 있는 데이터베이스 제공.
- Medicare Rights (www.medicarerights.org). 미국 고령자의료보험제도를 가진 사람들에게 건강정보나 보조 지원 제공.
- National Hopsice and Palliative Care Organization (www.nhpco.org). 생의 말기(end-of-life) 및 주별 사전의료지시서(state-specific advance directives)에 관한 정보 제공.
- Nursing Homes (www.medicare.gov/nihcomare). 미국 고령자의료보험제도와 미국 의료보조제도에서 인증한 양로원에 관한 자세한 정보 제공.

PART 4

아동 청능재활(자활)

Aural (Re)Habilitation for Children

CHAPTER 14

청각장애 영유아
Infants and Toddlers Who Have Hearing Loss

개요

미국에서만 1,400만 명 이상의 아동들이 심한 청력손실을 가지고 있다(그림 14-1). 그 중 감각신경성 청력손실은 미국에서 가장 흔히 나타나는 선천적인 결함으로 매년 출생하는 신생아 1,000명 중 약 3명이 심한 청력손실이 있으며, 더 많은 아동들이 어린 시절에 청력을 잃게 된다(National Institutes of Health, 2006; White, 1996). 그리고 1,000명당 약 6명의 아동들은 학령기가 시작되기 전에 영구적인 청력손실을 가지게 된다(American Speech-Language-Hearing, Association, 1993).

이번 장에서는 언어습득 전 청력손실이 있는 유아와 어린 아동이 초점이 될 것이다. 1장에서 언급했던 것과 같이 언어습득 전 청력손실이 있는 아동들은 청력손실이 있는 상태에서 말과 언어를 습득하게 된다. 아동들은 청력손실을 가진 채 태어나거나 뇌막염, 고열, 두부외상 등의 원인으로 인해서 생의 초기에 청력을 잃어버리기도 한다. 그림 14-2는 신생아의 청력손실이 확인될 때 일어나게 될 일들의 개요를 보여준다. 이러한 절차는 청력손실의 발견과 확인을 포함하는 평가, 청력손실의 원인 및 그 밖에 다른 건강문제에 대한 고려사항을 검토하는 것에서부터 시작된다. 그 후 부모상담과 청능재활 전략의 수립을 포함하는 조기중재 프로그램을 준비하는 과정이 이어지며, 전략과 프로그램의 실행으로 모든 절차가 완료된다.

아동들은 생후 첫 3년 동안 말과 언어 발달의 가장 중요한 단계를 경험하게 된다. 만약 아동들이 청력손실 때문에 이 시기 동안 언어에 노출되지 않으면, 말과 언어 습득에 어려움을 겪게 되고 나중에는 읽고 쓰는 능력이 지연될 것이다. 초년기 동안, 두뇌는 청각적인 정보를 해석하는 데 필요한 신

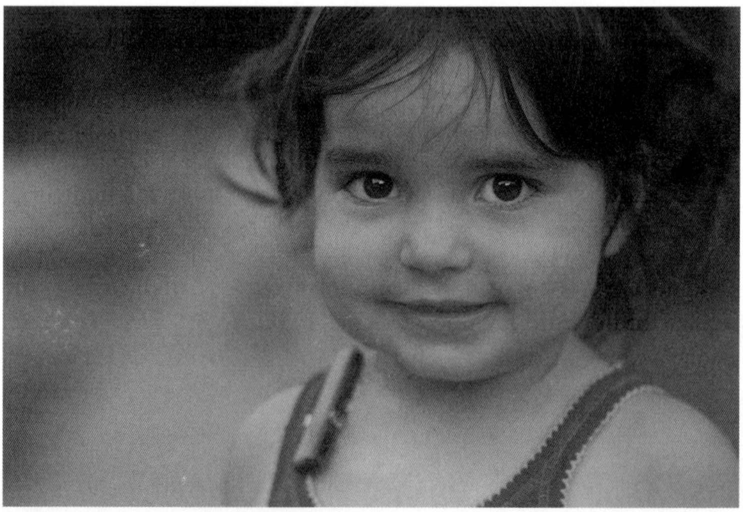

그림 14-1. 청력손실의 발생률. 미국에서 1,400만 명 이상의 아동들이 심한 청력손실을 가지고 있다. *Photograph courtesy of MED-EL Corp.*

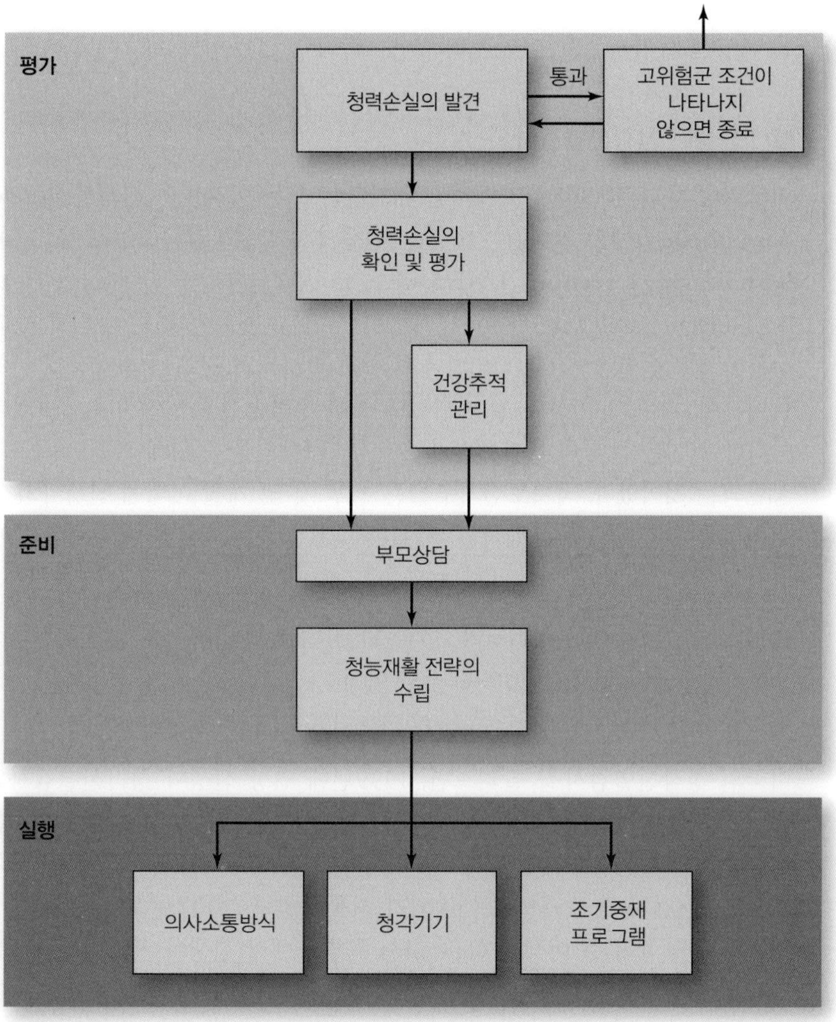

그림 14-2. 아기에게 청력손실이 있는 것으로 확인될 때 일어나게 될 일들의 개요

경경로와 인지기술을 발달시킨다. 만약 청력손실이 심한 아동이 조기에 중재를 받는다면, 늦게 받는 것에 비해 정상청력 아동과 대등한 의사소통기술을 발달시킬 수 있는 더 좋은 기회를 가지게 될 것이다(National Institutes of Health, 2006).

청력손실의 발견

적어도 다음 두 가지 사건이 부모나 양육자로 하여금 아기나 어린 아동의 청력검사를 위해 청능사를 방문하게 하는 계기가 될 수 있다. 첫 번째는 아동이 청각선별검사에서 통과하지 못하는 경우이며, 두 번째는 아동이 정상청력 아동들과 같은 방식으로 소리에 반응하지 않음을 알게 되는 경우이다.

신생아 청각선별검사

신생아실(newborn nursery)은 'well-baby nursery'라고도 하는데, 건강한 신생아들을 간호하기 위해서 마련된 병실이다.

신생아 청각선별검사(universal newborn hearing screening, UNHS)는 모든 신생아를 위한 청각선별검사이다.

미국이나 유럽의 여러 국가에서는 태어나는 모든 아기들이 **신생아실(newborn nursery)**에서 청력검사를 받는 **신생아 청각선별검사(universal newborn hearing screening, UNHS)** 또는 조기 청력탐지와 중재(Early Hearing Detection and Intervention, EHDI)가 점차 치료의 기준이 되고 있다. 신생아 청각선별검사(UNHS)가 급속하게 확산되기 전에는 청각장애 아동들이 2세 혹은 그 이상이 될 때까지도 종종 청력손실을 발견하기 어려웠다. 이러한 현실은 각국의 국가보건기구가 청각장애인들을 위해 확립한 목표에 상반되는 것이었다. 국가보건기구들은 생후 첫 몇 개월 이내에 신생아의 청력손실을 확인하도록 규정하고 있다(Hergils & Hergils, 2000). 예를 들면 다음과 같다.

- National Institutes of Health, 미국(1993): 3개월
- Socialstyrelsen, 스웨덴(1994): 1년 이내
- National Deaf Children's Society, 영국(1994): 12개월까지 80%

미국의 청각선별검사를 살펴보면, 1999년에 연방 신생아 청각선별검사와 중재에 관한 법령이 처음 법률로 제정되었으며, 이에 의하면 주정부에서는 3년 동안 청각선별검사와 중재 서비스를 개발하도록 재정을 지원하였으며 이 법안은 점차 성공적으로 개정되기 시작하였다. 2007년 기준으로 미국의 5개 주당 4개 주 이상과 Columbia 특별구에서 신생아 청각선별검사를 법률로 규정하였고(Centers for Disease Control and Prevention, 2007), 그 외 몇몇 주에서는 자발적인 수용 프로그램을 마련하였다. 미국 내 신생아의 약 90%는 신생아실에서 집으로 퇴원하기 전에 청각선별검사를 받는다(White, 2000). 유럽에서는 그 수치가 98%로 높다(예: Poland, Sliwa, Kochanek, Durrant, & Smurzynski, 2008). 부록 14-1에는 언어 및 청각 전문가들이 신생아 청각선별검사(UNHS) 프로그램에 참여할 때 사용하는 용어가 제시되어 있다.

위양성(false-positive)은 아기가 정상 청력이지만, 청각선별검사를 통과하지 못한 경우에 발생한다.

청각선별검사는 신생아가 정상 청력인지 아니면 청력손실을 의심할 원인이 있는 지를 의미하는 '통과(pass)/의뢰(refer)' 절차이다. 만약 신생아가 청력손실로 의심이 된다면(예: '의뢰'로 결과가 나옴), 양측 귀와 전주파수 대역의 청력을 평가 하는 청각학적인 정밀검사를 의뢰한다. 처음 청각선별검사에서 통과를 못했으나, 정상 청력으로 판명된 신생아들은 **위양성(false-positive)**

의 결과에 해당한다. 일반적으로 신생아 청각선별검사 프로그램의 위양성률은 2~7%의 범위에 이른다. 대부분의 청각선별검사 프로그램에서는 첫 번째 청각선별검사를 통과하지 못한 아기를 대상으로 신생아실에서 퇴원하기 전에 재선별검사를 시행하기 때문에 위양성률이 2% 이하로 떨어지게 된다(Gorga et al., 2001; Stewart et al., 2000). 이러한 재선별검사를 통해서 처음 청각선별검사에서 통과하지 못한 신생아의 부모들이 경험했던 불안감을 줄일 수 있게 되었다. 또한 청각선별검사를 통과하지 못한 대부분의 신생아들이 후속조치를 위해 병원을 재방문하지 않기 때문에 보다 정확한 선별검사를 시행함으로써 후속조치를 받지 못하는 신생아의 수도 줄어들게 되었다(Hall, Smith, & Popelka, 2004). **위음성(false-negative)** 비율은 청각선별검사에서 청력손실이 있는 신생아들을 확인하지 못한 비율로, 신생아 청각선별검사(UNHS) 프로그램의 이상적인 비율은 0%이다.

위음성(false-negative)은 아기가 청력손실을 가지고 있지만, 청각선별검사에서 통과한 경우에 발생한다.

청각선별검사에 사용되는 검사방법으로 이음향방사(otoacoustic emission, OAE)와 자동화된 청성뇌간반응(automated auditory brain stem response, A-ABR)이 있으며, 이 두 가지 검사방법에 대해서는 다시 간략하게 설명할 것이다. 청각선별검사는 대략 500~4,000 Hz에 걸친 주파수 대역에서 30~40 dB HL의 청력손실을 발견하도록 고안되어 있다.

만약 아기가 6개월 전에 청력손실을 확인한 후 중재 프로그램을 받는다면, 3세경 쯤에는 청력이 정상인 아동과 거의 대등한 언어 점수를 성취할 수 있다

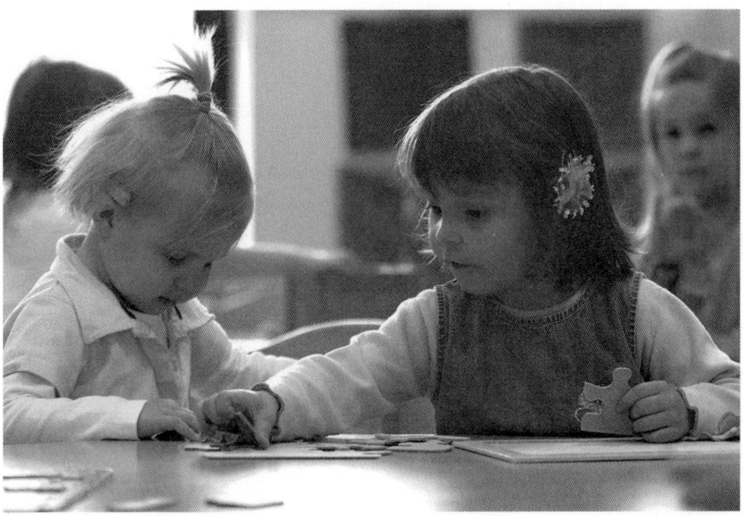

그림 14-3. 조기 확인. 생후 6개월 전에 청력손실을 확인한 후, 조기에 중재를 받은 아동들은 청력이 정상인 또래 친구들과 대등한 언어기술을 발달시킬 수 있는 좋은 기회를 가지게 된다. *Photograph courtesy of MED-EL Corp.*

는 연구결과는 신생아 청각선별검사(UNHS)를 지지한다(Yoshinaga-Itano, Sedey, Coulter, & Mehl, 1998; 그림 14-3). 이러한 사실은 조기에 청력손실을 확인하지 못하거나, 중재를 받지 않은 아동들에게는 해당되지 않는다. Yoshinaga-Itano & Gravel(2001, pp. 63-64)은 신생아 청각선별검사(UNHS)의 중요성을 다음과 같이 요약하였다.

- 조기에 청력손실을 확인한 후 적절한 중재 서비스를 받은 아동은 청력손실을 늦게 확인한 아동에 비해 언어, 말 및 사회정서적 발달이 크게 앞선다.
- 조기에 청력손실을 확인한 후 중재 서비스를 받은 아동의 언어발달은 비언어적 인지 발달 수준과 비슷하다.
- 조기에 청력손실을 확인한 후 중재 서비스를 받고 인지발달이 정상인 아동들은 생후 5년 동안 낮은 평균 범위 내에서 언어발달을 지속한다.
- 아동의 언어발달이 좋을수록 부모의 스트레스가 감소하며, 아동의 개인–사회적인 발달도 좋아진다.
- 병원에서 출생 후 신생아 청각선별검사를 받은 5명의 아동 중 4명은 다른 이차적인 장애 없이 청력손실만 있을 때, 1~5세 사이에 낮은 평균 범위 내에서 언어가 발달한다. 이러한 통계수치는 청력이 정상인 아동들의 언어발달과 비슷하며, 비교적 늦게 청력손실을 확인한 아동들의 결과와도 비교할 만하다.

어떤 신생아들은 특히 청력손실 위험군에 속하기도 한다. 청력손실과 관련된 위험요소에는 다음과 같은 내용이 포함된다(Joint Committee on Infant Hearing, 1994).

- 저체중아(1.5 kg 이하)
- 청력손실에 대한 가족력
- 거대세포 바이러스, 풍진 혹은 포진 등과 같은 자궁내 감염
- 이독성 약물
- 낮은 **아프가 점수(Apgar scores)** [A = 외형(appearance), P = 맥박(pulse), G = 얼굴 찡그림(grimace), A = 활동성(activity), R = 출생시 호흡(respiration at the time of birth) 등의 상태를 반영함]
- 5일 이상 호흡기 사용이 필요한 경우
- 두개안면기형
- 증후군과 일치하는 신체적 징후
- 세균성 뇌막염
- 교환수혈이 필요할 정도의 고빌리루빈혈증(심한 황달)

아프가 점수(Apgar score)는 출생 시 신생아의 신체 상태를 나타내는 1~10 사이의 수치이다.

그러나 이러한 위험요소들은 종종 청력손실을 의심할 수 있는 계기가 되지만, 청력손실이 있는 아동들의 거의 50%는 출생시에 청력손실과 관련된 위험요소들을 가지고 있지 않음을 기억하는 것이 중요하다.

일단 신생아가 청각선별검사 프로그램을 통해서 잠재적으로 청력손실이 있다고 확인되면, 그 결과는 '시기적절하고 신중한 방법'으로 가족들에게 전달되어야 한다(Task Force on Newborn and Infant Hearing, 1999). 그리고 후속검사는 가능한 한 빨리 시행되어야 한다. 청각선별검사를 통과하지 못한 신생아는 청력손실의 유무를 확인하기 위해서 가급적이면 생후 3개월 전에 청각학적 및 의학적 평가를 받아야 한다. 그 후 청력손실이 확인된 신생아는 6개월이 되기 전에 중재 서비스를 받기 시작해야 한다(Joint Committee on Infant Hearing, 2000).

비록 신생아가 청각선별검사를 통과했다 하더라도 특히 청력손실과 관련된 위험요소가 있다면, 언어 및 청각 전문가들은 부모에게 청력손실의 일반적인 징후를 잘 관찰하도록 주의를 주게 된다. 유년기의 청력손실은 출생 후에 발생할 수 있기 때문에 어떤 아동들은 병원에서 퇴원한 후에 청각선별검사를 받기도 한다. 청력손실의 위험요소를 가진 신생아는 6개월경에 재검사를 받아야 하고, 그 후에는 3세가 될 때까지 6개월마다 재검사를 받아야 한다(Joint Committee on Infant Hearing, 2000). 부모들은 병원에서 퇴원할 때 참고 자료에 제시된 것과 같은 설명서를 제공받아야 한다. 그리고 부모에게 생후 1년 동안 아기가 큰 소리나 자신의 이름에 반응하는지 혹은 소리의 방향을 구분하는지를 확인하도록 한다. 2세경에 아동들은 간단한 단어를 모방하고 음성놀이를 할 수 있어야 한다. 3세경에는 보통 "all gone"과 "time to go bye-bye"와 같은 간단한 구를 이해하기 시작한다.

> "딸이 19개월이 될 때까지 농(deaf) 상태라는 것을 제가 몰랐다는 사실에 사람들은 항상 놀라곤 합니다. 사실 딸이 말을 하지 않았을 때부터 청력손실이 있지 않을까 하는 생각이 들기도 했습니다. 소아과 의사는 딸이 옹알이를 시작했다면 소리를 듣고 있는 것이라며 저를 안심시켰습니다. 하지만 전 그것을 확인하려는 어떤 노력도 하지 않았습니다. 딸이 자고 있을 때도 큰 소리로 깨운 적이 없었습니다. 분명한 사실은 그 때는 진실(딸의 청력손실)을 확인하고자 하는 의지가 없었던 것입니다."
>
> Wendy Lichtman, 심도의 청력손실이 있는 대학생 딸을 둔 어머니
>
> (Lichtman, 2005, p. 120)

추후에 알게 된 청력손실

아동의 청력손실은 신생아실에서 퇴원한 이후나 유년기 이후에도 발생할 수 있기 때문에 때때로 부모들은 아동이 성장한 후에도 청력손실이 있다는 사실을 모르는 경우가 있다. 부모들은 언어 및 청각 전문가들에게 자녀의 청력손실을 어떻게 의심하게 되었는지와 의사에게 자녀를 데려갔었다는 사실을 말할 수도 있다. 그리고 만약 의사가 부모의 관심사(자녀의 청력손실)를 대수롭지 않게 생각했다면, 수개월 혹은 수년 동안 아동의 청력손실 진단이 지연될 수 있다. 그 결과 아동을 위한 증폭이나 중재 서비스의 제공 역시 지연될 수 있다. 몇몇 부모들은 그들의 직감이나 다른 전문가의 의견에 따르지 않은 데에 대한 죄책감을 나타내기도 한다. 또 다른 부모들은 청력손실을 충분히 예방할 수 있었다고 생각하기 때문에 화를 내기도 한다. 그들은 단

부모에게 슬픈 소식을 전하는 10단계

1. 청력검사를 시행하였거나 아동의 청능재활을 담당할 청능사가 진단 내용을 부모에게 설명한다.
2. 부모의 사생활을 보호하며, 적절한 시간에 진단 내용을 주저 없이 전한다.
3. 상황에 대한 부모의 이해 정도를 확인한다.
4. 자신의 감정을 표현하도록 부모를 격려한다.
5. 부모에게 공감하고 따뜻하게 대한다.
6. 부모에게 미래의 일에 대한 결정과 행동을 하도록 충분한 시간을 준다.
7. 추후 방문을 기다리는 동안 부모가 할 수 있는 구체적인 일들을 알려준다.
8. 추후 방문에 대한 일정을 잡는다.
9. 추후 방문에서 청능재활을 검토하고, 상세히 설명하고 시행한다.
10. 문서화하고 관련 정보를 찾고, 상담 지원을 제공한다.

(English, 2004)

청성뇌간반응(auditory brainstem response, ABR)은 8번 뇌신경과 뇌간에서 유래되는 청성유발전위이다. 5~7개 사이의 파형으로 구성된 전기생리학적인 반응으로 청각경로의 신경학적인 기능을 나타낸다.

지 고열 때문에 자녀를 병원으로 데려갔었고, 세균감염이라는 진단을 받은 후 집으로 돌아왔다고 말할 수 있다. 하지만 아동이 비록 뇌막염을 잘 이겨냈다 하더라도, 부모가 예방했다고 믿고 있는 심한 청력손실이 아동에게 남겨졌을 수도 있다(Kravitz & Selekman, 1992).

청력손실의 확인 및 평가

아동의 청력손실이 의심될 때, 다양한 방법으로 청력을 확인할 수 있다. 검사방법은 아동의 연령과 검사절차에 참여할 수 있는 아동의 능력에 따라 선택한다. 일단 청력손실이 확인되면, 어린 아동들의 경우 1년에 두 번 청력검사를 받아야 하고, 만약 다른 문제가 있거나 검사결과에 대한 정확성이 염려된다면 매년 네 번 이상은 청력검사를 받아야 한다. 그리고 일반적으로 조금 더 큰 아동들은 1년에 한 번만 청력검사를 받으면 된다.

객관적인 검사

청력손실의 유무를 확인하기 위해서 두 가지 객관적인 검사인 청성뇌간반응과 이음향방사가 사용된다.

청성뇌간반응 검사

청성뇌간반응(auditory brainstem response, ABR)은 출생 후부터 5개월 사이의 신생아들에게 주로 사용되는 검사로 전극을 아동의 머리에 부착하고, 클릭음과 톤 버스트 자극음을 제시한 뒤 유발된 신경의 활동을 기록하는 것이다. 청성뇌간반응은 음향자극에 대한 전기생리학적인 반응이며, 8번 뇌신경과 뇌간에서 발생한다. 그때 발생한 전위인 잠복기, 즉 음향 자극을 준 후 전위가 나타나기 시작하는 시간을 기준으로 분류한다. 청성뇌간반응의 전위는 보통 클릭음을 제시한 후 1~15 msec 사이에서 나타나며, 기준 청성뇌간반응의 기록에는 7개의 파형이 포함된다. '5번 파형의 역치(wave/peak V detection threshold)'는 1,500~4,000 Hz 주파수 범위에서의 청력민감도와 상관관계가 높다. 진단적인 청성뇌간반응의 검사인 경우, 정확한 검사결과를 얻기 위해서 환자를 최대한 움직이지 않도록 신생아를 재우거나 진정제로 안정시켜야 한다. 청성뇌간반응의 역치는 순음청력검사 역치의 10 dB 이내에서 산출된다(Stapells, 2002). 그러나 아동의 잔존 청력이 어느 정도인지를 확인하고자 할 때 아동에게 90dB nHL 이상의 청력손실이 있을 경우 청성뇌간반응을 이용할 수 없다. 그러므로 90 dB nHL 이상의 청력손실에 대한 역치를 결정할 때는 순음을 자극음으로 제시하는 새로운 검사방법인

청성지속유발전위(auditory steady state evoked potentials, ASSEP)를 사용할 수 있다.

그 외 청각선별검사의 목적으로 자동화된 청성뇌간반응(A-ABR)이라고 부르는 변형된 청성뇌간반응 검사를 사용하기도 한다. 예를 들어, ALGO는 측정된 신생아의 청성뇌간반응을 뇌파의 형태로 이미 저장되어 있는 결과와 비교하는 자동화 청성뇌간반응 검사기기이다(Herrman, Thornton, & Joseph, 1995). 이러한 반응은 '통과' 혹은 '의뢰'로 기록되며, 신생아에게 있는 중도나 그 이상의 청력손실을 확인하는 데 효과적이다(선별검사로서의 ABR에 대해서는 Hayes(2003) 참조).

이음향방사

이음향방사(otoacoustic emission, OAE)는 와우에 있는 외유모세포의 기계적인 활동의 부산물로 매우 작은 소리이다. 발생기전을 살펴보면, 소리가 외이도를 거쳐서 와우를 자극하면, 유모세포가 진동해서 8번 뇌신경에 신호를 유발시키는 동시에 외이도에 삽입한 작은 프로브(probe)로 측정할 수 있는 소리를 발생시키는 것이다. 청력이 정상인 사람들은 이음향방사가 측정되지만, 반면에, 30~40 dB HL 혹은 그 이상의 청력손실이 있는 사람들은 이음향방사가 측정되는 않는다. 이러한 이음향방사는 검사의 진행이 신속하고 고통이 없으며, 가만히 있는 것 외에 환자의 협조를 필요로 하지 않는다는 장점이 있어서 청각선별검사의 한 방법으로 널리 사용되고 있다.

이음향방사가 신생아 청각선별검사로 사용될 때는 청능사가 전반적인 청각선별검사를 감독하지만 종종 간호사, 의료기사 및 자원봉사자들이 검사를 시행하기도 한다. 병원에서 신생아 청각선별검사를 시행하는 인원의 약 34%만이 청능사인 것으로 보고되고 있다(Arehart, Yoshinaga-Itano, Thomson, Gabbard, & Brown, 1998). 청각선별검사 전문가들은 포켓용 이음향방사 선별검사기기를 주로 사용하는데, 이음향방사가 측정될 때는 검사기에 '통과', 측정되지 않을 때는 '의뢰'로 나타난다. 일반적으로 이음향방사는 어음인지에 중요한 주파수인 2,000 Hz, 3,000 Hz, 4,000 Hz 및 5,000 Hz에서 측정한다(예: Hall et al., 2004). 이음향방사 검사를 통과하지 못한 아동들을 대상으로 중이염의 여부를 확인하고, 필요하다면 재선별검사를 시행한다.

또한 이음향방사는 보다 종합적인 진단평가를 시행하는 동안 신생아의 청력상태를 확인하는 데 사용할 수 있다. 특히 **변조이음향방사(distortion product otoacoustic emission, DPOAE)**나 **일과성 이음향방사(transient evoked otoacoustic emission, TEOAE)**는 신생아의 청력도 예측에 도움이

dB nHL (decibels normalized hearing level)은 정상 청력을 가진 그룹의 행동역치를 나타내는 데시벨 표시법으로 유발전위 청력검사에서 사용되는 자극의 강도수준을 기술하는 데 사용한다.

청성지속유발전위(auditory steady state evoked potentials, ASSEP)는 진폭이 변조된 순음(amplitude-modulated pure tones) (또는 소음)에 의해 유발된 청성유발전위로 청력의 민감도를 추정하는 데 사용할 수 있는 주파수-특이적인 정보를 제공한다. 90 dB nHL을 초과하는 역치를 결정하는 데 사용된다.

이음향방사(otoacoustic emission, OAE)는 와우에서 자발적으로 또는 청각자극의 제시에 따라 방사되는 낮은 강도의 소리이다.

변조이음향방사(distortion product otoacoustic emission, DPOAE)는 귀에 두 개의 서로 다른 주파수의 순음(f1과 f2)을 동시에 제시하여 두 순음의 결합음(2f1-f2)에 반응하는 외유모세포에 의해 몇 개의 주파수에 걸쳐서 생성되는 음향학적 에너지이다. DPOAE는 일반적으로, 2f1-f2에서 생성되는 에너지를 측정에 사용한다.

일과성 이음향방사(transient evoked otoacoustic emission, TEOAE)는 짧은 클릭음을 제시함으로써 외유모세포의 상태나 기능에 접근하는 방법으로, 와우에서 방사된 저강도 수준의 음향학적인 반응이 측정된 것이다.

되는 특정 주파수 영역을 측정하기 위해서 사용할 수 있다. 그 중 변조이음향방사는 두 가지 순음을 동시에 제시한 후, 그 결과 발생하는 변조음을 측정하는 것이다. 일반적으로 이음향방사는 주어진 주파수 영역에 대한 신생아의 청력역치가 30 dB HL 혹은 40 dB HL보다 좋을 때 기록된다(Sininger, 2002).

행동 검사

아동이 매우 어리면 전통적이고 행동적인 방법을 사용해서 청력도를 구하는 것이 어렵다. 이러한 경우, 청능사는 아동의 능력에 대한 정보를 얻기 위하여 일련의 주파수를 감지할 수 있는 행동관찰청력검사, 시각강화청력검사 및 조건화 놀이청력검사를 사용하게 된다.

행동관찰청력검사

행동관찰청력검사(behavioral/observation audiometry, BOA)는 검사자가 소리자극을 제시한 후 아동의 행동 변화를 관찰하는 아동청력 검사법이다.

청각행동지표(Auditory Behavior Index, ABI)라고 불리는 **행동관찰청력검사(behavioral/observation audiometry, BOA)**는 청능사가 소리자극을 제시하고 아동의 행동을 관찰하는 것이며 소리에 대한 반응은 빨기 반응, 눈의 확장, 활동의 중단 및 머리 돌리기의 변화로 확인할 수 있다.

행동관찰청력검사의 한 가지 단점은 소리에 대한 반응이 아기마다 다양하다는 것이다. 3개월이 된 어떤 아기들은 20 dB HL에서 제시된 소리에 반응을 하는 반면에, 다른 아기들은 소리가 80 dB HL에 도달할 때까지 반응을 하지 않는 경우도 종종 있다. 이런 이유 때문에 행동관찰청력검사는 심도의 청력손실에 대한 가능성만 확실히 제거할 수 있다. 특히 아기들은 각성상태의 수준이나 해당 소리를 몇 번 들었었는지(즉, 습관화가 발생함) 그리고 소리가 흥미로운 것인지(예: 말소리 vs 톤)에 따라 다르게 반응한다. 마지막으로 검사에 대한 관찰자의 기대가 검사결과에 영향을 미칠 수 있다. 즉 누군가가 아기들의 반응을 보길 원할 때, 실제로 일어난 반응이든 아니든 간에 사람들은 반응한 것으로 볼 수도 있다.

시각강화청력검사

시각강화청력검사(visual reinforcement audiometry, VRA)는 자극 제시에 대한 정반응을 반짝이는 인형의 움직임과 같은 시각적 보상으로 강화하는 어린 아동들에게 사용하는 청력검사법이다.

조건화 반응(conditioned response)은 이전에 명확하지 않은 자극에 대해서 새롭거나 수정된 반응

시각강화청력검사(visual reinforcement audiometry, VRA)는 약 6개월에서 2세 6개월 사이의 아동에게 사용된다. 특히, 소리가 나는 쪽으로 몸이나 머리를 돌리는 아동들의 자연스러운 성향을 이용하는 검사로, **조작적-조건화 반응(conditioned response)**의 한 예이다. 검사는 방음실에서 진행되며, 소리는 청력검사기를 통해서 제시된다. 처음 소리가 제시될 때 방음실에 있는 상자에 불이 켜지는데, 상자 안에는 움직이는 장난감이 있다. 예를 들어, 상자에 불이 켜지며 심벌즈를 울리는 장난감 원숭이가 나타나거나 비디오

영상이 재생될 수 있다. 아동들에게 소리가 제시될 때마다 상자나 비디오를 주시하도록 연습시킨 뒤, 주파수별 역치를 결정하는 검사를 시작한다. 만약 아동들이 삽입형 이어폰을 착용할 수 있으면 양측 귀에 대한 정보를 얻을 수 있다.

조건화놀이청력검사

조건화놀이청력검사(conditioned play audiometry, CPA)는 약 2세에서부터 2세 6개월이 된 아동들을 평가할 때 사용된다. 아동들에게 소리에 귀를 기울이면서 기다리도록 한 다음, 소리가 제시될 때마다 나무 블록을 판에 꽂거나(그림 14-4) 병에 넣도록 한다. 검사를 시행하는 동안 부모는 아동과 함께 방음실에 앉아 있고, 청능사는 청력검사기가 있는 옆방에서 창문을 통해 아동을 관찰한다. 그리고 부모에게는 조용히 앉아 있도록 하고 아동에게 소리 존재의 유무에 대한 단서를 제공하지 못하도록 한다. **어음탐지역치(speech detection threshold, SDT)**는 조건화놀이청력검사가 가능할 때 측정할 수 있는데, 조건화놀이청력검사로 측정한 청력역치와 교차 확인할 수 있는 방법이다.

조건화놀이청력검사(conditioned play audiometry, CPA)는 제시된 소리에 반응하는 과제를 수행하도록 아동을 훈련시키는 유소아 청력검사법이다.

어음탐지역치(speech detection threshold, SDT)는 말소리를 겨우 들을 수 있는 수준이다.

건강추적 관리

청각선별검사를 통과하지 못한 아동들과 청력손실이 있다고 확인된 대부분

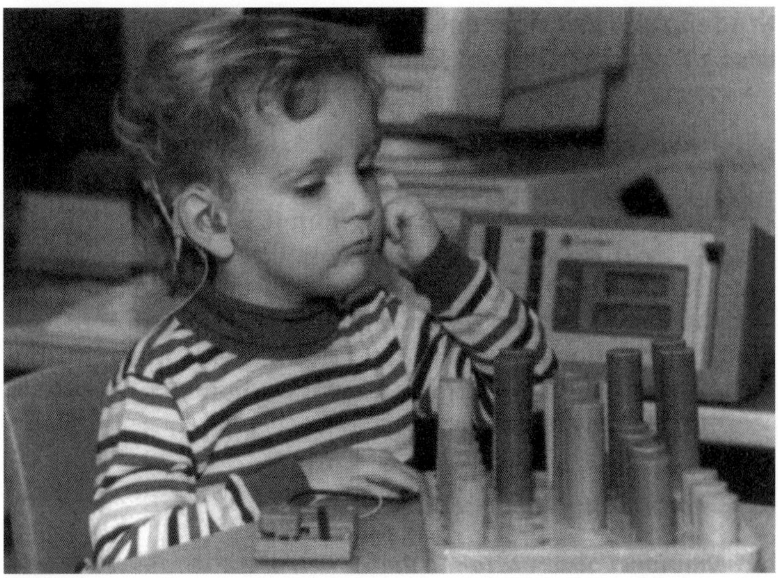

그림 14-4. 조건화놀이청력검사. 어린 아동이 소리를 듣기 위해 귀를 기울이면서 소리가 들릴 때마다 판에 나무 블록을 꽂는다. *Photograph by Patti Gabriel, courtesy of the Central Institute for the Deaf.*

의 아동들은 추가적인 청각학적 검사를 위해 다른 건강관리 전문가에게 의뢰될 것이다. 의뢰의 목적은 청력손실의 원인을 확인하고, 청력손실 이외에 장애나 청각과 관련된 상황을 포함한 추가적인 문제가 있는지를 확인하는 것이다. 청력손실이 있는 것으로 확인된 아동은 즉시 추가적인 청력검사를 위해 의뢰되거나, 때때로 수년이 흐른 뒤 아동이 유아기나 학령전기에 접어들었을 때 의뢰되기도 한다.

아동 청력손실의 원인

원인불명(idiopathic)의 청력손실은 원인을 모르는 청력손실이다.

신생아나 유아들을 위한 청능재활 계획의 첫 번째 과제는 그 원인을 확인하는 것이다. 청력손실은 감각신경성, 전음성 혹은 혼합성일 수 있다. 감각신경성 청력손실은 **원인불명(idiopathic)**으로 원인을 알지 못하거나 혹은 확실하지 않거나, 아니면 비유전적 원인이나 유전적 원인에 의해 발생할지도 모른다는 의미이다. 그림 14-5에서는 아동의 언어습득전 청력손실의 원인을 보여주고 있다.

감각신경성 청력손실의 비유전적 원인

출생 전(prenatal)은 태어나기 전을 의미한다.

출생 중(perinatal)은 태어나는 동안을 의미한다.

출생 후(postnatal)는 태어난 후를 의미한다.

비유전적 원인은 **출생 전**(**prenatal**, 출생 전에 발생하는), **출생 중**(**perinatal**, 출생 시에 발생하는) 혹은 **출생 후**(**postnatal**, 출생 직후에 발생하는)의 문제이다. 아동들의 청력상태에 영향을 미치는 출생 전 요인에는 다음과 같은 내용이 포함된다.

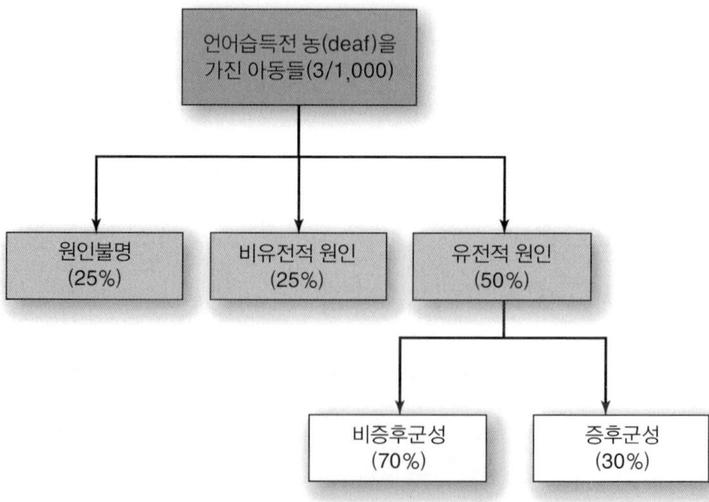

그림 14-5. 아동의 언어습득전 농의 원인 *Modeled after Smith and Camp(2007).*

- 풍진, **거대세포바이러스** 및 단순포진바이러스 등을 포함하는 자궁내 감염
- Rh요인과 관련된 합병증(산모 항체가 아기의 Rh+ 혈액세포에 영향을 준다는 점에서)
- 조산
- 산모의 당뇨병
- 부모의 방사선
- **임신중독증**
- **산소결핍증**
- 매독

거대세포바이러스(cytomegalovirus, CMV)는 포진바이러스(herpes virus)의 한 종류이다.

임신중독증(toxemia)은 과도한 체액의 증가로 인해 고혈압 혹은 급격한 혈압 상승과 부종 혹은 손과 발의 부종 등이 특징인 임신기간 동안의 질환이다.

산소결핍증(anoxia)은 신체조직에서 산소의 결핍 또는 부재를 가리킨다.

출생 중 원인에 기인하는 청력손실은 출생 시에 발생하는 것이다. 청력손실의 출생 중 원인은 탯줄의 탈수와 그로 인해 신생아의 뇌로 혈액이 흐르지 않게 되는 산소결핍증이 포함된다. 그리고 흔하게 발생하지 않지만 출산하

거대세포바이러스: 심한 증상을 동반하는 흔한 바이러스

아동의 청력손실 중 20~30%는 거대세포바이러스가 원인이다. 거대세포바이러스는 40세까지의 성인 중 50~80%가 감염되는 포진바이러스의 한 종류이다. 포진바이러스는 수두, 전염성 단구 증가증 및 단순성 포진의 원인으로서, 휴면기에는 평생 동안 채내에 살아 있을 수 있다. 일반적으로 거대세포바이러스는 증상이 없이 사람과 사람 사이에서 전파될 수 있고 혈액, 소변, 모유, 눈물 및 타액을 포함한 체액을 통해 전달되기도 한다. 또한 거대세포바이러스는 무해하며, 많은 사람들은 자신이 거대세포바이러스를 가지고 있다는 것을 잘 알지 못한다. 그러나 급성 감염의 위험이 있거나 심각한 합병증이 있는 환자들은 대부분 임신 초기에 거대세포바이러스에 감염된 여성이거나, 보육시설과 같은 곳에서 신생아나 아동들과 함께 생활하는 임신 여성으로부터 태어나는 아기들이다.

건강한 아동들의 급성 증상은 지속적인 고열, 피로, 오열, 두통 및 일반적인 불안감이다. 어떤 신생아들은 **소두증**, 순환장애 혹은 비정상적인 울음 등을 가진 채 태어나기도 하지만, 대부분의 감염된 신생아들은 출생 시에는 그런 증상을 보이지 않는다. 어떤 경우에는 감염된 신생아들이 출생 후 몇 년에 걸쳐 그런 증상들을 보이기도 하는데, 이러한 사실은 신생아 청각선별 검사를 진행하는 동안 청력손실이 있다는 것이 확인되지 않았다는 것을 의미한다. 청력손실을 포함해서 이후에 나타나는 증상으로는 정신지체, 발달지연, 협응문제 및 시각장애 등이 있다. 이러한 거대세포바이러스는 몸에서 거대세포바이러스에 반응하도록 개발된 항체와 급성 감염과 같은 바이러스를 확인하는 검사로 진단할 수 있다(Directors of Health promotion and Education, 2007; Rivera et al., 2002).

소두증(microcephaly)은 뇌의 발육 부전으로 인한 비정상적으로 작은 머리이다.

는 동안 사용하는 겸자가 심각한 자궁수축을 유발하거나, 와우손상의 원인이 되기도 한다.

출생 후 청력손실은 뇌막염이나 이독성 약물의 사용 때문에 종종 발생한다. 한 연구에 의하면 아동기 때의 양측성 청력손실의 25%가 출생 이후에 발생하는 것으로 나타났으며(Weichbold, Nekahm-Heis, & Weizl-Muller, 2007), 이는 아동들이 신생아실에서 퇴원한 후에도 지속적인 관찰을 필요로 한다는 점을 보여주며, 특히 청력손실 위험군에 속하는 경우에 더욱 그렇다. 표 14-1은 이독성 약물의 목록을 제시한 것이다. 출생 후 청력손실의 다른 원인으로는 홍역, 뇌염, 수두, 인플루엔자(유행성 감기) 및 유행성 이하선염 등이 있다.

감각신경성 청력손실의 유전적 원인

아동의 선천성 청력손실 중 50% 이상이 유전적인 원인에 의해 발생하는 것으로 추정되고 있다. 유전적인 원인에 기인하는 400가지 이상의 청력손실이

표 14-1. 이독성 약물들

• 그람-음성 박테리아에 대해 자주 사용되는 아미노글리코사이드계 항생제. 청력손실은 흔히 양측성 및 감각신경성이다. 어떤 약물은 와우보다 전정에 더 독성이다. **Amikacin** **Dihydrostreptomycin** **Garamycin** **Gentamicin** **Kanamycin** **Neomycin** **Netilmicin** **Streptomycin** **Tobramycin** **Viomycin**
• 관절염과 다른 결합조직 질병의 치료에 주로 사용되는 살리실산염. 살리실삼산염의 사용으로 감각신경성 청력손실과 이명이 발생한다. **Acetylsalicylic acid** **Aspirin**
• 소변배출을 촉진하기 위해서 사용되는 고리형 이뇨제. 고리형 이뇨제의 사용으로 감각신경성 청력손실이 발생한다. **Ethacrynic acid** **Furosemide** **Lasix**
• 이독성 약물이면서 화학요법 중 식이요법에 사용되는 그 밖의 약물들 **Cisplatin** **Carboplatin** **Nitrogeen mustard**

Adapted from *Comprehensive Dictionary of Audiology* (2nd ed.) by B. A. Stach, 2003, Clifton Park, NY: Delmar Learning.

밝혀졌고, 유전학과 인간게놈 프로젝트에 대한 연구가 활발히 진행되면서 새로운 종류의 청력손실이 지속적으로 확인되고 있다(Gorlin, Toriello & Cohen, 1995).

유전성 청력손실은 신체검사, 가족력, 뇌의 **컴퓨터단층촬영(CT scan)**과 같은 보조 의학검사 및 분자 유전학 검사 등에 의해서 후천성(혹은 비유전성) 청력손실과 구분된다(Smith & van Camp, 2007). 신체검사는 특이한 증상(예: Branchio-oto-renal 증후군에서 관찰할 수 있는 귀 앞의 작은 홈)과 관련된 프로브 조사 등의 유전학적인 소견에 숙련된 의사가 진행한다. 가족력은 유전학에 정통한 상담가가 3대에 걸친 **가계도(family tree)**를 작성하면서 조사한다. 특히 청력손실이 있었거나, 현재 청력손실이 있는 가족 구성원들과 기타 증상이 있는 친척들을 주의 깊게 관찰한다. 유전자 검사는 **염색체**의 어떤 부분이 결손되었거나 중복되었는지를 알아보기 위해서 현미경으로 염색체를 조사하는 검사로 진행된다. 부록 14-2에서 유전성 청력손실을 다룰 때 사용하는 용어와 그 정의를 목록으로 제시하고 있다.

유전성 청력손실은 종종 (a) 유전방법(**우성 상염색체**, **열성 상염색체**, 혹은 **X염색체**) (b) 증후군성인지 혹은 비증후군성인지, (c) 청력도의 형태, (d) 양측성인지 혹은 편측성인지, (e) 진행성(예: 돌발성 혹은 점진성)과 청력손실의 발병 연령, (f) 전정계가 영향을 받는지 혹은 받지 않는지에 따라 분류된다. 유전성 청력손실이 있는 많은 사람들이 비증후군성으로 발병이 지연된다(Tomaski & Grundfast, 1999). **발병지연 유전성(delayed-onset hereditary)** 질병을 가진 태어날 때에는 정상 청력이지만, 그 후에 청력을 잃기 시작하며 종종 20-30대 이후에 발병되기도 한다. **비증후군성 청력손실(nonsymdromatic hearing loss)**은 관련된 다른 증상이 없는 경우이다.

유전학에 기초를 둔 많은 종류의 청력손실들은 동시에 많은 증상들이 함께 나타나고, 공통된 원인이 그 특징인 **증후군성(syndrome)**의 일부분이다. 예를 들어, Waardenburg 증후군(WS)은 우성 상염색체의 증후군성 청력손실의 가장 흔한 종류로서 다양한 감각신경성 청력손실, 피부의 색소성 변색, 흰색 앞머리 및 홍채이색이 특징적이다.

Usher 증후군은 가장 흔한 종류의 열성 상염색체의 증후군성 청력손실이다. 환자는 어느 정도의 감각신경성 청력손실을 지닌 채 태어나며, 그 후 **색소성 망막염(retinitis pigmentosa)**으로 진행되고 보통 10대에 이르러 사망하기도 한다. 특히 색소성 망막염으로 인해 야맹증이 유발되고 말초시력을 잃게 되며, 마침내 실명하게 된다.

Alport 증후군은 X염색체의 증후군성 청력손실의 한 예로, 진행성의 감각

컴퓨터단층촬영(computed tomography scan, CT scan)은 우리 몸의 다양한 각도에서 연속적이고 세밀한 사진을 제공한다. 그 사진은 x-ray 기계에 연결된 컴퓨터에서 제작된다.

가계도(family tree)는 아동의 조상이나 친척 일가에 대한 계통을 나타내는 도표이다.

염색체(chromosome)는 유전자의 기본 단위로, 세포의 유전자를 운반하는 구조물이다.

우성 상염색체(autosomal dominant)의 조건은 자식에게 유전형질을 물려주기 위해서 우성 유전자를 가진 한 부모만을 필요로 한다.

열성 상염색체(autosomal recessive)의 조건은 자식에게 유전형질을 물려주기 위해서 열성 유전자를 가진 양쪽 부모를 모두 필요로 한다. 하지만 부모에게는 유전형질이 발현되지 않을 수 있다.

X염색체(X-linked)의 조건은 X 염색체나 성염색체에 전달된 유전자와 관련 있다.

발병지연 유전성 청력손실(delayed-onset hereditary hearing loss)은 출생시 청력이 정상이었다가, 나중에 유전성 장애의 결과로 점차 청력이 떨어질 때 발생한다.

비증후군성 청력손실(nonsymdromatic hearing loss)은 다른 관련된 증상이 없는 청력손실이다.

증후군성(syndrome)은 하나의 원인으로 인한 결과로 공통적으로 발생하여 특정한 임상 실체를 이루는 조건들의 집합이다.

색소성 망막염(retinitis pigmentosa)은 망막의 비정상적인 색소변성이 원인으로, 유전성의 진행적인 증상이다. 종종 초기 야맹증을 동반한 시력장애와 말초시력의 손상이 발생한 다음 '터널시야(tunnel vision)'로 진행되고 마침내 실명하게 된다.

신경성 청력손실, 신장질환 및 안과문제가 특징이다. Alport 증후군의 경우, 청력손실이 20대까지 나타나지 않는다(청령손실과 관련된 증후군들의 검토는 Smith & van Camp, 2007 참조). 그 외 청각시스템과 관련된 다른 종류의 증후군들이 표 14-2에 제시되어 있다.

표 14-2. 청력손실을 포함하는 증후군의 예

증후군	동반 질병
Alport	신장염과 감각신경성 청력손실
Alstrom	색소성 망막증, 당뇨병, 비만, 뇌의 기형 및 진행성 감각신경성 청력손실
Bjornstad syndrome	선천성 감각신경성 청력손실과 열전모
Branchio-otorenal syndrome	새열, 누관 및 낭종을 포함하는 기관지 이상; 기형의 이개 혹은 이개전부오목을 포함하는 이과적 이상; 신장 이상. 환자의 3/4은 전음성, 감각신경성 및 혼합성 청력손실 중 한 가지 증상을 보임
Crouzon	조기봉합폐쇄, 고혈압, 얕은 안와로 인한 안구의 하방전위, 경·중도의 전음성 청력손실 및 혼합성 청력손실을 수반; 외이도 폐쇄
Down	중이염과 동반된 정신지체, 특징적인 얼굴 표정 및 전음성, 혼합성 및 감각신경성 청력손실과 관련됨
Edward	수두증, 뼈의 무발생, 선천성 심장질병, 두개안면 이상, 정신지체 및 외이, 중이 및 내이 이상
Epstein	거대혈전세포변성, 신장염 및 감각신경성 청력손실
Fetal alcohol syndrome	출생 시 저체중, 성장장애, 정신지체, 넓은 눈의 모습, 재발성 중이염 및 감각신경성 청력손실
Formey	관절융합, 승모판폐쇄 부전증 및 전음성 청력손실
Harboyan	발병이 지연된 진행성 감각신경성 청력손실이 특징적임
Hunter	감각신경성, 전음성 혹은 혼합성 청력손실, 성장결핍, 정신 및 신경학적 퇴화, 거친 이목구비
Jervell and Lange-Nielsen	심전도 이상, 기절성 발작 및 선천성 양측성 심도의 청력손실을 수반함
Latham-Munro	간대성 간질, 운동실조 및 감각신경성 청력손실
Lemieux-Neemeh	신장염, 감각신경성 청력손실이 있는 운동 및 신경병증
Mondini dysplasia	골미로와 막미로의 선천성 이상, 고도의 청력과 전정기능 손실
Pendred	갑상샘종과 중도에서 심도의 선천성 감각신경성 청력손실
Pfeiffer	조기봉합폐쇄, 넓은 엄지손가락, 넓은 엄지발가락, 짧은 손가락과 발가락, 양안과다격리증, 높은 아치형의 구개, 하방으로 경사진 눈, 외이도의 부재 및 전음성 청력손실
Richards-Rundle	운동실조, 근육쇠약, 생식샘 기능저하증, 정신지체 및 진행성 감각신경성 청력손실
Robinson	우성 손발톱 영양장애증, 원뿔모양의 치아 및 감각신경성 청력손실
Stickler	심도 근시, 망막분리, 평평한 안면윤곽, 구개열, 시각이상, 관절염, 감각성, 전음성 혹은 혼합성 청력손실
Treacher Collins	이개기형, 하방으로 경사진 눈, 작은 아래턱, 움푹 들어간 광대뼈, 큰 입, 눈꺼풀 결손, 폐쇄증과 관련된 전음성 청력손실 및 이소골 기형
Usher	선천성 감각신경성 청력손실 및 진행성 시각손실
Waardenburg	넓은 간격의 눈, 연결된 눈썹, 넓은 비근 및 경도에서 고도의 편측성 혹은 양측성 청력손실(환자의 30% 정도가 흰 앞머리를 가짐)

혼합성 및 전음성 청력손실

어떤 아동들은 전음성 청력손실과 감각신경성 청력손실이 결합된 혼합성 청력손실이 있거나, 혹은 전음성 청력손실만 있다. 전음성 청력손실의 가장 흔한 원인은 아동기 질환 중 두 번째로 흔한 중이염이다. 전음성 청력손실의 다른 원인으로는 외이도, 고막이나 이소골의 이상 및 선천성 **진주종(cholesteatoma)**이 있다.

진주종(cholesteatoma)은 유양돌기에 침범하여 이소골연쇄에도 영향을 미치는 중이의 상피세포와 콜레스테롤로 된 낭형 덩어리이다.

1장에서도 언급한 바와 같이, 중이염은 종종 체액의 구성물과 관련된 중이의 염증으로, 체액은 염증을 유발할 수도 있고 유발하지 않을 수도 있다. 취학 전 아동의 35%가 중이염을 반복적으로 경험하는 것으로 보고되고 있다(American Speech-Language-Hearing Association, 2007). 중이염은 특히 저주파수 대역에서 경·중도의 전음성 청력손실을 유발하며, 감각신경성 청력손실이 함께 동반될 때 청력손실이 더욱 두드러진다. 청력손실, 염증의 중증도, 지속시간 및 빈도 이외에 중이염의 다른 증상들은 아동마다 다양하게 나타난다. 어떤 아동들은 중이염이 한 번 발생한 후에는 더 이상 재발하지 않고, 단지 가벼운 통증이나 열만 경험하기도 한다. 반면에 다른 아동들은 '점액성' 체액이나 몹시 괴로운 통증 및 영구적인 청력손실 등이 재발되는 경험을 하기도 한다(이소골 그리고/혹은 고막의 손상으로 인함).

통증과 열이 없을 때에는 아동의 중이염을 확인하지 못해서 치료받지 못할 수 있고, 그 결과로 아동은 말이나 언어에 노출될 기회를 놓칠 수 있다. 관련된 연구 결과가 일치하지 않거나 다소 상반될 수 있지만, 만약 청력이 정상인 아동이 만성 중이염을 앓고 있다면 저학년 때 학습능력에 문제가 발생할 수 있다는 몇 가지 증거가 있다(Golz, Netzer, & Westerman, 2005). 또한 소아과 의사들도 출생 시부터 생후 2년 사이의 아동에게 발생하는 중이염은 비록 부모나 보육환경이 이런 결과를 완화시켜 줄 수는 있지만, 말과 언어 발달에 부정적인 영향을 줄 수 있다고 보고하였다(Sonnenschein & Cascella, 2004). 생후 초기에 발생하는 중이염은 발성 가능한 자음의 감소, 옹알이의 지연, 표현언어 및 수용언어의 감소와 같은 결과를 초래할 수 있지만, 중이염을 치료한다면 이런 영향들은 사라진다(Shriberg et al., 2000 참조). 예를 들어, Keogh et al.(2005)은 중이염 병력이 있는 아동들이 평균 9세 혹은 10세가 되면, 중이염 병력이 없는 아동들과 마찬가지로 소음상황에서 연속된 담화를 인지할 수 있다고 보고하였다. 또한 연구자들은 중이염 병력이 있는 연구 참가자들 중 일부 아동들의 수행력이 넓은 범위에 걸쳐 있음을 보고하면서 아동들의 청각과 관련된 장애의 위험에 지속적으로 노출될 수 있음을 시사하였다. 어린 아동들이 중이염을 앓고 있음을 부모에게

중이염에 관한 사실들

미국 아동들의 중이염에 관한 몇 가지 사실이 다음에 제시되어 있다(Janota, 1999, p. 48).

- 아동의 50% 정도는 생후 첫 해에 한 차례의 중이염을 경험하게 되고, 3세쯤이면 아동의 80%가 경험한다.
- 백인 아동이 흑인 아동에 비해 중이염의 발병률이 2~4배 높다.
- 15세 이하의 아동이 의사를 방문하는 가장 흔한 이유는 중이염 때문이다.
- 한 해 3천만 명이 중이염 때문에 의사들을 방문한다.
- 의사들이 아동에게 항생제를 처방하는 가장 흔한 이유는 중이염 때문이다.
- 아동에게 전신마취를 시행하는 가장 흔한 이유는 중이염의 수술적 치료 때문이다.

경고하는 증상으로는 소리에 부주의하거나 말소리를 분별하는 능력이 떨어지고, TV 소리를 평소보다 더 크게 듣거나 귓불을 손으로 잡아당기고 심한 피로감을 보이는 경우이다.

다른 질환들

뇌성마비(cerebral palsy)는 뇌의 운동피질의 손상으로 인한 운동조절 장애이다.

청각장애 아동의 약 40%는 다른 장애도 가지고 있다(Gallaudet Research Institute, 2003). 청력손실과 함께 발생하는 정신지체, 시각장애, 학습장애 및 주의집중장애 등이 있다. 정서문제, 행동문제, **뇌성마비(celebral palsy)** 및 정형외과적 문제도 역시 청력손실과 함께 발생할 수 있다. 때때로 출산시의 외상이나 조산과 같이 비슷한 원인으로부터 발생한다. 또한 그 원인은 인종이나 유전과 관련 있을 수도 있다. 표 14-3은 청력손실에 흔히 동반하여 발생하는 질병들을 나타내고 있으며, 언어 및 청각 전문가들이 아동의 중재 계획과 청능재활전략을 개발하고 아동을 위한 다양한 전문분야의 협력팀 구성원으로 일할 때, 청력손실과 함께 발생하는 질환 중 빈도수가 비교적 높은 질환을 고려해야 한다는 것을 제시하고 있다.

청력관련 다른 질환들

아동들은 감각신경성, 전음성 및 혼합성 청력손실 이외에 청력관련 다른 질환을 경험하기도 하는데, 이에는 중추청각처리장애, (때로 청각적 비동시성으로 언급되는) 청신경병 증 및 이명 등이 포함된다.

표 14-3. 청력손실과 함께 발생하는 질병들

- 정신지체
- 행동 및 정신질환 장애
- 읽기 및/혹은 쓰기와 관련된 학습장애
- 발작, 전정장애 및 척추갈림증 등과 같은 신경계 질병
- 시력감소, 안구 수정체기형, 망막색소변성증 등을 포함한 눈질병
- 신장질병
- 두개골, 구강, 얼굴, 외이 및/혹은 중이, 손발 혹은 관절에서의 근골격계 이상
- 발육지체 혹은 뼈 질환과 같은 근골격계 질병
- 발육지체
- 뇌성마비
- 색소질병(예: 색소결핍증, 흰 앞머리, 홍채이색, 이색증), 각화증, 햇빛 민감성, 굵고, 거친 머리카락 및 기형 손톱과 발톱 등과 같은 피부병
- 당뇨병, 갑산성종, 간과 비장 비대, 이상 대사성 혹은 당질 등과 같은 대사성질환
- 심장과 혈관 질병

중추청각처리장애

어떤 청력손실은 중추성 원인으로 발생하며, 이는 손상이나 기형의 결과로 뇌간과 대뇌 사이의 소리 전달에 지장이 생기는 것을 의미한다. 그래서 뇌의 측두엽이 부정확한 정보를 받아들이거나 정보를 정확하게 처리하지 못할 수 있다. 청각처리기술에서의 이러한 문제를 **중추청각처리장애(central auditory processing disorder, CAPD)**라고 한다.

중추청각처리장애(central auditory processing disorder, CAPD)는 소리의 변별, 확인 및 이해를 할 수 없는 것으로서 청력 손실이 인지 장애에 기인하지 않는다.

중추청각처리장애는 두부 외상, 뇌종양, 자폐 혹은 신경성 혈관 변화 등의 결과로 발생하며, 종종 원인을 찾을 수 없어 진단이 어렵다. 문제는 중추청각처리장애의 양상들이 청력도에 잘 나타나지 않는다는 점이다. 어떤 부모는 "아이가 제 말을 들어요, 하지만 제가 말한 것을 아이에게 이해시키기 위해서는 여러 번 반복해서 말해야 합니다."라고 설명하기도 한다. 한 보육시설 교사는 "Mary에게 말할 때마다 빠르게 말하던 것을 천천히 말하고, 조음을 강조하고 있는 자신을 발견하게 됩니다. 제가 그렇게 하지 않으면, Mary는 마음이 어디론가 가버린 듯이 멍한 표정을 짓곤 합니다."

중추청각문제가 있는 아동은 일반적으로 다음 중 하나 혹은 그 이상의 어려움을 경험한다.

- 소리의 위치분별과 측변별
- 청각변별
- 청각패턴 인지
- 소리에 의미를 연결하기
- 소음상황에서 청취하기
- 불완전한 어음신호, 빠른 말소리 혹은 친숙하지 않은 강세의 말소리 등을 이해하기
- 음악의 리듬과 선율 따르기
- 청각 기억

이상으로 언급된 다양한 문제들을 선별용 설문지, 검사표 및 관련 측정법으로 조사할 수는 있지만, 일반적으로 널리 사용되는 선별방법이 없는 실정이다. 그러나 중추청각처리장애를 진단하는 것으로 알려진 검사도구들이 있는데, 청각변별, 청각적 시간처리와 패턴 및 이분어음청취 검사(dichotic speech test)가 그 예이다. 이러한 진단검사 도구들은 일반적으로 3세 이하의 아동들에게 부적합하기 때문에 진단을 위해서는 아동이 더 성장할 때까지 기다려야 한다(American Speech-Language-Hearing Association, 2005b).

청신경병증

청신경병증(auditory neuropathy)은 환자가 순음청력검사 결과 경도에서 심도의 청력손실을 보이고, 정상적인 이음향방사를 보이는 질환이다. 청성뇌간반응은 부재하거나 감소를 보이며, 어음명료도는 순음청력검사와는 상반되게 감소된다.

청신경병증(auditory neuropathy; auditory dyssynchrony라고도 함)은 말초 청각시스템과 관련이 있는 것이지만, 중추청각처리장애와도 관련이 있다고 생각된다. 일반적으로 **청신경병증**으로 진단을 받은 아동은 경·중도의 청력손실이 있으며, 이음향방사를 나타낸다. 또한 청성뇌간반응이 없거나 비정상적이고, 단어인지가 청력역치로 예상되는 것보다 더 나쁘게 측정된다. 청신경병증의 경우 정확한 원인이 밝혀지지 않았음에도 불구하고 이음향방사가 나타나는 반면 청성뇌간반응은 나타나지 않기 때문에 청신경 혹은 나선신경절의 문제로 인해 발생하는 것으로 여겨진다(Rance, McKay, & Graden, 2004 참조). 불행히도 청신경병증이 있는 많은 아동들에게 보청기는 그다지 유용하지 않다.

이명

성인만이 이명을 경험하는 것은 아니며(11장), 아동 역시 외부의 원인 없이 자신의 머리에서 나는 소리를 경험할 수 있다. 사실상 청각장애 아동의 25~55%가 이명을 경험한다. 성인과 마찬가지로 이명은 아동에게 불면증, 감정적 외상(예: 공포와 걱정), 신체적 증상, 주의집중장애 및 듣기 어려움 등을 포함한 부정적 영향을 미치게 된다(Holgers & Juul, 2006; Kentish, Crocker, & McKenna, 2000). 항상 이명이 있는 아동이나(그래서 이명은

정상적인 상태의 일처럼 보인다), 혹은 이명을 설명할 단어가 부족한 아동은 이명을 발견하기가 어려울 수 있다.

부모상담

아동의 청력손실이 확인되면, 부모는 상담을 받으면서 청력손실의 특성 및 관련 질병들에 대해 보다 잘 알게 될 것이다. 고심도 청력손실이 있는 아동의 90~95%는 청력이 정상인 부모를 가지고 있다(Northern & Downs, 1991). 이러한 사실은 부모들이 청각장애 아동을 출산하기 전에는 청각장애로 비롯되는 많은 영향들에 친숙하지 않았을 것임을 의미한다. 또한 그들은 아동이 농 문화의 일원이 되는 것을 원하지 않을 것이다(11장). 그러므로 부모들은 청력손실과 청능재활에 대해서 더 많이 배우게 될 것이며, 수화를 배워야 할지를 결정할 필요가 있다. 또한, 아동이 부모가 속한 문화와 다른 농문화로의 적응을 목표로 삼는 것을 동의하지 않을 수도 있기 때문에 농문화를 고려하는 이슈를 생각할 필요가 있다.

신생아 청각선별검사의 도입은 청력손실을 발견하는 기제에 상당한 변화를 가져왔다. 즉 과거에는 부모들의 주관적인 관찰을 통해서 청력손실을 종종 의심했었던 반면에, 현재는 '기관-주도(institution-initiated)'로 청력손실을 발견한다(Luterman, 2001). 아동의 출생부터 청력손실을 확인하는 데까지 걸리는 시간이 크게 단축되었고 청력손실이 부모와 아동의 관계형성의 보다 빠른 단계에서 확인되었다. 때때로 청력손실은 생의 초기부터 아동의 정체성의 중요한 부분을 차지한다. 그래서 출생 후 몇 주 내에 부모는 중재계획에 참여하기도 한다. 많은 부모들은 처음 부모가 되었고 중재계획에 참여한다는 사실에 스트레스를 받기도 한다. 몇몇 언어 및 청각 전문가들은 부모들이 아동의 청력손실로 나타난 결과들을 다룰 수 있기 전에는 아기를 양육하는 기쁨을 얻지 못할 수 있다고 제안하였다. 다른 전문가들은 부모들이 아동의 청력손실을 초기부터 알고 있기 때문에 부모와 아동 간의 친밀감이 더 강해진다고 주장한다(그림 14-6). 그러한 부모-아동 관계는 추후 청력손실이 발견되었을 때에도 쉽게 변하지 않는다(McCracken, Young, & Tattersall, 2008; Young & Tattersall, 2007를 참조하라).

영아기는 부모와 아기의 유대관계가 최고조로 형성되는 시기이다. 그래서 부모는 태어난 신생아가 자신들이 기대와는 달리 청력손실이 있음을 알게 되었을 때, 그 사실을 나중에 알게 된 부모보다 훨씬 더 큰 슬픔을 느끼게 된다. 아동의 청력손실을 나중에 발견한 부모들은 아동과 함께 생활하면서 청력손실에 대한 의심을 서서히 하게 된다. 그들은 아동이 소리에 대해 반응

"우리 아기의 청력손실을 발견해서 너무 다행이에요. 우리는 아기가 필요한 도움을 충분히 받도록 할 것이며, 청력손실을 삶의 한 부분으로 받아들이면서 할 수 있을 만큼 해 나갈 것을 압니다."

중도의 청력손실이 있는 생후 6개월 아기의 어머니

(Young & Tattersall, 2007, p. 213)

"제 입장에서는 정말 악몽과도 같은 일이었습니다. 그때 청각장애에 대해 듣지 않고 지금 알았더라면 좋았을 거예요. 그랬다면 지난 8개월 동안 아기와 즐거운 시간을 보냈을 테니까요. 지난 8개월 동안 때로는 정말 끔찍했습니다. 제 아기에게 청력손실이 있다는 사실은 아기와 제가 친밀해지는 데 영향을 주지는 않았지만, 다른 아이를 출산했을 때처럼 즐거운 시간을 보내지는 못했습니다. 그때 그 사실(아기의 청력손실)을 몰랐고 지금 알게 되었더라면 좋았을 것입니다."

중도의 청력손실이 있는 생후 8개월 아기의 어머니

(Young & Tattersall, 2007, p. 215)

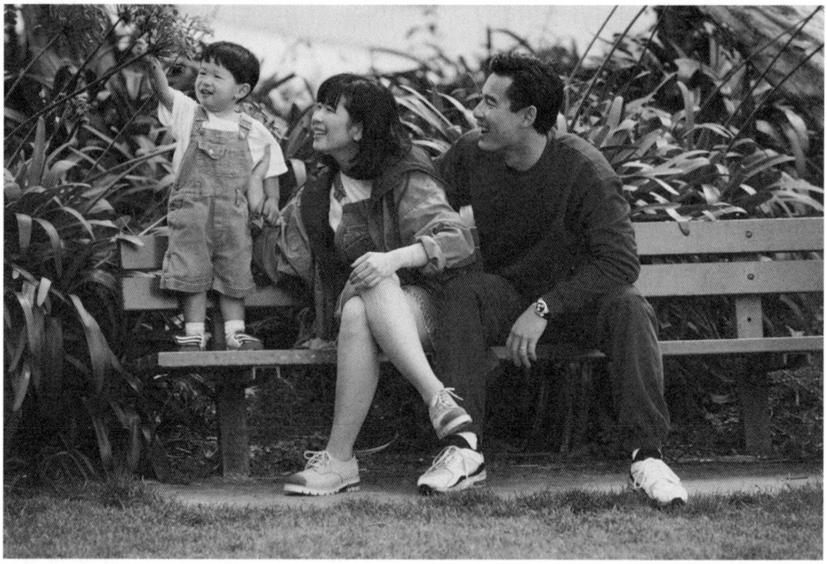

그림 14-6. 조기진단에 대한 반응들. 언어 및 청각 전문가들에 의하면 조기에 아동의 청력손실을 알게 된 부모는 나중에 그 사실을 알고 놀라게 되는 일이 없으며, 청력손실을 아동의 일부분으로 여긴다. *Copyright Photodisc/Getty Images. Reprinted by permission.*

을 잘 하지 않고 주위 또래들과 비슷한 음성발달이나 듣기행동을 보이지 않는 것을 관찰하게 된다. 그러므로 아동에게 청력손실이 있다는 진단이 부모들에게는 전적으로 의외인 결과가 아닐 수 있다. 반대로 자신들의 아기가 병원에 있는 동안에 그리고 아기와 친밀해지거나 서로 친해질 기회를 가지기도 전에 청력손실이 있음을 알게 된 부모들은 갑자기 불행한 소식을 접하게 되는 것이다. 이러한 슬픔에 산후 우울증, 분만 후 신체피로 및 처음 부모가 되는 일의 스트레스 등과 관련된 감정이 더해지면서 결국 부모는 불안으로 가득차게 된다. 처음 부모가 되면 상담과 지원을 받고 아기의 청력손실에 직면한 초기단계를 극복할 수 있는 지원체계와 서비스가 존재한다고 믿는 것은 매우 중요하다.

청각선별검사를 통과하지 못한 모든 아동에게 청력손실이 있는 것은 아니다. 만약 아동이 청각선별검사를 통과하지 못했다면, 가능한 빨리 종합적인 진단검사를 위한 절차를 밟도록 해야 한다. 이와 같은 빠른 절차를 통해서 부모가 아기의 청력손실 여부를 확인하지 못해서 걱정하는 기간을 최소화할 수 있다.

Luterman & Kurtzer-White(1999)는 신생아 청각선별검사 결과 청력손실로 확인된 아동의 부모들을 조사하여 다음과 같은 사실을 알게 되었다(p. 16).

- 대부분의 부모들은 청력손실의 조기 확인을 지지하였고, 출생 시에 진단

받기를 원했다.

- 소수의 부모들만(응답자의 17%) 아동의 청력손실에 대해 나중에 확인하기를 원했다.
- 부모들은 숙련된 임상가이자 공감을 잘 해주는 상담가인 청능사로부터 아동의 청력손실에 대한 정보를 듣기 원했다.
- 부모들은 편견없는 정보, 특히 의사소통과 교육방법론적인 문제에 대한 정보를 원했다.
- 부모들의 주된 요구사항은 청각장애 아동을 둔 다른 부모들을 만나는 것이었다.
- 부모들은 진단 시 받았던 정보와 경험을 처리하는 시간이 필요했다.

11장에서는 슬픔을 경험하는 대다수의 사람들과 마찬가지로 성인들도 일련의 정서적인 단계를 거친다는 것을 언급하였다. 이러한 정서적 단계에는 충격, 부정, 죄의식, 분노 및 수용이 포함된다. 부모와 가족 구성원들 역시 자녀의 청력손실을 알게 되었을 때, 이러한 단계를 거치게 된다. 상담의 목표 중 하나는 이러한 단계들을 경험하는 부모들을 안내함으로써 아동의 청능재활 중재계획에 최선을 다해 참여할 수 있도록 하는 것이다.

상담기술에 대한 자기평가:
"나는 …"

- 부모들의 말을 듣고 결론부터 내리는 일 없이 진심으로 듣는가?
- 자신의 느낌을 표현할 수 있음을 행동으로 보여주는가?
- 부모들의 걱정과 이야기를 꺼낼 적절한 시점에 대해 세심함을 보여 주는가?
- 청력손실에 대한 내용뿐만 아니라, 느낌도 공유할 수 있는 기회를 부모들에게 제공해 주는가?
- 부모들의 느낌을 지지해 주는가?
- 부모들에게 자신의 요구사항을 말하는 기술을 보다 개발시켜 주는 경험들을 그들에게 제공해 주는가?

(Edwards, 2003, p. 7)

충격, 부정 그리고 슬픔

충격과 부정은 위기로부터 자기 자신을 보호하는 한 방법으로, 종종 부모들이 사소한 일에 집중하는 결과를 낳는다. 처음에 부모들은 자녀의 청력손실이라는 사건이 마치 다른 가족에게 일어난 듯이 동떨어져 있는 느낌을 받는다. 충격은 멍함, 혼란 및 당혹감 등으로 경험되기도 한다.

부정은 재빨리 충격의 감정을 대체한다. 개인은 청력손실이 있다는 것을 부정하거나 그 결과의 혹독함을 부정할지도 모른다. 가족 구성원들은 아동이 청력손실이 있다는 것을 받아들일 시간과 지원이 필요할 것이다.

슬픔은 소중한 자녀가 청력을 잃어버렸다는 것을 알게 되었을 때, 충격이나 부정 다음에 생기게 된다. 슬픔은 정상적이고 심지어 건강한 반응으로, 고통스러운 소식과 실망스러운 현실에 대처하는 한 방법이다. 슬픔의 과정은 시간의 흐름에 따라 점차 가족들이 안정을 되찾을 수 있게 해주며, 앞으로 나아갈 수 있게 해주는 결과를 낳는다. 슬픔의 부정적인 결과로는 피로, 스트레스, 수면부족, 두통 및 과민함 등이 있다. Montoya(2007)는 언어 및 청각 전문가들이 다음과 같은 방법을 통해서 부모의 슬픔을 해결해 줄 수 있다고 제안하고 있다.

- 적극적으로 들어주기

- 가족들을 판단하지 않기
- 부모의 자신감, 자존감 능력을 향상시키기
- 해결지향적인 지원을 즉시 제공하기
- 적절한 상담기술을 보유하기
- 청각장애가 있는 삶에 대한 전문가적 지식과 경험을 공유하기

덧붙여 생후 6개월 동안 가족들과 돌보미를 상담할 때 도움이 되는 안내지침이 표 14-4에 제시되어 있다.

죄의식과 분노

죄의식과 분노는 부정의 단계 다음에 오며, 이 시기에 부모는 과거에 자신이 했던 일들이 청력손실의 원인이라고 확신하게 될 것이다. 예를 들어, 한 어머니가 임신 초기에 크루즈 여행을 하는 동안 배멀미 약을 먹었다. 그 후 그녀는 아기가 심도의 청력손실로 진단받았을 때, 약물복용이 태아의 비정상적 발달을 초래했다고 확신했기 때문에 상당한 죄의식을 느꼈다. 죄의식은 부모가 아동을 과잉보호("나 때문에 이런 청력손실이 발생한 거야. 하지만 너에게 더 이상 나쁜 일이 일어나지 않도록 할게.")하거나, 과도한 헌신("네 청

표 14-4. 가족들과 돌보미를 상담할 때의 안내지침

진단할 때:	부모가 상담실에서 알아야 할 정보:
1. 가족들에게 '자신의 이야기를 말하게' 한다.	1. 서면상의 정보
2. 친절함과 공감하는 태도를 보인다.	2. 계획
3. 정직하게 대한다.	3. 전화번호(설명이 필요할 때마다 연락할 수 있는)
4. 희망과 신뢰감을 표현한다.	4. 서면상으로 가능한 빠른 예약 일정
4~6개월 내의 진단:	**이 기간 동안, 언어 및 청각 전문가가 하게 될 일:**
1. 정서적인 반응을 인지하거나 인정하기	1. 적절한 청각기기가 사용되도록 한다.
2. 아동과 돌보미 간의 건강한 관계 촉진하기	2. 효과적인 의사소통의 행동 모델이 된다.
3. 불균형을 인정하고, 건강한 가족시스템의 재확립 지원하기	3. 중재서비스에 관한 정보를 부모에게 제공한다.
4. 중재방법을 선택할 때 가족들을 적극적으로 참여시키기—'구제'라는 느낌은 피하기—모든 의사소통방식으로 희망 전달하기—실패하는 일이 없을 것임을 전달하기	4. 필요하다면 다른 전문가에게 의뢰한다.
5. 확대 가족(형제와 자매, 조부모 등)의 참여 지원하기	
6. 같은 또래나 비슷한 청력손실이 있는 다른 아동의 가족들 또는 경험이 많은 가족들과 연결하기	

Adapted from Rall and Montoya (2005, p.1).

력손실을 보상해 줄거야.")을 하게 되는 원인이 될 수 있다. Luterman(2004)에 의하면 과잉보호를 하는 부모들은 아동을 나약하고 두려움이 많은 아이로 성장하게 하고, 과도한 헌신을 하는 부모들은 다른 자녀를 등한시하거나 결혼생활을 위험에 처하게 할 수도 있다고 한다.

또한 Luterman(2004)은 부모를 분노케하는 수많은 원인을 살펴보았다. 대부분의 부모들은 아동이 정상 청력을 가지고 정상적인 삶을 살 것이라는 기대를 가진다. 하지만 청력손실의 존재는 이러한 기대감을 저버리는 것이며, 미충족된 기대는 종종 분노를 유발하게 된다. 분노는 자제력이 상실했을 때도 발생한다. 대부분의 사람들은 자녀의 최대 관심사를 성취시켜주는 일에 관해서는 자신들에게 무한한 가능성이 있다고 생각하고 싶어한다. 하지만 아동의 청력손실은 부모의 선택을 제한하게 되고, 그로 인해서 부모는 분노를 느끼게 된다. 또한 분노는 두려움을 가리고 부적절한 느낌을 숨길 수도 있다.

> "화가 난 사람들은 대개 일을 자신이 원하는 방향으로 해결하고자 하는데, 이러한 에너지를 적절하게 이용하면 매우 유용할 수 있습니다. 특별한 요구가 필요한 아동들의 부모들은 주로 전문가들에게 화를 냅니다. 전문가들은 부모들의 분노에 맞서서 부모의 두려움을 없애줍니다. 이것은 종종 수확이 큰 만남으로 이어지며, 아동에게 유익한 결과를 낳습니다."
>
> David Luterman, D.Ed., 보스턴 Emerson College의 명예교수이며 청력손실 및 육아와 관련된 심리적인 영향과 감정을 다루는 전문가
>
> (Luterman, 2004, p. 217)

수용

마침내 부모들이 자녀의 청력손실을 현실로 받아들이기 시작하면서 수용이 시작된다. 이상적으로는 부모와 가족들이 아동의 청력문제에 건설적으로 대처하려 할 것이다.

많은 부모들은 아동의 청력손실을 진단받은 초기에 혼란스럽고 당황스러운 감정을 느끼게 되며, 이러한 감정들은 아동의 청력손실에 대처하는 방법에 대해 다양하고 상반될 수도 있는 조언들을 제시하는 여러 분야의 전문가와 접촉하면서 더 커질 수 있다. 아동의 잠재력을 극대화하는 일에 얼마나 많은 시간과 노력이 필요한지를 깨닫게 되었을 때, 무능감을 느낄지도 모른다. 언어 및 청각 전문가들의 세심한 상담과 공감하는 경청은 부모들이 여러 가지 문제를 극복해 나아가는 데 도움이 된다. Luterman(2004)은 "좋은 상담기법의 특징은 부모가 그들 자신과 아동을 위한 최선의 해결책을 결국 찾게 될 것이라는 사실을 주의 깊게 듣고 신뢰하는 것이다. 그러므로 부모에게 정보를 사려 깊게 제공해야 하고, 부모가 이미 보유하고 있는 기술과 지식을 강조함으로써 부모의 자신감을 높여야 한다."고 언급했다(p. 220).

지금 설명한 단계들은 사다리의 계단 같은 것이어야 할 이유가 없으며, 부모들이 한 단계씩 올라간 후 다시 내려오지 못하는 것도 아니다. 좀 더 정확하게 말하면, 부모들은 한 단계를 지나 다른 단계로 가기도 하고, 다시 전 단계로 되돌아가기도 하며, 다시 앞으로 나아가기도 한다. 예를 들어, 아동이 유치원에 입학했을 때 부모는 정상청력을 가진 또래 친구들을 보면서, 학업성

취라는 관점에서 아동의 심한 청력손실이 의미하는 바를 더욱 크게 깨닫게 될지도 모른다. 이것은 부모가 청력손실이 영구적이라는 사실을 받아들였음에도 불구하고 그들에게 새로운 슬픈 감정을 유발하기도 한다.

감정에 대처하고 나아가기

Kozak & Brooks(2001)는 부모들에게 그들의 감정을 처리할 방법을 제시하였으며, 그 실천적인 권고사항은 다음과 같다.

- 자기 감정 수용하기: 어려운 상황이므로 속상해 하는 것은 당연한 것입니다. 이러한 상황이 상처가 된다는 것을 받아들이고, 자녀를 돕기 위해서 할 수 있는 것을 찾아보세요. 좀 더 긍정적인 감정이 들것입니다.
- 다른 사람들과 대화하기: 배우자, 부모, 친구 혹은 다른 장애아동의 부모들을 만나세요. 그들에게 자신의 감정을 말하고, 그들의 감정이나 느낌을 잘 들어 보세요. 그들에게 도움을 받고, 자신도 어떤 것을 해줄 수 있을지를 생각해 보세요.
- 일기 쓰기: 만약 지금 할 말이 너무 많지만 생각과 감정이 잘 정리되지 않거나 적절한 대화 상대를 찾을 수 없다면, 자신의 감정을 일기, 노트 혹은 편지에 써보도록 노력해 보세요.
- 지원 그룹 찾기: 당신은 장애아동을 둔 부모 그룹에서 좋은 대화 상대를 찾을 수 있고 도움, 지원 및 격려를 받을 수 있습니다. 지역의 아동병원, 개인병원 및 학교도 당신을 도울 수 있는 지원 그룹들을 찾는 데 도움이 될 수 있습니다. 대부분의 부모들은 아동의 청력손실 진단 초기에 다른 장애아동의 부모들이 중요한 도움이나 지원을 제공해 주었다고 말합니다. 이러한 종류의 지원은 당신이 자신의 감정에 대처하는 방법을 배우고, 앞으로 나아갈 수 있도록 도와줄 것입니다.
- 다른 방법 찾기: 그 외의 방법들을 살펴보면, 어떤 부모들은 기분이 나아지는 방법에 도움이 되는 윤리적 관점 또는 종교적 가치 그리고 동료들을 찾을 것입니다. 어떤 부모는 청력손실에 대한 모든 지식을 철저히 조사할 것입니다. 또 다른 사람들은 전문상담가나 의사를 찾아갈 수도 있습니다.
- 휴식하기: 자신에게 너무 많은 것들을 요구하지 마세요. 이미 아동을 돕기 위해 무엇인가를 했으므로 자기 자신을 다독이세요. 당신을 걱정하는 누군가에게 격려의 말을 부탁해 보세요. 자녀를 안아보세요. 울어서 기분이 나아진다면 그렇게 하세요. 일출이나 일몰의 고요한 아름다움을 바라보는 시간을 가지는 것과 같이 자신만을 위한 시간을 보내세요. 자신의 아이에게 감사하세요. 모든 일을 완벽하게 해내기를 자신에게 기대하지 마세요. 불완전한 세상에서 어느 누구도 완전하지 않습니다.

조기중재의 개요와 청능재활 전략의 개발

일단 아동의 청력손실이 확인되면, 조기중재와 함께 청능재활 전략을 개발해야 한다. 조기중재는 청력손실이 확인되는대로 바로 시작한다. 조기중재의 목적은 (a) 영유아의 발달을 촉진시키고, (b) 발달지연의 가능성을 최소화하며, (c) 아동의 요구사항을 충족시킬 수 있는 가족의 능력을 향상시키는 것이다. 일반적으로 병원 관계자는 부모가 자신의 거주 지역에서 이용할 수 있는 조기중재 서비스 업무 담당자와 연락할 수 있도록 돕는다. 미국의 각 주에는 출생 후부터 3세까지의 아동에게 적절한 서비스를 제공하기 위해서 정부기금으로 조성된 다양한 종류의 조기중재 서비스가 마련되어 있다.

조기중재와 관련된 연방법

장애아동들을 위한 중요한 법률제정의 시작은 국회가 공법 94-172 또는 EHA법으로 알려진 '모든 장애아동을 위한 교육법(*Education for All Handicapped Children Act*)'을 통과시킨 1975년으로 거슬러 올라간다. 이 법률은 3세에서 18세까지의 모든 장애아동들에게 최소제한환경에서의 적절한 무상교육을 보장한다. 여기에서 '장애'는 청각장애를 포함하여 특수학습장애, 말과 언어장애, 정서장애, 인지장애, 지체 장애, 시각장애 및 그 외의 다른 장애들도 포함된다. **무상의 적절한 공교육(free and appropriate public education)**은 아동들이 공적 비용으로 공적 관리 하에 특수교육과 지원서비스를 받는 것을 의미한다. 이 서비스는 미국의 각 주 교육청의 기준을 따랐다. **최소제한환경(least restrictive environment)**은 장애아동들이 최소의 제한적인 환경에 배치되어 장애가 없는 또래 아동들과 함께 잘 성장하는 것을 의미한다. 환경은 장애아동들의 독특한 요구들에 부합해야 하고, 장애아동들이 일반적인 발달을 보이는 또래 일반아동들과 함께 받는 적절한 교육은 최대화되어야 한다는 것이다.

무상의 적절한 공교육(free and appropriate public education, FAPE)은 장애아동의 교육을 위해 제공되는 연방기금으로서, 그 수령 조건은 무상의 적절한 공교육의 제공이다.

최소제한환경(least restrictive environment)은 장애아동이 비장애아동과 함께 교육을 받을 수 있도록 하는 절차의 확립을 공공기관에 요구하는 미국 장애인교육법(IDEA)의 기본원리로서, 장애 정도가 정규 학급환경에서 교육이 만족스럽게 성취될 수 없을 정도일 때에만 특수학급, 별도의 학교 교육 또는 정규교육 환경으로부터의 분리가 이루어질 수 있다.

모든 것의 시발점이 된 법률

공법 94-142(1975년 11월 29일): 이 법의 목적은 모든 장애아동들에게 제612조2항 B조에서 제시한 바와 같이 지정된 기간 내에 장애아동들이 이용할 수 있는 특수교육과 그들의 독특한 요구에 부합하도록 고안된 관련서비스를 강조하는 무상의 적절한 공교육을 보장하는 것이다. 그리고 장애아동, 부모 및 보호자의 권리를 보호하고, 주와 지방이 모든 장애아동들에게 교육을 제공하고, 아동교육에 대한 노력의 효율성을 평가하고 확인하는 것을 보장하기 위한 것이다.

숫자 이해하기

연방법은 보통 PL 94-142와 같이 숫자로 나타낸다. PL은 *공법(Public Law)* 의 머리 글자이며, 처음 두 자리 숫자인 *94*는 법을 통과시킨 의회의 회기 번호에 해당한다. 남은 세 자리 숫자는 법률의 일부분을 가리킨다. 예를 들어, PL 94-142는 미국 제94회 의회에서 142번째로 통과된 법률을 의미한다. 의회의 번호는 2년마다 1씩 올라간다.

미국 장애인교육법(Individuals with Disabilities Education Act, IDEA)은 일반적으로 장애가 학업에 부정적 영향을 미치는 등의 수급요건을 충족하는 장애인에게 특수교육을 규정한다.

Part C는 PL 108-446의 한 부분으로, 출생 후 부터 3세까지 장애아동과 그 가족들이 이용할 수 있는 조기중재 서비스를 규정하는 법이다.

PL 94-142는 1997년에 개정되었고, PL 105-17로 재인가되어 **장애인교육법(Individuals with Disabilities Education Act, IDEA)**으로 알려지게 되었다. 장애인교육법은 유소아와 그 가족들을 위한 서비스를 의무화한 PL 99-457과 PL 101-476을 포함하여 원안에 가해진 초기 수정 내용들을 포함하였다. 그리고 '신체적 장애가 있는 아동(*handicapped children*)'에서 '장애아동(*children with disabilities*)'으로 용어를 변경하였으며, PL 94-142에서 보장하는 아동의 연령범위를 출생 시부터 21세까지로 확대하였다. 장애인교육법이 제공하는 주요 추가사항은 유소아와 그 가족들을 위한 공공 서비스의 규정 **(Part C)**, 중학교에서 상급학교로 진학하는 장애인의 지원, 교육계획 내 보조기술 서비스가 포함된다. 교육계획에서 일반교육과정을 규정하도록 결정하는 일에 부모가 참여할 것을 강조한 재인가는 학업 성취에 대한 높은 기대를 촉진하였다.

2001년 낙제학생방지법(2001 NO Child Left Behind Act, NCLB)(PL 107-110)은 학교, 관할구역 및 주 단위로 학력기준을 강화함으로써 미국의 초, 중, 고등학교의 수행력을 향상시키는 것을 목적으로 몇 가지 연방 프로그램을 재인가 하였다. NCLB는 높은 기대와 목표가 모든 학생들을 성공으로 이끌 것이라는 믿음으로 표준기반 교육[standard-based education; 결과기반 교육(outcome-based education)으로도 알려짐] 이론을 법률로 제정하였다.

장애인교육법은 2004년에 다시 개정되어 PL 108-446으로 발표되었으며, 이것은 장애인교육법을 **2001년 낙제학생방지법(2001 NO Child Left Behind Act)**에 맞춰 조정하려는 의도에서였다. 특히, 개정 법안은 학업 성취목표를 수정하였고, "매우 유능한 교사(highly qualified teacher)"라는 용어를 정의하였다. 영아를 위한 장애인교육법에서 규정하는 서비스는 다음 항목의 일부 또는 전부가 포함된다.

- 가족훈련, 상담 및 가정방문
- 특수교육
- 언어병리학과 청각학
- 작업치료
- 심리적인 서비스
- 사례관리
- 진단 혹은 평가를 위한 의학적인 서비스
- 선별검사와 평가
- 서비스를 받기 위한 이동수단

장애인교육법의 주요 조항들은 다음과 같다(Messina & Messina, 2004).

1. 확인—주와 지방 교육청은 특수교육이 필요한 아동을 적극적으로 찾고, 확인해야 한다(Child Find).
2. 평가—아동은 배치에 앞서 적절한 평가를 받아야 한다. 검사와 평가에 사용되는 모든 방법들은 아동의 초기언어 또는 '의사소통방식' 내에서 이루어져야 한다. 한가지 검사가 배치를 결정하는 요인이 될 수는 없다[평가과정에서 인종 또는 민족적인 편견이 있어서는 안 된다. 아동을 중재 프로그램에 참여시키기 전에 교육상의 요구를 확인하기 위해 충분히 개별화된 평가가 시행될 것이다].
3. **개별화교육계획(Individuals Education Plan, IEP)**—개별화교육계획은 각 아동마다 개별적인 교육상의 요구들을 기반으로 준비되어야 한다.
4. 부모들은 의사결정과정에서 동등한 참여자이고, 학생들은 그들의 개별화교육계획(IEP)의 전개에 참여하게 될 것이다.
5. 관련서비스—관련서비스는 아동이 특수교육에서 이득을 얻을 수 있도록 돕는 개별화된 기준으로 제공되어야 한다.
6. 최소제한환경(LRE)—모든 아동이 비장애아동과 함께 받는 적절한 교육은 최대화되어야 하며, 아동이 보다 제한적인 환경에서 교육을 받는 것은 오직 덜 제한적인 상황이 아동에게 적절하지 않은 때이어야 한다.
7. 사립학교—주와 지방 교육청이 적절한 교육을 위해 아동을 사립학교에 배치할 때는 부모들에게 비용을 청구하지 않아야 한다. 사립학교 프로그램은 법에 의해 제정된 기준을 충족해야 한다.
8. 조기중재와 유치원—장애인교육법은 0~5세의 아동이 이용 가능한 조기중재 서비스를 마련하고 있다.
9. 정당한 법 절차—부모와 아동의 권리는 주와 지방정부에 의해 보장되어야만 한다. 절차에 대해 알 권리 및 들을 권리 그리고 항소할 권리가 포함된다. 만약 부모에게 불만이 있다면, 주 교육청, 지방 교육청 또는 중등교육기관의 주관 하에 적법한 절차를 청문할 기회를 가지게 될 것이다. 부모는 변호사 및 기타 아동의 장애에 대한 전문가와 동행할 권리가 있다.
10. 자문위원회—각 주는 반드시 장애인, 교사 및 장애아동의 부모를 포함하는 자문 위원회를 구성해야 한다.
11. 재정 지원—장애인교육법은 주 정부와 지역 프로그램의 활동을 보완하기 위해서 매년 아동 한 명당 재정지원을 하도록 규정하고 있다. 재정지원은 불이행으로 보류될 수 있으며, 관할 지역학교에 대한 주정부의 지

개별화교육계획(Individuals Education Plan, IEP)은 3~21세의 장애학생들이 가진 교육상의 요구들을 보여주는 그들의 목적과 목표를 확인하기 위해 팀 구성원들이 함께 개발하여 작성하는 계획서이다. 그 계획은 가족이 선호하는 의사소통방식, 아동의 언어적 요구, 학업상의 진전, 사회적 및 감정적 요구, 학습할 수 있게 해주는 적절한 설비 등을 고려해야 할 것이다.

급도 불이행에 따라 중단될 수 있다.

12. 기록—부모는 아동의 교육기록을 열람할 수 있으며, 그 내용의 수정도 요구할 수 있다.

개별화가족서비스계획(IFSP)은 출생 후부터 3세 사이의 아동을 위해 연방정부 차원에서 법으로 규정한 계획으로, 유소아와 가족들에게 적절한 조기중재 서비스를 보장한다. 이 계획은 아동의 현재 발달수준, 가족의 자원과 우선 순위, 목적을 달성하는 데 필요한 목표와 서비스 및 시간의 경과 등을 반드시 고려해야 한다.

개별화가족서비스계획(Individualized Family Services Plan, IFSP)은 학령전기 장애아동의 교육을 위해 연방법으로 규정한 계획으로서, 가족의 참여를 강조하며, 매년 개정되고 있다. 장애인교육법은 조기 중재를 위한 기금을 지원받는 주정부로 하여금 적절한 검사도구로 발달지체 진단을 받은 아동에게 서비스를 제공할 것을 요구한다. 개별화가족서비스계획(IFSP)은 반드시 다음과 같은 내용을 포함해야 한다(Johnson, 2006, p. 8).

- 객관적인 기준에 따른 아동의 신체, 인지, 의사소통, 사회, 감정 및 적응 발달에 대한 현재 수준
- 아동의 발달을 촉진하는 일과 관련한 가족들의 자원, 우선 순위 및 관심사
- 아동과 가족들이 기대하는 주요 결과와 그 성취를 관찰하는 과정과 해당 결과 또는 필요한 서비스의 변경 및 수정 여부에 대한 기준, 절차, 시간표
- 아동과 가족들의 요구를 충족시키는 데 필요한 서비스의 제공 횟수, 강도 및 제공 방법 등을 포함하는 특별한 조기중재 서비스
- 만약 조기중재 서비스가 자연스러운 환경에서 제공되지 못할 시, 조기중재 서비스가 그 제공 범위에 대한 타당한 이유와 함께 제공되는 환경
- 서비스 시작과 예상 기간에 대한 계획 일정
- 서비스 코디네이터의 확인
- 영유아의 유치원 진학 지원 또는 기타 적절한 서비스 수급을 위한 절차

서비스 코디네이터와 의료홈

서비스 코디네이터(service coordinator)는 개별화가족서비스계획의 수립, 시행, 평가 중에 해당 가족을 돕도록 임명된 사람이다.

만약 아동이 적당한 대상자로 판단되면, 가족들과 아동에게 **서비스 코디네이터(service coordinator)**가 배치된다. 서비스 코디네이터는 아동에 대한 검사와 평가 일정을 조정하고, 개별화가족서비스계획의 전개를 촉진하고, 가족들이 적절한 서비스를 지원받도록 도움을 준다. 그리고 서비스 전달에 대한 일정을 조정하고 관찰한 후, 적절한 경우에 유치원 진학을 위한 계획 수립에 도움을 주기도 한다. 이러한 적합한 서비스들은 청능사, 가족치료사, 물리치료사, 심리학자, 사회복지사, 언어치료사, 특수교사, 소아과 의사나 기타 의료인 및 영양사에 의해서 제공된다.

소아과 의사, 아동 부모의 주치의인 다른 1차 진료의사 그리고 청능사와 같

은 기타 건강관리 전문가 등이 영아의 **의료홈(medical home)**을 구성한다. 의료홈은 병원과 같은 건물의 개념이 아니라, "접근성이 좋고 가족중심적, 지속적, 종합적, 조정적 및 온정적이며, 문화적으로 만족할 만한 건강관리 서비스를 제공하는 접근법(Joint Committee on Infant Hearing, 2000. p. 801)이다." 전문가들은 전반적인 건강관리나 재활관리 계획을 수립할 때 가족과 협력하며, 의료시스템 내에 있는 모든 아동을 지지한다. 부모들은 종종 의학적 및 비의학적 서비스들을 확인하는 데 소아과 의사의 도움을 받는다.

의료홈(medical home)은 건강관리 인력과 가족간의 협력 하에 건강관리서비스를 제공하는 방법이다.

개별화가족서비스계획

개별화가족서비스계획은 가족을 포함하는 중재팀에 의해 수립 및 작성된 문서이다. 개별화가족서비스계획을 구성하는 동안에 접할 수 있는 몇몇 약어들이 부록 14-3에 제시되어 있다. 또한 개별화가족서비스계획은 아동을 위한 프로그램과 서비스를 기술하고, 이를 통해 충족해야 할 목표, 목적, 절차를 나열하며, 공공기관이 아동과 그 가족들에게 제공할 설비들을 확인해 준다.

개별화가족서비스계획의 실행

청능재활 계획은 개별화가족서비스계획을 개발하는 동안이나 그 이후에 구체화되고 시행될 수 있다. 개별화가족서비스계획은 부모와 아동 간에 사용할 수 있는 의사소통방식과 아동을 위한 적절한 증폭기기를 제공하며, 청능훈련과 같은 조기중재 서비스와 의사소통전략을 안내하고 부모지원그룹에 참여하도록 격려하는 등의 부모 지원을 제공해 준다.

의사소통방식

중재에서 처음 결정하는 것 중 하나는 의사소통방식에 관한 것이다. "아동이 의사소통을 위해서 말을 사용할 것인가? 수지부호 영어와 말을 함께 사용할 것인가? 아니면 미국수화를 사용할 것인가?" 만약 아동이 수화를 선택한다면, 아동뿐만 아니라 가족들도 수화를 배워야 한다.

미국에 거주하면서 심한 청력손실이 있는 사람들 대부분이 **미국수화(American Sign Language, ASL)**, 수지부호 영어 및 구어의 세 가지 의사소통방식 중 하나를 사용한다. 그리고 상대적으로 극소수의 사람만이 큐드 스피치를 사용한다.

미국수화(American Sign Language, ASL)는 미국의 농문화 구성원이 사용하는 의사소통체계이다.

미국수화

미국수화는 수화 의사소통체계이다. 일반적으로 사람들은 미국수화와 말을 동시에 사용하지는 않는다. 미국수화는 구어 영어와는 문법체계가 다르다. 하나의 수화로 표현할 수 있는 한 개념이 영어로는 많은 단어가 필요할 수 있다. 수화에서는 얼굴표정과 몸짓언어가 다양한 의미를 가질 수 있다. 만약 특정 단어나 개념을 미국수화와 수지부호 영어로 표현할 수 없다면, 지화를 사용할 수 있다. 지화에서는 하나의 손 모양이 알파벳의 각 글자에 해당한다. 그림 14-7은 미국수화의 알파벳을 나타낸 것이다.

이중언어/이중문화모델(bilingual/bicultural model)에서 청각장애 아동에게 제1언어(모국어)로 미국수화를 가르친 다음, 읽기와 쓰기 기술을 향상시키도록 학교에서 영어를 가르친다.

최근에는 심한 청력손실이 있는 아동의 교육을 위한 **이중언어/이중문화 모델(bilingual/bicultural model)**의 활용이 주목받고 있다. 이 모델에서 아동은 주 의사소통 언어로 미국수화를 사용한 후, 학교에서 영어를 배우면서 읽고 쓰는 능력을 발달시킨다. 이런 모델은 아동이 사고력과 표현력을 위한 언어체계를 우선 발달시킨다면, 그 기본 기술이 제2언어 내 유사한 기술의 학습으로 전이되리라는 점을 전제한다.

수지부호 영어

수지부호 영어(manually coded English)는 영어단어에 상응하는 수화 의사소통의 한 형태이다.

수지부호 영어(manually coded English)는 이름이 내포하는 바와 같이 영어단어에 해당하는 수화신호로 구성되며, 영어단어와 같은 구문구조를 가지고 있다. 일반적으로 수지부호 영어를 사용하는 사람들은 수화를 쓰면서 동시에 말을 사용한다. 예를 들어, 한 남자 아동이 "The cat is inside"라고 말한다면, 그는 "*The*"에 해당하는 것을 수화로 나타내고, 그 다음 "*cat, is, inside*"에 해당하는 것을 각각 수화로 표시한다. 교육철학적인 관점에서 수화와 말을 동시에 사용하는 것을 **종합적 의사소통법(total communication)(때때로 동시적 의사소통법이라고도 불림)**이라고 한다. 아동들은 메시지를 받아들이기 위해서 수화, 잔존청력 및 독화를 포함한 이용 가능한 모든 방법을 사용한다.

종합적 의사소통법[total communication; 동시적 의사소통법(simultaneous communication)]은 구화와 수화를 통합하여 사용하는 것이다.

청각/구화 언어

청각/구화 언어(aural/oral language)는 정상청력을 가진 사람이 사용하는 언어체계이다.

다감각 접근법(multisensory approach)은 말소리를 인지하기 위해서 청각과 시각을 모두 사용하고, 가끔씩 촉각을 사용하는 접근법이다.

청각/구화 언어(aural/oral language)는 정상청력인 사람들이 사용하는 언어 체계이다. 청각/구화 언어를 사용하는 청각장애 아동들은 메시지를 말하거나 받아들이기 위하여 독화를 사용한다. 청각/구화 언어를 사용하는 아동들의 대부분은 다감각 접근법으로 교육을 받지만, 일부는 단감각 접근법으로 교육을 받기도 한다. **다감각 접근법(multisensory approach)**에 있어서 아동들은 어음을 인지하기 위하여 시각과 청각을 모두 사용한다. 즉 말

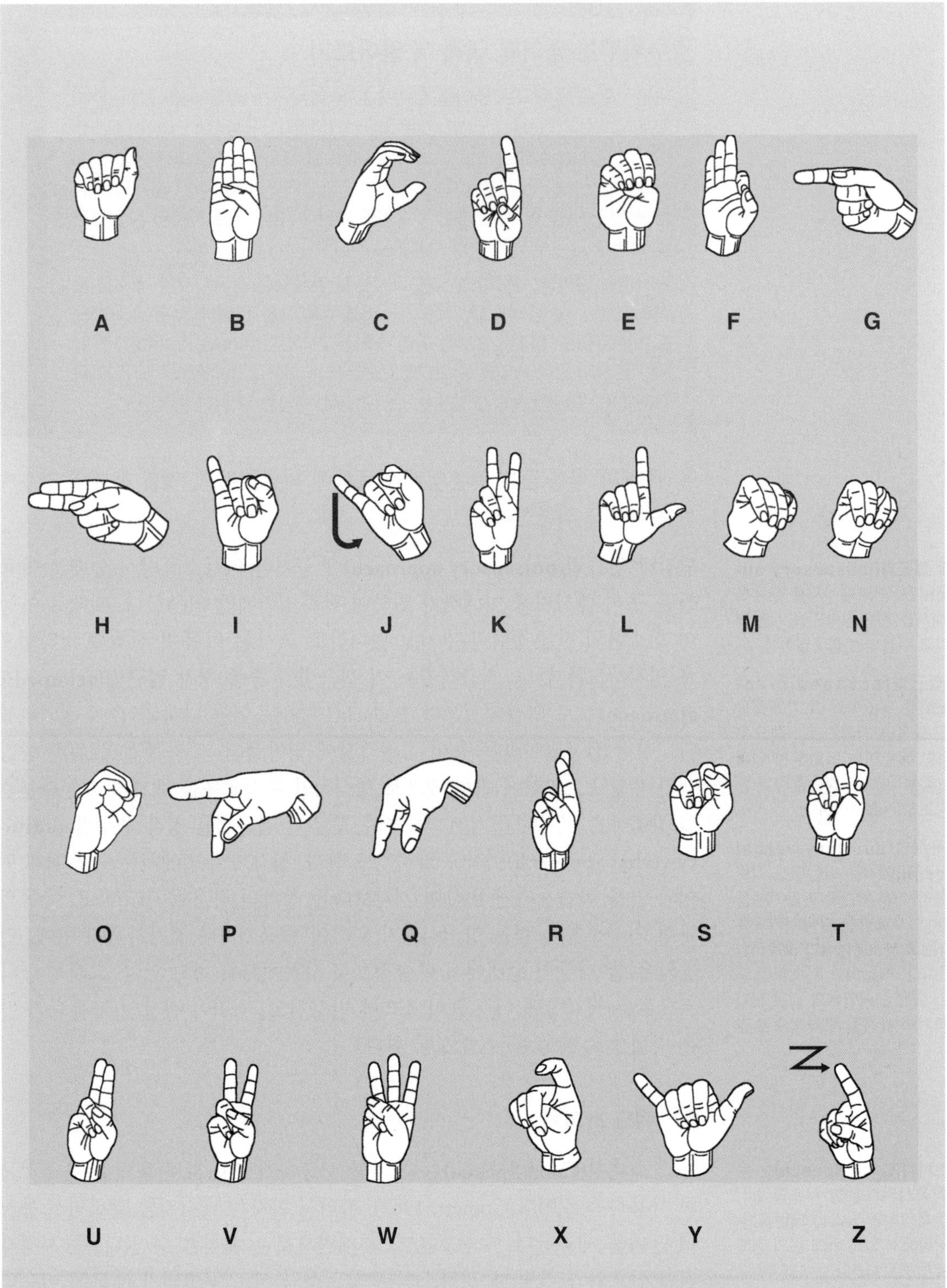

그림 14-7. 미국수화 알파벳

수지부호 영어에 대해 더 알아보기

보편적으로 통용되는 영어를 토대로 한 수화체계는 없다. 예를 들어, 수지부호 영어에서 Seeing Essential English (SEE 1), Signing Exact English (SEE 11), Linguistics of Visual English (L.O.V.E) 및 로체스터 방식(Rochester method) 등의 영어수화의 체계가 나오게 되었다. 어떤 지역의 사람들은 한 단어를 한 가지 방법의 수화로 나타내지만, 다른 지역의 사람들은 그 단어를 다른 방법의 수화로 표현할 것이다.

수지부호 영어를 사용하는 많은 교사들과 아동들은 과거시제와 복수를 포함하여 *the* 및 형태소와 같은 기능어를 생략하는 영어에 맞춘 수화형태(Contact form of English)에 따라 수화를 한다(Marmor & Pettito, 1979; Nix, 1983). 영어에 맞춘 수화모델(Contact model of English)을 배운 아동들은 언어 발달에 결함을 보이는 고위험군에 해당될 수 있다.

을 배울 때 아동들은 잔존청력과 독화에 의존적이고, 몇몇 사례의 경우에는 촉각에도 의존한다.

단감각 접근법(unisensory approach)은 구어 메시지를 수용하기 위해서는 잔존청력만을 사용해야 한다고 주장하는 접근법이다.

청각 접근법(acoupedic-approach)은 유소아와 그 가족들을 위한 포괄적인 자활프로그램으로 형식적인 독순이나 독화훈련 없이 의사소통을 위하여 청능훈련과 듣기를 강조하는 접근법이다.

청각 구두법(auditory-verbal approach)에서는 아동이 시각보다 잔존청력에 의존하여 듣기행동과 구어 의사소통을 발달시키도록 권장하는 의사소통방식과 교육적인 접근법이다. 적절하고 지속적인 증폭기기, 또는 인공와우와 같은 전기적 자극기의 사용을 적극적으로 권장한다.

단감각 접근법(unisensory approach)에 근거한 의사소통방식을 배운 아동들은 구어 메시지를 이해하기 위하여 잔존청력에만 의존한다. 때때로 아동이 최소한의 잔존청력만 가지고 있더라도 교사는 아동이 신호를 청각적으로 인지하도록 한다. 최근까지는 이 접근법이 종종 **청각 접근법(acoupedic approach)**으로 언급되었으며, Pollack(1970)은 이를 다음과 같이 정의하였다. "청각 접근법이라는 용어는 청각장애 영아들과 그 가족들을 위한 종합적인 재활프로그램에 관한 것으로 형식적인 독순교육을 배제하고 청능훈련을 강조하는 것이다"(p. 13). 최근에는 단감각 접근법을 **청각 구두법(auditory-verbal approach)**이라고 말하기도 한다. 청각 구두법에서는 아동에게 언어와 말을 학습시키기 위하여 시각보다는 청각의 사용을 강조하고, 아동의 구어 의사소통 능력을 향상시키기 위하여 증폭기기나 전기자극장치(예: 인공와우)를 최상의 상태에서 학습적으로 사용하도록 하고 있다. 그래서 궁극적으로는 청각장애 아동들이 소리에 반응하고, 청력이 정상인 아동들과 같은 방법으로 말을 할 수 있도록 한다.

큐드 스피치

큐드 스피치(Cued Speech)는 독화를 향상시키기 위한 시스템이다. 비슷한 시각적인 말소리 패턴을 구분하기 위해서 입과 목에 손의 형태를 다르게 위치시킨다.

큐드 스피치(Cued Speech)는 독화를 보충하기 위해서 손동작을 음소적으로 사용하는 것이다(Comett, 1967). 따라서 화자는 메시지를 말하면서 동시에 단어를 제공한다. 수신호는 그 자체만으로는 해석할 수 없다. 즉 시청각적인 신호와 연결될 때 시각소의 구성요소가 서로 구별되기 때문에 어음인지가 향상되는 것이다. 비록 현재는 큐드 스피치가 널리 사용되지는 않지만 스페인어, 크로아티아어-세르비아어, 힌두어, 스웨덴어 및 텔루구어를 포함한 60개국의 언어와 방언에서 채택된 국제적인 언어 체계이다.

큐드 스피치에서는 자음을 구별하기 위해서 서로 다른 여덟가지의 손 모양을, 모음을 구별하기 위해 얼굴과 목의 여섯 곳의 위치를 각각 사용한다. 예를 들어, 입에서 자음 /p/와 /b/는 서로 비슷한 모양이다. 그래서 자음 /p/는 1번 손 모양으로 구별하고, 자음 /b/는 4번 손 모양으로 표시한다. 따라서 만약 화자가 "*pea*"라는 단어를 말했다면, 1번 손 모양이 음소 /p/를 나타내기 때문에 입 주위에서 1번 손 모양을 취하고, 그 다음 /i/ 모음을 나타내는 손 모양을 취할 것이다. 대신 화자가 "*bee*"를 말했다면, 그는 입 주위에서 4번 손 모양을 취할 것이다. 단어 "*boo*"는 목에서 4번 손 모양으로 표시된다. 그림 14-8은 큐드 스피치의 시스템을 나타낸다.

의사소통방식의 선택

의사소통방식에 대한 논의와 논쟁이 많은 가운데, 많은 언어 및 청각 전문가들은 각자 지지하는 의사소통방식에 대한 찬성 의견을 나타내었다. 부모는 아동의 중재계획을 결정해야 하는 모든 과정 중에 이런 의사소통방식에 대한 결정 때문에 종종 관련 기관을 재방문하기도 한다.

최상의 의사소통방식을 선택하기 위한 정확한 정답은 있을 수 없다. 그리고 그 정답도 아동마다 다를 수 있다. 이와 더불어 청각/구화 의사소통법을 사용하는 아동들이 수화에 의존적인 아동들보다 말과 언어의 수행력이나 읽고 쓰는 능력이 더 좋다는 몇몇 증거도 있다. 예를 들어, Markides(1988)는 청각/구화를 강조하는 프로그램으로 교육을 받은 아동들이 종합적 의사소통 프로그램으로 교육을 받은 아동들보다 어음명료도가 더 좋고, 시간이 경과해도 아동들의 어음명료도는 저하되지 않았음을 보고하였다. Dornan et al.(2008)에 의하면 2~6세의 고심도 청각장애 아동 29명을 9개월 동안 관찰한 결과, 말과 언어 기술적인 측면에서 청력이 정상인 아동과 같은 정도의 진전을 보였다고 한다.

이 연구에서는 서로 다른 의사소통방식을 시행하는 프로그램 간에 차이가 존재할 것이라고 밝히고 있지만, 대부분의 연구에서는 사회경제적인 지위나 지적능력과 같은 다른 요소들이 거의 통제되지 않았다. 그 이유는 읽고 쓰는 능력이나 어음명료도와 같은 결과를 평가하기 위해서 의사소통방식을 관련시키는 것은 근본적으로 많은 어려움이 따르기 때문이다. 또한 인구통계학적인 변수와 구화나 수화의 사용 간에는 복잡한 상호관계가 존재한다.

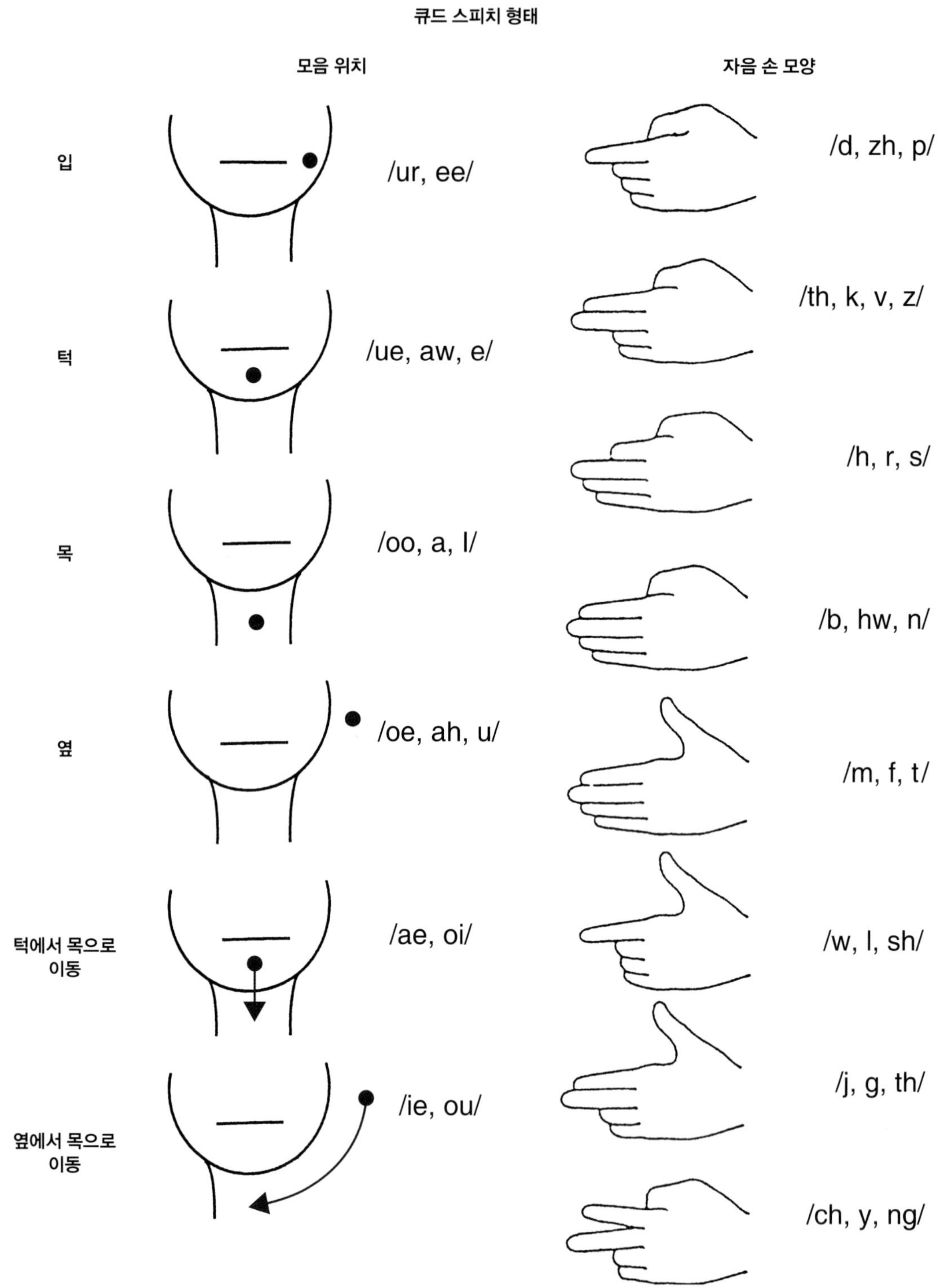

그림 14-8. 큐드 스피치에 대한 손 모양과 위치

예를 들어, 청각/구어법을 사용하는 아동들이 수화를 주로 사용하는 아동들보다 조금 더 잘 듣고, 유치원에 다니는 아동들이 많으며 고소득 가정의 자녀가 많아서 보청기를 조금 더 자주 사용한다고 한다(Jensema & Trybus, 1978).

의사소통방식의 장점이 가장 잘 나타나는 그룹은 아마도 인공와우 사용자들일 것이다. 수많은 연구에 의하면 인공와우와 청각/구어법을 사용하는 아동들이 종합적 의사소통법을 사용하는 아동들보다 말과 언어능력(Kirk et al., 2000) 및 언어인지능력(Miyamoto, Kirk, Svirsky, & Sehgal, 1999)이 더 좋다고 한다. CID (Central Institute for the Deaf) 연구소에서는 북미 전지역의 8~9세의 아동 180명을 대상으로 연구를 진행하였다. 그 결과 청각/구어 프로그램으로 교육을 받은 아동들이 종합적 의사소통법으로 교육을 받은 아동들보다 말(Tobey et al., 2003; Connor et al., 2000), 언어(Geers, Nicholas, & Sedey, 2003), 대화 유창성(Tye-Murray, 2003) 및 읽기능력(Geers, 2003)이 더 좋음을 발견하였다. 청각/구어 의사소통법은 아동과 가족 및 교육적인 변인들을 배제시키더라도 그 이득이 두드러지게 나타났다. 연구자들은 또한 인공와우이식 후 의사소통방식을 종합적 의사소통법에서 청각/구어법으로 전환하는 아동들이 그 반대의 경우보다 더 많다는 것을 알게 되었다(Watson, Archbold, & Nikolopoulos, 2006). 그리고 인공와우이식은 사립학교와 특수교육세팅에서 공립학교와 통합프로그램으로 전환하게 하였다.

청각기기

청각기기를 제공하는 목적은 영유아 아동이 안전하고 편안한 듣기수준에서 어음 신호를 최대한 접하도록 하기 위함이다. 이를 위해서는 신생아나 영아들의 주파수-특이적인 청성뇌간반응의 역치를 측정하여 청력민감도를 추정해야 한다. 그리고 유아들의 경우 청성뇌간반응과 같은 전기생리학적인 측정법을 보완하기 위해서 행동측정법을 이용할 수 있다.

증폭

일반적으로 영아를 포함한 아동의 경우에는 청력손실을 확인한 후, 가능한 한 빨리 보청기를 착용시켜야 한다. 만약 아동이 인공와우이식에 적합한 대상자라 하더라도, 인공와우가 유일한 선택사항이 아닐 수도 있기 때문에 반드시 처음에는 보청기로 시험착용기간을 거쳐야 한다. 일반적으로 보청기 증폭에 대한 조절과정에서는 개인별 실이측정법(3장 참조)을 포함한 처방법을 적용한다. 다음은 5단계의 보청기 조절 과정인 (a) 선택, (b) 검증, (c) 착용교육, (d) 확인, (e) 사후관리이다.

선택

영유아들을 위한 보청기 선택과정은 여러 가지 측면에서 성인들과는 다르다(Hoover, 2001). 첫 번째, 신체적인 차이점이다. 아동들, 특히 유아들은 귀와 외이도가 작기 때문에 보청기 종류의 선택이 제한적이다. 즉 외이도와 이개의 크기가 작기 때문에 음향피드백과 잡음이 증가하며, 귀 뒤에 보청기를 착용하기가 어려울 수 있다. 두 번째, 소리가 고막 앞의 작은 공간으로 집중되기 때문에 아동의 귀에 전달되는 음향신호는 같은 정도의 음향신호가 성인의 귀에 전달될 때보다 더 커지게 된다. 이때 소리가 너무 크게 들리기 때문에 적절하게 조절하는 것이 중요하다. 마지막으로 영유아 아동들은 종종 보청기 조절 과정에 참여할 수 없기 때문에 소리가 너무 크다고 말을 할 수 없고, 단어인지검사를 받기 어려울 수도 있다.

대부분의 어린 아동들은 귀걸이형 보청기를 사용한다. 그 이유는 귀걸이형 보청기는 심도의 청력손실이라도 충분한 이득을 제공해 주기 때문이다. 특히 아기들은 귀가 너무 작아서 귓속형, 고막형 혹은 외이도형 보청기를 착용하지 못한다. 더군다나 이런 종류의 보청기들은 아기가 빠르게 성장하기 때문에 비실용적이고, 새로운 보청기로 자주 교체해 주어야 한다는 단점이 있다. 만약 아기가 귀걸이형 보청기를 사용한다면, 부모는 아기의 귀 크기의 변화를 항상 주시해야 하고, 6~8주 간격으로 새 이어몰드를 만들어 주어야 한다.

귀걸이형 보청기의 장점은 다양한 FM 청각보조기기와 연결할 수 있다는 점이다. FM 청각보조기기는 화자가 착용하는 무선 마이크로폰과 보청기에 연결된 아동용 수신기로 이루어져 있다.

검증

검증의 목적은 말소리가 들리는지를 확인하고, 프로브 송화기와 삽입이득을 이용한 전기음향학적인 측정을 시행하는 것이다. 그리고 아동들의 검증절차에 행동측정법이 포함되기도 한다. 이러한 검증절차는 어음청각검사와 실이착용반응에 대한 주파수-특이적인 정보를 제공해 준다.

착용교육

아동에게 보청기를 착용시켜 준 후, 청능사는 부모나 양육자에게 보청기 관리와 **듣기점검(listening check)**에 대한 방법을 설명해 주고, 보청기가 잘 작동하도록 관리해 준다(그림 14-9). 그 과정에서 부모는 보청기 착용법, 보관

듣기점검(listening check)은 보청기가 제대로 작동하는지에 대한 비형식적인 평가방법이다.

방법 및 배터리 착용법을 배우게 된다. 그 외에 이어몰드 세척방법, 아동의 보청기 착용효과에 대한 확인방법 및 보청기 문제해결방법(예: 만약 보청기가 작동하지 않는다면 어떻게 해야 하는지, 소리가 약하거나 왜곡이 생긴다면 어떻게 해야 하는지, 혹은 보청기에서 잡음이 들린다면 어떻게 해야 하는지 등)을 배우게 되며, 이런 과정은 문서로 된 자료 또는 구두설명을 통해 이루어진다.

확인

보청기의 이득을 확인하기 위해서 3세 무렵의 아동은 폐쇄형 단음절 단어 검사인 *Northwestern University Children's Perception of Speech Test (NU-CHIPS;* Elliot & Katz, 1980)와 같은 말지각 평가를 받을 수 있다(2장). 하지만 대부분의 유소아들은 보청기의 이득을 확인하기 위해서 다른 검사를 필요로 한다. 검사는 주로 주관적인 검사이며, 부모의 보고나 청능사의 관찰에 의존한다. 유소아들에게 사용할 수 있는 검사 중 부모의 보고에 의한 검사에는 Early Listening Function (*ELF,* Anderson, 2002)과 *Infant-Toddler Meaningful Auditory Integration* (IT-MAIS; Zimmerman-Philips, 1997) 등이 있다. 이러한 검사들은 아동들의 말과 언어기술뿐만 아니라 소리에 대한 반응을 평가하는 것인데, 특히 아동들의 말과 언어기술은 구어에 대한 듣기 능력에 의존적인 경향이 있다. 이러한 확인과정을 통해서 언어 및 청각 전문

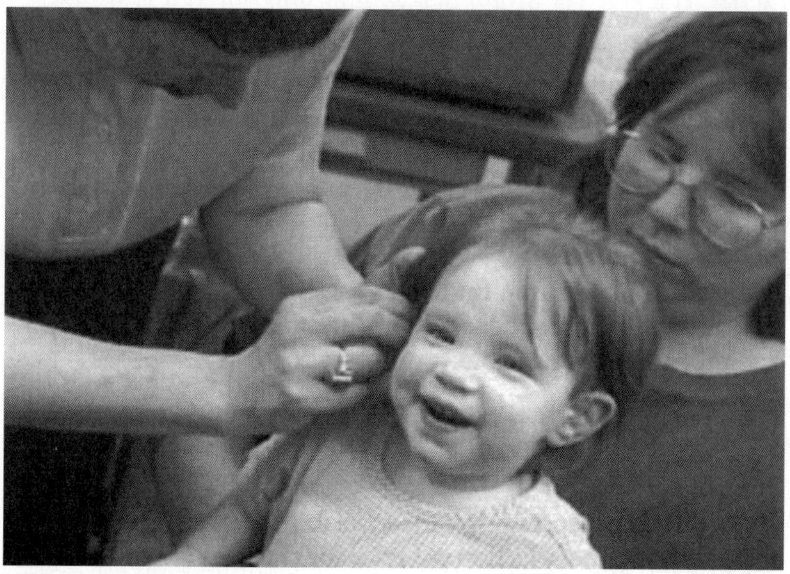

그림 14-9. 아동들의 보청기 조절. 부모들은 보청기 사용법, 보관법 및 점검법에 대해서 교육을 받는다. *From video footage by Rick Bernstein, courtesy of the Central Institute for the Deaf.*

부모 1: 저는 특히 기계에 익숙하지 않습니다. 단지 비디오만 작동시킬 수 있습니다. 제가 보청기 작동법을 모른다는 사실을 선생님께서는 잘 알고 있습니다. 그래서 저는 그런 사실 때문에 두려워지기 시작하였습니다.

부모 2: 청능사가 보청기 관리방법, 청소방법 및 착용방법에 대해서 설명할 때 저는 너무 걱정이 되었습니다. 저는 이렇게 어린 아기에게 이 모든 관리를 어떻게 해줄 수 있을까에 대해서만 생각하고 있었습니다. 보청기를 가지는 것은 좋은 일이지만 아기가 보청기를 착용하고 사용하는 과정을 생각하면 정말 악몽 같습니다.

부모 3: 보청기를 착용하는 것은 보통의 일상적인 일입니다. 즉 아기에게 옷을 입히는 것과 같습니다. 그래서 보청기는 옷의 일부분이며, 처음에는 다소 불편하지만 빠른 시간 내에 완전히 적응할 수 있을 것입니다.

자녀에게 보청기를 착용시키는 일을 일상적인 과정으로 만들고자 노력하는 동시에 '보청기 관리자'가 되어야 하는 일에 대해 이야기하는 청각장애 아동 3명 부모들

(McCracken, Young, & Tattersall, 2008, p. 59)

가 및 부모들은 증폭에 대한 이득과 한계를 알게 된다.

ELF 검사는 며칠에 걸쳐 진행되며, 일반적으로 6개월 이상의 영아들에게 사용된다. 이 검사는 설문지와 평가척도로 이루어져 있는데, 검사방법은 예를 들어, 엄마가 "쉬, 쉬"하는 소리를 내거나 15 cm, 90 cm, 1.8 m, 3 m 거리를 두고 혀 차는 소리를 내면서 아기가 반응하는지를 관찰하는 것이다. 그 과정이 끝나면 엄마는 아기가 있는 다른 방에서 같은 소리를 내면서 아기의 반응을 관찰한다.

IT-MAIS는 언어 및 청각 전문가들이 부모에게 시행하는 구조화된 설문지로 아동의 발성행동, 소리에 대한 행동변화 및 소리로부터 의미를 추론하는 과정 등을 측정하는 것이다. IT-MAIS의 문항 중 하나는 "매일 아기에게 보청기나 인공와우를 처음 착용시킬 때, 아기의 발성에 대해서 설명해 보세요(아기가 어떤 소리를 내나요?)."라고 부모에게 물어보는 것이다. 그리고 점수는 "보청기나 인공와우를 착용하기 전후의 아기의 발성에는 차이가 없다"에서부터 "보청기나 인공와우를 착용했을 때의 아기의 발성이 보청기나 인공와우를 착용하지 않았을 때보다 100% 증가했다"까지이다. 그리고 이름을 불렀을 때 아기가 자연스럽게 반응하는지, 일상적인 청각신호를 자발적으로 인지할 수 있는지를 부모에게 물어본다.

사후관리

보청기를 사용한지 1년 이내의 아동을 위한 일반적인 사후관리 일정은 처음 보청기를 착용한 1개월 후에 첫 번째 조절을 한 뒤, 2~3개월마다 재방문하여 착용상태를 확인하는 것이다. 착용 1년 후에는 4~6개월 간격으로 청능사를 방문하면 된다. 사후관리를 위한 방문에서 보청기를 평가하고, 필요하다면 재조절하기도 한다. 그 외에 행동청력평가, 의사소통의 필요성 및 의사소통능력에 대한 평가, 증폭시스템의 조절, 주기적인 전기음향학적 검사, 듣기점검, 이어몰드 상태점검, 주기적인 프로브-송화기 실이측정 및 지속적인 청능재활에 대한 확인을 포함하는 장기적인 사후관리 등이 시행된다(American Academy of Audiology, 2004).

몇몇 아동들은 보청기를 거부하거나 본인이 직접 보청기를 조절하며 사용하기를 원한다. 또 어떤 아동들은 증폭된 소리에 부정적인 반응을 보이기도 하고, 보청기와 같은 듣기장치를 부모에게 자립심을 주장하거나 부모를 조종할 수 있는 수단으로 생각하기도 한다. 언어 및 청각 전문가들은 부모가 책임지고 아동이 하루 종일 보청기를 사용하도록 교육해야 한다. 어린 아동일수록 부모를 더욱 안심시키고, 많은 주의를 기울여야 한다. 그래서 처음에는 짧은 시간 동안만 보청기를 사용하게 한 후, 점차 착용 시간을 늘려 나간다. 그리

고 아동이 보청기 사용을 일상적인 일로 생각하게 해야 한다. 즉 아침에 보청기 착용하기는 옷 입기의 일부분으로, 그리고 저녁에 보청기 빼기는 옷 벗기의 일 부분으로 여기도록 해야 한다.

인공와우

2~17세의 심도 청각장애 아동들에게 사용할 수 있는 다채널 인공와우가 1990년 미국 식품의약청(FDA)에서 승인되었다. 그리고 현재 미국 식품의약청(FDA)에서는 12개월의 심도 청각장애 아동들과 18개월 이상의 고심도 청각장애 아동들에게 인공와우이식을 허용하고 있다. 조기에 인공와우를 시술한 결과, 아동들은 특별한 위험에 빠지지 않고 오히려 어음인지능력이 향상되었다는 근거(Lesinski-Schiedat, Illg, Heerman, Bertram, & Lenarz, 2004)가 있기 때문에 일부 국가와 지역에서는 12개월 이전의 아동에게도 인공와우를 이식하고 있다. 인공와우이식 대상자는 청력손실의 정도와 보청기를 시험착용한 결과 최소한의 이득을 얻을 수 있는지, 청각발달을 촉진시키는 조기중재 프로그램에 참여하는지 그리고 의학적인 금기는 없는지 등에 의해서 결정된다(Kirk, Firszt, Hood, & Holt, 2006 참조).

연구에 의하면 인공와우를 사용하는 아동은 비슷한 정도의 청력손실을 가지고 보청기를 사용하는 아동보다 말인지, 말 산출력 및 언어와 읽기 등이 더 뛰어나다. 그리고 어릴 때 인공와우를 이식받은 아동은 그 이후에 인공와우를 이식받은 아동보다 말인지와 언어 및 말 산출에 대한 수행력이 더 좋다(Connor, Craig, Raudenbush, Heavner, & Zwolan, 2006; Fryauf-Bertschy, Tyler, Kelsay, Gantz, & Woodworth, 1997; Kileny, Zwolan, & Ashbaugh, 2001; O'Donoghue, Nikolopoulos, & Archbold, 2000; Robbins, Koch, Osberger, Zimmerman-Phillips, & Kishon-Rabin, 2004; Svirsky, Robbins, Kirk, Pisoni, & Miyamoto, 2000; Tye-Murray, Spencer, & Woodworth, 1995). 이러한 연구결과의 관점에서 보면, 미래에는 인공와우의 사용이 더 보편화될 것이다. 그리고 인공와우는 심한 청력손실이 있는 아동들이 가장 흔하게 사용하는 기기가 될 가능성이 크다(그림 14-10).

아동의 인공와우이식의 단계는 12장의 표 12-1에 정리되어 있는대로 초기면담, 상담, 형식적 평가, 수술, 매핑, 사후관리 및 청능재활이 포함된 성인의 단계와 유사하다.

초기면담

부모는 인공와우센터에서 임상 코디네이터와 면담하면서 표 14-5의 질문들을 한다.

임상 코디네이터는 사전 상담이나 형식적 평가를 위한 자료 및 예약 일정표를 부모에게 발송한다. 관련 자료의 내용에는 인공와우의 기능, 인공와우와 보청기의 차이점, 인공와우이식 대상자, 아동 간 수행력 차이의 이유, 예상되는 이득의 종류, 보험적용 범위 및 인공와우의 제한점 등이 포함된다.

상담

소아전문 청능사가 주로 상담을 진행한다. 인공와우이식 전에 시행하는 상담의 목적 중 하나는 인공와우를 통해서 얻을 수 있는 이득에 대한 현실적인 기대감을 갖도록 하는 것이다. 청능사는 부모에게 인공와우이식 후에도 아동은 심한 청력손실이 있으며, 인공와우는 의사소통을 위한 수단이지 인공 귀가 아니라는 사실을 설명할 것이다. 또한 청능사는 다른 어린 아동들이 어떻게 인공와우를 사용하는지에 대해서도 쉽게 설명할 것이다.

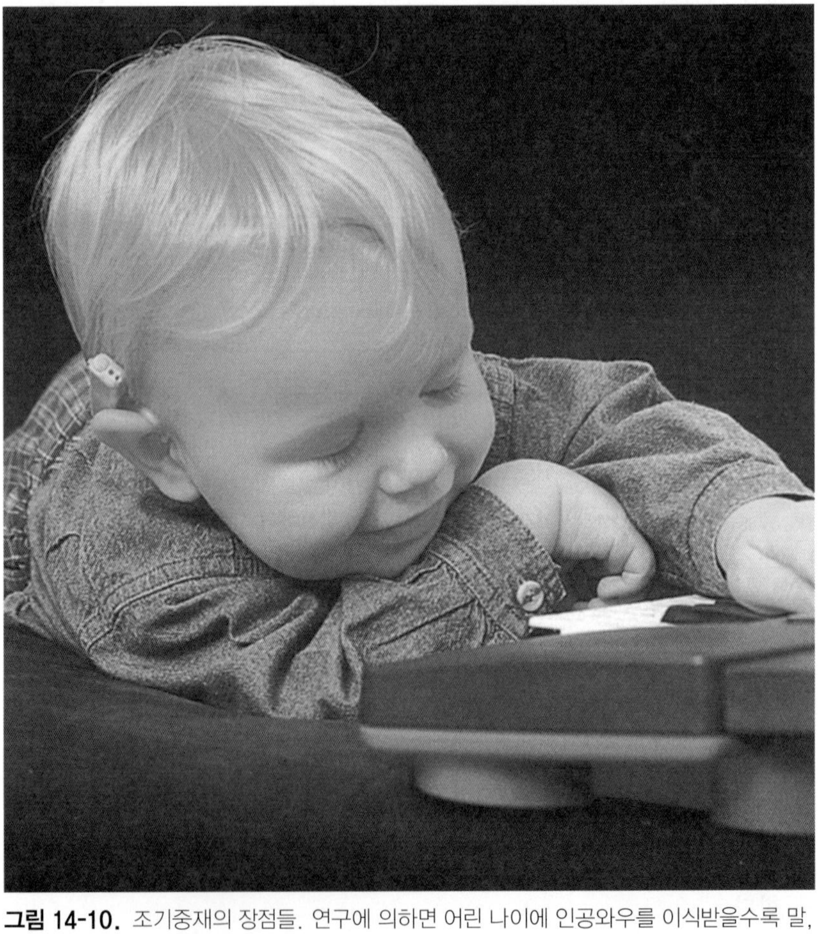

그림 14-10. 조기중재의 장점들. 연구에 의하면 어린 나이에 인공와우를 이식받을수록 말, 언어와 청각발달에 대한 장점이 더 많아진다고 한다. *Photograph courtesy of MED-EL Corp.*

표 14-5. 초기면담 중에 부모가 할 수 있는 질문들

• 제 아이가 인공와우이식에 적합한 대상자입니까?
• 인공와우는 어떻게 작동합니까? 인공와우가 보청기와 다른 점은 무엇입니까?
• 제 아이의 말하기와 듣기에 인공와우가 도움이 됩니까?
• 제 아이가 인공와우로 인해서 감전될 수 있습니까? 인공와우의 사용이 위험합니까?
• 제 아이가 인공와우를 착용하더라도 운동을 계속할 수 있습니까?
• 제 아이가 인공와우를 평생 착용해야 합니까? 만약 인공와우를 오래 사용해서 낡게 된다면, 어떻게 됩니까?
• 인공와우는 방수가 됩니까? 제 아이가 인공와우이식 후에 목욕이나 샤워를 할 수 있습니까?
• 제 아이가 만약 머리를 다치게 된다면, 어떻게 됩니까?
• 인공와우 기기는 어느 정도 자주 고장이 납니까?
• 인공와우 기기의 가격은 어느 정도입니까? 보험 적용이 가능합니까?
• 인공와우이식을 받을 때 시행되는 검사는 무엇입니까?
• 제 아이가 인공와우를 이식받은 후에 특정한 의사소통방식을 사용해야 합니까?
• 인공와우는 관리하기가 어렵습니까?

부모에게 현실적인 기대감을 갖게 하는 방법으로는 인공와우를 통해서 이득을 많이 얻었거나 혹은 그렇지 못한 어린 아동들의 부모들과 대화할 수 있는 기회를 제공하는 것이다. 그리고 시간 경과에 따른 인공와우 착용 후의 수행력 평가에 대한 정확한 자료 역시 부모와 함께 공유해야 하는데, 그 자료에는 아동들의 최고 점수와 최저 점수 및 평균 점수도 표시해야 한다. 그 외에 듣기와 말이나 언어와 관련된 자료도 부모에게 설명해야 한다. 특히 부모에게 연구결과를 제시할 때는 포괄적이면서 이해가 쉬운 방법으로 설명하는 것이 중요하다.

형식적 평가

형식적 평가의 목적은 인공와우이식 대상자를 결정하는 것이다. 평가할 당시, 아동들은 청각적 능력이 거의 발달하지 않고, 적합한 증폭기기로 시험착용기간을 마친 상태여야 한다. 일반적으로 잔존청력을 활용할 때 인공와우가 적절한 방법인지를 알아보기 위해서 증폭기기를 이용한 시험착용기간을 10주 또는 그 이상 거쳐야 한다. 만약 아동이 보청기를 사용해서 말과 언어를 습득할 가능성이 있다면, 인공와우의 이식 대상자가 될지는 알 수 없다. 어린 아동의 경우, 부모 설문지와 말인지에 대한 비형식적 측정법을 통해서 청각적 능력과 보청기 시험착용에 대한 평가를 시행할 수도 있다.

인공와우이식의 전제조건은 아동의 건강상태가 전반적으로 좋아야 하고, 만성적인 귀 질환이 없어야 하며, 와우가 막혀 있지 않아야 한다. 특히 컴퓨터단층촬영을 통해서 와우의 시각적인 정보를 알 수 있고, 나선형의 와우에 전극을 삽입하기 어려운 와우기형이나 구조적인 특징 등을 알 수 있다.

수술

인공와우이식 전에 실시한 상담과는 무관하게 가족들은 종종 수술 전에 불안감을 느끼게 된다. 어떤 부모들은 마취, 수술 합병증, 수술 후의 영향 및 아동이 인공와우를 통해서 이득을 얻을 수 있을지에 대해서 걱정하기도 한다. 또한 자녀에게 수술의 부담을 주었다는 죄의식을 경험하기도 한다. 언어 및 청각 전문가들은 부모의 이런 감정을 확인하고 필요하다면 추가적인 상담을 제공할 수 있다.

인공와우 조절

인공와우를 이식받은 아동은 인공와우를 조절하기 위해서 수술 후 몇 주가 지나면 인공와우센터를 재방문하게 된다. 그때 청능사는 어음처리기의 자극 변수를 조절하는 매핑(mapping) 과정을 통해서 와우의 전극에 전달되는 신호를 결정한다. 인공와우 조절 및 매핑에 소요되는 시간은 아동의 발달정도나 협조 여부에 따라 다르며, 그때 아동은 소리를 제시했을 때 반응을 하고, 소리가 너무 작은지 또는 편안한지 그 크기를 표시하도록 배우게 될 것이다. 일반적으로 처음 측정한 전류의 역치는 비교적 높고 최대 전류는 낮지만, 점차 아동이 듣기에 익숙해지면서 해당 수치가 변하게 된다. 더불어 아동의 집중시간이 짧고 제한적이기 때문에 첫 매핑 시간에는 몇 개의 전극만 프로그래밍할 수도 있다. 그래서 대부분의 아동들은 한두 번 정도의 매핑을 거친 후에 인공와우를 무리 없이 사용하게 되고, 최적의 상태로 조절하기 위해서는 몇 개월 정도 소요될 수도 있다.

언어습득 전 농 아동들은 인공와우를 켰을 때, 소리에 반응을 보이지 않는 경우도 있다. 그 외에 두려움, 놀람, 거부, 고통 및 경이로움 등의 반응을 보이기도 한다. 언어 구사력이 있는 아동들은 목과 머리에 감각이 느껴진다고 말하기도 한다.

인공와우를 조절한 후 부모와 아동이 인공와우센터를 떠나기 전에, 인공와우의 사용법에 관한 설명서를 부모에게 제공한다. 설명서의 주된 내용은 인공와우 작동법, 배터리 정보, 문제해결법, 보증기간 및 일반적인 관리와 유지법에 관한 것이다.

사후관리 방문

인공와우를 사용한지 1년 후, 아동들은 3개월에서 1년 간격으로 인공와우 센터를 정기적으로 방문하게 된다. 그때마다 시행하는 청력평가를 통해서 인공와우가 제대로 기능을 하는지 그리고 아동의 수행력에 변화가 있는지 등을 확인하게 된다. 만약 수행력이 떨어졌다면, 인공와우 기기가 고장이 났거나 청각시스템의 생리적인 변화가 발생했다는 충분한 근거가 될 수 있다. 그래서 청능사는 아동의 수행력을 향상시키기 위해서 어음처리기를 재조절한다. 매년 가족들의 정기적인 방문 때마다 제조사에서 출시한 새로운 인공와우 소프트웨어 혹은 이용 가능한 새로운 기능을 설명하고, 아동이 그 기능을 사용해 볼 수 있도록 한다.

청능재활

아동이 인공와우를 시술받은 후 일상적인 대화 환경에 노출되는 것만으로 듣기와 말하기 기술이 자연스럽게 발달하는 것은 아니다. 아동이 인공와우를 사용하기 전에 말을 인지하고 말과 언어를 습득하기 위한 체계적인 청능재활이 고려되어야 한다. 청능재활의 계획에는 부모, 언어 및 청각 전문가 및 교사 등의 참여가 있어야 한다. 아동은 이러한 청능재활을 통해 구어가 강조되고 청능훈련이 포함된 조기중재 프로그램에 지속적으로 참여하게 될 것이다.

조기중재 프로그램

이상적으로 영구적인 청력손실을 확인하자마자, 보청기 착용을 포함한 조기중재를 가능한 한 빨리 시작해야 한다. 미국의 경우 가족들은 지역에서 이용할 수 있는 조기중재 프로그램을 안내받고, 주 정부차원의 조기중재 시스템을 이용하게 된다. 가족들에게 배정된 서비스 코디네이터는 개별화가족서비스계획을 수립하고, 적절한 서비스를 확인할 책임이 있다.

영아청력위원회(Joint Committee on Infant Hearing, 2000)에서는 조기중재 프로그램에 대한 지침을 제시하였다. 그 내용을 자세히 살펴보면, 조기중재 프로그램의 목표는 아동의 의사소통기술을 개발할 때 가족들을 지원하고, 가족들이 아동의 강점과 요구를 이해할 수 있도록 도움을 주며, 아동을 지지해 줄 수 있는 가족들의 능력을 촉진시키는 것이다. 그래서 조기중재 프로그램은 가족들의 지원을 기반으로 하며, 청각장애 아동을 양육하는 가족들의 능력에 대한 자신감을 강화시킨다.

조기중재 프로그램은 가족들에게 언어발달에 대한 일반적인 정보와 청력손실이 언어발달에 미치는 영향에 대한 정보를 제공한다. 그리고 가족들에게 언어습득을 촉진하는 가정중심의 활동에 참여하도록 권유한다. 프로그램으로 동료 모델이나 언어 모델을 사용하는데, 동료 모델은 청각장애 아동들의 다른 가족들이나 청각장애 성인들이 포함된다. 언어 모델에는 청각/구화를 이용한 의사소통방식이나 수화를 사용하는 개인이 포함된다. 전반적으로 조기중재 프로그램에서는 아동의 의사소통능력, 사회적 기술, 정서적인 건강 및 자존감 등을 다루어야 한다.

프로그램의 종류

센터중심 프로그램(center-based program)에서는 주당 지정된 시간 동안 아동이 가정환경 밖에서 치료에 참여한다.

가정중심 프로그램(home-based program)에서는 초기 중재자가 유아의 집을 방문하여 아동과 부모를 위해 교육을 제공한다.

부모들은 센터중심 프로그램이나 가정중심 프로그램 혹은 그 둘의 조합 중에서 어떤 프로그램을 선택할지를 고려해야 한다. **센터중심 프로그램(center-based program)**에서 아동들은 매주 지정된 시간동안 치료에 참여한다. **가정중심 프로그램(home-based program)**에서 조기중재 전문가는 아동의 집을 방문하여 부모와 아동에게 교육을 제공한다(그림 14-11). 가정중심 프로그램은 집에서 시행하며, 그룹 지도보다는 일대일 지도를 강조한다.

조기중재 프로그램에는 SKI-HI 교육과정(www.skihi.org)과 John Tracy Clinic 가정연구 프로그램(www.jtc.org)이 있다. SKI-HI 교육과정은 영아기에서 5세 사이의 아동을 위한 가족지향적인 프로그램으로 미국과 캐나다 전역에 걸쳐 시행되고 있다. 정부와 지역 전문가들은 프로그램에 참여하는 주 내의 서비스 제공자를 훈련시키며, 때때로 Utah 주의 Logan에 있는 SKI-HI 연구소에서 교육을 진행하기도 한다. 프로그램의 내용에는 조기 증폭, 조기 의사소통방식, 언어 프로그램 및 읽고 쓰는 능력 등이 있으며, 교육과정의 일부분은 자연환경, 일상생활, 부모지원 및 대화훈련으로 구성된다.

John Tracy 프로그램은 California 남부에 거주하는 가족들을 위한 현지의 조기중재 프로그램과 그에 상응하는 과정을 모두 제공한다. John Tracy 프로그램은 주로 유소아와 유치원생이 이용할 수 있으며, 이 프로그램을 통해서 아동들의 청각/구화법을 이용한 의사소통능력이 향상된다. 예를 들어, 유소아를 위한 프로그램의 주된 주제는 가족관계, 농 아동 발달 및 의사소통에 관한 것이다. 그리고 청능훈련과 관련된 기법 등을 설명하기 위해 비디오 테이프를 이용하기도 한다.

일단 아동이 조기중재 프로그램에 참여하게 되면, 그 효율성을 확인하기 위한 지속적인 평가가 중요하다. 가족과 서비스 코디네이터는 6개월 단위로 진전을 확인하고 목표의 수정 및 변경 여부를 결정하기 위해서, 개별화가족서비스계

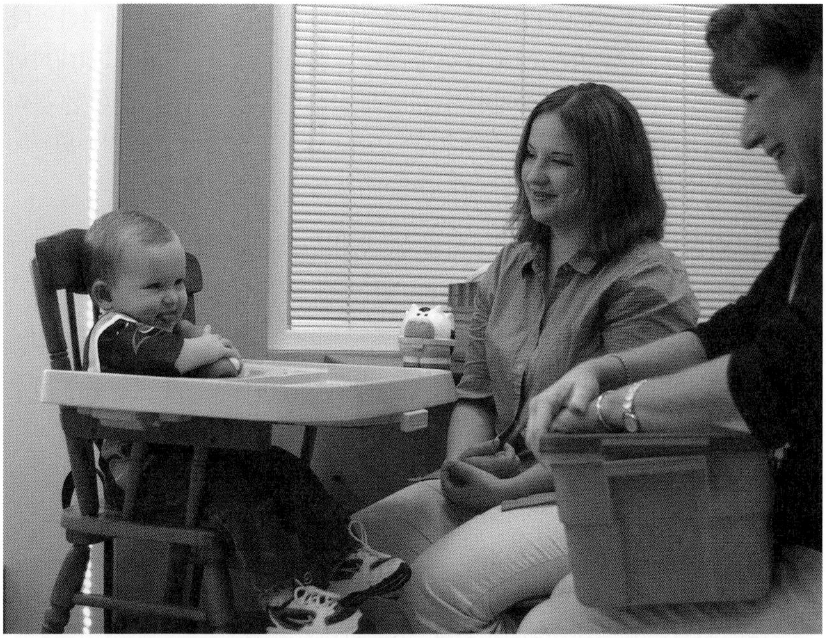

그림 14-11. 전문가가 가정 환경에서 일대일 서비스를 제공하며, 아기의 가족과 함께 하는 가정중심 프로그램 *Photograph by Kim Readmond, courtesy of the Central Institute for the Deaf.*

획을 검토해야 한다. 또한 형식적 평가의 결과, 진전 정도 및 적절한 정보 등을 고려해서 매년 개별화가족서비스계획을 개선해야 한다.

영유아를 위한 수업계획

일반적으로 청능재활을 시행할 때에는 부모를 참여시키고 청능훈련을 제공하며 말과 언어발달을 자극한다. 부모는 수업시간 동안 아동에게 말과 언어 모델을 제시하기도 하고, 9장에서 언급한 의사소통전략의 사용법을 배울 수도 있다. 그리고 부모는 아동이 의사소통을 위한 시도를 할 때마다 반응하도록 독려된다. 형식적인 청능훈련과 비형식적인 청능훈련은 아동의 잔존 청력에 대한 활용을 극대화할 수 있다. 4장에서 간단히 설명했던 CAST나 DASL 같은 프로그램들은 아동의 언어기술과 발달정도에 따라 수정할 필요가 있지만, 매우 어린 아동을 위한 청능훈련의 기본 틀로 활용할 수 있다. 그 외에 Advanced Bionics사나 Cochlear Corporation사와 같은 인공와우 제조사들은 어린 아동들의 듣기, 말 및 언어기술을 촉진시키는 재활 프로그램을 가지고 있으며, 이러한 프로그램들은 인터넷 홈페이지(3장 부록 참조)에 자세히 소개되어 있다. 그리고 말과 언어발달을 목표로 하는 프로그램들은 15장에서 다룬다.

Warren Estabrooks(2006)는 3세 아동을 위한 수업계획의 예를 제시하였다. 이러한 예들은 매우 어린 아동들에게 적당한 활동 유형을 제시하고, 대화에서 차례 지키기의 개념을 숙지시키는 것과 같은 중요한 목적을 간단한 놀이를 통하여 어떻게 성취할 수 있는지를 보여준다. 수업이 어떻게 진행되는지를 설명하기 위한 수업계획의 예가 다음에 자세히 제시되어 있다.

양측 고심도 청력손실이 있는 6개월 된 Arthur에게 적합한 수업목표의 예는 다음과 같다(Estabrooks, 2006, pp. 91-93).

- 청각: Arthur가 움직이던 것을 멈추는지 그리고 웃거나 눈을 크게 뜨는지 등 환경음과 말소리 탐지하기; 다정하거나 화난 음성에 적절하게 반응하는지 확인하기
- 말: 쿠잉(cooing)과 발성놀이를 격려함으로써 자신의 발성을 실험하고 탐색해 보기; 다양한 초분절음 산출하기
- 언어: 양육자가 하는 일상적인 이야기 듣기; 필요와 요구를 표현하는 발성을 격려하기; *round, up* 및 *down*과 같은 어휘단어 확장하기
- 인지: 얼굴표정 모방하기; 원인과 결과 이해하기
- 의사소통: 함께 주의하기; 차례 지키기

이러한 수업계획에서 처음 치료사는 Arthur와 그의 어머니를 잭인더박스 장난감(jack-in-the-box toy) 게임에 참여시키면서 수업의 목표에 대해 언급하였다. 치료사는 상자 장난감(뚜껑이 닫혀 있는 상태)의 손잡이를 돌리면서 "Round and round"와 같은 동요를 불렀다. 장난감 광대가 갑자기 상자에서 튀어 나왔을 때, 치료사는 "자, 봐! 광대네. 광대가 '하하하'라고 말하네." 라고 말했다. 치료사는 Arthur에게 장난감 광대를 만져보도록 하면서 "push it down-push the clown dowwwn."라고 말했다. Arthur의 어머니는 손잡이를 돌리면서 게임을 반복했고, 비슷한 방법으로 게임에 참여했다. 그리고 Arthur의 어머니에게는 나중에 가정 환경에서 시행할 수 있는 다음과 같은 정보를 제공하였다(p. 93).

- 회전할 수 있는 수레바퀴, 팽이, 팬 혹은 모빌 등을 가리키며, "Round and round"라고 말한다.
- 하루 일과 중에 "*round*"라는 단어와 그 의미를 구체화시킬 수 있는 자연스러운 모든 방법을 생각한다.
- 계단을 내려가거나 혹은 Arthur를 담요에 눕힐 때, "*dowwwn*"이라는 단어를 사용하고, "dowwwn"을 "up, up, up"과 대조시킨다.

또한 수업계획에는 장난감 비행기, 소리 나는 장난감 오리, 공, 물고기, 음악소리가 나는 시계 및 장난감 기차 등을 이용한 활동들이 포함되었다. 음악소리

가 나는 시계를 이용할 때, 치료사와 Arthur의 어머니는 음악소리가 나거나 나지 않을 때를 알려주었다. 그들은 Arthur가 음악이 시작될 때나 소리에 반응했을 때 Arthur에게 긍정적인 피드백을 제공하였다. "조금 더 들려줄까?"라고 치료사가 물었고, Authur는 몇 초를 기다린 후 "예"라고 대답하였다.

수업의 끝부분에 임상가와 부모는 수업시간 동안 관찰한 Arthur에 대한 진단적인 정보를 함께 정리하고 수집하였다. 이러한 정보는 Arthur의 파일에 정리해 두었으며, 다음 중재 회기 계획에 사용하였다. 그들이 관찰한 내용은 다음과 같다(Estabrooks, 2006, pp. 98-99).

- 청각: 눈을 크게 뜨고, 웃고 장난감을 찾는 것으로 보아 저주파수와 중주파수 대역의 소리에 주의를 집중한다; 속삭이는 말소리는 탐지하지 못한다.
- 말: 다양한 발성을 사용한다(*uh*, *nn*); 발성하는 소리의 음질이 자연스럽다.
- 언어: 발성놀이를 하고, 즐긴다; 목소리를 내기 위해 의도적으로 더 발성한다.
- 인지: 음악소리가 나는 시계를 이용하여 "원인과 결과"에 대한 이해를 보였다; 게임이나 일상적인 것들에는 관심이 없었다.
- 의사소통: 사회화가 진행되는 동안 소리 내어 웃거나 미소를 지으며 만족스런 소리를 낸다; 적당한 눈맞춤을 유지한다.

부모를 위한 지원 및 부모교육

중재팀은 조기중재를 진행하는 동안 부모를 위한 지원을 제공할 것이다. 중재팀에는 소아전문 청능사, 소아과 의사 및 가족 주치의, 이비인후과 의사, 서비스 제공자, 언어치료사 및 유치원 교사 등이 포함된다. 부록 14-4에는 부모와 양육자들이 추가적인 지원을 받을 수 있는 관련 기관과 홈페이지의 목록이 제시되어 있다.

청각장애 아동의 부모들은 가족과 함께 자신의 경험을 공유하고, **부모지원그룹(parent support group)**으로 공감적 듣기를 제공할 수 있다. 일반적으로 부모들은 다른 부모들과의 교류를 통해 청각장애 아동을 둔 스트레스를 경감시킬 수 있다. 부모지원그룹은 부모들이 그들의 감정을 표현하고, 감정에 대해서 고민할 수 있는 공동체를 제공해 준다. 또한 그들의 상황에 대해서 공감하는 사람뿐만 아니라, 그 경험들을 직접 겪은 사람들과 근심, 분노 혹은 혼란 등에 관한 대화를 나눌 수 있게 해준다.

부모지원그룹(parent support group)은 부모들이 청각장애자녀를 둠으로써 겪게 되는 감정과 문제들을 이미 경험한 다른 부모들과 공유할 기회를 제공한다.

부모를 위한 지원에는 언어 및 청각 전문가들에 의한 의사소통훈련의 제공

"그룹회기 동안, 이야기를 나누는 것만으로도 '나는 혼자가 아니다'라는 공통의 흥미와 관심이 있음을 알게 되었어요. 대부분의 경우에서 이런 식의 감정을 가진 사람이 나뿐이라고 생각했지만, 토론이 시작되고 진행됨에 따라 모두 동병상련을 느끼고 있음을 알게 되었어요."

Dave, 청각장애아 부모회에 가입된 청각장애 아동의 부모*(Ericks-Brophy et al., 2007, p. 14)*

"우리 이야기를 다른 사람들에게 나누면 도움이 될 것입니다."

Jackie Busa, 심한 청력손실이 있는 두 아동의 어머니 *(Busa, 2005, p. 9)*

도 포함된다. 대다수의 선행연구에 의하면 부모들이 아동의 의사소통능력에 긍정적인 영향을 줄 수 있다고 제안한다. 그 외에 부모가 일상생활 중에 아동에게 의사소통기술을 향상시키는 방법을 가르치는 부모주도형 중재법(parent-implanted intervention)이 효과적이다(Kashinath, Woods, & Goldstein, 2006). 예를 들어, 많은 부모들은 조기중재 후에 다양한 종류의 의사소통전략을 보여주기도 한다. Kaiser, Hancock, & Nietfeld(2000)는 아동이 언어 확장과 같은 전략을 주도하도록 부모들을 교육하였다. 부모가 중재 프로그램에 참여한 결과, 장애아동들의 말과 자발화의 빈도가 증가하였고(Laski, Charlop, & Schreibman, 1988), 상호작용 중에 참여도와 반응도가 증가하는 경향을 보였다(Krantz, McDuff, & McClannahan, 1993; Moran & Whitman, 1991).

조기언어중재를 위한 방법 중 한 가지는 **환경중심** 언어중재법(*milieu* teaching)이다. 이 방법은 의사소통의 기능과 일상적인 상호과정 속에서 이루어지는 학습을 강조하는 것이다. 매일의 일상생활은 아동의 언어와 대화능력을 촉진하기 위한 특정 전략들을 사용할 수 있도록 자연스럽게 일어날 수 있는 지지기반을 가족들에게 제공한다(그림 14-12). 대화전략이 놀이 및 일상 속 양육활동과 결합되면서 중재가 가족별로 개별화되고, 개인적·문화적 가치, 생태학적 제한 및 자원과 독특한 결합을 이루게 된다(Kashinath et al., 2006). 부모들은 아동의 관심에 주의를 기울이고, 아동의 관심사를 중심으로 대화를 촉진하는 것을 배운다. 그리고 부모들은 참여에 대한 기대감을 갖게 된다. 아침에 옷 입기, 장난감 놀이, 저녁 차리기 등과 같은 일상적인 일들이 언어발달을 위한 기회가 된다(Kashinath et al., 2006; Warren & Yoder, 1996).

촉진적 언어기법(facilitative language techniques)은 대화 상호과정을 통해 어린 아동의 언어발달을 자극하는 기법이다.

언어 및 청각 전문가들은 부모들에게 촉진적 언어기법의 사용을 독려한다. **촉진적 언어기법(facilitative language techniques)**은 어린 아동의 언어발달을 촉진하기 위한 의사소통 행위이다. 표 14-6은 촉진전략의 목록과 각각의 예를 제시하는 것이다.

비형식적 교육

언어 및 청각 전문가는 비형식적인 방법을 통해서 부모의 의사소통 행동을 조성해 준다. 부모의 의사소통 행동을 예를 들어, 임상가는 집이나 치료실의 놀이 수업시간 동안 부모와 아동이 나누는 대화를 관찰한다. 그 후 임상가는 아동의 어머니에게 "어머니께서는 Teri가 레고 조각으로 놀이를 할 때 아동의 관심사에 매우 주의 깊게 반응을 해주십니다. 특히 Teri가 집어든 레고 조각

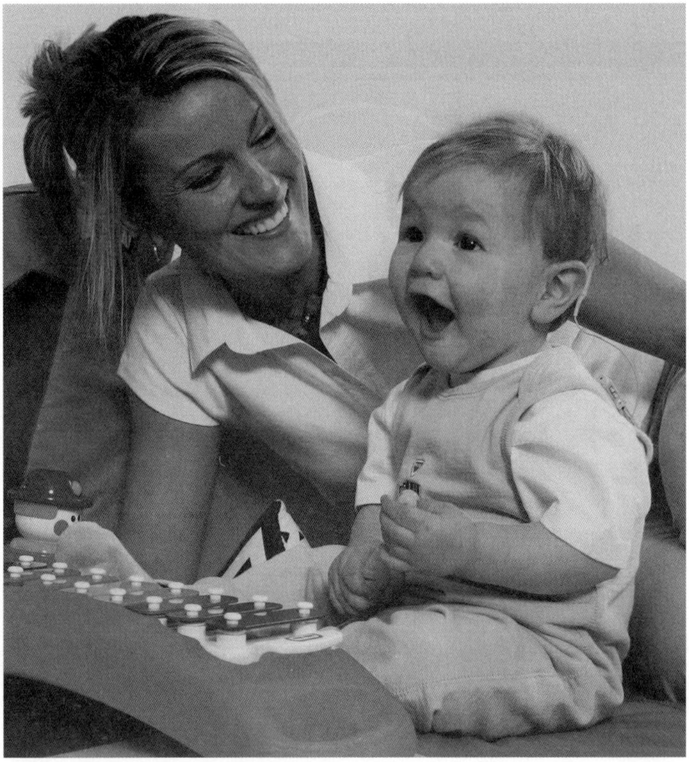

그림 14-12. 언어자극기법. 부모는 일상생활과 놀이시간 동안 촉진적 언어기법을 사용하는 방법을 배운다. *Photograph courtesy of MED-EL Corp.*

의 색 이름을 말해준 것은 매우 효과적인 방법입니다."라고 말해준다. 이러한 과정을 통해서 임상가는 아동의 어머니에게 긍정적인 강화를 주게 되고, 명명하기를 사용하여 단어를 확장시키는 방법을 알려준다. 또한 임상가의 그러한 말들은 어머니의 자신감과 놀이수업에 대한 만족도를 높이는 역할을 한다.

비형식적 교육을 진행할 때, 청능사는 부모에게 요령을 가르쳐주고 부모에 대한 존경을 표시해야 하며, 비판적이거나 부정적인 태도는 피해야 한다. 비형식적 교육의 목적은 부모가 아동의 언어발달과 대화 기술을 향상시키기 위해서 자기 자신의 재능, 지식 및 경험을 사용할 수 있는 능력을 가지도록 하는 것이다. 하지만 비평주의나 전문가적인 지식을 너무 과시하는 경향은 오히려 그러한 노력들을 감소시키기만 할 것이다. 부모와 보호자에게 교육을 시행할 때, 그들이 언어 및 청각 전문가들을 포함한 그 누구보다 자녀를 더 잘 알고 있다는 것을 기억하는 것이 중요하다.

표 14-6. 촉진적 언어기법과 각 예제

의사소통기법	정의	예제
기대신호하기와 시간지연하기 (signaling expectation and time delay)	어른들은 아동의 반응을 기다리고 고개를 기우뚱하거나 눈썹을 올리면서 기대하고 있음을 신호한다.	부모: "음, 블럭을 가지고 있구나. 그것으로 무엇을 할지 궁금하구나." (기대에 찬 시선으로 아이를 바라본다.)
혼자서 말하기 (self-talk)	어른들이 무엇을 하고 있는지, 무엇을 생각하고 있는지에 대해서 크게 말하면서 언어가 행동을 계획하고, 분석하고, 지시하는 데 사용될 수 있음을 알려준다.	부모: "야채를 정리하고 있는 중이야. 사과를 꺼내서 파이를 만들거야."
확장과 모델링하기 (expansion and modeling)	어른들이 아동의 말의 의미를 모방하고, 하나 혹은 그 이상의 구나 단어를 첨가하는 것이다.	아동: "아기가 울어요." 부모: "아기가 울고 있구나." 아동: "아기가 슬퍼요." 부모: "아기가 배가 고파서 슬퍼하는 구나."
평행적 발화하기 / 행동에 말 붙여주기 (parallel talk)	어른들이 아동이 하는 행동이나 바라보고 있는 대상에 일치하는 언어를 말하는 것이다.	부모: "곰인형을 안고 있구나. 이제 곰인형에게 우유를 먹여봐. 자, 곰인형을 안아보렴."
고쳐말하기 (recast)	어른들이 아동의 말을 질문으로 고쳐말하는 것이다.	아동: "아빠가 가요." 부모: "아빠가 가게로 들어가셨니?"
주석달기 (comment)	어른들이 대화를 계속 유지하거나 아동에게 긍정적인 강화를 주기 위해서 설명을 하는 것이다.	부모: "그래, 맞았어. 잘 했구나."
명명하기 (linguistic mapping/ labeling)	어른들이 단어로 표현하거나 아동의 의도된 메시지를 문맥을 사용하여 해석하는 것이다.	(아동이 부모에게 장난감 자동차를 건네주며, 발성한다.) 부모: "자동차구나."

Adpated from Spencer(1994) and DesJardin and Eisenberg(2007, p. 462)

형식적 교육

부모나 주양육자에 대한 교육은 보다 구조적이고 체계적이며(예: Kashinath et al., 2006; Tye-Murray, 1994a), 9장의 의사소통전략 훈련에서 다룬 모델과 유사하게 교수적 강의, 안내 교육 및 실전 연습의 단계를 밟는다.

교수적 강의

교수적 강의에서 임상가는 선택된 언어자극의 전략에 대해서 상의하고, 관련된 예제를 살펴보면서 교육을 시작한다. 청능사와 부모는 함께 문제를 해결하고, 중재전략에 대한 의견을 브레인스토밍하며 장단점에 대해서 토의한다. 교육하게 될 전략들은 아동의 연령과 언어의 발달정도 및 부모의 현재 행동에 따라 다르게 선택된다. 예를 들어, 만약 어머니가 아동과의 상호작용에서 확장기법을 사용하는 것을 임상가가 발견한다면, 더 이상 그 기법에 대해서는 교육할 필요가 없다. 그리고 만약 아동이 의사소통을 하기 위해서 언어를 전혀 사용하지 않는다면, 확장할 언어가 없는 것이다.

임상가들은 부모에게 가족들의 일상과 정기적으로 하는 한두 가지 정도의 일에 대해서 말해 달라고 요청한다. 교육 초기에 선택된 전략들을 연습하기 위해서 이러한 일상적인 일들이 선택된다. 나중에는 그런 전략들의 사용이 다른 상황에까지 일반화될 것이다.

교육은 특정한 언어자극과 대화전략에 대해서 부모가 이해하기 쉽도록 작성된 유인물로 시작된다. 여러 가지 전략에 대해 토의한 후, 부모에게 그들이 이해한대로 그 전략들에 대해서 예를 들어 설명하도록 하면서 진행된다.

또한 임상가들은 의사소통전략의 방법을 설명하기 위해서 의사소통전략을 실제로 사용하는 다른 부모들에 관한 오디오나 비디오 테이프를 제공해 주기도 한다. 일반적으로 두 개 정도의 비디오를 부모(혹은 부모그룹)에게 보여준다. 예를 들어, 첫 번째 비디오는 아동의 원활한 의사소통에 대해서 거의 기대하고 있지 않은 어머니에 관한 내용이다(from Spencer, 1994).

아동: (크레용을 손가락으로 가리킨다)
어머니: 무엇을 가리키고 있니?
아동: (크레용을 잡는다)
어머니: 크레용을 가지고 싶구나. 여기 종이가 있어.
어머니: 무엇을 그릴거야? 마치 고양이 같구나.
아동: (계속 그림을 그린다)
어머니: 여기 검은색이 있어. 꼬리를 검게 색칠할 수 있을 거야. (p. 52)

이 비디오에서 어머니는 질문을 하지만, 아동이 그 질문에 대해서 대답할 것이라고는 기대하지 않는다. 그녀는 아동이 말을 시작하도록 여유를 주지 않고 있다. 그녀는 아동에게 크레용과 종이를 줌으로써 아동이 그녀의 대답에 답할 필요성을 제거해 버리는 것이다. 두 번째 비디오에서는 어머니가 의사소통에 대한 높은 기대를 신호로 나타내어 아동이 보다 많은 언어를 산출하도록 노력하는 모습을 보여주고 있다(Spencer, 1994).

아동: (크레용을 손가락으로 가리킨다)
어머니: 뭐야? (기대하며 둘러본다)
아동: Ka.
어머니: Color?
아동: Cala.
어머니: Color. Green or black? (잠시 기다린다)
아동: Bak.
어머니: (아동에게 검정색 크레용을 주고 잠시 기다린다)
아동: Papa.

부모가 기대신호를 나타내는 방법

- 질문을 한 후에 대답을 기다리세요. 머리를 들고 기대에 찬 시선으로 아동을 바라보세요.
- 눈썹을 올리고, 호기심 있게 바라보세요.
- 어깨를 으쓱거리며, 손바닥을 위로 올리세요.
- 아동의 대답을 기다리는 동안 시선을 고정하세요.
- 몸을 앞으로 기울이며, 관심 있게 바라보세요.

어머니: Paper- 여기 큰 종이가 있네. (종이를 보여준다)
아동: 내꺼.
어머니: 그림 그려줄 수 있어? (pp. 52-53)

두 번째 비디오를 본 후, 부모와 임상가는 어머니가 얼마나 자주 멈추면서 아동이 말을 할 수 있도록 시간을 주는지에 대한 대화를 나눌 수 있다. 그 어머니는 더 많은 정보에 대한 기대신호를 나타내는 얼굴 표정을 사용하였고, 차례 지키기 패턴도 활용하였다. 실제로 의미 있고 구체적인 전략의 예들이(어머니의) 행동에서 나타나기도 한다. 임상가는 이 기법이 적절하다고 말할 수 있지만, 전략을 사용하지 않는 사람과 전략을 사용한 사람의 결과를 비교할 때 분명한 차이를 보여줄 수 있다. 비디오를 이용할 수 없을 때에는 여기에 제시되어 있는 유인물 자료를 이용해서 대화를 나눌 수도 있다. 임상가는 아동과 함께 목표 전략 사용에 대한 모델을 보여 주고 가능하면 가족의 일상생활속이나 가정내에서 시행하도록 한다. 부모는 임상가와 아동을 관찰할 수 있으며, 목표전략 사용에 대한 시연 후 두 사람은 전략의 효과성에 대해 의논할 수 있다.

안내 연습

부모는 임상가가 시도했던 일상적인 일들을 사용해서 아동과 함께 전략을 연습한다. 그리고 적당할 때 임상가가 합류하게 되지만 부모의 지속적인 상태와 상호작용의 유형은 그대로 유지한다. 이러한 연습은 부모가 그 전략을 사용하면서 편안함을 느낄 때까지 계속할 수 있다. 연습을 한 후에, 부모와 임상가는 연습한 전략을 사용하기에 유용한 다른 상황들을 알아보기도 한다. 그들은 표 14-7에 제시된 것과 같은 활동 기록표를 작성하면서 연습을 마무리하게 된다. 만약 부모 그룹이 참여하게 된다면, 집에서 언어를 사용하

표 14-7. 부모가 확장기법을 연습할 수 있는 과제

다음 표에는 아동이 저녁식사 시간동안에 할 수 있는 전형적인 말들이 있다. 음식은 햄버거와 감자튀김으로 구성된다. 각 아동의 말 옆에 그 말에 대한 정확한 문법을 모델링하고, 정보를 더 첨가해서 확장시킬 수 있는 방법을 써라.

아동의 말	확장 모델
1. "More."	
2. "Give me."	
3. "Cup fall."	
4. "Down chair."	

Possible expatiations: (a) "I want more french fries, please."; (b) "Give me the ketchup, please."; (c) "The cup fell over."; (d) "You want to get down from your chair."

는 자녀에게 얼마나 관심을 가지고 있는지에 대한 의견도 나누게 될 것이다.

실전 연습

부모들은 집에서 자녀와의 놀이 장면을 직접 촬영한 뒤, 나중에 촬영된 화면을 보면서 자신들이 아동과의 대화 중에 언어 확장기법과 대화자극 기법을 사용했는지 확인한다. 이런 연습은 부모에게 자신의 노력을 기억하게 하고, 그 노력에 대한 성공의 기회를 제공하는 데 도움이 될 것이다.

또한 부모들에게 1~2주일 동안 매일 자녀와의 의사소통 상호작용에 대한 일기를 쓰도록 하면서 실전연습을 할 수 있도록 한다. 그 외에 자녀와의 대화 중에 대화자극 기법들을 의식적으로 잘 사용하는지를 나타내는 점검표를 매일 작성하도록 한다.

사례연구

기억에 남는 여행

Luanna Shibuya는 "청각 세계로의 가족 여행"에 대해 이야기했다(Shibuya, 2006). 그 여행은 주정부에서 신생아 청각선별검사를 본격적으로 시행하기 전인 1998년 11월 Maryland에서 태어난 아들 Parker와 함께 시작되었다. 영유아기에 누나인 Sydney와 비슷한 나이 때의 Parker는 누나만큼 옹알이를 하지 않았다. 하지만 부모는 이런 사실이 남녀 간의 성별 차이라고만 생각하였다. 그 후 그들은 Parker가 이름이나 다른 청각적인 자극에 대해서 계속 반응하지 않자, 비로소 아들의 청력손실을 의심하게 되었다. Parker의 첫 번째 생일 바로 전날, 청능사는 Parker에게 고심도의 청력손실이 있음을 확인하였다.

처음에 부모는 "소중한 아들의 청력손실에 대해서 너무 안타까워하며 슬퍼했다."(p. 20) Shibuya는 중요한 질문을 하며, 막연한 불안감을 나타내었다. 농의 원인이 무엇입니까? 가족들이 아들에 대한 목표, 기대 및 꿈 등을 어떻게 바꾸어야만 합니까? Parker의 생활이 Sydney와 어떻게 다릅니까? 가족들이 청각장애 아동을 어떻게 키워야 합니까? 부모의 한 가지 바람은 Parker가 청각 세계의 일원이 되고, 말하기와 듣기를 배우는 것이다.

Shibuya와 그녀의 남편은 청능사인 친구로부터 인공와우에 대한 조언을 들었고, 스스로 관련 자료들을 찾아보았다. 그리고 인공와우센터를 방문하여 아동에게 적합한 인공와우의 종류에 대해서 알게 되었고, 인공와우를 사용하고 있는 다른 아동의 부모님들과 많은 대화를 나누었다. 특히 그들은 다양한 종류의 인공와우 제품들의 특징들을 시각화하는 데 도움이 되는 '비교표'를 만들었다. 그 후 특정 제품의 인공와우를 선택하였는데, 그 이유는 머리부착기와 상자형 어음처리기가 간결한 모양이었고 인공와우에 전념한 믿을 만한 회사 제품이기 때문이었다. Parker는 성공적인 수술을 잘 견뎌내었고, 인공와우를 착용한 후에는 언어와 말소리 능력이 진전되기 시작하였다.

2001년 10월 경, Shibuya 가족들은 셋째 아이인 Sebastian의 출생으로 매우 기뻐하였다. 하지만 막내인 Sebastian 역시 신생아 청각선별검사를 통과하지 못했고, 나중에 청력손실로 진단받았다. Sebastian의 어머니는 Sebastian의 진단에 대해 Parker 때와 같은 상실감을 느꼈지만, 그녀와 남편은 3년 전보다는 인공와우에 대해서 한결 편안하게 생각하게 되었다.

몇 년 동안 그 부모는 청각적인 진료를 수없이 받았고, 개별화교육계획과 개별화가족서비스계획에 대한 많은 시도들을 경험하였다. 점차 그들은 아이들이 인공와우를 잘 다루게 된 것을 기뻐하게 되었다. 하지만 때때로 교사와 다른 어른들에게 자신들의 두 아들이 청력손실이 있으며, 수영장이나 멀리서는 들을 수 없다는 것을 상기시

(계속)

사례연구

기억에 남는 여행 (*계속*)

켜야만 했다. 2006년 현재, "Parker & Sebastian은 청각 세계에 살고 있는 농 아동들이다." Shibuya의 기사가 나기 몇 달 전, 그녀는 Parker가 유치원 수업시간에 자기소개를 하면서 "안녕, 나는 Parker야. 나는 들을 수가 없어."라고 말하는 것을 우연히 듣게 되었다. Parker는 사실 그대로를 말했고, 그녀는 아들이 청력손실을 자기 정체성의 일부분으로 포함시킨다는 것을 처음 듣게 되었다.

최종 의견

우리는 말·언어 서비스의 필요를 이해하고 학교와 밀접하게 협조하고 있지만, 학교가 우리 아이들의 모든 요구에 부응하도록 하면서 의존할 수는 없다는 것을 우리는 알고 있다. 우리는 서비스가 적절히 제공되는지 확인할 책임을 가져야 한다. 우리는 이런 과정에 능동적인 참여자들이다.

(Shibuya, 2006, p. 21)

이 장에서는 주로 고심도 청력손실이 있는 아동에게 초점을 맞추었다. 비교적 경중도의 청력손실이 있는 아동들 역시 듣기 어려움을 경험한다. 예를 들어, 경도의 고주파수 청력손실이 있는 아동들은 말을 인지하거나 환경음의 반응에 문제가 없는 듯이 보일 수도 있다. 그러나 배경소음이 있을 때 듣기능력이 저하되기 때문에 일상생활 듣기 상황에서는 최상의 수행력을 나타내지 못할 수도 있다. 만약 경중도의 청력손실이 있는 아동들에게 적절한 증폭기를 제공하지 않는다면, 어음인지능력이 감소하고 말과 언어발달이 모두 지연될 수도 있다.

미국에서는 경도의 청력손실이 있는 아동이 학령기 아동의 상당 부분을 차지한다. Ross(1990)는 학령기 아동 1,000명당 16명이 26~70 dB HL 사이의 순음역치평균(PTA, 6장)을 가지고 있음을 보고하였다. 이런 아동들은 15장의 끝부분에서 논의할 내용과 같이 교실에서 특별한 도움을 필요로 하며, FM 장치와 같은 특수 청각보조기기의 사용으로부터 이득을 얻게 될 것이다(3장).

요점 정리

- 만약 아동들이 생후 첫 3년 동안 구어에 노출되지 않는다면, 언어나 말소리 및 읽고 쓰는 기술의 습득이 지연될 수 있다.
- 미국 대부분의 주에는 모든 신생아를 대상으로 신생아실에서 청력손실을 평가하는 신생아 청각선별검사(UNHS)를 위한 시행령이 마련되어 있다.
- 청각선별검사 방법에는 이음향방사(OAE)와 자동화 청성뇌간반응(A-ABR)이 있다.
- 만약 생후 6개월이 되기 전에 아동들의 청력손실을 확인하고 중재 프로그램을 시행한다면, 아동들은 정상청력의 또래와 비슷하게 언어가 발달할 것이다.
- 어린 아동들의 청력손실을 확인할 수 있는 행동적인 검사에는 행동관찰청력검사(BOA), 시각강화청력검사(VRA), 조건화놀이청력검사 등이 있다.

- 심한 청력손실이 있는 아동의 약 40% 정도가 다른 장애도 가지고 있다.
- 청력손실은 출생 전, 출생 중, 출생 후 다양한 원인으로 발생한다. 청력손실은 환경적인 요인이나 유전적인 요인으로도 발생한다.
- 유전적 청력손실은 병의 시작이 지연되기도 하고, 비증후군성인 것도 있다.
- 감각신경성 청력손실에 중이염이 더해지면 혼합성 청력손실이 발생한다. 만약 치료를 하지 못하면, 아동은 말과 언어의 지체로 고통받게 된다.
- 부모는 아동의 청력손실을 수용하는 데 어려움을 자주 겪게 되고, 수용의 단계가 일어나기 전에 일련의 심리적인 단계를 거치게 된다. 언어 및 청각 전문가들의 중요한 역할은 부모가 아동과 효과적으로 상호작용할 수 있도록 하고, 아동의 청능훈련 계획에서 중요한 결정을 할 수 있게 해주는 것이다.
- 1975년에 통과된 법 PL 94-142는 장애가 있는 아동에게 중요한 지표였다. 이 법은 3~18세의 모든 아동을 대상으로 적절한 무상 교육을 최소제한환경에서 제공할 것을 보장하였다.
- IDAE는 1990년에 의회에서 통과된 미국 장애인교육법(Individuals with Disabilities Education Act)에 대한 약어이다. 이 법은 PL 94-142에서 유래되어, 출생 후부터 21세까지의 사람들을 대상으로 아동의 범위를 확대하였으며, 1997년과 2004년에 개정되었다.
- 청력손실을 확인한 후, 적절한 증폭기기를 조기에 사용하는 것은 정상적인 말과 언어 발달에서 매우 중요하다. 아동들은 종종 귀걸이형 보청기를 착용한다. 아동들의 귀가 계속 성장하고, 보청기를 자주 수리해야 한다는 사실 등의 다양한 이유 때문에 일반적으로 귓속형 보청기를 처방하지는 않는다. 인공와우는 적절한 보청기로 시험착용을 한 후에 이식받아야 한다.
- 조기중재 프로그램의 목표는 아동의 의사소통방식을 개발할 때 가족들을 지원하고, 가족들이 아동의 장점과 요구사항을 이해하도록 도와주는 것이며, 아동을 변호해 줄 가족들의 능력을 향상시키는 것이다.

용어 및 개념

신생아 청각선별검사(universal newborn hearing screening, UNHS)
신생아 청각선별검사를 위한 지원(support for UNHS)
위험요인(risk factors)
객관적인 청력검사(objective hearing tests)
행동적인 청력검사(behavioral hearing tests)
병인학(etiologies)
거대세포바이러스(cytomegalovirus)
증후군(syndrome)
이독성(ototoxicity)
중이염(otitis media)
다른 장애들(other disabilities)

청신경병증(auditory neuropathy)
수용단계(stages of acceptance)
조기중재의 목표(goals of early intervention)
장애인교육법(Individuals with Disabilities Education Act, IDEA)
개별화가족서비스계획(Individualized Family Service Plan, IFSP)
서비스 코디네이터(service coordinator)
의료홈(medical home)
미국수화(american Sign Language, ASL)
이중언어/이중문화(bilingual/bicultural)
종합법(total communication)
청각 구두법(auditory-verbal approach)
보청기 적합의 확인(validation of hearing aid fitting)
인공와우 적합(cochlear implant fitting)
가족지원(family support)
촉진적 언어기법(facilitative language techniques)

문제 풀이

1. 청력손실 이외에 또 다른 장애를 가지고 있는 아동의 비율은?

a. 50%
b. 80%
c. 15%
d. 40%

2. 정상청력인 부모로부터 태어난 청각장애 아동의 비율은?

a. 55%
b. 75~80%
c. 90~95%
d. 40%

3. 청력손실을 초래한 부모의 방사선 치료는 청력손실에 대한 어떤 원인의 예인가?

a. 비증후군성
b. 환경성
c. 유전성
d. 우성 상염색체

4. 아동이 경험하는 지연-개시 청력손실의 원인은 무엇인가?

a. Rh 요인과 관련된 합병증
b. 임신기간 동안의 임신중독증
c. 유전적인 질환
d. 출생중의 산소결핍증

5. 중이염은 어떤 종류의 청력손실을 유발할 수 있는가?

a. 경도에서 중도의 전음성 청력손실
b. 중도에서 고도의 전음성 청력손실
c. 중도의 감각신경성 청력손실
d. 고주파수성 청력손실의 형태

6. Alport는 다음 중 어떤 종류의 예인가?

a. 증후군
b. 선별검사 도구
c. 신생아의 청력역치를 찾을 수 있는 측정단위
d. 열성 상염색체 질환과 관련된 선천성 청력손실의 종류

7. 미국 국립보건원(National Institute of Health)의 목표는 청력손실을 가지고 있는 모든 아동들을 언제까지 확인하는 것인가?

a. 생후 첫째 주
b. 생후 3개월
c. 첫 번째 생일
d. 2세

8. 다음 내용 중 틀린 것은 무엇인가?

a. 청력손실이 있고, 청력손실이 조기에 확인된 아동들은 그들의 비언어적인 인지발달과 유사하게 언어발달을 한다.
b. 청력손실이 있고, 청력손실이 조기에 확인된 후 중재프로그램을 받은 아동들은 태어나서 5세에 이르기까지 낮은 평균범위 내에서 언어발달을 유지한다.
c. 아동들은 인공와우를 이식받기 전에 보청기 시험착용기간을 거쳐야 한다.
d. 신생아실에서 청각선별검사를 통과하지 못한 아동들은 청력손실이 있다.

9. 이음향방사의 발생기전은 무엇인가?

a. 청신경의 시냅스에서 생성되는 전기적 활동
b. 고막의 탄성
c. 외유모세포의 진동
d. 내유모세포의 움직임

10. 의료홈이란 무엇인가?

a. 조기중재 프로그램의 지역
b. 유소아와 그 가족들에게 건강관리 프로그램을 제공하는 접근법
c. 서비스 코디네이터의 담당 지역과 개별화가족서비스계획
d. 청각선별검사가 이루어지는 지역

11. 청각학에서 약어 BOA는 무엇을 나타내는가?

a. Benign OAE–ABR results
b. Baby otologic awareness campaign
c. Brainstem overview assessment
d. Behavioral observation audiometry

12. 청신경병증의 특징은 무엇인가?

a. 정상 청성뇌간반응과 이음향방사의 부재
b. 정상 이음향방사와 비정상 청성뇌간반응
c. 정상 골도역치와 정상 청성뇌간반응
d. 피질수준에 집중된 청력손실

13. Mary Jones의 양측 귀 순음역치평균은 10 dB HL 정도이다. 하지만 그녀는 연속된 3개의 tone pips과 4개의 tone pips를 구별하는 데 어려움을 겪고 있다. 다음 중 Mary가 가고 있는 질환은 무엇인가?

a. 중추청각처리장애
b. 청신경병증
c. 심한 이명
d. 증후군성 청력손실

14. 다음 설명 중 적절한 것은 무엇인가?

a. 부모는 아동에게 청력손실이 있음을 알았을 때, 슬픔의 단계를 자주 경험하게 된다. 일단 이 단계를 통과하면, 청력손실과 관련된 슬픈 감정들은 다시 되살아나지 않는다.

b. 죄의식은 아동의 청력손실에 대해 부모가 적응하는 동안 부정의 단계보다 먼저 발생한다.
c. 충격과 슬픔은 종종 동시에 발생한다.
d. 일반적으로 전문가에 의한 효과적인 지원은 부모가 자녀의 청력손실에 대한 적응의 의미로 분노와 죄의식 단계를 거치지 않도록 하는 것이다.

15. 서비스 코디네이터의 역할은 무엇인가?

a. 개별화가족서비스계획을 개발하는 데 도움을 주고, 촉진하는 사람이다.
b. 선별검사 일정을 예약한다.
c. 인공와우를 이식받는 첫 단계에 관여하고, 가족들에게 일반적인 정보를 제공한다.
d. 아기가 신생아 청각선별검사를 통과하지 못했을 때 객관적이고 행동적인 청력검사 일정을 예약한다.

16. 다음 중 청력손실이 있는 아기들에게 적절한 보청기 설명은 무엇인가?

a. 일반적으로 보청기를 잃어버리지 않도록 몸에 장착할 수 있는 상자형 보청기로 적합시킨다.
b. 일반적으로 귀걸이형 보청기로 적합시킨다.
c. 일반적으로 이개가 귀걸이형 보청기를 지지하지 못하기 때문에 상자형 보청기로 적합시킨다.
d. 일반적으로 유아들을 고막형 보청기로 적합시켜서 다른 유아들과 비슷해 보이게 한다.

17. **최소제한환경**이란 용어가 의미하는 것은 무엇인가?

a. 아동이 가정에 배치되어 있다.
b. 아동이 학습발달을 방해받지 않는 환경에 배치되어 있다.
c. 아동이 장애가 없는 또래 아동과 비교했을 때 잘 자랄 수 있도록 최소의 제한만을 강요하는 환경에 배치되어 있다.
d. 아동이 일반 교실의 모든 일과와 활동에 참여하도록 하는 환경에 배치되어 있다.

18. 미국 장애인교육법에 관한 정당한 법절차는 무엇인가?

a. 모든 아동들은 개별화교육계획에 대한 목표와 목적을 수립하기 전에 청각, 언어, 말, 인지 및 학습수행에 관한 포괄적인 평가를 받게 될 것이다.

b. 부모는 개별화교육계획에 대해 질문할 기회를 가지게 되며, 필요하다면 청각에 대한 정당한 절차를 밟게 될 것이다. 또한 그들은 아동에 대한 전문적인 지식을 가지고 있는 사람이나 조언자들을 동반할 선택권을 가진다.
c. 각 주는 장애인, 교사 및 장애아동의 부모로 구성된 고문 위원회를 설립해야 한다. 이 위원회는 장애아동들에게 교육을 제공할 때 정당한 절차를 밟도록 보장할 것이다.
d. 주정부는 가정 내에서 공교육 시스템을 통해 정당한 절차의 서비스를 지원받은 아동들의 수업료에 해당하는 기금을, 자녀를 사립학교에 보내기로 결정한 부모에게 제공할 것이다.

19. 다음 중 개별화가족서비스계획을 가장 잘 설명한 것은 무엇인가?
a. 초등교육을 제공하기 위해 연방정부에서 제정한 계획
b. 개별화된 연방서비스계획
c. 1997년 미국 장애인교육법으로 수정
d. 유치원 아동의 교육을 위해 연방정부에서 제정한 계획으로 가족의 참여를 강조

20. 다음 설명 중 틀린 내용은 무엇인가?
a. 큐드 스피치는 독순법을 보완한다.
b. 큐드 스피치는 수화문자와 같은 것이다.
c. 큐드 스피치는 농이나 청력손실이 있는 소수 아동들이 사용한다.
d. 큐드 스피치에서 얼굴과 목에서의 손 위치는 모음 정보를 전달한다.

21. 인공와우 사용자의 말과 언어 기술을 가장 잘 발달시키는 의사소통방식은 어떤 것인가?
a. 큐드 스피치
b. 청각/구화
c. 종합적 의사소통법
d. 미국수화

참고 자료

청력과 언어지표에 대한 부모의 안내지침

아기가 성장함에 따라 일련의 정상발달을 나타내는 수준에 도달하게 될 것이다. 만약 아기가 이런 수준에 미치지 못한다고 의심되면, 청력손실이 있거나 혹은 발달을 지연시키는 어떤 다른 질병이 있을 수도 있기 때문에 의사나 언어 및 청각 전문가와 상담해야 한다.

신생아

- 울음
- 크고(혹은) 갑작스러운 소리에 놀람

2~3개월

- 웃음
- 입 뒤에서 소리를 만듦("가-").
- 부모의 목소리에 반응함
- 목소리 음질의 변화를 구별함(행복한 vs 슬픈)

4~6개월

- 소리 나는 쪽으로 고개를 돌림
- 일반적으로 자음과 모음의 소리를 결합하기 시작함("바-")
- 비구어적이고 유희적인 소리를 냄(비명지르기, 고함치기, 야유하기)

6~12개월

- 음절의 옹알이가 이어짐("바-바-바")
- 얼굴표정, 주시, 발성과 가리키기, 도달하기 및 머리 흔들기 등과 같은 몸짓 등의 비언어적인 의사소통을 시도함
- 12개월쯤에 이름에 반응함; "아니오"라는 단어와 간단한 설명을 이해함; 요구에 응해서 장난감을 줌

12~18개월

- 성인과 같은 말소리 리듬을 가진 일련의 소리
- 첫 단어를 말함

- 18개월쯤에는 50개의 단어를 이해하고, 일반적으로 문장이나 구가 아닌 분리된 20개 단어까지 말함

18~36개월

- 빠른 언어발달을 나타냄; 새로운 단어를 빨리 배우고 두 개 혹은 그 이상의 문자열로 조합할 수 있음
- 36개월쯤에는 3,600개의 단어를 이해할 수 있음; 평균 3~4개의 단어로 문장을 구성함; 간단한 이야기를 말할 수 있음; 노래를 부를 수 있음; 가족의 이름이나 자신의 나이와 같은 간단한 정보를 구어로 말할 수 있음

부록 14-1

언어 및 청각 전문가들은 유아나 아주 어린 아동들의 의학 혹은 청각학적 기록들을 읽을 때, 다음과 같은 약어나 두문자어를 접할 수도 있다(Mize & Wigley, 2002에서 인용).

- BMT (bilateral myringotomy and tubes): 양측 고막성형술과 환기구
- Chemotx (chemotherapy): 화학요법
- CHL (conductive hearing loss): 전음성 청력손실
- CNT (could not test): 검사를 시행할 수 없었음
- DNT (did not test): 검사를 시행하지 않았음
- ENT (ear-nose-throat): 이비인후과
- F/u (follow-up): 추후
- H/o (history of): 병력
- M/o (month old): 월령
- NBHS (newborn hearing screening): 신생아 청각선별검사
- PCHI (permant childhood hearing impairment): 영구적인 아동기 청각장애
- Pt (patient): 환자
- R/o (rule-out): 제외
- SF (soundfield): 음장
- SLP (speech-language pathologist): 언어치료사
- SNHL (sensorineural hearing loss): 감각신경성 청력손실
- S/p (status post): 이후 상태
- TEOAE (transient evoked otoacoustic emission): 일과성 이음향방사
- TM (tympanic membrane): 고막
- Tymps (tympanogram): 고막운동도
- UNHS (universal newborn hearing screening): 신생아 청각선별검사

- WNL (within normal limits): 정상범위
- Y/o (year old): 연령

부록 14-2

유전학에 대한 논의할 때 알아야 할 중요한 용어(Clark & Russell, 1997, pp. 13-26에서 인용)

Allele(대립유전자): 유전자의 특별한 하나의 이형

Chromosome(염색체): 세포의 유전자를 나르는 구조로 한 가닥의 DNA로 이루어져 있음

DNA(deoxyribonycleic acid): 유전자를 구성하는 핵산 중합체

Dominant allele(우성 대립유전자): 표현형으로 나타나는 특징의 대립유전자

Gene(유전자): 유전될 수 있는 염색체 내에 포함된 유전정보의 단위

Genotype(유전자형): 유기체의 전체적 유전구조

Heterozygous(이형의): 같은 유전자의 두 가지 다른 대립유전자를 가짐

Homozygous(동형의): 같은 유전자의 두 가지 같은 대립유전자를 가짐

Mutation(변종, 변성): 유전자에 의해 전달되는 유전정보의 변화

Phenotype(표현형): 유전자형의 시각적 효과

Recessive allele(열성 대립유전자): 우성 대립유전자에 의해 차단되기 때문에 관찰되지 않는 특징의 대립유전자

Sex-linked(반성의): 하나의 성염색체를 전달했을 때 반성유전이 됨

부록 14-3

아동과 그들의 교육적인 필요성에 대해서 말할 때 사용되는 약어에는 다음과 같은 것이 있다:

- FAPE (free appropriate public education): 무상의 적절한 공교육
- IDEA (Individuals with Disabilities Education Act): 미국 장애인교육법
- IEP (Individualized Education Plan): 개별화교육계획
- IFSP (Individualized Family Service Plan): 개별화가족서비스계획
- IAT (intervention assistance team, a multidisciplinary group of profes-

sionals who work together to provide intervention for child): 중재지원팀, 아동의 중재를 위해 함께 협력하는 다학문적인 전문가 그룹

- LRE (least restrictive environment): 최소제한환경
- SST (supplemental services teacher, who interacts with a child's regular teacher to help the child): 보조교사, 아동에게 도움을 주기 위해서 정교사와 함께 일하는 보조교사

부록 14-4

부모지원 서비스(adapted from the Centers for Disease Control and Prevention, www.cdc.gov/ncbddd/ehdi/links.htm, retrieved July 16, 2007, and Florida Resource Guide, 2005)

기관(agency)

1. The Alexander Graham Bell Association for the Deaf and Hard of Hearing (www.agbell.org)은 가족들에게 아동의 청력손실과 조기진단 및 중재의 중요성을 이해하도록 돕는다. 사회는 지원, 교육, 연구 및 재정적인 지원을 통해서 청각장애 아동들이 듣고 말할 수 있는 기회를 가질 수 있도록 보장한다. 미국 전역의 지부와 국제적인 조직이 있다.
2. American Society for Deaf Children (ASDC; www.deafchildren.org)은 교육과 관련된 아동들의 전반적인 특성, 가족 및 지역사회의 권익을 보호하는 부모와 가족들의 조직이다.
3. Auditory-Verbal International (www.auditory-verbal.org)은 부모 및 언어 및 청각 전문가들에게 청각장애 아동들이 잔존청력과 증폭기기를 이용하여 말을 할 수 있도록 하는 교육에 관한 지원과 정보를 제공한다.
4. Boys Town National Research Hospital에서 설립한 Babyhearing (www.babyhearing.org)에는 청각장애 아동들에 대한 임상 서비스와 연구를 위한 센터들이 있다.
5. Family Voices (www.familyvoices.org)는 특별한 도움이 필요한 아동들의 건강관리에 관한 정보와 교육을 위한 국가기관이다.
6. Hands & Voices National (www.handsandvoises.org)은 의사소통방법에 상관없이 청각장애 아동의 부모를 지원하는 부모주도형의 비영리 기관이다. 구성원에는 가족, 전문가, 농이나 청각장애인 등이 포함되는데, 새롭게 자녀의 청력손실을 확인한 가족들에게 힘이 되고, 더 나은 교육 결과를 위해서 노력하며, 관련된 사람들에게 편견 없이 다양한 의사소

통방법에 대한 정보와 기술적인 지원을 제공하는 데 협력한다.

7. John Tracy Clinic (www.jtc.org)은 전세계적으로 청력손실이 있는 어린 아동에게 무료로 부모중심의 서비스를 제공하는 비영리 기관이다. 제공되는 서비스에는 청각학적인 평가, 부모/유소아 프로그램, 부모수업 및 그에 상응하는 과정 등이 포함된다.

8. Gallaudet University 부설 Laurent Clerc National Deaf Education Center (www.clerccenter.gallaudet.edu)는 농과 관련된 다양한 주제의 정보를 제공한다.

9. Marion Downs National Center for Infant Hearing (www.colorado.edu/slhs/mdnc/links.html)은 신생아 청각선별검사, 평가, 진단 및 조기중재에 관한 정보를 제공한다.

10. National Association of the Deaf (NAD; www.nad.org)는 미국의 장애인들을 대표하는 가장 오래되고 큰 기관이다. NAD에서는 일반 대중의 지지와 힘, 자막통신, 법적인 원조, 정책개발과 연구, 대중홍보 및 청소년 리더십 등에 관한 정보를 제공한다.

11. National Cued Speech Association (www.cuedspeech.org)에서는 의사소통, 교육, 언어습득 및 읽고 쓰는 능력을 위해서 큐드 스피치를 사용하도록 활성화시키고 지원한다.

12. National Policy Center for Children With Special Health Care Needs는 특별한 도움을 필요로 하는 아동들을 위한 부모 중심형 건강관리 시스템을 활성화하는 데 관여한다. 그리고 운영관리 기관, 주정부 기관, 가족, 및 프로그램 시행자 등의 이익과 관련된 정보를 산출하는 데 전념한다.

13. The SKI-HI Institute (www.skihi.org)는 연구, 개발, 연습, 훈련, 기술적인 지원 및 정보공유 등을 통해서 유아, 소아 및 어린 아동들과 그 가족들에게 도움이 되는 정보를 제공하기 위해 노력한다.

그 외 인터넷 사이트

1. Animated American Sing Language Dictionary (www.bconnex.net)는 수화와 지문자에 대한 동영상을 제공한다.

2. Center for Disease Control (www.cdc.gov/ncbdd/ehdi)은 청각탐지와 중재에 관한 정보를 제공한다.

3. Children's Medical Services (www.cms-kids.org)는 가족을 중심으로 운영되는 관리시스템인 특별한 건강관리법을 아동들에게 제공한다.

4. National Center for Hearing Assessment and Management (www.infanthearing.org)는 가족들이 청력손실에 대처할 수 있도록 도움을 준다.
5. Oral Deaf Education/Oberkotter Foundation (www.oraldeafed.org)에서는 청각장애 아동의 부모에게 지원을 제공한다.
6. Sing with Your Baby (www.sign2me.net)에서는 아기들에 대한 수화교육의 장점을 활성화시킨다.

CHAPTER 15

학령기 청각장애 아동
School-Age Children Who Have Hearing Loss

개요

- 개별화교육계획 수립
- 다학문 영역팀
- 학교와 학급 배치
- 증폭기기와 청각보조기기
- 교실 음향학
- 말, 언어 및 문해 능력
- 기타 서비스
- 경도 및 중도 난청 아동
- 사례연구: IDEA(s) for ALL
- 최종 의견
- 요점 정리
- 용어 및 개념
- 문제 풀이
- 참고 자료

청각장애 아동은 3세나 4세 무렵에 유치원에 입학할 준비를 시작한다. 그 후 10년 혹은 정규교육 과정의 절반에 해당하는 기간 동안 의사소통 방식과 읽기 방법을 습득하고, 교과내용을 공부하며 학급 친구들과 함께 사회활동에 참여하는 등의 가치 있고 도전적인 시간들을 보내게 된다. 이 장에서는 학령기 아동과 그들의 교육적인 경험을 향상시키거나 촉진할 수 있는 청능재활에 대해서 살펴볼 것이다. 이 장의 대부분은 고심도 청각장애 아동에 대한 것이지만, 끝부분에서 경중도 청각장애 아동에 대해서도 다룰 것이다.

그림 15-1은 아동이 학교에 입학하는 과정을 도식으로 나타낸 것이다. 아동이 학교에 입학할 즈음에는 구어나 종합적 의사소통법과 같은 의사소통 방식과 청각기기를 사용하기 시작한다. 그리고 일단 유아원이나 유치원에 입학하면, 아동의 진전 정도에 따라 청각기기나 의사소통 방식의 변화가 나타나기 시작한다. 그 기간 동안 아동은 학습준비능력을 길러 줄 기관 중심 혹은 가정 중심의 청능재활과 같은 조기중재를 받는다. 학습준비능력의 예로 책상이나 테이블에 조용히 앉아 있는 방법이나 한 활동에서 다음 활동으로 질서정연하게 진행해 나가는 방법을 배우는 것이 있다. 다학문 영역팀의 구성, 개별화교육계획의 수립 및 학교 선택과 교실 배치는 반드시 순차적으로 일어나지는 않으므로 각각 파이 도표의 한 구획으로 설명할 수 있다. 가끔은 이러한 일들이 동시에 일어나기도 하는데, 예를 들어 학교 선택에 대한 결정은 또 다른 요소인 다학문 영역 팀원의 구성에 영향을 주기도 한다. 아동은 이러한 세 가지 요소들을 통해 학교 환경에 적응하게 된다. 청능재활 중재전략은 아동으로 하여금 청각기기를 잘 관리하고, 적절히 사용할 수 있도록 한다. 이를 통해 말, 언어 및 읽기와 쓰기 능력을 발달시키고, 사회적응을 촉진하는 특별한 단계로 나아갈 것이다.

농과 난청 아동을 위한 미국 농교육의 시작

미국의 농(deaf)과 난청(hard of hearing) 아동 교육의 시작은 수화법과 청각/구화법(구화주의)의 두 갈래 길에서 시작되었다. 미국에서 청력손실이 심한 아동을 교육하려는 시도가 Alice Cogswell이라는 소녀가 태어나기 이전에도 가끔씩 있기는 했지만, 많은 역사학자들은 그녀가 태어난 1805년을 미국에서 농교육이 시작된 해로 추정하고 있다. Alice는 뉴잉글랜드(New England)의 유복한 가정에서 태어났다. 그녀는 2세에 "홍반열(spotted fever)"로 청력을 잃었다. 귀에 식염수 붓기, 거머리와 특수크림 등의 치료들은 그녀가 잃은 것을 되찾아 주지 못했다. 슬픔에 짓눌린 부모가 사온 나팔형 보청기는 그녀에게 교회 종소리를 듣는 경험을 제공했었지만 제대로 된 경험은 아니었었다.

(계속)

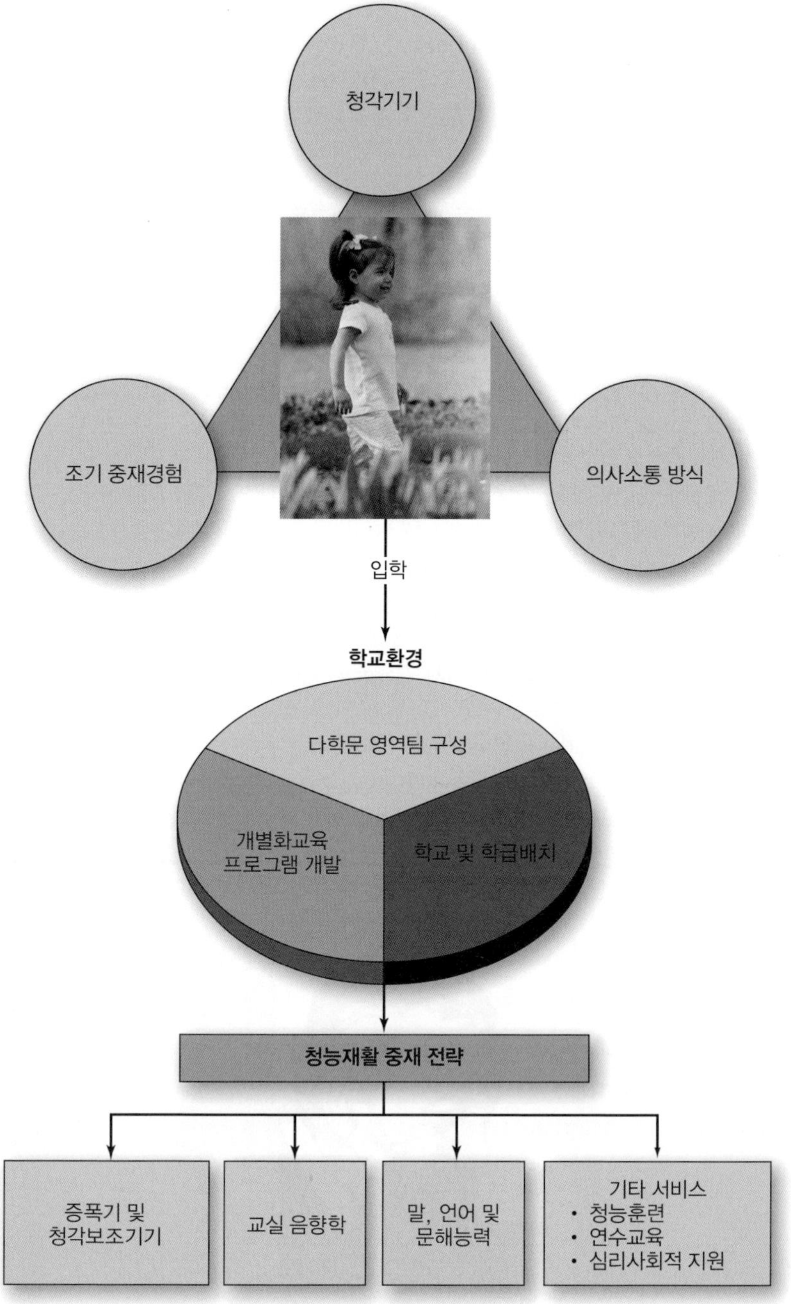

그림 15-1. 학교 입학. 청력손실이 있는 어린 아동이 학교 입학을 준비한다. 아동은 청각기기, 의사소통방식 및 조기중재 프로그램 등을 경험한다. *Photograph courtesy of MED-EL Corp.*

Alice의 아버지인 Mason Fitch Cogswell은 미국에서 최초로 백내장 수술을 시행한 의사였다. 그는 젊은 이웃인 Thomas Hopkins Gallaudet에게 유럽을 여행하면서 농인 교육법을 배워 오도록 의뢰하였다. Gallaudet은 원래 영국의 Braidwood 가족과 프랑스의 Abbé Sicard를 각각 방문하여 양국의 청각/구화법 및 수화법을 지도하는 방법을 수집할 계획이었다. 하지만 Braidwood 가족들은 그들의 청각/구화교육 방법을 비밀로 하였으며, 공유를 원치 않았다. 그리하여 Gallaudet은 1816년 런던을 떠나 파리로 향했고, 그곳에서 만난 Abbe Roch, Ambroise Sicard, 그리고 Laurent Clerc(농인)으로부터 수화법 체계를 배우게 되었다. 그 후 Gallaudet은 Clerc와 함께 미국으로 돌아와 Alice를 교육하였다. 1817년에 두 사람은 농인 교육을 위해 수화 중심의 미국 농교육 기관(American Asylum, 지금의 미국 농학교, American School for the Deaf)을 설립하였다. 이후 40년 동안 Clerc는 가장 영향력 있는 농교육자이자, 19세기 최초의 농교사가 되었다. Gallaudet의 아들, Edward Miner Gallaudet (1837~1917)은 현재 Gallaudet 대학으로 불리는 세계 최초의 농대학교 학장이 되었다.

몇 년 후 미국에서 구화주의가 대두되었는데, 이 시기는 저명한 가문의 어린 소녀가 청력을 잃으면서 시작되었다. Mabel Hubbard는 1863년에 성홍열을 앓았고, 그 결과 영구적 청력손실을 가지게 되었다. 매사추세츠주에서 변호사로 일하는 그녀의 아버지, Gardiner Greene Hubbard는 미국 최초의 시각장애학교의 교장이었던 Samuel Howe의 도움과 함께 1867년 Northampton 내 Clarke 학교의 설립에 일조했다.

Mabel Hubbard는 훗날 Alexander Graham Bell과 혼인하게 된다(그림 15-2). Bell은 19세기 후반에 미국에서 구화주의를 확고하고도 열렬히 지지하던 사람이었다. 실제로 그가 전화를 발명한 원동력도 청력손실이 있었던 어머니와 그의 약혼녀를 위한 증폭기를 개발하려는 바람 때문이었다. 반면,

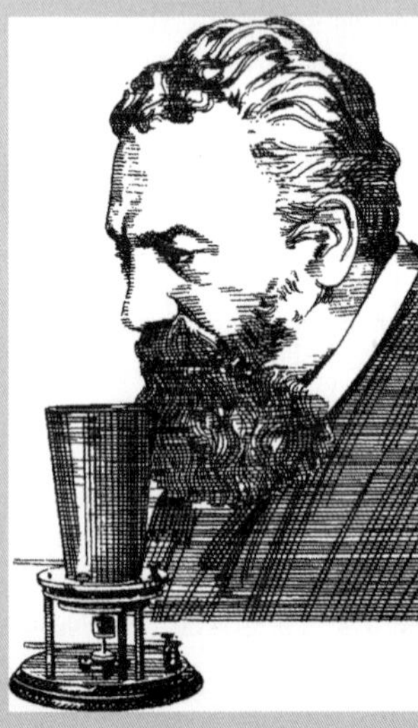

그림 15-2. Alexander Graham Bell, 청각/구화 의사소통 방식의 지지자

(계속)

그와 반대로 Edward Gallaudet는 구화를 수화 속에 통합하여 사용해야 한다고 주장하였다. 1800년대 후반, 두 사람은 자신의 교육법이 상대방의 방법보다 더 장점이 많다는 점에 대해 자주 토론하였다.

농 아동에 대한 교육적 접근으로써 수화법과 청각/구화법이라는 두 가지 노선을 놓고 어느 것이 농 아동에게 적합한가에 대한 토론과 논쟁이 20세기를 거쳐 오늘날에도 계속되고 있다.

개별화교육계획 수립

미국 장애인교육법(IDEA)과 청각장애 아동

미국 장애인교육법(1997) 300.346항에서는 다음과 같이 설명하고 있다.

개별화교육계획 팀은:

(iv) 아동의 의사소통에 대한 요구사항을 고려해야 하는 바, 농이나 난청 아동의 경우에는 언어와 의사소통에 대한 요구사항을 고려해야 하며, 아동에게 적합한 언어, 의사소통 방식, 학업수준으로 또래 친구들과 전문가와 직접 의사소통할 수 있는 기회, 특히 아동에게 적합한 언어와 의사소통 방식으로 아동이 직접 교육받을 수 있는 기회에 대한 요구사항 등을 최대한의 범위 내에서 고려해야 한다.

(v) 아동이 청각보조기기와 서비스를 필요로 하는지를 결정해야 한다.

14장에서 언급된 개별화교육계획(IEP)은 장애아동을 위해 개발된 문서이다. 그 계획에는 아동의 현재 수행능력 실태, 연간 목표(예: 확립될 언어구조의 목록), 특수교육 지원을 위한 권고사항 및 평가과정에서 지원을 어떻게 그리고 얼마나 제공할지를 명시한 객관적인 기준 등이 포함되어 있다. 또한 개별화교육계획은 정규교육 프로그램에 참여할 수 있는 아동의 범위를 명시하고 있다. 구체적인 세부항목에는 서비스 제공 지역과 계획, 서비스 제공 기간과 공교육 시스템 내에서 아동발달의 시기와 방법 등에 대한 내용이 포함된다. 장애인교육법에서는 개별화교육계획의 수립, 검토 및 개정에 있어 해당 아동의 언어와 의사소통 방식을 통해서 아동의 언어 및 의사소통에 대한 요구사항, 또래 친구들이나 전문가들과의 직접적 의사소통이 이루어질 수 있도록 고려할 것을 규정하고 있다. 그 외 영어 대응 수화, 미국수화 및 발음 암시법 등에 능숙한 교육 통역사를 포함하는 통역 서비스는 필요할 때 이용 가능해야 한다. 개별화교육계획의 구성요소들이 표 15-1에 요약되어 있으며, 표 15-2는 그 예시를 담고 있다.

표 15-1. 개별화교육계획의 구성

1. 현재 수행능력수준에 대한 규정
2. 연간목표에 대한 규정
3. 단기목표에 대한 규정
4. 특수교육과 제공되는 관련 서비스
5. 정규교육 프로그램에 대한 참여 정도
6. 예상 서비스 시작 일정
7. 예상 서비스 기간
8. 목표 성취 여부를 결정하기 위한 적합한 기준
9. 목표 성취 여부를 결정하기 위한 평가 방법
10. 재검토 일정
11. 정보에 대한 평가
12. 배치 사유의 규정
13. 정규교육프로그램에 특수교육 서비스를 어떻게 적용할지에 대한 규정

Adapted from Haynes, Moran and Pindzola(2006, p. 9).

표 15-2. 개별화교육계획 구성의 예

영역	상태	연간목표	단기목표
청각학적	*Hello*나 *how are you*?와 같이 음절의 길이와 억양이 다른 두 개의 발화를 구별할 수 있다.	단음절의 일상단어를 보기가 제시되는 closed-set 상황에서 확인할 수 있다.	4개의 단어 중 불러 준 단어를 정확하게 확인하거나, 6개의 단어 중 제시한 단어를 80% 확인할 것이다.
언어	'*-ed/-ing*'와 같은 결합형태소를 사용하지 않는다.	구어나 문자 대화에서 단어 어미의 일관된 사용을 확립할 수 있다.	쓰기과제의 80%, 자발화와 구어과제의 70%에서 과거시제 어미를 사용할 것이다.
말	모음을 중성화하고, 종성자음을 생략한다.	어음명료도를 향상시킬 수 있다.	모방된 구어과제에서 /ㅣ/, /ㅏ/, /ㅜ/를 80%의 정확성으로 구별하며, 자발화 과제에서 단어의 최소 50%에서 종성자음을 산출할 것이다.
사회심리학적	교실의 규칙을 따르지 않는다.	학년에 적합한 교실행동을 할 수 있다.	교실 규칙을 지키기 위해 정적 강화를 받을 것이며, 3개월 동안 100점을 적립할 것이다.
교육학적	읽기수준이 한 학년 정도 지체되어 있다. 크게는 읽지만, 이해력의 저하를 나타낸다.	읽기 이해력을 향상시킬 수 있다.	학년에 적합한 읽기과제에서 85%의 이해력을 보일 것이다.

표 15-3은 아동의 현재 수행력을 보여주는 사례의 일부를 제시한 것이다. 이 내용은 학습 및 교육 성취도와 학습 특성을 설명하고 있다. 또한 개별화교육계획은 사회발달, 신체발달 및 교실 환경 내 요구사항 등의 영역에서 아동의 현재 수행력 실태 보고를 포함한다.

개별화교육계획은 지역교육청 대표, 교사, 부모 또는 보호자 및 아동이나 부모의 재량에 따라 추천된 사람 등이 참석하는 회의를 통해 개발된다. 아동이 의사소통장애를 가지고 있을 때는 주로 언어치료사와 청능사들이 참석하며 이 회의는 보통 매년 개최된다.

표 15-3. "Andrew Johnson"과 그의 학업 수행력에 대해 보고하는 개별화교육계획의 일부분. Andrew는 심도의 청력손실이 있는 8세 소년이다. 이와 유사한 보고내용이 Andrew의 사회발달, 신체발달 및 교실 내 요구사항 등을 보고하는 개별화교육계획에 포함된다.

Andrew는 호기심 많은 소년으로 다양한 활동을 즐기는 편이다. 학교 성적은 B와 C 사이에 분포되어 있다. 그는 시각적 교구, 직접 해보는 활동 및 신기한 일에는 잘 반응한다. 하지만 혼자서 일을 할 때는 상당한 어려움을 경험하며, 종종 교사의 도움이 있어야 과제를 끝낼 수 있다. Andrew는 읽기 수업 동안 일반적인 단어들은 인지하지만, 읽기 이해 평가에서는 평균 이하의 수행력을 나타낸다. Andrew는 인공와우를 사용하면서 이야기 듣기를 즐기며 우수한 듣기 이해력을 보이고 있다. 그는 수학을 잘하며 세 자리와 네 자리 숫자의 덧셈과 뺄셈을 할 수 있다.

다학문 영역팀

다학문 영역팀(multidisciplinary team)의 구성원들은 개별화교육계획을 시행한다. 이 팀에는 청능사, 언어치료사, 교사, 심리학자(혹은 상담사) 등이 포함된다. 상황에 따라 통역사와 순회교사(혹은 학습도움실교사) 역시 포함되기도 한다. 각 전문가들은 아동의 능력과 요구사항에 따라 서로 다른 측면에서 서비스를 제공한다.

다학문 영역팀(multidisciplinary team)은 특정 개인에 대한 평가, 중재 및 관리에 제각기 기여하는 여러 영역의 전문가 그룹이다.

청능사의 역할

청능사는 다음과 같은 업무를 수행한다.

- 청력과 어음인지능력 평가
- 중추청각기능 평가
- 보청기 및 FM 시스템 등의 적합한 청각기기를 선택, 조절 및 유지하기 위한 도움 제공
- 교실 환경을 분석하고 교실 음향을 향상시키며 교실 소음을 줄이는 방법에 대한 조언
- 말지각 훈련의 제공
- 다학문 영역팀에서 부모와 다른 전문가들에게 상담 제공

청능사는 아동의 청력과 어음인지능력을 확인하고 평가한다. 매우 어린 아동의 경우, 단어인지 검사에 참여하는 것이 어려울 수 있지만, 청력역치 평가는 거의 모든 연령대를 대상으로 실시할 수 있다. 청능사는 청력역치를 확인한 후에 필요시 의사나 기타 건강관리 전문가에게 의뢰할 수 있다. 또한 다학문 영역팀과 사례-관리 절차를 개시할 수도 있다.

청능사는 청각기기를 선택하고, 올바르게 사용하도록 하는 일을 한다. 보청기를 선택하고 적합하거나 또는 아동에게 인공와우 이식을 권하기도 한다. 그리고 부모 및 교사용 설문지를 이용하거나 또는 가정방문을 통해 아동의

가정환경과 학교환경을 조사한다. 예를 들어, 청능사는 교실이 시끄러울 때 아동이 교사의 말을 대부분 놓친다는 사실을 알게 될 수 있다. 그러면 청능사는 배경소음의 영향을 줄이기 위해 아동과 교사에게 FM 시스템의 사용을 권할 것이며, 또한 수리 등의 사후관리도 제공할 것이다.

때로 청능사는 언어치료사나 학급교사 대신 형식적 말지각 훈련을 제공하거나, 해당 훈련을 제공하는 다른 사람을 추천할 수도 있다. 마지막으로 청능사는 아동의 청취 잠재력과 그 어려움 및 청취기술의 발달을 고취하는 방안을 놓고 부모나 교사와 상의하는 일을 수행한다.

교육청능사: Here, There, and Where?

교육청능사는 학교에서 근무하는 청능사이다. 얼마나 많은 수의 청능사가 미국의 학교에서 일하는지는 정확히 알 수 없지만, 미국언어청각협회(ASHA)에서는 약 1,200명 정도로 추정하고 있다. 그 인원 수는 주정부에 따라 달라지는데, Iowa주에서는 12개 교육청(AEAs) 소속의 전일제 교육청능사 55명을 고용하고 있는 반면 Oklahoma와 같은 주에서는 42,000명의 학생들이 속해 있는 가장 큰 학군에 단 1명의 교육청능사를 고용하고 있을 뿐이다. 3세에서 21세 사이의 아동을 위한 청각학적 서비스들은 장애인교육법(IDEA)의 **Part B**에 의해 보장된다. 이러한 서비스에는 청각선별검사, 청능재활 서비스의 제공, 중재프로그램의 계획과 시행, 상담과 안내 제공 및 청각기기의 선택과 조절 및 평가 등이 포함된다. 학군별로 교육청능사를 고용하는 것은 의무사항이 아니지만, 필요한 아동이 있다면 청각학적 서비스를 제공해야 할 의무가 있다(Pallarito, 2006).

미국 교육부는 장애인교육법(IDEA)을 위한 기금을 배분하였으나, 수년 동안 그에 못 미치는 금액이 책정되었다. 2002년 회계연도에는 주와 지방정부가 약 105억 달러의 부족분을 충당해야 했다. 주 기금의 배분액이 주마다 다른 데다, 청능사가 학교기반 청각프로그램을 위한 기금을 마련하기 위해 다른 서비스를 위한 기금을 조성하려는 전문가들과 경쟁하는 일이 드물지 않은 탓이다. 많은 학군들에서는 아동에게 크게 도움이 될 수 있는 보청기 및 청각보조기기의 제공을 보장하는 일이 매우 어렵다.

Part B는 공교육 시스템 내에서 3~21세 사이의 아동에게 제공되는 중재서비스에 적용되는 공법의 일부 105-17 (IDEA)이다.

언어치료사의 역할

ASHA Omnibus Survey(2003)는 학교 내 언어치료사의 약 46%가 청각장애 아동을 담당하고 있으며, 평균적으로 3명의 청각장애 아동을 담당하고 있음을 보고하였다. 언어치료사는 다음과 같은 업무를 수행한다(American Speech-Language-Hearing Association, 2004c 참조):

- 말과 언어 수행력에 대한 평가
- 음운인식을 포함한 읽기와 쓰기 능력에 대한 평가
- 독화기술에 대한 평가
- 청각보조기기의 선택, 시각적 검사의 시행 및 증폭기기에 대한 듣기 점검
- 중추청각처리장애 평가에 협력
- 말과 언어치료의 제공
- 부모 및 학급교사와 상담
- 필요할 경우, 아동, 학급교사 및 부모에게 수화교육 제공
- 임상환경, 학급 및 가정 사이의 의사소통을 유지하고, 치료목표가 아동의 일상생활 속에 비형식적으로 강화되도록 확인
- 청각학적 검사를 위한 적절한 언어수준에 대해 청능사에게 조언
- 말지각 훈련의 제공

언어치료사는 말과 언어 수행력을 평가하고, 언어치료를 제공한다. 평가 결과는 초기 치료 목표를 확인하는 데 사용되고, 시간 경과에 따라 후속 조치들이 계획된다. 대부분의 치료목표는 청각장애 아동을 위해 특별히 개발된 교육과정과 매우 유사하다.

또한 언어치료사는 부모, 교사, 청능사 및 다학문 영역팀 내 다른 구성원에게 자문을 제공한다. 예를 들어, 그들은 부모와 교사가 아동의 말-언어능력 수준을 파악하게 해주고, 다른 아동의 언어능력과 비교하는 방법에 대해서도 알려준다. 또한 언어치료사들은 정상 및 청각장애 아동의 말-언어 능력이 어떻게 발달하는지, 그리고 그 발달을 촉진하거나 저해하는 요인은 무엇인지를 설명해 줄 수 있다. 그러한 정보는 주변 사람들이 아동의 상황을 적절히 예상하도록 돕고, 아동의 발달을 촉진시키는 최상의 방안들을 제공해 줄 것이다.

언어치료사는 종합적 의사소통법이나 미국수화(ASL)를 사용하는 가족들을 위해 부모와 교사들이 수화를 배우도록 도움을 제공할 수 있다. 그리고 수화사전을 포함한 인쇄물과 비디오를 추천하기도 하고, 직접 설명하거나 시연해 보일 수도 있다.

언어치료사는 부모와 교사들에게 아동의 현재 치료 목표에 관한 정보와 연습자료를 제공함으로써 아동이 치료에서 배운 것을 실제 환경 속으로 일반화하는 것을 도울 수 있다. 예를 들어, 언어치료사는 교실에서 아동을 관찰한 후, 교사에게 말과 언어 훈련을 일상 속에 통합하는 방안을 제안할 수 있다.

언어치료사는 청능사에게 아동의 언어기술에 대한 정보를 제공하고, 그들

이 적절한 청각학적 검사를 선택할 수 있도록 도울 수 있다. 예를 들어, 말-언어 평가에서 아동의 어휘가 매우 제한적인 것으로 드러나면, 청능사가 녹음된 문장만으로 아동의 말지각 기술을 평가하지 않도록 한다.

어떤 경우에는, 언어치료사가 독화와 말지각 형식 훈련을 제공하고 청각선별검사를 수행하기도 한다. 언어치료사는 일상적인 의사소통 상황에서의 청능과 독화 훈련을 강화할 수 있도록 교사 및 부모와 상호작용한다.

교사의 역할

교사는 교실에서 교과 교육을 담당한다. 보통 교사들은 일반학급을 담당하기 때문에 청각장애 아동을 지도해 본 경험이 거의 없지만, 때로 농교육 학위가 있는 경우도 있다. 일반학급 교사는 일반적인 교육과정에 정통하며, 아동의 행동에 문제가 있다면 아동이 적절한 행동을 습득하도록 도울 수 있는 전략들을 잘 알고 있다. 농 또는 난청 아동의 교사는 청각장애 아동을 위해 교육과정을 수정하여 적용할 수 있는 전문지식으로 최상의 학습 기회를 제공할 수 있다. 교육결과에 대한 평가 등을 포함하여 계획된 교과 학습과정과 실습교과목을 시행한다. 그러므로 교사들은 수업을 개별화할 수 있으며, 학습을 촉진하도록 체육수업이나 수업방식을 수정하는 일에 대해 다른 사람들에게 조언할 수 있다. 교사는 다음과 같은 업무를 담당한다(American Speech-Language-Hearing Association, 2004c 참조):

- 평가, 진단 및 검사
- 교육내용과 시행에 대한 계획
- 학습환경에 대한 계획과 관리
- 학생 행동과 사회적인 상호작용 기술에 대한 관리

학급 교사는 아동의 특정 요구를 이해하고, 청각장애 아동이 청각, 말, 언어 및 읽기 이해력과 관련된 추가지원을 받을 수 있도록 도우며, 매일 아동의 청각기기에 대한 듣기 점검을 실시하고, 문제가 발생하면 문제해결법을 실시할 수 있다. 또한 아동 및 가족과 학교 간의 연락을 담당한다.

심리학자의 역할

심리학자들은 종종 심리교육적 평가를 시행한다. 심리교육적 평가는 다음과 같은 아동 변인에 대한 평가를 포함한다(Heller, 1990, p. 62):

- **구어적**(언어적 수행을 통해 나타내는 인지능력) 그리고 **비구어적**(비언어적 수행을 통해 나타내는 인지능력) 지능

- 구어 기능, 문어(written language) 및 읽기
- 계산 능력
- 시운동 능력
- 시각과 청각 기억 및 다감각 협응
- 사회적 및 정서적 기능과 문제해결 능력
- 주의집중
- 행동

이상의 평가 결과는 아동의 중재 계획을 구안하고, 현 프로그램 내 진전 사항을 평가하는 데 사용된다. 또한 심리학자는 청력손실에 대한 감정의 문제를 표현할 필요가 있는 학생들을 상담할 수 있고, 급우들과의 상호작용이 용이하도록 돕는 등의 지원을 제공한다(Dworkin, 2004).

때로 심리학자들은 학교에서 상담을 하기도 한다. 이때 심리학자는 대처능력, 심리사회적 적응, 긍정적 자아개념 및 문제해결 능력을 향상시키는 체계적인 프로그램을 제공할 수 있다. 또한 청각장애가 있는 고학년 학생들이 관심 있어 하는 상급학교에 대한 정보를 제공할 수도 있다.

통역사의 역할

통역사는 학생이 선호하는 의사소통 방식으로 교실 내에서 이루어지는 대화 내용을 전달한다. 통역사는 수화를 사용하는 학생과 수화를 사용하지 않는 교사가 함께하는 다학문 영역팀의 구성원이 되는 일이 매우 잦다. 통역사는 수업 지원도 제공하는데, 하루의 대부분을 한 교실에서 보내는 초등학생을 주로 지원한다. 또한 말과 수화로 번갈아 가며 전달함으로써 청각장애 학생과 급우 사이의 의사소통과 상호작용을 촉진시킨다.

순회교사의 역할

일반 교육 교사가 농이나 난청 아동을 맡을 경우 **순회교사(itinerant teacher)**의 보조를 받는다. 순회교사는 교실수업을 보강하기 위한 목적으로 청각장애 학생과 일대일 수업을 한다. 정규 수업시간에 다룬 개념, 어휘 및 읽기 쓰기 등을 복습한다. 순회교사는 유인물이나 시각교재와 같은 학습자료를 전달받아 학생과 공부한다. 또한 정규수업시간 전에 새로운 자료, 수업의 핵심 개념, 단어 및 구에 대해 학생들을 예습시킨다. 가끔씩 순회교사는 청능훈련과 독화 훈련 및 수화언어 교육 등을 제공하기도 하며, 때때로 학생들의 언어, 사회적인 능력 및 학습능력 등을 촉진하는 개별화 프로그램을 개발하기도 한다. 그리고 순회교사는 청력손실과 관련된 문제에 대해서 학급교사

순회교사(itinerant teacher)는 농이나 청력손실 아동들과 교사들에게 지원서비스를 제공하며, 여러 학교를 순회하며 근무한다.

> "순회교사들은 생명의 은인들로 너무 훌륭한 일들을 하시는 분들입니다!"
> 무엇이 완전통합을 가능하게 만들었는지에 대한 공립학교에 다니는 청각장애 아동의 부모인 Liz 씨의 말
> (*Eriks-Borphy et al., 2006, p. 64*)

와 해당 아동의 급우들을 대상으로 교육을 하거나 교사들이 청각보조기기의 사용법을 익히는 것을 도울 수도 있다.

학교와 학급 배치

미국의 시골과 도시 지역은 교육의 기회가 제공되는 정도가 다르기 때문에, 학교와 학급 배치는 어느 정도 지리적인 위치에 따라 달라진다. 큰 도시에 거주하는 부모들은 선택의 폭이 넓은 반면 시골에 거주하는 부모들은 선택의 폭이 제한적이다.

학교 배치

> "가족들은 방법론과 배치를 융통성 있게 결정하기를 원한다. 현재 시점에서 '올바른 결정'으로 보이는 것이 미래에 바뀔 수 있다. 가족들은 그들이 결정한 선택에 대한 지원을 원하며, 그러한 중요한 결정이 '돌이킬 수 없는 것으로 여겨지길 원치 않는다.'
> Chapel Hill, North Carolina 대학의 Jackson Roush 교수
> (*Roush, 1994, p. 349*)

학교 배치를 선택하는 것에는 공립 또는 사립 교육기관, 통학제 또는 기숙제 프로그램 등을 결정하는 것들이 포함된다. 공립학교는 정부기금으로 재정을 지원 받는 반면에 사립학교는 수업료와 자선 기부금에 의해서 재정을 지원받는다.

기숙제 학교는 학업, 건강 및 사회성 등 종합적인 프로그램들을 제공한다. 학생들은 기숙사에서 다른 농이나 난청 아동들과 함께 생활한다. 학교 교직원들은 학생들이 사용하는 의사소통 방식으로 원할하게 의사소통할 수 있다.

농이나 난청 아동을 위한 통학제 학교(day school)에서는 모든 교과목을 가르치기 위해서 농과 난청 아동들의 교사를 고용한다. 이러한 학교에서는 청능사나 언어치료사와 같은 인적자원에 대한 지원이 이루어진다. 아동들은 가정에서 농이나 난청 아동을 위한 통학제 학교로 매일 통학하며, 이러한 학교들은 일반적으로 중심가에 위치해 있어 전 지역의 학생들이 이용할 수 있다. 통학제 학교에 배치하는 또 다른 형태는 학생들이 일반 학교에 입학하여 특수학급(self-contained classroom) 또는 일반학급에서 수업을 받는 것이다.

1975년 미국 공법(PL) 94-142(장애아동교육법, Education for All Handicapped Children Act)가 통과된 이후, 가정에서 공교육을 받는 아동의 수가 크게 증가하였다. 결과적으로 기숙제 학교에 다니는 아동의 수와 농이나 난청 아동을 위한 통학제 학교는 감소하였다. 6세에서 21세 사이의 아동 중 10% 이하가 기숙제 학교와 농이나 난청 아동을 위한 통학제 학교에 다니고 있다(U.S. Department of Education, 1998).

학급 배치

대부분의 공립학교에서는 특수학급(self-contained classroom)과 통합학급(mainstream classrooms)의 두 가지 배치가 가능하며, 학습도움실(resource rooms)도 이용할 수 있다. 인근 지역학교에 속해 있는 **특수학급(self-contained classroom)**은 농과 난청 학생만 배정되며(그림 15-3), 다른 장애아동들도 배정되는 경우 **다장애 특수학급***(multicategorical self-contained classroom)*으로 분류된다. **통합학급(mainstream classrooms)**에서는 농과 난청 아동이 정상청력 아동과 함께 수업에 참여한다. 어떤 아동들은 학교생활 중 일부분은 특수학급에 참여하고, 미술 및 체육 수업과 같은 몇몇 교과목은 통합학급에서 수업을 받는다(그림 15-4). 통합학급에서 아동들은 종종 수화, 구화 통역사 및 FM 시스템 등의 지원서비스를 이용할 수 있다. 몇몇 아동들은 통합학급에 참여하면서 학습도움실에서 개별화 교육을 받기도 한다. **학습도움실(resource rooms)**에 참여하는 아동들은 학교생활 중 일부분을 일반학급에서 보내고, 언어와 같은 특정 주제를 배우기 위해 언어 및 청각 전문가 또는 특수교육 교사에게 교육을 받는다.

일부 통합학급에서는 장애아동들이 일반학급에 적극적으로 참여하는 학생이기보다는 "방문자"로 여겨질지도 모른다(Anita, Stinson, & Gaustad, 2002). 학급 교사는 특수학급이 학습 및 행동적인 측면에서 아동에게 가장 도움될 것으로 여긴다. 이 모델의 긍정적인 면은 아동이 양쪽 학급으로부

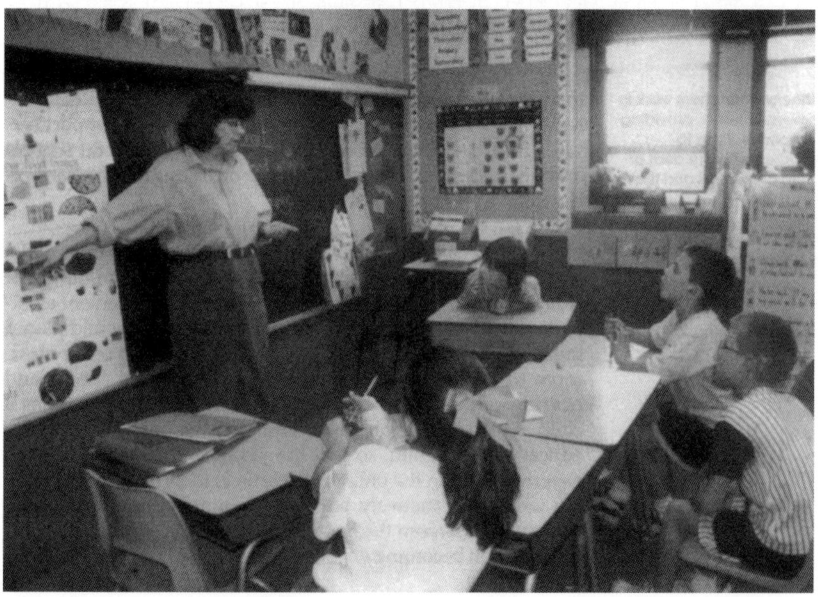

그림 15-3. 특수학급 배치. 일반적으로 교실의 크기는 작으며, 아동들은 교사 근처의 의자에 앉는다. *Photograph by Kim Readmond, courtesy of the Central Institute for the Deaf.*

"제가 농학교를 다녔을 때 저는 농이라는 것을 당연하게 여겼어요. 저는 그때 농인이면 들을 수 없다는 개념을 이해하지 못했습니다. 하지만 제가 정상 청력의 친구들과 사귀게 되고 가족보다 그들과 더 말하고 싶어졌을 때 문제가 되었습니다. 그것은 너무 큰 장벽이었습니다. 아주 충격적이였죠."

Gro. Norway에 거주하는 고등학생

(Ohna, 2003, p. 7)

특수학급(self-contained classroom)은 농이나 난청 아동들만 포함한다.

통합학급(mainstream classrooms)에서는 농이나 난청 아동들이 같은 반의 정상청력 학생들과 함께 수업을 듣는다.

학교생활 중 일부를 일반학급에서 보내는 아동들을 위한 수업이 특정한 공간인 **학습도움실(resource rooms)**에서 진행된다.

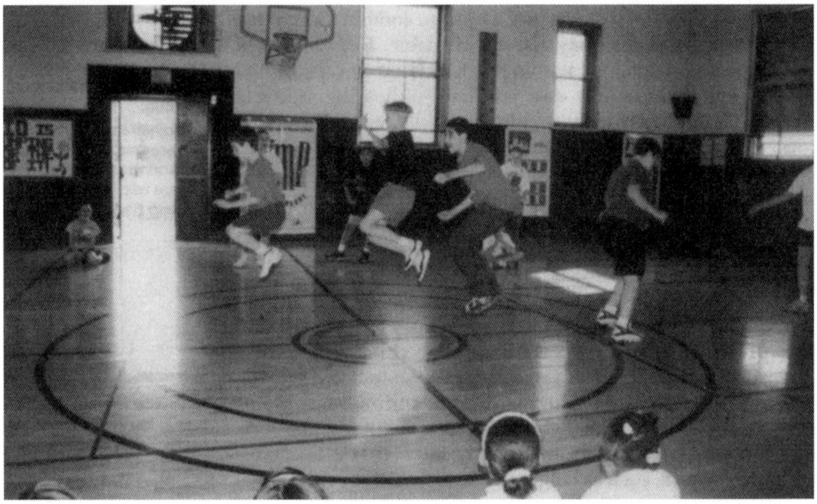

그림 15-4. 부분 통합학급 배치. 아동들은 학교일과 중 체육 수업과 같은 과목에 통합된다.
Photograph by Kim Readmond, courtesy of the Central Institute for the Deaf.

터 여러 측면에서 최상의 것을 얻을 수 있다는 점이다. 즉, 장애아동은 필요한 지원을 받으면서, 또래 아동들과 상호작용할 기회를 가질 수 있다. 이 모델의 부정적인 면은 (장애)아동이 일반학급을 방문함으로써 학급 분위기가 깨질 수 있고, 아동이 상황에 맞게 대처하지 못할 가능성이 있다는 점이다(예: 아동이 수업 중의 과제를 수행하지 못할 수 있다).

학습도움실에 대한 대안이나 보완책이 순회교사 제도이다. 아동은 정규학급에 다니지만, 여러 학교에서 근무하며 농과 난청에 관련된 전문지식을 지닌 순회교사에게 지원 서비스를 받는 것이다.

포함(inclusion)은 모든 학생들과 활동들을 일반교육을 진행하는 학급의 일상적인 일과에 통합하는 것이다.

통합(mainstreaming)의 두 가지 파생어는 포함(inclusion)과 협력(coenrollment)이다. 통합과 마찬가지로 **포함**은 청각장애 아동을 정상청력 아동과 같은 학급에 배치하는 것을 의미한다. 포함학급에 배치된 아동은 모든 관점에서 학교와 학급생활에 통합된다(그림 15-5)(Anita et al., 2002; Marschark, Young, & Lukomski, 2002). 학급교사(classroom teacher)는 학급의 모든 아동을 교육하는 주요 업무를 담당하고 있지만, 청각장애 아동의 학습적 요구사항에 부합하는 교육과정을 조절하고, 교실환경을 구성할 때는 특수교사와 협력하기도 한다. 통합과 포함의 철학적인 차이점은 전자의 통합은 아동이 학급에 적응해야 하는 반면에 후자의 포함은 학급이 아동에게 맞추어야 한다는 것이다(Stinson & Anita, 1999). 포함학급의 아동들은 일반적으로 구어, 종합적 의사소통법 혹은 발음 암시법으로 의사소통을 한다. 미국수화를 사용하는 아동은 일반적으로 이 학급에 배치되지 않는다. 포함학급은 도전 없이는 시행할 수 없다. 많은 학급교사들은 정상청력 아동과 청각

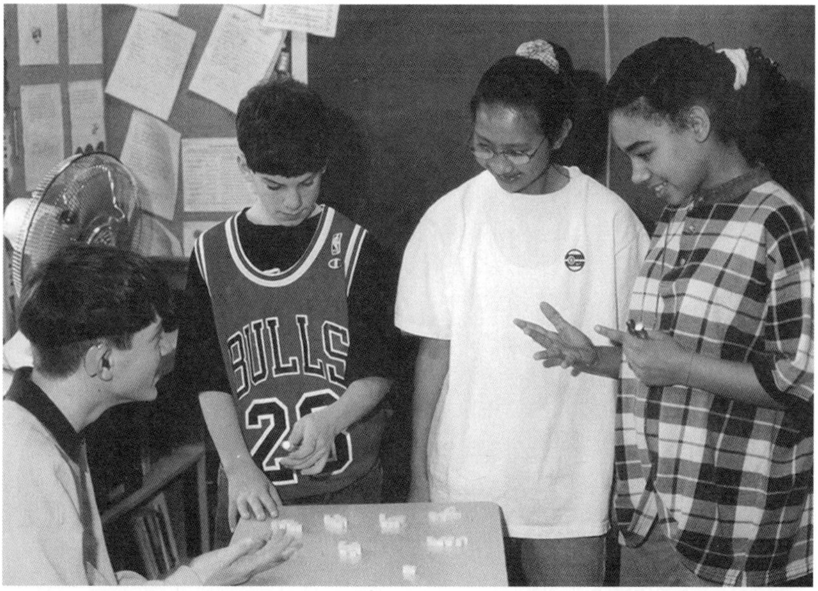

그림 15-5. 포함학급 배치. 청각장애 아동은 모든 교과와 사회적인 상호작용에 참여하면서 학급 내의 적극적인 구성원이 된다. *Photograph by Kim Readmond, courtesy of the Central Institute for the Deaf.*

"농 아동들은 정상청력 아동들이 경험해서 이해하는 일반적인 지식과 배경지식에만 결함을 가집니다. 그래서 농 아동들이 전에 경험하지 못해서 알지 못하는 것이 무엇인지 항상 살펴보아야 합니다. 제 생각에는 일반 교사들은 자주 농 아동들이 가지고 있지 않는 지식이 있다고 가정하므로 농 아동들은 교사들이 무슨 말을 하는지 모르는 채 그냥 앉아 있게 됩니다."

Helen, 청각장애 아동들이 있는 협력 학급의 일반 교사

(Jiménez-Sánchez & Antia, 1999, p. 221)

장애 아동 모두의 다양한 요구사항들을 처리할 준비가 되어 있지 않다고 느끼고, 때로 청각장애 아동들은 정상청력의 또래 아동들과 통합되는 데 사회적인 문제가 있으며(예: Israelite, Ower, & Goldstein, 2002), 자신이 급우들과 "다르다"고 느끼기도 한다(Leigh, 1999). 포함학급의 장점은 청각장애 아동이 같은 또래 친구들과의 활동에 조금 더 쉽게 참여하고, 정상청력 아동이 제공하는 말과 언어 모델링으로부터 배울 수 있는 기회를 가지는 점 등이다. 정상청력 아동에게는 장애 아동과 어릴 때부터 함께 생활함으로써 그들과의 차이점을 더 잘 이해하고 수용할 수 있다는 장점이 있다.

협력 모델(coenrollment model)에서는 일반학급 교사와 청각장애 아동을 위한 교사 두 명이 함께 학급을 지도한다(Antia & Levine, 2001; Jimenez-Sanchez & Anita, 1999). 수업에는 정상청력 학생들과 수화를 사용하는 청각장애 학생들이 모두 참여한다. 정상청력 아동에 대한 청각장애 아동의 비율은 약 1:4 정도이다(예: Mellon, 2005). 학생들이 서로 균형적으로 배치될 때, 이 모델을 **역통합**(*reverse mainstream*)이라고 한다. 모든 학생들은 학년별 교과과정을 채택하고 있는 학군에 지원할 수 있고, 교사들은 정상청력 학생들과 장애 학생들에게 동일한 기대를 가진다. 이러한 종류의 팀티칭(team-teaching)은 모든 학생들이 자신들의 문화와 더불어 다른 문화 및 언어와도 접하게 하고, 자기정체성과 자존감을 확립하도록 돕는다. 정상청력 학생들은 수화를 배우고, 농문화에 대해서 이해하게 한다.

협력모델(coenrollment model)은 한 명의 일반교사와 청각장애 아동 교육 유경험 교사가 팀으로 청각장애 아동을 교육하는 모델이다.

학교 일과(school days)

중도에서 심도의 청각장애 고등학생들의 학교경험과 급우들과의 상호작용에 대해서 알아보았다. 학생들은 Canada Toronto에 살고 있다. 그들은 초등학교 때 청각장애 학생을 위한 특수학급에 다녔고, 지금은 정상청력 학생들과 함께 일반 공립고등학교에 재학 중이다. 통합(mainstream)에 적응하는 것에 대한 그들의 생각 일부분이 다음에 소개되어 있다(Israelite et al., 2002, pp. 141-142):

Sam이란 학생이 적응에 대해 말했다: "나에게 가장 힘이 들었던 시기는 9학년 때였습니다. 내가 다녀 본 적 없고, 내 이웃들이 다니는 학교에 적응하려 노력하는 것 … 내가 그 학교에 다닐 때, 사람들은 내가 그들과 다르다는 이유로 나를 무시했습니다. 하지만 나는 그들과 어울릴 수 있고, 내가 그들과 똑같이 할 수 있고, 어쩌면 더 잘할 수도 있다는 것을 그들에게 말하는 것이 저의 도전 과제였습니다."

Kate란 학생이 급우들에게 자신의 청각장애를 밝히는 것에 대해 말했다: "내가 처음 통합영어학급에 다녔을 때, 급우들은 내가 난청이 있다는 것을 몰랐기에 나를 다른 친구들과 동일하게 대한다는 것을 알았습니다. 만약 내가 청각장애가 있다고 말했다면, 그들은 나를 다르게 대했을 것입니다. 그래서 나는 그들이 나를 다른 친구들과 동일하게 대하도록 아무 말도 하지 않았습니다."

Jade란 학생이 학급 교사와의 상호작용에 대해 말했다: "내가 싫었던 것은 9학년 때 영어선생님들 중 한 분이 내가 갈 10학년 학급의 선생님께 나의 난청에 대해 말한 것이었습니다. 10학년 선생님은 내가 난청이 있다는 것을 알게 되었고, 내가 필요한 모든 사항들을 들어주시려고 하셨습니다. 나는 10학년 학급이 너무 싫었습니다. 그 선생님은 내 주위에서 너무 긴장하고 계셨습니다. 나는 특별지도가 필요하지 않습니다. 내가 학급을 진학했을 때 선생님이 내가 청각장애가 있다는 것을 아는 게 싫습니다."

적합한 교육지원 형식(appropriate format accommodations)은 청각장애 아동이 정상청력 아동과 '공평한 조건'으로 참여하도록 한다.

전일제 포함학급은 다양한 수준의 지원을 제공한다. 직접적인 지원은 순회교사가 학생들이 일반학급 수업에 참여할 수 있도록 돕거나 특수교육 교육과정으로 직접 수업하는 등 일반학급에서 아동들과 함께 공부하면서 진행된다. 대신 순회교사는 학급 교사가 **적합한 교육지원 형식(appropriate format accommodations)**을 사용하도록 돕거나 청각장애 아동을 가르치는 방법에 관한 연수교육을 제공하는 등의 간접적인 서비스를 제공하기도 한다. 적합한 교육지원 형식의 전일제 포함학급은 학생들이 청각보조기기, 자막장치, 교실의 음향환경 향상과 수화통역사에 쉽게 접근할 수 있다는 것을 의미한다(Burns, 2004).

그림 15-6은 학급배치를 결정하는 한 가지 모델을 제시한 것이다. 이 모델의

특수학급	시간제 특수학급	시간제 통합학급	전일제 통합학급
	시간제 통합학급	시간제 학습도움실	– 직접적인 서비스 – 간접적인 서비스 – 편의 – 서비스 부재

그림 15-6. 학급배치를 결정하기 위한 한 가지 모델. 목적은 아동들을 왼쪽에서 오른쪽 배치 형태로 이동시키는 것이다. 일단 아동이 전일제 통합학급에 입학하면(제일 오른쪽), 순회교사가 보조 수업을 제공하는 직접적인 서비스, 순회교사가 학급교사에게 안내를 해 주는 간접적인 서비스, 편의(예: FM 시스템) 등을 제공받거나 서비스를 제공받지 못한다.

목적은 아동을 최대한 신속하게 일반 통합학급 배치로 이동시키는 것이다. 필요할 때만 아동을 통합학급 밖으로 배정하거나, 특별지원서비스를 받을 수 있도록 한다.

모든 언어 및 청각 전문가들이 이러한 모델을 고수하는 것은 아니다. 아동은 교육초기부터 정상적인 학급경험을 가지고 건청 사회를 알아가도록 교육프로그램을 시작할 때 일반학급에 배치되기도 한다. 대신, 어떤 아동은 학창시절에 농 사회에 문화적으로 적응하는 것을 특별히 강조하는 특수학급에서 교육을 받게 된다.

> 적합한 교육지원 형식 제공의 예
> - 단축된 과제
> - 대체 시험형식
> - 내용 강화
> - 내용 감량
> - 수업노트 복사
> - 추가 점수
> - 변형 시간제
> - 통역사
> - 언어 단순화
> - 성적 수정
> - 의역하기
> - 학습 지침
>
> (*Burns, 2004, p. 109*)

증폭기기와 청각보조기기

미국 장애인교육법(IDEA)의 Part B는 "각 공립기관은 농을 포함하여 청각장애가 있는 아동들에게 학교에서의 보청기 착용을 보장해야 한다(300.113)."라고 명시하고 있다. 아동에게 적합한 증폭기의 착용을 보장하기 위해서는 학교 관계자, 가족 및 아동의 의료홈이나 청각관리기관의 관계자 간에 의사소통이 원활히 이루어져야 한다. 청각보조기기는 아동들이 교실에서 수업을 최대한 잘 받을 수 있게 하기 위해서 필요하다.

증폭기기

청력평가는 청력손실의 범위, 특징 및 정도와 증폭기기에 대한 필요성 및 아동이 현재 착용하고 있는 청각기기로부터 적합한 이득을 얻고 있는지를 결정할 것이다. 이러한 평가에는 일반적으로 병력조사, 이경검사, 중이검사, 순음청력검사, 어음청각검사 등과 아동이 현재 착용하고 있는 보청기나 인공와우로부터 제공되고 있는 이득을 확인할 수 있는 검사들이 포함된다.

일단 학생들이 적합한 증폭기기를 착용한 후에는 그 기기가 적절하게 작동하는지를 확인하기 위한 절차가 시행되어야 한다. 이러한 과정에는 교육청

교실에서 구비해야 할 추천 장비

- 듣기점검을 위한 **청음기(stetoclip)**
- 건전지 검사기
- 이어몰드와 음도관의 수분과 귀지를 제거할 수 있는 송풍기
- 추가 장비(건전지와 FM 시스템의 경우 코드, 수신기 버튼, 교사 송화기)

(Oticon, 2006)

청음기(stetoclip)는 청진기와 비슷한 비전기식 장치로 보청기의 듣기 점검을 시행할 때 사용할 수 있다.

능사가 실시하는 정기적인 점검이 포함된다. 학교 관계자는 일일 시각 및 듣기 점검법과 기기고장의 가장 흔한 원인에 대한 문제해결법 등을 배워야 한다. 참고자료에는 증폭기기를 점검할 수 있는 자료가 제시되어 있다. 학급교사 등 학교 관계자가 증폭기기의 한계점을 이해하는 것이 중요하다. 대부분의 학생들은 특히 소음이 많은 교실에서 들을 때 여전히 어려움을 경험할 것이다.

보조기술

IDEA에서는 보조기술(assistive technology)을 장애 아동들의 기능적 능력을 증가, 유지 및 향상시킬 수 있는 장비나 시스템으로 정의하고 있다. 개별화교육계획(IEP)에서 아동이 일반교실에서 생활할 때 청각보조기기가 필요하다고 규정한다면, 학생의 가족들에게 추가비용 없이 청각보조기기를 제공할 것이다. 학교에서는 그러한 보조기기를 구입, 대여 혹은 임대할 수 있다.

FM 시스템은 이미 3장에서 설명하였다. 이 시스템에서 어음신호는 교사가 착용하는 마이크로폰의 라디오 신호를 통해서 학생들이 착용하는 FM 수신기로 전달된다. 교사가 자신의 입 주위의 송신기에 말하면, 신호는 독립형 FM 수신기나 아동의 보청기나 인공와우에 연결된 FM 수신기를 통과하게 된다. 신호가 아동의 귀로 직접 전달되기 때문에 소음이 많은 교실 환경의 영향을 최소화할 수 있다. FM 시스템의 단점은 송신기를 착용하고 있는 단 한 사람의 어음신호만을 청취할 수 있다는 점이다. 즉, 단 한 개의 송신기만 있다면, 아동은 교실 안의 다른 친구들의 말소리는 잘 들을 수 없다.

조금 더 광범위하게 사용되는 것 중 하나가 FM 음장시스템이며, 이것은 청각장애 아동과 정상청력 아동 모두에게 최상의 신호대잡음비(SNR)를 제공한다. 신호대잡음비는 집중해야 하는 음원(예: 교사의 음성)과 배경소음 간의 관계를 상대적인 dB 차이로 나타낸 것이다. FM 음장증폭 시스템은 특정 장소나 건물에 설치된 확성시스템과 유사하며, FM 수신기와 교사가 착용하는 FM 송신기로 구성된다. 스피커는 교실 주위나 아동들의 책상을 따라서 설치된다. FM 음장시스템을 통해서 청각장애 아동과 정상청력 아동 모두 학습성취도, 말 인지력 및 참여와 학습 행동이 향상될 수 있다. FM 음장시스템을 사용했을 때, 교사들은 후두염으로 인해 고생하는 일이 줄어들 것이다(ASHA, 2002, 부록 F 참조).

교육청능사는 학급교사가 FM 시스템을 편안하게 잘 사용할 수 있게 하는

책임이 있다. 그러므로 청능사는 FM 시스템이 제대로 작동하는지 확인할 수 있는 듣기점검법이나 문제해결법 등을 교사에게 설명하고 보여주어야 하며, 간단한 수리 정도는 할 수 있어야 한다.

교실 음향학

교실은 소음이 있는 환경이다. 신발 끄는 소리, 학생들 속삭이는 소리, 종이 구기는 소리, 책 내려놓는 소리, 의자 삐걱거리는 소리, 학생 웃음소리, 복도를 걷는 발소리, 문 닫는 소리, 에어컨 작동 소리 등은 교실 내부를 소란스럽게 하는 소리이다. 이러한 **배경소음(background noises)**은 말소리를 막고, 차폐하며 심지어 왜곡시킬 수 있다. 보통 이런 소리는 벽에서 벽으로 그리고 천장에서 바닥으로 튀어, 딱딱한 표면에서 또 다른 딱딱한 표면에까지 **잔향(reverberating)**된다. 이러한 과도한 교실소음과 잔향수준이 아동의 어음인지능력과 교육 및 사회적 발달에 유해한 영향을 미칠 수 있다는 광범위한 연구 결과들이 있다(ASHA, 2005c). 또한 교실소음은 아동의 집중력, 과제 지속력 및 전반적인 읽기발달 등에도 부정적인 영향을 줄 수 있다.

배경소음(background noises)은 목표음을 듣거나 그것에 집중하는 능력을 방해하는, 원하지 않는 청각적 자극이다.

잔향(reverberating)은 신호가 벽, 천장 및 바닥 표면으로부터 반사되어 소리가 지속되는 현상이다. 긴 잔향시간(500 ms 이상)은 교사의 말과 같은 어음신호를 다른 신호와 병합하게 하여 명료도를 감소시킨다.

보통 교실의 소음수준은 평균 50~60 dBA SPL 정도이다(Crandell & Smaldino, 1995). 그러므로 청각장애 아동들은 소음이 있는 교실에서 교사의 말에 집중하고 다른 친구들의 말을 듣기 위해서 두 배의 어려움에 직면하게 된다(Crandell & Smaldino, 2000). 또한 청각장애 아동들은 조용한 환경에서도 어려움을 경험하고, 배경소음과 잔향음은 이미 저하된 아동의 단어인지력과 어음이해력을 더욱 악화시킨다. 예를 들어, 만약 교사의 음성이 65 dBA SPL 수준(정상적인 대화수준)으로 아동의 자리까지 도달하고 교실의 배경소음 수준이 60 dBA SPL이라고 한다면, 신호대잡음비는 +5 dB이다. 정상청력 아동들의 최상의 청각적 이해력을 위해서는 약 +6 dB의 SNR이 필요하다(Crandell, 1992). 경도의 청각장애 아동들은 비교적 우수한 +6 dB 정도의 SNR에서도 어음인지력이 약 13% 떨어지며, SNR이 −6 dB 일 때는 어음인지능력이 약 33% 나빠진다고 한다(Crandell, 1993). 잔향음은 소음의 효과를 증대시키는데, 많은 교실에서 대부분의 청자들, 심지어 정상청력 아동들의 어음인지력을 감소시키기에 충분할 정도의 잔향음이 존재한다(Crandell & Bess, 1986).

간단한 몇 가지 전략으로 교실에서의 소음수준과 잔향음의 양을 최소화 할 수 있다. 여기에는 다음 항목들의 일부 또는 모두가 포함된다(ASHA, 2002; Johnson, 2000, p. 269).

- 바닥에 카펫이나 코르크 비치하기

- 의자와 책상 다리 끝에 고무 부착하기
- 벽에 방음판, 코르크, 두꺼운 천 및 융 게시판 부착하기
- 교실 내에 조용한 장소를 만들기 위해 붙박이나 칸막이 설치하기
- 잔향음의 양을 감소시키기 위해 이동식 칠판 설치하기
- 잔향음의 양을 감소시키기 위해 암막커튼이나 블라인드로 창문 가리기
- 방음타일로 천장 덮기
- 의자대신 방석 사용하기
- 고체심지(solid-core)를 구하거나, 소음고정 장치로 출입문을 잘 맞추어 처리하기
- 책상이나 탁자를 엇갈리게 배치하여 소리가 반사면에 직접 도달하지 않도록 하기
- 교실을 통기구와 같은 음원으로부터 멀리 떨어지도록 배치하기

그 외 다른 전략으로는 아동들에게 테니스화 같은 낮은 굽의 구두를 신도록 유도하고, 수업시간 중에는 문과 창문을 닫을 것을 권장하는 것이다.

보다 침습적이면서 보편적인 방법으로 소음과 잔향음을 최소화시킬 수 있다. 소음발생을 최소로 하기 위해 공기청정기를 조절할 수도 있다. Siebein, Gold, Siebin, 그리고 Ermann(2000)은 교실에서의 소음발생의 주요 원인이 난방, 환풍기 및 에어컨 시스템이라는 사실을 밝혔다. 특히 다음과 같은 에어컨 시스템이 소음을 많이 발생시킨다는 것을 알게 되었다: (a) 독립식 벽걸이형 설비; (b) 분산식 팬 코일 설비: (c) 복합적인 장소에 공급되는 중앙 집중식 지붕설비, (d) 가변 대기량 장치가 있는 중앙 시스템(p. 380). 가능하다면 이 외에도 소음기 사용, 적절한 배관 길이, 진동감쇄기 사용 등을 포함한 에어컨 시스템과 관련된 소음 해결책을 사용도록 제안하였다.

교실을 선택할 수 있는 선택권이 있을 것이다. 교실이 작고 천장이 낮을수록, 그리고 완전한 정사각형이나 직사각형이 아닐수록 교실의 잔향음이 최소화된다. 만약 학교운영진이 특수학급 또는 통합학급용으로 교실을 선택하지 않는다면, 교사들은 운영진에게 이와 같은 종류의 교실을 배정해달라고 요구해야 할 것이다. 또한 특수목적학급(체육관이나 음악실)이나 환경소음으로부터 멀리 떨어진 교실을 선택하도록 해야 할 것이다(예: 작은 골목을 향하고 있는 교실은 도시의 번화가를 향하고 있는 교실보다는 나을 것이다).

교사는 소음이 많은 교실에서 청각장애 학생들과 함께 생활하기 위해 다음과 같은 전략들을 배울 수 있다:

- 수업을 위하여 시각적인 보조기기 사용하기

- 독화를 성공적으로 할 수 있도록 말하기 전에 학생들을 집중시키기
- 교실에서 소음수준을 최소화하도록 모든 학생들을 독려하기
- 학생들을 마주보며 입을 가리지 않고 말하기
- 청각장애 학생 대부분이 독화와 수화를 하는 중에는 얼굴을 돌려 다른 일(컴퓨터나 노트필기 등)을 동시에 할 수 없다는 사실 인지하기
- 청각장애 아동에게 가장 선호되는 자리인, 교사의 얼굴이 가장 잘 보이는 교실 앞쪽에 앉히기

말, 언어 및 문해 능력

개별화교육계획의 개발 및 정기적 진전 정도의 평가를 위해 아동의 말, 언어 및 문해 능력에 대한 형식적 평가가 실시될 수 있다. 평가 결과는 계획에 포함된 목표를 보완하고 수정하도록 한다. 다음 부분에서는 청력손실로 인한 말, 언어 및 읽고 쓰기의 어려움과 현재의 수행수준을 평가하는 절차를 살펴보고, 말과 언어 중재 전략들을 다루어 보고자 한다.

말 특성

대체로 명료도에 관하여 아동의 말소리를 기술할 때 **분절적 오류(segmental errors**; 말소리의 오류)와 **초분절적 오류(superasegmental error**; 말소리 리듬과 운율 오류)가 함께 고려된다(그림 15-7). 일반적으로 잔존청력이 더 있고, 청각기기로부터 이득을 더 받는 아동들은 잔존청력이 적고 증폭기로 부터 이득을 덜 받는 아동들보다 말을 잘하고 분절 및 초분절적 오류가 적다(예: Tye-Murray, Spencer, & Woodworth, 1995; Yoshinaga-itano, 2006). 선천성이거나 아동기 초기에 청력을 잃은 아동들에게 청력손실의 영향은 가장 확연하다. 후천성 난청의 경우, 손실 정도가 심하더라도 말소

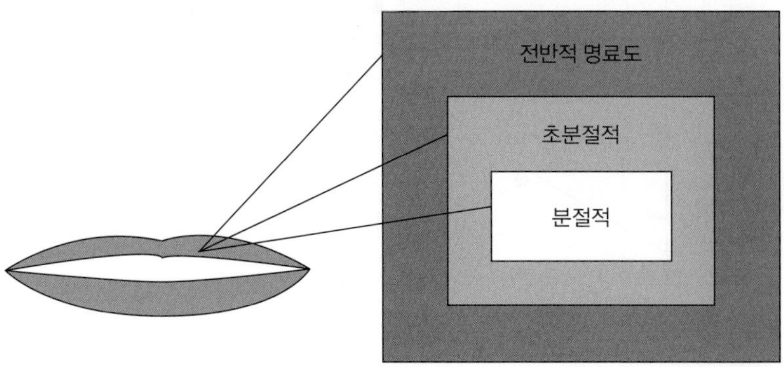

그림 15-7. 말산출 평가. 말 숙달도는 전반적인 명료도인 분절적 및 초분절적 오류를 고려하여 결정된다.

리에 영향을 미치지 않을 수 있다(예: Kishon-Rabin, Taitelbaum, Tobin, & Hildesheimer, 1999).

아동이 말하는 것은 듣는 것과 관련이 있다. 예를 들어, 정보전이분석(information transmission analysis)에서 결정되는 것처럼(2장 참조), 조음위치, 비음 및 유성성 자질을 들을 수 있는 인공와우 착용 아동들의 경우에는 잘 들을 수 없는 아동들에 비해 이런 자질들을 정확히 말할 확률이 높다(Tye-Murray, Spencer, & Gilbert-Bedia, 1995). 그림 15-8은 어음인지점수(*Word Intelligibility Picture Index, WIPI*; Ross & Lerman, 1971)와 문장모방검사의 어음산출점수 간의 상관성을 보여준다. 최소 5년 이상 인공와우 착용 경험이 있는 아동들에게서 수집된(Tye-Murray, Tomblin, & Spencer, 1997) 이 자료는 아동의 음소 산출 능력과 인지능력 간 높은 상관성을 나타낸다. 한 변인이 다른 변인을 얼마나 잘 예측하는가를 검증하는 **피어슨 상관계수(Pearson correlation)**, $r = 0.88$로 유의미하게 높았다(Levitt, McGarr, & Geffner, 1987; Smith, 1975). 더욱이 청력손실의 정도와 이에 수반되는 말소리의 어려움은 중간 정도의 정적 상관관계를 보인다(예: Wake et al., 2004).

아동의 명료도는 수많은 다른 요소들과 연관이 되는데 이러한 요소들은 청력손실 발견 연령, 언어치료 기간, 말하고자 하는 동기유발, 적절한 보장구의 지속적인 사용, 보청기 및 인공와우 착용 시작 연령, 아동의 말 환경 등

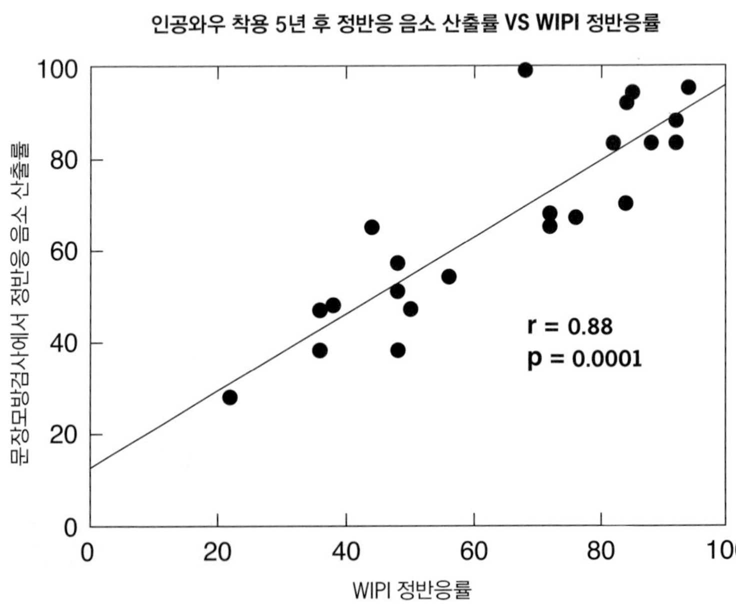

그림 15-8. 인공와우 착용 경험 5년 후의 아동들의 어음산출과 어음인지기술 간의 상관관계

이다. 예를 들어, 아동은 말소리를 얼마나 자주 듣는가? 아동은 주변에서 좋은 말소리 모델링을 제공받고 있는가? 아동이 말하려고 할 때, 적절한 강화가 제공되는가? 등이 관련된다.

약간의 청력이 큰 차이를 만들 수 있다

경도에서 중도의 청력손실이 있는 아동이 적절한 증폭기를 착용하고 있다면 정상 말 산출에 가깝고 좋은 명료도로 발전하는 경향이 있다(Elfenbein, Hardin-Jones, & Davis, 1994). 이런 아동들의 경우, 정상청력이나 발달적 조음장애 아동들의 말 오류들과 비슷한 경향이 있다. 예를 들면, 심도 난청 이하의 아동들은 /s/나/ʃ/와 같은 마찰음들을 잘못 발음할지도 모르나 대부분의 다른 소리들은 높은 정확도로 발음할 것이다(Eisenberg, 2007의 리뷰 참조).

전반적 명료도

예로부터 언어습득 전에 청력손상을 입고 보장구를 착용하는 대부분의 심도 난청 아동들의 말을 이해하기는 쉽지 않다. 평균적으로 청취자들은 그 아동들의 단어를 20% 미만으로 확인이 가능하다(John & Howarth, 1976; Markides, 1970; Monsen, 1978). 최근의 보청기를 사용하는 아동들의 명료도에 대한 연구는 아직까지 많지 않다.

연구들은 청력손실이 심한 아동들은 정상청력 아동과는 다른 발달 패턴을 보이며, 말하는 능력이 상대적으로 일찍 정점에 도달한다고 제안하고 있다. 예를 들면, 심도 난청 유아의 음성 목록은 정상청력을 가진 또래 유아에 비해서 제한적이고(Lach, Ling, Ling, & Ship, 1970; Stoel-Gammon, 1988), 옹알이패턴은 비정상적이다(Von Hapsburg & Davis, 2006). 심도 난청 유아들은 **중첩적 옹알이(canonical babbling)**를 더 적게 보이며 이들의 옹알이는 제한된 범위의 자음들만 포함한다(Stoel-Gammon, 1988; Wallace, Menn, & Yoshinaga-Itano, 1998). 보청기를 사용하는 심도 난청 아동들은 말 산출의 여러 측면에서 자기특유성을 나타내지만 대다수가 말할 때 유사한 오류패턴을 보이며, 낮은 명료도를 나타낸다.

인공와우 착용 아동들은 보청기를 사용하는 아동들보다 말을 잘한다. 예를 들면, 5세 이전부터 인공와우를 사용하고 있는 181명의 8세와 9세 아동들에 대한 연구에서, Tobey et al.(2003)은 청자들이 이 아동들의 말을 평균적으로 60% 이상 이해하였으며, 절반 이상의 아동들이 80% 이상의 명료도로 단어를 산출하였다고 보고하였다. 마찬가지로, Peng, Spencer, &

Tomblin(2004)은 언어습득 전 청력손상을 입어 7년 정도 인공와우 착용 기간을 가진 24명의 아동들이 문장모방과제에서 약 72%의 단어들을 정확하게 따라 말하는 명료도 수준을 보였다고 하였다. 그 아동들 중 반 이상이 85% 이상의 점수를 받았지만 24명 중 6명은 50% 이하의 점수를 받았다. Peng et al.은 말 명료도 점수가 심지어 5~6년의 인공와우 사용 후에도 지속적으로 향상된다는 증거를 제시하였다.

분절적 오류

언어습득 전에 심각한 청력손실을 입은 아동들은 모음, 이중모음 및 자음을 말할 때 많은 분절적 오류를 범한다. 평균 청력이 95 dB HL로 보청기를 사용하는 그룹은 모음과 이중모음의 56%와 자음의 72%를 비정상적으로 산출하는 것으로 평가되었다(Markids, 1970). 당연히, 모음과 자음의 오류 수와 전반적인 명료도 간 반비례 관계가 성립된다. 즉, 아동의 말의 오류 수가 증가할수록 명료도는 감소한다(Smith, 1975).

보청기를 착용한 고심도 난청 아동의 대부분은 공통적으로 모음을 중성화한다. 일부 생리학적 연구들은 모음을 산출하는 동안 혀의 움직임에 초점을 두었다. 이런 연구들은 심도 난청 화자들이 정상청력 화자에 비해 앞뒤로 혀를 움직이지 않으며, 모음의 높이를 구별하기 위해(예: 저모음 /a/와 고모음 /I/) 일차적으로 턱의 위치에 의존한다고 제안하였다(Dagenais & Critz-Crosby, 1992; Tye-Murray, 1987, 1991). 이런 제한된 혀의 움직임은 중성화된 모음 지각 현상의 일차적인 요인일 수 있다. 종단연구에서 관찰되어 온 11~14세 아동들은 시간경과에 따른 모음과 이중모음의 평균 오류수와 유형에서 거의 변화를 보이지 않았다(McGarr, 1987).

다음은 모음 오류 유형이다.

- 중성화
- 대치
- 이중모음화
- 연장
- 비음화

보청기를 사용하는 고심도 및 심도 난청 아동들은 특징적인 자음오류를 산출하는 경향이 있다(예: Smith, 1975). 이런 오류들로 유성음/무성음 혼동, 대치, 생략, 왜곡 및 자음군 오류가 있다. 이러한 아동들은 얼굴에서 가시적인 자음을 비가시적인 자음보다 정확히 산출한다. 예를 들어, 아동은 *cat*보다 *pat*을 더 정확하게 산출할 가능성이 높다. 또한 조음 방법에 따른 산출 오류가 흔하다. 많은 아동들이 파찰음, 마찰음, 유음, 그리고 설측음을 산출하는 데 어려움을 보인다.

인공와우 착용 아동은 정상청력 아동과 거의 동일한 순서로 말소리를 습득하며, 비슷한 정도의 난청을 가지고 보청기를 사용하는 아동보다 말소리 습득이 훨씬 빠르고 우수하다(예: Blamey, Barrym & Jacq, 2001; Paatsch, Blamey, & Sarant, 2001; Tobey, Geers, & Brenner, 1994; Tye-Murray & Kirk, 1993). 인공와우의 사용은 모음 산출을 더 정확하게 하고 완벽한 목록을 갖도록 한다(예: Blamey et al., 2001; Tye-Murray & Kirk, 1993; Warner-Czyz, Davis, & Morrison, 2005). 예를 들어, 한 연구에서 12명의 아동들이 인공와우 수술로부터 4년 정도 경과된 시점에서 우수한 모음 산출능력을 습득하였음을 보고하였다(Blamey et al., 2001). Tye-Murray, Tomblin, & Spencer(1997)는 인공와우 사용자들과 보청기 사용자들이 생성하는 오류가 유사하며, 중설모음을 가장 정확하게 산출하고 전설모음을 가장 부정확하게 산출한다고 하였다.

장기간 인공와우를 착용한 아동들의 자음 목록은 정상청력 아동들의 자음 목록과 유사해진다(예: Chin, 2003; Serry & Blamey, 1999). 인공와우의 착용이 자음 습득에 도움이 되어도, 마찰음과 파찰음은 고주파수 소리로 듣기 어렵기 때문에 습득이 느리다(Blamey et al., 2001; Tye-Murray et al., 1997). 흥미롭게도, 비슷한 정도의 난청을 가지며 보청기를 사용하는 아동들과 같이, 어린 인공와우 사용자들은 좀 더 가시적인 양순음들을 덜 가시적인 구개음, 연구개음, 파열음보다 정확하게 산출하는 경향이 있다(Tye-Murray et al., 1997). 이 결과는 어린 인공와우 사용자들이 자음을 습득하는 데 청각과 시각 신호 모두에 의존한다는 것을 보여준다.

말 습득에서 청각적 정보의 역할

잔존청력이 적은 아동들의 말 명료도 발달에 대한 어려움을 이해하기 위해서는 말하기를 배우는 일에 청각적 정보가 도움이 되는 측면들을 생각해 보는 것이 도움이 된다. 청각적 정보는 아동의 말 습득이 이루어지는 동안 적어도 다섯 가지 측면에서 중요한 역할을 한다.

1. 청각적 정보는 조음 조직의 상세한 원리들의 발달을 가능하게 한다. 공동체에서 다른 사람들의 말을 들음으로써 아동들은 호흡 휴지를 어떻게 조절해야 하는지, 혀 몸체를 어떻게 굽히고 펴야 하는지, 모음들과 자음들 사이를 어떻게 리드미컬하게 교대하는지 배운다. 들을 수 없는 아동들은 종종 (a) 말 산출을 위한 호흡 흐름 조절하기, (b) 모음의 위치를 잡으려고 입에서 혀를 앞뒤로 굴리기, (c) 하나의 조음 위치에서 다음 위치로 조음기관들을 부드럽고 지속적으로 움직이기를 배울 수 없다.

"아동을 위한 가장 적절한 교수전략들의 선택과 사용은 말 수용에서 잠재 감각인 소리에 대한 지식과 말 산출의 조절에 기초가 되는 감각운동 기제들을 요구한다."

Daniel Ling, 농과 난청 아동의 말소리에 관해 영향력을 준 교사(*Ling, 1975, p.3*)

(*계속*)

2. 다른 사람들의 말을 들음으로써 아동들은 특정 말소리를 어떻게 산출하는지 배운다. 예를 들면, 그들은 비교적 입술이 빠른 속도로 열리는 /p/와 느린 속도로 움직이는 /w/를 구별하는 것을 배운다.
3. 아동들은 듣기를 통해 음운적 수행력(예: 그들의 언어 공동체의 음소를 배운다.) 시스템이 발달한다. 들을 수 없는 아동들은 종종 그들의 언어에서 몇 가지의 소리들, 특히 /s/나/ʃ/와 같은 고주파수와 관련된 청각 정보들은 습득할 수 없다.
4. 청각적 피드백은 아동들에게 그들이 조음기관을 움직였을 때 어떤 결과가 나타나는지와 자신의 소리가 다른 화자들의 소리와 얼마나 비슷한지에 대해 알려준다. 예를 들면, 만약 화자가 그들의 입술로 파열음을 발음하면 그들은 이것이 파열음으로 산출될 것이라는 것을 배운다. 만약 화자가 너무 큰 강도로 말했다면 다른 화자들과 비교했을 때 그들은 부적절하게 크게 들을 것이다. 농인 화자가 파열음을 산출할 때 약간 터뜨리는 소리로 산출하는 것은 일반적이다.
5. 청각적 피드백은 지속적으로 말 산출을 모니터링하고 오류들을 감지하는 데 정보를 제공한다. 예를 들면, 당신은 "See went"라고 스스로 말한 것을 듣고 자발적으로 빠르게 고쳐 "She went"라고 말할 것이다. 농인 화자는 이처럼 그들 스스로 모니터하는 것이 불가능하다.

(Tye-Murray, Spencer, & Woodworth, 1995).

초분절적 오류

고심도 난청으로 보청기를 사용하는 아동들은 독특한 말소리의 특성을 가지는 경향이 있다. 이런 아동들의 말은 숨소리가 섞여 있으며, 힘이 많이 들어가고, 짧고 날카로우며, 불규칙적으로 들린다. 비정상적인 말소리는 초분절적 패턴 오류에서 기인한다. 이것은 강세, 말의 속도, 동시조음, 호흡 조절, 음조 및 강도의 오류를 포함한다. 많은 아동들은 모든 음절에 동일한 강세를 두거나 단어에 부적절하게 강세를 넣는다. 예를 들어, 단어 *baby*를 첫 번째 대신 두 번째 음절에 강세를 넣어서 "bah-BEE"로 발음한다(예: Robb & Pang-Ching, 1992; Tye-Murray & Folkins, 1990).

> 농 아동은 한 단어에서 각 음소를 산출하므로 흔히 농 아동의 말 명료도는 상당히 낮아진다.
>
> S. Sibley Haycock, Superintendent of the Langside School for the Deaf, Glasgow, Scotland, 1901-1923
> (*Haycock, 1933, p.29*)

일반적으로, 심도 및 고심도 난청 아동들은 종종 단어 내와 단어 간 모두에 쉼을 넣어 매우 느리게 말한다. 또한 불필요한 소리를 삽입하거나 단어들을 연장하기도 한다. Volker(1938)는 정상청력 아동들이 1분에 164개의 단어를 말할 때, 심도 난청 아동들은 1분에 70개의 단어들을 말한다고 하였다.

대부분의 아동들은 청력이 정상인 사람들이 말하는 것처럼 동시조음을 하지 못한다. 예를 들어, 아동은 단어 *basket*을 "ba-a-sa-kat"으로 마치 소리가 분리된 단위인 것처럼 조음한다(예: Monsen, 1976; Rothman, 1976; Tye-Murray, Zimmermann, & Folkins, 1987). 정상청력 화자들은 말할 때 자음을 종결하기 전에 혀와 턱을 모음 자세로 움직이는 것에 반하여 심도 난청 화자들은 그렇지 않을 수 있다.

언어습득 전 청력손실이 있는 심도 난청 성인 화자들은 말소리가 없는 과제에는 정상적인 호흡과 공기역학 행동을 보이지만 말소리를 사용하는 경우에는 비정상적인 행동을 보인다(Forner & Hixon, 1977; Itoh, Horii, Daniloff, & Binnie, 1982). 열악한 호흡 행동은 낮은 어음 명료도와 높은 상관이 있다. 성인들은 종종 이어지는 말을 하는 동안 너무 많은 공기량을 내보냄으로써 말소리 기류를 비효율적으로 관리한다(Forner & Hixon, 1977; Metz, Whitehead, & Whitehead, 1984). 난청 화자는 낮은 폐기량으로 말을 시작하고 매 호흡주기마다 더 적은 음절을 말하는 경향이 있다(Whitehead, 1984).

심도 난청 아동들은 거친소리, 쉰소리, 또는 긴장된 소리를 나타내어 목소리 질이 좋지 않다(Hudgins & Numbers, 1994; Markides, 1970). 아동들의 음조는 지나치게 높거나 다양할 수 있다(Horii, 1982). 어떤 아동들은 단조롭게 말한다. 음조가 높다가 갑자기 낮아지는 것은 흔한 현상이다.

인공와우가 아동들의 초분절적 산출능력에 어떤 영향을 미치는지에 대한 정보는 제한적이다. 적어도 두 연구는 인공와우의 사용이 말소리의 비음화에 영향을 미친다고 보고하고 있다(예: Svirsky, Jone, Osberger, & Miyamoto, 1998; Tye-Murray, Spencer, Bedia, & Woodworth, 1996). 한 연구에서는 인공와우의 사용이 구강 내 공기 압력에 대한 관리를 증진시킬 수 있다고 하였다(Jones, Gao, & Svirsky, 2003). 반대로, McCleary, Carnye, & Schulte(2003)는 인공와우의 초기 버전 어음처리기를 사용하고(1990년대에 이식받음) 종합적 의사소통 환경에서 교육받은 7명의 아동들이 인공와우 사용 5, 6년 후에도 비정상적인 공기역학으로 말하는 행동을 보였다고 하였다.

언어

이 장의 앞에서 말했듯이, 심한 청력손실이 있는 90%의 아동들은 정상청력 부모로부터 태어난다. 결과적으로, 많은 아동들은 청각 말소리 신호에 접근할 수 없고 부모들은 수화를 못하기 때문에 아동들은 초기에 언어에 노출되지 못한다. 이것의 한 가지 결과는 많은 아동이 **표현 언어(expressive language)**와 **수용 언어(receptive language)**가 지연된다는 점이다. 청력손실이 어떻게 언어발달에 영향을 미치는지를 이해할 수 있는 한 방법은 정상청력과 난청 그룹들을 비교해 보는 것이다. 정상청력을 가진 8세의 아동들은 언어습득 전 고심도 청력손실이 있는 성인들보다 더 나은 문법 지식을 가지고 있다. 더하여, 청력손실이 심한 성인들 대부분의 어휘력은 초등학교 4학년인 정상청력 아동에 미치지 못한다(Bamford & Sanunders, 1985; DiFrancesca, 1972). 언어의 어려움은 종종 형식(구문론, 형태), 내용(의미론과 어휘) 및 화용(사용)의 문제들로 분류될 수 있다.

형식

형식(form)의 문제들을 포함하는 목록은 광범위하다(for review, 참조 Rose, McAnally, & Quigley, 2004; Seyfried & Kricos, 1996). 청력손실이 심한 아동들은 명사와 동사를 지나치게 사용하는 반면, 부사, 전치사 및 대명사는 거의 사용하지 않는다. 그들은 기능어들을 생략할 수 있다. 이러한 아동들이 산출하는 문장 대부분은 간단한 주어–동사–목적어 구조로 되어 있으며, 정상청력 아동들에 비해 더 적은 단어들을 사용한다. 복수격, 소유격, 3인칭 단수 "s" (예: *she walks*)나 과거시제의 형태소가 많이 나타나지 않는 것처럼, 합성문이나 복합문도 드물다. 한 아동이 자신의 고양이에 대한 이야기 도중, "Socks jump. Cup fall over. Mess big. Mom mad about Socks."라고 말하였다. 여기에서 이 아동은 기능어 *was*, 관사 *the*, 그리고 시제표시 *-ed*를 생략하였다(심도 난청 아동의 언어에서 접속사, 관사 및 조동사의 부족을 보고한 Griswold & Cummings, 1974 참조). 이 아동의 구문 구조는 단순했다. 비록 청자가 이 아동의 이야기를 알아들을 수 있었으나 문장들은 전보식 문장처럼 들렸다.

심지어 중도의 난청인도 형태론적인 발달에 결함을 보일 수 있다. 즉, 적은 청력손실도 형태학적 발달을 손상시킬 수 있다. 예를 들어, McGuckian & Henry(2007)는 평균 연령이 7세 4개월인 중도 난청 아동 10명과 평균 연령 3세 2개월인 정상청력 아동 10명 간 문법 형태소의 산출 정확도를 비교하였다. 난청 아동들과 정상청력 아동들은 서로 다른 형태학적 발달 패턴을 보였다. 즉, 난청 아동들은 제2의 언어를 배우는 사람들과 더 유사한 패턴을 나타내었다. 예를 들면, 정상청력 아동들은 소유격 "s"와 복수격 "s"를 아주 정확하게 산출하는 경향을 보인 반면, 중도 난청 아동들은 소유격 "s"를 거의 산출하지 않았으며, 복수격 "s"의 산출도 다소 비일관적이었다.

아동들은 가끔씩 단어의 순서를 부정확하게 나열한다. 아동은 "Saw a big cat"이라는 의미로 "Saw cat big"을 말할지 모른다.

청력손실이 심한 아동은 복합문과 합성문을 거의 산출할 수 없을 뿐만 아니라 그것들을 독화하거나 읽을 때 자주 해석할 수 없다. 예를 들어, 누가 아동에게 "The cat was chased by the dog"라고 말할 때, 아동은 이 문장을 능동시제(active tense)인 "*The cat chased the dog*"로 해석한다. 화자가 "The ending of the school year saddened the teacher"라고 체언문으로 말할 때 목적격 시제로 "*The school year saddened the teacher*"로 해석할 수 있다(Russell, Quigly, & Power, 1976).

인공와우를 이식받은 아동들은 언어 습득 능력이 가속화되고 향상된다. Tomblin, Spencer, Flock, Tyler, & Grantz(1999)는 29명의 어린 인공와우 사용자 그룹과 29명의 어린 보청기 사용자 비교 그룹의 구문을 *Index of Productive Syntax* (IPSyn; Scarborough, 1990) 측정도구로 살펴보았다. 인공와우 사용자들은 보청기 사용자들보다 시간 경과에 따라 영어 문법에 더 큰 성장 속도를 나타내었다. Geers, Nicholas, & Sedey(2003)는 181명의 8~9세 인공와우 사용자들(Tobey et al., 2003의 연구에서와 동일한 아동 그룹)의 연구에서, 거의 절반 정도의 아동들이 정상청력 아동들과 유사한 영어 구문을 보였다고 하였다. 또한, 인공와우 이식 후 언어 습득률이 정상 발달과 비슷하게 나타났다(Svirsky, Chute, Green, Bollard, & Miyamoto, 2002). 그러나 연구대상 간 광범위한 수행력 차이를 보여 모든 아동들이 다른 아동들만큼의 이득을 받지 못한다는 결과를 보였다(Kirk, Miyamoto, Ying, Perdew, & Suganelis, 2002).

내용

내용(content)은 의사소통을 하는 동안 사용되는 단어와 의미를 말한다. 청각장애 아동들에게 주로 나타나는 언어 문제는 제한된 어휘이다. 청력손실이 심할수록 어휘 습득에 미치는 영향은 더 크다(예: Kiese-Himmel & Reeh, 2006). *Standard Achievement Test* (Gardner, Rudman, Karlsen, & Merwin, 1982)와 같은 표준화된 성취도 검사의 수행력은 학령기 동안 청각장애 아동의 어휘 성장이 정상청력 아동에 비하여 늦어진다는 것을 보여준다(Spencer & Lederberg, 1997). 많은 아동들은 일상생활 단어들만 배운다. 모든 어휘가 친숙하지 않아 우주와 같은 전체 개념과 관련된 단어들은 모르기 쉽다. 따라서 행성, 수성, 별, 우주인 및 로켓과 같은 단어들이 생소할 수 있다. 그들은 단어들을 제한된 방식으로 사용한다. 예를 들어, 한 아동은 happy라는 단어를 서술어(예: *The boy is happy*)로 사용할 수 있지만 수식어(예: *The happy boy is here*)로는 사용하지 못할 수 있다. 많은 아동이 동의어와 반의어를 확인할 수 없거나 "*She was mad as a hornet.*"과 같은 속담들을 이해할 수 없다. 또한 여러 뜻을 지닌 유사한 단어들에 대한 어려움을 경험한다. 예를 들어, 아동들은 "*Please stand by the piano.*"에서 쓰이는 단어 *stand*를 이해할 수 있지만 "*Please move the music stand.*"에서 쓰이는 *stand*는 이해하지 못할 수 있다.

내용(content)이란 어휘와 단어 사용과 관련된 것을 말한다.

일반적으로 청력손실이 심한 아동들은 구체적인 단어들을 추상적인 단어들보다 쉽게 배운다(Green & Shephard, 1975). 새, 의자, 앉다, 전화, 공과 같은 단어들은 뜻과 연결할 수 있지만, 물체가 아니거나 확연히 관찰할 수 없는 행동을 표현하는 바꾸어 말하다, 감성적인, 존경하는, 지혜로운과 같은 단어들은 더 배우기 어려워 할 것이다. 보청기를 사용하고 어렸을 때부터 가정에서 수화(ASL/total communication)에 노출된 심도 난청 아동은 수화를 접하지 않은 아동에 비해 더 높은 어휘 발달을 보인다는 증거들이 몇 있다(Connor, Hieber, Arts, & Zwola, 2000; Griswold & Cummings, 1974; Schafer & Lynch, 1980).

어휘 습득은 인공와우 사용으로 향상된다. Waltzman et al.(1997)은 5세 전에 인공와우를 이식받은 38명의 아동들의 언어 자료에서 3년 동안 4년의 어휘 연령 성장을 보였다고 보고하였다.

화용

화용론적(pragmatic)이란 어휘와 단어 사용과 관련된 것을 말한다.

청각장애 아동들은 가끔씩 언어를 부적절하게 사용하는 **화용론적(pragmatic)** 오류를 보인다(Krestschmer & Kretschmer, 1994). 예를 들어, 질문을 부적절하게 할 수 있다. 한 아동이 새로운 친구에게 한 질문은 그 아동의 아버지가 얼마나 많은 돈을 벌었느냐였다. 아동은 대화를 시작하고 유지하는 방법이나 의사소통 단절을 수정하는 방법을 모를 수 있다. 어떤 상황에서는 아동은 그냥 이해하는 척하려고, 고개를 끄덕거리거나 알아듣는 척할 수 있다.

아동은 대화의 사회적인 관습을 잘 모를 수 있다. 예를 들어, 언제가 자신이 말할 차례인지, 메시지가 어떻게 전달되었는지 알려줄지, 그리고 대화의 주제를 어떻게 바꿀지를 모를 수 있다. 다음 회화에서 청각장애 아동은 갑자기 새로운 주제를 개시하였고 다시 설명을 부탁하는 어른의 요청에 반응하지 않았다.

어른: 나랑 같이 가고 싶니?
아동: 차가 책상에서 떨어졌어요! Boom!
어른: 뭐라고 말했니?
아동: 내 것.

이런 부적절한 반응은 이 아동의 청력손실(아동이 어른의 말을 못 들었을 수 있다)과 대화의 규칙에 대한 생소함 두 가지 모두와 관련될 수 있다.

일반적으로 아동이 대화에서 화용론을 잘 배우지 못하는 최소한의 세 가지 이유는 다음과 같다(예: Gfeller & Schum, 1994; Schum & Gfeller, 1994 참조).

- 첫째, 아동들은 언어 사용에 대한 광범위한 연습을 하지 못한다. 언어구조에 친숙하지 못하고 어휘력이 감소되어 대화 능력이 제한된다. 더욱이 정상청력의 사람들은 수지부호 영어나 수화를 거의 모르기 때문에 그들이 청각/구화 의사소통 방식을 사용하지 않는다면, 그들과 말할 수 있는 대화 상대는 적어진다.
- 둘째, 아동들은 부모나 다른 사람들이 말하는 것을 엿들을 수 없다. 그러므로 언어를 사용하는 방법에 대한 일상생활의 우연학습을 제공받지 못한다.
- 셋째, 그들은 정상청력 아동들과 같은 정규 교육을 받지 못할 수 있다. 예를 들면, 부모는 정상청력 자녀에게 예의범절에 대한 규칙을 잘 설명할 것이다(상대의 말을 가로채지 말아야 한다; "감사합니다"라고 해야 한다; 상대방이 말할 수 있게 해야 한다). 청각장애 자녀의 부모는 아동의 제한된 언어나 자신의 제한된 수지사용 능력 때문에 자녀에게 규칙을 설명하지 못할 수 있다. 수지부호 영어나 수화를 사용하는 아동은 자신 주위에 이런 방식으로 의사소통을 하는 사람들이 많지 않기 때문에 정상청력 아동과 같은 언어 경험을 못할 수 있다.

문해 능력

문해 능력은 언어 발달과 밀접한 관련이 있는 것으로서 읽기와 쓰기 능력을 말한다. 많은 아동이 영어를 어려워하므로 읽고 이해하거나 글 쓰는 것도 당연히 어려워할 것이다. 그럼에도 문해 능력은 학습 자료를 익히기 위한 기초가 되므로, 문해 능력이 저조하면 학업 발달이 방해받을 수 있다.

읽기

보청기를 사용하는 농과 난청 아동들은 정상청력 아동들에 비해 지연 현상과 차이점을 보인다(King & Quigley, 1985, 참조). 심도 난청이 있는 고등학생의 읽기와 쓰기는 평균적으로 초등학교 3~4학년 수준이다(Allen, 1986). 이는 겨우 신문을 읽을 수 있는 수준이다. 청력손실이 심한 학생의 읽기는 7.5학년(중학교 2학년) 수준을 넘지 못한다(DiFrancesca, 1972; Trybus & Krachmer, 1977).

읽기 결함에 대한 최소 두 가지 주요 이유들과 이에 기여하는 몇 가지의 요인들이 있다. 첫째, 읽기에 대한 문제들은 부적절한 언어 체계와 관련될 수 있다. 어휘능력의 결여, 관련 단어군과 복잡한 통사 구조에 대한 비친숙성은 아동이 인쇄된 텍스트를 이해하는 것을 어렵게 한다(Connor & Zwolan, 2004).

단어 해독(word decoding)은 자소를 인지하고 해석하는 과제에서 문자와 소리 간의 관계에 대한 지식을 적용하는 능력으로 문자 패턴 지식을 포함한다.

또한 몇몇 심도 난청 아동들은 인쇄된 글자와 소리를 연관시키기 위한 청각적 기초를 발달시키지 못한다(Golding-Meadow & Mayberry, 2001). 보통, 아동들은 자소를 깨우칠 때, 소리와 단어를 연결시키는 원리도 이해하게 된다. 그들은 단어 철자법의 형식과 음운론적인 속성 및 의미를 결합하여 **단어 해독(word decoding)**을 배운다. 음운론적 코드에 대한 접근은 자소-음소로 연관된 단어들을 "소리로 산출"할 수 있게 한다. 소리 경험이 없거나 불충분한 어음 신호를 들었던 아동들은 정상청력 아동들처럼 음운론적 인식이 발달되지 않는다. 경험과 일반 지식의 부족은 읽기 과제에 영향을 미치는 또 다른 요인이다(Marshark, 2003 참조).

인공와우의 사용은 읽기 성취에 대한 청력손실의 영향을 완화시키지만 완전히 제거하지는 못한다(그림 15-9). Spencer, Tomblin, & Gantz(1997; Geers, 2003; Spencer, Barker, & Tomblin, 2003 참조)는 인공와우 착용 아동들과 보청기 착용 아동들을 대상으로 2~3개의 문장으로 구성된 짧은 문단 이해 능력을 평가하는 *Woodcock Reading Mastery Test* 적용 연구를 진행하였다. 그 결과, 인공와우 착용 아동 중 50%는 또래 수준의 읽기 능력을 나타내었다. 인공와우 착용 아동들은 보청기 착용 아동들보다 더 높은 읽기 수준을 나타냈고 시간적으로도 더 빠른 성장률을 보였다. Vermeulen, Van Bon, Schreuder, Knnors, & Snik(2007)는 네덜란드에서 인공와우를 최소 3년 이상 사용한 아동들이 보청기를 사용한 아동들보다 더 나은 읽기 수행

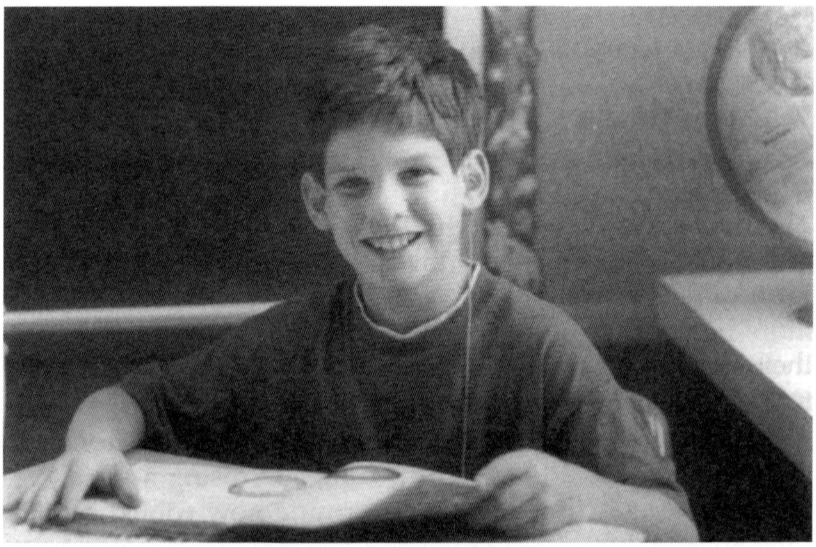

그림 15-9. 문해 능력과 인공와우의 사용. 인공와우의 사용은 기존의 보청기를 사용할 때에 비해 읽기 기술을 더 낫게 만든다. 그 이유 중 하나는 듣기 기술이 향상되면서 아동이 영어를 보다 쉽게 습득하게 되고, 이는 다시 문해 능력을 촉진할 수 있기 때문이다. *Photograph by Patti Gabriel, courtesy of the Central Institute for the Deaf.*

력을 보였으나, 두 그룹 모두 정상청력 아동들과 비교하면 여전히 낮은 수준임을 보고하였다.

쓰기

청각장애 아동들의 쓰기 샘플에는 관사 생략, 부적절한 대명사의 사용, 형식형태소(예: *'s*와 *-ed*)의 생략과 같은 구문 오류가 자주 나타난다. 주어-동사-목적어 문장을 주로 사용하는 경향이 있으며, 복잡한 구문 구조의 문장 구성은 거의 드물다. 또한 동의어, 반의어, 비유어, 결합형 대치나 생략의 사용도 드물다(Yoshinaga-Itano, Snyder, & Mayberry, 1996).

어떤 아동들은 서론, 본론, 결론 혹은 기승전결이 있는 이야기를 쓰는 것에 어려움을 보인다. 가끔씩 이 아동들은 이야기의 중요한 기본 요소에 집중하기 어려워한다(Pakkulski & Kaderavek, 2001). 예를 들어, 한 3학년 남자 아동에게, 그을린 드레스와 다리미를 들고 있는 여자 아이에 대해서 이야기를 쓰라고 했을 때, 아동은 *Girl have red sweater. Hair yellow. Girl work hard!*라고 썼다.

이 예시에서, 남자 아동은 근본적인 이야기보다는 그림의 표면적 부분에만 집중하고 있음을 알 수 있다. 또한, 이 아동은 부적절한 동사 시제(예: *has* 대신 *have*)를 사용했으며 기능어를 생략했다. 많은 아동이 비록 또래 정상청력 아동들과 거의 동등한 능력을 성취하지는 못하지만, 7~18세에 이런 표현 수준이 발달하고 이야기하는 능력도 나아진다(Yoshinaga-Itano & Downey, 1996). 청력손실이 심한 아동들은 인공와우의 사용에도 불구하고 문장을 쓸 때 접속사와 올바른 동사형과 같은 문법 구조에 대한 어려움을 나타낸다(Spencer, Barker, & Tomblin, 2003).

10세와 11세 청각장애 아동의 쓰기훈련 예시

청각장애 학교에 다니는 세 명의 아동 Michelle, Jelyyn, Allison은 다음과 같이 이야기를 작성하였다. 예시는 청각장애 아동 중 이들과 같은 연령대 아동의 쓰기에서 주로 나타나는 문장 길이와 오류 유형이다. 그림 15-10 장면을 묘사하기가 숙제로 주어졌다. 교사는 아동들에게 소녀와 마법 썰매 이야기를 들려주고 난 뒤 그림을 보여주었다.

Michelle은 단 두 문장으로 서술하였다.

> *The gril going up the hill.*
>
> *The boys look the gril going up the hill.*

Michelle은 다음과 같이 그림의 핵심요소를 서술하였다. 소녀가 썰매를 타고 오르는 모습은 소년이 가던 길을 멈추고 바라볼 정도로 인상적이었다.

(계속)

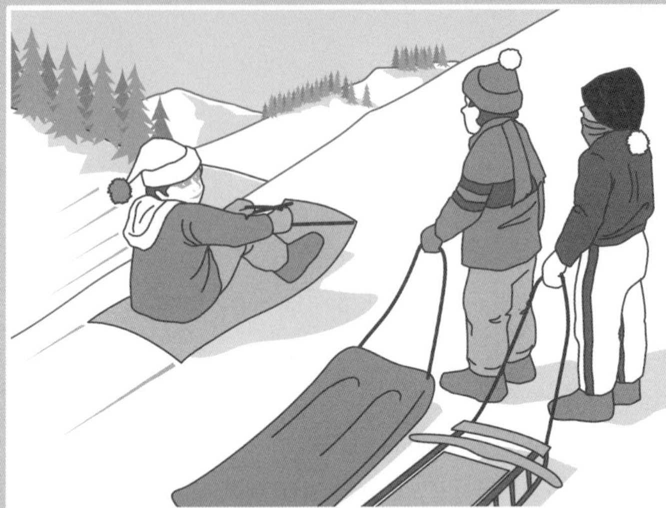

그림 15-10. 이 그림은 이 장의 쓰기 예시를 얻기 위해 사용되었다. 그림은 동산을 오를 수 있는 마법 썰매에 관한 내용을 포함하고 있다. 학생들에게 그림을 보여주고 마법 썰매에 관한 이야기를 쓰도록 했다.

첫 번째 문장에서 일부 기능어의 생략 오류를, 두 번째 문장에서는 단어의 생략 오류를 포함하고 있다. 또한 단어 *girl*에서 철자 오류를 보이고 있다. 그리고 보다 더 표현적인 단어 *sledding* 대신 흔하게 사용되는 단어인 *going*을 사용하였다.

> *A girl name Tiffany. She walking by the stroe and she saw a macigi sleding and she went into the store and buy the macigi sleding and she can't wait to go sled down the hill. When she finish buy the sled. She was in a hurry. When she got home she put her snowpant on,hat, boots, mittens, scarft. And ran up the hill and she try to sleding down.*

Jelyyn의 쓰기는 비록 청각장애 아동들이 주로 보이는 오류(철자, 시제일치, 형태소 생략, 기능어 생략, 이어진 문장, 동사 불균형 오류, 부적절한 동사 시제의 변화)를 보였지만 이야기와 그림에 대한 서술능력은 Michelle 보다 더 많은 정보를 포함하고 복잡한 구조를 보였다. 또한 Jelyyn의 경우, 더욱 적절한 구두법을 사용하였다. 그러나 Jelyyn의 이야기에는 마법 썰매를 타고 동산을 오를 수 있다는 핵심내용이 빠져 있다.

> *It was winter time, and it was snowy in the picture. Dave, Kathy and Dan went sleding on big hill. They are tired to walk up on big hill but Kathy and her sled went up! Fanilly they get on top of hill. They ask her, How your sled went up.*

(계속)

마지막 예시에서는 셋 중 가장 묘사적이고 문법적으로도 정확한 문단을 확인할 수 있다. Allison의 설명에는 이야기의 핵심요소가 포함되어 있다. 또한 마지막 문장에서 이야기 서술의 진보된 요소인 대화가 포함되어 있다. 문법적으로 대사에 앞서 쉼표를 사용하고 첫 번째 단어에 대문자를 사용하였으나 따옴표, 물음표 등을 적절한 위치에 사용하지 않았다. 다른 문법적 오류로 기능어의 생략과 부적절한 동사시제의 변형을 보였다.

말·언어 평가

말과 언어 평가를 실시하는 목적들은 (a) 중재의 필요를 결정하기 위해, (b) 중재 목표들을 수립하기 위해, (c) 중재의 진행과 효과를 평가하기 위해서이다.

청각장애 아동들의 말과 언어 능력들을 검사할 때 기억해야 할 몇 가지 원칙들이 있다. 그 원칙들은 다음의 주제들과 관련된다.

- 과제 유형
- 의사소통 방식
- 라포
- 검사 절차
- 검사 규준

아동은 종종 환경에 따라 말과 언어를 다르게 사용하며 다양한 과제들에서 서로 다른 수행력을 보인다. 예를 들면, 아동들은 급우들과 이야기할 때보다 언어치료사를 모방할 때 소리를 더 정확하게 산출한다. 임상가는 다양한 말 과제들을 사용함으로써 어떤 능력이 두드러지고 실제 환경 속에서 일반화되고 있는지 알아낼 수 있다.

평가는 아동이 선호하는 의사소통 방식으로 수행되어야 한다(그림 15-11). 예를 들면, 아동은 종합적 의사소통법을 사용할 수 있다. 검사자가 아동의 수화 체계를 모른다면 수화 통역사를 확보해야 한다. 아동의 말과 언어 능력이 검사에 실질적으로 반영되려면, 아동이 과제와 검사 항목을 이해할 수 있어야 한다.

아동에 대한 형식적 평가가 이루어지기 전에 검사자와 아동 간에 라포가 형성되어 있어야 한다. 청력손실이 있는 어떤 아동들은 목소리를 사용하는 것을 부끄러워하는데 특히 낯선 사람들 사이에서는 더욱 그렇다. 만약 아동이 검사자가 있는 곳에서 안정감을 느끼지 못한다면, 실제 능력을 나타내는 말이나 언어 샘플을 제공하지 않을 것이다.

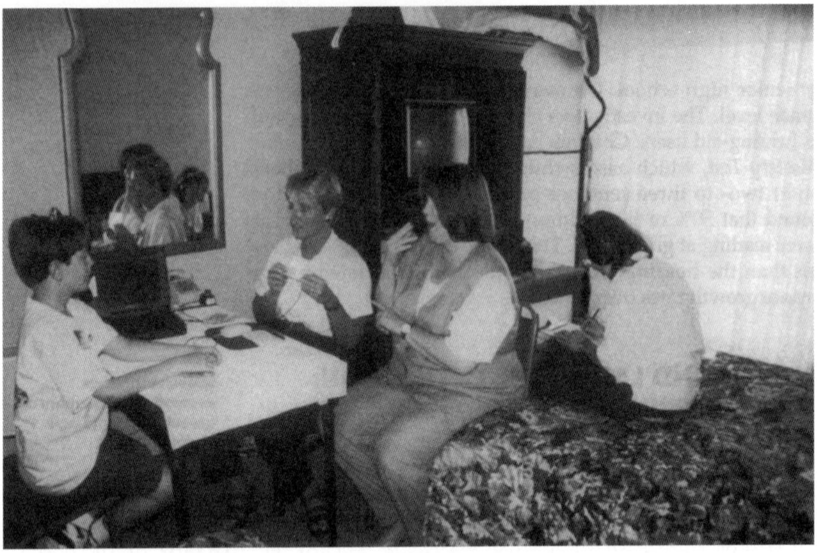

그림 15-11. 의사소통 방식과 평가. 말과 언어 평가는 일반적으로 아동이 선호하는 의사소통 방식으로 수행된다. 이 그림에서는 한 명의 통역사가 큐드 스피치를 알지 못하는 언어치료사의 메시지를 통역하고 있다. *Photograph by Kim Readmond, courtesy of the Central Institute for the Deaf.*

아동의 연령과 언어 수준에 적합한 특정 검사 절차를 선택하는 것은 중요하다. 예를 들어 조음 검사가 그림 카드로 이루어진다면 아동은 그림을 보고 이름을 댈 수 있는 어휘력이 있어야 한다.

일반적으로, 정상청력 아동들을 위해 개발된 평가 도구들을 경도나 중도 난청 아동들에게 사용한다. 임상가는 청력손실이 심한 아동에 대해서는 가능하다면 청각장애 아동을 대상으로 개발된 검사를 사용하려고 노력해야 한다. 종합적 의사소통법을 사용하는 아동들을 위해 고안된 것으로서 수화를 사용하는 검사는 많지 않다.

말 기술 평가

말 명료도를 평가하기 위해서는 먼저 말 샘플이 수집되어야 한다. 임상가는 말 샘플을 얻기 위해 다음의 과제들을 수행하도록 아동에게 요청할 수 있다.

- 일련의 단어나 문장 모방하기. 예를 들어, 언어치료사가 "소년이 고양이를 보았다."라고 말하면 아동은 그 문장을 따라 말한다. 일반적으로 아동은 이 과정에서 가장 좋은 수행능력을 보인다(그림 15-12).
- 인용 말 샘플 만들기. 언어치료사는 아동에게 "그림의 이름을 말하세요." 또는 "여기에서 무슨 일이 일어났는지 말하세요."라고 지시한다. 그러면 아동은 이름을 말하거나 그림 상황을 묘사한다. 이 과제는 문장 모방 과

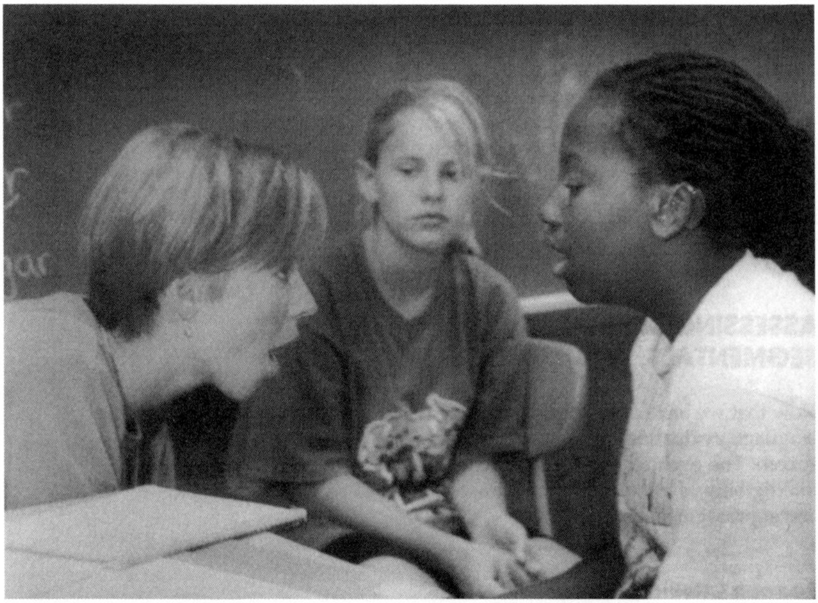

그림 15-12. 모방 과제. 아동의 말 샘플을 수집하는 한 방법은 모방 과제를 사용하는 것이다. 치료사는 말하고 아동은 모방한다. *Photograph by Marrcus Kosa, courtesy of the Central Institute for the Deaf.*

제와 같이 매우 구조화되어 있으나, 아동에게 모방하기 위한 말이나 어휘 모델은 제시되지 않는다.

- 이야기 다시 말하기. 언어치료사는 그림 15-13의 그림들을 아동에게 한 번 보여주고 각 그림에 해당하는 이야기를 말해 준다. 이후 아동은 그 이야기를 다시 말한다. 이 절차는 샘플에서 사용되는 언어로 제한되지만 자발적인 말과 언어 산출 평가를 위해서도 사용된다.
- 연속된 음성을 사용하여 자발적으로 말하기. 언어치료사는 비형식적으로 치료실, 교실, 운동장에서 아동이 다른 아동들과 말하는 것을 관찰할 수 있다. 치료 회기에서 치료사는 아동과 일상적인 대화를 나누면서 아동의 조음 숙달과 언어 구조에 세심한 주의를 기울인다.

말 샘플이 수집되면 적어도 세 가지 방법으로 전반적인 명료도를 평가할 수 있다. 첫 번째 방법은 청자그룹들이 각 샘플을 등급 척도로 점수화하는 것이다(Johnson, 1975). 예를 들면, 5점 척도에서 1점은 **아동의 메시지를 전혀 이해하지 못했다**에 해당하며, 5점은 **아동의 메시지를 모두 이해했다**에 해당한다. 평가 척도를 사용하는 것에는 몇 가지 단점들이 있다. 한 그룹의 청자들이 모이는 것이 공립학교와 같은 환경에서는 쉽지 않다. 게다가, 몇몇 연구자들은 아동들의 명료도는 무척 다양한데 등급 척도가 아동의 다양성을 정확히 묘사하는지에 의문을 제기하여 왔다(Samar & Mertz, 1988; But see

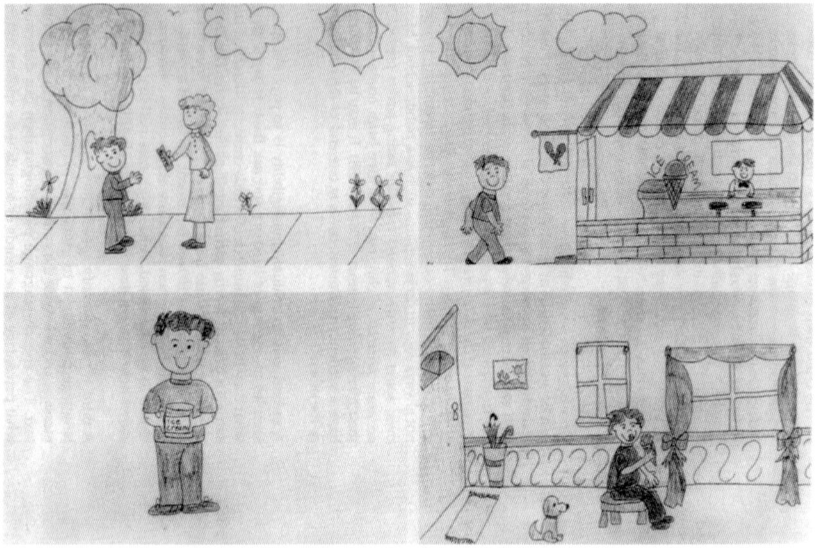

그림 15-13. 이야기 다시 말하기 과제. 말과 이야기 다시 말하기를 유도하기 위해 사용할 수 있는 그림카드들. 치료사는 먼저 일련의 그림에서 각각의 그림에 해당되는 준비된 내용을 사용하여 이야기를 말해 준다. 그 후 아동은 그 이야기를 다시 말한다.

Wilkinson & Brinton, 2003). 이것은 마지막에 집단 점수로 판단이 이루어지기 때문이다. 명료도를 평가하기 위한 두 번째 방법은 청자 그룹에게 말 샘플을 들려주고 들은 것을 받아 적도록 요청하는 것이다. 정확하게 확인된 단어들은 단어 명료도 백분율로 점수화한다. 아동의 말을 얼마나 많이 이해했는지를 단어의 10%, 20% 등으로 추정한다. 비록 전사 과정 또한 청자 위원단의 모임을 요구할지도 모르나 이것은 얼마나 많은 단어들이 청자에 의해 확인될 수 있는지를 보여주기 때문에 높은 안면타당도를 가지고 있다. 말 명료도를 정량화하기 위한 세 번째 방법은 언어치료사가 들은 구어 메시지를 음성적으로 전사하고 전사된 글을 발음 표기로 참조한다. 그런 후 정확하게 산출된 단어들과 소리들에 대한 백분율을 구한다. 이 방법은 임상 및 교육 환경에서 명료도를 평가하기 위한 절차로 가장 일반적으로 사용되고 있다.

말 명료도 점수는 여러 변수에 따라 달라진다(그림 15-14). 예를 들면:

- 아동은 관련 없는 문장 목록을 말하는 것보다 한 문단을 읽을 때 명료도가 더 좋을 것이다.
- 청자가 이전에 난청이 있는 다른 아동의 말을 들은 적이 있다면 그런 적이 없는 청자에 비해 아동의 말을 더 잘 이해할 것이다.
- 청자는 단지 듣기만 할 때보다 보면서 들을 때 말을 더 잘 인지할 것이다.

명료도 점수를 기록할 때 이러한 변수들에 대해 설명하는 것이 바람직한데,

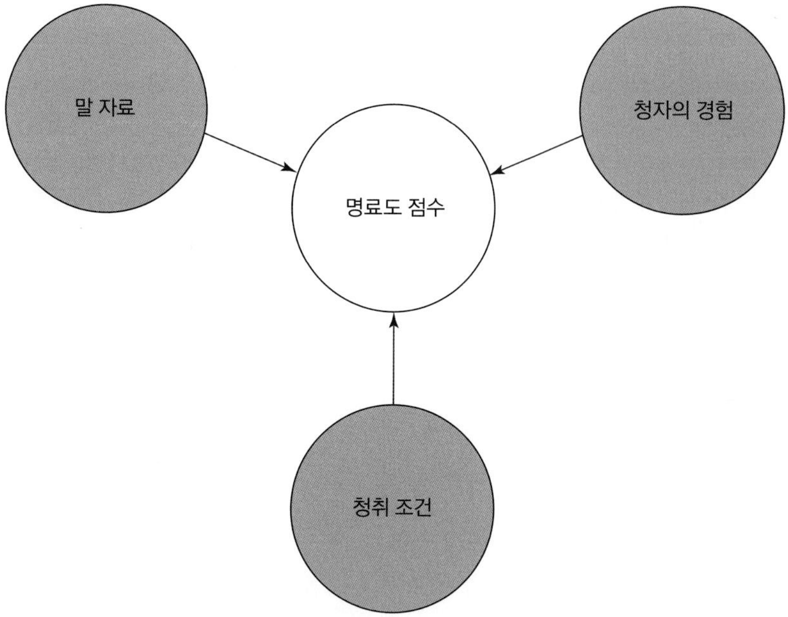

그림 15-14. 말 명료도 점수에 영향을 미치는 요인들

특히 아동의 진전 상태를 지속적으로 관찰해야 하는 경우에 더욱 그렇다. 그렇게 하지 않으면 아동의 명료도 점수가 이상의 외부적 변수에 의해 향상된 것을 두고 아동의 말 숙달도가 향상된 것으로 잘못 해석할 수 있기 때문이다.

분절적 말 검사는 아동이 조음할 수 있는 소리와 그럴 수 없는 소리를 알게 해준다. 검사 과정을 선택할 때 고려해야 할 변수들로 맥락, 방법론, 조음의 전통적인 검사를 사용하는지에 대한 것들이 있다.

분절적 말 산출은 무의미 음절, 단어, 문장, 자발화를 포함하는 다양한 맥락에서 평가될 수 있다. 조음 위치나 조음 방법과 같이 조음의 다양한 자질들을 아동이 얼마나 잘 산출하는지를 평가하는 것이 일반적이다.

방법론적으로 아동은 임상가를 모방하기, 그림 카드의 이름 대기, 인쇄된 단어 읽기로 소리를 산출할 것이다. 또한 아동이 자발적으로 말하면 임상가는 한정된 단어들 수(예: 아동이 말한 첫 번째 200단어)에서 어떤 소리들이 산출되었는지를 결정할 수 있다.

Goldman-Frisoe Test of Articulation (Goldman & Fristoe, 1969), *Test of Minimal Articulation Competence* (*T-MAC*; Secord, 1981)와 같은 전통적인 조음 검사들이 분절적 말 능력들을 평가하기 위해 사용되어 왔다. 어떤 임상가들은 아동의 어휘 목록에 없는 검사 단어들을 제거함으로써 검사를

수정하여 사용하기도 한다. 만약 수정이 되었다면, 아동의 점수와 함께 수정된 사항을 기록해야 한다. 고심도 난청 아동들을 위해 고안된 검사들은 다음과 같다.

- *Phonetic Level and the Phonologic Level Speech Evaluation* (Ling, 1976): 음성 강도 부분에서 아동의 모방 음성 특성들은 높낮이, 길이, 강도의 기초로 판단된다. 아동들은 단음절의 모음과 이중모음, 반복되는 음절(예: *ba ba ba*), 교대되는 음절(예: *ba bee ba bee*)을 높낮이와 강도를 변화하여 산출하기를 요구받는다. 검사의 음성적 단계 부분은 담화 단계에서 아동의 말의 질과 복잡성에 중점을 둔다. 임상가는 아동의 목소리 조절, 언어 구조, 음소 목록, 명료도에 관한 체크리스트를 작성한다.
- *CID Phonetic Inventory* (Moog, 1988): Ling(1976)의 음소 단계 검사와 매우 비슷한 구조로 되어 있는 이 목록은 주로 음절 단위의 말 산출 평가를 바탕으로 한다. 아동들에게 인쇄된 카드를 보여주고 치료사의 말을 모방하도록 한다. 다양한 음절 구조에서 모음, 이중모음 및 자음들을 검사한다.
- *Speech Intelligibility Evaluation* (*SPINE*; Monsen, 1981): SPINE은 단음절어 수준의 전반적인 명료도를 나타낸다. 이것은 40개의 단음절 카드로 구성되어 있다(상용화된 카드가 없기 때문에 치료사가 직접 구성하여야 한다). 카드는 네 가지 대조되는 세트로 분류되며 각 세트는 모음 특성과 유성성을 대조하도록 고안되었다. 아동은 한 번에 네 가지 카드 세트를 보고 그림의 이름을 말한다. 치료사는 들은 대로 기록한다. 정확하게 인지된 단어의 백분율은 아동의 명료도 점수가 된다. Monsen, Moog & Geers(1988)는 읽을 수 없는 아동들을 위하여 비슷한 검사인 *CID Picture SPINE*를 개발하였다.

초분절적 말 능력들은 Subtelny, Orlando & Whitehead(1981)에 의해 서술된 바와 같이 아동의 자발화 말소리를 등급화하거나 아동에게 특정 말 과제의 수행을 요청하여 평가할 수 있다. 예를 들면, 언어치료사는 (호흡관리를 평가하기 위해) 아동이 5초 동안 모음 /a/를 지속할 수 있는지 또는 (강세 패턴 모방 능력을 평가하기 위해) 아동이 정확한 강세와 높낮이 변화를 사용하여 2음절 구로 말할 수 있는지를 결정한다(Levitt, 1987).

언어 기술 평가

표 15-4는 청각장애 아동들에게 사용되는 언어 검사의 예들을 보여준다. 검사들은 일차적으로 형식, 내용 또는 화용을 평가할 수 있는지에 따라 구성하였다.

표 15-4. 청각장애 아동들에게 때때로 사용되는 언어 검사들. 농과 난청 아동과 십대 청소년들을 위해 고안된 평가 도구들에는 *를 하였다.

형식
Rhode Island Test of Language Structure (RITLS) (Engen & Engen, 1983)*
Grammatical Analysis of Elicited Language (GAEL) (Moog & Geers, 1979)*
Grammatical Analysis of Elicited Language, presentence level (GAEL-p) (Moog, Kozak, & Geers, 1983)*
Test of Syntactic Ability (TSA) (Quigle, Monranelli, & Wilbur, 1976)*
Written Language Syntax Test (WLST) (Berry, 1981)
Berko Morphology Test (Berko, 1984)
Test for Auditory Comprehension of Language-Third Edition (TACL-Ⅲ) (Carrow-Woolfolk, 1999)
Oral and Written Language Skills (OWLS) (Carrow-Woofok, 1996)
Developmental Sentence Analysis (DSA) (Lee, 1974)
Index of Productive Syntax (IPSyn) (Scarborough, 1990)
내용
Semantic Content Analysis (Kretschmer & Kretschmer, 1978)
Peabody Picture Vocabulary Test-Revised (PPVT_R) (Dunn & Dunn, 1981)
Reynell Developmental Language Scales (Reynell, 1977)
화용
Pragmatic Content Analysis (Kretschmer & Kretschmer, 1978)
Performative Content Analysis (Hasenstab & Tobey, 1991)

평가 절차들은 일반적으로 체크리스트(예: Moog & Geers, 1975), 검사(예: Quigley, Monranelli & Wilbur, 1976) 또는 언어 샘플 분석(예: Kretschmer & Kretschmer, 1978)으로 분류될 수 있다. 체크리스트를 작성하면서 치료사는 특정한 행동이 존재하는지를 체크한다. 예를 들면, 치료사는 아동은 '주어-동사-목적어' 문장의 의미를 압니다라는 문항에 예와 아니오로 체크한다.

많은 검사들은 언어 구조들을 사용하는 아동의 능력을 형식적으로 평가하는 항목들을 포함하고 있다. 예를 들면, 만약 부정이 평가된다면 아동은 *He will go*를 *He will not go* 문장으로 바꾸도록 요청받을 수 있다.

언어 샘플 분석은 보통 아동의 수용과 표현 언어 샘플 모두에 실시된다. 임상가는 아동이 사용하고 인지하는 의미론적 분류, 복잡한 문장 산출, 의사소통 숙달도를 설명할 수 있다. 예를 들어, 아동이 다음의 언어 샘플을 산출하였다:

The boy watched the boy eat. The boy eat again. The boy smiles.

이런 샘플의 정량적인 평가에 일반적으로 다음이 포함된다(Rose, McAnally & Quigley, 2004, p. 201):

- 유형 산출 비율(Type-Token Ratio, TTR). 사용된 단어 전체 수에 대한 다른 단어 수의 비율로, 위의 샘플에서 TTR은 6:12이다.
- 평균 문장 길이(Mean Sentence Length, MSL). 문장당 평균 단어 수로 위 샘플에서 MSL은 4이다.

읽기 능력 평가

재승인된 IDEA와 낙제학생금지법(No Child Left Behind Act)(14장)이 통과됨에 따라, 읽기 능력 평가의 한 가지 목적은 아동들이 주마다 설정한 목표와 표준에 도달하는지를 확인하는 것이다. 평가 결과는 교수 목표 설정에 지침을 제공할 수 있고, 학생이 어떻게 읽기를 배우고 읽기 이해를 진전시키고 있는지를 나타낼 수 있다.

몇 가지 평가 도구들이 청각장애 아동들만을 위해 고안되었지만[*Test of Early Reading Ability-Deaf or Hard of Hearing (TERA-D/HH)*가 예다.], 정상청력 아동들을 위해 개발된 도구들도 읽기 준비도와 읽기 능력을 평가할 때 종종 사용된다. 정상청력 아동들을 위해 고안된 평가 도구의 사용에 따른 단점은 (a) 검사 항목들이 청각장애 아동이 완료하기에 지나치게 어려울 수 있고, (b) 청각장애 아동들로 구성된 다른 또래 집단과 비교하여 아동이 얼마나 잘 하는지 평가하기 어렵다는 점이다. 한편으로 통합 학급에 있는 아동의 경우, 검사 점수를 통해서 아동이 그러한 환경 속에서 얼마나 잘 수행할 수 있는지와 정상청력의 또래들과 비교하여 얼마나 잘 수행하는지를 알 수 있다. 표 15-5는 읽기 평가를 위해 사용되는 검사 도구들과 검사 적정 학년(정상청력을 가진 아동들을 위한) 및 평가기술영역을 제시한다. 평가 영역은 읽기, 언어 이해, 음운론, 구문론, 의미론, 해독력, 음소 인식, 알파벳 원리, 글자 지식, 인쇄물에 대한 개념들을 포함한다.

읽기 준비를 마친 아동들을 위해, 교사들은 언어습득 전 수행능력을 평가하는 간단한 체크리스트를 작성하기도 한다. 예를 들면, 교사는 아동이 다음의 발달 기준을 시연하는지에 **전혀**, **가끔**, **항상**으로 표시한다(adapted from Bodrova, Leong, Paynter, & Semenov, 2000).

- 책을 똑바로 들고 책 페이지를 앞쪽부터 뒤쪽으로 넘긴다.
- 친숙한 책을 읽는 척한다. 예측할 수 있는 말을 사용한다(예: "I will huff and puff and blow your house down.").

표 15-5. 읽기 수행력을 평가하기 위해 사용되는 평가 도구들의 예

평가	학년	평가영역
Analytical Reading Inventory (6th ed.) (Woods & Moe, 1999)	만 7세부터 초등 1, 2, 3학년 이상	읽기 이해, 언어 이해, 해독력
Bader Reading and Language Inventory (3rd ed.) (Bader, 1998)	만 6, 7세부터 초등 1, 2, 3학년 이상	읽기 이해, 언어 이해, 음운론, 구문론, 의미론 해독력, 음소 인식, 글자 지식, 활자에 대한 개념
Brigance Comprehensive Inventory of Basic Skills-Revised (CIBS-R) (Brigance, 1999)	만 6, 7세부터 초등 1, 2, 3학년 이상	읽기 이해, 음운론, 의미론, 해독력, 글자 이해
Durrell Analysis of Reading Difficulty (3rd ed.) (DAR) (Durrell & Catterson, 1980)	만 6, 7세부터 초등 1, 2, 3학년 이상	읽기 이해, 언어 이해, 의미론, 해독력, 음소 인식
GOALS: A Performance Based Measure of Achievement (Psychological Corp., 1994)	초등 1, 2, 3학년 이상	읽기 이해, 언어 이해
Gray Oral Reading Test Diagnostic (GORT-D) (Bryant & Wiederholt, 1991)	만 7세부터 초등 1, 2, 3학년 이상	읽기 이해, 구문론, 해독력
Kaufman Assessment Battery for Children (K-ABC) (Kaufman & Kaufman, 1983)	만 6, 7세부터 초등 1, 2, 3학년 이상	읽기 이해, 의미론, 해독력
Reading and Oral Language Assessment (ROLA) (Littcon Inc., 2000)	만 7세부터 초등 1, 2, 3학년 이상	읽기 이해, 언어 이해, 해독력, 어휘 지식, 음소 인식, 글자 지식, 활자에 대한 개념
Signposts Early Literacy Battery and Pre-DRP Test (Touchstone Applied Science Associates, Inc., 2001)	만 7세, 초등 1, 2, 3학년	읽기 이해, 언어 이해, 구문론, 의미론, 해독력, 음소 인식, 글자 지식
Test of Early Reading Ability-Deaf or Hard of Hearing (TERA-D/HH) (Reid, Hresko, Hammill, & Wiltshire, 1991)	만 6, 7세, 초등 1, 2학년	글자 지식, 읽기에 대한 개념
Woodcock Diagnostic Reading Battery (WDRB) (Woodcock, 1997)	만 7세부터 초등 1, 2, 3학년 이상	읽기 이해, 의미론, 독해력, 글자 지식
Woodcock-Johnson Psycho-Educational Battery (WJ-R) (Woodcock & Johnson, 1989)	만 7세부터 초등 1, 2, 3학년 이상	읽기 이해, 어휘 지식

- 주변 환경 인쇄물을 읽는다(McDonald 간판이나 정지 표지판).
- 자신의 이름에서 쓰인 글자를 익힌다.
- 이어지는 그림들을 제시하였을 때 하나의 이야기를 만든다.
- 흉내내거나 따라할 때 언어를 사용한다.
- 이야기와 책 내용에 반응하며 듣는다.
- 이야기를 말한다.

말과 언어 치료

고심도 난청 아동 대부분은 말과 언어 치료를 통해 이득을 얻는다. 말과 언어 기술은 종종 자생적으로 발생하지 않는다. 만약 아동이 영어를 사용하고 말하려면 능력을 개발하는 데 수년 동안 주의를 기울여야 한다.

말 치료

전반적인 말 발달 프로그램을 위한 목적들은 다음과 같다(Carney & Moeller, 1998, p. S62).

- 적절한 시간적 특성과 여러 가지 성도 움직임을 요구하는 발성을 증가시킨다.
- 음성과 음소 목록을 확장시킨다.
- 청각과 말 산출 간의 관계를 형성한다.
- 말의 초분절적 측면들을 향상시킨다.
- 말 명료도를 증가시킨다.

말 평가 결과는 치료 목적을 선정하기 위해 사용된다. 유도되거나 자발적인 말의 음성 전사는 음소 및 음운론적 오류 패턴 분석에 사용될 수 있다. 음소 오류 분석은 아동이 산출할 수 있는 소리의 목록뿐만 아니라 탈락, 첨가, 왜곡된 소리의 목록에서 이루어진다. 음운론적 오류 분석은 음운 처리 오류들을 나타낸다. 이것들은 종성 자음 탈락, 자음군 감소, 전설음화를 포함한다. 치료 목적은 아동의 음소 목록 증가와 음운 처리 오류를 감소시키는 데 초점을 둘 수 있다. 청각적 모델링은 때때로 시각과 촉각 보조물과 함께 광범위하게 사용된다.

치료 커리큘럼은 아동에게 말과 피드백이 제시되는 방법에 따라 다르다(Kosky & Boothroyd, 2001 참조). 청각 접근법에서 아동은 자연스러운 얼굴 단서와 같은 비청각적 단서의 사용이 제한되지 않으면서 일차적으로 청각을 통해 말에 관한 지도와 교정을 받는다. 좀 더 시각적인 접근법에서 시각 자극들은 청각 신호를 보충해 주기 위한 목적으로 제시된다. 시각 프로그램은 거울, 큐드 스피치, 그리고 특정 말소리나 운율적 특성을 나타내는 그래픽 기호의 사용을 수반할 수 있다. 다감각 접근법은 보통 하나 이상의 감각을 통하여 지도하는 것이다.

청각 접근법에 기초하여 널리 적용되고 있는 말 치료 프로그램은 Daniel Ling(1976)에 의해 개발되었다. 이 프로그램은 말 기술들이 위계적으로 발달한다는 전제에 기반을 두고 있다. 말을 배우는 데 가장 효과적이고 효율적인 방법은 적절한 순서로 기술을 배우는 것과 새로운 기술을 개발하기 위해 존재하는 기술을 기반으로 하는 것이다. 예를 들어, 아동은 특정 말소리들을 배우기 전에 먼저 목소리 강도와 높낮이를 조절하는 것을 배워야 한다. 아동은 *bee- boo- bee- boo*와 같이 다른 음절을 연속으로 말하도록 요구되기 전에 *bee- bee- bee*와 같이 동일 음절을 연속으로 말할 수 있어야 한다.

시각적 방법들은 Clark School for the Deaf에서 1885년 개발되어 1925년에

갱신된 *Northampton Charts*를 포함한다. 문자와 관련된 소리들을 차트에 제시하여 치료 회기 동안 사용하고 심지어 교실에서 하루 종일 사용하도록 걸어 둔다. 시각적 방법들은 또한 *IBM Speech Viewer*와 같이 컴퓨터에 기초한 시각 피드백 시스템의 사용을 포함한다(더 이상 상업적으로 사용 가능하지 않음). 컴퓨터에 기초한 시각 도움들은 아동의 말이 얼마나 명확하고 정확하게 산출되었는지 시각적으로 보여준다(예: Pratt, 2003). 예를 들면, 아동이 컴퓨터와 연결된 마이크에 발성을 지속하면, 컴퓨터 모니터의 풍선은 발성하는 동안 크기가 커진다(그림 15-15).

Carhart(1947; 1963)는 지난 세기에 다감각 접근법을 옹호하여 아동들이 언어의 소리들을 배우기 위해 청각과 독화 훈련을 받아야 하며, 말 지도는 분석적이어야 하고 청각, 시각, 진동촉각 및 운동감각 단서들을 통합해야 한다고 제안하였다. Lexington School for the Deaf는 보다 종합적인 다감각 접근법을 옹호하였다(Vorce, 1971; 1974).

지침이 되는 전제는 말 훈련은 개별 소리와 음절보다는 전체 발화를 강조하는 가운데 자연스러운 맥락 속에 자극되어야 한다는 것이다.

언어 치료

언어 발달의 치료 목적들은 다음과 같다(Carney & Moeller, 1998):

- 부모와 아동 간의 의사소통을 증가시킨다.

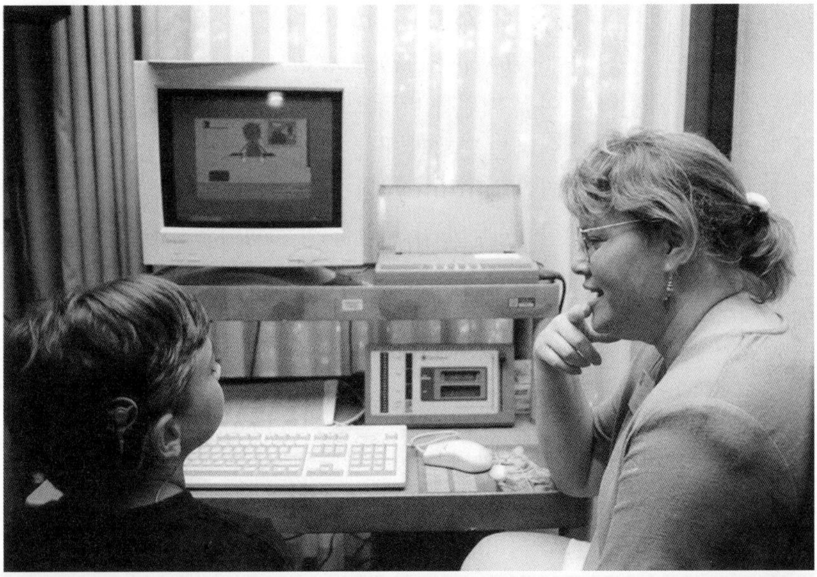

그림 15-15. 말과 언어 치료 동안 컴퓨터 기반 시각적 보조기기들. *Photograph by Kim Readmond, courtesy of the Central Institute for the Deaf.*

- 복잡한 개념과 담화 단위의 이해를 증진시킨다.
- 어휘 성장을 증진시킨다.
- 세상에 대한 지식을 높인다.
- 자기표현을 향상시킨다.
- 구문론과 화용론의 발달을 향상시킨다.
- 이야기하는 기술을 발전시킨다.

대부분의 커리큘럼은 언어 발달을 증진시키기 위해 개발된 것으로, 매우 구조적인 것부터 자연스러운 것까지 다양하다. 언어 중재 계획의 수립은 내용, 형식, 화용을 대상으로 한다. 만약 아동이 어리다면 우선 어휘 발달이 강조되어야 한다. 접속사, 대명사, 조동사의 사용이 격려될 것이다.

일반적으로 구조화된 모델들은 교사 모델링, 학생 모방, 그리고 때로 초언어 상징들을 포함한다. 구조화된 자극들에 중점을 둠에 따라 아동은 언어 패턴들을 지각하고 연습하며 결국에는 자발적으로 산출하는 법을 배우게 된다.

구조화된 언어 커리큘럼의 한 예는 *A Patterned Program for Linguistic Expansion Through Reinforced Experiences and Evaluation* (*APPLE TREE*; Anderson, Boren, Kilgore, Howard, & Krohn, 1999)이다. 초기 및 중기의 학령기 아동들을 위해 고안된 이 프로그램은 10가지 기초 문장 패턴을 구조화하고, 이해하는 능력을 신장시키기 위해 순서화된 절차로 구성되어 있다. 초기 커리큘럼에서 가르치는 구조는 명사 + 동사(be동사) + 형용사(예: *The ball is red*)와 명사 + 동사(예: *The boy walks*)이며, 그 다음 구조는 명사1 + 동사 + 명사2 + 동사(예: *The boy sees the bird sit in the tree*)이다. 이 프로그램은 각 문장 패턴마다 이전 패턴을 바탕으로 만들어지도록 고안되었다. 이에 따라 학생들은 점점 어려운 단계의 구문론과 의미론의 복잡성을 배우며 진행하게 된다. 또한 이 커리큘럼은 어휘 확장, 그림 이야기처럼 시각적 도움이 있는 자발적 문장 산출, 문장의 한 패턴을 질문 형식으로 변환하도록 아동에게 요청하는 것과 같은 구조 변환을 포함한다. 샘플 활동은 그림 15-16에 설명되어 있다. 여기서 아동은 단어 카드 한 세트를 명사 + 동사(be동사) + 형용사 문장 구조에 상응하는 패턴들로 배열하도록 요구되었다.

최근의 커리큘럼들은 일상생활 속 의미 있는 의사소통 맥락에서 언어를 배울 수 있는, 보다 자연스러운 방법을 옹호한다. 교사와 임상가는 어휘를 확장시키고 구문론과 화용론의 모델을 보여주기 위해 대화를 나눈다. 기본 전제는 아동들은 관련되고, 의미 있고, 관심있는 것을 묘사하는 언어로 둘러싸여 있을 때 언어를 배운다는 것이다.

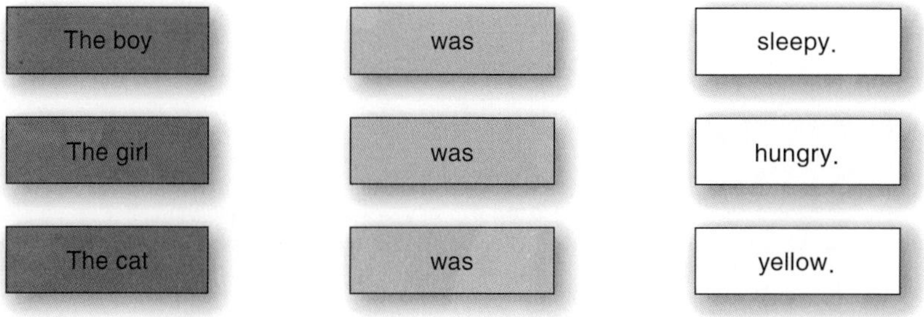

그림 15-16. 구조화된 언어 활동. 이 활동에서 학생은 단어 카드들을 명사 + 동사(be동사) + 형용사 패턴으로 배열할 것을 요청받는다.

자연적 접근법의 치료 목적은 정상청력 아동의 언어 발달 정보에 기반을 두며, 그 목적은 학교나 집에서 지속적으로 강화된다(그림 15-17). 만약 아동이 학령기라면 구문론과 의미론의 발달에 주의를 기울일 필요가 있다. 언어 및 청각 전문가는 학급에서 아동을 관찰하는 시간을 보낸 후, 학급 교사가 자연스러운 환경에서 언어 목적을 강화하고 해당 목표들을 교육과정에 결합시킬 수 있는 방안들을 권고한다. 학급 관찰을 통해 아동이 산출하는 특정 오류 패턴들을 확인할 수 있다.

기타 서비스

청능재활 중재 계획은 이전 장에서 다룬 청능 훈련, 의사소통전략 훈련, 주장 훈련 및 상담과 같은 구성요소들을 포함할 수 있다. 언어 및 청각 전문가는 청력손실과 학급 조정에 대해 학급 교사들과 학교 구성원들을 대상으로 교육할 수 있다.

서비스는 심리사회적인 지원을 포함할 수 있다(10장). 청력손실이 심한 아동들과 청소년들은 심리사회적 문제를 경험할 가능성이 정상청력 아동들보다 크다는 증거들이 있다(Wallis, Musselman, & MacKay, 2004 참조). 사회적 문제들은 다음과 같다.

- 사회적 고립(예: Antia, 1982; Suarez & Torres, 1996; Kluwin, 1999)
- 또래의 흥미와 관습을 잘 모름
- 공감의 어려움(예: Bachara, Raphael, & Phelan, 1980)
- 감정과 같은 내면적 상태에 대한 이해의 한계
- 사회적 상호작용에서 겪는 좌절감 및 위협감

다른 집단의 아동들처럼 청각장애 아동들도 서로 다양하며, 어떤 아동들은 심리사회적 적응에 그다지 어려움을 겪지 않을 것이다. 그러나 청력손실 정도가 클수록 어려움의 정도도 커질 수 있다. 표 15-6은 장기적 청력손실이

아동들의 자아상과 사회적 응력을 증진시키기: 통합 환경 내 담임 교사를 위한 제안들

- 대처전략을 포함하는 프로그램을 개발하라.
- 학생들로 하여금 청력손실이 자신들을 다르게 만드는 모습들을 수용하도록 하는 반면, 청력손실이 학생을 묘사하는 주된 특성이 아님을 깨닫게 하라.
- 가치 있는 개인으로 학생을 묘사하게 만드는 특성들을 확인하라.
- 학생과 급우들이 청력손실의 본질을 이해하도록 도와라.
- 완전 통합이 이루어질 수 있도록 활동들을 개발하라.
- 학생이 기회를 얻도록 용기를 북돋아 주는 상황들을 조성하라.

(Oticon, 2006, pp. 6-7)

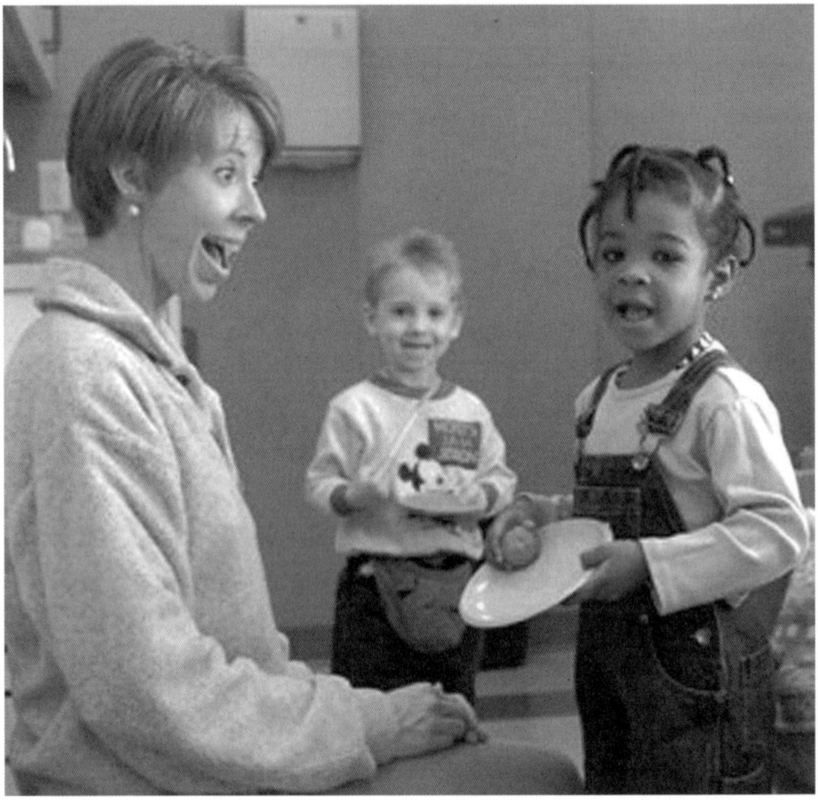

그림 15-17. 언어 교수의 자연적 방법. 자연적 방법들은 형식, 내용, 화용의 발달을 증진시키기 위한 일상의 이벤트들(이벤트들을 발생하기 위한 환경을 구조화는 것)을 최대한 활용하는 것을 말한다. 이 사진에서, 학생은 교사에게 접시 위에 있는 사과를 보여주고 있다. 교사는 아동의 산출 단어인 "apple"과 그것을 확장시킨 "The apple is on the plate"라고 말하는 것을 반복한다. 교사는 또한 "Please, may I have the apple"이라고 물으며 아동의 화용 능력을 확장시킨다. 이 표현은 단어 "please"의 사용을 보여준 것이다. *Photograph by Kim Readmond, courtesy of the Central Institute for the Deaf.*

심리사회적인 면과 교육적인 요구에 영향을 미치는 정도를 보여 준다.

학령기 아동을 위한 심리사회적 적응 평가도구의 한 가지 예는 *Meadow-Kendall Social Emotional Assessment Inventories for Deaf and Hearing-Impaired Students* (*SEAI*; Meadow, 1983)이다. 이 도구는 특히 청각장애 아동을 위해 개발된 몇 안 되는 도구들 중 하나이다. 이 도구는 사회적 적응, 자아상 및 감정적 적응의 세 가지 하위척도로 나뉘어져 있으며, 59문항으로 구성되어 있다. 7세부터 21세까지 2,400명의 학생을 대상으로 규준이 마련되었다. 학생과 가까운 학급교사나 다른 교육전문가는 학생의 행동에 대해 **확실히 그렇다**부터 **그렇지 않다**의 5점 척도로 등급화한다.

CROS (contralateral routing of signals)보청기는 편측성 청력 손실을 위해서 고안된 보청기로 나쁜 쪽 귀에 송화기를 위치시켜 그 송화기를 통한 신호가 좋은 쪽 귀에 착용된 보청기에 전달되도록 한 것이다.

사회적 어려움을 완화하는 방법으로 사회적 기술을 발달시키는 것에 대한 몇몇 논의들을 문헌에서 찾아볼 수 있다(Gfeller & Schum, 1994; Paul &

표 15-6. 청력손실 정도와 심리사회적 영향 간의 관계(adapted and updated from Anderson & Matkin, 1991, pp.17-18)

청력손실 정도	가능한 심리적 영향	잠재적 교육 필요성과 프로그램들
미도(slightly HL) 16~25 dB HL	아동은 미세한 대화 단서들을 알아들을 수 없어 서툴러 보일 수 있다. 빠르게 진행되는 또래와의 상호작용의 부분들을 놓치므로 사회성과 자아개념에 영향을 받기 시작할 수 있다. 미숙한 행동을 보일 수 있다. 아동은 듣기에 대한 더 많은 노력으로 급우들보다 더 큰 피로감을 느낄 수 있다.	청력손실 형태에 따라 약간의 이득을 주는 보청기나 개인용 FM 시스템으로부터 이득을 얻을 수 있다. 만약 교실이 시끄럽거나 잔향이 있다면 음장증폭기로부터 이득을 얻을 수 있다. 적절한 자리배치, 특히 반복적인 중이염 병력이 있는 경우 어휘나 말소리에 주의를 기울일 필요가 있다. 전음성 난청의 경우는 적절한 의료적 관리가 필요하다. 청력손실이 언어 발달과 학습에 미치는 영향에 대해 교사들을 교육할 필요가 있다.
경도(mild HL) 26~40 dB HL	아동은 "원할 때만 듣기", "백일몽", "집중하지 않기" 때문에 비난받으면서 자존감에 부정적 영향을 주는 장애물들을 형성하기 시작한다. 아동은 선택적 듣기 능력이 상실되고 배경소음을 배제하는 데 어려움이 증가함으로써 학습 환경에 스트레스를 받는다. 아동은 듣기에 많은 노력을 기울이면서 급우들보다 더 큰 피로감을 느낄 수 있다.	보청기, 개인 FM의 사용 또는 교실 음장 FM 시스템이 도움 될 것이다. 적절한 자리배치와 조명이 필요하다. 언어평가와 교육적 후속조치를 위해 특수교육에 의뢰한다. 청각적 기술 개발이 필요하다. 어휘와 언어 발달, 조음과 독화 및 읽기에 대한 특별한 지원에 주의를 기울일 필요가 있다. 자존감 향상을 위한 도움이 필요할 수 있다. 교사에 대한 연수 교육이 요구된다.
중도(moderate HL) 41~55 dB HL	의사소통에 심각한 영향이 있고 정상청력을 가진 또래들과의 교제가 갈수록 어려워진다. 보청기나 FM 시스템을 종일 사용함으로써 아동이 능력이 뒤처지는 학생으로 여겨질 수 있다. 자존감에 미치는 부정적 영향이 증가한다.	언어 평가와 교육적 후속조치를 위해 특수교육에 의뢰한다. 증폭은 필수적이다(보청기와 FM 시스템). 특히 초등학교 아동에게 특수교육 지원이 필요할 수 있다. 구화 발달, 읽기, 쓰기에 주의를 기울일 필요가 있다. 청각기술발달과 언어치료는 대체로 필요하다. 교사 교육이 요구된다.
중고도(moderately-severe HL) 56~70 dB HL	보청기/FM 시스템을 착용한 아동은 또래들과 어른들에게 능력이 뒤처지는 학생으로 보이고, 낮은 자아개념 및 사회성숙도를 초래하고 거절당하는 느낌을 가지게 한다.	하루 종일 증폭기 사용이 필수적이다. 언어 능력에 따라 특수교육 교사나 특수 학급이 필요할 것이다. 모든 언어 능력, 언어에 기초한 교과목, 어휘, 문법, 화용뿐만 아니라 읽기와 쓰기에서 특별한 도움이 요구될 수 있다. 통합교육 교사 교육이 요구된다.
고도(severe HL) 71~90 dB HL	아동은 친구와 놀이친구로 청력손실이 있는 다른 아동들을 선호할 수 있다. 이것은 통합(mainstreaming)으로부터 아동을 더욱 고립시킬 수 있지만 또래들과의 관계는 향상된 자아개념과 문화 정체성을 형성하게끔 한다.	모든 청각 언어 능력, 독화, 개념 발달 및 말소리를 강조한 전일제 특별한 청능/구화 프로그램이 필요하다. 손실이 80~90 dB HL에 도달함에 따라 특히 초기 언어 학습기에는 종합적 의사소통접근이 이득을 준다. 개인용 보청기 FM 시스템이 필수적이다. 의사소통방식의 효과에 대한 모니터가 필요하다. 가능한 한 많은 일반학급의 참여는 학생에게 이득이 된다. 통합교육 교사들의 교육이 요구된다. 인공와우 이식 대상자가 될 수 있다.
심도(profound HL) 91 dB HL 이상	청각/구어능력, 또래의 수화 사용, 부모의 태도 등에 따라 아동은 농문화와 관련된 것을 점점 선호할 수도 그렇지 않을 수도 있다.	농이면서 모든 언어능력과 학교 영역에서 강조되는 듣기에 어려움이 있는 아동들에게 특별한 프로그램이 필요하다. 프로그램은 전문적인 감독과 전반적 지원 서비스가 필요하다. 증폭기의 이른 사용은 강도 훈련 프로그램의 일부라면 도움이 된다. 인공와우 대상자일 수도 있다. 의사소통과 학습 방식에 관한 반복된 평가가 요구된다. 가능한 많은 일반학급에서의 시간제 참여는 학생에게 이득이 된다.
편측성(unilateral HL) 한 쪽 귀는 정상/다른 쪽 귀는 경도 이상의 난청	아동이 조용한 상황과 소음상황에서의 말 이해 정도가 상이함에 따라 선택적 듣기로 비난받을 수 있다. 아동은 듣기에 대한 더 많은 노력으로 교실 환경에서 더 큰 피로감을 느낄 수 있다. 부주의함이나 좌절감이 나타날 수 있다. 행동 문제들이 종종 눈에 띈다.	개인용 FM이나 교실 음장 FM 시스템으로부터 이득을 얻을 수 있다. **CROS** 보청기로 이득을 얻을 수 있다. 적절한 자리배치와 조명이 필요하다. 학생은 교육적 어려움의 위험군이다. 교육 모니터링을 어려움이 나타나는 즉시 제공한다. 교사 교육이 도움된다.

Jackson, 1993; Schum, 1991; Schum & Gfeller, 1994; Schloss & Smith, 1990). 어떤 연구들은 청력손실이 심한 아동들도 사회적 능력(그림 15-18)을 향상시키는 것을 배울 수 있다고 제안하고 있다. Suárez(2000)는 두 가지 부분으로 구성된 프로그램을 개발하였다—(a) 사회적 능력을 위한 인지적 접근에 대해 15회기의 수업으로 구성된 대인관계 문제-해결 훈련 프로그램과 (b) 사회적 기술에 대한 6회기의 수업이다—그리고 Suárez는 효과를 검증하기 위한 실험을 실시하였다. 첫 번째 부분에서, 참여자들이 인지적 문제 해결을 위해 내면언어를 개발하였다(예: 어떻게 하지? 어떤 방법이 더 좋지? 얼마나 내가 잘했지?). 참여자들은 그림과 사진들을 통해 자신의 감정을 확인하고 그 감정의 원인을 찾아보는 법과 대인관계 문제들에 대한 해결을 평가하는 법을 배웠다. 두 번째 부분에서는 사과하는 법, 또래들과 타협하는 법, 타인과의 문제를 피하는 법, 그룹에서 협력하고 공유하는 법을 포함한 특정한 사회적 능력을 배웠다. 훈련 활동들은 모델링, 역할극, 피드백과 강화, 그리고 숙제로 이루어졌다. 결과는 교사보고서 및 자기보고서 모두에서 측정된 것처럼, 참여자들은 사회적 문제해결 능력이 향상되었고 주장 행동이 증가되었다는 것을 보여 주었다.

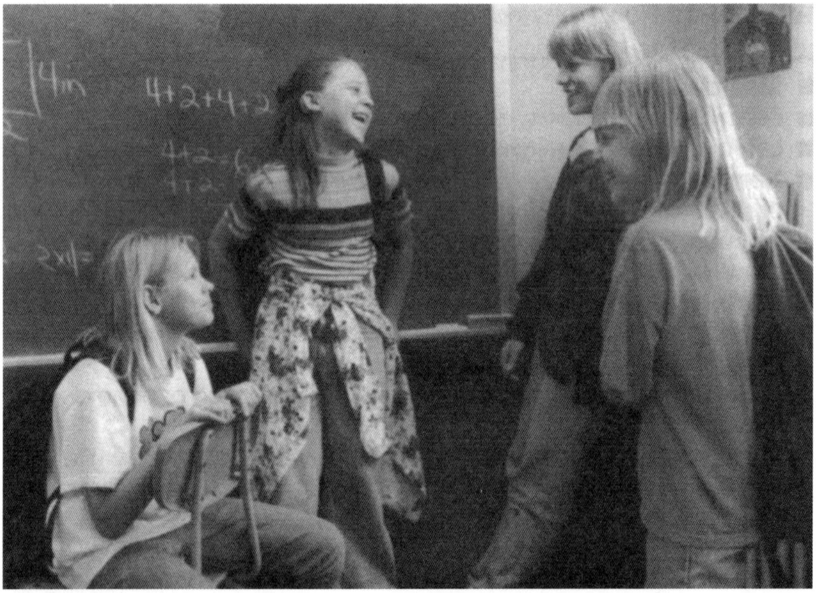

그림 15-18. 사회적 기술 훈련. 사회적 기술 훈련은 그룹에서 기능하고 상호 인간관계 문제를 해결하는 학생의 능력을 신장시킬 수 있다. *Photograph by Patti Gabriel, courtesy of the Central Institute for the Deaf.*

경도 및 중도 난청 아동

지금까지는 주로 고심도와 심도 난청 아동들에게 초점을 맞추었지만, 언어 및 청각 전문가의 서비스를 필요로 하는 경도 및 중도 난청 아동들도 많다. 미국 내 15%(7백만 이상)의 아동들에게서 적어도 한쪽 귀에 저주파수 및 고주파수 난청이 있는 것으로 추정되고 있다(Niskar et al., 1998). 아동기 청력손실의 출현율이 높은 원인으로 여겨지는 두 요인은 중이염과 소음 노출이다.

경도 및 중도 난청 아동들의 대부분은 주로 소음과 잔향이 있는 교실에서 듣기 어려움을 경험한다. 그 결과로 아동들은 어음인지, 교과학습, 사회성 기술, 그리고 자아상에서 부족한 면을 경험한다. 조용한 말이나 멀리서 들리는 말소리를 잘 듣지 못한다. 이런 이유로 경도 및 중도 난청 아동들은 고심도 난청 및 농 아동들만큼은 아니라 하더라도 청능재활이 필요할 수도 있다. 경도 난청(20~40 dB HL) 아동들은 청력과 말언어 발달에 심한 문제를 거의 보이지 않기 때문에 주로 초등학교 청력선별검사를 통해 아동기 후반에 진단된다.

중도 난청(40~70 dB HL) 아동들은 회화 수준의 강도로 제시되는 말소리와 집단 상황에서 제시되는 말소리를 이해하는 데 어려움을 보일 수 있다. 반면 경도나 중고도 난청 아동들은 보청기로부터 상당한 이득을 얻는 경향이 있다.

경도나 중도 난청 아동들은 일반적으로 개별화교육계획하에 있다. 특별히 아동들은 그들의 말과 언어습득이 청력이 정상인 또래 아동들에 비해서 어떻게 진행되는지 알아보기 위해 말언어 평가를 받아야 한다. 때때로 아동들은 마찰음과 파찰음 오류와 같은 경도의 조음 오류를 보일 것이다(Elfenbein, Hardin-Jones, & Davis, 1989). 중도 난청 아동들은 어휘 발달에 얼마간의 지연이 있을 것이다(Davis, Elfenbein, Schum, & Bentler, 1986; Pittman, Lewis, Hoover, & Stelmachowicz, 2005; Stelmachowicz, Pittman, Hoover, & Lewis, 2004). 경도나 중도 난청 아동들은 언어치료가 필요하거나 필요하지 않을 수 있고, 음장 FM 청각보조기기 시스템을 사용할 필요가 있을 수도 있다. 청각장애 아동을 맡은 학급교사는 종종 교실 환경을 어떻게 바꾸어야 할지 언어 및 청각 전문가에게 자문을 구한다. 이 장의 참고 자료 같은 것을 학급교사에게 제공하는 것도 하나의 방법일 것이다.

사례연구

IDEA(s) for ALL

Seaver & DesGeorges(2004)는 IDEA가 무엇인지와 특히 1997년에 재승인된 IDEA가 얼마나 청각장애 아동들의 필요를 다루었는지 보여주는 몇 개의 사례들을 제시하였다. 이 영역에서는 세 가지의 사례를 요약하였다.

V.S., 청각보조기술(p. 22)

V.S.는 중고도 난청이 있으며 일반 공립학교에 재학 중이다. 아동의 교실은 교통량이 많은 고속도로를 마주하고 있으며 시끄러운 공기정화 시스템을 가까이 두고 있다. 청각검사 결과, 교실에서 실시한 어음인지도가 청각검사실에서 실시한 결과에 비해 50% 감소된 결과를 보였다. 청능사는 신호대잡음비와 교실의 잔향시간을 측정하고 허용범위가 아님을 발견했다. V.S.의 IEP팀은 이웃한 학교에서 지속적인 기능을 할 수 있도록 조정이 필요하다고 결정하였다. FM 시스템을 제공하였으며 이것을 통해 V.S.의 말인지 점수는 84%로 향상되었다. 교실에 카펫을 깔고 음향학적 처리가 된 천장타일을 설치하였다.

L.R., 최소제한환경(p. 21)

L.R.은 도시 외곽에 거주한다. 이 아동은 3년 전인 4세경에 인공와우를 이식받았으며 종합적 의사소통법을 사용하는 난청과 농학생을 위한 학교에 다니고 있다. 최근까지 L.R.의 부모는 가정에서 수화를 사용하였으나 아동의 구어기술이 수화를 더 이상 필요로 하지 않는 수준까지 진행되었다고 인식하고 있다. 아동의 현재 교사들은 수화 사용의 강력한 옹호자들이고 이전에 인공와우를 사용하는 아동을 지도해 본 경험이 없다. 학교에 근무하는 언어치료사 역시 인공와우를 사용하는 아동을 치료해 본 경험이 없어 보청기를 사용하는 다른 아동들과 같은 방법으로 중재해 왔다. L.R.은 학교에서는 친구들이 있으나 이웃에서는 친구들을 사귀지 못했다. L.R.의 부모는 아동이 학교일과 동안 강력한 구어 모델에 노출됨으로 이득을 얻도록 결정하였다.

L.R.에게 종합적 의사소통 프로그램을 사용하도록 하는 초기 배치가 적절했을지라도, 인공와우 착용에 따른 요구는 달라진다. 아동의 학교 지역은 청각/구어적 선택을 제공할 정도로 크지 않으며 몇몇 학생들만이 통합되어 있다. 부모는 아동이 이웃 학교에 입학하여 정상청력 아동과 함께 통합교육을 받기를 원했으며, 또한 순회교사로부터 교육을 받기를 희망하였다. IEP팀은 L.R.이 더 많은 구어 모델을 접할 수 있도록 지역학교로 돌아와야 한다는 의견에 동의하였으며, L.R.을 위한 전문가 역시 인공와우 착용 아동에 대한 특수 전문지식을 갖추어야 한다고 생각했다. L.R. 학교 지역의 특수교육 책임자는 인근 학교 지역에 인공와우 전문가가 아동 4명을 소집하여 지원하는 것을 알게 되었다. 특수교육 책임자는 이 지역에 지원을 요청하였다. 인공와우 전문가는 L.R.의 순회교사에게 지속적인 조언을 하기로 하였다. 또한 L.R.의 학급교사에게 교육을 제공하고 인공와우 사용자를 위한 적절한 조정을 이해하고 시행하도록 돕기로 하였다.

J.M., 직접 교육(p. 19)

J.M.은 4세의 여아로 미국수화(ASL)를 사용하는 농 부모에게서 태어났다. J.M.은 고심도 난청이 있고, 시설에서 운영하는 장애인 유치원에 다니고 있다. 학우 중 세 명이 난청을 가지고 있으며, 두 명은 자폐, 나머지 아동들은 특별한 관심을 필요로 하였다. 이 학교는 종합적 의사소통법을 사용하고 있다. 부모는 J.M.이 모국어와 같은 수화를 사용하고 농문화와 사회에 대한 가족의 가치를 유지하기를 바란다. IEP팀은 J.M.의 주된 의사소통 방식으로 직접적인 교육을 받을 수 있는 방안에 대해 고려하였다. 학교에서는 SEE 수화방식을 사용하기 때문에 다른 방식을 통해 그녀에게 언어를 제공해야 한다. 이웃 관할 지역에는 수화를 통해 가르치는 교사들이 있는 특수사립학교(charter school; 공적 자금을 받아 교사· 부모· 지역· 단체 등이 설립한 학교)가 있다. IEP팀은 이

(계속)

사례연구

IDEA(s) for ALL (*계속*)

학교가 J.M.에게 최적의 교육환경이 될 것으로 판단하였다. 이러한 교육적 배치의 변경은 또한 동일한 의사소통 방식을 사용하는 아동들과 상호작용하도록 할 것이다. 아동이 속한 교육 관할 지역에서는 수화를 사용하는 특수학교로 통학할 수 있는 교통비를 지원한다. 아동의 부모는 이 특수학교를 통해 농문화와 농사회에 기여하게 된다.

최종 의견

이 장에서는 학령기 아동들을 위한 중재 프로그램의 개요를 살펴보았다. 연방법은 아동들이 최소제한환경에서 "무상의 적절한 공교육"을 받을 권리를 부여하고 있다. 바람직하게는 공립학교 아동들은 거주하는 곳 근처의 학교에 다닐 수 있어야 한다. 하지만 모든 학교가 상대적으로 적은 난청 및 농 아동 때문에 엄청난 비용을 들이거나 적절한 인원을 고용하여 난청 아동을 위한 프로그램을 만들지는 않는다. 많은 경우 아동의 독특한 의사소통 요구들

"우리는 우리 딸이 청력손실이 있는 것도 알고 딸의 목표도 압니다. 우리는 매번 학교 회의에 참여하였고 청력손실과 관련 있는 IDEA에 대해서도 알았습니다." Nicole Underwood는 그녀의 딸이 인공와우 사용과 관련하여 가족이 선호하는 학교 배치와 서비스를 받도록 서류를 제출하였다. (*Underwood, 2006, p. 42*)

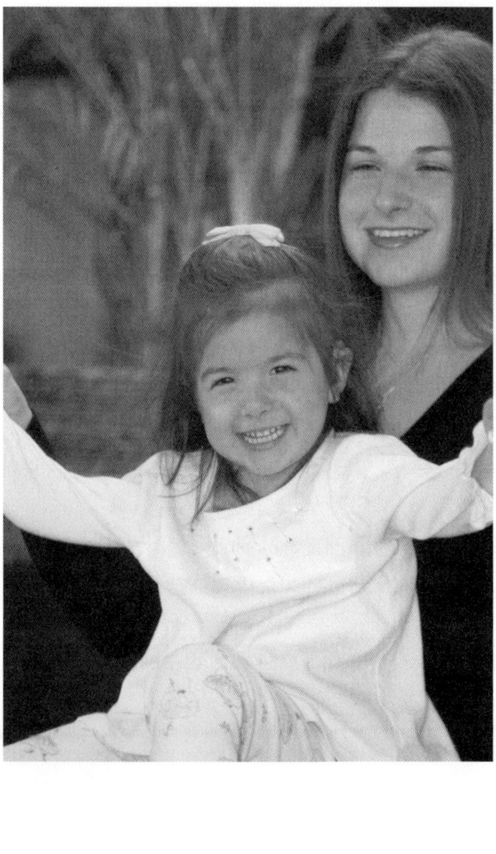

그림 15-19. 부모 지지. 부모들은 항상 IEP 과정에 참여하고 적절한 서비스를 확인하면서 자녀들을 지지해야 한다. *Courtesy of MED-EL Corp.*

과 관련된 필요들을 충족하기 위해 창조적인 해결법을 찾아야만 한다. IEP 팀은 아동들이 필요한 서비스를 받고 있는지를 보장하기 위해 도와줄 책임이 있다. IDEA의 특별한 규정은 아동의 언어와 의사소통의 필요, 또래와 교사들과의 상호작용 기회, 보조 기술 및 기타 학업적 필요에 대한 제공을 명시하고 있다. IEP를 개발하고 아동들이 적절한 서비스를 받는지를 확인하는 것은 아동의 가족이다(그림 15-19). 부모들은 항상 IEP 과정에 참여하고 그들의 자녀들이 최상의 서비스를 받는지 확인하면서 자녀들을 지지해야 한다(Flanders, 2006; Underwood, 2006).

요점 정리

- 개별화교육계획(IEP)은 아동의 현재 수행수준, 연차목표, 어떤 지원을 제공할 것인지가 명시된 특수교육지원을 위한 권고사항, 진전평가를 위한 목표기준 등에 대해 기술한 문서이다.
- 다학문 영역팀은 아동과 그들의 가족에게 지원과 서비스를 제공하려는 목적에서 구성된다. 팀 구성은 청능사, 언어병리사, 학급 교사, 심리학자, 통역사, 순회교사, 학습 도움실 교사를 포함한다.
- 학교 배치는 공립과 사립, 기숙제와 통학제로 나눌 수 있으며, 학급 배치는 특수학급과 통합학급으로 분류된다. 통합 배치는 부분통합, 완전통합 및 협력교사의 형태로 다양하게 나누어진다.
- 미국의 대부분의 고심도 및 심도의 청각장애 아동들은 가정에서 살고 그들의 집 근처 학교에 다닌다. 대다수의 아동들이 종합적 의사소통법을 사용한다.
- 청각보조기기의 사용과 적절한 교실 음향은 학생들의 학업성취력을 향상시킬 수 있다.
- 고심도 난청 아동들은 모음 중성화와 종성자음 생략과 같은 특징적인 말소리 오류를 범하며, 이런 오류들은 일반적으로 낮은 명료도 수준의 근간이 된다.
- 고심도 난청 아동들은 언어의 내용, 형식, 화용에서 종종 문제를 나타낸다. 예를 들어, 대다수의 아동들은 감소된 어휘량을 보이고, 정상청력 아동들보다 더 적은 종류의 구문구조를 사용한다.
- 고심도 난청 아동은 읽기 학습에 어려움을 겪는다. 많은 성인들이 4학년 읽기 수준을 넘지 못한다.
- 인공와우의 사용은 말, 언어 및 문해 능력의 발달을 향상시키고 가속화시킨다는 증거가 있다.
- 말과 언어 평가는 말-언어 치료 목표의 위계를 개발하기 위해서 실시된다.
- 몇몇 청각장애 아동들은 사회심리적 지원과 사회적 기술 훈련으로 부터 이득을 얻을 수 있다.
- 대부분의 경도와 중도 난청 아동들은 정상청력 아동들과 함께 학급에 다닐 수 있다.

- 특별한 말과 청각 서비스에 대한 그들의 요구 여부와는 상관없이 대체로 IEP를 받을 것이다.

용어 및 개념

개별화교육계획(Individualized Educational Program, IEP)
다학문 영역팀(multidisciplinary team)
순회교사(itinerant teacher)
학급배치(classroom placement)
독립제 특수학급(self-contained classroom)
통합학급(mainstream classroom)
학습도움실(resource room)
협력교사(coenrollment)
교육지원 방식의 적합화(appropriate format accommodations)
분절적 말소리오류(segmental speech errors)
초분절적 말소리오류(suprasegmental speech errors)
청각피드백의 역할(roles of auditory feedback)
형태(form)
의미(content)
화용(pragmatics)
문해능력(literacy)
인공와우의 영향(impact of cochlear implants)
등급척도(rating scales)
전사 절차(transcription procedures)
체크리스트(checklists)
언어표본분석(language sample analysis)
문해전 기술(preliteracy skills)
구조적 언어 교육과정(structured language curriculum)
자연적 언어교수법(naturalistic language instruction)
사회적 기술 훈련(social skills training)

문제 풀이

1. 다음 중 IDEA 규정에 따라 IEP팀이 심도와 선천성 청각장애 아동을 위해 할 수 있는 사항이 아닌 것은 무엇인가?

a. 학급 친구들과 직접적으로 의사소통할 수 있는 기회를 제공한다.
b. 필요에 따라 청각보조기기를 제공한다.
c. 아동이 농문화의 모국어를 배우는 것을 보장한다.
d. 필요에 따라 수화 통역사를 제공한다.

2. 일반 학급에서 배우게 될 새로운 자료를 학생에게 미리 준비시켜야 하는 전문가는 누구인가?

a. 언어치료사
b. 학급 교사
c. 순회 교사
d. 통역사

3. 다음 중 농과 난청 학생들을 위한 특수학급을 운영하는 학교 지역구들이 하도록 요구되는 사항이 아닌 것은 무엇인가?

a. 청각학적 서비스(audiological service)를 요구하는 아동들이 그 서비스들을 받을 수 있도록 보장한다.
b. 협력(coenrollment) 모델을 따른다.
c. 교육청능사를 고용한다.
d. 청각보조기기 사용으로 이득을 얻을 수 있는 학생들을 위해 기기를 구입한다.

4. 다음 중 교육지원 방식의 적합화(appropriate format accommodations)의 한 예는 무엇인가?

a. Open-book 시험
b. 스터디 가이드
c. 학습도움실
d. 완전통합

5. 잔향이란?

a. −5 dB 이상의 신호대잡음비
b. 1975년 이래로 PL 94−142의 결과
c. 음향 천장 타일의 소리흡수력 또는 소리흡수 정도
d. 방 표면에서 반사되는 신호들로 인해 존재하는 소리

6. 협력 학급의 예는 무엇인가?

a. 아동이 수업의 일부를 학습도움실에서 서비스를 받는 교육적 배치
b. 통합

c. 특수학급
d. 일반학급 교사와 특별히 훈련된 교사가 한 팀이 되는 교육적 모델

7. 심도 난청 아동들이 일반적으로 나타내는 분절적 오류들은 무엇인가?
a. 기식음
b. 비정상적 음절 강세 패턴들에 의해 특징지어지는 리듬감 없는 말소리 패턴들
c. 저모음을 고모음으로 대치
d. 유무성음 혼동

8. 심도 난청 아동들은 평균적으로 어느 정도의 명료도를 성취하는가?
a. 5%
b. 40%
c. 20%
d. 60%

9. 고심도 난청 아동의 모음 산출과 관련된 일반적인 오류가 아닌 것은 무엇인가?
a. 중성화
b. 이중모음화
c. 단축화
d. 비음화

10. 심도 난청 화자에 의해서 가장 정확하게 산출될 수 있는 음소는 무엇인가?
a. /b/
b. /t/
c. /g/
d. /n/

11. 다음 중 형태(form)와 관련된 문제를 보이는 예는 무엇인가?
a. 아동은 제한된 어휘력을 가져 전체 개념과 관련된 단어들을 알지 못한다.
b. 아동은 최근 새롭게 사귄 사람에게 $20를 빌려달라고 요청한다.
c. 아동은 차가 지나가는 것을 보고 "Car go fast"라고 말한다.
d. 아동은 돈을 맡기는 곳으로 *bank*라는 단어를 이해할 수 있으나 '강변의 땅'으로 사용될 때는 단어를 이해하지 못한다.

12. 고심도 난청이 있는 초등학교 4학년 학생이 수필을 쓸 때, 주로 나타나는 특징은 무엇인가?

a. *of*나 *to*와 같은 기능어들을 생략한다.
b. 주어–동사–목적어 문장 구조를 충분히 활용하지 않는다.
c. 시작, 중간, 끝의 이야기 틀에 심하게 매여 있다.
d. 부사를 과도하게 사용한다.

13. 고심도 난청이 있고 보청기를 사용하는 고등학교 졸업자의 읽기 수준은 어느 정도인가?

a. 9학년 수준에 머문다.
b. 일반 미국 독자들을 대상으로 한 정기간행물인 〈*Time*〉지의 논설을 이해하는 수준이다.
c. 지역 신문을 이해하며 겨우 읽는 수준이다.
d. 지난 반세기 동안 점차적으로 향상되어 왔다.

14. 5세 여자 아동인 Janice는 심한 바이러스 감염으로 생후 2개월에 청력을 잃었으며 11개월 전 인공와우 이식을 받았다. 이 아동이 정확하게 조음하기 시작한 소리는 무엇인가?

a. 중설모음
b. 전설모음
c. 치경음
d. 구개음

15. 말이나 언어 샘플을 수집할 때 중요시되는 것은 무엇인가?

a. 평가 목적으로 수집하기 전 아동이 샘플을 여러 번 연습하도록 한다.
b. 아동의 수행능력이 과제 유형에 따라 다양하기 때문에 다양한 검사로 수집해야 한다.
c. 청각/구화 의사소통 방식을 사용한다.
d. 화자 친숙도에 있어서는 아동이 일상생활에서 쓰는 담화로 말하도록 하기 때문에 검사자는 실제로 검사를 시작할 때까지 아동과 친숙하지 않도록 한다.

16. 아동의 말 명료도 점수에 가장 적은 영향을 주는 요인은 무엇인가?

a. 듣기 경험
b. 청취 조건
c. 말소리 자료

d. 샘플을 수집할 때 방 안에 보호자의 존재

17. Daniel Ling에 의해 개발된 말 치료 프로그램의 기초가 되는 것은 무엇인가?

a. 형식적 교수가 비형식적 교수보다 우선이라는 전제
b. 말소리 기술의 위계
c. *Northampton Chart*
d. 아동이 마이크로 소리를 냄에 따라 그 크기만큼 풍선이 커지는 것 등의 컴퓨터 게임

18. 청력손실이 심한 아동들은 사회성 문제를 경험하기도 한다. 그 예로 적절한 것은 무엇인가?

a. 사회적 고립을 경험할 것이다.
b. 소수집단에 속하는 것으로 보이지 않기 위해 청력손실이 심한 아동들과의 상호작용을 피하려 한다.
c. 성인 동료를 선호한다.
d. 어려운 상황에 직면한 사람들에게 공감할 수 있으므로 지나친 동정심을 경험한다.

참고 자료

청각기기 확인하기

(Adapted from Oticon, 2006, pp. 8-9)

보청기

- 시각적 점검: 움푹 들어간 부분, 보청기 케이스의 손상, 튜브의 손상, 이어몰드의 귀지, 튜브의 습기, 건전지 도어의 부식 여부를 확인한다.
- 듣기 점검: 의사가 청진기를 착용하는 방법과 동일하게 청음기를 보청기와 단단히 연결시킨다. 기기를 켜고 보청기의 마이크에 말을 하면서 볼륨 조절(보청기에 해당 기능 탑재 시)을 돌리며 들어 본다.
- 건전지 체크: 확인하고 필요시 건전지를 교체한다.

FM 시스템

- 시각적 점검: 코드와 청각기기를 확인한다. 전원을 켜고 건전지가 약한

지, FM 상태창에 불이 꺼져 있는지를 확인한다. 만약 FM 상태창에 불이 꺼져 있다면, 송신기에 건전지가 적절히 위치해 있는지와 스위치가 켜져 있는지를 확인한다.

- 듣기 점검: 시스템을 듣고 정상작동 여부를 확인한다.

학급교사를 위한 지침서

다음의 제안들은 _______의 선생님께서 비록 아동이 보청기로부터 이득을 얻는다 하더라도 보청기는 말소리를 분명하게 하는 것이 아니라 단지 크게 할 뿐임을 이해하도록 돕기 위함입니다. 아동이 듣는 소리들은 왜곡되어 있거나 전혀 들을 수 없는 소리일 수 있으므로 또렷하지 않은 말소리라고 할 수 있습니다. 따라서 청취 조건을 향상시키도록 하는 어떠한 것도 도움이 될 수 있습니다.

1. _______을 가능한 한 선생님 가까이에 앉히십시오. 이 경우 아동은 청각 및 시각적 단서 모두로부터 이득을 얻을 수 있습니다. 자리 배치는 시끄러운 복도나 라디에이터 혹은 창가와 같이 집중력을 흩뜨리는 것과는 멀어야 합니다. 방이 조용할 때보다 시끄러울 때 _______가 듣기와 주의집중하기 더 어렵습니다.

2. _______에게 명료한 목소리로 자연스럽게 이야기하십시오. 보청기는 증폭기이므로 외칠 필요는 없습니다.

3. 만약_______가 이야기를 이해하지 못했다면 선생님은 다음과 같이 할 수 있습니다.

   a. 반복하기—조금 더 천천히

   b. 바꾸어 말하기

   c. 단어나 문장을 칠판에 쓰기

4. 집단 토론을 잘 할 수 있도록 _______를 모두의 얼굴을 볼 수 있는 자리에 앉게 하고 선생님이나 학생들이 이야기하고 있는 사람을 알려주고 화자가 이야기하기 전에 미리 볼 수 있도록 하면 도움이 될 수 있습니다. 중요한 사항들은 선생님이 반복하여 이야기해 주는 것이 좋습니다.

5. 말한 것을 이해하도록 _______에게 화자의 얼굴과 입술을 보게 하는 것은 도움이 될 수 있습니다. 이것을 독화라고 합니다. 독화를 위해서 다음의 것들이 도움이 될 수 있습니다.

   a. _______의 뒤를 조명 쪽으로 향하게 하십시오.

b. 화자는 너무 많이 움직이지 말아야 합니다.

c. 대화 시 화자는 _______를 마주하고 또박또박 명료하게 말해야 합니다.

6. 때로 청각장애 아동은 단어를 놓치거나 문장을 잘못 이해할 수 있으며 특히 문장이 길거나 시끄러운 상황에서 더 힘들 수 있습니다. 만약_______이 혼란스러워 보이거나 엉뚱한 대답을 하면, 다시 반복해서 말해 주고, 부적절한 것을 이야기한다면, 농담으로 넘기십시오. _______은 이해하지 못하면 용기를 내어 말해야 하지만 선생님에게 항상 말을 하지 않을 수도 있습니다. 청각장애 아동들은 때로 반복을 요청하는 것을 쑥스러워 합니다.

7. 새로운 어휘는 _______에게 어려울 수 있습니다. 어휘발달을 위한 추가적인 도움이 필요할 수 있습니다.

8. 필기를 해주는 학생은 청각장애 학생에게 도움이 될 수 있습니다. 때로 학급에서 "친구"를 매치하여 학급에 방해가 되지 않게 선생님의 지시를 청각장애 학생에게 반복해 줄 수 있습니다.

출처: *A handout from Central Institute for the Deaf Hearing, Language, and Speech Clinics. Reprinted with permission*

부록

APPENDIX

객관식 문제풀이 답안
Answers to Multiple-Choice Questions

Chapter 1 서론

1. c
2. d
3. a
4. b
5. d
6. c

Chapter 2 청력 및 어음 인지 평가

1. c
2. b
3. a
4. b
5. a
6. d
7. a
8. b
9. c
10. d
11. a

Chapter 3 청각기기와 관련 기술

1. b
2. d
3. b
4. a
5. c
6. b
7. d
8. c
9. a
10. c
11. a
12. c
13. d
14. c
15. a
16. b

Chapter 4 청능 훈련

1. c
2. a
3. a
4. b
5. d
6. d
7. b
8. a
9. b
10. c
11. a
12. c

Chapter 5 독화

1. c
2. c
3. a
4. b
5. d
6. a
7. c
8. b

9. a
10. a
11. b

Chapter 6 독화 훈련

1. a
2. b
3. c
4. a
5. c
6. a
7. d
8. d

Chapter 7 의사소통전략과 대화 방식

1. a
2. a
3. d
4. d
5. c
6. b
7. a
8. b
9. d
10. c

Chapter 8 대화 유창성 및 의사소통 어려움 평가

1. a
2. b
3. d
4. d
5. b
6. b
7. c
8. a
9. d

Chapter 9 의사소통전략 훈련

1. c
2. a
3. d
4. b
5. c
6. b
7. d
8. a
9. c
10. b
11. d

Chapter 10 상담, 심리 사회적인 지원 및 주장 훈련

1. a
2. c
3. a
4. c
5. b
6. c
7. c
8. d
9. d
10. c

Chapter 11 청각장애 성인

1. a
2. b
3. d
4. a
5. b
6. d
7. b
8. c
9. d
10. a

Chapter 12 성인 청능재활 계획

1. a
2. b
3. d
4. c
5. c
6. c
7. a
8. b
9. c
10. a
11. b
12. d
13. b

Chapter 13 노인 청능재활 계획

1. c
2. a
3. d
4. c
5. d
6. b
7. a
8. b
9. a
10. c
11. c

12. b

Chapter 14 청각장애 영유아

1. d
2. c
3. b
4. c
5. a
6. a
7. b
8. d
9. c
10. b
11. d
12. b
13. a
14. c
15. a
16. b
17. c
18. b
19. d
20. b
21. b

Chapter 15 학령기 청각장애 아동

1. c
2. c
3. a
4. b
5. d
6. d
7. d
8. c
9. c
10. a
11. c
12. a
13. c
14. a
15. b
16. d
17. b
18. a

용어해설

GLOSSARY

2001년 낙제학생방지법(No Child Left Behind Act of 2001): NCLB; 학교, 지역 및 주정부 수준에서 학업성적의 기준을 강화함으로써 미국의 초·중·고등학교의 수행력을 향상시키는 것을 목적으로 여러 연방정부 프로그램을 재확립한 법

8차 뇌신경/8차 신경(eighth cranial nerve): 청각과 전정 신경가지를 형성하는 뇌신경

ALGO: 신생아 청각선별검사에 사용되는 자동화 청성뇌간반응 선별검사기기

dB nHL: Decibels normalized hearing level; 정상 청력을 가진 그룹의 행동역치를 나타내는 데시벨 표시법으로 유발전위 청력검사에서 사용되는 자극의 강도수준을 기술하는 데 사용

DNT: Did not test; 검사를 시행하지 않았음

FM 부트(FM boot): 보청기 아랫부분에 장착된 장화 모양의 장치로 FM 수화기에 부착되거나 포함함; FM 청각보조기기 시스템의 일부로 사용됨

FM 훈련기(FM trainer): 교사가 송화기를 착용하고 그 신호가 학생들에게 주파수 변조된 라디오 파동으로 전달되는 수업용 청각보조기기

ITC 보청기(ITC hearing aid): 외이도형 보청기; In-the-canal hearing aid

ITE 보청기(ITE hearing aid): 귓속형 보청기; In-the-ear hearing aid

K-AMP 회로(K-AMP circuit): 중간 강도의 소리에 더 많은 이득을 주고, 고강도의 소리에 이득을 주지 않으면서 가장 큰 강도의 소리를 제한하기 위해서 압축을 주도록 고안된 이 가능한 보청기 회로; 고주파수 대역에 더 많은 증폭을 제공하기도 함

OSPL 90 곡선(OSPL 90 curve): 보청기의 볼륨을 최대로 올리고 90 dB 신호음에 대한 주파수 반응곡선으로 표현되는 보청기의 최대출력수준의 전기음향학적인 평가방법

Part B: PL 105-17로, 3~21세의 장애아동들을 위한 공립학교 체계에서의 중재 서비스에 관한 법

Part C: PL 108-446으로, 출생후부터 3세까지 장애아동과 그 가족들이 이용할 수 있는 조기중재 서비스에 관한 법

PB: Phonetically balanced; 음성학적으로 균형을 이룬

SSPL 90 곡선(SSPL-90 curve): 포화음압수준 90; 보청기 출력신호의 최대수준에 대한 전기음향학적 평가로 보청기의 볼륨조절기를 최대(full on)로 설정하고, 90 dB 신호음에 대한 주파수 반응곡선으로 나타냄

TV 디코더 회로법(Television Decoder Circuitry Act): 1990년에 제정된 미국 공법 101-336; 13인치 디지털 화면이나 와이드 TV는 폐쇄자막에 필요한 회로를 포함할 것을 규정하는 법

T-스위치(T-switch): 텔레코일 스위치

WATCH: 간결한 의사소통 전략 훈련 프로그램

X염색체(X-linked): X염색체와 관련된 형질을 가리킴; 어머니로부터 받은 유전자는 아들일 경우 50%가 유전되고 딸일 경우도 50%가 보균하고 있지만, 아버지로부터 받은 유전자는 딸일 경우 100% 유전됨

X선 체축 단층사진(CAT scan): Computerized axial tomography scan

가계도(family tree): 아동의 조상이나 친척 일가에 대한 계통을 나타내는 도표

가소성(plasticity): 감각 경험의 결과로 발생되는 중추신경계의 생리학적 변화를 지칭하는 용어

가정중심 프로그램(home-based program): 초기 중재자가 유아의 집을 방문하여 아동과 부모를 위해 교육을 제공하는 프로그램

가족력을 가진 농(familial deafness): 같은 가족 구성원 내에서 재발되는 농

가청의(audible): 들을 수 있을 정도로 큰

간학문적 팀(interdisciplinary team): 동등하고 협조적인 방법으로 평가와 중재법을 제공할 목적으로 함께 일하는 다른 전문가 그룹

감각 수준(sensation level): SL; 소리에 대한 개인의 역치를 dB로 표현한 소리의 강도 수준

감각신경성 난청/청력손실(sensorineural hearing loss): SNHL; 와우나 후미

로성의 원인을 가진 청력손실

갑개/이갑개(concha): 외이도의 입구를 형성하는 접시모양의 움푹 들어간 부분

강화(reinforcement): 학생이 바람직한 방법으로 훈련활동이나 행동을 수행한 후, 학생에게 제공되는 스티커나 특혜 등과 같은 것

개방형 적합(open-canal fitting): 개방형 이어몰드나 외이도에 이어몰드 없이 튜브만 있는 보청기 적합법

개방형 질문(open-ended questions): 정성적인 정보를 유도해 내는 질문들

개별화가족지원계획(individual family service plan): IFSP; 학령기전 장애아동들을 교육하기 위해서 연방법으로 지정한 계획으로 가족의 참여에 중점을 두고 매년 갱신됨

개별화교육계획(individualized education plan): IEP; 장애아동들에게 교육을 제공하기 위하여 연방법으로 지정한 계획으로 1년에 한 번 갱신됨

개인용 FM 훈련기(personal FM trainer): 화자가 무선 송화기를 착용하고, 라디오 전파로 주파수 변조된 말소리를 수신기를 착용하고 있는 청자에게 방 전체로 전달하는 청각기기

개인적응 상담(personal adjustment counseling): 청력손실의 영속성과 심리학적, 사회적 및 정서적인 수용에 초점을 맞추는 상담

거대세포바이러스(cytomegalovirus): CMV; 신생아에게 청력손실과 다른 장애의 원인이 되는 포진바이러스(herpes virus)의 일종

건강관련 삶의 질(health-related quality of life): HRQoL; 개인이나 그룹이 경험하는 웰빙에 영향을 미치는 건강조건으로 생리기능, 사회활동, 인지, 정서, 에너지, 생동감, 건강인식 및 전반적 삶의 만족 등을 포함

건전지/배터리(battery): 전력을 공급하는 전지

건청 문화(hearing culture): 사회의 주류 문화; 청각적인 경험과 더불어 시각적인 경험을 사용하거나 또는 시각적인 경험을 대신하여 청각적인 경험만을 사용함

검사 불가(CNT): Could not test

검사-재검사 신뢰도(test-retest reliability): 한 검사에서 다음 검사까지의 일관성에 대한 측정; 때때로 검사-재검사 변이성(test-retest variability)이라고도 함

검증(verification): 보청기가 기본 전기음향학적 기준, 실이(real-ear) 전기음향학적 수행 및 편안한 착용감 등을 포함하는 일련의 기준들에 부합되는지를 결정하는 것

격려하기(prompting): 역할놀이 시 행동이나 발화를 고무시키기 위하여 제공되는 방법; 개인이 명확하게 말하도록 돕는 기법

결과측정(outcome measure): 한 번의 치료나 일련의 치료에 대해 개인 또는 그룹에 의해 경험된 이득의 정도나 유형을 나타냄; 반응을 가리킴

결정적 시기(critical period): 모국어의 언어와 음성패턴이 가장 쉽게 습득되는 생애 처음 몇 해

경화(ossification): 조직이 골화됨

고막염(myringitis): 고막의 염증

고막운동도/고실도(tympanogram): 외이도에서 기압의 변화에 따른 중이의 이미턴스 그래프

고막형 보청기[completely-in-the-canal (CIC) hearing aid]: 외이도 내에 완전히 삽입되는 보청기

고주파수 여과된 말소리(high-pass filtered speech): 여과기에 통과시킨 말소리로 저주파수 대역이 아니라, 고주파수 대역만 남아 있음

고충(predicament): 장애, 참여제한, 환경, 요구, 자원, 태도 및 행동 등을 포함하는 환자의 상태 및 상황과 관련된 측면

골도 보청기(bone conduction hearing aid): 중이를 우회하여 유양돌기 위에 장착한 골진동기를 통해서 증폭된 소리를 직접 내이로 전달되는 보청기

골전도/골도 전도(bone conduction): 신체의 뼈, 특히 두개골을 통한 소리의 전달

골전도기(bone conductor): 두개골을 진동하여 와우로 소리를 전달하는 데 사용되는 진동체

공감적인 이해(empathetic understanding): 개인중심 상담내용의 하나; 상담가는 환자의 청력문제에 대한 관심과 느낌을 경청하고, 그것을 환자에게 다시 반영하여 환자가 문제를 확인하도록 도와주는 것

공격적 대화 방식(aggressive conversational style): 청력손실을 가진 사람들이 보이는 적대감, 호전성 및 나쁜 태도를 포함하는 대화 방식

관리 의료(managed care): 환자와 제공자 간을 중재하고, 제공될 서비스의 종류와 범위를 결정하는 업계의 건강관리 배상계획

광대역소음(wide-band noise): White noise(백색소음)

교실 음향학(classroom acoustics): 교실의 크기와 표면, 내부 및 외부의 소음원, 가구, 사람 및 다른 요인들에 의해서 결정되는 교실의 배경소음 및 잔향 특성

구문(syntax): 단어와 다른 문장구성 요소들이 문법적 문장을 형성하기 위하여 결합되고 조작되는 규칙

구성 타당도(construct validity): 검사가 측정하고자 하는 특성 또는 기술(예: 말지각) 등을 어느 정도 측정했는지를 나타내는 통계학적 용어

구성체(construct): 측정 배열(constellation)이나 특정 실례들의 그룹으로부터 추정되거나 파생된 추상적인, 또는 일반적인 견해(idea)

구조 전략(constructive strategy): 의사소통을 위한 듣기환경을 최적화하기 위해서 고안된 전략; 촉진전략의 한 종류

구조화된 의사소통 상호작용(structured communication interaction): 청각장애인이 일상생활 대화에서 경험할 수 있는 몇 가지 의사소통 어려움을 반영하는 가상 대화(예: TOPICON)

구화 통역(oral transliteration): 청각장애인에게 다른 사람의 구어 메시지를 전달하기 위한 목적으로 정상적인 말 속도와 정확한 발음으로 몇 단어씩 화자의 말을 따라하는 행동

구화 통역사(oral interpreter): 청각장애인이 메시지를 독순하도록 화자의 메시지를 말한 그대로 묶음으로 따라 말해주는 전문가

구화주의(oralism): 수화 의사소통을 배

제하도록 구어 기술을 강조하는 고심도 청각장애 아동들을 위한 교육법

군집 분석(cluster analysis): 어떤 검사 점수가 유사성에 근거하여 그룹이나 집단으로 구분되는지를 결정하는 데 목적을 둔 자료정보에 대한 통계적인 접근법

귀 보호구(ear protection): 귀마개와 같은 청력보호구를 언급하는 용어

귀걸이형 보청기(behind-the-ear hearing aid): BTE; 이개에 장착하고, 귀본으로 외이도에 연결하는 보청기

귀마개/이어플러그(earplug): 소리감쇄를 목적으로 외이도에 삽입될 수 있는 물질로 구성된 귀보호구의 한 종류로

귀지/이구(cerumen): Ear wax

귓바퀴/이개(pinna): 외이; 외이의 연골 구조

귓속형 보청기(in-the-ear hearing aid): ITE; 귀의 이개강에 맞도록 제작된 보청기

규준(norm): 연구나 검사상의 특징적인 대표치를 나타내는 것으로 간주되는 관심 집단의 표본으로부터 도출한 기준

그룹 토의(group discussion): 학급 구성원들이 의사소통문제를 논의하기 위하여 포럼을 제공하는 모임

급성 중이염(acute otitis media): 3주나 3주 이내로 지속되는 중이 염증

기능 이득(functional gain): 보청기의 착용 역치와 비착용 역치 간의 데시벨 차이

기능부전(dysfunction): 비정상적인 기능

기능장애(disability): 개인의 한 가지 이상의 삶의 활동을 제한하는 신체적 또는 정신적인 손상

기대감(expectation): 보청기 착용과 더불어 제공될 이득에 대한 환자의 태도

기도(air conduction): 공기를 통해서 전달된 소리가 외이도로 들어가 중이, 내이를 거쳐 뇌까지 전달되는 경로; 기도역치는 청력도에서 "O"(오른쪽)와 "X"(왼쪽)로 나타냄

기도골도차(air-bone gap): 기도역치와 골도역치 간의 차이, 이 차이는 청력손실에서 전음적인 요소를 나타냄

기반(grounding): 의사소통 파트너들이 지속적인 대화 교환을 위하여 공통적인 기반을 공유함으로써 정보의 맥을 형성하는 대화를 하는 것

기본 주파수(fundamental frequency): f_0; 말소리에서 말 산출 시 가장 낮은 주파수; 음성피치

기압상외상(barotrauma): 잠수부(divers)나 스노클러(snorkelers)에게 생기는 질환으로 수압과 관련됨

기질(temperament): 안정된 성격 특성; 개인의 특징적인 사고, 행동 및 반응 태도

기형(anomaly): 와우기형과 같이 정상에서 벗어나거나 불규칙한 구조

나선신경절(spiral ganglion): 유모세포와 연결되어 와우의 중심핵(일명 와우축 (modiolus))에서 만나는 신경섬유핵의 다발

난청(hard-of-hearing): HOH; 청력손실을 가진; 일반적으로 심도의 청력손실에는 사용되지 않음

난청인을 위한 전화 의사소통장치(telecommunication device for the deaf): TDD; TT(텍스트 전화); TTY; 농이나 고심도 청각장애인들을 위해 메시지를 키보드로 입력하면 전화선을 통해 전송되어 작은 모니터 화면에 표시되는 전화 장치

내부장치(internal components): 두개골 내에 이식되는 인공와우의 구성요소

내용(construct): 측정의 무리 또는 특정 상황의 그룹에 의해 유추되거나 파생된 추상적 혹은 일반적인 생각이다.

내용(content): 언어에서 아동의 어휘와 단어 사용의 범위

내용 타당도(content validity): 검사가 측정하고자 하는 것을 어느 정도 적절히 표본추출 했는지를 나타내는 통계학적 용어

내이(inner ear): 청각과 전정의 구조물이 내장되어 있으며 와우, 전정 및 세반고리관을 포함하는 청각 메커니즘의 일부분

넥루프(neckloop): 수화기부터 코드로 구성된 FM 보조기기 시스템의 일부분으로 목 주위에 착용하는 변환기; 신호를 자기장 유도를 통하여 사용자의 보청기에 있는 텔레코일로 전달함

노인성 난청(presbycusis): 노화와 관련된 청력 손실

노인의(geriatric): 노화 과정과 관련된

녹내장(glaucoma): 비정상적으로 높은 안압이 특징인 눈 질환으로 시각신경원반에 손상을 일으키고, 비가역적인 시력손실을 유발함

녹음 자극(recorded stimuli): 녹음기, CD 플레이어 또는 iPod과 같은 다른 종류의 재생 시스템을 통해서 제시되는 검사항목

놀이청력검사/유희청력검사(play audiometry): 아동이 검사자극에 정반응을 보이면 놀이 활동을 하도록 보상함으로써 어린 아동들의 청력역치를 검사하는 행동 검사법

농(deaf): 최소한의 청력을 가지거나 혹은 청력이 없는 상태

농문화(deaf culture): 공통 언어(미국수화), 신념, 관습, 예술, 역사 및 민속 등을 공유하는 하나의 사회 하위문화; 주로 언어습득전 농을 가진 개개인으로 구성됨

뇌성마비(cerebral palsy): 뇌의 운동피질의 손상으로 인한 운동조절 장애로, 특히 팔다리 근육조절의 결함이 특징임

뇌수막(meninges): 뇌와 척수를 싸고 있는 3겹의 막

뇌수막염(meningitis): 아동기 감각신경성 청력손실의 일반적인 원인으로 뇌수막의 박테리아성이나 세균성 염증이 원인

뇌염(encephalitis): 바이러스 감염에 의한 뇌의 염증

다감각 접근법(multisensory approach): 의사소통을 향상시키기 위해 시각, 잔존 청력 및 촉각의 사용을 강조하는 농아동들을 위한 교육 방식

다중기억 보청기(multiple-memory hearing aid): 사용자가 서로 다른 청취 환경을 위해 처리전략을 조정할 수 있도록 하나 이상의 방식으로 음성 신호를 처리하도록 프로그램화된 보청기

다중대역 압축방식(multiband compression): 청자가 말소리를 최대한 인지하도록 서로 다른 주파수별 압축정도와 출력제한을 서로 다르게 적용하여 청자가 말소리를 최대한 인지하도록 신호의 음량증가를 조절해주는 방법

다차원적 척도법(multidimensional scaling): 유사성/비유사성 값을 이용하여 개체들을 2차원 공간상에 점으로 표현하는 통계분석법; 예를 들어, 환자에게 유사하게 들리는 2개의 음소들은 서로 근접하게 표현될 것이고 유사하게 들리지 않는 2개의 음소들은 서로 멀리 떨어지게 표현될 것임

다채널(multichannel): 하나 이상의 정보 채널; 종종 와우의 서로 다른 부위에 다른 정보 채널을 제공하는 인공와우를 기술하는데 사용됨

다채널(multiple channels): 일부 주파수 대역(일반적으로 고주파수 대역)이 다른 주파수 대역보다 더 많은 이득을 갖도록 신호음을 주파수 대역으로 여과시키는 보청기

다학문적 팀/다학제적 팀(multidisciplinary team): 특정 개인을 위한 평가, 중재 및 관리 프로그램에 기여하는 다양한 분야의 전문가들 그룹

단감각 접근법(unisensory approach): 구어 메시지를 받아들기 위해서 잔존청력만 활용하는 접근법

단순증폭시스템(simple amplification systems): 청력손실이 가진 사람이 더 잘 들을 수 있도록 청각신호를 단순히 증폭시키는 시스템

단어 인지(word recognition): 단어를 지각하고 확인하는 능력

단어인지도(word-recognition score): 단어인지검사에서 정확하게 확인한 단어 비율

단어 해독(word decoding): 사람의 문자-소리 관계의 지식을 적용하는 능력으로 문자 패턴에 관한 지식, 글로 쓰인 단어들을 인지하고 해석하는 과제에 대한 지식을 포함함

단일 언어 사용자(monolingual): 한 개의 언어만을 말하는 사람

담화(discourse): 언어를 사용해서 사고를 교환하는 의사소통

당뇨성 망막증(diabetic retinopathy): 오래 지속된 당뇨로 인하여 중심시야에서 흐리거나 왜곡된 시력을 보이고 때때로 망막분리가 발생하는 현상

대리 결과(vicarious consequences): 모델의 행동에 대한 결과를 학생이 관찰하는 것

대립유전자(allele): 쌍염색체에서 같은 위치에 있으며, 대립형질이나 같은 유전형질을 지배하는 둘 중 하나 혹은 그 이상의 선택적인 유전자

대화 규칙(conversational rule): 대화에 참여하는 사람들의 행위에 대한 암묵적인 규칙들

대화 유창성(conversational fluency): 대화가 얼마나 부드럽게 전개되는지와 관련이 있으며, 의사소통의 단절을 수정하는데 사용되는 시간, 정보와 아이디어의 교환 및 말하는 시간의 공유 등을 반영함

대화 차례(conversational turn): 대화 과정 중 한 명의 참여자가 대화에 참여하는 시간

데시벨(decibel, dB): 음압의 대수 단위; Bel의 10분의 1; 소리의 강도를 나타내는 단위

독립변수(independent variable): 조작되거나 영향을 미치는 실험 요소

독순(lipreading): 얼굴 표정과 같은 시각적 말소리 신호와 다른 시각적 단서만을 사용하여 말소리를 인지하는 과정

독화(speechreading): 청각과 시각 단서를 사용한 어음 인지

독화 향상력(speechreading enhancement): 청각단서만 제시되는 조건과 청각과 시각단서가 모두를 제시되는 조건에서의 어음인지능력 간 차이나 비율; 청각 향상

독화소(viseme): 입술 모양이 동일하게 보이는 말소리 그룹(예: /p, m, b/)

돌발성 난청/청력손실(sudden hearing loss): 갑자기 발생된 청력손실; 청력손실이 급성이며 빠르게 시작됨

동구이음어(homophenes): 입 모양이 동일하게 보이는 단어들

동시적 의사소통법(simultaneous communication): 고심도 청각장애인들이 구화 언어와 수화 의사소통법을 통합하여 사용하는 교육 접근법; 총체적 의사소통

동시조음(coarticulation): 하나의 음소가 바로 앞이나 뒤에 오는 음소에 미치는 영향

동측의(ipsilateral): 동일한 측면과 관련된

동형의(homozygous): 같은 유전자 내의 두 가지 동일 형질을 가진

두영효과(head shadow): 귀와 음원 사이에 머리의 존재로 한쪽 귀로 전달되는 소리의 감소 현상

듣기 점검(listening check): 청각기기가 제대로 작동하는지에 대한 비공식적인 평가방법

등가목록(equivalent lists): 말인지검사에서 인지하기에 동일한 난이도의 항목들로 구성된 검사목록

디옥시리보핵산(deoxyribonucleic acid): DNA; 유전정보를 전달하는 분자

디지털 보청기(digital hearing aid): 신호를 처리하기 위해서 디지털 기술을 사용하는 보청기

디지털 신호처리장치(digital signal processing): DSP; 보청기에 사용되며, 신호를 아날로그에서 디지털로 변환하여 처리한 다음, 다시 아날로그 신호로 변환하는 절차

마찰음(fricative): 구강에서 수축을 통하여 난류 공기를 생성함으로써 만들어지는 말소리; 예를 들어 /f, s/

만성의(chronic): 장시간 동안 지속된

말/어음(speech): 구어 산출의 목적을 위한 호흡, 발성, 조음 및 공명의 조합

말차례 평균 길이(mean length speaking turn): 정해진 대화차례 동안 화자가 말하는 평균 단어수를 계산하는 것으로 대화 상호작용의 평가에 사용됨

말차례 평균 길이 비율(mean length turn ratio): MLT ratio; 대화 시 두 화자 간의 MLT의 비율

맵(map): 인공와우의 어음처리기가 말소리 신호를 처리하여 전기적인 형태로 전극에 전달함으로써 역치, 역치상 및 주파수를 구체화하는 것

메니에르병(Ménière's disease): 특발성 내임파수종(idiopathic endolymphathic hydrops)과 관련된 내이의 질병으로 현기증, 청력손실, 이명 및 이충만감의 증상을 보임

메시지구성 전략(message-tailoring strategy): 의사소통 파트너의 반응을 제한하는 방식으로 자신의 말을 표현하는 전

략; 일종의 의사소통 촉진 전략

명료도(intelligibility): 말소리가 인지될 수 있는 정도

명료화(clarification): 임상가가 환자의 표현들의 본질을 정리하여 그것을 다시 환자에게 요약해주는 상담기법

명명화(labeling): 어른이 물건, 행동 및 사건에 이름을 붙이는 언어자극 기술

명시적 범주화(explicit categorization): 보유를 확인하는 방법; 임상가가 다루게 될 주제를 열거한 다음, 말하기 전에 각각을 알려주는 정보전달 상담법

모델링(modeling): 교사가 바람직한 행동을 보여주면 학생이 그것에 대해 모방을 시도하는 것

모방의(mimetric): 움직임을 모방하거나 그대로 따라하는 것

모음 포먼트(vowel formants): 몇 개 주파수가 다른 주파수보다 조금 더 많은 에너지를 가지도록 하는 성도의 공명

목적(goal): 훈련이나 교육이 나아갈 방향의 결과; 원하는 목표나 결과

목표(objective): 물리적으로 측정할 수 있는; 독화와 청능 훈련에서 특정 시간 내에 그리고/또는 특정 수업, 즉 일치하는 목표를 이루는 방향으로 이정표를 나타내는 성취 후에 기대되는 측정할 수 있는 결과

목표 이득(target gain): 보청기 적합에서 실제 보청기 출력과 비교되는 각 주파수에 처방된 이득

묘사(describing): 아동이 관심을 보이는 사건에 대하여 성인이 그 사건의 다양한 측면에서 말하는 언어자극 기법

무릎점/압축점(kneepoint): 압축이 적용되는 보청기 입출력기능의 지점

무상의 적절한 공교육(free and appropriate public education): FAPE; 장애아동의 교육을 위하여 제공되는 연방기금으로 연방기금을 받기 위한 하나의 조건으로 무상의 적절한 공교육 제공을 요구함

무선 시스템(wireless system): 청자에게 음원을 연결할 전선이 필요 없는 청각보조기기; FM과 적외선 시스템이 포함됨

무의미 음절(nonsense syllable): 의미가 없는 말소리의 한 음절

무작위 통제 실험(randomized controlled trial): 연구 참가자를 치료그룹과 통제그룹으로 무작위로 선정한 후, 그 결과를 비교하는 실험

무조건적인 긍정적 배려(unconditional positive regard): 인간중심 상담의 두 번째 신조로 임상가가 환자가 의사소통의 어려움을 극복할 수 있는 내적인 능력을 가지고 있다는 것을 잘 알고 추측하는 것

문맥 정보(contextual information): 목표단어, 구 또는 문장을 확인하기 위해서 이용할 수 있는 언어학적인 지원

문제해결법(troubleshoot): 청각기기가 작동되지 않을 때 소리가 약한지, 왜곡되는지 혹은 피드백이 발생하는지 등 고장 부위와 원인을 정확히 파악할 목적으로 시행하는 일련의 과정

문화 및 언어적 능력(cultural and linguistic competence): 비교문화적 상황에서 효과적인 일이 가능하도록 하는 시스템, 기관 또는 전문가 그룹 사이에 동의된 일련의 행위, 태도 및 정책을 일컬음

미국 건강관리기구(health maintenance organization): HMO; 회비를 내고 가입하며 병원과 의료진을 모두 포함하는 종합적인 건강관리 서비스; 환자가 이용할 수 있는 의사와 의료시설이 환자에 의해 약정되고 의학적 검사와 절차가 포함되도록 약정하는 보험의 일종

미국 고령자의료보험제도(Medicare): 병원과 의사들이 적정요건을 갖춘 65세 이상 노인들에게 제공한 의료 관리에 대해 상환해주는 미국사회보장국 산하 프로그램

미국말언어청각협회(American Speech-Language-Hearing Association): ASHA; 언어치료사, 청능사 및 말과 청각 분야의 과학자를 포함한 언어 및 청각 전문가 협회

미국 수화(American Sign Language): ASL; 미국의 농문화 구성원에 의해서 사용되는 의사소통체계; "Ameslan"으로 언급되기도 함

미국 식품의약청(Food and Drug Administration): 보청기와 인공와우와 같은 의료장비에 대한 규제를 감독하는 미국연방기관

미국은퇴자협회(American Association of Retired Persons): AARP; 50세 이상의 은퇴자 단체

미국 의료보조제도(Medicaid): 미국 사회보장법 표제 XIX에 의해 인증된 프로그램으로 연방정부와 주정부가 공동으로 재정 지원하여 저소득층 대상자들에게 건강관리를 제공하기 위해서 병원과 의사들에게 지불하는 프로그램

미국이명협회(American Tinnitus Association): ATA; 이명을 가진 사람들을 위한 단체

미국 인공와우아동들을 위한 교육자 네트워크(Network of Educators of Children with Cochlear Implants): NECCI; 인공와우를 이식받고 사용하는 아동들에 관련된 언어 및 청각 전문가들 및 교육자들의 전문 네트워크

미국 장애인교육법(Individuals with Disabilities Education Act): IDEA; 장애인과 장애로 인하여 교육에 부적 결과를 초래하는 사람들을 위해서 특별한 교육을 제공하는 법

미국장애인법(American with Disabilities Act): ADA; 장애인에게 동등한 권리를 보장하기 위해서 1990년도에 제정된 미국법

미국 전국농인협회(National Association of the Deaf): NAD; 농문화의 구성원을 옹호하는 단체

미국 직업안전위생관리국(Occupational Safety and Health Administration): OSHA; 직업과 관련된 건강과 안전 위험을 규제하고, 산업청력보존 프로그램에 대한 최소 기준을 제정 및 시행하는 연방기관

미국 청각장애인협회(Hearing Loss Association of America): HLAA; 청각장애인들을 위한 단체로 정보, 교육, 지지 및 지원을 통해서 회원의 의사소통성공을 향상시키는 것을 목적으로 함

미국 청각학박사학회(Academy of Doctors of Audiology): ADA; 보청기를 판매하고 관련된 청능재활 서비스를 제공하고자 자격을 갖춘 청능사를 양성하고 지원하는 전국적인 학회; 공식적으로 이전에는 Academy of Dispensing Audiologists라고 알려짐

미국청각학회(American Academy of Audiology): AAA; 1988년에 설립된 미국의 청능사(audiologist) 전문 학회

미국표준협회(American National Standards Institute): ANSI; 청력검사기를 포함한 측정기기의 표준을 정하는 협회

반복연습 활동(drill activity): 반복된 훈련과 기계적인 활동

반영(reflection): 임상가가 자신의 환자가 방금 말한 내용을 다시 바꿔 말하거나 요약하고, 주의 깊고 정확하게 듣고 있다는 것을 설명하며, 또한 다른 사람들이 표현한 것을 환자들에게 들려줌으로써 환자 자신의 견해나 느낌을 관찰할 수 있는 기회를 환자에게 제공하는 상담기법

반응 없음(NR): No response

반응절차(reactive procedure): 개인이 의사소통 행동과 전략을 어떻게 사용하는지에 영향을 주는 자가-모니터링

발달지연(developmental delay): 또래 집단에 비하여 발달이 지연됨

발병률(incidence): 발생빈도

발병률(prevalence): 어느 한 시점에서 특정한 건강문제를 겪는 인구 비율

발병지연 유전성 난청/청력손실(delayed-onset hereditary hearing loss): 출생 시 청력이 정상이었다가, 나중에 유전성 장애의 결과로 점차 청력이 떨어짐

발송인(sender): 수취인의 반대 개념으로, 메시지를 전달하는 개인

밝기(luminance): 단위 면적당 빛의 강도

방음이 된(sound-proof): 음향 에너지가 통과되지 않는

방향성(localization): 소리의 위상과 강도의 이간차이에 대한 정상 귀의 민감도로 공간 내에서 음원의 위치를 측정할 수 있는 능력

방향성 송화기(directional microphone): 보청기 사용자의 후면보다 정면에서 발생하는 소리에 조금 더 민감한 송화기

배경소음(background noise): 음향적인 신호음을 차폐하는 외부 소음

백내장(cataract): 수정체의 혼탁을 동반하는 진행성 망막장애; 시야가 흐려지고, 대비감에 손상을 초래함

백색소음/백색잡음(white noise): 인간의 귀로 들을 수 있는 모든 주파수에서 에너지를 갖는 소음

번역가(translater): 한 언어에서 다른 언어로 문자로 된 텍스트를 번역하도록 특별히 훈련된 사람

베이비붐 세대(Baby boomers): 1946년에서 1965년 사이에 태어난 세대를 일컬음

변경된 말소리(altered speech): 녹음된 다음 여러 가지 방법으로 변경된 사람의 말소리

변동성 난청/청력손실(fluctuating hearing loss): 시간에 따라 그 정도가 다양하게 변하는 청력손실

변별(discrimination): 독화나 청능 훈련에서 자극이 같은지 혹은 다른지를 구별하는 능력

변조(keying): 화자의 음조, 운율, 어휘 강조, 억양 및 다른 말하기 특징들이 발화에 감정적인 면을 부각시킬 때 나타나는 것

변조이음향방사(distortion product otoacoustic emission): DPOAE; 귀에 두 개의 다른 주파수의 순음(f1과 f2)을 동시에 자극하여 두 순음의 결합음(2f1-f2)에 반응하는 외유모 세포(outer hair cells)에 의해 몇 개의 주파수에 걸쳐 생성되는 음향학적 에너지; DPOAE는 일반적으로, 2F1-F2에 의해 생성된 에너지의 측정을 사용함

보기가 없는/개방형(open-set): 환자에게 선택범위를 제공하지 않는 검사과제 혹은 훈련과제

보기가 주어지는/폐쇄형(closed-set): 환자에게 알려진 고정된 문항수의 자극 또한 반응세트

보정(calibration): 정확한 기준에 반하여 편차나 오류가 있는지의 여부를 결정하기 위하여 청력검사기와 같은 측정도구를 점검하는 것

보청기(hearing aid): 환경에서 청자로 소리를 증폭하고 전달하기 위해서 고안된 전기적 청각기기; 송화기, 증폭기 및 수화기가 포함됨

보청기 건조기(dri-aid kit): 청각기기의 내부 부품의 습기를 제거하기 위해서 사용되는 작은 기구

보청기 사용패턴(hearing aid use pattern): 보청기 사용자가 보청기를 사용하는 시간, 상황 및 장소

보청기 적합공식(prescriptive hearing-aid fitting): 적정이득과 주파수반응을 산출하는 공식을 사용하여 보청기를 적합하는 전략; 공식은 순음청력검사역치와 불쾌음량수준에 대한 정보를 통합함

보청기 착용교육/보청기 오리엔테이션(hearing aid orientation): HAO; 환자(그리고 환자의 가족 구성원)에게 새로운 보청기의 작동, 사용 및 관리하는 방법을 교육하는 과정

보청기 평가(hearing aid evaluation): HAE; 개개인에게 적당한 보청기가 선택되도록 하는 절차

볼륨조절기/음량 조절기(volume control): 청각기기의 출력을 조절하는 데 사용되는 수동 또는 자동 조절기

부모지원그룹(parent-support group): 부모들이 청각장애 자녀를 둠으로써 겪게 되는 감정과 문제들을 그것을 직접 경험한 다른 부모들과 공유할 기회를 제공하는 그룹

부적응 전략(maladaptive strategy): 회피행동(avoidance behaviors)과 같이 대화 중 청력손실로 인해 발생한 어려움에 대처하기 위한 부적절한 행동기제; 종종 장기적인 부정적 결말과의 교환으로 단기적인 이득이 발생함

부조화 이론(dissonance theory): 개인의 자아인식이 현실과 일치하지 않는 상황과 관련된 이론

분명한 말(clear speech): 적당한 대화음 수준의 말소리로 과장되지 않고 정확한 조음, 적절한 어음경계에서의 휴지, 약간 느린 말하기 속도의 특징을 나타냄; 종종 난청이 있는 청자의 메시지 인식을 증가시키기 위해서 사용됨

분석적 훈련(analytic training): 학생의 주의를 개별적인 말소리 단위에 집중시키는 독화나 청능 훈련

분절적 오류(segmental errors): 말소리 음에 해당하는 조음의 오류

불쾌수준(uncomfortable level): UL; 청자가 소리가 너무 커서 불편하다고 판단하는 강도 수준

불쾌음량수준(uncomfortable loudness level): ULL; UCL; 청자가 소리가 불편할 정도로 크다고 판단하는 강도 수준 ; loudness discomfort level(음량불쾌수준)

불쾌음량수준(loudness discomfort level): LDL; 소리가 불쾌한 음량강도로 지각되는 수준

비대칭성 난청/청력손실(asymmetrical hea-ring loss): 한쪽 귀의 청력손실의 정도와 형태가 반대쪽 귀와 다른 청력손실

비디오로 녹화된 시나리오(videotaped scenarios): 의사소통 전략과 언어 자극 기술의 사용을 포함하는 의사소통 상호작용 예에 대한 비디오테이프

비상호작용적 의사소통 행동(noninter-active communication behaviors): 수동적인 대화 방식의 특징; 대화주제의 개발에 기여하지 못함, 차례 바꾸기 신호에 대한 최소한의 반응 및 퉁명스런 성향 등을 포함함

비선형 증폭/비선형 증폭기(nonlinear amplification): 모든 입력수준에서 입출력 간의 일대일 대응을 제공하지 않는 증폭 시스템

비용-효율성(cost-effectiveness): 사용한 돈과 그에 따른 이득 간의 관계

비음(nasal consonant): 비강과 낮은 연구개에서 공명되어 나오는 자음(예: /m, n/)

비주기적인(aperiodic): 규칙적인 간격으로 발생하지 않는; 주기적이지 않은

비증후군성 난청/청력손실(nonsyndrom-ic hearing loss): 다른 관련된 증상이 없는 청력손실

비특정 수정 전략(nonspecific repair strategy): 의사소통 파트너에게 다음에 무엇을 할 것에 대한 특별한 설명을 제공하지 않으면서 의사소통단절을 수정하기 위해서 사용되는 수정 전략

비형식적 훈련(informal training): 독화와 청능 훈련에서 일상생활 중에 발생하는 활동을 대화나 학습교육과 같은 다른 활동에 통합시킨 훈련

빈번한 의사소통 파트너(frequent com-munication partner): 자주 대화를 나누는 특정한 사람; 종종 가족 구성원

사건중심 교육(event-time orienta-tion): 문제들이 자연스러운 결론에 이르는데 얼마나 시간이 걸렸는지에 상관없이 과정에 중심을 두는 것

사용 빈도(frequency of usage): 특정 단어가 일상 대화 속에서 얼마나 자주 발생하는지를 나타내는 측정법; 발생빈도(fre-quency of occurrence)로 언급되기도 함

사용 이득(use gain): 볼륨 조절기를 일반적으로 사용하는 지점에 고정했을 때, 보청기에 의해 제공되는 이득의 양

사회언어학(sociolinguistics): 언어 공동체 내에서 그 언어의 사용과 대화 패턴에 대한 사회적 및 문화적인 차이의 영향을 연구하는 언어학의 한 분야

사회적 낙인(social stigma): 사회 기준으로부터 이탈되어 개인이나 그룹에 직면한 부정적인 상태로 인해 가치가 하락된 상태

사회적 요인(social factors): 한 사회의 만연된 견해

산소결핍증(anoxia): 신체조직에서 산소의 결핍 또는 부재

삶의 단계(stage of life): 아동기, 청년기, 중년기, 노년기를 포함하는 생애 주기의 단계

삶의 요인(life factors): 인간관계, 가족 및 직업과 같이 개인의 삶을 정의하는 데 도움을 주는 조건들

삼출(effusion): 염증의 결과로 인해 중이 점막에서 체액이 배출되는 현상

삽입되는 펄스자극(interleave pulsatile stimulation): 펄스자극이 비동시적인 방법으로 전극배열의 전극을 통해서 전달되는 인공와우의 처리전략

삽입이득(insertion gain): 보청기 이득

삽입형 이어폰(insertion earphone): 확장용 커프스(cuff)와 연결된 튜브에 부착되어 있고, 외이도에 삽입할 수 있는 수화기가 있는 이어폰

상담(counseling): 청력손실을 가진 사람들(또는 그들의 가족 구성원들)에게 그들의 청각과 관련된 문제를 더 잘 이해하고 해결하도록 도와주기 위해서 고안된 전문적인 서비스

상염색체(autosome): 성별 결정과 관련없는 23개 중 22개의 염색체 쌍

상호적 의사소통 행동(interactive com-munication behavior): 주장적인 대화 스타일과 일치함; 대화주제를 이끌어 나갈 책임을 공유하고 대화 내용을 선정하며, 관심을 보이고 적절하게 반응하는 것을 포함함

색소성 망막염(retinitis pigmentosa): 망막의 비정상적인 색소변성이 원인으로 유전성의 진행적인 증상; 종종 초기 야맹증을 동반한 시력장애와 말초시력이 손상된 다음 '터널시야(tunnel vision)'가 발생하고 마침내 실명하게 됨

생애 주기(life stages): 청력손실이 다른 영향을 미칠 수 있는 전 생애에 걸친 단계

생활연령(chronological age): 출생일로부터 산출된 개인의 나이

서비스 코디네이터(service coordinator): 발달, 시행, 및 개별화 가족서비스계획(IFSP)의 평가 동안에 해당 가족을 돕도록 임명된 사람

서비스가 제공되지 않는 그룹(unserved): 서비스가 필요하지만 받지 못하는 환자 그룹

서비스가 충분히 제공되지 않는 그룹(un-derserved): 이상적인 서비스를 제대로 받지 못한 환자 그룹

선별(screening): 추가 진단 검사가 필요한 사람들을 확인할 목적으로 큰 그룹에게 실행하기에 빠르고 쉬운 검사들을 사용하는 것

선천성 난청/청력손실(congenital hear-ing loss): 출생 당시나 그 즈음에 존재하는 청력손실; 출생 전 또는 출생 중의 원인으로 감소된 청력손실

선천적인(congenital): 출생 당시부터 존재하는

선형 증폭/선형 증폭기(linear amplifi-cation): 최대출력 수준에 도달하기까지 입출력 간에 일대일 비율로 증가하는 보청기 증폭 시스템

선호하는 자리(favorable seating): 화자의 입술 움직임을 보기에 충분히 가깝고, 화자의 측면보다는 정면을 볼 수 있으며, 화자의 얼굴을 잘 볼 수 있는 밝기 등을 포함함; 또한 식당과 같은 방의 조용한 곳에 좌석을 선택하기

질문지/설문지(questionnaires): 환자로부터 주관적인 정보, 예를 들어 보청기 사용으로 인해 지각된 이득에 대한 정보 등을 얻기 위해서 고안된 도구; 응답자가 듣기와 의사소통의 어려움에 대한 주관적인 정보를 제공함에 있어 대화 유창성과 참여제한을 측정하기 위한 절차

센터중심 프로그램(center-based program): 주당 지정된 시간 동안 아동이 가정환경 밖에서 치료에 참여하는 프로그램

소두증(microcephaly): 뇌의 발육 부전으로 인한 비정상적으로 작은 머리

소리 변별(sound discrimination): 청자가 두 개의 소리가 같은지 다른지를 구별하는 청각 기술의 기본 단계

소리 인식(sound awareness): 청각기술의 가장 기본적인 단계; 소리의 존재유무에 대한 지각

소음(noise): 원하지 않는 소리

소음 notch(noise notch): 4,000 Hz에서 청력민감도가 떨어지는 것이 특징인 청력검사 역치의 패턴으로 종종 소음 노출의 경험이 있는 사람에게서 발견됨

소음 감소(noise reduction): 서로 다른 두 지점에서 측정된 소음의 음압수준(sound pressure level, SPL) 차이

소음계/소음측정기(sound level meter): 인증된 기준에 따라 소리의 강도를 dB로 측정하도록 고안된 기기

소음-노출(noise-exposure): 소음수준과 노출기간

소음성 난청/청력손실(noise-induced hearing loss): NIHL; 과도한 수준의 소리에 노출된 결과로 생긴 감각신경성 청력손실; 큰 소리에 기인한 청각외상으로 영구적인 청력손실이 발생됨

소음성 영구적 역치이동(noise-induced permanent threshold shift): NIPTS; 과도한 수준의 소리에 노출된 결과로 인한 개인의 청력역치의 영구적인 감소

소음성 일시적 역치이동(noise-induced temporary threshold shift): NITTS; 과도한 소리 수준의 소리에 노출된 결과로 인한 개인의 청력역치의 일시적인 이동; 일시적인 역치 이동

소이증(microtia): 선천적으로 작은 외이를 가지는 질환

손상(impairment): 감소된 혹은 비정상적인 기능

송신기(transmitter): 전자기 광선을 방출하는 장치; 음향 신호 주파수에서 라디오 신호의 주파수를 변조시켜 공기를 통해 파형을 증폭기/수화기에 전달하는 FM 시스템의 구성 요소

송화기(microphone): 음향신호를 전기신호로 전환시키는 변환기

수동적 대화 방식(passive conversation style): 청력손실을 가진 일부 사람들의 대화방식으로, 대화에서 빠지고, 자주 퉁명스러우며, 사회적 상호작용을 피하는 것이 특징임

수동-공격적 대화 방식(passive-aggressive conversational style): 공격성이 간접적인 방법으로 표현되는 대화 방식

수용 언어(receptive language): 개인이 듣거나 수화를 통해서 전달받는 언어

수용적 수정 전략(receptive repair strategy): 개인이 의사소통 파트너가 제시하는 메시지를 이해하지 못할 때 사용하는 전략

수정 전략(repair strategy): 대화 참여자가 의사소통의 단절을 수정하기 위해서 시행하는 전략

수준(level): 소리의 강도

수평형 청력도(flat audiogram): 전 주파수에 걸쳐 청력역치가 비슷한 청력도 형태

수화(sign language): 개념과 언어정보를 표현하기 위해 수형, 수위, 수동을 사용하는 손으로 하는 의사소통체계

수화기/리시버(receiver): 보청기에서 전기 에너지를 음향 에너지로 변환시키는 구성 요소; 송신기로부터 FM 신호를 수신하는 청자가 착용하는 FM시스템의 구성 요소; 발신인으로부터 메시지를 받는 개인

수화부호 영어(manually coded English): 영어 단어에 상응하는 수화 의사소통의 한 형태

수화 알파벳(manual alphabet): 알파벳의 각 문자에 상응하는 일련의 손 모양; 수동 의사소통에서 단어들을 지화로 함

수화 영어(signed English): 영어 단어와 문맥을 활용하는 수화 의사소통 시스템

수화 의사소통(manual communication): 지화, 수화, 몸짓을 사용하는 의사소통 방식

순음역치평균(pure-tone threshold average): PTA; 500, 1,000, 2,000 Hz에서 청력역치의 평균

순회 교사(itinerant teachers): 여러 학교를 순회하면서 농이거나 난청인 학생들과 그들을 가르치는 교사들에게 지원 서비스를 제공하는 교사

스테토클립(stetoclip): 청진기와 유사한 비전기적인 장비로 보청기의 듣기점검을 위해 사용됨

스피커(loudspeaker): 전기 에너지를 소리 에너지로 변환하는 장치

스피커 방위각(loudspeaker azimuth): 수평면에서 각도로 측정된 청자의 기준으로부터 스피커의 위치

시각강화청력검사(visual reinforcement audiometry): VRA; 자극 제시에 대한 정반응을 반짝이는 인형의 움직임과 같은 시각적 보상으로 강화하는 어린 아동들에게 사용하는 청력검사법

시각경보 시스템(visual alerting systems): 알람시계, 초인종, 화재경보기 등을 포함하는 알람 메커니즘을 섬광으로 나타내는 보조 장치

시각단서만 제시되는 조건(vision only): 검사나 훈련에서 시각적인 자극만 제시되는 조건

시각 손상(visual impairment): 보정 렌즈로 보상될 수 없는 시력 손실

시각적 어휘 근접성(visual lexical neighborhood): 시각적으로 비슷하고 거의 같은 발생빈도를 가지는 일련의 단어들

시간-관련 말(time-talk): 성인이 의도적으로 대화 중에 시간관련 언어를 포함시키는 언어자극 기법

시간압축된 말소리(time-compressed speech): 주파수 성분에는 변화없이 말소리 파형의 구획을 제거하고 남은 구획들을 함께 압축하여 빨라진 말소리

시간중심 교육(clock-time orientation): 시계에서 파생된 것으로, 상호작용의 길이나 중재의 시간과정을 결정하는 요인으로 시간에 중점을 두는 것

신뢰도(reliability): 하나의 검사가 반복 시행을 통해 유사한 결과를 산출하는 정도

신생아(neonatal): 생애 첫 4주에 해당하는

신생아실(newborn nursery): Well-baby nursery라고도 함; 건강한 신생아들을 간호하기 위해서 마련된 병원 단위

신생아 청각선별검사(universal newborn hearing screening): UNHS; 모든 신생아를 위한 청력선별검사

신체형, 상자형 보청기(body hearing aid): 몸에 착용하는 보청기; 몸에 착용하는 박스형 본체와 귀에 있는 수화기에 연결하는 코드로 구성됨

신호대잡음비(signal-to-noise ratio): S/N ratio; 배경소음에 대한 신호음의 수준, 대개 dB로 표현됨

신호 처리(signal processing): 신호의 다양한 매개 변수를 조작하는 것

신호처리 단계(signal-processing stage): 구성정보를 강화하거나 발췌하기 위해서 음향신호를 조작하는 단계

실리카겔(silica gel): 보청기 보관 시 종종 사용하는 것으로 습기를 흡수하는 물질

실시간 자막(real-time captioning): 컴퓨터 기술을 사용하여 실시간으로 사람의 말소리를 자막 처리함

실이 이득(real-ear gain): 탐침 송화기를 이용하여 고막에서 측정한 보청기의 이득; 외이도에서의 음압(sound pressure level, SPL)과 지정된 음장의 기준점에서 측정한 음압 간의 차이

실이측정법(real-ear measures): 보청기를 통해서 전달되는 이득과 주파수 반응을 고막 근처에서 측정하기 위하여 탐침 송화기를 사용하는 방법

실전 연습(real-world practice): 의사소통전략 훈련 프로그램의 3단계; 일상생활 환경에서 새로운 기술이나 행동의 연습

심리사회적 지원(psychosocial support): 청각장애인(또는 가족 구성원)에게 제공되는 경우, 언어 및 청각 전문가들이 청력손실로 인해 발생되는 심리적이고 사회적인 도전들을 다루는 데 있어 장기적 자아만족감을 성취하도록 환자들을 돕는 수단들

심리학적 요인(psychological factors): 개인의 태도, 자아상, 동기 및 소신 등과 관련된 요인

아프가 점수(Apgar score): 출생 시 신생아의 신체 상태를 나타내기 위한 1에서 10 사이의 수치; 피부색, 심장박동, 호흡, 근육긴장 및 반응도에 의해서 결정됨

안경형 보청기(eyeglass hearing aid): 드물게 사용되는 보청기 스타일로 안경다리에 보청기가 내장되어 있음

안내 교육(guided learning): 개개인이 구조화된 상황에서 대화전략을 사용하는 의사소통전략 훈련 프로그램의 두 번째 단계

알츠하이머병(Alzheimer's disease): AD; 사고와 지적능력에 영향을 주는 질병; 증상은 기억상실, 사고과정의 퇴화 및 정위장애

압축(compression): 보청기 회로에서 입력이득에 따른 출력이득을 결정하고 제한하는 데 사용되는 비선형증폭기의 이득

압축된 말소리(compressed speech): 주파수 성분은 손상되지 않는 방법으로 분절이 제거되고 압축된 말소리

압축비율(compression ratio): 보청기 증폭에 대한 음향입력과 음향출력 사이의 데시벨 비율

압축시간(attack time): 신호가 안정된 수치로 증폭하기 시작할 때 그 사이의 시간

압축역치(kneepoint): 압축이 적용되는 보청기 입출력기능의 지점

양상(modality): 청각과 시각을 포함하는 다섯 가지 감각들을 일컬음

양양격 단어/강강격어/양양격어/양양격/강강격(spondee): 각각의 음절에 동일한 강세를 가지는 이음절 단어

양이스켈치(binaural advantage): 역치 향상과 배경소음이 존재하는 상황에서 듣기향상과 같은 한 귀 대신 두 귀를 사용함으로써 얻을 수 있는 이점

양이소음억제(binaural squelch): 한쪽 귀보다는 두 귀로 들을 때, 신호대잡음비가 2~3 dB 향상되므로 소음상황에서 더 잘 들리는 현상

양이증폭(binaural amplification): 양 귀 모두 보청기를 사용하는 것

양측의(bilateral): 양쪽 귀에; 양쪽 귀와 관련된

양쪽 귀/양이/양측(binaural): 양쪽 귀의

어음 자질(speech features): 음소의 범주적 속성; 음소는 어음자질의 묶음으로 기술될 수 있음

어음변별력점수/어음명료도(speech discrimination score): 쾌적청취수준에서 제시된 단음절 단어들을 정확하게 따라할 수 있는 비율; 흔히 쓰이지 않는 용어

어음인지(speech recognition): 청각과 때때로 시각적인 정보를 사용하여 구어 메시지를 지각하고 그것의 어휘적 구성요소에 대해 결정하는 능력

어음인지검사(speech recognition testing): 개인이 어음 단위를 얼마나 잘 인지할 수 있는지를 알아보기 위해서 시행하는 검사

어음처리기/언어처리기(speech processor): 입력신호를 전극 배열의 해당 전극에 제시되도록 변환시키는 인공와우의 구성 요소

어음청력검사/어음청각검사(speech audiometry): 어음인식 및 어음인지를 포함하는 어음청취기술의 측정

어음청취역치(speech reception threshold): SRT; 양양격 이음절 단어들을 50% 정확히 확인할 수 있는 최소제시수준으로 어음인지에 대한 역치수준

어음탐지역치(speech detection threshold): SDT; 말소리를 겨우 들을 수 있는 수준

어휘(lexicon): 언어에서 형태소의 전체 묶음

어휘적인(lexical): 어휘와 관련된; 한 언어에서 어휘와 관련된

언어(language): 의사소통을 목적으로 규칙에 의해 지배받는(rule-governed) 방식을 사용하는 한 복합한 상징체계

언어병리학(speech-language pathology): 말 · 언어 장애의 연구, 진단 및 치료와 관련된 전문적인 학문

언어습득 전(prelingual): 구어 습득 이전에 발생된 청력손실

언어습득 중(perilingual): 구어 습득 단계 동안에 발생한 청력손실

언어습득 후(postlingual): 구어를 습득한 후에 발생한 청력손실

언어치료사(speech-language pathologist): SPL; 말 · 언어장애의 진단과 치료를 제공하는 전문가

여과(filter): 청각기기에서 입력된 신호의 어떤 특정 주파수 대역을 다르게 증폭하거나 감소시키는 구성요소

여과된 말소리(filtered speech): 신호의 주파수 대역을 제거하거나 증폭할 목적으로 여과기에 통과시킨 말소리

역동범위(dynamic range): 소리에 대한 개인의 역치와 불쾌역치 간의 데시벨 차이

역치(threshold): 제시한 자극음의 50% 정도만 감지할 수 있는 수준

역치 변화(threshold shift): 청력 민감도의 변화로 dB로 표현됨

역할극(role-play): 개인들이 가상적인 현실상황과 의사소통 상호작용에 참여하는 청능재활 중재법

연결 인접쌍(linked adjacency pairs): 한 의사소통 파트너가 "어떻게 지내?"라고 물으면 다른 의사소통 파트너가, "좋아, 고마워"라고 대답하는 것과 같이 대화상 연결되어 있는 두 개의 표현들

연속적 담화 추적(continuous discourse tracking): CDT; 화자가 제시하는 축어적인 원문을 청자에게 따라하게 하는 청능재활 기법; 수행력은 1분 동안 따라한 단어의 수로 결정됨

연수 교육(in-service): 교사나 현장 근무자 등에게 제공되는 지속적인 교육

열성 상염색체 유전(autosomal recessive inheritance): 양쪽 부모가 유전형질을 전달

염색체 쌍(chromosome pair): 유전자의 기본 단위; 세포의 유전자를 운반하는 구조물이며, DNA의 한 가닥으로 구성됨

영업중심(sales orientation): 환자에게 서비스, 중재 및 청각 기기를 추구하고 제공받도록 설득하는 것을 강조하는 재활 서비스를 제공하는 데 중점을 둠

예기 전략(anticipatory strategies): 의사소통 상호작용을 위해 준비하는 방법

와우핵(cochlear nucleus): 와우에서 나온 신경섬유가 시냅스를 이루는 뇌간의 세포체군

완전이식형 인공와우(completely implantable cochlear implant): 내부장치만으로 구성된 인공이식기

왜곡(distortion): 원하지 않는 청각 신호의 변화

외부장치(external components): 인공와우에서 몸 밖에 착용하는 외부 장치들

외이(outer ear): 귓바퀴, 이개강, 외이도 및 고막의 측벽을 포함하는 청각 기관의 말초 부분

외이도(external ear canal): External auditory meatus; Auditory canal; 이개강에서 고막에 이르는 외이의 관

외이도 폐쇄증(atresia): 외이도의 선천적인 폐쇄

외이도형 보청기(in-the-canal hearing aid): ITC; 이개강의 일부분만을 채우면서 외이도에 꼭 맞도록 제작된 보청기

요양원(nursing home): 세 개 이상의 병상을 보유하고, 간호 보호를 제공하는 주거 및 수용시설

우발성 난청/청력손실(adventitious hearing loss): 출생 이후에 우발적으로 발생하는 청력손실

우성 상염색체(autosomal dominant): 한 부모가 자식에게 우성 유전형질을 물려주는 것; 자식에게 발현될 형질의 확률이 50%임

우성 유전성 난청/청력손실(dominant hereditary hearing loss): 한 쌍의 유전자 중 적어도 하나의 유전자의 유전적 특징에 의해서 발현되는 청력손실

운동감각적인(kinesthetic): 신체의 움직임, 위치 및 긴장에 대한 지각과 관련됨

운율 단서(prosodic cues): 말소리의 억양, 속도 및 장단에 의해 제공되는 단서

운율학(prosody): 음성고저, 리듬, 속도, 강도 및 강세 패턴에서의 변동 등을 포함하는 말소리의 초분절적인 측면; 억양

원격조절기(remote control): 음량을 조절하거나 프로그램 보청기의 프로그램을 변경하도록 하는 휴대용 장치

웰빙(well-being): 신체적인 측면(예: 건강, 고통과 질병에 대한 보호)과 심리적인 측면(예: 스트레스, 걱정, 압박감)을 모두 포함하는 무형의 개념; 아주 좋은 상태나 조건

위양성 반응(false-positive response): 신생아 청력선별검사에서 아기가 정상 청력을 가지고 있지만, 선별검사에서 통과하지 못한 경우

위음성 반응(false-negative response): 신생아 청력선별검사에서 아기가 청력손실을 가지고 있지만, 선별검사를 통과한 경우

유도구문(carrier phrase): 어음청력검사에서 "Say the word ___ ."와 같이 목표단어에 앞서서 말하는 구

유도기법(elicitation techniques): 임상가가 의사소통의 단절, 또는 다른 바라는 사건이나 행동이 일어난다고 확신하는 데 사용하는 기법

유도루프 시스템(induction loop system): 증폭기로부터 전기에너지를 전달하고 자기장을 형성하는 방이나 탁자 주변을 감싸는 배선; 유도루프의 전류는 사용자에게 증폭된 소리를 제공하기 위해서 보청기의 텔레코일을 유도함

유모세포(hair cells): 8번 뇌신경 말단에 부착되어 있는 와우의 감각세포

유발전위(evoked potential): 감각자극에 대한 반응으로 뇌에서 발생하는 전기적 활동

유선의(hardwired): 전선에 직접 연결된

유성화(voicing): 음성의 울림의 유무에 따른 말소리 분류법(예: /b/ 대 /p/)

유음(glide consonant): 음향신호에서 점진적인 변화가 특징인 자음 소리; 예를 들어 /w, l, r/

유전 상담(genetic counseling): 예비 부모들에게 자녀의 유전상태나 질병의 가능성에 대한 정보를 제공하는 것

유전의(genetic): 유전에 관한

유전자(gene): 한 세대에서 다음 세대로 형질을 전달하는 유전의 기본단위; 염색체의 특정 위치에 있는 DNA 연쇄

유전자형(genotype): 개개인의 유전적인 구성

육성 검사(live-voice testing): 어음인지 검사에서 자극이 화자에 의해서 실시간으로 제시되는 것

음량(loudness): 소리 강도에 대한 지각

음량 수준(sound level): 데시벨로 표현되는 소리 강도

음량평형(loudness balancing): 교대양이음량평형검사(ABLB)를 시행하거나 인공와우를 매핑할 때, 자극이 말소리 신호의 음량윤곽을 따르도록 두 귀 간 들리는 소리의 음량을 맞추는 것

음량합산(loudness summation): 각각의 귀에 전달된 신호의 합으로 양이(binaural) 착용이 단이(monaural) 착용에 비해 약 3 dB 정도의 이득을 더 보임

음성 알파벳(phonetic alphabet): 음성언어의 소리를 표현한 기호

음성학적으로 균형을 이룬 단어목록(phonetically balanced word lists): PB word lists; 일상대화에서와 동일한 발생빈도를 가지는 말소리들을 포함하는 단어목록들

음소(phoneme): 말소리

음압수준(sound pressure level): SPL; 기준 압력 0.0002 dynes/cm^{2}와 비교한 소리 에너지의 크기

음장(sound field): 소리 전파가 자유음장(free-field)인 환경

음장 FM 시스템(sound field FM system): 소리를 송화기에서 방 전체에 위치한 스피커로 전달하는 FM 훈련기와 유사한 청각시스템

음장검사(sound field testing): 스피커를 통해 제시되는 자극을 사용하여 청력민감도나 어음인지능력을 결정하는 방법으로 아동청력검사나 보청기 평가에 주로 사용됨

음조정렬(pitch ranking): 인공와우의 기저부에서 첨단부에 이르는 전극의 자극으로부터 주파수를 변별하는 능력을 결정

음조 체계(tonotopic organization): 말초와 중추 청각신경시스템 내의 구조물이 음의 주파수에 따라 영역별로 배열되어 있는 것

음향단서(acoustic cue): 말소리 분절에서 음소정보를 전달하는 음향학적인 정보

음향부트(audio boot): 직접음향입력 코드에 연결하기 위해서 귀걸이형 보청기에 사용하는 장치; 때때로 '슈즈(shoe)'라고 불림

음향피드백(acoustic feedback): 청각기기의 수화기(receiver)로부터 증폭된 소리가 송화기(microphone)를 통해서 다시 포착되어 재증폭되었을 때 발생되는 소리; 고주파수의 불쾌한 소리

음향학적 어휘 근접성(acoustic lexical neighborhood): 음향학적으로 유사하고, 발생빈도가 거의 같은 단어들로 구성된 단어목록

음향피드백 소거(acoustic feedback cancellation): 송화기가 보청기를 통해서 증폭된 소리를 다시 포착하여 재증폭시켰을 때, 보청기에서 발생되는 불쾌한 소리를 제거하는 것

의료홈(medical home): 건강관리사와 가족간 파트너십을 형성하여 건강관리서비스를 제공하는 방법

의미론(semantics): 단어, 수화, 상징 및 그들이 나타내는 것과의 관계에 관한 연구

의미적인(semantic): 의미와 관련된, 그리고 언어의 단위와 그 대상 사이의 관계

의사소통(communication): 메시지를 교환하는 행위; 말소리, 수화, 쓰기 및 손짓 등을 사용함

의사소통단절(communication breakdown): 대화 중에 한 사람의 참여자가 다른 사람이 제시한 메시지를 인식하지 못할 때 발생됨

의사소통 방식(communication mode): 송신자와 수신자 간에 정보를 교환하기 위해 사용되는 수단들로 말, 수화, 쓰기, 손짓 혹은 다른 공유상징체계 등을 포함

의사소통장애(communication disorder): 의사소통을 위한 능력의 손상

의사소통전략(communication strategy): 의사소통을 향상시키기 위해서 사용되는 행위 과정

의사소통전략 훈련(communication strategies training): 청력손실을 가진 사람 또는 그 사람이 빈번하게 의사소통하는 파트너에게 의사소통전략과 의사소통의 어려움에 대한 관리를 잘 하도록 제공되는 교육

의사소통 파트너(communication partner): 대화에 참여하는 사람

이개(auricle): pinna; external or outer ear

이경(otoscope): 외이와 고막을 보는 시각적 검사 장비

이과의(otologist): 귀의 질병과 상태를 진단하고 치료하는 전문의

이독성(ototoxic): 특히 와우와 전정기관의 유모세포와 같은, 귀의 구조에 유독성 효과를 가지는 것

이동용 차량(mobile unit): 청력선별검사를 위한 장비를 갖춘 이동용 차량; 교육 및 산업 현장에서 청력 선별검사프로그램을 위해 사용

이득(gain): 보청기에서 청각신호의 입력수준과 출력수준 간의 데시벨 차이

이득/주파수 반응(gain/frequency response): 전 주파수에 걸쳐 입력신호의 강도와 출력신호의 강도 간의 차이

이명(tinnitus): 외부적인 원인이 없이 머리에서 잡음이 감지되는 현상

이명 차폐기(tinnitus masker): 개인의 이명을 차폐할 목적으로 낮은 강도 수준으로 잡음을 생성하고 출력하는 전기 보청기

이미턴스(immitance): 어드미턴스(admittance), 유연성(compliance), 임피던스(impedance), 리액턴스(reactance), 저항(resistence) 및 서셉턴스(susceptance) 등을 포함하는 중이를 통과하는 에너지 흐름

이비인후과(ENT): Ear, nose and throat

이비인후과 의사(otolaryngologist): 귀, 코 및 목의 질병과 상태를 진단하고 치료하는 전문의

이식형 골도보청기(bone-anchored hearing aid): BAHA

이어몰드/귀꽂이(earmold): 이개강에 착용되며, 청각기기의 이어후크에서 외이도로 소리를 직접 전달하는 장치

이어몰드 음향학(earmold acoustics): 통로의 길이나 환기구와 같은 이어몰드의 형태나 구조가 청각기기에 의해 고막으로 전달되는 소리의 음향학적 특징에 미치는 영향

이어몰드 인상(earmold impression): 이개강와 외이도를 만드는 주조물

이어몰드 통로/관(earmold bore): 증폭된 청각신호가 전달되도록 고안된 이어몰드의 통로

이어몰드 환기구(earmold vent): 청각신호의 환기나 변경을 목적으로 이어몰드에 뚫린 통로

이어후크(earhook): 귀걸이형 보청기나 다른 종류의 청각기기에서 기기와 이어몰드를 연결시키고, 이개 위에 걸치도록 하는 구부러진 모양의 부속품

이음향방사(otoacoustic emission): OAE; 와우에서 자발적으로 또는 청각자극 제시에 따라 방사되는 낮은 강도의 소리

이중언어/이중문화 모델(bilingual/bicultural model): 청각장애 아동에게 제1언어(모국어)로 미국수화를 가르친 다음, 읽기와 쓰기 기술을 향상시키도록 학교에서 영어를 가르치는 것

이중언어 사용자(bilingual): 두 가지 언어를 말하는 사람을 지칭하는 용어

이통(earache): 귀의 통증

이해(comprehension): 청능 훈련에서 구어 메시지를 이해하기 위한 능력으로 청각기술발달의 상위수준

이형의(heterozygous): 유전적 돌연변이 형질을 가진; 염색체 쌍의 동일한 위치에 다른 대립유전자를 가짐; 물려받은 유전자의 유형에 따라 자손에게 형질 면에서 다르게 유전됨

인공와우(cochlear implant): 고심도 환자들이 청각 메카니즘의 자극을 수용하도록 두개골에 이식하는 장치; 일반적으로 송화기, 어음처리기 및 와우에 삽입된 전극 배열로 구성됨; 전류를 이용해서 청신경을 직접 자극함

인공와우 매핑(cochlear implant mapping): 인공와우의 어음처리기를 프로그래밍하는 과정

인공와우 팀(cochlear implant team): 이식과정을 담당하는 전문가 그룹; 일반적으로 이비인후과 의사, 청능사 및 임상 코디네이터가 해당되며 교사, 청능재활 전문가, 언어치료사, 심리학자 및 사회복지사가 포함됨

인식 제스처(acknowledgement gesture): 빈번한 의사소통 파트너의 표현에 대한 반응으로 고개 끄덕이기나 고개 젓기

인접쌍(adjacency pairs): 연결된 말하기 차례

인지(cognition): 기억하기, 판단하기 및 문제해결과 같은 정신적인 행위를 포함한 지식의 습득, 이해, 사고와 관련된 정신적 처리과정

인터뷰(interview): 대화 유창성과 의사소통의 어려움을 측정하는 평가 절차로 개개인이 자신의 의사소통문제에 대해서 말하고, 의사소통 단절이 발생한 가능한 이유들을 고려하도록 함

일과성음유발이음향방사(transient evoked otoacoustic emission): TEOAE; 짧은 클릭음(click)을 제시함으로써 외유모세포의 상태나 기능에 접근하는 방법으로 와우에서 방사된 저강도 수준의 음향학적인 반응이 측정된 것임

일음절 단어/단음절어(monosyllabic word): 하나의 음절로 구성된 단어

일지(daily log): 대화 유창성과 의사소통의 어려움을 평가하는 절차로 응답자가 관심 있는 행위에 대해 자기 모니터링 절차를 수행하고 자기 보고서를 제공하는 방법; 대개 한 번 이상 일정 기간에 걸쳐 완성됨

임상적 유의성(clinical significance): 실험결과가 환자나 임상가에게 실용적인 의미를 제공하는지에 대한 것과 관련 있음

임신중독증(toxemia): 과도한 체액의 증가로 인해 고혈압 혹은 급격한 혈압 상승과 부종 혹은 손과 발의 부종 등이 특징인 임신기간 동안의 질환

임피던스청력검사(impedance audiometry): 고막운동도와 음향반사역치의 결정을 포함한 중이의 기능을 측정하기 위해서 고안된 검사 배터리; Immittance audiometry라고도 함

입력 신호(input signal): 청각기기로 입력되는 음향신호

자극(stimulus): 반응을 유발시키거나 유도해 내는 것

자기-낙인(self-stigma): 한 개인이 자신의 상태를 부끄러워하고 당황함으로 오명을 느낄 때 발생하며, 결핍이나 장애로 인해 망가진 자아 존재감으로 발전됨

자기-암시적인 말(self-talk): 아동의 언어 발달을 촉진할 목적으로 어른이 아동이 무엇을 하는지 또는 무엇을 생각하는지를 설명하는 언어자극 기법

자기-만족과 독립(self-sufficiency and independence): 타인에게 의존하지 않고 일상 활동을 수행할 수 있는 것

자동방향성 송화기(automatic directional microphone): 환경적인 조건에 따라 전방향성과 방향성 모드 사이를 자동적으로 선택하는 송화기

자동이득조절기(automatic gain control): AGC; 신호음 레벨이 특정 수치에 도달했을 때 보청기의 출력을 제한하거나 변경하는 것과 같이 이득을 변화시키는 비선형보청기의 압축회로

자기 효능감(self-efficacy): 특정한 과제나 의사소통 상호작용에서 성공하려는 능력에 대한 환자의 평가나 개인적 판단

자아개념(self-concept): 사람들이 자기 자신을 어떻게 보는지에 대한 관점

자아상(self-image): 개인의 존재감 및 자아가치와 더불어 생물학적 또는 신체적 자아 및 개성에 대한 개인의 자각

자아 일치감(congruence with self): 임상가가 환자와의 상호작용에서 전문가적인 입장에서 가정하지 않고 환자의 입장으로 행동하는 개인중심 상담의 핵심 내용

자음-모음-자음(consonant-vowel-consonant): CVC; 단음절 단어 구조;

CVC는 종종 고립된 단어인지검사에서 자극음으로 사용됨

자활(habilitation): 기술과 능력의 초기 발달에 목적을 둔 프로그램 혹은 중재법

작업 기억(working memory): 기억 속에 항목들을 동시에 저장하고, 조작하거나 변형하는 능력

잔존 청력(residual hearing): 청력손실을 가진 사람에게 남아 있는 청력

잔향(reverberation): 폐쇄적 환경에서 다중 반사에 의한 청각신호의 연장; 밀폐된 공간에서 소리 잔향의 양

장애(disorder): 기능의 비정상화

장애(handicap): 기능적 손상으로 인한 심리사회적 불이익으로 구성됨; 세계보건기구(WHO)는 이 용어의 사용을 권장하지 않음

재활(rehabilitation): 특정 기술을 재교육하거나 회복시키기 위해서 고안된 중재법

저주파수 여과된 말소리(low-pass filtered speech): 여과기에서 고주파수 대역이 아닌, 저주파수 대역만 남도록 통과시킨 말소리

적외선 시스템(infrared system): 적외선 파장을 통해서 음원으로부터 수신기/증폭기로 전달시키는 청각보조기기

적응 전략(adaptive strategies): 청력손실에 기인한 부적절한 행동들을 완화시키는 방법

적합한 교육지원 형식(appropriate format accommodations): 청각장애 아동들이 건청 아동들과 '공평한 조건'이 되도록 제공되는 교육지원 형식

전극(electrode): 몸에 전기 자극을 주거나, 전기 에너지를 측정할 수 있는 금속의 볼, 혹은 판

전극배열(electrode array): 한 전선에 한 쌍씩 위치하여 와우로 삽입된 전극; 인공와우의 구성요소

전기음향적인(electroacoustic): 음향신호에서 전기신호로의 전환 혹은 전기신호에서 음향신호로 전환되는 것과 관련됨

전기자극역치(electrical threshold): 인공와우 사용자가 겨우 소리를 인식하도록 하기 위하여 전극을 통해서 전달되는 전류의 양

전기자극역치(T-level): 특히 인공와우에 관련된 역치에 사용되는 용어

전방향성 송화기(omnidirectional microphone): 모든 방향에서 발생하는 소리에 민감한 송화기

전보식 말소리(telegraphic speech): 기능어의 생략과 때때로 부정확한 어순 등이 특징인 구어 패턴

전원 조절기(on-off control): 보청기를 사용하지 않을 때는 끄고, 필요할 때는 켤 수 있도록 앞뒤로 움직이는 작은 스위치; 음량조절기의 핸들이나 배터리 문에 통합되기도 함

전음성 난청/청력손실(conductive hearing loss): 내이와는 관련 없이 외이나 중이의 손상으로 인한 청력손실

전증폭기 단계(preamplifier stage): 송화기에서 입력된 신호가 증폭되는 단계

전체론적인(holistic): 정해진 목표하에 여러 가지 방법을 통합하고, 아동을 포함시키는 독화의 접근법

전화증폭기(telephone amplifier): 전화 수화기에서 나오는 신호의 강도를 증가시키는 청각보조기기

정보전달 상담(informational counseling): 청력손실과 증폭의 혜택과 제한점에 대한 정보전달을 포함함

정보전이 분석(information transmission analysis): 말소리 특성의 존재와 부재를 기반으로 그룹화된 검사 자극간의 혼돈을 점수화함으로 말소리 특성의 전이를 분석하는 통계학적 방법

정서적 수용과 적응상담(emotional acceptance and adjustment counseling): 청력손실에 대한 개인의 반응을 탐구하는 것

정신 건강 문제(mental health problem): 괴로움이나 장애와 관련되며 정상발달이나 정상기능으로 여겨지지 않는 심리학적이거나 생리학적인 패턴

정신지체(mental retardation): 지적기능이 정상 범위보다 낮음

정신치료(psychotherapy): 정서적 또는 행동적 문제들에 대한 치료로 정신 건강 전문가(정신과의사, 심리치료사, 상담가 등)는 증상완화를 목표로 환자가 가지고 있는 감정과 문제들을 논의하고 사회적, 정서적, 직업적 기능 및 인성발달을 향상시키도록 행동을 변화시키는 것

정원창(round window): 중이강과 내이의 와우 고실계 사이에 막으로 덮인 입구

정점-절단(peak-clipping): 입력수준이 증폭기가 신호의 정점을 '자르기' 시작하는 포화수준에 이를 때까지 전 범위에 일정하거나 혹은 선형적인 이득을 제공하는 보청기의 출력을 제한하는 방법

정체 공간(dead-air spaces): 방음실의 내외벽 사이에 환기가 되지 않는 공간

정확한 영어 수화법(signing Exact English): SEE2; 필수 영어수화의 간단한 버전

제1포먼트(formant 1): F_1; 말소리 신호에서 높은 에너지를 나타내는 기본주파수 위의 첫 번째 주파수 대역

제2포먼트(formant 2): F_2; 말소리 신호에서 높은 에너지를 나타내는 기본주파수 위의 두 번째 주파수 대역

제한된 세트(limited set): 자극이나 반응 세트에서 반응 항목이 상황이나 문맥적 단서에 의해서 한정되어질 때; 예를 들어 여름과 관련된 단어들

제한적 영어구사력(limited English proficiency): LEP; 영어 능력에 제한이 있는 사람들을 일컫는 데 사용됨

조건화놀이청력검사(contained play audiometry): 아동이 제시된 소리에 반응하는 과제를 수행하도록 훈련하는 유소아 청력검사법

조건화 반응(contained response): 이전에 명확하지 않은 자극에 대해서 새롭거나 수정된 반응

조성하기(shaping): 때때로 역할극을 하는 동안 사용되며, 필요한 행동에 점차 근접해 가는 대화 차례를 강화하는 절차

조율(tune-up): 매핑; 인공와우의 어음처리기에 맵을 설정함

조음(articulation): 말 산출 시 혀끝, 혓바닥, 턱 그리고 입을 포함한 구강구조의 움직임과 위치

조음 방법(manner of articulation): 구강에서 생성되는 방법에 따른 말소리의 분류(예: 유음)

조음 위치(place of articulation): 성도에서 말소리가 산출되는 위치에 따른 말소리 분류법(예: 양순음) 말소리가 성도의 어느 부분에서 산출되는지에 따른 말소리 분류법(예: 양순음)

조직적인 메시지(organized messages): 장황하고 복잡한 말을 사용하지 않는 의사소통; 용어가 정확함

종속변수(dependent variable): 실험에서 측정되는 요인이나 항목

종합적 의사소통/총제적 의사소통(total communication): 동시적 의사소통법; 수화와 구화를 함께 결합해서 사용하는 의사소통방식

종합적 훈련(synthetic training): 발화에서 말로 표현되는 모든 단어의 확인과 이해를 반드시 강조하지는 않지만 의미의 이해를 강조하는 독화훈련이나 청능 훈련

주기(cycling): 독화나 청능 훈련에서 강화와 부가적인 학습을 제공하기 위해서 이미 성공한 훈련목표로 되돌아감

주류 학급/통합 학급(mainstream classrooms): 청각장애아동들이 정상 청력의 또래아동들과 함께 수업에 참여하는 학급

주류화(mainstreaming): 특수학급에서 정규학교 환경의 학급으로의 장애아동들의 재배치

주변 소음/주변 잡음(ambient noise): 듣기환경에서 존재하는 소음

주의력(attention): 정신집중과 수용의 선택적 제한

주의력결핍장애(attention deficit disorder): ADD; 과제에 주의집중하고 지속하는 개인의 능력을 제한하는 인지적 결핍; 안절부절, 주의산만 및 과잉행동과 관련 있음

주인의식(ownership): 관리하거나 감독할 책임감과 필요성에 대한 감정

주장적 대화방식(assertive conversational style): 청력손실을 가진 사람들이 사용하는 대화방식 중 하나로 대화의 성공에 대한 책임감을 가지고, 다른 사람들의 권리를 존중하는 것이 특징임

주장 훈련(assertiveness training): 개인 간의 의사소통 상호작용에서 자기 자신을 적극적으로 표현하고, 부정적이거나 긍정적인 느낌을 바로 말할 수 있도록 환자에게 교육하는 것을 목적으로 하는 훈련

주제-음영화(topic-shading): 대화의 흐름이 보존되는 방법으로 선행 주제에서부터 새로운 주제가 전달될 때 발생함

주파수(frequency): 주어진 시간 단위에서 주기적으로 반복되는 행위의 수; 일반적으로 초당 주기로 측정되고, 헤르츠(Hz)로 나타냄

주파수 반응(frequency response): 청각기기의 출력특징; 주파수의 기능을 이득으로 나타냄

주파수 변조(frequency modulation): FM; 반송파의 주파수를 사인신호로 변화시켜 복합신호를 생성하는 과정

중계 시스템(relay system): 고심도 청각장애인들이 전화사용을 위해 이용하는 시스템; 텔레타이프나 음성으로 전화를 건 사람과 전화를 받는 사람 간의 메시지를 전달해주는 중계 교환원과의 연결

중이(middle ear): 고막부터 와우의 난원창까지 이르는 청각 메커니즘의 부분으로 이소골과 중이강포함

중이염(otitis media): 중이강 내의 액체 축적에 의해 종종 수반되는 중이의 염증

중첩적 옹알이(canonical babbling): 잘 형성된 자모음 결합으로 이루어진 영아의 옹알이의 발전된 형태

중추청각처리장애(central auditory processing disorder): CAPD; 청력손실이나 인지손상에 기인하지 않는 소리의 변별, 인지 및 이해 등과 같은 처리의 어려움

증거-기반 실무(evidence-based practice): EBP; 진단 또는 치료 대안의 이득과 비용에 관한 과학적인 증거와 현재와 과거 임상에 대한 비평적인 조사를 기반으로 하는 임상 결정법

증폭(amplification): 소리의 강도를 증가시켜 제공하는 것

증폭기(amplifier): 청각신호를 전기신호로 변환하여 소리의 강도를 증가시키는 변환기

증후군(syndrome): 하나의 원인으로 인한 결과로 공통적으로 발생되어 특정한 임상 실체를 이루는 조건들의 집합

지문자(fingerspelling): 단어를 표준 손모양을 사용해서 글자별로 나타낸 수화의 한 종류

지배적 대화행동(dominating conversational behaviors): 공격적인 대화 스타일의 특징; 과도한 말하기 차례, 빈번한 끼어들기 및 갑작스러운 주제 변화 등을 포함

지시 전략(instructional strategy): 환자의 메시지 인식을 최대로 하고, 의사소통 단절의 가능성을 최소화하는 방법으로 대화를 나눌 수 있도록 의사소통 파트너에게 제공되는 교수법; 촉진적 의사소통전략의 한 종류

직업성 난청/청력손실(occupational hearing loss): 근무 중에 초래된 소음성 청력손실

직접음향입력(direct audio input): DAI; 음원에서부터 보청기나 다른 청각기기에 직접 이르게 하는 유선연결

진동촉각 보청기(vibrotactile aid): 촉각 보청기; 음향 에너지를 피부에 전달되는 진동 패턴으로 바꾸는 청각보조기기

진동촉각적인(vibrotactile): 촉각을 통해 진동을 탐지하는 것과 관련됨

진주종(cholesteatoma): 유양돌기에 침범하여 이소골연쇄에도 영향을 미치는 중이의 상피세포와 콜레스테롤로 된 낭형 덩어리

진행성 난청/청력손실(progressive hearing loss): 진행하는; 시간이 지남에 따라 발생되는 청력손실

차폐(masking): 다른 소리의 지각을 방해하는 소음

차폐기(masker): 이명을 차폐하기 위한 목적으로 낮은 수준의 소음을 귀에 전달하는 전자 청각기기

착용역치(aided thresholds): 환자에게 보청기를 착용시킨 상태에서 측정한 청력역치, 청력도에서 "A" 로 표시함

참여제한(participation restriction): 환

자의 다양한 삶의 영역에 변화로 나타내는 활동제한의 결과

참조적 의사소통 상호작용(referential communication interaction): 한 사람의 의사소통 파트너가 상호작용적인 교류를 이용해서 다른 의사소통 파트너에게 정보를 전달하도록 하는 상호작용

처리 속도(processing speed): 인지할 때, 정보가 신경계를 통해 전달 및 조작되는 속도

처리 전략(processing strategy): 인공와우에서 입력정보를 어떻게 처리할지를 결정하기 위해 사용되는 처리전략으로 서로 다른 주파수 대역의 증폭 정도와 전극 배열에서 서로 다른 전극들이 신호음을 전달하는 방식을 포함함; 어음신호를 전기자극 패턴으로 변환하기 위해 사용되는 처리 과정

처방법(prescription procedures): 적정이득과 주파수반응을 산출하는 공식을 사용하여 보청기를 적합하는 전략

처방 이득(prescribed gain): 처방공식의 사용으로 결정된 보청기 이득 및 주파수반응

청각(audition): 듣기

청각/구화법(aural/oral method): 수화가 아닌 듣기, 독화 및 구어를 사용하여 청각장애아동을 가르치는 교수법

청각/구화 의사소통법(aural/oral communication): 듣기와 말하기에서 정상 청력을 가진 사람들이 사용하는 의사소통 방식

청각과 시각단서가 모두 제시되는 조건(audition-plus-vision): 검사나 훈련 시 청각신호와 시각신호 모두를 동시에 제시하는 조건

청각구두법(auditory-verbal approach): 아동이 시각보다 잔존청력에 의존하여 듣기행동과 구어 의사소통을 발달시키도록 권장하는 의사소통법과 교육적인 접근법; 적절하고 지속적인 증폭기기, 또는 인공와우와 같은 전기적 자극기의 사용을 적극적으로 권장함

청각구두치료법(auditory-verbal therapy): 학습에 청각적인 양상을 주로 강조함으로 아동이 구어를 듣고 이해할 수 있도록 사용되는 기술, 기법 및 전략에 대한 중재법

청각기억(auditory memory): 이전에 경험했던 청각소리 패턴의 습득, 저장 및 인출

청각단서만 제시되는 조건(audition-only): 검사나 훈련 시 청각신호만 제시하는 조건

청각보조기기(assistive listening device): ALD; 환경음과 말소리의 탐지나 확인을 제공하기 위해서 고안된 기기로 신호대잡음비를 향상시킴

청각보조기술(hearing assistive technology): HAT; 청각정보에 대한 접근을 촉진하는 기술

청각으로(auditorily): 청각으로

청각의(auditory): 청각의

청각재활(audiologic rehabilitation): '청능재활(aural rehabilitation)'이나 '청능자활(aural habilitation)'의 동의어로 종종 사용되는 용어; 청각기기의 제공과 사후관리에 더 강조점을 두며, 의사소통전략과 독화 및 청능 훈련은 덜 강조함

청각 접근법(acoupedic approach): 유소아와 그 가족들을 위한 포괄적인 자활프로그램으로 형식적인 독순이나 독화훈련 없이 의사소통을 위하여 청능 훈련과 듣기를 강조하는 접근법

청각 피드백(auditory feedback): 말을 하는 동안 들리는 자신의 말소리

청각피로검사/음소실검사(tone-decay test): 역치 부근에서 지속음을 제시하고 정해진 시간 간격 동안 지각 변화를 모니터하는 청각순응에 대한 검사; 비정상적인 순응현상은 후미로성 병변을 나타냄

청각 피질(auditory cortex): 청각정보를 처리하는 데 관련되는 뇌의 영역으로, 후두엽 바로 앞쪽인 대뇌반구의 측두엽에 위치함

청능사 또는 청각사(audiologist): 청각관련 임상에서 학문적인 승인을 받은 보건 전문가; 청력평가 및 재활에 관련된 일련의 서비스를 제공하는 전문가

청능자활(aural habilitation): 종종 청능재활과 동의어로 사용되어 짐; 듣기, 말, 및 언어기술이 발달되지 않은 사람들을 위한 중재법; 의사소통과 청각과 관련된 이력움의 진단, 독화훈련, 청능 훈련, 상담, 언어치료, 의사소통전략훈련, 수화 의사소통 및 교육적 관리를 포함

청능재활(aural rehabilitation): 청력손실과 관련된 의사소통의 어려움을 최소화하고 완화시키고자 하는 중재법; 청력손실의 진단, 참여제한의 진단, 증폭, 심리사회적 지원, 주장훈련, 의사소통전략훈련, 독화훈련, 청능 훈련, 가족교육, 언어치료 및 교육적 관리를 포함

청능 훈련(auditory training): 형식적/비형식적인 듣기훈련을 통해서 개인의 잔존청력을 최대로 활용하도록 고안된 훈련법

청력검사기(audiometer): 주파수와 강도의 범위에서 소리를 감지할 수 있는 사람 귀의 능력을 측정하는 기기; 쾌적청취수준과 불쾌청취수준을 결정하기 위해서도 사용됨

청력관련 기능장애(hearing-related disability): 청력손실로 인한 기능의 손실; 이 용어는 다차원적인 현상을 나타냄

청력관련 스트레스(hearing-related stress): 새로운 자아개념에 적응하는 스트레스, 손상된 감각체계를 가지고 살아야 하는 스트레스 및 장애를 가지고 있어 의사소통의 어려움을 경험한 사람들에 대한 사회반응을 견디며 살아야 하는 스트레스 등을 포함함

청력도(audiogram): 자극 주파수에 따른 청력역치를 나타낸 그래프

청력보존(hearing conservation): 위험의 확인 및 최소화, 청력 모니터, 교육 및 소음노출로부터의 보호 등에 대한 프로그램을 통해서 청력손실을 예방하거나 감소시키는 과정

청력보호구(hearing protection device/hearing protectors): 소음성 청력손실의 위험을 최소화하기 위해서 고안된 장치

청력손상(hearing impairment): 비정상적이거나 감소된 청력; 청력손실

청력손실(hearing loss): 비정상적이거나 감소된 청력 민감도; 청력손상

청력수준(hearing level): HL; 청력검사상 영점과 관련된 데시벨 수준

청력역치(hearing threshold): 개개인이 겨우 들을 수 있는 소리의 강도 수준

청력영점/청각영점/청력 기준점(audiometric zero): 어떤 특정 주파수에서 평균 성인의 귀로 겨우 감지할 수 있는 가장 낮은 음압레벨수준; 청력도에서 0 dB HL로 나타냄

청성뇌간반응(auditory brain stem response): 8번 뇌신경과 청각뇌간 구조로부터 유래되는 청성유발전위; 5~7개의 파형으로 구성된 전기생리학적인 반응으로 청각경로의 신경학적인 기능을 나타냄

청성뇌간이식(auditory brain stem implant): 뇌간에서 8번 뇌신경과 와우핵의 접합부에 전극을 이식하는 수술법; 소리를 인식을 제공함

청성지속유발전위(auditory steady state evoked potential): ASSR; 진폭-변조 순음(amplitude-modulated pure tones)(또는 소음)에 의해 유발된 청성유발전위로 청력을 예측할 수 있는 주파수-특성 정보를 제공함; 90 dB nHL을 넘는 역치를 결정하는 데 사용되기도 함

청시각의(audiovisual): 말소리가 청각과 시각적인 양상으로 제시되는 상황

청시각적 통합(audiovisual integration): 청각신호와 시각

청신경병증(auditory neuropathy): 환자가 순음청력검사 결과 경도에서 심도의 청력손실을 보이며, 정상적인 이음향방사와 청성뇌간반응의 부재 또는 감소를 보이는 경우

청신경 종양(acoustic neuroma): 점진적 청력손실, 이명, 및 어지럼증의 원인이 되는 청신경 또는 8번 신경에 있는 종양으로 보통 양성으로 나타남

초분절적 오류(suprasegmental errors): 부적절한 음절 강세 등의 운율학적인 오류

초분절적인(suprasegmentals): 음소와 단어에 부가된 음의 고조, 속도, 강도 및 길이의 변화를 포함하는 말소리의 운율학적인 측면

초언어학의(metalinguistic): 언어의 사용에 대해 사고하고 주목하는 것

초의사소통(metacommunication): 의사소통에 관한 의사소통

촉각 보청기(tactile aid): 진동촉각 보청기; 총제적인 소리인식과 소리확인을 목적으로 소리를 진동으로 변환시켜 피부에 전달하는 보청기

촉진 전략(facilitative strategy): 의사소통을 촉진하기 위한 전략; 화자에 대한 교육을 시행하고 듣기환경을 구성하며, 전달된 메시지의 구조를 강화시키고 전략을 사용하여 개인의 말인지력에 영향을 주는 것을 포함함

촉진적 언어기법(facilitative language techniques): 대화 상호과정을 통하여 어린 아동의 언어발달을 자극하기 위해서 사용되는 기법

최대이득(full-on gain): 최대음향출력을 나타내는 보청기 조절

최대출력(maximum power output): MPO; 보청기가 산출할 수 있는 최대수준의 강도; SSPL

최대쾌적수준/최대쾌적레벨(maximum comfort level): MCL; 소리가 편안하다고 생각되는 가장 큰 강도 수준

최소간별차이(just noticeable difference): JND; 자극이 다르게 지각될 수 있는 자극 변화의 최소 증가치

최소제한환경(least restrictive environment): LRE; 가능한 장애를 가진 아동이 비장애아동과 함께 교육을 받을 수 있도록 하는 절차를 확립하기 위하여 공공기관에 요구되는 미국 장애인교육법(IDEA)의 기본원리로서 장애의 정도가 정규학급 환경에서의 교육이 만족스럽게 성취될 수 없을 정도로 심할 때만 특수학급, 분리된 학교 및 정규교육 환경으로부터의 분리가 이루어질 수 있음

출력(output): 듣기장치(청각기기)로부터 나오는 에너지나 정보

출력음압수준/출력음압레벨(output sound pressure level): 보청기의 볼륨을 최대로 올리고, 90 dB 신호음에 대한 주파수 반응곡선으로 표현되는 보청기의 최대출력수준의 전기음향학적 평가방법

출력 제한(output limiting): 정점 절단이나 압축을 이용하여 청각기기의 출력을 제한하는 것

출생전(prenatal): 태어나기 전

출생중(perinatal): 출생 시

출생후(postnatal): 태어난 후

치료(Tx): 치료 또는 처치

치매(dementia): 사고 및 지적능력에 영향을 미치는 질병의 일종; 기억상실, 사고처리의 퇴화 및 정위장애의 증상을 보임

컴퓨터단층촬영법(computerized axial tomography): CAT; 같은 단면에서 측정한 단층촬영으로부터 뇌의 단면을 컴퓨터로 구성한 사진

코너청력도(corner audiogram): 저주파수에서만 측정 가능한 역치를 보이는 심도의 청력손실에서 나타나는 청력도

쾌적음량수준(comfortable loudness level): 듣기에 편안한 소리의 강도수준; 때때로 최적듣기수준으로 명명되기도 함

쾌적음량수준/쾌적음향레벨(loudness comfort level): 소리가 편안한 음량강도로 지각되는 수준

쾌적음량수준/쾌적레벨/쾌적수준(most comfortable loudness): MCL; 청자에게 가장 편안하게 들리는 소리수준으로 dB HL로 측정됨

퀘스트 AR(quest?AR): 의사소통의 어려움을 평가하기 위해 사용되는 구조화된 의사소통 절차

큐드 스피치(cued speech): 독화를 향상시키기 위한 시스템; 비슷한 시각적인 말소리 패턴을 구분하기 위해서 입과 목에 손의 형태를 다르게 위치시킴

크로스 보청기[CROS(contralateral routing of signals) hearing aid]: 편측성 청력손실을 위해서 고안된 보청기로 나쁜 쪽 귀에 송화기를 위치시켜 그 송화기를 통한 신호가 좋은 쪽 귀에 착용된 보청기에 전달되도록 한 것

확인(validation): 보청기나 기타 청각기기의 기능에 대한 적합성과 정확성을 검증하고 확립하는 것

타당도(validity): 어떤 검사가 측정하기로 한 것을 측정하는 정도

탈민감화(desensitization): 실제상황, 역할극 혹은 상상 등의 완화된 방법으로 환자들을 특정한 상황에 반복적으로 노출시켜 그 상황에 대한 부정적인 반응을 감소시키는 방법

탐지(detection): 소리의 유무를 인지할 수 있는 능력

탐침 송화기/프로브 마이크로폰(probe microphone): 고막 근처에서 소리를 측정할 목적으로 외이도 내에 삽입되는 송화기의 변환기

태아기알코올증후군(fetal alcohol syndrome): 아동이 태내에 있는 동안 알코올을 남용한 산모에게서 태어난 아동들에게 발견되는 증후군; 이 증후군을 가진 아동들은 정신지체, 저체중, 비정상적인 눈의 간격, 만성중이염 및 감각신경성 청력손실을 등을 동반함

텔레코일(telecoil): T-코일; 전화나 유도 증폭 시스템으로부터 전자기 신호를 받아들이는 보청기의 유도 코일

텔레코일 스위치(telecoil switch): T-스위치; 텔레코일을 활성화시키는 보청기의 스위치

토피콘(TOPICON): 구조화된 의사소통 상호작용 활동의 한 예

통역사(interpreter): 한 언어에서 다른 언어로 구어나 수화로 표현된 의사소통을 통역하도록 특별히 훈련된 사람

특발성의(idiopathic): 원인을 모르는 청력손실

학습도움실(resource rooms): 정규학급에서 학교생활의 일부를 보내는 아동들이 특별수업이나 집중적인 수업을 받는 교실

특수학급(self-contained classrooms): 장애아동만을 위한 학급

특정 수정 전략(specific repair strategy): 의사소통 단절을 교정하기 위하여 사용하는 수정전략으로 의사소통 파트너에게 다음에 무엇을 할 것인가에 대해 명확한 설명을 제공함

파열음(plosive): 구강을 폐쇄하여 공기의 흐름을 막았다가 터뜨리면서 산출하는 폐쇄음(예: /p, t, k/)

파찰음(affricate): 성대 폐쇄(또는 폐쇄음)와 긴 마찰을 포함하는 자음들(예: /ʧ/)

패턴 지각(pattern perception): 청자가 음절의 수가 다른 단어나 구의 차이를 구별하는 것

편이/한쪽귀/편측귀(monaural): 한 귀와 관련된

편측성의(unilateral): 한쪽에만 관련된

평행적 발화기법, 또는 행동에 말 붙여주기(parallel talk): 어른이 아동이 수행하는 활동에 일치하는 언어를 말하는 언어자극기법

폐쇄음(stop consonant): 파열음; 구강을 폐쇄하여 공기의 흐름을 막았다가 터뜨리면서 산출하는 폐쇄음(예: /p, t, k/)

폐쇄형 자막(closed captioning): TV 프로그램이나 영화의 청각적 말소리 신호에 해당하는 인쇄된 원문이나 대화

폐쇄형 질문(closed-ended questions): 정량적인 정보를 수집하기 위해서 사용되며, 반응의 선택이 제한적인 질문; 한정된 수로 반응을 선택하도록 하는 질문

폐쇄효과/외이도 폐쇄효과(occlusion effect): 외이도 폐쇄의 결과로 인해 골도로 전달되는 신호 중에서 저주파수 소리가 증가되는 현상

포먼트(formant): 말소리 신호 중 어떤 주파수가 다른 주파수보다 좀 더 많은 에너지를 가지게 되는 성도에서 발생하는 공명현상

포먼트 전이(formant transition): 포먼트의 주파수 성분에서 빠른 변화를 나타내는 말소리 신호의 분절

포함(inclusion): 일반 학급의 일상생활에 모든 학생과 활동을 통합시키는 일

포화 수준(saturation level): 증폭기가 입력음에 비해 출력음을 더 이상 증가시키지 않는 지점

포화음압수준/포화음압레벨(saturation sound pressure level): SSPL; 보청기 볼륨을 최대로 했을 때 전달되는 최대 음압수준

표현 언어(expressive language): 말하거나 수화로 나타내는 언어

표현적 수정 전략(expressive repair strategy): 의사소통 파트너가 화자의 메시지를 이해하지 못할 때 화자에 의해서 사용되는 방법

표현형(phenotype): 개인의 유전자형의 시각적 표현

프로그램(program): 자극에 대한 사용자의 역치수준, 쾌적역치수준 및 다른 주관적 반응수준에 따른 어음처리기나 보청기의 세팅

프로그램형 보청기/프로그램 보청기(programmable hearing aid): 보청기의 이득과 같은 몇몇 변수들을 컴퓨터로 조정할 수 있는 보청기

프로그램화(programmability): 보청기의 이득과 같은 몇몇 변수들을 컴퓨터로 조정할 수 있는 보청기의 특징을 일컬음

피어슨 상관계수(Pearson correlation): 두 변인 간의 선형적인 관계의 정도와 방향을 나타내는 통계분석

필수영어수화(Seeing Essential English): SEE1; 미국 수화언어와 영어 구문의 일부를 통합한 수화 의사소통 시스템

학습장애(learning disability): LD; 감각, 운동 또는 감정적 기능 결핍의 결과가 아니라, 개인의 인지적 용량과 불일치하는 학습영역에서의 능력 부족

학습효과(learning effect): 능력에서의 변화 때문이 아니라, 검사절차와 항목과의 친숙도에 따라서 검사 수행력이 향상됨

합리적 정서행동치료(rational emotive behavior therapy): REBT; 인지적, 행동적, 그리고 정서적인 요소를 사용하여 특정 문제를 해결하는 데 초점을 둔 해결-중심의 상담(혹은 치료)기법; 이 기법의 핵심은 정서가 사건이나 환경보다는 신념에서부터 발생한다는 개념

합성된 말소리(synthesized speech): 컴퓨터에 의해 생성된 말소리

합성문장(synthetic sentences): 일반적으로 명사, 동사 및 목적어를 포함하는 문법적으로는 맞지만 의미가 없는 문장

해제시간(release time): 큰 소리가 끝난 후, 증폭기가 안정된 상태로 되돌아가는 데 걸리는 시간

행동관찰청력검사(behavioral/observational audiometry): BOA; 검사자가 소리자극을 제시한 후 아동의 행동 변화를 관찰하는 아동청력 검사법

행동청력검사(behavioral audiometry): 한자로부터 행동반응을 요구하는 순음 및 어음청력검사

헤드폰(headphone): 이어폰

헤르츠(Hertz): Hz; 초당 한 주기에 해당하는 주파수 단위

현훈/어지러움(vertigo): 도는 것, 또는 회전하는 느낌을 포함한 어지럼증

협력 모델(coenrollment): 일반학급 교사와 농아동과 난청아동들을 교육하는 교사가 하나의 팀을 이루어 청각장애 아동을 교육하는 모델

형식적 교수법(formal instruction): 개개인이 다양한 종류의 의사소통전략과 다른 적절한 듣기와 말하기 행동에 대한 정보를 수용하도록 하는 의사소통전략 훈련 프로그램의 첫 번째 단계

형식적 훈련(formal training): 독화훈련과 청능 훈련과 관련하여 반복훈련을 포함하는 잘 구조화된 활동들로서 일대일 수업이나 소그룹 형태로 하루 중 정해진 시간에 짜여짐

형태(configuration): 청력도의 형태에 관한 것으로 청력손실에 대한 전반적인 양상을 나타냄

형태론(form): 언어에서 명사, 동사, 전치사 등과 같은 품사의 적절한 사용을 일컬음

형태소(morpheme): 의미를 전달하는 언어의 가장 작은 단위

혼합성 난청/청력손실(mixed hearing loss): 전음성과 감각신경성 요소를 모두 가지고 있는 청력손실

화용론(pragmatics): 언어가 사회적 맥락에서 어떻게 사용되는지와 대화자들에 미치는 결과들에 대한 연구

확인(identification): 청능 훈련과 독화훈련과 관련하여 청각 자극이나 청시각 자극을 명명하는 능력

확장(expansion): 성인이 아동 발화의 의미는 모방하지만, 메시지의 문법을 수정하거나 확장하는 언어-자극 기법

확장된 말소리(expanded speech): 말소리가 느리게 발화된 것처럼 만들기 위해서 신호의 작은 분절들을 복사하여 변경시킨 녹음된 말소리; 추가적인 주파수 정보는 도입되지 않음

확장된 수정(extended repair): 의사소통 참여자 간의 의사소통 단절을 수정하기 위해 필요한 많은 수정전략과 교환

환기구(vent): 공기와 소리가 통과하도록 이어몰드에 뚫린 구멍; 증폭된 소리의 음향 변화나 외이도의 환기를 위해 사용됨

환자중심(patient orientation): 재활서비스의 설계와 전달의 중심에 환자의 배경지식, 현재 상태, 요구 및 바람 등에 중점을 둠

활동제한(activity limitation): 신체구조와 기능의 손상에 의해 유발되는 개인 수준의 변화

황반변성(macular degeneration): 황반부의 손상 또는 쇠약으로 인한 독서 시력과 거리 시력에서의 진행적인 손실

황반부(macula): 망막에서 시력이 가장 예민한 눈 뒤쪽의 작은 부위

회로(circuit): 전류를 운반하는 전기적인 결합체

회로소자(circuitry): 전기회로의 일부분

효과이득(effective gain): 환자의 보청기 착용역치와 비착용역치 간의 데시벨 차이

후천성 난청/청력손실(acquired hearing loss): 출생 이후에 습득되는 청력손실

참고문헌
REFERENCES

A timeline of the hearing industry. (1991). *The Hearing Journal*, 50, 54–72.

Abrahamson, J. A. (1991). Teaching coping strategies: A client education approach to aural rehabilitation. *Journal of the Academy of Rehabilitative Audiology*, 24, 43–54.

Abrahamson, J. A. (2000). Group audiologic rehabilitation. *Seminars in Hearing*, 21, 227–233.

Abrams, H., Chisolm, T. H., Guerreiro, S., & Ritterman, S. (1992). The effects of intervention strategy on self-perception of hearing handicap. *Ear and Hearing*, 13, 371–377.

Abrams, H., Chisolm, T. H., & McArdle, R. (2002). A cost–utility analysis of adult group audiologic rehabilitation: Are the benefits worth the cost? *Journal of Rehabilitation Research and Development*, 39, 549–558.

Adler, J. (2005, November 14). Hitting 60. *Newsweek*, 51–58.

Alcantara, J. I., Cowan, R. S. C., Blamey, P. J., & Clark, G. M. (1990). A comparison of two training strategies for speech recognition with an electrotactile speech processor. *Journal of Speech and Hearing Research*, 33, 195–204.

Alexander Graham Bell Association for the Deaf and Hard of Hearing. (1988). *Speechreading for Better Communication*. Washington, DC: Alexander Graham Bell Association for the Deaf and Hard of Hearing.

Allen, T. E. (1986). Patterns of academic achievement among hearing impaired students: 1974 and 1983. In A. N. Schildroth & M. A. Karchmer (Eds.), *Deaf Children in America* (pp. 161–206). San Diego, CA: College-Hill Press.

Alpiner, J. G., & Garstecki, D. C. (1996). Audiologic rehabilitation for adults: Assessment and management. In R. L. Schow & M. A. Nerbonne (Eds.), *Introduction to Audiologic Rehabilitation* (3rd Ed.) (pp. 361–412). Needham Heights, MA: Allyn & Bacon.

Alzheimer's Association. (2007). *Every 72 Seconds Someone in America Develops Alzheimer's*. Chicago: Alzheimer's Association.

American Academy of Audiology. (2004). Pediatric amplification guidelines. *Audiology Today*, 16, 46–53.

American Academy of Audiology. (2006). Audiologic management of adult hearing impairment: Summary guidelines. *Audiology Today*, 18, 32–36.

American Speech-Language-Hearing Association. (1993). Guidelines for audiology services in the schools. *ASHA*, 35(Suppl. 10), 24–32.

American Speech-Language-Hearing Association. (2002a). Knowledge and skills required for the practice of audiologic/aural rehabilitation: Executive summary. *ASHA Supplement,* 22.

American Speech-Language-Hearing Association. (2002b). Technical Report: Appropriate school facilities for students with speech-language-hearing disorders. *ASHA Supplement*, 23.

American Speech-Language-Hearing Association. (2003). *2003 Omnibus Survey Caseload Report: SLP*. Rockville, MD: American Speech-Language-Hearing Association.

American Speech-Language-Hearing Association (2004a). *Evidence-based practice in communication disorders: An introduction* [Technical report]. Retrieved 07/07/07, from http://www.asha.org/members/deskref-journals/deskref/default.

American Speech-Language-Hearing Association. (2004b). Knowledge and skills needed by speech-language pathologists and audiologists to provide culturally and linguistically appropriate services. *ASHA Supplement*, 24, 152–158.

American Speech-Language-Hearing Association. (2004c). Roles of speech-language pathologists and teachers of children who are deaf and hard of hearing in the development of communicative and linguistic competence. *ASHA Supplement,* 24.

American Speech-Language-Hearing Association. (2005a). *Evidence-based practice in communication disorders: An introduction* [Position paper]. Retrieved 07/07/07 from http://www.asha.org/members/deskref-journals/deskref/default.

American Speech-Language-Hearing Association. (2005b). *(Central) auditory processing disorders.* Retrieved 10/15/07, from http://www.asha.org/members/deskref-journals/deskref/default.

American Speech-Language-Hearing Association. (2005c). *Acoustics in educational settings: Technical report.* Retrieved 09/17/07, from http://www.asha.org/members/deskref-journals/deskref/default.

American Speech-Language-Hearing Association. (2007). *Causes of Hearing Loss in Children.* Retrieved 03/07/07, from http://www.asha.org/public/hearing/disorders/causes.html.

Anderson, I., Baumgartner, W. D., Koheim, K., Nahler, A., Arnolder, C., & D'Haese, P. (2006). Telephone use: What benefit do cochlear implant users receive? *International Journal of Audiology*, 45, 446–453.

Anderson, K. L. (2002). ELF—*Early Listening Function.* Retrieved 04/20/07, from http://www.Phonak.com/

Anderson, K. L. (2004). The problem of classroom acoustics: The typical classroom soundscape is a barrier to learning. *Seminars in Hearing*, 25, 117–129.

Anderson, K. L., & Matkin, N. D. (1991). Relationship of degree of long-term hearing loss to psychosocial impact and educational needs. *Educational Audiology Association Newsletter*, 8, 17–18.

Anderson, K. L., & Smaldino, J. (1998). *Listening Inventory for Education (L.I.F.E.).* Tampa, FL: Educational Audiology Association.

Anderson, K. L., & Smaldino, J. (1999). Listening inventories for education: A classroom measurement tool. *The Hearing Journal*, 52, 74–76.

Anderson, M., Boren, N. J., Kilgore, J., Howard, W., & Krohn, E. (1999). *The Apple Tree Curriculum for Developing Written Language—Second Edition.* Austin, TX: Pro-Ed.

Andersson, G., Melin, L., Lindberg, P., & Scott, B. (1995). Development of a short scale for self-assessment of experiences of hearing loss: The hearing coping assessment. *Scandinavian Audiology*, 24, 147–154.

Andersson, U., & Lidestam, B. (2005). Bottom-up driven speechreading in a speechreading expert: The case of AA. *Ear and Hearing*, 26, 214–224.

Andersson, U., Lyxell, B., Rönnberg, J., & Spens, K. E. (2001). Cognitive correlates of visual speech understanding in hearing-impaired individuals. *Journal of Deaf Studies and Deaf Education*, 6, 103–115.

Antia, S. D. (1982). Social interaction of partially mainstreamed hearing impaired children. *American Annals of the Deaf*, 127, 8–25.

Antia, S. D., & Levine, L. M. (2001). Educating deaf and hearing children together: Confronting the challenges of inclusion. In M. J. Guralnick (Ed.), *Early Childhood Inclusion: Focus on Change*. Baltimore: Paul H. Brooks.

Antia, S. D., Stinson, M. S., & Gaustad, M. G. (2002). Developing membership in the education of deaf and hard-of-hearing students in inclusive settings. *Journal of Deaf Studies and Deaf Education*, 7, 214–229.

Arehart, K. H., Yoshinaga-Itano, C., Thomson, V., Gabbard, S. A., & Brown, A. S. (1998). State of the states: The status of universal newborn hearing screening, assessment, and intervention systems in 16 states. *American Journal of Audiology*, 7, 101–114.

Arlinger, S., Billermark, E., Oberg, M., Lunner, T., & Hellgren, J. (1998). Clinical trial of a digital hearing aid. *Scandinavian Audiology*, 27, 51–61.

Armstrong, T. L. (1991). *The relationship between gender and psychological distress in hard-of-hearing people*. Paper presented to the American Public Health Association, Washington, DC.

Arnold, P., & Hill, F. (2001). Bisensory augmentation: A speechreading advantage when speech is clearly audible and intact. *British Journal of Psychology*, 92, 339–355.

Auer, E. T., & Bernstein, L. E. (1997). Speechreading and the structure of the lexicon: Computationally modeling the effects of reduced phonetic distinctiveness on lexical uniqueness. *Journal of the Acoustical Society of America*, 102, 3704–3710.

Axelsson, A., & Ringdahl, A. (1989). Tinnitus: A study of its prevalence and characteristics. *British Journal of Audiology*, 23, 53–62.

Backenroth, G. A. M., & Ahlner, B. H. (2000). Quality of life of hearing-impaired persons who have participated in audiological rehabilitation counseling. *International Journal for the Advancement of Counseling*, 22, 225–240.

Bader, L. A. (1998). *Bader Reading and Language Inventory* (3rd Ed.). Upper Saddle River, NJ: Prentice-Hall.

Baguley, D. M., Davies, E., & Hazell, J. W. P. (2003). A vision for tinnitus research. *International Journal of Audiology*, 42, 2–3.

Baker, C. (1993). *Foundations of Bilingual Education and Bilingualism*. Clevedon, Avon, ENG: Multicultural Matters.

Bamford, J., & Saunders, E. (1985). *Hearing Impairment, Auditory Perception, and Language Disability*. London, ENG: Edward Arnold.

Bandura, A. (1997). *Self-Efficay: The Exercise of Control.* New York, NY: Freeman.

Banks, W. A. & Morley, J. E. (2003). Memories are made of this: Recent advances in understanding, cognitive impairment, and dementia. *Journal of Gerontologic Medical Science*, 58A, 314–321.

Barcham, L. J., & Stephens, S. D. (1980). The use of an open-ended problems questionnaire in auditory rehabilitation. *British Journal of Audiology*, 14, 49–54.

Bauman, S. L., & Hambrecht, G. (1995). Analysis of view angle used in speechreading training of sentences. *American Journal of Audiology*, 4, 67–70.

Baylock, R. L., Scudder, R. R., & Wynne, M. K. (1995). Repair behaviors used by children with hearing loss. *Language, Speech, and Hearing Services in Schools*, 26, 278–285.

Bazargan, M., Baker, R. S., & Bazargan, S. H. (2000). Sensory impairments and subjective well-being among aged African American persons. *Journal of Gerontology: Psychological Sciences*, 56B, 268–278.

Beck, A. T., & Emery, G. (1985). *Anxiety Disorders and Phobias*. New York, NY: Basic Books.

Beck, P. H. (2006). Cued speech across cultures. *Volta Voices*, September/October, 26–28.

Bellis, T. J. (1996). *Assessment and Management of Central Auditory Processing Disorders in the Educational Setting: From Science to Practice*. Clifton Park, NY: Delmar Learning.

Bench, J., & Bamford, J. (1979). *Speech-Hearing Tests and the Spoken Language of Hearing-Impaired Children*. London, ENG: Academic Press.

Bench, J., Daly, N., Doyle, J., & Lind, C. (1995). Choosing talkers for the BKB/A speechreading test: A procedure with observations on talker age and gender. *British Journal of Audiology*, 29, 172–187.

Benitez, L., & Speaks, C. (1968). A test of speech intelligibility in the Spanish language. *International Audiology*, 7, 16–22.

Benson, V., & Marano, M. A. (1998). Current estimates from the National Health Interview Survey, 1995, National Center for Health Statistics. Vital Health Statistics, 10 [1991].

Bentler, R. A. (2005). Effectiveness of directional microphones and noise reduction schemes in hearing aids: A systematic review of the evidence. *Journal of the American Academy of Audiology,* 16, 473–484.

Bentler, R. A., & Kramer, S. E. (2000). Guidelines for choosing a self-report outcome measure. *Ear and Hearing*, 21, 37S–49S.

Bentler, R. A., Palmer, C., & Mueller, H. G. (2006). Evaluation of a second-order directional microphone hearing aid: I. speech perception outcomes. *Journal of the American Academy of Audiology*, 27, 179–189.

Benyon, G., Thornton, F., & Pool, C. (1997). A randomized, controlled trial of the efficacy of a communication course for first time hearing aid users. *British Journal of Audiology*, 31, 345–351.

Berger, K. W. (1972). *Speechreading: Principles and Methods*. Baltimore: National Education Press.

Bergman, B., & Rosenhall, U. (2001). Vision and hearing in old age. *Scandinavian Audiology*, 30, 255–263.

Berko, J. (1984). The child's learning of English morphology. *Word*, 14, 150–177.

Bernstein, L. E., Auer, E. T., & Moore, J. K. (2004). Audiovisual speech binding: Convergence or association? In G. A. Calvert, C. Spence, & Stein, B. E. (Eds.), *The Handbook of Multisensory Processes* (pp. 203–223). Boston, MA: MIT Press.

Bernstein, L. E., Auer, E. T., & Tucker, P. E. (2001). Enhanced speechreading in deaf adults: Can short-term training/practice close the gap for hearing adults? *Journal of Speech, Language, and Hearing Research*, 44, 5–18.

Bernstein, L. E., Demorest, M. E., Coulter, D. C., & O'Connell, M. P. (1991). Lipreading sentences with vibrotactile vocoders: Performance of normal-hearing and hearing-impaired subjects. *Journal of the Acoustical Society of America*, 90, 2971–2984.

Bernstein, L. E., Demorest, M. E., & Tucker, P. E. (2000). Speech perception without hearing. *Perception and Psychophysics*, 62, 233–252.

Berry, J. A., Gold, S. L., Frederick, E. A., Gray, W. C., & Staecker, H. (2002). Patient-based outcomes in patients with primary tinnitus undergoing tinnitus retraining therapy. *Archives of Otolaryngology—Head and Neck Surgery*, 128, 1153–1157.

Berry, S. (1981). *Written Language Syntax Test.* Washington, DC: Gallaudet College Press.

Bess, F. H. (2000). The role of generic health-related quality of life measures in establishing audiological rehabilitation. *Ear and Hearing*, 21, 74S–79S.

Beyer, C. M., & Northern, J. L. (2000). Audiologic rehabilitation support programs: A network model. *Seminars in Hearing*, 21, 257–265.

Bilger, R. C., Nuetzel, J. M., Rabinowitz, W. M., & Rzeczkowski, C. (1984). Standardization of a test of speech perception in noise. *Journal of Speech and Hearing Research*, 27, 32–48.

Binnie, C. A. (1977). Attitude changes following speechreading training. *Scandinavian Audiology*, 6, 13–19.

Blackwood, M. J. (2006). Rediscover sounds of life. *Ladue News*, 5, 25.

Blamey, P. J., & Alcantara, J. I. (1994). Research in auditory training. *Journal of the Academy of Rehabilitative Audiology*, 27(Suppl.), 161–192.

Blamey, P. J., Barry, J. G., & Jacq, P. (2001). Phonetic inventory development in young cochlear implant users 6 years post-operation. *Journal of Speech, Language, and Hearing Research*, 44, 73–79.

Blamey, P. J., Cowan, R. S. C., Alcantara, J. I., Whitford, L. A., & Clark, G. M. (1989). Speech perception using combinations of auditory, visual, and tactile information. *Journal of Rehabilitation Research and Development*, 26, 15–24.

Blamey, P. J., Fiket, H. J., & Steele, B. R. (2006). Improving speech intelligibility in background noise with an adaptive directional microphone. *Journal of the American Academy of Audiology*, 17, 519–530.

Blanchfield, B. B., Feldman, J. J., Dunbar, J. L., & Gardner, E. N. (2001). The severely to profoundly hearing-impaired population in the United States: Prevalence estimates and demographics. *Journal of the American Academy of Audiology*, 12, 183–189.

Blood, G. W., Blood, I. M., & Danhauer, J. L. (1978). Listeners' impression of normal-hearing and hearing-impaired children. *Journal of Communication Disorders*, 11, 513–518.

Bloom, S. (1999). Marketing to baby boomers: Challenges and opportunities are greater than ever. *The Hearing Journal*, 52, 23–30.

Blumsack, J. T. (2003). Audiological assessment, rehabilitation, and spatial hearing considerations associated with visual impairment in adults: An overview. *American Journal of Audiology*, 12, 76–83.

Bode, D., & Oyer, H. (1970). Auditory training and speech discrimination. *Journal of Speech and Hearing Research*, 13, 839–855.

Bodrova, E., Leong, D. J., Paynter, D. E., & Semenov, D. (2000). *A Framework for Early Literacy Instruction: Aligning Standards to Developmental Accomplishments and Student Behaviors*. Aurora, CO: Mid-continent Research for Education and Learning.

Boettcher, F. A. (2002). Presbycusis and the auditory brainstem response. *Journal of Speech, Language, and Hearing Research*, 45, 1249–1262.

Boothroyd, A. (1984). Auditory perception of speech contrasts by subjects with sensorineural hearing loss. *Journal of Speech and Hearing Research*, 27, 134–144.

Boothroyd, A., Hanin, L., & Hnath-Chisholm, T. (1985). *The CUNY Sentence Test*. New York, NY: City University of New York.

Boothroyd, A., Hnath-Chisholm, T., Hanin, L., & Kishon-Rabin, L. (1988). Voice fundamental frequency as an auditory supplement to the speechreading of sentences. *Ear and Hearing*, 9, 306–312.

Borg, E., Danermark, B., & Borg, B. (2002). Behavioral awareness, interaction and counseling education in audiological rehabilitation: Development of methods and application in a pilot study. *International Journal of Audiology*, 41, 308–322.

Borrel-Carrio, F., Suchman, A. L., & Epstein, R. M. (2004). The biopsychosocial model 25 years later: Principles, practice, and scientific inquiry. *Annals of Family Medicine*, 2, 576–582.

Boswell, S. (2007). Jane K. Fernandes. *ASHA Leader*, 12, 14–15.

Braida, L. (1991). Crossmodal integration in the identification of consonant segments. *Psychological Quarterly Journal of Experimental Psychology*, 43, 647–677.

Brainerd, S. H., & Frankel, B. G. (1985). The relationship between audiometric and self-report measures of hearing handicap. *Ear and Hearing*, 6, 89–92.

Brennan, M. (2002). When vision and hearing fail: Dual sensory impairment among older adults. *Lighthouse International Aging and Vision Newsletter, Fall,* 2-3.

Brewer, D. (2001). Considerations in measuring effectiveness of group audiologic rehabilitation classes. *Journal of the Academy of Rehabilitative Audiology*, 34, 53–60.

Brigance, A. H. (1999). *Brigance Comprehensive Inventory of Basic Skills-Revised (CIBS–R).* North Billerica, MA: Curriculum Associates.

Bromwich, R. (1981). *Working with Parents and Infants: An Interactional Approach.* Baltimore, MD: University Park Press.

Brooks, D. N. (1979). Counseling and its effect on hearing aid use. *Scandinavian Audiology*, 8, 101–107.

Brooks, D. N. (1990). Measures for the assessment of hearing aid provision and rehabilitation. *British Journal of Audiology*, 24, 229–233.

Brooks, D. N., & Hallam, R. S. (1998). Attitudes to hearing difficulty and hearing aids and the outcome of audiological rehabilitation. *British Journal of Audiology*, 24, 229–233.

Brown, G. R. (2004). Tinnitus: The ever-present tormentor. *The Hearing Journal*, 57, 52–54.

Bruce, R. V. (1973). *Bell: Alexander Graham Bell and the Conquest of Solitude.* Ithaca, NY: Cornell University Press.

Bryant, B., & Wiederhold, J. L. (1991). *Gray Oral Reading Test-Diagnostic (GORT-D).* Austin, TX: Pro-Ed.

Budd, R. J., & Pugh, R. (1995). The relationship between locus of control, tinnitus severity, and emotional distress in a group of tinnitus sufferers. *Journal of Psychosomatic Research,* 39, 1015–1018.

Burk, M. H., & Humes, L. E. (2007). Effects of training on speech recognition performance in noise using lexically hard words. *Journal of Speech, Language, and Hearing Research,* 50, 25–40.

Burk, M. H., Humes, L. E., Amos, N., & Strauser, L. (2006). Effect of training on word-recognition performance in noise for young normal-hearing and older hearing-impaired listeners. *Ear and Hearing*, 27, 263–278.

Burns, E. (2004). *The Special Education Consultant Teacher: Enabling Children with Disabilities to be Educated with Nondisabled Children to the Maximum Extent Appropriate*. Springfield, IL: Thomas.

Busa, J. (2005). A mother's unexpected role. *Volta Voices,* November/December, 9.

Caissie, R. (2001). Conversational topic shifting and its effect on communication breakdowns. *Volta Review*, 102, 45–56.

Caissie, R., Campbell, M. M., Grenette, W., Scott, L., Howell, I., & Roy, A. (2005). Clear speech for adults with a hearing loss: Does intervention with communication partners make a difference? *Journal of the American Academy of Audiology*, 16, 157–171.

Caissie, R., & Gibson, C. L. (1997). The effectiveness of repair strategies used by people with hearing losses and their conversational partners. *Volta Review,* 99, 203–218.

Caissie, R., & Rockwell, E. (1994). Communication difficulties experienced by nursing home residents with a hearing loss during conversation with staff members. *Journal of Speech-Language Pathology and Audiology*, 18, 127–134.

Campbell, R. (1998). How brains see speech: The cortical localization of speechreading in hearing people. In R. Campbell, B. Dodd, & D. Burnham (Eds.), *Hearing by Eye II* (pp. 177–194). East Sussex, ENG: Psychology Press.

Canadian Cochrane Network/Centre Affiliate Representatives. (2003). *A Primer on Evidence-Based Clinical Practice.* Retrieved 05/09/07, from http://cochrane.mcmaster.ca/pdf/presentations/EBCPPrimer.

Carrow-Woolfolk, E. (1996). *Oral and Written Language Scales (OWLS).* Circle Pines, MN: American Guidance Services.

Carrow-Woolfolk, E. (1999). *Test for Auditory Comprehension of Language-III*. Austin, TX: Pro-Ed.

Carter, C. J. (2008, March 8). Sounds of war can leave soldiers in silence. *The St. Louis Post Dispatch*, p. A18.

Cassell, J. (2001). Nudge nudge wink wink: Elements of face-to-face conversation for embodied conversational agents. In J. Cassell (Ed.), *Embodied Conversational Agents* (pp. 1–27), Cambridge, MA: MIT Press.

Castle, D. (1988). The oral interpreter. *Volta Review*, 90, 307–313.

Ceasar, L. G., & Williams, D. R. (2002). Socioculture and the delivery of health care: Who gets what and why. *ASHA Leader*, 7, 6–8.

Centers for Disease Control and Prevention. (2001). Trends in vision and hearing among older Americans. *Aging Trends*, 2, 1–8.

Centers for Disease Control and Prevention. (2007). *Early hearing detection and intervention program*. Retrieved 01/03/07, from http://www.cdc.gov/ncbddd/ehdi/ehdi.htm.

Cheesman, M. G. (1997). Speech perception by elderly listeners: Basic knowledge and implications for audiology. *Journal of Speech Language Patholody and Audiology*, 21, 104–110.

Cherry, R., & Rubinstein, A. (1988). Speechreading instruction for adults: Issues and practices. *Volta Review*, 90, 289–306.

Chin, S. B. (2003). Children's consonant inventories after extended cochlear implant use. *Journal of Speech, Language, and Hearing Research*, 46, 849–862.

Ching, T. Y., Incerti, P., & Hill, M. (2004). Binaural benefits for adults who use hearing aids and cochlear implants in opposite ears. *Ear and Hearing*, 25, 9–21.

Chisolm, T. H., Abrams, H., & McArdle, R. (2004). Short and long-term outcomes of adult audiologic rehabilitation. *Ear and Hearing*, 25, 464–477.

Chisolm, T. H., Johnson, C. E., Danhauer, J., Portz, L., Abrams, H., Lesner, S., et al. (2007). A systematic review of health-related quality of life and hearing aids: Final report of the American Academy of Audiology task force on the health-related quality of life benefits of amplification in adults. *Journal of the American Academy of Audiology*, 18, 151–183.

Chisolm, T. H., Willott, J. F., & Lister, J. J. (2003). The aging auditory system: Anatomic and physiologic changes and implications for rehabilitation. *International Journal of Audiology*, 42, 2S3–2S10.

Christopherson, L. A., & Humes, L. E. (1992). Some psychometric properties of the Test of Basic Auditory Capabilities (TBAC). *Journal of Speech and Hearing Research*, 35, 929–935.

Cienkowski, K. M., & Carney, A. E. (2002). Auditory-visual speech perception and aging. *Ear and Hearing*, 23, 439–449.

Ciocci, S., & Baran, J. (1998). The use of conversational repair strategies by children who are deaf. *American Annals of the Deaf*, 143, 235–245.

Clark, H. H., & Brennan, S. E. (1991). Grounding in communication. In L. B. Resnick, J. Levine, & S. D. Teasley (Eds.), *Perspectives on Socially Shared Cognition* (pp. 127–149), Washington, DC: APA.

Clark, J. G. (1994). *Effective Counseling in Audiology: Perspectives and Practice*. Englewood Cliffs, NJ: Prentice-Hall.

Clark, J. G., & English, K. M. (2004). *Counseling in Audiologic Practice: Helping Patients and Families Adjust to Hearing Loss*. Boston, MA: Pearson.

Clark, T. (1994). SKI*HI: Applications for home-based intervention. In J. Rousch & N. Matkin (Eds.), *Infants and toddlers with hearing loss: Family-centered assessment and intervention* (pp. 237–251). Baltimore, MD: York Press.

Code of Ethics. (1984). In W. H. Northcott (Ed.), *Oral Interpreting: Principles and Practices* (pp. 266–269). Baltimore, MD: University Park Press.

Cole, E. B. (1993). *Listening and Talking: A Guide to Promoting Spoken Language in Young Hearing-Impaired Children*. Washington, DC: Alexander Graham Bell Association for the Deaf.

Connor, C. M., Craig, H. K., Raudenbush, S. W., Heavner, K., & Zwolan, T. A. (2006). The age at which young deaf children receive cochlear implants and their vocabulary and speech-production growth: Is there an added value for early implantation? *Ear and Hearing*, 27, 628–644.

Connor, C. M., Hieber, S., Arts, H. A., & Zwolan, T. A. (2000). Speech, vocabulary and the education of children using cochlear implants: Oral or total communication? *Journal of Speech, Language, and Hearing Research*, 43, 185–204.

Connor, C. M., & Zwolan, T. A. (2004). Examining multiple sources of influence on the reading comprehension skills of children who use cochlear implants. *Journal of Speech, Language, and Hearing Research*, 47, 509–526.

Cornett, R. O. (1967). Cued speech. *American Annals of the Deaf*, 112, 313.

Cowie, R., & Douglas-Cowie, E. (1992). *Postlingually Acquired Deafness: Speech Deterioration and the Wider Consequences*. New York, NY: Mouton de Gruyter.

Cox, R. M. (2003). Assessment of subjective outcome of hearing aid fitting: Getting the client's point of view. *International Journal of Audiology*, 42, S90–S96.

Cox, R. M. (2005). Evidence-based practice in provision of amplification. *Journal of the American Academy of Audiology*, 16, 419–438.

Cox, R. M., & Alexander, G. C. (1991). Hearing aid benefit in everyday environments. *Ear and Hearing*, 12, 127–139.

Cox, R. M., & Alexander, G. C. (1995). The abbreviated profile of hearing aid benefit. *Ear and Hearing*, 16, 176–183.

Cox, R. M., & Alexander, G. C. (1999). Measuring satisfaction with amplification in daily life: The S\ADL scale. *Ear and Hearing*, 20, 306–320.

Cox, R. M., Alexander, G. C., & Gilmore, C. (1987). Development of the connected speech test (CST). *Ear and Hearing*, 9, 198–207.

Cox, R. M., & Gilmore, C. (1990). Development of the profile of hearing aid performance (PHAP). *Journal of Speech and Hearing Research*, 33, 343–357.

Cox, R. M., Gilmore, C. G., & Alexander, G. C. (1991). Comparison of two questionnaires for patient-assessed hearing aid benefit. *Journal of the American Academy of Audiology*, 2, 134–145.

Cox, R. M., Hyde, M., Gatehouse, S., Noble, W., Dillon, H., Bentler, R., et al. (2000). Optimal outcome measures, research priorities, and international cooperation. *Ear and Hearing*, 21, 106S–115S.

Cox, R. M., & Rivera, I. M. (1992). Predictability and reliability of hearing aid benefit measured using the PHAP. *Journal of the American Academy of Audiology*, 3, 242–254.

Craig, W. N. (1964). Effects of preschool training on the development of reading and lipreading skills of deaf children. *American Annals of the Deaf*, 109, 280–296.

Crandell, C. C. (1992). Classroom acoustics for hearing-impaired children. *Journal of the Acoustical Society of America*, 92, 2470.

Crandell, C. C. (1993). Noise effects on the speech recognition of children with minimal hearing loss. *Ear and Hearing*, 14, 210–216.

Crandell, C. C., & Bess, F. (1986). Speech recognition of children in "typical" classroom settings. *ASHA*, October, 82.

Crandell, C. C., & Smaldino, J. J. (1995). An update of classroom acoustics for children with hearing impairment. *Volta Review*, 97, 4–12.

Crandell, C. C., & Smaldino, J. J. (2000). Classroom acoustics for children with normal hearing and with hearing impairment. *Language, Speech, and Hearing Services in Schools*, 31, 362–370.

Cray, J. W., Allen, R. L., Stuart, A., Hudson, S., Layman, E., & Givens, G. D. (2004). An investigation of telephone use among cochlear implant recipients. *American Journal of Audiology*, 13, 200–212.

Cruickshanks, K. J.,Tweed, T. S., Wiley, T. L., Klein, B. E., Klein, R., Chappell, R., et al. (2003). The 5-year incidence and progression of hearing loss: The epidemiology of hearing loss study. *Archives of Otolaryngology—Head and Neck Surgery*, 129, 1041–1046.

Cruickshanks, K. J., Wiley, T. L., Tweed, T. S., Klein, B. E., Klein, R., Mares-Perlman, J. A., et al. (1998). Prevalence of hearing loss in older adults in Beaver Dam, Wisconsin. *American Journal of Epidemiology*, 148, 879–886.

Dagenais, P., & Critz-Crosby, P. (1992). Comparing tongue positioning by normal hearing and hearing-impaired children during vowel production. *Journal of Speech and Hearing Research*, 35, 5–44.

Dalton, D., Cruickshanks, K., Klein, B., Klein, R., Wiley, T., & Nondahl, D. (2003). The impact of hearing loss on quality of life in older adults. *Gerontologist*, 43, 661–668.

Daly, N., Bench, J., & Chappell, H. (1996). Gender differences in speechreadability. *Journal of the Academy of Rehabilitative Audiology*, 29, 27–40.

Dancer, J. (2001). Arkansas tinnitus survey reflects national picture. *Advance for Speech-Language Pathologists and Audiologists*, September, 10–11.

Dancer, J. (2006). Celebrate Diversity. *Advance for Audiologists*, July/August, 24–26.

Dancer, J., & Gener, J. (1999). Survey on the use of adult hearing assessment scales. *Hearing Review,* 6, 26–35.

Dancer, J., Krain, M., Thompson, C., Davis, P., & Glenn, J. (1994). A cross-sectional investigation of speechreading in adults: Effects of gender, practice, and education. *Volta Review*, 96, 31–40.

Danermark, B., & Gellerstedt, L. C. (2004). Psychosocial work environment, hearing impairment and health. *International Journal of Audiology*, 43, 383–389.

Danhauer, J. L., Johnson, C. E., Kasten, R. N., & Brimacombe, J. A. (1985). The hearing aid effect: Summary, conclusions and recommendations. *The Hearing Journal,* March 12–14.

Danz, A. D., & Binnie, C. A. (1983). Quantification of the effects of training the auditory-visual reception of connected speech. *Ear and Hearing*, 4, 146–151.

Data snapshot and quick facts. (2002). *ASHA Leader, 7,* 10, 32.

Davis, A. (1989). The prevalence of hearing impairment and reported hearing disability among adults in Great Britain. *International Journal of Epidemiology*, 18, 911–917.

Davis, A. (1994). *Hearing in Adults*. London, ENG: Whurr.

Davis, A., & Refaie, A. E. (2000). Epidemiology of tinnitus. In R. Tyler (Ed.), *Tinnitus Handbook* (pp. 1–23). Clifton Park, NY: Delmar Learning.

Davis, H., & Silverman, R. (1978). *Hearing and Deafness* (4th Ed.). New York, NY: Holt Rinehart & Winston.

Davis, J. M., Elfenbein, J., Schum, R., & Bentler, R. (1986). Effects of mild and moderate hearing impairments on language, educational, and psychosocial behavior of children. *Journal of Speech and Hearing Disorders*, 51, 53–62.

De Fillipo, C. L., & Scott, B. L. (1978). A method for hearing and evaluating the reception of ongoing speech. *Journal of the Acoustical Society of America*, 63, 1186–1192.

De Fillipo, C. L., Sims, D. G., & Gottermeier, L. (1995). Linking visual and kinesthetic imagery in lipreading instruction. *Journal of Speech and Hearing Research*, 38, 244–256.

Demorest, M. E., & Erdman, S. A. (1987). Development of the communication profile for the hearing impaired. *Journal of Speech and Hearing Disorders*, 52, 129–143.

Demorest, M. E., & Walden, B. E. (1984). Psychometric principles in the selection, interpretation, and evaluation of communication self-assessment inventories. *Journal of Speech and Hearing Disorders*, 54, 180–188.

Desai, M., Pratt, L., Lentzner, H., & Robinson, K. (2001). Trends in vision and hearing among older Americans. *Aging Trends*, 2, 1–8.

Di Francesca, S. (1972). *Academic Achievement Test Results of a National Testing Program for Hearing-Impaired Students—United States, Spring 1971* (Series D, No. 9). Washington, DC: Gallaudet University, Office of Demographic Studies.

Dillon, H. (2001). *Hearing Aids.* Sydney, AUS: Boomerang Press Thieme.

Dillon, H., Birtles, G., & Lovegrove, R. (1999). Measuring the outcomes of a national rehabilitation program: Normative data for the client oriented scale of improvement (COSI) and the hearing aid user's questionnaire (HAUQ). *Journal of the American Academy of Audiology*, 10, 67–79.

Dillon, H., James, A., & Ginis, J. (1997). Client oriented scale of improvement (COSI) and its relationship to several other measurements of benefit and satisfaction provided by hearing aids. *Journal of the American Academy of Audiology*, 8, 27–43.

Directors of Health Promotion and Education. (2007). Cytomegalovirus. Retrieved 07/10/07, from http://dhpe.org/infect/cytomegalo.html.

Dodd, B., Plant, G., & Gregory, M. (1989). Teaching lip-reading: The efficacy of lessons on video. *British Journal of Audiology*, 23, 229–238.

Doman, D., Hickson, L., Murdoch, B., & Houston, T. (2008). Outcomes of an auditory-verbal program for children with hearing loss: A comparative study with a matched group of children with normal hearing. *Volta Review, 107,* 37–54.

Donaldson, N., Worrall, L., & Hickson, L. (2004). Older people with hearing impairment: A literature review of the spouse's perspective. *The Australian and New Zealand Journal of Audiology*, 26, 30–39.

Dowell, R. (2005). Evaluating cochlear implant candidacy: Recent developments. *The Hearing Journal*, 9–23.

Downs, M. (1974). Deafness management quotient (DMQ). *Hearing and Speech News*, 42, 26–28.

Dubno, J. R., Lee, F. S., Matthews, L. J., & Mills, J. H. (1997). Age-related and gender-related changes in monaural speech recognition. *Journal of Speech, Language, and Hearing Research*, 40, 444–452.

Dunn, L., & Dunn, L. (1981). *Peabody Picture Vocabulary Test-Revised.* Circle Pines, MN: American Guidance Service.

Dunst, C. (1985). Rethinking early intervention. *Analysis and Intervention in Developmental Disabilities*, 5, 165–201.

Durrell, D., & Catterson, J. (1980). *Durrell Analysis of Reading Difficulty* (3rd Ed.). San Antonio, TX: Harcourt Brace Educational Measurement.

Dworkin, M. (2004). Soaring high in the mainstream. *Volta Voices*, November/December, 12.

Dye, C., & Peak, M. (1983). Influence of amplification on the psychological functioning of older adults with neurosensory hearing loss. *Journal of the Academy of Rehabilitative Audiology*, 16, 210–220.

Dykman, J. (2006, October 30). America by the numbers: How we spend time. *Time*, 52–53.

Edgerton, B. J., & Danhauer, J. L. (1979). *Clinical Implications of Speech Discrimination Testing Using Nonsense Stimuli.* Baltimore, MD: University Park Press.

Edwards, C. (2003). Reflections on counseling: Families and hearing loss. *Loud & Clear*, 2, 1–8.

Eggermont, J. J. (2005). Tinnitus: Neurobiological substrates. *Drug Discovery Today*, 10, 1283–1290.

El Nasser, H., & Overberg, P. (2007, May 17). Nation's minority numbers top 100 M. *USA Today*, 1–2.

Elfenbein, J. (1992). Coping with communication breakdown: A program of strategy development for children who have hearing losses. *American Journal of Audiology*, 1, 25–29.

Elfenbein, J. (1994). Communication breakdowns in conversations: Child-initiated repair strategies. In N. Tye-Murray (Ed.), *Let's Converse: A How-to Guide to Develop and Expand the Conversational Skills of Children and Teenagers Who Are Hearing Impaired* (pp. 123–146). Washington, DC: Alexander Graham Bell Association for the Deaf.

Elfenbein, J., Hardin-Jones, M. A., & Davis, J. M. (1994). Oral communication skills of children who are hard of hearing. *Journal of Speech and Hearing Research*, 37, 216–226.

Elkayam, J., & English, K. (2003). Counseling adolescents with hearing loss with the use of self-assessment/significant other questionnaires. *Journal of the American Academy of Audiology*, 14, 485–499.

Elliott, L., & Katz, D. (1980). *Development of a New Children's Test of Speech Recognition.* St. Louis, MO: Audiotec.

Ellis, A. (2001). *Overcoming Destructive Beliefs, Feelings, and Behaviors.* Amhurst, NY: Prometheus Books.

Ellis, A., & Grieger, R. (1977). *Handbook of Rational-Emotive Therapy.* New York, NY: Springer.

Ellis, A., & MacLaren, C. (1998). *Rational Emotive Behavior Therapy: A Therapist's Guide.* Atascadero, CA: Impact.

Elman, R. J. (2006). Evidence-based practice: What evidence is missing? *Aphasiology*, 20, 103–109.

Engel, C. (2007). Baby boomers: The next generation. *Advance for Audiologists*, January/February, 40–44.

Engen, E., & Engen, T. (1983). *Rhode Island Test of Language Structure Manual.* Baltimore, MD: University Park Press.

English, K. (2004). Informing parents of their child's hearing loss: Breaking bad news guidelines for audiologists. *Audiology Today*, March/April, 10–12.

English, K., Mendel, L. L., Rojeski, T., & Hornak, J. (1999). Counseling in audiology, or learning to listen: Pre- and post-measures from an audiology counseling course. *American Journal of Audiology*, 8, 34–39.

Erber, N. P. (1971). Effects of distance on the visual reception of speech. *Journal of Speech and Hearing Research*, 17, 99–112.

Erber, N. P. (1974). Visual perception of speech by deaf children: Recent developments and continuing needs. *Journal of Speech and Hearing Disorders*, 39, 178–185.

Erber, N. P. (1982). *Auditory Training.* Washington, DC: Alexander Graham Bell Association for the Deaf.

Erber, N. P. (1985). *Telephone Communication and Hearing Impairment.* San Diego, CA: College-Hill Press.

Erber, N. P. (1988). *Communication Therapy for Hearing Impaired Adults.* Abbotsford, Victoria, AUS: Clavis.

Erber, N. P. (1996). *Communication Therapy for Adults with Sensory Loss* (2nd Ed.). Melbourne, AUS: Clavis.

Erber, N. P. (1998). Dyalog: A computer-based measure of conversational performance. *Journal of the Academy of Rehabilitative Audiology*, 31, 69–76.

Erber, N. P., & Lind, C. (1994). Communication therapy: Theory and practice. *Journal of the Academy of Rehabilitative Audiology*, 27 (Suppl.), 267–287.

Erber, N. P., & Yelland, J. (1998). CONAN: A system for analysis of temporal factors in conversation. *Journal of Academy of Rehabilitative Audiology*, 31, 77–86.

Erdman, S. A. (1994). Self-assessment: From research focus to research tool. *Journal of the Academy of Rehabilitative Audiology*, 27 (Suppl.), 67–92.

Erdman, S. A. (2000). Counseling hearing impaired adults. In J. Alpiner & P. McCarthy (Eds.), *Rehabilitative Audiology: Children and Adults* (3rd Ed.) (pp. 435–470). Baltimore: Williams & Wilkins.

Eriks-Brophy, A., Durieux-Smith, A., Olds, J., Fitzpatrick, E., Duquette, C., & Whittingham, J. (2006). Facilitators and barriers to the inclusion of orally educated children and youth with hearing loss in schools: Promoting partnerships to support inclusion. *Volta Review,* 106, 53–88.

Eriks-Brophy, A., Durieux-Smith, A., Olds, J., Fitzpatrick, E., Duquette, C., & Whittingham, J. (2007). Facilitators and barriers to the integration of orally educated children and youth with hearing loss into their families and communities. *Volta Review,* 107, 5–36.

Erlandsson, S. I., Hallberg, L., & Axelsson, A. (1992). Psychological and audiological correlates of perceived tinnitus severity. *Audiology*, 31, 168–179.

Erler, S. F., & Garstecki, D. C. (2002). Hearing loss-and hearing-related stigma: Perceptions of women with age-normal hearing. *American Journal of Audiology*, 11, 83–91.

Ertmer, D. J., Leonard, J. S., & Pachuilo, M. L. (2002). Communication intervention for children with cochlear implants: Two case studies. *Language, Speech, and Hearing Services in Schools*, 33, 205–217.

Espmark, A. K., & Scherman, M. H. (2003). Hearing confirms existence and identity—experiences from persons with presbycusis. *International Journal of Audiology*, 42, 106–115.

Etymotic Research (2001). *Quick Speech in Noise Test (QuickSIN).* Elk Grove Village, IL: Etymotic Research.

Farrimond, T. (1959). Age differences in the ability to use visual codes in auditory communication. *Language and Speech*, 2, 179.

Ferguson, N. M., & Nerbonne, M. A. (2003). Status of hearing aids in nursing homes and retirement centers in 2002. *Journal of the Academy of Rehabilitative Audiology*, 36, 37–44.

Fey, M. E., Warr-Leeper, G., Webber, S. A., & Disher, L. M. (1988). Repairing children's repairs: Evaluation and facilitation of children's clarification requests and responses. *Topics in Language Disorders*, 8, 63–84.

Fitch, J. L., & Holbrook, A. (1970). Modal vocal frequency of young adults. *Archives of Otolaryngology*, 92, 379–382.

Fitzgibbons, P. J., & Gordon-Salant, S. (1996). Auditory temporal processing in elderly listeners. *Journal of the American Academy of Audiology*, 7, 183–189.

Flanders, J. (2006). Advocating for classroom acoustics: Connecticut's story. *Volta Voices*, May/June, 12–14.

Flexer, C. (1997). Sound-field FM systems: Questions most often asked about classroom amplification. *Hearsay*, 11, 514.

Flexer, C. (1999). *Facilitating Hearing and Listening in Young Children* (2nd Ed). Clifton Park, NY: Delmar Learning.

Focus on multiculturalism: Data snapshots. (2002). *ASHA Leader*, 7, 32.

Folstein, M. F., Folstein, S. E., & McHugh, P. R. (1975). Mini-mental state: A practical method for grading the cognitive state of patients for the clinician. *Journal of Psychiatric Research*, 12, 189–198.

Fountain, H. (2007, May 29). For babies and language, seeing is believing, even without hearing. *The New York Times*, C-1.

Forner, L., & Hixon, T. (1977). Respiratory kinematics in profoundly hearing-impaired speakers. *Journal of Speech and Hearing Research*, 66, 373–408.

Fryauf-Bertschy, H., Tyler, R. S., Kelsay, D., Gantz, B., & Woodworth, G. (1997). Cochlear implant use by prelingually deafened children: The influences of age at implant and length of device use. *Journal of Speech, Hearing, and Language Research*, 40, 183–199.

Fu, Q. J., & Galvin, J. J. (2007). Computer-assisted speech training for cochlear implant patients: Feasibility, outcomes, and future directions. *Seminars in Hearing*, 28, 142–150.

Gabrel, C. (2000). Characteristics of elderly nursing home current residents and discharges: Data from the 1997 National Nursing Home Survey, National Center for Health Statistics. *Advance Data from Vital and Health Statistics*, 312.

Gagné, J. P. (2000). What is treatment evaluation research? What is its relationship to the goals of audiological rehabilitation? Who are the stakeholders of this type of research? *Ear and Hearing*, 21, S60–S73.

Gagné, J. P. (2003). Treatment effectiveness research in audiological rehabilitation: Fundamental issues related to dependent variables. *International Journal of Audiology*, 42, S104–S111.

Gagné, J. P., & Boutin, L. (1997). The effects of speaking rate on visual speech intelligibility. In C. Benoit & R. Campbell (Eds.), *Proceedings of the Workshop on Audio-visual Speech Processing* (pp. 29–32).

Gagné, J. P., Charest, M., Monday, K. L., & Desbiens, C. (2006). Evaluation of an audiovisual-FM system: Speechreading performance as a function of distance. *International Journal of Audiology*, 45, 295–300.

Gagné, J. P., Dinon, D., & Parsons, J. (1991). An evaluation of CAST: A computer-aided speechreading training program. *Journal of Speech and Hearing Research*, 34, 213–221.

Gagné, J. P., & Jennings, M. B. (2000). Audiological rehabilitation intervention services for adults with acquired hearing impairment. In M. Valente, H. Hosford-Dunn, & R. J. Roeser (Eds.), *Audiology Treatment* (pp. 547–579), New York, NY: Thieme.

Gagné, J. P., Laplante-Levesque, A., & Labelle, M. (2006). Evaluation of an audiovisual-FM system: Investigating the interaction between illumination level and a talker's skin color on speech-reading performance. *Journal of Speech, Language, and Hearing Research*, 49, 628–635.

Gagné, J. P., McDuff, S., & Getty, L. (1999). Some limitations of evaluative investigations based solely on normed outcome measures. *Journal of the American Academy of Audiology*, 10, 46–62.

Gagné, J. P., Stelmacovich, P., & Yovetich, W. (1991). Reactions to requests for clarification used by hearing-impaired individuals. *Volta Review*, 93, 129–143.

Gagné, J. P., Tugby, K. G., & Michoud, J. (1991). Development of a speechreading test on the utilization of contextual cues (STUCC): Preliminary findings with normal-hearing subjects. *Journal of the Academy of Rehabilitative Audiology*, 24, 157–170.

Gagné, J. P., & Wyllie, K. M. (1989). Relative effectiveness of three repair strategies on the visual-identification of misperceived words. *Ear and Hearing*, 10, 368–374.

Gallaudet Research Institute. (2003). *Regional and National Summary Report of Data from the 2001–2002 Annual Survey of Deaf and Hard of Hearing Children and Youth*. Washington, DC: Gallaudet University Press.

Garahan, M. B., Waller, J. A., Houghton, M., Tisdale, W. A., & Runge, C. F. (1992). Hearing loss prevalence and management in nursing home residents. *Journal of the American Geriatric Society*, 40, 130–134.

Gardner, E., Rudman, H., Karlsen, B., & Merwin, J. (1982). *Stanford Achievement Test*. San Antonio, TX: The Psychological Corp.

Garstecki, D. C., & Erler, S. F. (1998). Hearing loss, control, and demographic factors influencing hearing aid use among older adults. *Journal of Speech, Language, and Hearing Research*, 41, 527–537.

Garstecki, D. C., & Erler, S. F. (1999). Older adult performance on the communication profile for the hearing impaired: Gender difference. *Journal of Speech, Language, and Hearing Research*, 42, 785–796.

Garstecki, D. C., & O'Neill, J. J. (1980). Situational cue strategy influence on speechreading. *Scandinavian Audiology*, 9, 147–151.

Gatehouse, S. (1999). Glasgow hearing aid benefit profile: Derivation and validation of a client-centered outcome measure for hearing aid services. *Journal of American Academy of Audiology*, 10, 80–103.

Gatehouse, S. (2003). Rehabilitation: Identification of needs, priorities and expectations, and the evaluation of benefit. *International Journal of Audiology*, 42, 2S77–2S83.

Gatehouse, S. (2005). There's more than you thought to hearing and hearing aid effects. *The Hearing Journal*, August, 10–15.

Gatehouse, S., & Noble, W. (2004). The speech, spatial and qualities of hearing scale. *International Journal of Audiology*, 43, 85–99.

Geers, A. E. (2003). Predictors of reading skill development in children with early cochlear implantation. *Ear and Hearing*, 24, 59S–68S.

Geers, A. E., & Moog, J. S. (1992). Speech perception and production skills of students with impaired hearing from oral and total communication education settings. *Journal of Speech and Hearing Research*, 35, 1384–1393.

Geers, A. E., Nicholas, J., & Sedey, A. L. (2003). Language skills of children with early cochlear implantation. *Ear and Hearing*, 24, 46S–58S.

Gesi, A. T., Massaro, D., & Cohen, M. M. (1992). Discovery and expository methods in teaching visual consonant and word identification. *Journal of Speech and Hearing Research*, 35, 1180–1188.

Getty, L., & Hétu, R. (1991). Development of a rehabilitation program for people affected with occupational hearing loss. *Audiology*, 30, 317–329.

Gfeller, K., Christ, A., Knutson, J. F., Witt, S., & Mehr, M. (2003). The effects of familiarity and complexity on appraisal of complex songs by cochlear implant recipients and normal hearing adults. *Journal of Music Therapy*, 40, 78–112.

Gfeller, K., Mehr, M. A., & Witt, S. (2001). Aural rehabilitation of music perception and enjoyment of adult cochlear implant users. *Journal of the Academy of Aural Rehabilitation*, 34, 17–27.

Gfeller, K., Olszewski, C., Rychener, M., Sena, K., Knutson, J. F., Witt, S., et al. (2005). Recognition of "real world" musical excerpts by cochlear implant recipients and normal-hearing adults. *Ear and Hearing*, 26, 237–250.

Gfeller, K., & Schum, R. (1994). Requisites for conversation: Engendering world knowledge. In N. Tye-Murray (Ed.), *Let's Converse: A How-to Guide to Develop and Expand Conversational Skills of Children and Teenagers Who are Hearing Impaired* (pp. 177–212). Washington, DC: Alexander Graham Bell Association for the Deaf.

Giolas, T. G., Owens, E., Lamb, S. H., & Schubert, E. D. (1979). Hearing performance inventory. *Journal of Speech and Hearing Disorders*, 44, 169–195.

Gitles, T. (1999). Re-inventing the profession: The relationship model of hearing care. *The Hearing Journal*, 52, 53–56.

Givens, G. D., & Greenfeld, D. (1982). Revision behaviors of normal and hearing-impaired children. *Ear and Hearing*, 3, 274–279.

Glennon, S. L. (1990). Homework activities for social skills training. In P. J. Schloss & M. A. Smith (Eds.), *Teaching Social Skills to Hearing-Impaired Students* (pp. 85–90). Washington, DC: Alexander Graham Bell Association for the Deaf.

Golding-Meadow, S., & Mayberry, R. I. (2001). How do profoundly deaf children learn to read? *Learning Disabilities Research and Practice*, 16, 222–229.

Goldman, R., & Fristoe, M. (1969). *Test of Articulation*. Circle Pines, MN: American Guidance Service.

Golz, A., Netzer, A., & Westerman, S. T. (2005). Reading performance in children with otitis media. *Otolaryngology Head & Neck Surgery*, 132, 495–499.

Goodale, C. (2003). Redefining the baby boomer image. *Advance for Audiologists,* 5, 51–52.

Gordon-Salant, S,. & Fitzgibbons, P. J. (1999). Profile of auditory processing in older listeners. *Journal of Speech, Language, and Hearing Research,* 42, 300–310.

Grant, K. W., & Seitz, P. F. (2000). The recognition of isolated words and words in sentences: Individual variability in the use of sentence context. *Journal of the Acoustical Society of America*, 107, 1000–1011.

Grant, K. W., Walden, B. E., & Seitz, P. F. (1998). Auditory-visual speech recognition by hearing-impaired subjects: Consonant recognition, sentence recognition, and auditory-visual integration. *Journal of the Acoustical Society of America*, 103, 2677–2690.

Green, W., & Shephard, D. (1975). The semantic structure in deaf children. *Journal of Communication Disorders*, 8, 357–365.

Greenberg, S. (1999). Speaking in shorthand: A syllable-centric perspective for understanding pronunciation variability. *Speech Communication*, 29, 159–176.

Greenburg, J. H., & Jenkins, J. J. (1964). Studies in the psychological correlates of the sound system of American English. *Word*, 20, 157–177.

Grice, H. P. (1975). Logic and conversation. In P. Cole & J. Morgan (Eds.), *Syntax and Semantics 3: Speech Acts* (pp. 41–58). New York, NY: Academic Press.

Griswold, E., & Cummings, J. (1974). The expressive vocabulary of preschool deaf children. *American Annals of the Deaf*, 119, 16–28.

Groher, M. E. (1989). Modifications in assessment and treatment for the communicatively impaired elderly. In R. Hull & K. Griffin (Eds.), *Communication Disorders in Aging* (pp. 50–72). Newbury Park, CA: Sage.

Hager, R. M. (2007). Obtaining hearing aids for children. *Volta Voices*, July/August, 20–24.

Hale, S., & Myerson, J. (1996). Experimental evidence for differential slowing in the lexical and nonlexical domains. *Aging, Neuropsychology, and Cognition*, 3, 154–165.

Halford, J., & Aderson, S. (1991). Tinnitus severity measured by a subjective scale, audiometry and clinical judgment. *Journal of Laryngology and Otology*, 105, 89–93.

Hall, J. W., Smith, S. D., & Popelka, G. R. (2004). Newborn hearing screening with combined otoacoustic emissions and auditory brainstem responses. *Journal of the American Academy of Audiology*, 15, 414–425.

Hallam, R. S., & Brooks, D. N. (1996). Development of the hearing attitudes in rehabilitation questionnaire (HARQ). *British Journal of Audiology*, 30, 199–213.

Hallam, R. S., Jakes, S. C., & Hinchcliffe, R. (1988). Cognitive variables in tinnitus annoyance. *British Journal of Clinical Psychology*, 27, 213–222.

Hallberg, L. R.-M. (1996). Occupational hearing loss: Coping and family life. *Scandinavian Audiology*, 25, 25–33.

Hallberg, L. R.-M. (1998). Evaluation of a Swedish version of the hearing disabilities and handicaps scale, based on a clinical sample of 101 men with noise-induced hearing loss. *Scandinavian Audiology*, 27, 21–29.

Hallberg, L. R.-M. (1999). Hearing impairment, coping, and consequences on family life. *Journal of the Academy of Rehabilitative Audiology*, 32, 45–59.

Hallberg, L. R.-M., & Barrenäs, M.-L. (1995). Coping with noise-induced hearing loss: Experiences form the perspective of middle-aged male victims. *British Journal of Audiology*, 29, 219–230.

Hallberg, L. R.-M., & Jansson, G. (1996). Women with noise-induced hearing loss: An invisible group? *British Journal of Audiology*, 30, 340–345.

Hallman, R. S., McKenna, L., & Shurlock, L. (2004). Tinnitus impairs cognitive efficiency. *International Journal of Audiology*, 43, 218–226.

Hampton, D. (2005). Desertion or retention? *Advance for Audiologists*, September/October, 59–79.

Hanin, L. (1988). *The effects of experience and linguistic context on speechreading*. Unpublished doctoral dissertation, City University Graduate School, New York, NY.

Hanratty, V., & Lawlor, D. A. (2000). Effective management of the elderly hearing impaired: A review. *Journal of Public Health Medicine*, 22, 512–517.

Hansen, D., & Howard, S. R. (1992). *Facilitating Early Language*. Vero Beach, FL: The Speech Bin.

Harker, L. A., Vanderheiden, S., Veazey, D., Gentile, N., & McCleary, E. (1999). Multichannel cochlear implantation in children with large vestibular aqueduct syndrome. *Annals of Otology, Rhinology, and Laryngology*, 108, 39–43.

Harless, E., & McConnell, F. (1982). Effects of hearing aid use on self concept in older persons. *Journal of Speech and Hearing Disorders*, 47, 305–309.

Harvey, M. A. (2003). *Psychotherapy with Deaf and Hard-of-Hearing Persons: A Systematic Model* (2nd Ed.). Mahwah, NJ: Erlbaum.

Hasenstab, M. S., & Tobey, E. A. (1991). Language development in children receiving Nucleus multichannel cochlear implants. *Ear and Hearing*, 12, 55S–65S.

Haskins, H. (1949). *A phonetically balanced test of speech discrimination for children*. Unpublished master's thesis, Northwestern University, Evanston, IL.

Hawkins, D. B. (2005). Effectiveness of a counseling-based adult group aural rehabilitation programs: A systematic review of the evidence. *Journal of the American Academy of Audiology*, 16, 485–493.

Haycock, G. S. (1933). *The Teaching of Speech*. Washington, DC: Alexander Graham Bell Association for the Deaf.

Hayes, D. (2003). Screening methods: Current status. *Mental Retardation and Developmental Disabilities Research Reviews*, 9, 65–72.

Haynes, W., Moran, M., & Pindzola, R. (2006). *Communication Disorders in the Classroom* (4th Ed.). Sudbury, ENG: Jones & Bartlett.

Hayward, M. D., Crimmins, E. M., Miles, T. P., & Yang, Y. (2000). The significance of socioeconomic status in explaining the racial gap in chronic health conditions. *American Sociological Review*, 65, 910–930.

Hazard, W. R., Andrews, R., Bierman, E. L., & Blass, J. P. (1990). *Principles of Geriatric Medicine and Gerontology* (2nd Ed.). New York, NY: McGraw-Hill.

He, W., Sengupta, M., Velkoff, V. A., & DeBarros, K. A. (2005). *65+ in the United States: 2005*. Issued December 2005.Washington, DC: U.S. Department of Health and Human Services.

Hear-It Organization. (2003). *Costly for the individual—expensive for society*. Retrieved 01-20-07, from http://www.press.hear-it.org.

Heide, V. H. (2005). Can your patients pass the road test? *Advance for Audiologists*, March/April, 63–65.

Helfer, K. S. (1997). Auditory and auditory-visual perception of clear and conversational speech. *Journal of Speech Language Hearing Research*, 40, 432–443.

Helfer, K. S. (2001). Gender issues in audiologic rehabilitation. *Journal of the Academy of Rehabilitative Audiology*, 34, 41–52.

Heller, P. J. (1990). Psycho-educational assessment. In M. Ross (Ed.), *Hearing-Impaired Children in the Mainstream* (pp. 45–60). Baltimore, MD: York Press.

Henry, J. A., Dennis, K. C., & Schechter, M. A. (2005). General review of tinnitus: Prevalence, mechanisms, effects, and management. *Journal of Speech, Language, and Hearing Research*, 48, 1204–1235.

Henry, J. A., Zaug, T. L., & Schechter, M. A. (2005). Clinical guide for audiologic tinnitus management I: Assessment. *American Journal of Audiology*, 14, 21–48.

Herbert, S., & Carrier, J. (2007). Sleep complaints in elderly tinnitus patients: A controlled study. *Ear & Hearing*, 28, 649–655.

Hergils, L., & Hergils, A. (2000). Universal neonatal hearing screening—parental attitudes and concern. *British Journal of Audiology*, 34, 321–327.

Hermann, B. S., Thornton, A. R., & Joseph, J. M. (1995). Automated infant hearing screening using the ABR: Development and validation. *American Journal of Audiology*, 4, 6–14.

Hernandez, D., & Amlani, A. M. (2004). Patient, client or consumer? *Audiology Today*, September/October, 32–35.

Hétu, R. (1996). The stigma attached to hearing impairment. *Scandinavian Audiology*, 43, 12–24.

Hétu, R., Getty, L., Philibert, L., Desilets, F., Noble, W., & Stephens, D. (1994). Development of a clinical tool for the measurement of the severity of hearing disabilities and handicaps. *Journal of Speech-Language Pathology and Audiology* [French], 18, 82–95.

Hétu, R., Jones, L., & Getty, L. (1993). The impact of acquired hearing impairment on intimate relationships: Implications for rehabilitation. *Audiology*, 32, 363–381.

Hétu, R., Lalande, M., & Getty, L (1987). Psychological disadvantages associated with occupational hearing loss as experienced in the family. *Audiology*, 26, 141–152.

Hétu, R., Reverin, L., Lalande, N., Getty, L. & St-Cyr, C. (1988). Qualitative analysis of the handicap associated with occupational hearing loss. *British Journal of Audiology*, 22, 251–264.

Hétu, R., Reverin, L., Getty, L., Lalande, N. M., & St-Cyr, C. (1990). The reluctance to acknowledge hearing difficulties among hearing-impaired workers. *British Journal of AudiAudiology*, 24, 265–276.

Heydebrand, G., Mauzé, E., Tye-Murray, N., Binzer, S. & Skinner, M. (2005). The efficacy of a structured group therapy intervention for adult cochlear implant recipients. *International Journal of Audiology*, 44, 272–280.

Hickson, L. & Worrall, L. (2003). Beyond hearing aid fitting: Improving communication for older adults. *International Journal of Audiology*, 42 (Suppl. 2), 2S84–91.

Hickson, L., Worrall, L., & Scarinci, N. (2006a). *Active Communication Education (ACE): A Program for Older Persons with Hearing Impairment*. Brackley, ENG: Speechmark.

Hickson, L., Worrall, L., & Scarinci, N. (2006b). Measuring outcomes of a communication program for older people with hearing impairment using the International Outcome Inventory. *International Journal of Audiology*, 45, 238–246.

Higgins, M. B., McCleary, E. A., Carney, A. E., & Schulte, L. (2003). Longitudinal changes in children's speech and voice physiology after cochlear implantation. *Ear and Hearing*, 24, 48–70.

High, W. S., Fairbanks, G., & Glorig, A. (1964). Scale for self-assessment of hearing handicap. *Journal of Speech and Hearing Disorders*, 29, 215–230.

Hirsh, I. J., Davis, H., Silverman, S. R., Reynolds, E. G., Eldert, E., & Benson, R. W. (1952). Development of materials for speech audiometry. *Journal of Speech and Hearing Disorders*, 17, 321–337.

Hnath-Chisolm, T. E. (1997). Context effects in auditory training with children. *Scandinavian Audiology*, 26, 64–69.

Hnath-Chisolm, T. E., Laipply, E., & Boothroyd, A. (1998). Age-related changes on a children's test of sensory-level speech perception capacity. *Journal of Speech, Language, and Hearing Research*, 41, 94–106.

Hogan, A. (2001). *Hearing Rehabilitation for Deafened Adults: A Psychosocial Approach.* Philadelphia, PA: Whurr.

Holgers, K.-M., & Juul, J. (2006). The suffering of tinnitus in childhood and adolescence. *International Journal of Audiology*, 45, 267–272.

Holgers, K.-M., Zöger, S., & Svedlund, K. (2005). Predictive factors for development of severe tinnitus suffering: Further characterization. *International Journal of Audiology*, 44, 584–592.

Honnell, S., Dancer, J., & Gentry, B. (1991). Age and speechreading performance in relation to percent correct, eye blinks, and written responses. *Volta Review*, 93, 207–231.

Hoover, B. M. (2001). Hearing aid fitting in infants. *Volta Review*, 102, 57–73.

Horii, Y. (1982). Some voice fundamental frequency characteristics of oral reading and spontaneous speech by hard-of-hearing young women. *Journal of Speech and Hearing Research, 25*, 608–610.

Horowitz, A., Teresi, J. A., & Cassels, L. A. (1991). Development of a vision screening questionnaire for older people. *Journal of Gerontological Social Work*, 17, 37–56.

Houle, C. O. (1997). *Governing Boards*. San Francisco, CA: Jossey-Bass.

House, J., Lanids, K., & Umberson, D. (1988). Social relationships and health. *Science*, 241, 540–545.

Hull, R. H. (1995). *Hearing in Aging.* Clifton Park, NY: Delmar Learning.

Hull, R. H. (1997). Hearing loss in older adulthood. In R. H. Hull (Ed.), *Aural Rehabilitation: Serving Children and Adults* (3rd Ed.) (pp. 373–392). Clifton Park, NY: Delmar Learning.

Hull, R. H., & Griffin, K. (1992). *Communication Disorders in Aging*. Beverly Hills, CA: Sage.

Humes, L. E. (1996). Speech understanding in the elderly. *Journal of the American Academy of Audiology*, 7, 161–167.

Humes, L. E. (1999). Dimensions of hearing aid outcome. *Journal of the American Academy of Audiology*, 10, 26–39.

Humes, L. E. (2004). As outcome measures proliferate, how do you choose which ones to use? *The Hearing Journal*, 57, 10–17.

Humes, L. E. (2005). Do "auditory processing" tests measure auditory processing in the elderly? *Ear and Hearing*, 26, 109–119.

Humes, L. E., Coughlin, M., & Talley, L. (1996). Evaluation of the use of a new compact disc for auditory perceptual assessment in the elderly. *Journal of the American Academy of Audiology*, 7, 419–427.

Hutton, C. L. (1980). Responses to a hearing problem inventory. *Journal of the Academy of Rehabilitative Audiology*, 13, 133–154.

Huttunen, K. H. (2001). Educational needs of speech and language therapists in the field of audiology. *Scandinavian Audiology*, 30, 88–89.

Hyde, M. L., & Riko, K. (1994). A decision-analytic approach to audiological rehabilitation. *Journal of the Academy of Rehabilitative Audiology*, 27, 337–374.

Hygge, S., Rönnberg, J., Larsby, B., & Arlinger, S. (1992). Normal and hearing-impaired subjects' ability to just follow conversation in competing speech, reversed speech, and noise backgrounds. *Journal of Speech and Hearing Research*, 35, 208–215.

Ijsseldijk, F. J. (1992). Speechreading performance under different conditions of video image, repetition, and speech rate. *Journal of Speech and Hearing Research*, 35, 466–471.

Israelite, N., Ower, J., & Goldstein, G. (2002). Hard-of-hearing adolescents and identity construction: Influences of school experiences, peers, and teachers. *Journal of Deaf Studies and Deaf Education*, 7, 134–148.

Itoh, M., Horii, Y., Daniloff, R., & Binnie, C. (1982). Selected aerodynamic characteristics of deaf individuals' various speech and nonspeech tasks. *Folia Phoniatrica*, 34, 191–209.

Janota, J. (1999). Otitis media. ASHA, May/June, 48.

Jastreboff, M. M., & Jastreboff J. (1999). *Questionnaires for the assessment of patients and treatment outcome.* Paper presented at the Sixth International Tinnitus Seminar, Cambridge, England.

Jastreboff, P. J. (1990). Phantom auditory perception (tinnitus): Mechanisms of generation and perception. *Neuroscience Research*, 8, 221–254.

Jastreboff, P. J. (2000). Tinnitus habituation therapy (THT) and tinnitus retraining therapy (TRT). In R. Tyler (Ed.), *Tinnitus Handbook* (pp. 357–376). Clifton Park, NY: Delmar Learning.

Jastreboff, P. J., Gray, W. C., & Gold, S. L. (1996). Neurophysiological approach to tinnitus patients. *American Journal of Otology*, 17, 236–240.

Jeffers, J., & Barley, M. (1971). *Speechreading (Lipreading)*. Springfield, IL: Thomas.

Jenkins, L., Myerson, J., Joerding, J. A., & Hale, S. (2000). Converging evidence that visuospatial cognition is more age-sensitive than verbal cognition. *Psychology and Aging*, 15, 157–175.

Jennings, M. B. (1993). *Aural Rehabilitation Curriculum Series: Hearing Help Class II: Coping with Hearing Loss*. Toronto, Ontario, CAN: Canadian Hearing Society.

Jensema, C., & Trybus, R. (1978). *Communication patterns and educational achievement of hearing impaired students* (Series T, No. 2). Washington, DC: Gallaudet College, Office of Demographic Studies.

Jerger, J., Speaks, C., & Trammell, J. L. (1968). A new approach to speech audiometry. *Journal of Speech and Hearing Disorders*, 33, 318–329.

Jerram, J. C., & Purdy, S. C. (2001). Technology, expectations, and adjustment to hearing loss: Predictions of hearing-aid outcome. *Journal of the American Academy of Audiology*, 12, 64–75.

Jiménez-Sánchez, C., & Antia, S. (1999). Team-teaching in an integrated classroom: Perceptions of deaf and hearing teachers. *Journal of Deaf Studies and Deaf Education*, 4, 215–224.

John, J., & Howarth, J. (1976). The effect of time distortions on the intelligibility of deaf children's speech. *Language and Speech*, 8, 127–134.

Johnson, C. D. (2006). *How the Individuals with Disabilities Education Act (IDEA) Applies to Deaf and Hard of Hearing Students*. Washington, DC: Laruent Clerc National Deaf Education Center.

Johnson, D. D. (1975). Communication characteristics of NTID students. *Journal of the Academy of Rehabilitative Audiology*, 8, 17–32.

Johnson, S. M., & Wilhite, G. (1971). Self-observation as an agent of behavioral change. *Behavior Therapy*, 2, 488–497.

Joint Committee on Infant Hearing (1994). 1994 Position statement. *International Journal of Pediatric Otorhinolaryngology*, 32, 265–274.

Joint Committee on Infant Hearing (2000). 2000 Position statement, principles, and guidelines for early hearing detection and intervention programs. *Pediatrics*, 106, 798–817.

Jones, D. L., Gao, S., & Svirsky, M. A. (2003). The effect of short-term auditory deprivation on the control of intraoral pressure in pediatric cochlear implant users. *Journal of Speech, Language, and Hearing Research*, 46, 658–669.

Jones, L., Kyle, J., & Wood, P. (1987). *Words Apart: Losing Your Hearing as an Adult*. New York, NY: Tavistock.

Jordan, T. R., & Bevan, K. (1997). Seeing and hearing rotated faces: Influences of facial orientation on visual and audiovisual speech recognition. *Journal of Experimental Psychology: Human Perception and Performance*, 23, 288–403.

Jordan, T. R., & Sergeant, P. (2000). Effects of distance on visual and audiovisual speech recognition. *Language and Speech*, 43, 107–124.

Jorgensen, B. (2005). Sound effects. *Advance for Audiologists*, March/April, 25–29.

Kaiser, A., Hancock, T., & Nietfeld, J. (2000). The effects of parent implemented enhanced milieu teaching on the social communication of children who have autism. *Early Education and Developmental Disorders*, 11, 423–446.

Kaiser, A. R., Kirk, K. I., Lachs, L., & Pisoni, D. B. (2003). Talker and lexical effects on audiovisual word recognition by adults with cochlear implants. *Journal of Speech, Language, and Hearing Research*, 46, 390–404.

Kantrowitz, B., & Springen, K. (2007, June 18). Confronting Alzheimer's. *Newsweek*, 55–64.

Kaplan, H. (1996). Assistive devices for the elderly. *Journal of the American Academy of Audiology*, 7, 203–211.

Kaplan, H., Bally, S. J., & Brandt, F. (1995). Revised communication self-assessment scale inventory for deaf adults (CSDA). *Journal of the American Academy of Audiology*, 6, 311–329.

Kaplan, H., Bally, S. J., Brandt, F., Busacco, D., & Pray, J. (1997). Communications scale for older adults (CSOA). *Journal of the American Academy of Audiology*, 8, 203–217.

Kaplan, H., Bally, S. J., & Garretson, C. (1985). *Speechreading: A Way to Improve Understanding*. Washington, DC: Gallaudet University Press.

Kaplan, H., Feeley, J., & Brown, J. (1978). A modified Denver scale: Test–retest reliability. *Journal of the Academy of Rehabilitation Audiology*, 11, 15–32.

Kashinath, S., Woods, J., & Goldstein, H. (2006). Enhancing generalized teaching strategy use in daily routines by parents of children with autism. *Journal of Speech, Language, and Hearing Research*, 49, 466–485.

Katz, S. (1983). Assessing self-maintenance: Activities of daily living, mobility, and instrumental activities of daily living. *Journal of the American Geriatric Society*, 31, 721–727.

Kaufman, A., & Kaufman, N. (1983). *Kaufman Assessment Battery for Children (K-ABC)*. Circle Pines, MN: American Guidance Service.

Keate, B. (2006). Diet and tinnitus. *Advance for Audiologists*, September/October, 55–58.

Kempter, S. (1986). Imitation of complex syntactic constructions by elderly adults. *Applied Psycholinguistics*, 7, 277–288.

Kentish, R. C., Crocker, S. R., & McKenna, L. (2000). Children's experience of tinnitus: A preliminary survey of children presenting to a psychology department. *British Journal of Audiology*, 34, 335–340.

Keogh, T., Kei, J., Driscoll, C., Cahill, L., Hoffmann, A., Wilce, E., et al. (2005). Measuring the ability of school children with a history of otitis media to understand everyday speech. *Journal of the American Academy of Audiology*, 16, 301–311.

Kerr, P. C., & Cowie, R. I. D. (1997). Acquired deafness: A multi-dimensional experience. *British Journal of Audiology*, 31, 177–188.

Kessels, R. P. C. (2003). Patients' memory for medical information. *Journal of the Royal Society of Medicine*, 96, 219–222.

Kiese-Himmel, C., & Reeh, M. (2006). Assessment of expressive vocabulary outcomes in hearing-impaired children with hearing aids: Do bilaterally hearing-impaired children catch up? *The Journal of Laryngology & Otology*, 120, 619–626.

Kileny, P. R., Zwolan, T. A., & Ashbaugh, C. (2001). The influence of age at implantation on performance with a cochlear implant in children. *Otology and Neurotology*, 22, 42–46.

Killion, M. C., & Villchur, E. (1993). Kessler was right—partly: But SIN test shows some aids improve hearing in noise. *Hearing Journal*, 46, 31–35.

Kirchner, R., & Peterson, R. (1980). Multiple impairments among noninstitutionalized blind and visually impaired persons. *Journal of Visual Impairment and Blindness*, 74, 42–44.

Kirk, K. I. (1998). Assessing speech perception in listeners with cochlear implants: The development of the lexical neighborhood tests. *Volta Review*, 100, 63–86.

Kirk, K. I., Firszt, J. B., Hood, L. J., & Holt, R. F. (2006). New directions in pediatric cochlear implantation: Effects on candidacy. *ASHA Leader*, 11, 6–7,14–15.

Kirk, K. I., Miyamoto, R. T., Ying, E. A., Perdew, A. E., & Zuganelis, H. (2002). Cochlear implantation in young children: Effects of age at implantation and communication mode. *Volta Review*, 102, 123–126.

Kirk, K. I., Pisoni, D. B., & Osberger, M. J. (1995). Lexical effects on spoken word recognition by pediatric cochlear implant users. *Ear and Hearing*, 16, 470–481.

Kirkwood, D. H. (1999). Dispensers in survey take satisfaction in their work, but many feel unappreciated. *The Hearing Journal*, 52, 19–32.

Kishon-Rabin, L., Haras, N., & Bergman, M. (1997). Multisensory speech perception of young children with profound hearing loss. *Journal of Speech, Language, and Hearing Research*, 40, 1135–1150.

Kishon-Rabin, L., & Henkin, Y. (2000). Age-related changes in the visual perception of phonologically significant contrasts. *British Journal of Audiology*, 34, 363–374.

Kishon-Rabin, L., Taitelbaum, R., Tobin, Y., & Hildesheimer, M. (1999). The effect of partially restored hearing on speech production of postlingually deafened adults with multichannel cochlear implants. *Journal of the Acoustical Society of America,* 106, 2843–2857.

Kitano, Y., Siegenthaler, B. M., & Stoker, R. G. (1985). Facial hair as a factor in speechreading performance. *Journal of Communication Disorders*, 18, 373–381.

Kluwin, T. N. (1999). Co-teaching deaf and hearing students: Research on social integration. *American Annals of the Deaf,* 144, 339–344.

Knutson, J. F., & Lansing, C. R. (1990). The relationship between communication problems and psychological difficulties in persons with profound acquired hearing loss. *Journal of Speech and Hearing Disorders,* 55, 656–664.

Kochkin, S. (1999). Baby boomers spur growth in potential market, but penetration rate declines. *The Hearing Journal*, 52, 33–48.

Kochkin, S. (2000). MarkeTrakV: Why my hearing aids are in the drawer: The consumer perspective. *The Hearing Journal*, 53, 34–42.

Kochkin, S. (2002). Factors impacting consumer choice of dispenser and hearing aid brand. *The Hearing Review*, 9, 14–23.

Kochkin, S. (2005a). Customer satisfaction with hearing instruments in digital age. *The Hearing Journal,* 58, 30–43.

Kochkin, S. (2005b). MarkeTrak VII: Hearing loss population tops 31 million people. *The Hearing Review*, July, 16–29.

Kochkin, S. (2007). MarkeTrak VII: Obstacles to adult non-user adoption of hearing aids. *The Hearing Journal*, 60, 24–51.

Kopun, J. G., & Stelmachowicz, P. G. (1998). Perceived communication difficulties of children with hearing loss. *American Journal of Audiology*, 7, 30–38.

Kosky, C., & Boothroyd, A. (2001). Perception and production of sibilants by children with hearing loss: A training study. *Volta Review*, 103, 71–98.

Kozak, V. J., & Brooks, B. M. (2001). *Baby Talk: Helping Your Hearing-Impaired Baby Listen and Talk*. St. Louis, MO: Central Institute for the Deaf.

Kraaij, V., Arensman, E., & Spinhoven, P. (2002). Negative life events and depression in elderly persons. *Journal of Gerontology Series B: Psychological Sciences and Social Sciences*, 57, 87–94.

Kramer, S. E., Allessie, H. M., Dondorp, A. W., Zekveld, A. A., & Kapteyn, T. S. (2005). A home education program for older adults with hearing impairment and their significant others: A randomized clinical trial evaluating short- and long-term effects. *International Journal of Audiology*, 44, 255–264.

Kramer, S. E., Kapteyn, T. S., & Festen, J. M. (1998). The self-reporting handicapping effect of hearing disabilities. *Audiology*, 37, 302–310.

Kramer, S. E., Kapteyn, T. S., Festen, J. M., & Tobi, H. (1995). Factors in subjective hearing disability. *Audiology*, 34, 167–199.

Kramer, S. E., Kapteyn, T. S., Festen, J. M., & Tobi, H. (1996). The relationships between self-reported hearing disability and measurements of auditory disability. *Audiology*, 35, 277–287.

Krantz, P., MacDuff, M., & McClannahan, L. (1993). Programming participation in family activities for children with autism: Parents' use of photographic activity schedules. *Journal of Applied Behavior Analysis*, 26, 137–138.

Kraus, N., McGee, T., Carrell, T., King, C., Tremblay, K., & Nicol, T. (1995). Central auditory system plasticity associated with speech discrimination training. *Journal of Cognitive Neuroscience*, 7, 25–32.

Kravitz, L., & Selekman, J. (1992). Understanding hearing loss in children. *Pediatric Nursing*, 18, 591–594.

Kretschmer, R., & Kretschmer, L. (1978). *Language Development and Intervention with the Hearing Impaired*. Baltimore, MD: University Park Press.

Kretschmer, R., & Kretschmer, L. (1994). Discourse and hearing impairment. In D. Ripich & N. Creaghead (Eds.), *School Discourse Problems* (p. 263–296). San Diego, CA: Singular.

Kricos, P. B. (2006). Audiologic management of older adults with hearing loss and compromised cognitive/psychoacoustic auditory processing capabilities. *Trends in Amplification*, 10, 1–28.

Kricos, P. B., Erdman, S., Bratt, G. W., & Williams, D. W. (2007). Psychosocial correlates of hearing aid adjustment. *Journal of the American Academy of Audiology*, 18, 304–322.

Kricos, P. B., & Holmes, A. E. (1996). Efficacy of audiologic rehabilitation for older adults. *Journal of the American Academy of Audiology*, 7, 219–229.

Kricos, P. B., Holmes, A. E., & Doyle, D. (1992). Efficacy of a communication training program for hearing-impaired elderly adults. *Journal of the Academy of Rehabilitative Audiology*, 25, 69–80.

Kricos, P. B., & Lesner, S. A. (1995). *Hearing Care for the Older Adult: Audiologic Rehabilitation*. Boston, MA: Butterworth-Heinemann.

Kricos, P. B., Lesner, S. A., Sandridge, S. A., & Yanke, R. B. (1987). Perceived benefits of amplification as a function of central auditory status in the elderly. *Ear and Hearing*, 8, 337–342.

Kricos, P. B., & McCarthy, P. (2007). From ear to there: A historical perspective on auditory training. *Seminars in Hearing*, 28, 89–98.

Kuhl, P. K., & Meltzoff, A. N. (1982). The bimodal perception of speech in infancy. *Science*, 218, 1138–1141.

Kuk, F. K., Tyler, R. S., Russell, D., & Jordan, H. (1990). The psychometric properties of a tinnitus handicap questionnaire. *Ear and Hearing*, 11, 434–445.

Kynette, D., & Kemper, S. (1986). Aging and loss of grammatical forms: A cross-sectional study of language performance. *Language and Communication*, 6, 65–72.

Lach, R., Ling, D., Ling, L., & Ship, N. (1970). Early speech development in deaf infants. *American Annals of the Deaf*, 115, 522–526.

Lachs, L., Pisoni, D. B., & Kirk, K. I. (2001). Use of audiovisual information in speech perception by prelingually deaf children with cochlear implants: A first report. *Ear and Hearing*, 22, 236–251.

Lansing, C. R., & Davis, J. M. (1988). Early versus delayed speech perception training for adult cochlear implant users: Initial results. *Journal of the Academy of Rehabilitative Audiology*, 21, 29–41.

Lansing, C. R., & Helgeson, C. L. (1995). Priming the visual recognition of spoken words. *Journal of Speech and Hearing Research*, 38, 1377–1386.

Lansing, C. R., & McConkie, G. W. (1999). Attention to facial regions in segmental and prosodic visual speech perception tasks. *Journal of Speech, Language, and Hearing* Research, 42, 526–539.

Laski, K., Charlop, M., & Schreibman, L. (1988). Training parents to use the natural language paradigm to increase their autistic children's speech. *Journal of Applied Behavior Analysis*, 21, 391–400.

Lawton, M. P. & Brody, E. M. (1969). Assessment of older people: Self-maintaining and instrumental activities of daily living. *Gerontology*, 19, 179–185.

Lee, D. J., Gómez-Marín, O. & Lee, H. M. (1996). Sociodemographic correlates of hearing loss and hearing aid use in Hispanic adults. *Epidemiology*, 7, 443–446.

Lee, L. (1974). *Developmental Sentence Analysis*. Evanston, IL: Northwestern University Press.

Leigh, I. W. (1999). Inclusive education and personal development. *Journal of Deaf Studies and Deaf Education*, 4, 236–245.

Lesinski-Schiedat, A., Illg, A., Heermann, R., Bertram B., & Lenarz, T. (2004). Paediatric cochlear implantation in the first and in the second year of life: A comparative study. *Cochlear Implants International*, 5, 146–159.

Lesner, S. (1996). Group hearing care for older adults. In P. Kricos & S. Lesner (Eds.), *Hearing Care for the Older Adult: Audiologic Rehabilitation* (pp. 203–277). Newton, MA: Butterworth-Heinemann.

Lesner, S. (2003). Candidacy and management of assistive listening devices: Special needs of the elderly. *International Journal of Audiology*, 42, S68–S76.

Lesner, S., & Kricos, P. (1981). Visual vowel and diphthong perception across speakers. *Journal of the Academy of Rehabilitative Audiology*, 14, 252–258.

Lesner, S., Sandridge, S., & Kricos, P. (1987). Training influences on visual consonant and sentence recognition. *Ear and Hearing*, 8, 283–287.

Leung, J., Wang, N., Yeagle, J., Chinnici, J., Bowditch, S., Francis, H., et al. (2005). Predictive models for cochlear implantation in elderly candidates. *Archives of Otolaryngology—Head & Neck Surgery*, 131, 1049–1054.

Levitt, H. (1987). *Fundamental Speech Skills Test*. New York, NY: City University of New York.

Levitt, H., McGarr, N. S., & Geffner, D. (Eds.). (1987). *Development of Language and Communication Skills in Hearing-Impaired Children*. Washington, DC: American Speech-Language-Hearing Association.

Lictman, W. (2005, May). Seeing kids clearly. *Good Housekeeping*, 120.

Light, L., & Capps, J. (1986). Comprehension of pronouns in young and older adults. *Developmental Psychology*, 22, 580–585.

Lind, C., Hickson, L., & Erber, N. P. (2006). Conversation repair and adult cochlear implantation: A qualitative case study. *Cochlear Implants International*, 7, 33–48.

Ling, D. (1976). *Speech and the Hearing-Impaired Child: Theory and Practice*. Washington, DC: Alexander Graham Bell Association for the Deaf.

LitConn, Inc. (2000). *Reading and Oral Language Assessment (ROLA)*. Fresno, CA: LitConn, Inc.

Litovsky, R., Parkinson, A., Arcaroli, J., & Sammeth, C. (2006). Simultaneous bilateral cochlear implantation in adults: A multicenter clinical study. *Ear and Hearing*, 27, 714–731.

Lloyd, J. (1999). Hearing-impaired children's strategies for managing communication breakdowns. *Deafness and Education International*, 1, 188–199.

Lloyd, P., Boada, H., & Forns, M. (1992). New directions in referential communication research. *British Journal of Developmental Psychology*, 10, 385–403.

Lonka, E. (1995). Speechreading instruction for hard-of-hearing adults: Effects of training face-to-face and with a video programmer. *Scandinavian Audiology*, 24, 193–198.

Luce, P. A. (1986). A computational analysis of uniqueness points in auditory word recognition. *Perception and Psychophysics*, 39, 155–159.

Luce, P. A., & Pisoni, D. B. (1998). Recognizing spoken words: The neighborhood activation model. *Ear and Hearing*, 19, 1–36.

Luterman, D. (1987). *Deafness in the Family.* Washington, DC: Alexander Graham Bell Association for the Deaf.

Luterman, D. (2001). *Counseling Parents of Hearing-Impaired Children* (4th Ed.). Boston, MA: Little, Brown.

Luterman, D. (2004). Counseling families of children with hearing loss and special needs. *Volta Review*, 104, 215–220.

Luterman, D., & Kurtzer-White, E. (1999). Identifying hearing loss: Parents' needs. *American Journal of Audiology*, 8, 13–18.

Luterman, D., & Ross, M. (1991). *When Your Child Is Deaf.* Parkton, MD: York Press.

Luxford, W. M., & Brackmann, D. E. (1985). The history of cochlear implants. In R. F. Gray (Ed.), *Cochlear Implants* (pp. 1–26). San Diego, CA: College-Hill Press.

Lyman, R. (2006, March 10). Census report foresees no crisis over aging generation's health. *The New York Times*, 1, 17.

Lyxell, B. (1994). Skilled speechreading: A single-case study. *Scandinavian Journal of Audiology*, 35, 212–219.

Lyxell, B., & Rönnberg, J. (1987). Guessing and speechreading. *British Journal of Audiology*, 21, 13–20.

Lyxell, B., & Rönnberg, J. (1989). Information-processing skills and speechreading. *British Journal of Audiology*, 23, 339–347.

MacLeod, A., & Summerfield, Q. (1987). Quantifying the contribution of vision to speech perception in noise. *British Journal of Audiology*, 21, 131–141.

Madell, J. R. (2000). Counseling for diagnosis and management of auditory disorders in infants, children, and adults. In M. Valente, H. Hosford-Dunn, & R. J. Roeser (Eds.), *Audiology Treatment* (pp. 291–305). New York, NY: Thieme.

Mak, M., Grayden, D., Dowell, R. C., & Lawrence, D. (2006). Speech perception for adults who use hearing aids in conjunction with cochlear implants in opposite ears. *Journal of Speech, Language, and Hearing Research*, 49, 338–351.

Maki-Torkko, E., Brorsson, B., Davis, A., Mair, W., Myhre, K., Parving, A., et al. (2001). Hearing impairment among adults—Extent of the problem and scientific evidence on the outcome of hearing aid rehabilitation. *Scandinavian Audiology*, 30, 8–15.

Marcian, E., Carrabba, L., Giannini, P., Sementina, C., Verde, P., Bruno, C., et al. (2003). Psychiatric comorbidity in a population of outpatients affected by tinnitus. *International Journal of Audiology*, 42, 4–9.

Margolis, R. H. (2004). Audiology information counseling: What do patients remember? *Audiology Today*, March/April, 14–15.

Markides, A. (1970). The speech of deaf and partially hearing children with special reference to factors affecting intelligibility. *British Journal of Disordered Communication*, 5, 126–140.

Marmor, G., & Petitito, L. (1979). Simultaneous communication in the classroom: How well is English grammar represented? *Sign Language Studies*, 23, 99–136.

Marmor, M. F. (1998). Normal age-related vision changes and their effects on vision. *Aging & Vision Newsletter*, Spring, 1–7.

Marschark, M. (2003). Interactions of language and cognition in deaf learners: From research to practice. *International Journal of Audiology*, 42, S41–S48.

Marschark, M., Young, A., & Lukomski, J. (2002). Perspectives in inclusion. *Journal of Deaf Studies and Deaf Education*, 7, 187–188.

Marslen-Wilson, W. D., Moss, H. E., & van Halen, S. (1996). Perceptual distance and completion in lexical access. *Journal of Experimental Psychology: Human Perception and Performance*, 22, 1376–1392.

Martin, F. N., & Clark, J. G. (2006). *Introduction to Audiology* (9th Ed.). Boston, MA: Allyn & Bacon.

Martin, R. (2004). Wear your hearing aids or your brain will rust. *The Hearing Journal*, 57, 46.

Massaro, D. (1998). *Perceiving Talking Faces: From Speech Perception to a Behavioral Principle*. Cambridge, MA: MIT Press.

Massaro, D., & Cohen, M. M. (2000). Tests of auditory-visual integration efficiency within the framework of the fuzzy logical model of perception. *Journal of the Acoustical Society of America*, 108, 784–789.

Massaro, D., & Light, J. (2004). Using visible speech to train perception and production of speech for individuals with hearing loss. *Journal of Speech, Language, and Hearing Research*, 47, 304–320.

Mattys, S. L., Bernstein, L. E., & Auer, E. T. (2002). Stimulus-based lexical distinctiveness as a general word-recognition mechanism. *Perception and Psychophysics*, 64, 667–679.

Mauzé, E. Tye-Murray, N., & Jerger, S. (2007, October 21). *Effects of hearing loss and maturation on children's speechreading performance.* Paper presented at the Academy of Rehabilitative Audiology, St. Louis, MO.

McCullough, J. A., & Wilson, R. H. (2001). Performance on a Spanish picture-identification task using a multimedia format. *Journal of the American Academy of Audiology*, 12, 254–260, October 19–20.

McCracken, W., Young, A., & Tattersall, H. (2008). Universal newborn hearing screening: Parental reflections on very early audiological management. *Ear and Hearing*, 29, 54–64.

McCullough, J. A., Wilson, R. H., Birck, J. D., & Anderson, L. G. (1995). A multimedia approach for estimating speech recognition of multilingual clients. *American Journal of Audiology*, 3, 19–22.

McDowd, J. M., & Shaw, R. J. (2000). Attention and aging: A functional perspective. In F. Craik & T. Salthouse (Eds.), *The Handbook of Aging and Cognition* (2nd Ed.) (pp. 221–292). Mahwah, NJ: Erlbaum.

McFall, R. M. (1970). Effects of self-monitoring on normal smoking behavior. *Journal of Consulting and Clinical Psychology*, 35, 135–142.

McGarr, N. (1987). Communication skills of hearing-impaired children in schools for the deaf. In H. Levitt, N. McGarr, & D. Geffner (Eds.), Development of language and communication in hearing-impaired children. *ASHA Monographs*, 26, 91–107.

McGuire, R. (2002). Marketing to the baby boomer. *The Hearing Review*, September, 44–46.

McGukian, M., & Henry A. (2007). The grammatical morpheme deficit in moderate hearing impairment. *International Journal of Language and Communication Disorders*, 42 (Suppl. 1), 17–36.

McGurk, H., & MacDonald, J. (1976). Hearing lips and seeing voices. *Nature*, 264, 746–748.

Meister, H., Lausberg, I., Kiessling, J., von Wedel, H., & Walger, M. (2003). Modeling relationships between various domains of hearing aid provision. *Audiology & Neuro*-Otology, 8, 153–165.

McKenna, L. (1987). Goal planning in audiological rehabilitation. *British Journal of Audiology*, 21, 5–11.

Mellon, N. (2005). The River School: Educating children with hearing loss in an inclusion model. *ASHA Leader,* 3, 6–24.

Mendel, L., & Danhauer, J. (1997). *Audiologic Evaluation and Management and Speech Perception Assessment*. San Diego, CA: Singular.

Messina, J. J., & Messina, C. M. (2004). The Federal Laws Governing Education for Exceptional Students. Retrieved 02/11/04, from http://www.copying.org/involvepar/laws.htm.

Metz, D., Whitehead, R., & Whitehead, B. (1984). Mechanics of vocal fold vibration and laryngeal articulatory gestures produced by hearing-impaired speakers. *Journal of Speech and Hearing Research*, 27, 62–69.

Miller, D. A., & Fredrickson, J. M. (2000). Implantable hearing aids. In M. Valente, H. Hosford-Dunn, & R. J. Roeser (Eds.), *Audiology Treatment* (pp. 489–510). New York, NY: Thieme.

Miller, G. A., & Nicely, P. E. (1955). An analysis of perceptual confusions among some English consonants. *Journal of the Acoustical Society of America*, 27, 338–352.

Mills, J. H., Schmiedt, R. A., & Dubno, J. R. (2006). Older and wiser, but losing hearing nonetheless. *Hearing Health*, Summer, 12–19.

Miyamoto, R., Kirk, K. I., Svirsky, M. A., & Sehgal, S. T. (1999). Communication skills of pediatric cochlear implant recipients. *Acta Otolaryngologica*, 119, 219–224.

Mize, J., & Wigley, H. (2002, November). *Hearing the truth about pediatric audiology.* Paper presented at the American Speech-Language-Hearing Association Convention, Atlanta, GA.

Mohammed, T., Campbell, R., MacSweeney, M., Mine, E., Hansen, P., & Coleman, M. (2005). Speechreading skill and visual movement sensitivity are related in deaf speechreaders. *Perception*, 34, 205–216.

Monsen, R. (1976). The production of English stop consonants in the speech of deaf children. *Journal of Phonetics*, 4, 29–42.

Monsen, R. (1978). Toward measuring how well hearing-impaired children speak. *Journal of Speech and Hearing Research*, 21, 197–219.

Monsen, R. (1981). A usable test for the speech intelligibility of deaf talkers. *American Annals of the Deaf*, 126, 845–852.

Montgomery, A. A. (1994). WATCH: A practical approach to brief auditory rehabilitation. *The Hearing Journal*, 10, 10–55.

Montgomery, A.A., Walden, B. E., & Prosek, R. A. (1987). Effects of consonantal context on vowel lipreading. *Journal of Speech and Hearing Research*, 30, 50–59.

Montgomery, A., Walden, B., Schwartz, D., & Prosek, R. (1984). Training auditory-visual speech recognition in adults with moderate sensorineural hearing loss. *Ear and Hearing*, 5, 30–36.

Montoya, L. A. (2007, April). *The elephant in the room: Parental grief.* Paper presented at the American Academy of Audiology Convention, Denver, CO.

Moog, J. (1988). *The CID Phonetic Inventory*. St. Louis, MO: Central Institute for the Deaf.

Moog, J., Biedenstein, J., & Davidson, L. (1995). *SPICE: The Speech Perception Instructional Curriculum and Evaluation*. St. Louis, MO: Central Institute for the Deaf.

Moog, J., & Geers, A. E. (1979). *Grammatical Analysis of Elicited Language: Simple Sentence Level*. St. Louis, MO: Central Institute for the Deaf.

Moog, J., & Geers, A. E. (1990). *Early Speech Perception Test*. St. Louis, MO: Central Institute for the Deaf.

Moog, J. S., Kozak, V. J., & Geers, A. E. (1983). *Grammatical Analysis of Elicited Language (GAEL-p)*. St. Louis, MO: Central Institute for the Deaf.

Moran, D., & Whitman, T. (1991). Developing generalized teaching skills in mothers of autistic children. *Child and Family Behavior Therapy*, 13, 13–37.

More, L. A. (2006). Empathy: A clinician's perspective. *ASHA Leader*, 7, 16–17, 35.

Most, T. (2002). The use of repair strategies by children with and without hearing impairment. *Language, Speech, and Hearing in Schools*, 33, 112–123.

Most, T. (2003). The use of repair strategies: Bilingual deaf children using sign language and spoken language. *American Annals of the Deaf*, 148, 308–314.

Moxley, A., Mahendra, N., & Vega-Barachowitz, C. (2004). Cultural competence in health care. *ASHA Leader*, 4, pp. 6–22.

Mueller, H. G. (1994). CIC hearing aids: What is their impact on the occlusion effect? *The Hearing Journal*, 47, 29–30, 32–35.

Mueller, H. G. (2001). Speech audiometry and hearing aid fittings: Going steady or casual acquaintances? *The Hearing Journal*, 54, 19–29.

Mueller, H. G., (2005). Fitting hearing aids to adults using prescriptive methods: An evidence-based review of effectiveness. *Journal of the American Academy of Audiology*, 16, 448–460.

Mueller, H. G., & Bentler, R. A. (2005). Fitting hearing aids using clinical measures of loudness discomfort levels: An evidence-based review of effectiveness. *Journal of the American Academy of Audiology*, 461–472.

Mueller, H. G., Bryant, M., Brown, W., & Budinger, A. (1991). Hearing aid selection for high-frequency hearing loss. In G. Studebaker, F. Bess, & L. Beck (Eds.), *The Vanderbilt Hearing-Aid Report II* (pp. 35–51). Parkton, MD: York Press.

Mueller, H. G., & Grimes, A. (1987). Amplification systems for the hearing impaired. In J. G. Alpiner & P. A. McCarthy (Eds.), *Rehabilitative Audiology: Children and Adults* (pp. 116–162). Baltimore, MD: Williams & Wilkins.

Mueller, H. G., & Palmer, C. V. (1998). The profile of aided loudness: A new "PAL" for 98. *The Hearing Journal*, 51, 10–19.

Mulrow, C., Aguilar, C., & Endicott, J. (1990). Association between hearing impairment and the quality of life of elderly individuals. *Journal of the American Geriatric Society*, 38, 45–50.

National Association of the Deaf. (1991). *Cochlear implants in children: A position paper of the National Association of the Deaf.* Silver Springs, MD: National Association of the Deaf.

National Center for Health Statistics. (1987). *Current Estimates From the National Health Interview Survey: United States, 1987* (Vital and Health Statistics, Series 10). Washington, DC: U.S. Government Printing Office.

National Center for Health Statistics (2002). *Chartbook on Trends in the Health of Americans, Excepted from Health United States, 2002* (Centers for Disease Control and Prevention/National Center for Health Statistics, Vital Health Statistics, Series 10, No. 209). Washington, DC: U.S. Government Printing Office.

National Council on Aging. (1999). *The Consequences of Untreated Hearing Loss in Older Persons.* Washington, DC: National Council on Aging.

National Dissemination Center for Children with Disabilities. (2003, October). *Deafness and Hearing Loss* (Disability Fact Sheet, No. 3). Washington, DC: National Dissemination Center for Children with Disabilities.

National Eye Institute Visual Functioning Questionnaire-25 (VFQ-25) (2000). Retrieved 07/06/07, from http://www.nei.nih.gov/resources/visionfunction/vfq_ia.pdf.

National Institute on Aging. (2002). *Alzheimer's Disease: Unraveling the Mystery* (National Institutes of Health Publication No. 02-3782, Department of Health and Human Services). Washington, DC: U.S. Government Printing Office.

National Institute of Deafness and Communication Disorders. (2002). *Report of the Ad Hoc Committee on Epidemiology and Statistics in Communication.* Washington, DC: NIDCD.

National Institutes of Health. (2006). *Fact Sheet: Newborn Hearing Screening.* Washington, DC: U.S. Department of Health and Human Services.

National Mental Health Association. (2003). *Depression and Older Americans.* Retrieved 03/07/07, from http://secured.nmha.org/ccd/support/factsheet.older.cfm/.

Neely, K. K. (1956). Effects of visual factors on the intelligibility of speech. *Journal of the Acoustical Society of America*, 28, 1275–1277.

Newby, H. A., & Popelka, G. R. (1992). *Audiology* (6th Ed.). Englewood Cliffs, NJ: Prentice-Hall.

Newman, C. W., Jacobson, G. P., & Spitzer, J. B. (1996). Development of the tinnitus handicap inventory. *Archives of Otolaryngology—Head & Neck Surgery*, 122, 143–148.

Newman, C. W., Weinstein, B. E., Jacobson, G. P., & Hug, G. A. (1990). The hearing handicap inventory for adults: Psychometric adequacy and audiometric correlates. *Ear and Hearing*, 11, 430–433.

Nicholas, M., Barth, C., Obler, L. K., Au, R., & Albert, M. L. (1997). Naming in normal aging and dementia of the Alzheimer's type. In H. Goodlass & A. Wingfield (Eds.), *Neuroanatomical and Cognitive Correlates* (pp. 166–188). San Diego, CA: Academic Press.

Nidday, K. J., & Elfenbein, J. L. (1991). The effects of visual barriers used during auditory training on sound transmission. *Journal of Speech and Hearing Research*, 34, 694–696.

Nilsson, M., Soli, S. D., & Sullivan, J. A. (1994). Development of the hearing in noise test for the measurement of speech reception thresholds in quiet and in noise. *Journal of the Acoustical Society of America*, 95, 1085–1099.

Niskar, A. S., Kieszak, S. M., Holmes, A., Esteban, E., Rubin, C., & Brody, D. J. (1998). Prevalence of hearing loss among children 6 to 19 years of age. *Journal of the American Medical Association*, 279, 1071–1075.

Nix, G. W. (1983). How total is total communication? *Journal of British Association for Teachers of the Deaf*, 7, 177–181.

Noble, W. (1996). What is a psychosocial approach to hearing loss? *Scandinavian Audiology*, 25, 6–11.

Noffsinger, D., Wilson, R. H., & Musiek, F. E. (1994). Department of Veterans Affairs Compact Disc (VA-CD) recording for auditory perceptual assessment: Background and introduction. *Journal of the American Academy of Audiology*, 5, 231–235.

Nondahl, D. M., Cruickshanks, K. J., Dalton, D. S., Klein, B., Klein, R., Schubert, C. R., et al. (2007). The impact of tinnitus on quality of life in older adults. *Journal of the American Academy of Audiology*, 18, 257–266.

Northern, J., & Beyer, C. M. (1999). Reducing hearing aid returns through patient education. *Audiology Today*, 11, 10–11.

Northern, J., & Downs, M. P. (1991). *Hearing in Children* (4th Ed.). Baltimore, MD: Williams and Wilkins.

Nusbaum, N. J. (1999). Aging and sensory senescence. *Southern Medical Journal*, 92, 267–275.

Nussbaum, J. F., Thompson, T., & Robinson, J. D. (1989). *Communication and Aging.* New York, NY: Harper & Row.

Odom, S. L., Blanton, R. L., & Laukhuf, C. (1973). Facial expression and interpretation of emotion-arousing situations in deaf and hearing children. *Journal of Abnormal Psychology*, 1, 139–151.

O'Donoghue, G. M., Nikolopoulos, T. P., & Archbold, S. M. (2000). Determinants of speech perception in children after cochlear implantation. *The Lancet*, 9228, 466–468.

Ohna, S. E. (2003). Education of deaf children and the politics of recognition. *Journal of Deaf Studies and Deaf Education*, 8, 5–10.

Osberger, M. J., & Fischer, L. M. (2000). Preoperative predictors of postoperative implant performance in children. *Annals of Otology, Rhinology, and Laryngology*, 109, 44–46.

Oticon (2006). *Teacher's Guide*. Denmark: Oticon.

Ouni, S., Cohen, M. Ishak, H., & Massaro, D. (2007). Visual contribution to speech perception: Measuring the intelligibility of animated talking heads. *Eurasip Journal of Audio Speech Music Process*, Article ID 47891.

Paatsch, L. E., Blamey, P. J., & Sarant, J. Z. (2001). Effects of articulation training on the production of trained and untrained phonemes in conversations and formal tests. *Journal of Deaf Studies and Deaf Education*, 6, 32–42.

Pakulski, L. A. & Kaderavek, J. N. (2001). Narrative production by children who are deaf or hard of hearing: The effect of role-play. *Volta Review*, 103, 127–139.

Pallarito, K. (2006). Overburdened and under-appreciated, school audiologists forge ahead. *The Hearing Journal*, 59, 19–24.

Palmer, C., Bentler, R., & Mueller, H. G. (2006). Evaluation of a second-order directional microphone hearing aid: II. Self-report outcomes. *Journal of the American Academy of Audiology*, 27, 190–201.

Palmer, C. V., Mueller, H. G., & Moriarty, M. (1999). Profile of aided loudness: A validation procedure. *The Hearing Journal,* 52, 34–42.

Palmer, C., Nelson, C., & Lindley, G. (1998). The functionally and physiologically plastic adult auditory system. *Journal of the Acoustical Society of America*, 103, 1705–1721.

Pascoe, D. P. (1995). Post-fitting and rehabilitative management of the adult hearing-aid user. In R. E. Sandlin (Ed.), *Handbook of Hearing Aid Amplification (Vol. 2,)* (pp. 61–86). Clifton Park, NY: Delmar Learning.

Paul, P. V., & Jackson, D. W. (1993). *Toward a Psychology of Deafness*. Boston, MA: Allyn & Bacon.

Paul, R. G., & Cox, R. M. (1995). Measuring hearing aid benefit with the APHAB: Is this as good as it gets? *American Journal of Audiology*, 4, 10–13.

Pederson, K. E., Rosenthal, U., & Moller, M. B. (1991). Longitudinal study of changes in speech perception between 70 and 81 years of age. *Audiology*, 30, 201–211.

Pedley, K., Giles, E., & Hogan, A. (2005). *Adult Cochlear Implant Rehabilitation*. London, ENG: Whurr.

Pedley, K., Tari, S., & Drinkwater, T. (2003). Cochlear implantation in older adults. *Hear Now*, August, 1–6.

Pelli, D., Robson, J., & Wilkins, A. (1998). The design of a new letter chart for measuring contrast sensitivity. *Clinical Vision Science, 2,* 187–199.

Peng, S., Spencer, L. J., & Tomblin, J. B. (2004). Speech intelligibility of pediatric cochlear implant recipients with 7 years of device experience. *Journal of Speech, Language, and Hearing Research*, 47, 1227–1236.

Picheny, M. A., Durlach, N., & Braida, L. D. (1985). Speaking clearly for the hard of hearing I: Intelligibility differences between clear and conversational speech. *Journal of Speech and Hearing Research,* 28, 96–103.

Picheny, M. A., Durlach, N., & Braida, L. D. (1986). Speaking clearly for the hard of hearing II: Acoustic characteristics of clear and conversational speech. *Journal of Speech and Hearing Research*, 29, 434–446.

Pichora-Fuller, M. K. (1997). Language comprehension in older listeners. *Journal of Speech-Language Pathology and Audiology,* 21, 125–142.

Pichora-Fuller, M. K., & Benguerel, A.-P. (1990). Development of CAST: A computer-aided speechreading training program. *Journal of Speech and Hearing Research*, 34, 202–212.

Pichora-Fuller, M. K., & Carson, A. J. (2001). Hearing health and the listening experiences of older communicators. In M. L. Hummert & J. F. Nussbaum (Eds.), *Aging, Communication, and Health: Linking Research and Practice for Successful Aging* (pp. 44–74). Mahwah, NJ: Erlbaum.

Pichora-Fuller, M. K., & Cicchelli, M. (1986). *Computer Aided Speechreading Training (CAST) owner's manual.* Mississauga, Ontario, CAN: Department of Psychology, University of Toronto.

Pichora-Fuller, M. K., Schnieder, B., & Daneman, M. (1995). How young and old adults listen to and remember speech in noise. *Journal of the Acoustical Society of America*, 97, 593–607.

Pichora-Fuller, M. K., & Singh, G. (2006). Effects of age on auditory and cognitive processing: Implications for hearing aid fitting and audiologic rehabilitation. *Trends in Amplification*, 10, 29–59.

Pichora-Fuller, M. K., & Souza, P. E. (2003). Effects of aging in auditory processing of speech. *International Journal of Audiology*, 42, 2S11–2S16.

Pipp-Siegel, S., & Biringen, Z. (2000). Assessing the quality of relationships between parents and children: The emotional availability scales. *Volta Review*, 100, 237–249.

Pittman, A. L., Lewis, D. E., Hoover, B. M., & Stelmachowicz, P. G. (2005). Rapid word-learning in normal-hearing and hearing-impaired children: Effects of age, receptive vocabulary, and high-frequency amplification. *Ear and Hearing*, 26, 619–629.

Plant, G. (1998). Training in the use of a tactile supplement to lipreading: A long-term case study. *Ear and Hearing*, 19, 394–406.

Plath, P. (1991). Speech recognition in the elderly. *Acta Otolaryngology*, 476 (Suppl.), 127–130.

Pollack, D. (1970). *Educational Audiology For the Limited Hearing Infant*. Springfield, IL: Thomas.

Pratt, S. (2003). Reducing consonant voicing inconsistency in a child with a severe-to-profound hearing loss with computer-based visual feedback. *Journal of the Academy of Rehabilitative Audiology*, 36, 45–65.

Preminger, J. (2003). Should significant others be encouraged to join adult group audiologic rehabilitation classes? *Journal of the American Academy of Audiology*, 14, 545–555.

Prendergast, S. G., & Kelley, L. A. (2002). Aural rehab services: Survey reports who offers which ones and how often. *The Hearing Journal*, 55, 30–35.

Primeau, R. L. (1997). Hearing aid benefit in adults and older adults. *Seminars in Hearing*, 18, 29–36.

Prince Market Research. (2006). *Clarity Final Report: Baby Boomer Hearing Loss Study.* Nashville, TN: Prince Market Research.

Psychological Corporation (1994). *GOALS: A Performance Based Measure of Achievement.* San Antonio, TX: Psychological Corporation.

Psychological Corporation. (1997). *The Wechsler Adult Intelligence Scale*. San Antonio, TX: Psychological Corporation.

Quigley, S. P., & Kretschmer, R. E. (1982). *The Education of Deaf Children*. Austin, TX: Pro-Ed.

Quigley, S. P., Monranelli, D. S., & Wilbur, R. B. (1976). Some aspects of the verb system in the language of deaf students. *Journal of Speech and Hearing Research*, 19, 536–550.

Quigley, S. P., & Paul, P. V. (1984). *Language and Deafness*. London, ENG: Croom Helm.

Rabinowitz, P. M., Slade, M. D., Galusha, D., Dixon-Ernst, C., & Cullen, M. R. (2006). Trends in the prevalence of hearing loss among young adults entering an industrial workforce 1985–2004. *Ear and Hearing*, 27, 369–375.

Rall, E., & Montoya, L.A. (2005). *Pediatric Audiology Counseling Guidelines: Birth-Adolescence.* [Handout]. Philadelphia, PA: Children's Hospital of Philadelphia.

Rance, G., McKay, C., & Grayden, D. (2004). Perceptual characterization of children with auditory neuropathy. *Ear and Hearing*, 25, 34–46.

Reese, J. L., & Hnath-Chisolm, T. (2005). Recognition of hearing aid orientation content by first-time users. *American Journal of Audiology*, 14, 94–104.

Reich, G. E. (2000). American Tinnitus Association and self-help groups. In R. S. Tyler (Ed.), *Tinnitus Handbook* (pp. 419–436). Clifton Park, NY: Delmar Learning.

Reid, K., Hresko, W., Hammill, D., & Wiltshire, S. (1991). *Test of Early Reading Ability—Deaf and Hard of Hearing (TERA-D/HH).* Austin, TX: Pro-Ed.

Reisberg, D., McLean, J., & Goldfield, A. (1987). Easy to hear but hard to understand: A speechreading advantage with intact stimuli. In R. Campbell & B. Dodd (Eds.), *Hearing by Eye: The Psychology of Lip-reading* (pp. 97–113). London, ENG: Erlbaum.

Reynell, J. K. (1977). *Reynell Development Language Scale*. Windsor, Ontario, CAN: NFER Nelson.

Ries, P. W. (1991). The demography of hearing loss. In H. Orlans (Ed.), *Adjustment to Adult Hearing Loss* (2nd Ed.) (pp. 3–22.), Clifton Park, NY: Delmar Learning.

Ringdahl, A., Eriksson-Mangold, M., & Andersson, G. (1998). Psychometric evaluation of the Gothenburg profile for measurement of experienced hearing disability and handicap: Applications with new hearing aid candidates and experienced hearing aid users. *British Journal of Audiology*, 32, 375–385.

Rivera, L., Boppana, S., Fowler, K., Britt, W., Stagno, S., & Pass, R. (2002). Predictors of hearing loss in children with symptomatic congenital cytomegalovirus infection. *Pediatrics*, 110, 762–767.

Robb, M., & Pang-Ching, G. (1992). Relative timing characteristics of hearing-impaired speakers. *Journal of the Acoustical Society of America*, 91, 2954–2960.

Robbins, A. M., Koch, D., Osberger, M. J., Zimmerman-Phillips, S., & Kishon-Rabin, L. (2004). Effect of age at cochlear implantation on auditory skill development in infants and toddlers. *Archives of Otolaryngology-Head & Neck Surgery*, 130, 570–574.

Robbins, A. M., Renshaw, J. J., Miyamoto, R. T., Osberger, M. J., & Pope, M. L. (1988). *Minimal Pairs Test*. Indianapolis, IN: Indiana University School of Medicine.

Roberts, S. (2007, June 12). Suburbs are graying faster than big cities. *The New York Times*, A12.

Rogers, C. R. (1980). *A Way of Being*. Boston, MA: Houghton Mifflin.

Rönnberg, J. (1995). What makes a skilled speechreader? In G. Plant & K. Spens (Eds.), *Profound Deafness and Speech Communication* (pp. 393–416). London, ENG: Whurr.

Rönnberg, J. (1996). Speech gestures and facial expression in speechreading. *Scandinavian Journal of Psychology*, 37, 132–139.

Rönnberg, J., Andersson, J., Samuelsson, S. Södderfeldt, B., Lyxell, B., & Risberg, J. (1999). A speechreading expert: The case of MM. *Journal of Speech, Language, and Hearing Research*, 42, 5–20.

Rönnberg, J., Arlinger, S., Lyxell, B., & Kinnefors, C. (1989). Visual evoked potentials: Relation to adult speechreading and cognitive function. *Journal of Speech and Hearing Research*, 32, 725–735.

Rönnberg, J., Öhngren, G., & Nilsson, L. G. (1982). Hearing deficiency, speechreading and memory functions. *Scandinavian Audiology*, 11, 261–268.

Rönnberg, J., Öhngren, G., & Nilsson, L. G. (1983). Speechreading performance evaluated by means of TV and real-life presentation: A comparison between a normally hearing, moderately impaired and profoundly hearing-impaired group. *Scandinavian Audiology*, 12, 71–77.

Rose, S., McAnally, P. L., & Quigley, S. P. (2004). *Language Learning Practices with Deaf Children*. Austin, TX: Pro-Ed.

Rosen, S. M., Fourcin, A. J., & Moore, B. C. J. (1981). Voice pitch as an aid to lipreading. *Nature*, 291, 150–152.

Rosenbloom, S. (2007, July 12). The day the music died. *The New York Times*, E1–E6.

Ross, M. (1990). Definitions and descriptions. In J. Davis (Ed.), *Our Forgotten Children: Hard of Hearing Pupils in the Schools*. Washington, DC: Self Help for Hard of Hearing People.

Ross, M., & Lerman, J. (1971). *Word Intelligibility by Picture Identification*. Pittsburgh, PA: Stanwix House.

Rossiter, S., Stevens, C., & Walker, G. (2006). Tinnitus and its effect on working memory and attention. *Journal of Speech, Language, and Hearing Research*, 49, 150–160.

Rothman, H. (1976). A spectrographic investigation of consonant-vowel transitions in the speech of deaf adults. *Phonetica,* 4, 129–136.

Roup, C. M., Wiley, T. L., & Wilson, R. H. (2006). Dichotic word recognition in young and older adults. *Journal of the American Academy of Audiology*, 17, 230–240.

Rousey, C. (1976). Psychological reactions to hearing loss. *Journal of Speech and Hearing Disorders*, 36, 382–389.

Roush, J. (1994). Strengthening family–professional relations: Advice from parents. In J. Rousch & N. D. Matkin (Eds.), *Infants and Toddlers with Hearing Loss* (pp. 337–350). Baltimore, MD: York Press.

Roush, J., & McWilliam, R. (1990). A new challenge for pediatric audiology: Public Law 99–457. *Journal of the American Academy of Audiology*, 1, 196–208.

Rubinstein, A., & Boothroyd, A. (1987). Effects of two approaches to auditory training on speech recognition by hearing-impaired adults. *Journal of Speech and Hearing Research*, 30, 153–160.

Rubinstein, A., Cherry, R., Hecht, P., & Idler, C. (2000). Anticipatory strategy training: Implications for the postlingually hearing-impaired adult. *Journal of the American Academy of Audiology*, 11, 52–55.

Russell, K., Quigley, S., & Power, D. (1976). *Linguistics and Deaf Children: Transformational Syntax and Its Applications*. Washington, DC: Alexander Graham Bell Association for the Deaf.

Russo, N. M., Nicol, T. G., Zecker, S. G., Hayes, E. A., & Kraus, N. (2005). Auditory training improves neural responses in the human brainstem. *Behavioral Brain Research,* 156, 95–103.

Sackett, D. L., Roenberg, W. M., Gray, J. A., Haynes, R. B., & Richardson, W. S. (1996). Evidence-based medicine: What it is and what it isn't. *British Medical Journal,* 312, 71–72.

Salthouse, T. A. (1994). The aging of working memory. *Neuropsychology*, 8, 535–543.

Samar, V. J., & Metz, D. (1988). Criterion validity of speech intelligibility rating-scale procedures for the hearing-impaired population. *Journal of Speech and Hearing Research*, 31, 307–316.

Samar, V. J., & Sims, D. G. (1983). Visual evoked response correlates of speechreading performance in normal-hearing adults: A replication and factor analytic extension. *Journal of Speech and Hearing Research*, 26, 2–9.

Sass-Lehrer, M. (2004). Early detection of hearing loss: Maintaining a family-centered perspective. *Seminars in Hearing*, 24, 295–307.

Scarborough, H. (1990). Index of productive syntax. *Applied Psycholinguistics*, 11, 122.

Scarola, D. (2005). Learning to listen: An interview with Warren Estabrooks. *Volta Voices*, November/December, 38–40.

Schafer, D., & Lynch, J. (1980). Emergent language of six prelingually deaf children. *Teachers of the Deaf,* 5, 94–111.

Schafer, E. C., & Thibodeau, L. M. (2004). Speech recognition abilities of adults using cochlear implants with FM systems. *Journal of the American Academy of Audiology*, 15, 678–691.

Scheetz, N. (1993). *Orientation to Deafness*. Needham Heights, MA: Allyn & Bacon.

Scheikh, J. I., & Yesavage, J. A. (1986). Geriatric depression scale (GDS): Recent evidence and development of a shorter version. *Clinical Gerontology*, 5, 165–172.

Schloss, P. J., & Smith, M. A. (1990). *Teaching Social Skills to Hearing-Impaired Students*. Washington, DC: Alexander Graham Bell Association for the Deaf.

Schmida, M. J., Peterson, H. J., & Tharpe, A. M. (2003). Visual reinforcement audiometry using digital video disc and conventional reinforcers. *American Journal of Audiology*, 12, 35–40.

Schneider, B. (1997). Psychoacoustics and aging: Implications for everyday listening. *Journal of Speech-Language Pathology and Audiology*, 21, 111–124.

Schow, R. L. (2001). A standardized AR battery for dispensers is proposed. *The Hearing Journal*, 54, 10–20.

Schow, R. L., & Nerbonne, M. (1980). Hearing levels among elderly nursing home residents. *Journal of Speech and Hearing Disorders*, 45, 124–132.

Schow, R. L., & Nerbonne, M. A. (1982). Communication screening profile: Use with elderly adults. *Ear and Hearing*, 3, 135–147.

Schum, D. J. (1989, November). *Clear and conversational speech by untrained talkers: Intelligibility*. Paper presented at the American Speech-Language-Hearing Association convention, Seattle, WA.

Schum, D. J. (1997). Beyond hearing aids: Clear speech training as an intervention strategy. *The Hearing Journal*, 50, 36–38.

Schum, D. J. (1999). Perceived hearing aid benefit in relation to perceived needs. *Journal of the American Academy of Audiology*, 10, 40–45.

Schum, L. K., & Tye-Murray, N. (1995). Alerting and assistive systems: Counseling implications for cochlear implant users. In R. S. Tyler & D. J. Schum (Eds.), *Assistive Devices for Persons With Hearing Impairment* (pp. 86–122). Needham Heights, MA: Allyn & Bacon.

Schum, R. L. (1991). Communication and social growth: A developmental model of social behavior in deaf children. *Ear and Hearing*, 12, 320–327.

Schum, R. L., & Gfeller, K. (1994). Requisites for conversation: Engendering social skills. In N. Tye-Murray (Ed.), *Let's Converse: A How-to Guide to Develop and Expand Conversational Skills of Children and Teenagers Who Are Hearing Impaired* (pp. 147–176). Washington, DC: Alexander Graham Bell Association for the Deaf.

Scott, A. O. (2007). Kiss, kiss, talk, talk. *NY Times Book Review*, March 4, 11.

Seaver, L. & DesGeorges, J. (2004). Special education law: A new IDEA for students who are deaf and hard of hearing. In R. J. Roeser & M. P. Downs (Eds.), *Auditory Disorders in School Children* (4th Ed.) (pp. 2–24). New York, NY: Thieme.

Secord, W. (1981). *T-MAC: Test of Minimal Articulation Competence*. Columbus, OH: Merrill.

Sensimetrics. (2006). *Seeing and Hearing Speech*. Retrieved 04/24/07, from http://www.seeingspeech.com.

Serry, T. A., & Blamey, P. J. (1999). A 4-year investigation into phonetic inventory development in young cochlear implant users. *Journal of Speech, Language, and Hearing Research*, 42, 141–154.

Setiz, P. R. (2002). French origins of the cochlear implant. *Cochlear Implants International*, 3, 77–86.

Seyfried, D. N., & Kricos, P. B. (1996). Language and speech of the deaf and hard of hearing. In R. L. Schow & M. A. Nerbonne (Eds.), *Introduction to Audiologic Rehabilitation* (3rd Ed.) (pp. 168–228). Boston, MA: Allyn & Bacon.

Shatner, W. (1997). Sound of silence. *People*, 47, 153–155.

Shepherd, D. (1982). Visual-neural correlates of speech-reading ability in normal-hearing adults: Reliability. *Journal of Speech and Hearing Research*, 25, 521–527.

Shepherd, D., DeLavergne, R. W., Frueh, F. X., & Colbridge, C. (1977). Visual-neural correlate of speech-reading abilities in normal-hearing adults. *Journal of Speech and Hearing Research*, 20, 752–765.

Shestok, J. (2006). Amplification's makeover. *Advance for Audiologists*, January/February, 31–34.

Shibuya, L. (2006). One family's journey into the hearing world. *Volta Voices*, January/February, 20–21.

Shimon, D. A. (1992). *Coping with Hearing Loss and Hearing Aids*. Clifton Park, NY: Delmar Learning.

Shriberg, L., Flipsen, P., Thielke, H., Kwiatkowski, J., Kertoy, M., Katcher, M., et al. (2000). Risk for speech disorder associated with early recurrent otitis media with effusion: Two retrospective studies. *Journal of Speech, Language, and Hearing Research*, 43, 79–99.

Shultz, D., & Mowry, R. B. (1995). Older adults in long-term care facilities. In P. B. Kricos & S. A. Lesner (Eds.), *Hearing Care For the Older Adults: Audiologic Rehabilitation* (pp. 167–179). Newton, MA: Butterworth-Heinemann.

Siebein, G. W., Gold, M. A., Siebein, G. W., & Ermann, M. G. (2000). Ten ways to provide a high-quality acoustical environment in schools. *Language, Speech, and Hearing Services in Schools*, 31, 376–384.

Siemens Audiology Group. (2000, March). *Hearing training against hearing frustration: When high-tech alone is not enough.* Proceedings of the Beethoven Discussions 2000, Bonn, Germany.

Silverman, R. S., & Hirsh, I. (1955). Problems related to the use of speech in clinical audiometry. *Annals of Otology, Rhinology, and Laryngology*, 64, 1234–1244.

Silwa, L., Kochanek, K., Durrant, J., & Smurzynski, J. (2008). Audiology makes rapid advances in Poland. *The Asha Leader*, February 12, 28–30.

Sims, D., Dorn, C., Clark, C., Bryant, L., & Mumford, B. (2002, November). *New developments in computer assisted speechreading and auditory training*. Paper presented at the American Speech-Language-Hearing Association convention, Atlanta, GA.

Sims, D., & Gottermeier, L. (2000). Computer applications in audiologic rehabilitation. In J. G. Alpiner & P. A. McCarthy (Eds.), *Rehabilitative Audiology: Children and Adults* (3rd Ed.) (pp. 556–571). Baltimore, MD: Lippincott, Williams & Wilkins.

Sindhusake, D., Mitchell, P., Golding, M., Rochtchina, E., & Rubin, G. (2003). Prevalence and characteristics of tinnitus in older adults: The Blue Mountains hearing study. *International Journal of Audiology*, 42, 289–294.

Sininger, Y. S. (2002). Otoacoustic emissions in the diagnosis of hearing disorder in infants. *The Hearing Journal*, 55, 22–26.

Skinner, B. F. (1953). *Science and Human Behavior*. New York, NY: Macmillan.

Skinner, B. F. (1971). *Beyond Freedom and Dignity*. New York, NY: Knopf.

Small, L. H., & Infante, A. A. (1988). Effects of training and visual distance on speechreading. *Perception and Motor Skills*, 66, 415–418.

Smith, C. (1975). Residual hearing and speech production in the deaf. *Journal of Speech and Hearing Research*, 19, 795–811.

Smith, R. J. H,. & Van Camp, G. (2007). Deafness and hereditary hearing loss overview. *Gene Reviews*. Retrieved 07/10/07 from http://www.genetests.org.

Smith, S. L., & West, R. L. (2006). The application of self-efficacy principles to audiologic rehabilitation: A tutorial. *American Journal of Audiology*, 15, 46–56.

Smith, S. M., & Ample, C. M. (1997). Interpersonal relationship implications of hearing loss in persons who are older. *The Journal of Rehabilitation*, 63, 15–21.

Sommers, M., Tye-Murray, N., & Spehar, B. (2005a). Audiovisual integration and aging. *Ear and Hearing*, 26, 263–275.

Sommers, M., Tye-Murray, N., & Spehar, B. (2005b). The effects of signal-to-noise ratio on auditory-visual integration: Integration and encoding are not independent. *Journal of the Acoustical Society of America*, 117, 2574.

Sonnenschein, E., & Cascella, P. W. (2004). Pediatricians' opinions about otitis media and speech-language-hearing development. *Journal of Communication Disorders*, 37, 313–323.

Sorkin, D. (2002). Cochlear implant candidacy and outcomes: 2002 update. *Hearing Loss*, July/August, 12–17.

Sorkin, D. (2004). Disability law and people with hearing loss: We've come a long way (but we're not there yet). *Hearing Loss*, May/June, 13–17.

Southall, K., Gagné, J. P., & Leroux, T. (2006). Factors that influence the use of assistance technologies by older adults who have a hearing loss. *International Journal of Audiology*, 45, 252–259.

Souza, P. (2004). New hearing aids for older listeners. *The Hearing Journal*, 57, 10–17.

Speaks, C., & Jerger, J. (1965). Performance-intensity characteristics of synthetic sentences. *Journal of Speech and Hearing Research*, 9, 305–312.

Speaks, C. S., Jerger, J., & Trammell, J. (1970). Measurement of hearing handicap. *Journal of Speech and Hearing Research*, 13, 768–776.

Spencer, L. (1994). Some ways to nurture children's conversational and language skills. In N. Tye-Murray (Ed.), *Let's Converse: A How-to Guide to Develop and Expand the Conversational Skills of Children and Teenagers Who Are Hearing Impaired* (pp. 51–84). Washington, DC: Alexander Graham Bell Association for the Deaf.

Spencer, L., Barker, B., & Tomblin, J. B. (2003). Exploring the language and literacy outcomes of pediatric cochlear implant users. *Ear and Hearing*, 24, 236–247.

Spencer, L., Tomblin, J. B., & Gantz, B. J. (1997). Reading skills in children with multichannel cochlear implant experience. *Volta Review*, 99, 193–202.

Spencer, P., & Lederberg, A. (1997). Different modes, different models: Communication and language of young deaf children and their mothers. In L. Adamson & M. Romski (Eds.), *Communication and Language: Discoveries from Atypical Development* (pp. 203–230). Baltimore, MD: Brookes.

Stach, B. A. (2000). *Comprehensive Dictionary of Audiology* (2nd Ed.). Clifton Park, NY: Delmar Learning.

Stanton, J. F. (2005). Captioning in theaters: What will it take? *Volta Voices*, May/June, 28–30.

Stapells, D. R. (2002). The tone-evoked ABR: Why it's the measure of choice for young infants. *The Hearing Journal*, 55, 14–18.

Stark, P., & Hickson, L. (2004). Outcomes of hearing aid fitting for older people with hearing impairment and their significant others. *International Journal of Audiology*, 43, 390–398.

Stelmachowicz, P. G., Pittman, A. L., Hoover, B. M., & Lewis, D. E. (2004). Novel-word learning in children with normal hearing and hearing loss. *Ear and Hearing*, 25, 47–56.

Stephens, S. D., Jaworski, A., Kerr, P., & Zhao, F. (1998). Use of patient-specific estimates in patient evaluation and rehabilitation. *Scandinavian Audiology (Suppl.)*, 49, 61–68.

Stephens, S. D., Jaworski, A., Lewis, P., & Aslan, S. (1999). An analysis of the communication tactics used by hearing-impaired adults. *British Journal of Audiology*, 33, 17–27.

Stika, C.J., Ross, M., & Cuevas, C. (2002). Hearing aid services and satisfaction: The consumer viewpoint. *Hearing Loss*, May/June, 25–31.

Stine, E. A., Wingfield, A., & Poon, L. W. (1986). How much and how fast: Rapid processing of spoken language in later adulthood. *Psychology & Aging*, 1, 303–311.

Stinson, M. S., & Antia, S. D. (1999). Considerations in educating deaf and hard-of-hearing students in inclusive settings. *Journal of Deaf Studies and Deaf Education*, 4, 163–175.

Stoel-Gammon, C. (1988). Prelinguistic vocalizations of hearing-impaired and normally hearing subjects: A comparison of consonantal inventories. *Journal of Speech and Hearing Disorders*, 53, 302–315.

Stout, G., & Windel, J. (1992). *Developmental Approach to Successful Listening II*. Englewood, CO: Resource Point.

Strawbridge, W. J., Cohen, R. D., Shema, S. J., & Kaplan, G. A. (1996). Successful aging: Predictors and associated activities. *American Journal of Epidemiology*, 144, 135–141.

Strinivasan, R. J., & Massaro, D. W. (2003). Perceiving prosody from the face and voice: Distinguishing statements from echoic questions in English. *Language and Speech*, 46, 1–22.

Suárez, M. (2000). Promoting social competence in deaf students: The effect of an intervention program. *Journal of Deaf Studies and Deaf Education*, 5, 323–336.

Suárez, M., & Torres, E. (1996). Dyadic interactions between deaf children and their communication partners. *American Annals of the Deaf*, 141, 245–251.

Subtelny, J. D., Orlando, N. A., & Whitehead, R. L. (1981). *Speech and Voice Characteristics of the Deaf*. Washington, DC: Alexander Graham Bell Association for the Deaf.

Sumby, W. H., & Pollack, I. (1954). Visual contribution to speech intelligibility in noise. *Journal of the Acoustical Society of America*, 26, 212–215.

Summerfield, Q. (1989). Visual perception of phonetic gestures. In I. G. Mattingly (Ed.), *Modularity and the Motor Theory of Speech Perception* (pp. 117–137). Hillsdale, NJ: Erbaum.

Summerfield, Q. (1992). Lipreading and audiovisual speech perception. *Philosophical Transactions of the Royal Society of London*, 5, 71–78.

Summerfield, Q., Barton, G. R., Toner, J., McAnallen, C., Proops, D., Harries, C., et al. (2006). Self-reported benefits from successive bilateral cochlear implantation in post-lingually deafened adults: Randomized controlled trial. *International Journal of Audiology*, 45(Suppl. 1), S99–S107.

Sutherland, G. (1995). Increasing consumer acceptance of assistive devices. In R. S. Tyler & D. J. Schum (Eds.), *Assistive Devices for Persons with Hearing Impairment* (pp. 251–266). Needham Heights, MA: Allyn & Bacon.

Svirsky, M. A., Chute, P. M., Green, J., Bollard, P., & Miyamoto, R. T. (2002). Language development in children who are prelingually deaf who have used the SPEAK or CIS stimulation strategies. *Volta Review*, 102, 199–214.

Svirsky, M. A., Jones, D., Osberger, M. J., & Miyamoto, R. T. (1998). The effect of auditory feedback on the control of oral-nasal resonance by pediatric cochlear implant users. *Ear and Hearing*, 19, 385–393.

Svirsky, M., Robbins, A. M., Kirk, K. I., Pisoni, D. B., & Miyamoto, R. T. (2000). Language development in profoundly deaf children with cochlear implants. *Psychological Science*, 11, 153–158.

Sweetow, R. (2006a). *Listening Aid Communication Enhancement (LACE)*. Redwood, CA: Neurotone.

Sweetow, R. (2006b, April). *Tinnitus patient management*. Paper presented at the meeting of the American Academy of Audiology, Denver, CO.

Sweetow, R., & Barrager, D. (1980). Quality of comprehensive audiological care: A survey of parents of hearing-impaired children. *ASHA*, 22, 841–847.

Sweetow, R., & Levy, M. C. (1990). Tinnitus severity scaling for diagnostic/therapeutic usage. *Hearing Instruments*, 41, 20–21, 46.

Sweetow, R., & Palmer, C. (2005). Efficacy of individual auditory training in adults: A systematic review of the evidence. *Journal of the American Academy of Audiology*, 16, 494–504.

Sweetow, R., & Sabes, J. (2006). The need for and development of an adaptive listening and communication enhancement (LACE) Program. *Journal of the American Academy of Audiology*, 17, 538–558.

Sweetow, R., & Sabes, J. H. (2007). Listening and communication enhancement (LACE). *Seminars in Hearing*, 28, 133–141.

Takahashi, G., Martinez, C., Beamer, S., Bridges, J., Noffsinger, D., Sugiura, K., et al. (2007). Subjective measures of hearing aid benefit and satisfaction in the NIDCD/VA follow-up study. *Journal of the American Academy of Audiology*, 18, 323–349.

Takeoka, A., & Shimojima, A. (2002). Grounding styles of aged dyads: An exploratory study. In Proceedings of the Third SIGdial Workshop on Discourse and Dialogue (pp. 188–195).

Tambs, K. (2004). Moderate effects of hearing loss on mental health and subjective well-being: Results from the Nord–Trondelag hearing loss study. *Psychosomatic Medicine*, 66, 776–782.

Tannahill, J. C. (1979). The hearing handicap scale as a measure of hearing aid benefit. *Journal of Speech and Hearing Disorders*, 44, 91–99.

Tannen, D. (2000). "Don't just sit there—interrupt!": Pacing and pausing in conversational style. *American Speech*, 75, 393–395.

Task Force on Newborn and Infant Hearing. (1999). Newborn and infant hearing loss: Detection and intervention. *Pediatrics*, 103, 527–530.

Taylor, B. (2004). Recharging your test battery to keep up with the times. *The Hearing Journal*, 57, 20–24.

Taylor, B., & Hansen, V. (2002). To change the industry, we must change, Part 1. *The Hearing Review*, 9, 28–56.

Taylor, K. S., & Jurma, W. E. (1999). Study suggests that group rehabilitation increases benefit of hearing aid fittings. *The Hearing Journal*, 52, 48–54.

Thorn, F., & Thorn, S. (1989). Speechreading with reduced vision: A problem of aging. *Journal of Optometry Society of America*, 6, 491–499.

Tillman, T. W., & Carhart, R. (1966). *An Expanded Test for Speech Discrimination utilizing CNC monosyllabic Words: Northwestern University Auditory Test No. 6* [Tech. Rep. No. SAM-TR-6655. USAF School of Aerospace Medicine]. San Antonio, TX: Brooks Air Force Base.

Tobey, E., Devous, M., Buckley, K., Overson, G., Harris, T., Ringe, W., et al. (2005). Pharmacological enhancement of aural habilitation in adult cochlear implant users. *Ear and Hearing*, 26, 45S–56S.

Tobey, E., Geers, A. E., & Brenner, C. (1994). Speech production results: Speech feature acquisition. *Volta Review*, 96, 109–130.

Tobey, E., Geers, A. E., Brenner, C., Altuna, D., & Gabbert, G. (2003). Factors associated with speech production skills in children implanted by age five. *Ear and Hearing*, 24, 36S–45S.

Tomblin, J. B., Spencer, L., Flock, S., Tyler, R., & Gantz, B. (1999). A comparison of language achievement in children with cochlear implants and children using hearing aids. *Journal of Speech, Language, and Hearing* Research, 42, 497–509.

Tomoeda, C. K., & Bayles, K. A. (2002). Cultivating cultural competence in the workplace, classroom, and clinic. *ASHA Leader*, 7, 4–17.

Touchstone Applied Science Associates (2001). *Signposts Early Literacy Battery and Pre-DRP Test*. Brewster, NY: Touchstone Applied Science Associates.

Tremblay, K. L. (2006). Hearing aids and the brain: What's the connection? *The Hearing Journal*, 59, 10–17.

Tremblay, K. L., & Kraus, N. (2002). Auditory training induces asymmetrical changes in cortical neural activity. *Journal of Speech, Language, and Hearing Research*, 45, 564–572.

Tremblay, K. L., Kraus, N., Carell, T., & McGee, T. (1997). Central auditory system plasticity: Generalization to novel stimuli following listening training. *Journal of the Acoustical Society of America*, 102, 3762–3773.

Tremblay, K. L., Piskosz, M., & Souza, P. (2003). Auditory training induces asymmetrical changes in cortical neural activity. *Journal of Speech, Language, and Hearing Research*, 45, 564–572.

Trybus, R. J., & Krachmer, M. A. (1977). School achievement scores of hearing-impaired children: National data on achievement status and growth patterns. *American Annals of the Deaf*, 122, 62–69.

Trychin, S. (1987). *Did I Do That?* Washington, DC: Gallaudet University Press.

Trychin, S. (1988). *So That's the Problem!* Washington, DC: Gallaudet University Press.

Trychin, S. (1994). Helping people cope with hearing loss. In J. G. Clark & F. N. Martin (Eds.), *Effective Counseling in Audiology: Perspectives and Practice* (pp. 247–277). Englewood Cliffs, NJ: Simon & Schuster.

Trychin, S., & Wright, F. (1989). *Is That What You Think?* Washington, DC: Gallaudet University Press.

Turner, C., Gantz, B.J., Lowder, M., & Gfeller, K. (2003). Benefits seen in acoustic hearing + electric stimulation in same ear. *The Hearing Journal*, 58, 53–55.

Tye-Murray, N. (1987). Effects of vowel context on the articulatory closure postures of deaf speakers. *Journal of Speech and Hearing Research*, 30, 90–104.

Tye-Murray, N. (1991a). The establishment of open articulatory postures by deaf and hearing talkers. *Journal of Speech and Hearing Research*, 34, 453–459.

Tye-Murray, N. (1991b). Repair strategy usage by hearing-impaired adults and changes following communication therapy. *Journal of Speech and Hearing Research,* 34, 921–928.

Tye-Murray, N. (1992a). Auditory training. In N. Tye-Murray (Ed.), *Children with Cochlear Cochlear Implants: A Handbook for Parents, Teachers and Speech and Hearing Professionals* (pp. 91–114). Washington, DC: Alexander Graham Bell Association for the Deaf.

Tye-Murray, N. (1992b). Communication therapy. In N. Tye-Murray (Ed.), *Children with Cochlear Implants: A Handbook for Parents, Teachers and Speech and Hearing Professionals* (pp. 137–168). Washington, DC: Alexander Graham Bell Association for the Deaf.

Tye-Murray, N. (1992c). Preparing for communication interactions: The value of anticipatory strategies for adults with hearing impairment. *Journal of Speech and Hearing Research,* 35, 430–435.

Tye-Murray, N. (1992d). Speechreading training. In N. Tye-Murray (Ed.), *Children with Cochlear Implants: A Handbook for Parents, Teachers and Speech and Hearing Professionals* (pp. 115–136). Washington, DC: Alexander Graham Bell Association for the Deaf.

Tye-Murray, N. (1992e). Teaching speech perception skills: General guidelines. In N. Tye-Murray (Ed.), *Children with Cochlear Implants: A Handbook for Parents, Teachers and Speech and Hearing Professionals* (pp. 79–90). Washington, DC: Alexander Graham Bell Association for the Deaf.

Tye-Murray, N. (1993). *Communication Training for Hearing-Impaired Children and Teenagers: Speechreading, Listening, and Using Repair Strategies.* Austin, TX: Pro-Ed.

Tye-Murray, N. (1994a). Some conversation strategies for adults who interact with hard-of-hearing children. In N. Tye-Murray (Ed.), *Let's Converse! A How-to Guide to Develop and Expand the Conversational Skills of Children and Teenagers Who Are Hearing Impaired* (pp. 11–50). Washington, DC: Alexander Graham Bell Association for the Deaf.

Tye-Murray, N. (1994b). Communication breakdowns in conversations: Adult-initiated repair strategies. In N. Tye-Murray (Ed.), *Let's Converse! A How-to Guide to Develop and Expand the Conversational Skills of Children and Teenagers Who Are Hearing Impaired* (pp. 85–121). Washington, DC: Alexander Graham Bell Association for the Deaf.

Tye-Murray, N. (1994d). Some conversation strategies for adults who interact with hard-of-hearing children. In N. Tye-Murray (Ed.), *Let's converse! A How-to Guide to Develop and Expand the Conversational Skills of Children and Teenagers Who Are Hearing Impaired* (pp. 11–50). Washington, DC: Alexander Graham Bell Association for the Deaf.

Tye-Murray, N. (1997). *Communication Strategies Training for Older Teenagers and Adults.* Austin, TX: Pro-Ed.

Tye-Murray, N. (2002a). *Conversation Made Easy: Speechreading and Conversation Training for Individuals Who Have Hearing Loss (Adults and Teenagers).* St. Louis, MO: Central Institute for the Deaf.

Tye-Murray, N. (2002b). *Conversation Made Easy: Speechreading and Conversation Training for Individuals Who Have Hearing Loss (Children)*. St. Louis, MO: Central Institute for the Deaf.

Tye-Murray, N. (2003). Conversational fluency in children who use cochlear implants. *Ear and Hearing*, 24, 82S–90S.

Tye-Murray, N., & Folkins, J. (1990). Jaw and lip movements of deaf talkers producing utterances with known stress patterns. *Journal of the Acoustical Society of America*, 87, 2675–2683.

Tye-Murray, N., & Fryauf-Bertschy, H. (1992). Auditory training. In N. Tye-Murray (Ed.), *Children with Cochlear implants: A Handbook for Parents, Teachers and Speech and Hearing Professionals* (pp. 91–114). Washington, DC: Alexander Graham Bell Association for the Deaf.

Tye-Murray, N., & Geers, A. E. (2002). *The Children's Audiovisual Enhancement Speech Test (CHIVE)*. St. Louis, MO: Central Institute for the Deaf.

Tye-Murray, N., & Kelsey, D. R. (1993). Communication therapy for parents of cochlear implant users. *Volta Review*, 95, 21–32.

Tye-Murray, N., & Kirk, K. I. (1993). Vowel and diphthong production by young users of cochlear implants and the relationship between the phonetic level evaluation and spontaneous speech. *Journal of Speech and Hearing Research*, 36, 488–502.

Tye-Murray, N., Knutson, J. F., & Lemke, J. (1993). Assessment of communication strategies use: Questionnaires and daily diaries. *Seminars in Hearing*, 14, 338–353.

Tye-Murray, N., Purdy, S. C., & Woodworth, G. (1992). The reported use of communication strategies by members of SHHH and its relationship to client, talker, and situational variables. *Journal of Speech and Hearing Research*, 35, 708–717.

Tye-Murray, N., Purdy, S. C., Woodworth, G., & Tyler, R. S. (1990). Effects of repair strategies on visual identification of sentences. *Journal of Speech and Hearing Disorders*, 55, 621–627.

Tye-Murray, N., & Schum, L. A. (1994). Conversation training for frequent communication partners. *Journal of the Academy Rehabilitative Audiology*, 27, 209–222.

Tye-Murray, N., Sommers, M., & Spehar, B. (2006). *The Build-A-Sentence Test*. St. Louis, MO: Washington University School of Medicine.

Tye-Murray, N., Sommers, M., & Spehar, B. (2007a). Audiovisual integration and lipreading abilities of older adults with normal and impaired hearing. *Ear and Hearing*, 28, 656–668.

Tye-Murray, N., Sommers, M., & Spehar, B. (2007b). Lipreading and aging: Does gender make a difference? *Journal of the American Academy of Audiology*, 18, 883–892.

Tye-Murray, N., Sommers, M., & Spehar, B. (2008). Auditory and visual lexical neighborhoods in audiovisual speech perception. *Trends in Amplification*, 11, 233–241.

Tye-Murray, N., Spencer, L., Bedia, E. G., & Woodworth, G. (1996). Differences in children's sound production when speaking with a cochlear implant turned on and turned off. *Journal of Speech and Hearing Research*, 39, 604–610.

Tye-Murray, N., Spencer, L., & Gilbert-Bedia, E. (1995). Relationships between speech production and speech perception skills in young cochlear-implant users. *Journal of the Acoustical Society of America*, 98, 2454–2460.

Tye-Murray, N., Spencer, L., & Woodworth, G. (1995). Acquisition of speech by children who have prolonged cochlear implant experience. *Journal of Speech and Hearing Research*, 38, 327–337.

Tye-Murray, N., Tomblin, B., & Spencer, L. (1997, November). *Speech and language acquisition over time in children with cochlear implants*. Paper presented at the American Speech-Language Hearing Convention, Boston, MA.

Tye-Murray, N., & Tyler, R. S. (1988). A critique of continuous discourse tracking as a test procedure. *Journal of Speech and Hearing Disorders*, 53, 226–231.

Tye-Murray, N., Tyler, R. S., Woodworth, G., & Gantz, B. (1992). Performance over time with a Nucleus or Ineraid cochlear implant. *Ear and Hearing*, 13, 200–209.

Tye-Murray, N., & Witt, S. (1996). Conversational moves and conversational styles of adult cochlear-implant users. *Journal of the Academy of Rehabilitative Audiology*, 29, 11–25.

Tye-Murray, N., Witt, S., & Schum, L. (1995). Effects of talker familiarity on communication breakdown in conversation with adult cochlear-implant users. *Ear and Hearing*, 16, 459–469.

Tye-Murray, N., Witt, S., Schum, L., & Sobaski, C. (1995). Communication breakdowns: Partner contingencies and partner reactions. *Journal of the Academy of Rehabilitative Audiology*, 25, 1–27.

Tye-Murray, N., Zimmermann, G., & Folkins, J. (1987). Movement timing in deaf and hearing speakers: Comparison of phonetically heterogeneous syllable strings. *Journal of Speech and Hearing Research*, 30, 411–417.

Tyler, R. S., & Baker, L. J. (1983). Difficulties experienced by tinnitus sufferers. *Journal of Speech and Hearing Disorders*, 48, 150–154.

Tyler, R. S., Fryauf-Bertschy, H., & Kelsay, D. (1991). *Audiovisual Feature Test for Young Children*. Iowa City, IA: University of Iowa Hospitals and Clinics.

Tyler, R. S., Preece, J., & Tye-Murray, N. (1986). *The Iowa Phoneme and Sentence Tests.* Iowa City, IA: University of Iowa Hospitals and Clinics.

Uchanski, R., Choi, S. S., Sunkyung, S., Braida, L. D., Reed, C. M., & Durlach, N. I. (1996). Speaking clearly for the hard of hearing IV: Further studies of the role of speaking rate. *Journal of Speech and Hearing Research*, 39, 494–509.

Uhlmann, R., Larson, E., Rees, T., Koepsell, T., & Duckert, L. (1989). Cognitive functioning and health as determinants of mortality in an older population. *American Journal of Epidemiology*, 150, 978–986.

Underwood, A., & Adler, J. (2005, April 25). When cultures clash. *Newsweek*, 68–72.

Underwood, N. (2006). A family's journey through due process. *Volta Voices*, May/June, 40–44.

UK Cochlear Implant Study Group. (2004). Criteria of candidacy for unilateral cochlear implantation in postlingually deafened adults I: Theory and measures of effectiveness. *Ear and Hearing*, 25, 310–335.

U.S. Bureau of the Census (2003). *Current Population Survey, Annual Social and Economic Supplement*, detailed tables. Washington, DC: U.S. Government Printing Office.

U.S. Bureau of the Census. (2004). International Programs Center, International Data Base. Retrieved 05/23/07, from http://www.census.gov/ipc/www/idbnew.html.

U.S. Bureau of the Census. (2007). *Annual Estimates of the Population by Sex, Race, and Hispanic or Latino Origin for the U.S.: April, 2000 to 2006 (NC-EST 2006-03).* Washington, DC: U.S. Government Printing Office.

U.S. Department of Health and Human Services. (2001). *National standards for Biculturally and Linguistically Appropriate Services in Health Care.* Commerce Bureau of the Census. (1986). Statistical abstract of the U.S. (106th ed.). Washington, DC: U.S. Department of Health and Human Services.

U.S. Department of Education (1998). *19th Annual Report to Congress on the Implementation of the IDEA, Appendix A.* Washington, DC: Government Printing Office.

U.S. Government Printing Office (1942). *Rehabilitation of the Deaf and the Hard of Hearing: A Manual for Rehabilitation Case Workers.* (Vocational Rehabilitation Series, Bulletin No. 26) Washington, DC: U.S. Government Printing Office.

Urbantschitsch, V. (1982). *Auditory Training for Deaf Mutism and Acquired Deafness.* (S. Richard Silverman, Trans.). Washington, DC: Alexander Graham Bell Association for the Deaf. (Original work published 1895)

VandenBrink, R. H. S. (1995). *Attitude and illness behavior in hearing impaired elderly.* Unpublished doctoral thesis, University of Groningen, Netherlands.

Van Hecke, M. (1994). Emotional responses to hearing loss. In J. G. Clark & F. N. Martin (Eds.), *Effective Counseling in Audiology: Perspectives and Practice* (pp. 92–115). Englewood Cliffs, NJ: Prentice-Hall.

Van Uden, A. (1988). Interrelating reception and expression in speechreading training. *Volta Review*, 90, 261–272.

Ventry, I., & Weinstein, B. (1982). The hearing inventory for the elderly: A new tool. *Ear and Hearing*, 3, 128.

Ventry, I., & Weinstein, B. (1983). Identification of elderly people with hearing problems. *ASHA*, 25, 37–47.

Vergara, K. C., & Miskiel, L. W. (1994). *CHATS: The Miami Cochlear Implant, Auditory and Tactile Skills Curriculum*. Miami, FL: Intelligent Hearing Systems.

Vermeulen, A. M., van Bon, W., Schreuder, R., Knoors, H., & Snik, A. (2007). Reading comprehension of deaf children with cochlear implants. *Journal of Deaf Studies and Deaf Education*, 12, 283–302.

Vernon, J. A., & Meikle, M. B. (2000). Tinnitus masking. In R. Tyler (Ed.), *Tinnitus Handbook* (pp. 313–356). Clifton Park, NY: Delmar Learning.

Vinding, T. (1989). Age-related macular degeneration: Macular changes, prevalence, and sex ratio. *Acta Ophthalmology*, 67, 609–616.

Voeks, S., Gallagher, C., Langer, E., & Drinka, P. (1990). Hearing loss in the nursing home: An institutional issue. *Journal of the American Geriatrics Society*, 38, 141–145.

Voelker, C. (1938). An experimental study of the comparative rate of utterances of deaf and normal-hearing speakers. *American Annals of the Deaf*, 83, 274–284.

von Hapsburg, D., & Davis, B. L. (2006). Auditory sensitivity and the prelinguistic vocalizations of early-amplified infants. *Journal of Speech, Language, and Hearing Research*, 49, 809–822.

von Hapsburg, D., & Peña, E. D. (2002). Understanding bilingualism and its impact on speech audiometry. *Journal of Speech, Language, and Hearing Research*, 45, 202–213.

von Hapsburg, D., Champlin, C. A., & Shetty, S. R. (2004). Reception thresholds for sentences in bilingual (Spanish/English) and monolinugual (English) listeners. *Journal of the American Academy of Audiology*, 16, 88–98.

Vonlanthen, A. (2000). *Hearing Instrument Technology for the Hearing Healthcare Professional* (2nd Ed.). Clifton Park, NY: Delmar Learning.

Vorce, E. (1971). Speech curriculum. In L. E. Connor (Ed.), *Speech for the Deaf Child* (pp. 221–224). Washington, DC: Alexander Graham Bell Association for the Deaf.

Vorce, E. (1974). *Teaching Speech to Deaf Children.* Washington, DC: Alexander Graham Bell Association for the Deaf.

Vuorialho, A., Karinen, P., & Sorri, M. (2006). Effect of hearing aids on hearing disability and quality of life in the elderly. *International Journal of Audiology*, 45, 400–405.

Wackym, P. A., Runge-Samuelson, C. L., Firszt, J. B., Alkaf, F. M., & Burg, L.S. (2007). More challenging speech-perception tasks demonstrate binaural benefit in bilateral cochlear implant users. *Ear and Hearing*, 28, 80S–85S.

Wake, M., Hughes, E. K., Poulakis, Z., Collins, C., & Rickhards, F. W. (2004). Outcomes of children with mild-profound congenital hearing loss at 7 to 8 years: A population study. *Ear and Hearing*, 25, 1–8.

Walden, B. E., Demorest, M. E., & Helper, E. L. (1984). Test–retest reliability of the hearing handicap inventory for the elderly. *Ear and Hearing*, 7, 295–299.

Walden, B. E., Erdman, S. A., Montgomery, A. A., Schwartz, D. M., & Prosek, R. A. (1981). Effects of training on the visual recognition of consonants. *Journal of Speech and Hearing Research*, 20, 130–145.

Walden, B. E., Prosek, R. A., Montgomery, A. A., Scherr, C. K., & Jones, C. J. (1977). Effects of training on the visual recognition of consonants. *Journal of Speech and Hearing Research*, 20, 130–145.

Wallace, V., Menn, L., & Yoshinaga-Itano, C. (1998). Is babble the gateway to speech for all children? A longitudinal study of children who are deaf or hard of hearing. *Volta Review*, 100, 121–148.

Wallis, D., Musselman, C., & MacKay, S. (2004). Hearing mothers and their deaf children: The relationship between early, ongoing mode match and subsequent mental health functioning in adolescence. *Journal of Deaf Studies and Deaf Education*, 9, 2–14.

Waltzman, S. (2005). Expanding patient criteria for cochlear implantation. *Audiology Today*, September/October, 20–21.

Waltzman, S., Cohen, N., Gomolin, R., Green, J., Shapiro, W., Brackett, D., et al. (1997). Perception and production results in children implanted between 2 and 5 years of age. *Advances in OtoRhino-Laryngology*, 52, 177–180.

Warner-Czyz, A. D., Davis, B. L., & Morrison, H. M. (2005). Production accuracy in a young cochlear implant recipient. *Volta Review*, 105, 151–173.

Warren, S. F., & Yoder, P. J. (1996). Enhancing communication and language development in young children with developmental delays and disorders. *Peabody Journal of Education*, 71, 118–132.

Warren, Y., Dancer, J., Monfils, B., & Pittenger, J. (1989). The practice effect in speechreading distributed over five days: Same versus different CID sentence lists. *Volta Review*, 91, 321–325.

Watson, L. M., Archbold, S. M., & Niolopoulos, T. P. (2006). Children's communication mode five years after cochlear implantation: Changes over time according to age at implant. *Cochlear Implants International*, 7, 77–91.

Wayner, D. S. (2005). Aural rehabilitation adds value, lifts satisfaction, cuts returns. *The Hearing Journal*, 58, 30–38.

Wayner, D. S., & Abrahamson, J. A. (1996). *Learning to Hear Again: An Audiologic Rehabilitation Curriculum Guide*. Austin, TX: Hear Again.

Wayner, D. S., & Abrahamson, J. A. (1998). *Learning to Hear Again With a Cochlear Implant: An Audiologic Rehabilitation Curriculum Guide*. Austin, TX: Hear Again.

Weichbold, V., Nekahm-Heis, D., & Wilzl-Mueller, K. (2007). Universal newborn hearing screening and postnatal hearing loss. *Pediatrics*, 117, e631–e636.

Weikum, W. M., Vouloumanos, A., Navarra, J., Soto-Faraco, S., Sebastian-Galles, N., & Werker, J. (2007). Visual language discrimination in infancy. *Science*, 316, 1159.

Weinstein, B. E., Spitzer, J. B., & Ventry, I. M. (1986). Test–retest reliability of the hearing handicap inventory for the elderly. *Ear and Hearing*, 7, 295–299.

Weinstein, B. E., & Ventry, I. M. (1982). Hearing impairment and social isolation in the elderly. *Journal of Speech and Hearing Disorders*, 25, 593–599.

Weinstein, B. E., & Ventry, I. M. (1983). Audiometric correlates of the hearing handicap inventory for the elderly. *Journal of Speech and Hearing Disorders*, 48, 379–384.

Weisleder, P., & Hodgson, W. R. (1980). Evaluation of four Spanish word-recognition-ability lists. *Ear and Hearing*, 1, 387–393.

White, K.R. (1996). Universal newborn hearing screening using transient-evoked otoacoustic emissions: Past, present, and future. *Seminars in Hearing*, 17, 171–173.

White, K. R. (2004). Newborn hearing screening: Nation's progress plateaus short of goal. *Hearing Health*, Summer, 19–21.

Whitehead, R. L. (1982). Some respiratory and aerodynamic patterns in the speech of the hearing impaired. In I. Hochberg, & M. J. Osberger, (Eds.), *Speech of the Hearing Impaired: Research, Training, and Personnel Preparation*. Baltimore, MD: University Park Press.

Widen, J. E., & O'Grady, G. M. (2002). Using visual reinforcement audiometry in the assessment of hearing in infants. *The Hearing Journal*, 55, 28–36.

Wiley, T. L., Cruickshanks, K. J., Nondahl, D. M., Tweed, T. S., Klein, R., & Klein, B. (1998). Aging and word recognition in competing message. *Journal of the American Academy of Audiology*, 9, 191–198.

Wilkinson, A. S., & Brinton, J. C. (2003). Speech intelligibility rating of cochlear implanted children: Inter-rater reliability. *Cochlear Implants International*, 4, 22–30.

Williams, D. R. (1990). Socioeconomic differentials in health. *Social Psychology Quarterly*, 53, 81–99.

Williams-Scott, B., & Kipila, E. (1987). Cued speech: A professional point of view. In S. Schwartz (Ed.), *Choices in Deafness: A Parent's Guide*. Washington, DC: Woodbine House.

Willott, J. F. (1996). Anatomic and physiologic aging: A behavioral neuroscience perspective. *Journal of the American Academy of Audiology*, 7, 141–151.

Wilson, D. H., Walsh, P. G., Sanchez, L., Davis, A. C., Taylor, A. W., Tucker, G., et al. (1999). The epidemiology of hearing impairment in an Australian adult population. *International Journal of Epidemiology*, 28, 247–252.

Wilson, P. H., & Henry, J. L. (1998). Tinnitus cognitions questionnaire: Development and psychometric properties of a measure of dysfunctional cognitions associated with tinnitus. *International Tinnitus Journal*, 4, 1–7.

Wilson, P. H., & Henry, J. L. (2000). Psychological management of tinnitus. In R. S. Tyler (Ed.), *Tinnitus Handbook* (pp. 263–280). Clifton Park, NY: Delmar Learning.

Wilson, P. H., Henry, J. L., Bowen, M., & Haralambous, G. (1991). Tinnitus reaction questionnaire: Psychometric properties of a measure of distress associated with tinnitus. *Journal of Speech and Hearing Research*, 34, 197–201.

Wingfield, A., Aberdeen, J. S., & Stine, E. A. L. (1991). Word onset gating and linguistic context in spoken word recognition by young and elderly adults. *Journal of Gerontological Psychological Sciences*, 46, 127–129.

Wingfield, A., Poon, L. W., Lombardi, L., & Lowe, D. (1985). Speed of processing in normal aging: Effects of speech rate, linguistic structure, and processing time. *Journal of Gerontology*, 40, 579–585.

Wingfield, A., Stine, E. A., Lahar, C. J., & Aberdden, J. S. (1988). Does the capacity of working memory change with age? *Experimental Aging Research*, 14, 103–107.

Wingfield, A., & Tun, P. A. (2001). Spoken language comprehension in older adults: Interactions between sensory and cognitive change in normal aging. *Seminars in Hearing*, 22, 287–301.

Witt, S. (1997). *Effectiveness of an intensive aural rehabilitation program for adult cochlear implant users; A demonstration project*, unpublished master's thesis, University of Iowa, Iowa City, IA.

Woodcock, R. (1997). *Woodcock Diagnostic Reading Battery (WDRB)*. Itasca, IL: Riverside.

Woodcock, R., & Johnson, M. B. (1989). *Woodcock–Johnson Psycho-Educational Battery (WJ–R)*. Itasca, IL: Riverside.

Woods, D. L., & Yund, E.W. (2007). Perceptual training of phoneme identification for hearing loss. *Seminars in Hearing*, 28, 110–119.

Woods, M. L., & Moe, A. (1999). *Analytical Reading Inventory* (6th Ed.). Columbus, OH: Merrill Education (Prentice Hall).

Woodward, M. F., & Barber, C. G. (1960). Phoneme perception in lipreading. *Journal of Speech and Hearing Research*, 17, 212–222.

World Health Organization (WHO) (2001). *International Classification of Functioning, Disability, and Health*. Geneva, Switzerland: World Health Organization.

Wun, Y. T., Yam, C. C., & Shum, W. K. (1997). Impaired vision in the elderly: A preventable condition. *Family Practitioner*, 14, 289–292.

Wyant, J. (2007). Bluffing ...the (not so) social truth. *Volta Voices*, January/February, 32–34.

Yoshinaga-Itano, C. (1988). Speechreading instruction for children. *Volta Review*, 90, 241–260.

Yoshinaga-Itano, C., & Downey, D. M. (1996). Development of school-aged deaf, hard-of-hearing and normally hearing students' written language. *Volta Review*, 98, 3–7.

Yoshinaga-Itano, C., & Gravel, J. S. (2001). The evidence for universal newborn hearing screening. *American Journal of Audiology*, 10, 62–64.

Yoshingaga-Itano, C., Sedey, A., Coulter, D. K., & Mehl, A. L. (1998). Language of early and later identified children with hearing loss. *Pediatrics*, 102, 1161–1171.

Yoshinaga-Itano, C., Snyder, L. S., & Mayberry, R. (1996). How deaf and normally hearing students convey meaning within and between written sentences. *Volta Review*, 98, 9–38.

Young, A., & Tattersall, H. (2007). Universal newborn hearing screening and early identification of deafness: Parents' responses to knowing early and their expectations of child communication development. *Journal of Deaf Studies and Deaf Education*, 12, 209–220.

Yuen, K. C. P., Kam, A. C. S., & Lau, P. S. H. (2006). Comparative performance of an adaptive directional microphone system and a multichannel noise reduction system. *Journal of the American Academy of Audiology*, 17, 241–252.

Zimmerman-Phillips, S. (1997). *The Infant-Toddler Meaningful Auditory Integration Scale (IT-MAIS).* Retrieved 03/23/08 from http://www.BionicEar.com.

Zones, J., Estes, C., & Binney, E. (1987). Gender, public policy and the oldest old. *Aging Society*, 7, 275–302.

Zurif, E. B., Swinnery, D., Prather, P., Wingfield, A., & Brownell, H. (1995). The allocation of memory resources during sentence comprehension: Evidence from the elderly. *Journal of Psycholinguist Research*, 24,165–182.

Züst, H., & Tschopp, K. (1993). Influence of context on speech understanding ability using German sentence test materials. *Scandinavian Audiology*, 22, 251–255.

찾아보기
INDEX

한글 찾아보기

ㄱ

ㄴ

ㄷ

ㅁ

ㅂ

ㅅ

ㅇ

영문 찾아보기

A

B

C

D

E

F

Q

R

S

T

U

V

W

X

기타

역자 소개

장현숙

오클라호마대학교 박사(청각학)
현 한림대학교 자연과학대학 언어청각학부 교수

조수진

한림대학교 대학원 박사(청각학 전공)
현 남부대학교 언어치료학과 교수

김유경

한림대학교 대학원 박사(청각학 전공)
현 우송대학교 언어치료청각재활학부 강사

최재회

한림대학교 대학원 석사(청각학 전공)
서울대학교 학사(사회학 전공)

청능재활의 기초 3판

발 행 일 | 2018년 8월 30일 1쇄 발행
저　　자 | Nancy Tye-Murray
역　　자 | 장현숙 · 조수진 · 김유경 · 최재회
발 행 인 | 구본하
발 행 처 | 도서출판 박학사
주　　소 | 서울시 마포구 월드컵북로5길 33, 2층 (서교동, 동아빌딩)
전　　화 | (02)3142–3764~5
팩　　스 | (02)3142–3766
웹사이트 | www.pakhaksa.co.kr
등록번호 | 제10–2230호

가격 32,000원　　ISBN 978–89–98521–15–8